Paolo Bavastro

Organ – Transplantation

Der Autor Dr. med. Paolo Bavastro, Facharzt für Innere Medizin und Kardiologie, war bis 2003 Chefarzt einer Inneren Abteilung. Seit 30 Jahren beschäftigt er sich mit Ethik, u.a. Patientenverfügung und Transplantationsmedizin. Rege Vortragstätigkeit. Etwa 200 Veröffentlichungen, Bücher und Buchbeiträge. Seit 2002 Inhaber des Verdienstkreuzes am Bande.

Paolo Bavastro

Organ – Transplantation

Eine kritische Analyse der Phänomene
Ein Beitrag zur individuellen Entscheidungsfindung

Königshausen & Neumann

Bibliografische Information der Deutschen Nationalbibliothek

Die Deutsche Nationalbibliothek verzeichnet diese Publikation in der Deutschen Nationalbibliografie; detaillierte bibliografische Daten sind im Internet über http://dnb.d-nb.de abrufbar.

Gedruckt auf säurefreiem, alterungsbeständigem Papier
Umschlag: skh-softics / coverart
Umschlagabbildung: © J. Schluttenhofer, Typograph, Freidberg
Bindung: docupoint GmbH, Magdeburg

Printed in Germany
ISBN 978-3-8260-6569-9
www.koenigshausen-neumann.de
www.libri.de
www.buchhandel.de
www.buchkatalog.de

Inhaltsverzeichnis

Geleitwort

Es sind lesenswerte Wendungen und Ausdrücke, welche in diesem Buch zu finden sind und seinen Tenor ausmachen. So redet Paolo Bavastro beispielsweise von der „Euphorie der Machbarkeit“, von „merkwürdigen Argumentationen“ und „Zirkelschlüssen“, von „Systemproblemen“, vom Verhältnis von „Aufklärung und Propaganda“ und von „Geldströmen“. Um was geht es in einem Buch, das solche Töne anschlägt? Ist es ein Krimi, ist es eine politische Geschichte, ist es eine komische Geschichte oder eine Skandalgeschichte?

Um es gleich vorweg zu sagen, es ist von alle dem etwas. Bavastros analytische Geschichte der Organtransplantation ist eine spannende Geschichte, in der es um Täuschung und Selbstbetrug, um kapitale Denkfehler und um das Bemühen um Wahrheit und ihrer Verdrängung geht. Genug Stoff also für eine spannende Geschichte. Der Arzt und humanistisch gebildete Mediziner Bavastro legt in seinem Buch auch eine politische Zeitgeschichte vor, weswegen sein Buch, so spannend es sich liest, vor allem aber ein ernstes Buch ist. In diesem Buch geht es um den Ernst des Lebens, nämlich die Frage, wann der Mensch tot ist, was aus der Antwort auf diese Frage folgt und wer mit welchen Interessen welche Antwort vertritt.

Die hochkomplexe Thematik der Organtransplantation lässt sich nur erhellend aufschließen, wenn man über dreierlei verfügt, den notwendigen Sachverstand, über analytisches Urteilsvermögen und, und das erst macht was aus diesen Kompetenzen, den gehörigen Mut, die eigenen Gedanken auch auszusprechen und anderen seine Sicht darzulegen. Nicht erst mit diesem Buch, sondern bereits mit vielen anderen Publikationen und in unzähligen öffentlichen Stellungnahmen hat Bavastro den Mut bewiesen, für seine Sicht einzustehen, unbequem zu sein, auch auf die Gefahr hin, sich Widerspruch und Angriffen auszusetzen.

Auch mit der in diesem Buch vorgetragenen Kritik am vorherrschenden Hirntodkonzept und dem darauf aufbauenden System der Organtransplantation wird Bavastro eine intensive und kontroverse Auseinandersetzung auslösen. Bavastro leistet mit seinen Publikationen zur Medizin nie nur einen Beitrag zu einer Frage der Medizin, sondern immer auch einen Beitrag zu Fragen der Kultur. Der Arzt Bavastro kann deshalb so gelenk zwischen den Wissenswelten hin und herwechseln, weil es diese Welten für ihn als getrennte gar nicht gibt: Medizin ist für Bavastro auch eine Kulturwissenschaft, die Lehre von den zwei Welten, wie sie in der Folge des einflussreichen Buches von *Charles Percy Snows* sich zunehmend erfüllt zu haben scheint, ist für Bavastro nicht in Stein gemeißelt.

Der engagierte Denker Bavastro weigert sich auch in diesem Buch standhaft unter dem möglichen Niveau zu bleiben: Das Gespräch zwischen den Kulturen ist seiner Meinung nach möglich. Nur wer sich weigert, den Reichtum der Phänomene zur Kenntnis zu nehmen, wird diese – und damit auch sich selbst – ebenso verkürzen, wie eine Kultur, in der das Gespräch als sinnstiftendes Moment gilt.

Die Heftigkeit, mit der Kritiker der Organtransplantation häufig angegriffen werden und der Versuch, sie mundtot zu machen, hat wohl auch damit zu tun, dass die Sprache als verbindendes Medium außer Geltung gesetzt wurde, was Folge einer herrschenden Gesprächsverweigerung ist: Sprache aber gibt es nur in Form eines Gesprächs. Gerade zu den so zentralen Fragen von Hirntod und Organtransplantation verweigert sich ein Teil der Medizin des Gesprächs. Dieses immer wieder zu suchen und mit seiner Sicht auf die Phänomene des Lebendigen zum Denken anzuregen, das alleine ist bereits ein Verdienst der publizistischen Arbeit Bavastros. Man muss das Buch Bavastros aufmerksam lesen, um den engagierten Streiter nicht nur in dieser einen Sache, sondern in der Frage der Kultur schlechthin zu erkennen: Bavastros Elan könnte man auch als *élan vitale* im Sinne *Henri Bergsons* bezeichnen: Wie der französische Philosoph und sprachgewaltige – mit dem Literaturnobelpreis geehrte Autor – geht auch Bavastro von einem Lebensverständnis aus, das nicht einfach mechanistisch erklärbar ist. Wer von einem anti-mechanistischen Lebensverständnis sowohl überzeugt wie auch erfüllt ist, dem ist der Elan der Zurückweisung aller Versuche, das Leben in seiner ihm eigenen Schöpferkraft zu leugnen, eigen. Der kann nicht Ruhe geben, seine Kraft für einen reichen Lebensbegriff einzusetzen und den Vertretern aller Verkürzungen mit Verve entgegenzutreten. Darin ähnelt Bavastro auch dem kritischen Wissenschaftsphilosophen *Paul Feyerabend*, der gleichsam nicht müde wurde, für eine Wissenschaft für freie Menschen Partei zu ergreifen. Bavastro, der keineswegs unparteiisch ist, bezieht in seinem Buch Partei für das freie Denken und für ein menschliches Selbstverständnis, das in Opposition zu denen steht, die den Menschen als *l'homme machine* begreifen.

Andreas Brenner

Danksagung

Mein Interesse für die Transplantation begann mit einem Evidenzerlebnis: Mit anderen Ärzten habe ich über 3 Monate lang eine schwangere Patientin im Hirnversagen behandelt. Das Kind konnte gesund per Kaiserschnitt auf die Welt kommen, die Mutter verstarb 2 Tage später. Die damals gültigen Kriterien des sog. ‚Hirntodes' waren deutlich über-erfüllt.

Wäre der ‚Hirntod' der Tod des Menschen, so hätte sich das Kind 3 Monate lang in einer Leiche normal entwickelt – eine absurde Aporie. Die Gleichsetzung ‚Hirntod ist gleich Tod' musste angezweifelt werden – noch deutlicher: die Patientin konnte medizinisch und biologisch nicht tot sein: sie lebte, schwerst krank.

Seit nahezu 30 Jahren beschäftige ich mich mit dem Thema ‚Hirntod' und Organtransplantation. Das vorliegende Buch das Ergebnis dieser intensiven Beschäftigung.

Es werden diejenigen Aspekte, Phänomene sowie ethische Probleme geschildert, die hinter den immer wieder propagandaartig wiederholten, floskelartigen Formulierungen sich verbergen, die bewusst ver- sowie beschwiegen werden.

Zur der besseren Lesbarkeit ist der Text nicht durch Literaturvermerke unterbrochen: Nur bei Zitaten ist der Autor genannt. Die Literatur ist kapitelweise aufgeführt.

Ich möchte mich bei allen Befürwortern des ‚Hirntod-Konzeptes' bedanken, die in unzähligen Vorträgen, Podiumsdiskussionen, Talk-Shows mich zum Teil sehr persönlich angegriffen haben. Ihre Bemerkungen, Argumente und Behauptungen haben mich zum Nachdenken, zum Vertiefen bestimmter Aspekte veranlasst. Ihre zum Teil un-sinnigen Argumentationen haben mich in meinen Bemühungen bestärkt, noch tiefer in die Materie einzudringen, die Dinge weiter zu hinterfragen, das Bewusstsein für die Probleme geschärft.

Ich möchte mich auch bei meinem früheren Arbeitgeber bedanken, der kaum eine Gelegenheit ausgelassen hat, mir Steine in den Weg zu legen. Das Arbeiten gegen Widerstände hilft die eigene Motivation, die eigenen Argumente zu hinterfragen und bewusster zu machen, hilft die eigenen Gedanken zu schärfen.

Ich möchte mich auch bei den unzähligen Zuhörern meiner Vorträge bedanken, die mich ermutigt haben meine Arbeit weiterzuführen, und immer wieder danach gefragt haben, ob und wann es eine umfassende schriftliche Ausarbeitung geben würde.

Mein Dank geht an alle kritischen Geister, die ich in all diesen Jahren kennen lernen durfte, die mir in verschiedenster Weise geholfen haben, gleichzeitig muss ich mich bei denen entschuldigen, die ich vielleicht vergessen habe zu erwähnen:

Herr G. Kollert, Prof. P. Petersen, Prof. W. Schad, Frau E. Wellendorf, Dr. J. In der Schmitten, Th. McKeen, Dr. M. Schimelpfennig, Prof. H. Grewel, Prof. C. Bienstein, Prof. R. Spaemann, Prof. K. Dörner, Prof. A. Brenner, Frau U. Fuchs und Herr R. Fuchs, Prof. D. Mieth, Prof. A. Zieger, Herr E. Brysch, Prof. H. Tröndle, Prof. L. Geisler, Prof. A.W. Bauer, Prof. W. Höfling, Dr. M. Wunder, Frau G. Maier und alle Freunde von KAO, Frau S. Matthies, Frau M. Keller, die Freunde der Lega nazionale contro la predazione di organi e la morte a cuore battente, Prof. H.C. Kümmel, Prof. J. Weizenbaum, Herr H. Kammeier, Prof. K.P. Jörns, Prof. P. Becchi, Dr. U. Friedrich, Dr. R. Breul, Prof. Breul, Herr E. Siegel, Herr A. Suckau, Prof. P. Schallenberg, Bischof H.J. Angermissen, Dr. J. Wernicke, Dr. J. Meyer, Frau M. Keller, Frau E. Feyerabend, Prof. J.C. Student, Prof. F. Rest, Prof. W. Waldstein, Prof. A. Bergmann, Dr. C.M. Dietz, Prof. N. Fischer, Prof. J. Hornung, Dr. J. Jungermann, Herr A. Suckau, Prof. D. Birnbacher, Prof. M. Pusch, Herr G. Baumann, Herr M. und Frau S. Britsch, Dr. J. Hönigschmid, Herr K. Hohmann, Herr R. Kohn, Dr. T. Neuer-Miebach, Herr A. Stehle, Dr. R. Schultz, Prof. P. Marx, Prof. E. Nagel, Dr. U. Wirges, Prof. G. Kirste.

Ohne die Unterstützung meiner Frau, die meine Bemühungen all diese Jahre aktiv begleitet und mitgestaltet hat, hätte diese Arbeit nicht entstehen können: ihr ein herzliches Danke.

Kapitel 1

Vorbemerkung

Ethik fragt, was eine Handlung moralisch gut macht. Ihr Gegenstand ist moralisches Urteilen und Handeln. Sie versucht die kognitiven Strukturen moralischen Handelns zu erschließen, ohne zu bevormunden. Ethik ist eine philosophische Wissenschaft, sie gibt Erkenntnisse, ist zunächst theoretisch. Das Sich-Verwundern, die fragende Haltung, die Unsicherheit sind Voraussetzungen der philosophischen Ethik. Freiheit und Verantwortung sind Vorbedingungen für ethische Überlegungen: Ohne diese Erfahrungen ist ethisches Handeln nicht zu verstehen. „Ethik als philosophische Disziplin begnügt sich nicht mit vorgegebenen Antworten, sondern sucht nach deren Begründung" (Hauskeller). Philosophische Ethik betreiben bedeutet, ein „nachdenkliches Gespräch" (Spaemann) über vorgefundene Meinungen in Gang bringen. „Wenn wir nachdenken, fügen wir unsere Erfahrungen und Kenntnisse zusammen, beziehungsweise wir entdecken eine ihnen zugrunde liegende tiefere Einheit ... Wir wissen es nun auf neue Weise, wir verstehen es besser ... Philosophische Ethik lässt also das, worüber sie nachdenkt, nicht wie es ist. Sie mischt sich ein"; sie „fragt nach den Gründen der Verschiedenheit auf der Suche nach der am besten begründeten Überzeugung". „Das philosophische Nachdenken beginnt, wo ein geltendes Normensystem seine Verständlichkeit verliert" (Spaemann).

In den letzten Jahrzehnten hat sich unter dem Begriff Ethik ein anderes Verständnis eingeschlichen. Wenn von Ethikkonventionen oder Ethikkommissionen die Rede ist, so geschieht dies mit dem Ziel, Grenzen zu verschieben, Argumente zu finden, um faktische Machbarkeit zu begründen. Die Unantastbarkeit des Menschen soll „tastbar" gemacht werden, andere Interessen sollen ins Medizinische hinein wirken. Die Ressource Mensch soll ausgenutzt werden – bis hin zu den extremen Ausformulierungen eines P. Singer oder eines N. Hoerster. „Diente ... die althergebrachte medizinische Ethik ... dem wohlverstandenen Interessen von Arzt und Patient aus ärztlicher Sicht, so ist die Bioethik der Versuch, nichtärztliche Interessen in die Gestaltung der medizinischen Versorgung ... einzubeziehen und im Gesundheitswesen dominant zu etablieren" (Unschuld). Die Silbe „Bio" suggeriert etwas Natürliches, Gutes, Nachhaltiges: sie täuscht. Die Bioethik hat eine „offensivere" Argumentation, sie hat „die aus dem Fortschritt der biologischen Wissenschaften und der Medizintechnik erwachsenen normativen Probleme zu ihrem Gegenstand" (Ach, Gaidt). Die Diskussion praktischer Fragen habe ‚blinde Flecken' in der Theorie gezeigt, „Fortschritte ... in der Transplantationsmedizin haben die Notwendigkeit eines expliziten Todesbegriff aufgezeigt" (ebenda). Sie ist eine auf Konsensfindung orientierte Ethik, mit reduzierter Begründungstiefe; es handelt sich um eine interessenfundierte Ethik (so Bioethiker zur Bioethik), im Gegensatz zu einer Wertefundierten Ethik. Vorgehensweise der Bioethik sind Szenarien, Einzelfallbeispiele, Fälle, die verallgemeinert werden; das Stellen von Fragen, um zu neuen Definitionen zu kommen. So die Frage, ob alle Menschen Personen seien. Die Nähe der Bioethik zum Utilitarismus ist offensichtlich. Die Richtigkeit von Normen wird gemessen an ihrem Nutzen. Ziel des Utilitarismus ist die maximale Bedürfnis- und Interessenbefriedigung. Sittlich geboten ist das, was am meisten Lust bereitet: „Kriterium der Beurteilung der Folgen einer Handlung ist Gratifikationswert" (Höffe). Utilitarismus ist eher eine Sozialpragmatik. Im Namen des Pluralismus werde man manche Entwicklung nicht aufhalten können. Diese Haltung mündet in Relativismus. Diese Tendenz wird verstärkt, wenn Bioethik alles hinterfragt und Antworten einfordert, die in einer gesunden Gesellschaft nicht gegeben werden müssen (Bonelli): Tabus werden völlig unbefangen in Frage gestellt. Die Ethik habe sich in diesem Sinne dem Fortschritt anzupassen, so hat es R. Edwards, der „Vater" des ersten Retortenbabys, vor Jahren formuliert. Die Ethik solle eine „Serviceleistung" sein, laut Sass. „Welche Lösung ein Philosoph auch immer ... vorschlägt, ... wird erheblich davon bestimmt sein, welche Art von Projekt er mit seiner Analyse verfolgt" (Birnbacher). Pragmatisches Vorgehen würde die ethische Akzeptabilität erhöhen. Bioethik rutscht in die Rolle utilitaristischer Ethik, die Rechtfertigungen sucht für Dinge, die durch den Fortschritt möglich sind.

Tradierte ärztliche Ethik sei – so die Bioethik – nicht mehr in der Lage, die neuen Möglichkeiten zu legitimieren; das Machbare könne nicht mehr adäquat begründet werden. „Deutlich wurde auch, dass manche der für selbstverständlich gehaltenen Antworten auf Grundfragen wie die nach dem Beginn des Lebens, dem Zeitpunkt des Todes oder der Bedeutung von Fortpflanzung und Elternschaft einer neuen Reflexion bedürfen" (Honnefelder). Es geht schlussendlich um die Frage, ob der moralische Status einer Handlung sich aus sich selbst ergibt, aus dem Respekt vor der Selbstzweckhaftigkeit des moralisch relevanten Wesens oder aber aus einem ihr externen Gut (Schweidler). Die Bioethik beurteilt teleologisch, aus dem Ergebnis: Wird das Maß an Glück und Nutzen mehr, so ist eine Handlung gut – eine utilitaristische Grundhaltung. Eine Kultur der Normen, der Prinzipien wird zu einer Kultur des Nutzens.

Der Personenbegriff (Kapitel 3) wird verwendet, um die Begriffe Menschenwürde und Menschenrechte abzuschaffen (Spaemann). Forschung an und Eingriffe in den Menschen sollen ermöglicht werden, insbesondere in folgenden Bereichen: Abtreibung und Freigabe von Forschung an Embryonen, Embryonenverbrauch; Beschaffung von Organen zur Transplantation, ohne das Tötungstabu tangieren zu müssen, durch bioethisch begründetet Vorverlegung des Todes; Tötung von angeblich Leidenden in Rahmen der zunehmend hedonistisch werdenden Gesellschaft. Die bioethische Personen-Definition wird abhängig vom Interesse und von Absichten, die verfolgt werden. Das Wesen der Würde eines jeden Menschen ist, dass sie nicht zugesprochen oder anerkannt werden muss: Jeder ist aufgrund seiner Zugehörigkeit zur Spezies Mensch Träger der Würde. Im Personen-Konzept der Bio-Ethik wird die Würde nur demjenigen zuerkannt, der bestimmte Fähigkeiten besitzt. Die Definitionshoheit bleibt aber bei demjenigen, der die Fähigkeiten definiert: Es entsteht das Problem der Fremdbeurteilung (Spaemann).

Oft wird ohne Begründung behauptet, der Fortschritt habe dazu geführt, dass Sicherheiten verloren gegangen seien: Man müsse Dinge neu definieren, um Sicherheiten wieder herzustellen. Daraus entsteht eine Instrumentalisierung der Ethik für den jeweils gewünschten Zweck, Philosophie verkommt zu einer Service-Disziplin, verkümmert zu Auftragsethik. So wird behauptet, durch die Möglichkeit der Wiederbelebung habe sich die Sicherheit des Herztodes relativiert: Es ist eine in sich falsche ‚um zu' Behauptung, die empirisch nicht begründet und nicht begründbar ist. Daraus resultiert die konstruierte Behauptung, eine neue Todesdefinition sei notwendig: der ‚Hirntod'. In diesem Konzept geht es aber alleine um den Zugriff auf das Leben: Aus der prinzipiellen Unverfügbarkeit körperlicher Integrität wird eine prinzipielle Verfügbarkeit. Bei den so genannten ‚lebenserhaltenden Maßnahmen' zwischen ‚Hirntod-Feststellung' und Organentnahme handelt es sich keineswegs um die Würde des Sterbenden, sondern ausschließlich um den Nutzen für andere, für den Empfänger.

Autonomie und Selbstbestimmung werden heute immer mehr in den Vordergrund geschoben: Das hat eine positive Seite, aber auch subtile negative Aspekte. Durch die Überbetonung der daraus resultierenden Eigenverantwortung entsteht eine gewisse Beliebigkeit, damit wird das Machbare möglich. Wenn ich aus individueller Verantwortung dies oder jenes kann bzw. will, gibt es keine gesellschaftlichen oder ethischen Grenzen mehr. Dies gilt für alle Fragen am Lebensanfang: Es ist in meine Verantwortung gestellt, ob ich beispielsweise Präimplantationsdiagnostik oder Genveränderungen will; aber auch für Fragen am Lebensende: Wenn ich es verantworte, ist Tötung auf Verlangen möglich, wenn ich es erlaube – oder meine Angehörigen –, ist Tötung durch Organentnahme möglich. Gesellschaftliche Normen werden so unbemerkt und subtil umgangen und relativiert.

Die Entscheidungsfreiheit des Einzelnen ist in einer freiheitlichen Gesellschaft berechtigt. Die Kehrseite hat aber einen hohen Preis: Zum Einen öffnet man in einer Gesellschaft die das Machbare so hoch schätzt (das Machbare wird zur Ideologie) Tür und Tor für Beliebigkeit bis hin zu Willkür. Es stellt sich die Frage, ob wir mit Freiheit umgehen können: Freiheit ohne Verantwortung wird zu Egoismus. Zum Zweiten erspart man die mühsame aber notwendige ethische Debatte. Freiheitsrechte, als schützende Abwehrrechte konzipiert, transformieren sich in Anspruchsrechte.

Aus Vernunft und Erfahrung ergibt sich die Regel: Man sollte Probleme nicht so lösen, dass die Probleme, die durch die Problemlösung selbst entstehen, größer sind als die Probleme, die gelöst werden sollen (Mieth). Genau dieses Phänomen werden wir aber in den Begründungen des „Hirntod" – Konzeptes vorfinden

K. Jaspers hat bereits 1958 folgende Gedanken ausgeführt: Die Spezialisierung des ärztlichen Könnens verdrängt das biologische Denken; diese Tendenz geht zu Lasten des selbständigen Urteils, führt zu Nivellierung, der Mensch wird Teil einer Maschinerie, die Kraft des eigenen Urteils wird gelähmt. „Wo das wissenschaftliche Erkennen aufhört, da hört das Denken nicht auf. Ein anderes Denken, ein in den Gegenständen über das Gegenständliche hinausführende Denken war da, seit Menschen philosophieren. Dieses andere Denken heißt Vernunft ... Philosophie begreife ich erst durch das Denken der Vernunft, die mit jedem Schritte den Verstand benutzt, aber über den Verstand hinausgeht, ohne ihn zu verlieren ... Wenn ich durch Forschen, statt es methodisch zu durchschauen, verstrickt werde, als ob es alles Denken wäre, dann habe ich mich selbst und mir die Wirklichkeit verschlossen ... Philosophie, ohne als ihr Moment den Geist der Wissenschaftlichkeit zu haben, wird heute unwahr im Ganzen, Wissenschaft ohne Philosophie wird trotz richtiger einzelner Erkenntnisse im ganzen unkritisch und in der inneren Verfassung ihrer Träger zur dunklen Verschlossenheit ... Erst durch sie (die Philosophie) spricht aus tieferem Ursprung die Wirklichkeit ... Die Praxis des Arztes ist konkrete Philosophie ... Die Beschränkung auf die naturwissenschaftliche Medizin ist für den Forscher ungefährlich. Er ist noch nicht Arzt. Der Arzt aber bedarf im Unterschied zum beschränkten Forscher der Universalität ... Aber ohne Philosophie kann man an der Grenze naturwissenschaftlicher Medizin des Unfugs nicht Herr werden." Und weiter: Ohne radikalen Zweifel sei kein wahrhaftiges Philosophieren möglich; Philosophie sei eine Lebenseinstellung, eine Grundhaltung, die Offenheit, Neugier und die Bereitschaft zur Selbstkritik erfordere. „Wer meint, alles zu durchschauen, philosophiert nicht mehr. Wer nicht mehr staunt, fragt nicht mehr. Wer kein Geheimnis mehr kennt, sucht nicht mehr" (Jaspers); dies ist Selbstbetrug.

Im Zusammenhang mit unserem Thema bedeutet dies, gängige Meinungen hinterfragen, sich der Wirklichkeit nicht verschließen, Phänomene sehen wollen, sich aus der Verschlossenheit befreien, sich von konstruierten Definitionen lösen, nicht begründete Definitionen oder Theorien dürfen uns nicht den Blick für die phänomenologische Realität verschließen. Das Denken muss sich aus der selbstverschuldeten Unmündigkeit (Kant) befreien, und nicht blind längst widerlegten Definitionen folgen.

Th. Von Uexküll und W. Wesiak schreiben: „Humanmedizin braucht ein anthropologisches Konzept – einfacher ausgedrückt, ein Menschenbild“ ... „Die traditionelle Auffassung, nach der die Entwicklung von Theorien in der Medizin Aufgabe von Grundlagenwissenschaften sei, die sich nur vor einer ethisch neutralen wissenschaftlichen Wahrheit verantworten müssten, ist bereits das Produkt einer Theorie, die den Menschen aus der Realität eliminiert hat; sie mutet dem Arzt die unmögliche Aufgabe zu, aufgrund <un-menschlicher> Theorien menschlich zu verantwortende Entscheidungen zu treffen“.

Die Gleichsetzung „Hirntod ist gleich Tod des Menschen“ ist ethisch nicht neutral und hat die phänomenologisch-biologische Realität des Menschen zweckgeleitet ausgeblendet. Sie basiert zudem auf dem nahezu 400 Jahre alten cartesianisches Menschenbild, auf einer Biologie des 19. Jahrhunderts. Die Probleme und die Fragen, die sie aufwirft, sind vielfältiger und komplexer als die Transplantationsmedizin uns in schönen Broschüren suggeriert. So gesehen, ist die Organtransplantation eine Falle, ein Irrweg des Zeitgeistes.

Kapitel 2

Objektive Wissenschaft? Paradigmen in der Medizin

> Irrlehren in der Wissenschaft brauchen 50 Jahre, bis sie abgelöst werden, weil nicht nur die betreffenden Professoren, sondern auch ihre Schüler vorher aussterben müssen
>
> Max Planck.

„Die Krise ... ist nicht eine interne Krise der Wissenschaft, deren Grundlagen ebenso wenig in Frage zu stellen sind wie ihre Erfolge, sondern sie betrifft das Verhältnis des Menschen zur Wissenschaft; sie besteht darin, dass der Mensch nicht mehr sieht, was die Wissenschaft für sein Dasein bedeutet. Auf diese Frage gibt die moderne Wissenschaft keine Antwort, ja sie weist Fragen, die für ein echtes Menschsein entscheidend sind, allgemein zurück ... In dieser Situation fällt der Philosophie die Aufgabe zu, die Welt der Wissenschaft als konstruiertes Gebilde verstehen zu lassen und damit auf das Subjekt zurückzugehen, das die Welt konstruiert. Nur der Transzendentalismus kann die einseitige Dominanz des naturwissenschaftlichen Objektivismus verhindern. Eine skeptische oder relativistische Philosophie kann dagegen diese Aufgabe nicht übernehmen" (Röd).

In der 2015 neu erschienenen Richtlinie zur Feststellung des Hirntodes heißt es: Mit dem irreversiblen Hirnfunktionsausfall „ist *naturwissenschaftlich-medizinisch* der Tod des Menschen festgestellt". Damit wird suggeriert und betont, der Hirntod sei wissenschaftlich-objektiv der Tod des Menschen, daran könne es keine Zweifel geben.

Der Philosoph Nicholas Rescher schreibt zu den Grenzen der Wissenschaft: „Wissenschaftlicher Realismus ist die Lehre, daß die Wissenschaft die wirkliche Welt beschreibt, daß die Welt tatsächlich das ist, als was die Wissenschaft sie ansieht, und ihre Ausstattung von der Art ist, die die Wissenschaft im Auge hat ... Daß dem nicht so ist, ist ganz klar".

Das Betonen der Wissenschaftlichkeit suggeriert, dass die Wissenschaft selbst, ihre Methoden sowie Vorgehensweisen objektiv seien, also frei von Vorurteilen, von Dogmen, von Subjektivitäten. Wenn man von wissenschaftlichen Erkenntnissen spricht, muss jedem selbstverständlich bewusst sein, dass gegenüber dieser Erkenntnis vernünftige Zweifel angemeldet werden können, und dass sie sich eines Tages als falsch erweisen kann.

Wissenschaft lebt durch Kontroversen und Kritik: Wer Kritik und Kontroversen nicht zulässt, betreibt keine seriöse Wissenschaft.

Wie steht es aber mit der Objektivität der Wissenschaft?

In der Naturwissenschaft hat sich die analytische Vorgehensweise etabliert, das Größere wird aus dem Kleineren erklärt.

Der Astrophysiker A. Eddington vergleicht den Naturwissenschaftler mit einem Ichtyologen, der das Meeresleben erforschen will. Er wirft sein Netz aus, und überprüft nach mehreren Fängen das Ergebnis: Er kommt zu dem Grundgesetz, dass alle Fische größer als 5 cm sind. Auf den Einwand, dass dies damit zusammenhänge, dass die Maschenweite des Netzes 5 cm betrage, erwidert der Ichtyologe: „Was ich mit meinem Netz nicht fangen kann, liegt prinzipiell außerhalb fischkundlichen Wissens, es bezieht sich auf kein Objekt der Art, wie es in der Ichtyologie als Objekt definiert ist. Für mich als Ichtyologe gilt: Was ich nicht fangen kann, ist kein Fisch". Dieses Gleichnis ist etwas karikiert, es zeigt aber die Problematik des methodischen Ansatzes: Das Netz des Ichtyologen ist das gedankliche und methodische Rüstzeug der Naturwissenschaft.

„Nun liegt der Streit zwischen dem Ichtyologen und dem Betrachter, dem Metaphysiker, offensichtlich kein eigentlicher Widerspruch zugrunde; dieser wird durch die verschiedenen Betrachtungsweisen der Kontrahenten verursacht. Der Metaphysiker geht von der Vorstellung aus, dass es im Meer eine objektive, vom Beobachter unabhängige Fischwelt gibt, zu der auch sehr kleine Fische gehören können. Aber er hat Schwierigkeiten, deren ‚Objektivität' im Sinne des Ichtyologen zu beweisen, denn im Sprachgebrauch des Ichtyologen ist ein Objekt etwas, was er mit dem Netz fangen kann. Der Metaphysiker empfindet diese Bedingung der Fangbarkeit als unzulässige subjektive Einschränkung der Wirklichkeit und bestreitet dem Ichtyologen deshalb die Relevanz seiner Aussage.

Für den Ichtyologen ist uninteressant, ob er mit seinem Fang eine Auswahl trifft oder nicht. Er bescheidet sich mit dem, was er fangen kann und hat deshalb gegenüber dem Metaphysiker den Vorteil, dass er nirgends vage Spekulationen anstellen muss. Die Schärfe seiner Aussage beruht wesentlich auf dieser Selbstbescheidung." (Dürr)

Diese Vorgehensweise ermöglicht auch die exakte Wiederholbarkeit des Experimentes unter den identischen Bedingungen.

„Selbstverständlich ist Eddingtons Gleichnis zu einfach, um die Beziehung des Naturwissenschaftlers zur Wirklichkeit angemessen zu beschreiben. Aber es ist differenziert genug, um wenigstens die wesentlichen Merkmale einer solchen Beziehung zu charakterisieren. Die Naturwissenschaft handelt nicht von der eigentlichen Wirklichkeit, der ursprünglichen Welterfahrung ... sondern nur von einer bestimmten Projektion dieser Wirklichkeit, nämlich von dem Aspekt, den man nach Maßgabe detaillierter Anleitungen in Experimentalhandbüchern durch sogenannte ‚gute' Beobachtung herausfiltern kann. Dieser Aspekt kann von jeder Person, die sich an die gleichen Vorschriften hält, nachgeprüft werden“ (Dürr). So kann in diesem Denkmuster sehr leicht jeder, der diese Bedingungen oder Prämissen in Frage stellt, als nicht naturwissenschaftlich orientiert diskreditiert werden.

„Das auf diese Weise ermittelte naturwissenschaftliche Wissen ist im Allgemeinen ein eingeschränktes Wissen im Vergleich zu einer metaphysisch vorgestellten ‚eigentlichen' Wirklichkeit ... Wirklichkeit und ihr naturwissenschaftliches Abbild stehen einender gegenüber wie ein Gegenstand zu seiner Zeichnung oder bestenfalls zu seiner Photographie ... Die euphorische Erwartung des 19. Jahrhunderts, dass alles in der Welt prinzipiell wissenschaftlich erfassbar sei wurde durch die Einsicht in die prinzipielle Beschränkung wissenschaftlicher Aussagen empfindlich gedämpft. Andererseits wurde wieder Raum geschaffen für die uns allen nachvollziehbare Vorstellung, dass unsere ursprüngliche, unmittelbar erlebte Erfahrung viel reicher, und meist viel realer ist als die Erfahrung, welche sich wissenschaftlich fundieren lässt.“ „Viele Erfahrungen in der Realität lassen sich nicht mit den Normen und Instrumenten der sich selbst definierten exakten Wissenschaft erkennen und beschreiben. Aber es besteht andererseits keine Notwendigkeit, sie deshalb nicht auch als Wissen zu bezeichnen. Genau betrachtet machen wir in unserem Alltag fast immer nur von diesem umfassenderen, aber weniger scharf fassbaren Wissen Gebrauch, da die Vorbedingungen, unter denen die exakten Aussagen zutreffen, praktisch nie gegeben sind.“ (Dürr).

Selbst in der Physik gab es defensive Haltungen und Beharrungstendenzen auf dem Weg von der klassischen, mechanistisch-atomistischen, streng deterministischen Physik hin zur holistischen Quantenphysik. „Der Weg zu den neuen Vorstellungen war ... mühsam und schmerzhaft.“ Nur wenige Physiker hätten die neue Quantenmechanik zum Anlass genommen, ihre Wirklichkeitsvorstellungen zu revidieren. „Mir scheint, dies war kein Akt bewusster Verweigerung, sondern mehr eine unbewusste Verdrängung des Unvorstellbaren, ‚weil nicht sein kann, was nicht sein darf' ... Die pragmatisch, positivistische Einstellung, die vorgibt, auf jegliche ‚Ideologie' verzichten zu können – wobei unter ‚Ideologie' gerne alles subsummiert wird, was über das direkt Greifbare und quantitativ Messbare hinausgeht – ebnet intellektuell den Weg, die wesentlichen philosophischen Aussagen der Quantenphysik zu ignorieren, ohne dabei auf ihre praktischen Folgerungen verzichten zu müssen“ (Dürr) Die Unschärfe-Relation Heisenbergs könnte einen Mangel vortäuschen. „Die Unschärfe ist Ausdruck einer holistischen, einer ganzheitlichen Struktur der Wirklichkeit ... Gerade beim Lebendigen wird überdeutlich, dass das Ganze in einem sehr komplexen Sinne mehr ist als die Summe seiner Teile“ (Dürr). Die hochkomplexen und hochkomplizierten Systeme der Quantenphysik, mit ihrem Sowohl-als-auch lassen sich nicht mehr auf einfachere Systeme zurückführen. „Bei ihnen versagt also strenggenommen der für unsere

Wissenschaft übliche und methodisch letztlich notwendige Reduktionismus ... Die moderne Biologie ist heute von den Erfolgen der analytischen Betrachtung des Lebendigen so beeindruckt, dass sie sich immer weiter von einer ganzheitlicheren Betrachtungsweise entfernt. Sie tut dies in der Überzeugung, dass sie damit den Forderungen der exakten Naturwissenschaft am besten entgegenkommt". Dies ist aber nicht der Fall. „Eine holistische Betrachtungsweise, basierend auf den Entwicklungen der neuen Physik, zeigt deutlich Grenzen auf, die uns prinzipiell daran hindern, die Zukunft völlig ‚in den Griff' bekommen zu können. Insbesondere sollten wir ein Lebewesen – eine Pflanze, ein Tier oder ein Mensch – nie mit einer Maschine verwechseln. Eine Maschine hat, trotz möglicher hoher Kompliziertheit, ihre ganzheitliche, ‚lebendige' Struktur im Wesentlichen eingebüßt. Ein Lebewesen ist dagegen wie ein Gedicht, das auf jeder Organisationsstufe – Buchstabe, Wort, Satz, Strophe und letztlich im Verbund zum Leser – weitere Dimensionen erschließt und neue Eigenschaften zum Ausdruck bringt" (Dürr).

„Viele Naturwissenschaftler, so scheint mir, sind sich der prinzipiellen Beschränkung ihrer Wirklichkeitserfassung nicht bewusst, oder aber sie halten für irrelevant, was prinzipiell nicht wissenschaftlich erfasst werden kann. Vielfach ist ihr Wissenschaftsverständnis noch sehr von der Vorstellung des 19. Jahrhundert geprägt ... Noch prinzipieller stellt sich die Frage, ob eigentlich das Ganze, als welches ich als Erlebender und Erkennender die Welt – mich als erkennendes Ich eingeschlossen – begreife, ob eigentlich das Ganze sich überhaupt als Summe von Teilchen verstehen lässt, d.h. ob eine analytische, zerlegende Betrachtungsweise, wie sie von der Naturwissenschaft praktiziert wird, überhaupt ein geeignetes Mittel des Weltverständnisses ist." (Dürr). Gibt es eine exakte Naturwissenschaft überhaupt? Es sind erkenntnistheoretische Fragen, die auch philosophischer Antworten bedürfen. Der Naturwissenschaftler „musste zu seiner Überraschung feststellen, dass seine Kenntnisse von und sein Wissen über die von ihm abstrakt vorgestellte Wirklichkeit sehr viel mit den Methoden zusammenhängen, mit denen er die Natur erforscht" (Dürr).

Die analytische Betrachtungsweise, der Reduktionismus als Methode des Forschens bedingen, dass man das Ganze lediglich als die Summe der untersuchten Teile versteht und auffassen muss: „ Die alte Betrachtungsweise ist analytisch-linear, d.h. zerlegend und eindeutig ursächlich, weil sie gewisse Dinge aus dem Kontext löst. Sie kann das Ganzheitliche nicht erfassen und führt deshalb im Wesentlichen in die Irre ... Es gibt dafür überhaupt keine Notwendigkeit" sich auf den winzigen Bereich alleine zu beschränken. „Im Gegenteil, Exaktheit verlangt Aufteilung und Isolation, und dabei zerstöre ich die Vernetzung, verliere ich den Bezug, die Möglichkeit einer Bewertung, die ‚Relevanz'". Die Revolution der Quantenphysik hat zu einer Entmaterialisierung der Materie geführt, zu einer Auflösung des Begriffs der Materie in seiner ursprünglichen Bedeutung; die Objektivierbarkeit der Natur hat sich aufgelöst, die Kausalitätsstrukturen haben sich grundsätzlich aufgeweicht. Daran festhalten zu wollen als das einzig geltende ist bereits eine Ideologie. Die Prämissen des cartesianischen Weltbildes – nur was zählbar, wiegbar und mathematisch messbar sei, sei wissenschaftlich objektiv erfassbar – sind damit aufgelöst, gegenstandslos. Das Weltbild Descartes lässt sich nicht mehr aufrechterhalten. „Naturwissenschaft sagt uns, was ist, aber sie gibt keine Auskunft darüber, was sein soll, wie wir handeln sollen. Der Mensch bedarf, um handeln zu können, einer über seine wissenschaftliche Erkenntnis hinausgehenden Einsicht – er bedarf der Führung durch das Transzendente.

Die Dominanz der naturwissenschaftlichen Betrachtungsweise, das unmittelbare Erlebnis des atemberaubenden technischen Fortschritts verstellt uns heute den Blick auf das Transzendente und seine Notwendigkeit für unser Leben ... In der verwirrenden Vielfalt einer zunehmend komplexeren und komplizierten technischen Welt wird der Ruf nach einer klareren Orientierung" – die die naturwissenschaftlichen Sichtweise nicht gibt – „immer lauter. Es wächst bei den Menschen der modernen Gesellschaft das Verlangen, hinter dieser sich immer weiter aufsplitternden und zerbröselnden Gedankenwelt wieder das wesentliche ‚Eine' oder wie Werner Heisenberger es nennt, die ‚zentrale Orientierung' zu erkennen ... Das Wesen der Wirklichkeit selbst lässt sich jedoch auf diese Weise" – mit den Methoden der Naturwissenschaft alleine – „nie erfassen ... Alle Theorien sind letztlich nur spezielle Abbilder der eigentlichen Wirklichkeit, denen das Raster einer bestimmten Betrachtungsweise aufgeprägt ist". Albert Einstein sagte: „Naturwissenschaft ohne Religion ist lahm, Religion ohne Naturwissenschaft blind" (aus Dürr).

Das Netz ist das Instrument, die Brille mit begrenztem Blickfeld, die Scheuklappen, das Menschenbild, die Prämisse, es ist ein Geflecht von Vorurteilen mit denen wir untersuchen, beobachten, erforschen; das Teil wird genauestens erforscht, der Zusammenhang ausgeblendet oder vernachlässigt.

„Im 19. und beginnenden 20. Jahrhundert glaubten die Naturwissenschaften an eine Natur ohne den Menschen. Sie sahen ihre Aufgabe darin, eine ‚objektive' Naturerkenntnis zu gewinnen. Der Forscher sollte sich der Natur als neutraler Beobachter gegenüberstellen und ihr Geschehen beschreiben, ohne sich daran zu beteiligen ... Als die Medizin, die im 19. Jahrhundert ‚beschloss' Naturwissenschaft zu werden, mit diesem ‚Entschluss' die Verpflichtung übernahm, alle Vorgänge, die sie am Menschen beobachten konnte, auf Kausalbeziehungen zurückzuführen, verfolgte sie konsequent das Programm, den menschlichen Körper nach dem Modell einer Maschine zu deuten und alle Vorgänge auf Mechanismen zurückzuführen ... Der physikalische Ansatz zwang sie zu einer dualistischen Vorstellung, welche die Phänomene im Sinne Descartes in materielle (*res externa*) und spirituelle (*res cogitans*) einteilte, ohne die Möglichkeit, sich einen Einfluss seelischer Vorgänge – wie Gedanken, Gefühle oder Willensentschlüsse – auf den Körper vorzustellen. Entweder liefen, wie es die Lehre des psychisch-physischen Parallelismus behauptet, körperliche und seelische Vorgänge voneinander unbeeinflusst nebeneinander her, oder man übernahm die Lehre des materialistischen Monismus und leugnete die Existenz seelischer Vorgänge überhaupt. Seelische Vorgänge, die ohne Einfluss auf das Körpergeschehen bleiben, sind vom Standpunkt der Physikers aus nicht existent, oder, wie man es verschämt ausdrückte, bloße *Epiphänomene*. In die Umgangssprache übersetzt war Seelisches damit nur noch eine Art Nebengeräusch einer schlecht geölten Maschine, und die Seele selbst war – wie Spötter es formuliert haben – zu einem Gespenst in einer Maschine geworden ...

Das Bild einer Maschine für den Körper, in dem man sich eine Seele nur als Gespenst vorstellen kann, eignet sich nicht für die Aufgabe, für die es entwickelt worden ist. Es ist nicht in der Lage, die Beobachtungen zu erklären, die Ärzte an ihren Patienten machen. Es kann nicht einmal die Beobachtungen deuten, die wir an uns selber machen.

Es stellt sich die Frage, was Ärzte veranlasst haben mag, ein Bild vom Menschen zu entwerfen, das sich lediglich zur Deutung partieller Ausschnitte desselben eignet, das aber Beobachtungen, die den ganzen Menschen ins Auge fassen, nicht deuten kann.

Diese Konsequenzen hat die Medizin bisher nicht gezogen. Sie hat ihre Einstellung zur Natur – im Unterschied zur Physik – nicht geändert: Sie ist im 20. Jahrhundert eine Naturwissenschaft des 19. Jahrhundert geblieben. Dies gilt für die Transplantationsmedizin und speziell für das ‚Hirntod-Konzept'.

„Die Vorstellung von dem neutralen Beobachter" und so von der neutralen, objektiven Wissenschaft, „erweist sich als Märchen. Ein wirklich neutraler Beobachter würde gar nichts beobachten. Wittgenstein (1967) hat das mit der Feststellung zum Ausdruck gebracht, dass die Beschreibungen unserer Beobachtungen ‚Instrumente' sind, die wir benötigen, um mit dem Beobachteten (unseren Interessen entsprechend) umgehen zu können." (Uexküll/Wesiack)

Wir müssten uns die Frage stellen, warum nur das mechanistische Modell in der Medizin weiterentwickelt wurde. Im Rahmen dieser Überlegungen „stellte Wiener (1986) fest, dass der Dualismus der Medizin nicht – *nur* – von Descartes, sondern von Ärzten erfunden wurde, die von Galen über Mörgagni und Virchow bis heute die Ursachen für Krankheiten nicht in veränderten Lebensabläufen, sondern – *so gut wie ausschließlich* – in Strukturveränderungen von Organen und Zellen gesucht haben, die sie in Sektionen von Leichen fanden ... W. Harvey hätte es schwer gehabt, den Blutkreislauf an einer Leiche zu demonstrieren!“ (ebenda).

„Mit dieser Feststellung macht Wiener klar, dass der Leib-Seele-Dualismus der modernen Medizin in Wahrheit ein Leiche-Seele-Dualismus ist.“ (ebenda).

Die Entwicklungen im 19. Jahrhundert haben zu einer Loslösung des ‚Wahren‘ vom ‚Guten‘ geführt: die Wahre Wissenschaft liefert Erkenntnisse über die Wirklichkeit; objektives Wissen ist Wertfrei. „Nun ist bemerkenswert, dass, je wertfreier das Wissen in methodologischem Sinne ist, dieses Wissen umso besser dazu benutzt werden kann, die Natur, die niemals wertfrei sein kann, zu beherrschen. Dass die naturwissenschaftliche Methode benutzt werden kann, um Macht über die Natur zu erlangen, wurde von Descartes, Bacon und Galilei eingesehen ... Obwohl sich durch die Anwendung der reduktionistischen Methode die Macht des Menschen über die Natur ständig vergrößert, lassen sich aus dem ‚wertfreien‘ Wissen ... keine Richtlinien für die Anwendung dieser Macht ableiten ... Über ethische Fragen im Zusammenhang mit der Forschung nachzudenken, ist kaum gefragt. Inzwischen wird aber naturwissenschaftliches Wissen als kulturbestimmender Faktor immer wichtiger, während gleichzeitig die Grundlage der Weltanschauungen, von denen man ethische Richtlinien erwartet, durch das materialistische ... Denken untergraben werden.“ Da es in pluralistischen Gesellschaften immer mehr an verbindlichen Normen und Auffassungen mangelt, „hat die Naturwissenschaft ... die Neigung, dieses Vakuum zu füllen. Die Naturwissenschaft manifestiert sich dabei immer offener als Weltanschauung“ (Verhoog). Der Wissenschaft, oder dem, was sie selber vorgibt zu sein, sowie der Machbarkeit wird gehuldigt; sie alleine habe Gültigkeit. Wissenschaft und Machbarkeit sind zur nicht hinterfragbaren Ideologie geworden. Die gilt insbesondere für die Transplantationsmedizin und für das ‚Hirntod-Konzept‘. Gegenüber gut begründeten anderen Auffassungen wird eine Art Hexenjagd betrieben (Kapitel 14).

Die Entwicklungen, die die Physik gemacht hat, stellen eine „wissenschaftliche Revolution“ dar. In der Medizin hingegen herrscht, sowohl bei Ärzten als auch in der Bevölkerung, das naive Bild eines „Fortschritts der Wissenschaft“ unreflektiert vor. Man ist überzeugt, „dass der Weg der Wissenschaft ... trotz aller Hindernisse und Umwege ein Pfad sei, der zu einer immer genaueren Kenntnis der Mechanismen führen würde, die hinter den Erscheinungen liegen sollen. Wir haben noch nicht entdeckt, dass dieser Glaube bereits ein Erzeugnis der Einstellung ist, welche die Natur als Uhrwerk einer Maschine interpretiert.“ (ebenda). Die Erfolge sowie die Entdeckungen der Medizin haben die naturwissenschaftliche Forschungsmethode als reine Kausalanalyse, im Sinne des physikalischen Ansatzes des 19. Jahrhunderts in den Rang eines weltanschaulichen Dogmas erhoben. Methodische Zweifel werden weder geäußert noch geduldet, gelten als Häresie. Die Frage nach dem Menschenbild, das dazu führt bestimmte methodische Prämissen zu statuieren, wird nicht gestellt.

„Wenn hinter jeder Beschreibung eine Absicht steht, so dürfen wir uns nicht mehr mit den Beschreibungen begnügen, so faszinierend sie auch sein mögen. Wir müssen nach den Absichten fragen, die sich hinter ihnen verbergen. Sobald wir damit beginnen, fällt das Dogma der Natur ohne Absichten in sich zusammen. Dann zeigt sich nämlich, dass hinter unserer Beschreibung der Natur als absichtsloses, mechanisches Spiel der Kräfte, unsere Absicht einer technisch Beherrschung und Ausbeutung der Natur steht. Diese Absicht verstellt uns den Blick auf mögliche Absichten der Natur, die unseren Absichten im Wege stehen könnten. Da ist es bequemer, die Möglichkeit ihrer Existenz zu leugnen." (ebenda).

Der Arzt, Wissenssoziologe und Philosoph Ludwik Fleck (1896–1961) beschreibt folgende Schritte. Wissenschaft sei etwas, das von Menschen gemeinsam veranstaltet wird, nicht nur von einzelnen alleine. Daher sei es notwendig, neben den empirischen und spekulativen Überzeugungen der einzelnen Forscher, die soziologischen Strukturen und Mechanismen sowie die die Individuen verbindenden Überzeugungen der Wissenschaftler zu berücksichtigen. Für ihn sind zwei Begriffe prägend: *Denkkollektiv* – er meint damit die soziale Einheit der Gemeinschaft der Wissenschaftler eines Faches – und *Denkstil* – die denkmäßigen Voraussetzungen, auf die ein solches Kollektiv sein Wissensgebäude aufbaut. Die Wissenschaft könne als Entwicklung von Denkstilen verstanden werden, die in Epochen unterteilt werden könnten: eine klassische Epoche, „wo nur exakt hineinpassende Tatsachen gesehen werden" sowie eine Epoche der Komplikationen, in der die Ausnahmen und Probleme ins Bewusstsein gelangen und die den bis dahin gültige Denkstil wieder in Frage stellen. Das ahistorische Wissenschaftsverständnis der logischen Empiristen wird so in Frage gestellt, und um den Gedanken der Entwicklung in der Wissenschaft ergänzt. Die konstituierenden Elemente des Denkstils haben mit „Wahrheit und Irrtum" wenig zu tun: sie werden überholt, „nicht weil sie falsch waren, sondern weil sich das Denken entwickelt". Man beruft sich auf eine „Denksolidarität im Dienste einer Idee", es schafft Gemeinsamkeiten, hilft Abnormalitäten und Nicht-passendes bei Seite zu schieben. Solche Prozesse stabilisieren das Denkkollektiv, sie bauen „Meinungssysteme auf, die den Anspruch erheben, umfassend ihren Gegenstandsbereich zu erklären. Je stärker solche Denkstile sind, desto suggestiver ihre Macht über die Kollektivmitglieder". Sie erheben den Anspruch der Allgemeingültigkeit, sie erzeugen eine Harmonie der Täuschungen, die Mitglieder werden unfähig, Widersprüche und Absurditäten ihres Denkens anzuerkennen. Im sog. Handbuchwissen verdichtet sich der

Denkstil zum Denkzwang – andere Denkansätze werden als schlicht falsch deklariert.

„Ist ein ausgebautes, geschlossenes Meinungssystem (Denkkollektiv), das aus vielen Einzelheiten und Beziehungen besteht, einmal geformt, so beharrt es beständig gegenüber allem Widersprechenden" – Fleck spricht vom der *Beharrungstendenz*. „Wenn eine Auffassung genug stark ein Denkkollektiv durchtränkt, wenn sie bis ins alltäglich Leben und bis in sprachliche Wendungen dringt, wenn sie im Sinne des Wortes zur Anschauung geworden ist, dann erscheint ein Widerspruch undenkbar, unvorstellbar". Das Verschweigen von Ausnahmen ist eine Möglichkeit der Beharrungstendenz: „Gerade die Beharrlichkeit, mit der einer Anschauung Widersprechendes ‚erklärt' wird, die bekannte *Konziliatorenarbeit*, ist sehr lehrreich. Denn sie beweist, wie logische Systemfähigkeit um jeden Preis angestrebt wird und wie sich die Logik in der Praxis ausdeuten lässt. Jede Lehre will ein logisches System sein – und wie oft ist sie eine Petitio principii!". Kuhn nennt das die *Aufräumarbeit*. Fleck formuliert weiter: „Denkstil ist nicht nur diese oder jene Färbung der Begriffe und diese oder jene Art sie zu verbinden. Er ist bestimmter Denkzwang und noch mehr: die Gesamtheit geistiger Bereitschaften, das Bereitsein für solches und nicht anderes Sehen und Handeln. Die Abhängigkeit der wissenschaftlichen Tatsache vom Denkstil ist evident". Die soziale Verstärkung innerhalb eines Denkstils führt zu *Denkzwängen*; Andersdenkenden wird die Fähigkeit zum „richtigen" und wissenschaftlichen Denken abgesprochen. Stabile Denkgemeinschaften „pflegen, wie andere organisierte Gemeinden, eine gewisse formelle und inhaltliche Abgeschlossenheit ... es müssen immer viele Probleme unbeachtet oder als unwichtig oder sinnlos abgewiesen werden ... Daraus entstehen spezifische Wertung und charakteristische Intoleranz ... Geheimhaltung und Dogmatik beherrschen das denkkollektive Leben". Diese Elemente beschreiben die Situation der Transplantationsmedizin sehr genau!

Gegen eine notwendige Desillusionierung von Mythen (beispielsweise ‚Hirntod') reagieren Erwachsene mit Fanatismus.

Der Historiker Thomas S. Kuhn hat die Wege untersucht, die unsere Wissenschaften zurückgelegt haben. Entgegen den Verfechtern einer objektiven Erkenntnis sowie eines Fortschrittsglaubens kommt er zu dem Schluss, dass eine schrittweise Annäherung an die Realität durch neue Erkenntnisse nicht auf diese Weise stattgefunden hat: „Je sorgfältiger die Historiker, sagen wir, Aristotelische Dynamik, phlogistische Chemie oder kalorische Thermodynamik studieren, desto sicherer sind sie, dass jene einmal gültige Anschauung über die Natur, als Ganzes gesehen, nicht weniger wissenschaftlich oder mehr Produkte menschlicher Idiosynkrasien sind als die heutigen. Wenn man die veralteten Anschauungen Mythen nennen will, dann können Mythen durch die gleichen Methoden erzeugt werden und für die gleichen Vernunftgründe gehalten werden, die heute zu wissenschaftlichen Erkenntnissen führen".

Die wissenschaftliche Entwicklung könne nicht als organischer Wachstumsprozess verstanden werden, als Anhäufung einzelner Entdeckungen und Erfindungen. Wissenschaft habe immer Glaubenselemente, Anschauungen, Mythen eingeschlossen – Überzeugungen, die nicht frei von Elementen der Willkür seien, sie zeigen Elemente einer Ideologie.

Anerkannte Theoriengebäude, wie sie beispielsweise in Lehrbüchern festgehalten werden, nennt er Paradigmen: Sie sind anerkannte Modelle, Schematas. Sie haben zwei wesentliche Eigenschaften: Ihre Leistungen sind neuartig genug, um eine beständige Gruppe von Anhängern anzuziehen, und gleichzeitig sind sie offen genug, um der neuen Gruppe von Fachleuten alle möglichen ungelösten Probleme zu stellen. „Menschen, deren Forschung auf gemeinsamen Paradigmata beruht, sind denselben Regeln und Normen für die wissenschaftliche Praxis verbunden. Diese Bindung und die offenbare Übereinstimmung, die sie hervorruft, sind Voraussetzungen für eine normale Wissenschaft, d.h. für die Entstehung und Fortdauer einer bestimmten Forschungstradition." Ein Paradigma lenkt die Forschung einer ganzen Gruppe; „Der Erfolg eines Paradigmas ... ist am Anfang weitgehend eine Verheißung von Erfolg", hat den Charakter von Hoffnung, von Versprechen. Es hat Schubladencharakter, es engt stark ein: „Durch Konzentration der Aufmerksamkeit auf einen kleinen Bereich relativ esoterischer Probleme zwingt das Paradigma die Wissenschaftler, ein Teilgebiet der Natur mit einer Genauigkeit und bis zu einer Tiefe zu untersuchen, die sonst unvorstellbar wäre". Diejenigen aber, die eine andere Ansicht vertreten, sowie ihre Arbeiten, werden ignoriert, sogar lächerlich gemacht, werden nicht mehr zur Fachwissenschaft gezählt. „Die normale Wissenschaft als die Betätigung, mit der die meisten Wissenschaftler zwangsläufig fast ihr ganzes Leben verbringen, gründet auf der Annahme, dass die wissenschaftliche Gemeinschaft weiß, wie die Welt beschaffen ist. Viele Erfolge der Unternehmungen gehen darauf zurück, dass die Gemeinschaft bereit ist, diese Annahme zu verteidigen, eventuell sogar mit beträchtlichem Aufwand: Die normale Wissenschaft unterdrückt zum Beispiel oft fundamentale Neuerungen, weil diese notwendigerweise ihre Grundpositionen erschüttern ... Von denen, die nicht tatsächlich Fachleute in einer ausgereiften Wissenschaft sind, erkennen nur wenige, wie viel ‚Aufräumarbeit' solcher Art ein Paradigma übrig lässt, und wie faszinierend diese Arbeit tatsächlich sein kann. Das aber gilt es zu verstehen. Aufräumtätigkeiten sind das, was die meisten Wissenschaftler während ihrer gesamten Laufbahn beschäftigt, und sie machen das aus, was ich hier normale Wissenschaft nennen. Bei näherer Untersuchung, sei sie historisch oder im modernen Labor, erscheint dieses Unternehmen als Versuch, die Natur in die vorgeformte und relativ starre

Schublade, welche das Paradigma darstellt, hineinzuzwängen. In keiner Weise ist es das Ziel der normalen Wissenschaft, neue Phänomene zu finden; und tatsächlich werden die nicht in die Schublade hineinpassenden oft überhaupt nicht gesehen. Normalerweise erheben die Wissenschaftler auch nicht den Anspruch, neue Theorien zu finden, und oft genug sind sie intolerant gegenüber den von anderen gefundenen. Normalwissenschaftliche Forschung ist vielmehr auf die Verdeutlichung der vom Paradigma bereits vertretenen Phänomene und Theorien ausgerichtet".

Eine neue Theorie, ein neues Paradigma beinhaltet die Notwendigkeit, neue Regeln zu entwickeln: „Insofern ist eine neue Theorie ... selten oder nie nur eine Steigerung dessen, was schon bekannt ist. Ihre Anerkennung erfordert die Umarbeitung einer früheren Theorie und die Neubewertung früherer Fakten, einen wahrhaft revolutionären Vorgang, der selten von einem einzigen Menschen und niemals von heute auf morgen zu Ende geführt werden kann." Es handelt sich nach Kuhn um eine Konversion, nicht um eine allmähliche Evolution. „Eine wissenschaftliche Revolution ist also etwas durchaus Andersartiges als das, was wir bisher darunter verstanden haben. Sie ist niemals die ‚Entdeckung' eines Faktums, sondern vielmehr eine neue Definition für das, was wir ein Faktum nennen; denn ‚wissenschaftliches Faktum und wissenschaftliche Theorie sind nicht ... zu trennen'. Eine neue Theorie ist der Entwurf eines neuen Bildes, das wir uns von der Wirklichkeit machen" (Von Uexküll und Wesiak).

Schon Helmholz formulierte 1896: „Ich bitte Sie, nicht zu vergessen, dass auch der Materialismus eine metaphysische Hypothese ist, eine Hypothese, die sich im Gebiet der Naturwissenschaft allerdings sehr fruchtbar erwiesen hat, aber noch immer eine Hypothese bleibt, und wenn man diese, seine Natur vergisst, so würde sie ein Dogma und kann dem Fortschritt der Wissenschaft ebenso hinderlich werden und zu leidenschaftlicher Intoleranz treiben, wie andere Dogmen. Diese Gefahr tritt ein, wenn man Tatsachen zu leugnen oder zu verdecken sucht zugunsten entweder erkenntnistheoretischer Prinzipien des Systems oder zugunsten von Spezialtheorien, die naturwissenschaftlich klingende Erklärungen von einzelnen Gebieten zu geben suchen".

Die Behauptung, der „Hirntod" sei *naturwissenschaftlich-medizinisch objektiv* der Tod des Menschen erweist sich als Paradigma, als Denkstil, als Ideologie, als Dogma.

Kapitel 3

Anfrage an das Menschenbild

> Anima hominis est tota in toto corpore eius, et iterum tote in qualibet perte ipsum: Die Seele des Menschen ist als ganze in seinem ganzen Körper, und wiederum als ganze in jeglichem Teil davon
>
> Th. Von Aquin (1225–1274)

> Die Seele ist ganz im ganzen Körper und ganz in jedem seiner Teile
>
> Konzil von Wien 1311

Menschenbilder sind nicht nur Entwürfe oder Beschreibungen zum Verständnis des Menschen. Sie sind auch handlungsanleitend. Sie können bestimmte Handlungen an und mit dem Menschen verunmöglichen oder erst möglich machen. Sie sind keine theoretische Abstraktion: Sie beeinflussen welche Vorstellungen wir uns über das Wesen des Menschen machen, aus welchen Vorstellungen Aussagen getroffen werden, wie wir die Welt verstehen und wie wir mit ihr umgehen können oder wollen – aber auch wie die so verstandene Welt mit uns umgeht.

„Transplantationsmedizin ist Extremmedizin, denn in ihr wird eine elementare neue Dimension eröffnet: Heilung oder Linderung sind stets im Körper eines *Anderen* lokalisiert. Ihr therapeutisches Instrument ist der Mensch selbst ... Die Transplantationsmedizin steht paradigmatisch für die Neuerfindung und -nutzung des Körpers. Damit aber auch für neue Formen seines Gebrauchs, und letztlich seines Missbrauchs. Denn ohne Änderung des Menschenbildes ist ein reibungsloser Vollzug des Transplantationssystems nicht machbar. Neue Körperkonzepte sind zu entwerfen, die das bisher Tabuisierte nunmehr zulassen“ (Geisler).

Das körperliche Dasein muss aufgefasst werden als alleinige Ansammlung von Teilen bzw. von Organen, die austauschbar sind, wie bei einer Maschine. Das Ich, das Seelische, das Menschliche muss alleine in dem Gehirn lokalisiert werden.

Die Transplantationsmedizin rekurriert im Wesentlichen auf ein veraltetes Menschenbild, das auf dem Philosophen R. Descartes (1596–1650) basiert. Er hat maßgeblich die Philosophie und die Entwicklung der Naturwissenschaft beeinflusst und geprägt.

Er forderte Erklärungen mit Hilfe der exakten Methoden der Mathematik zu formulieren, und so zu Gesetzesaussagen zu kommen. Dies hatte zur Folge, dass in der naturwissenschaftlichen Erkenntnis nur mathematisch erfassbare Kategorien zugelassen wurden: Wiegen, Zählen,

Messen. Die so verstandene Naturwissenschaft beschränkte sich auf Wirkursachen, zunächst nur Druck und Stoß: Nur mechanistische Erklärungen konnten zugelassen werden. Descartes hatte das Ziel die Natur wissenschaftlich erklärbar zu machen; sein Ideal war die Naturbeherrschung, zur Sicherung und Erleichterung des menschlichen Daseins, zur Erhaltung der Gesundheit und zur Verlängerung des Lebens. Eine so verstandene Naturwissenschaft kann von sich behaupten objektiv zu sein. Keine Wissenschaft kann jedoch ihre eigene objektive Gültigkeit beweisen. Eine so verstandene Wissenschaft kann auch keine Gesichtspunkte zu den Grenzen der Machbarkeit geben.

Der Körper – res extensa, ausgedehnte Substanz – muss mathematisch-physikalisch erfassbar sein, ihm dürfen nur materiell-mechanistische Dinge zugeschrieben werden. Der Körper sei eine Maschine aus Erde, eine Gliedermaschine, er ist teilbar, ein reines Instrument, ein hydraulischer Automat. Die Organe sind nur Teile der Leibesmaschine. Diese ist zusammengesetzt aus zweckmäßig angeordneten Einzelteilen, die man reparieren oder ersetzen kann. Seine Modellvorstellung stammt aus den vielen Brunnen mit Wasserspielen, die es damals gab, die hydraulisch gesteuert und aufgebaut waren. Er nimmt aber auch Anleihen bei den komplexen Mechanismen eines Uhrwerkes. Wenn ein Teil defekt ist, kann es repariert oder ersetzt werden: Damit ist es unter Kontrolle, ist beherrschbar. Der Mensch muss Herr und Meister sowie Besitzer der Natur werden; diese muss technisch manipulierbar werden. Descartes hat eine mechanistische Biologie begründet. Er spricht von der „Gliedermaschine“, die man „an einem Leichnam wahrnimmt, und die ich als Körper bezeichne“, die „ganze Maschine unseres Körpers“. Er will nichts anderes anerkennen, „als in jeder Weise teilbare, gestaltbare“ Dinge, die so klar abgeleitet werden können, „als mathematisch bewiesen werden kann ... so halte ich andere Prinzipien der Naturwissenschaften weder für zulässig noch für wünschenswert“.

Seine zweite wissenschaftliche Regel besagt: „Jede Schwierigkeit, die ich untersuche, in so viele Unterteile aufzulösen, wie es möglich und zu ihrer besseren Lösung erforderlich ist“. Schon die Lokalisierung der Seele (der geistigen Fähigkeiten) im Gehirn, wie es auch die Transplantationsmedizin tut, ist ein reduktionistischer Akt, der die Ganzheit verlässt. In der Cartesianischen Dichotomie (Trennung zwischen Seele/Geist und Körper) liegt bereits der Reduktionismus: der Leib reduziert sich zur Summe seiner Teile.

Er nannte die Prämissen wissenschaftlicher Erklärungen, Annahmen, war jedoch nicht bereit den hypothetischen Charakter wissenschaftlicher Erklärungen bzw. Theorien anzuerkennen. Der Zweifel wird als Methode notwendigerweise anerkannt, um die Sicherheit der eigenen Aussagen zu begründen. So begründet Descartes seinen berühmten Satz: Cogito, ergo sum – ich denke, also bin ich. Es halte jedem Zweifel stand und könne daher als erstes Prinzip gelten. Unabhängig von der Frage, ob diese Aussage voraussetzungslos ist und somit als erstes Prinzip gelten kann, ist es ein bedeutendes Zeichen des erwachten Selbstbewusstseins: Man beruft sich nicht mehr auf Autoritäten und deren Aussagen, vielmehr auf sich selbst und auf das eigene Beobachten und Denken. Es ist ein Denken, das sich auf die Selbstgewissheit des Subjektes sowie auf seine Freiheit gründet. „Das Ich erkämpft sich ... die Berechtigung, das eigene Sein anerkennen zu dürfen durch den radikalen Zweifel an der ganzen Welt" (Steiner). Die res cogitans, die denkende Substanz, entspricht auch dem Bewusstsein, dem Erkennen, der Vernunft, dem Geist. Das Ich sei nichts, was zum Leiblichen gehört. Es benutzt vielmehr den Körper als Instrument. Der Sitz der Seele wird im Gehirn verortet, in der Zirbeldrüse. Das Wesen des Ichs ist Denken, in seiner umfassenden Bedeutung, Fühlen, Wollen, der ganze Bereich des Bewusstseins umfassend. Die geistige Seele, die den Menschen von den Tieren mit ihrem als Maschine verstandenen Leib unterscheidet, ist nur bei willkürlichen Bewegungen beteiligt. Unwillkürliche, reflexartige Bewegungen seien rein mechanisch zu verstehen, ohne Seele, also nicht typisch menschlich.

Das allein im Bewusstsein lebende Ich verliert den Kontakt, den Bezug zu den Dingen. Diese Denkweise führte zur Trennung von Leib und Seele, zur Objekt-Subjekt Spaltung, zum Leib-Seele Dualismus. Die Wirklichkeit wird zerrissen in wertlose Subjekte und bloße Objekte. Ich habe einen Leib, dessen ich mich als Ding bediene; der Leib ist quasi externalisiert, ich kann mit ihm umgehen wie mit einem Ding. Die Identität, die jeder als Ich mit seinem Leib unmittelbar empfindet, die Untrennbarkeit meiner Persönlichkeit mit dem So-Sein meines Leibes ist aufgehoben. Der Körper mit seinen Teilen ist verfügbar geworden, die Organe können ausgetauscht werden. Der Geist ist im Gehirn lokalisiert, wird als eine Art Softwareprogramm verstanden, das Gehirn als die zugrundeliegende Hardware. Diese Aussage führte zum sog. cerebrozentrischen Menschenbild: Das was den Menschen zum Menschen macht sind gehirngebundene Leistungen. Sind diese erloschen, so ist der Mensch tot – so im Hirntod Konzept. Der Mensch wird mechanistisch verstanden, reduziert auf das alleinige Funktionieren seiner Teile, er selbst ist lediglich die Summe der Teile: Ist eines defekt, kann es ersetzt werden.

La Mettrie (1709–1751) hatte 1748 seine Schrift veröffentlicht mit dem Titel: Der Mensch als Maschine. Die Seele sei alleine das Resultat von Körperfunktionen. Der Maschinenbegriff, die extreme mechanistische Auffassung des Menschen beinhaltet und impliziert zweierlei: Zum einen kann man noch funktionierende Teile aus einer defekten Maschine entnehmen und in einer anderen verwerten, zum zweiten kann man defekte

Teile herausnehmen und durch neue oder noch gut funktionierende gebrauchte ersetzten.

Für Descartes und La Mettrie ist der Mensch eine mechanische Maschine, für Monod eine biochemische. Für Dawkins ist er eine Maschine für die DNA-Replikation, eine Art Überlebensmaschine für die Gene: In der Sprache der künstlichen Intelligenz ist das Gehirn eine Fleischmaschine. In einem amerikanischen Chirurgie-Lehrbuch wird der kranke Mensch als versagende Maschine beschrieben: „Der Mensch fällt auseinander, Stück für Stück, ... es ist Aufgabe der Transplantation die verbrauchten Teile zu ersetzen, wenn sie ausfallen ...“

Die Folgen sind bis heute bis in die Umgangssprache zu beobachten: Man lässt sich „durchchecken“, man fragt wie gut die „Pumpe“ – das Herz – funktioniert und vieles mehr. Biologie und Medizin haben sich in den letzten Jahrhunderten darauf konzentriert, mittels Physiologie und Pathologie das Funktionieren des Körpers zu untersuchen und zu verstehen. Krankheit wird als Maschinendefekt verstanden, sie wird negativ bewertet. Diese Sichtweise basiert auf utilitaristischen Gedanken: Krankheit ist Last, unvorteilhaft, unnütz. Ein Maschinendefekt kann repariert werden, Teile können ersetzt werden. Der Geist blieb außen vor, wurde im besten Fall der Religion und der Philosophie überlassen. Man untersucht die psycho-*pathologischen* Erscheinungen, aber nicht die Normalität des Seelischen. „All das hat dazu geführt, dass die Medizin heute von einem verstümmelten Humanitätsverständnis geprägt ist“ (Damasio). Die wissenschaftliche Medizin ist unfähig, den Menschen als Ganzheit zu erfassen.

Die Transplantationsmedizin, ähnlich wie Descartes, erkennt den hypothetischen Charakter ihrer Annahmen sowie den methodischen Zweifel nicht an, wenn sie den Hirntod für wissenschaftlich gesichert definiert und ihn als den Tod des Menschen setzt und keine Zweifel zulässt. Dabei macht sie einen naturwissenschaftlich nicht zulässigen, fundamentalen Fehler: Sie stellt Behauptungen (nicht einmal Hypothesen) vor die kritische Analyse der beobachtbaren Phänomene.

Das typisch Menschliche seien das Bewusstsein, die Rationalität, das Selbstbewusstsein: Diese werden alleine am Gehirn festgemacht. Das Gehirn sei darüber hinaus die übergeordnete koordinierende Instanz aller Prozesse im Körper.

Das Gehirn „macht das Mensch-Sein aus“ und steuert alle übrigen Organe, es sei „das wichtigste Organ des Menschen“ (DSO). Ist das Gehirn ausgefallen, so seien die Grundvoraussetzungen des Menschseins nicht mehr vorhanden: So kann der Mensch für tot erklärt werden. Für beide Behauptungen gibt es keine empirischen Belege.

Reflexartige Bewegungen sind wie bei Descartes seelenlos, also nicht typisch menschlich, nicht zum Leben eines Menschen gehörig. Gemäß dem mechanistischen Menschenbild lassen sich defekte Teile – die Organe

– austauschen. Diese beiden Prinzipien bilden die Grundlage der Transplantationsmedizin. Sie kann diese nicht verlassen: sie würde sich den Boden auf dem sie steht entziehen.

Wer das ‚Hirntod'-Konzept akzeptiert, akzeptiert folgende Implikationen: Der Mensch sei sein Gehirn, menschliches Leben sei nichts anderes als Gehirnfunktion. Die menschliche funktionelle Einheit gründet gänzlich und ausschließlich im Gehirn: Steuerung, Koordination, Ganzheit seien Ausdruck lediglich von Gehirnfunktionen. Gehen sie verloren, so ist der Mensch tot. Der Mensch ist lediglich die von Gehirn gesteuerte Summe seiner Teile. Dies ist ein materialistisches, extrem reduktionistisches, dualistisches Menschenbild. Seele und personales Leben (eine sich widersprechende Formulierung) seien an Gehirnleistungen zu lokalisieren. Ein Organ zu entnehmen, um es einem anderen Menschen zu implantieren, setzt ein Bild des Menschen voraus, das ihn als die Summe seiner Teile auffasst. Dieser aber entspricht einer Biologie auf der Stufe des 19. Jahrhunderts. Die Gleichsetzung ‚Hirntod ist gleich tot' ist anthropologisch bereits eine Zergliederung des Menschen, die eine zweckgebundene Ethik zur Grundlage hat – und widerspricht per se sowohl einem ganzheitlichen als auch einem christlichen Menschenbild.

Es wird neuerdings die Frage diskutiert, ob der Mensch an sich, als Angehöriger der Spezies Homo Sapiens, moralische Achtung und Würde verdient, oder aber ob spezifische Fähigkeiten ihn erst dazu qualifizieren. Worauf fundiert der moralische Status und damit die Schutzfunktion? Haben alle Menschen moralischen Status oder nur die, die bestimmte Fähigkeiten aufweisen? Als moralisch bedeutsam Eigenschaften werden genannt: Das Denkvermögen (R. Descartes), das Selbstbewusstsein (J. Locke), das Bewusstsein (D. Hume), die Fähigkeit Gefühle zu haben (A. Schopenhauer), das Sprachvermögen (J.G. Herder), die Leidensfähigkeit (J. Bentham), die Fähigkeit Schmerzen zu empfinden (P. Singer), die Fähigkeit relevante Wünsche zu äußern (N. Hörster). Alle diese Konzepte sind reduktionistisch, dualistisch, und nicht mit der Verfassung konform. Sie sind mentalistische Konzepte. Der Ethikrat formuliert: Alle menschlichen Zustände lassen sich in die Klasse der mentalen und der korporalen Phänomene einteilen; Leistungen wie Wahrnehmungs-, Empfindungs-, Denk- und Entscheidungs-fähigkeiten sind gehirngebunden und machen das Wesentliche des Menschen aus. Auch wenn der Ethikrat solche mentalistischen Definitionen ablehnt, werde sie doch verwendet, um aus dem Verlust solcher Funktionen den Tod des Menschen abzuleiten. Solches Erleben müsse sicher ausgeschlossen werden, auch nur ein „irgend mögliches Minimum des Empfindens". Wie unsicher bzw. unmöglich ein solcher Ausschluss ist, wird schlicht ignoriert (Kapitel 13).

In einem Papier der Bundesärztekammer (Haupt et al, 1993) wird wie Beiläufig die Gleichsetzung des Ausfalls aller Hirnfunktionen mit dem Tod des Menschen mit dem Verlust aller integrativer Hirnfunktionen begründet. Das Gehirn wird offensichtlich als das zentrale Koordinierungsorgan gesehen, ohne es jedoch zu begründen oder herzuleiten: die zerebrozentrische Auffassung des Menschen wird hier wie selbstverständlich, völlig unkritisch vorausgesetzt. Eine differenzierte Betrachtung welche anderen Organsysteme Koordinierungsfunktionen haben und wie die Integration aller Organsysteme mit- und untereinander funktioniert, findet nicht statt. Auch diese Autoren arbeiten alleine mit Behauptungen. Wissenschaftlich korrekt ist die Vorgehensweise nicht.

Die Auseinandersetzung um den Personenbegriff erweckt den Eindruck, dass ständig beliebige ‚Amputationen' vorgenommen werden, um den Einklang mit den technologischen Entwicklungen nicht zu verpassen, um das jeweilige Vorhaben begründen und ermöglichen zu können. (Wils). Ist am Ende die ganze ‚Personen-Diskussion' in erster Linie ein utilitaristisches Konstrukt? Wird Ethik so zu einer Art Selektionshilfe, die allein aus strategischen Gründen erfolgt? Haben Interessen Vorrang vor Erkenntnis?

Was der Machbarkeit im Wege steht, wird wegdefiniert: Eine solche ‚Ethik des Wegdefinierens' (Bauer) steht auf dem Boden des Utilitarismus. Birnbacher schrieb bereits 2003: Der Personen-Begriff „schafft mehr Probleme als er löst ... Ein Verzicht auf den Personenbegriff wäre kein Verlust, sondern verspräche im Gegenteil einen Zugewinn an Transparenz, Differenzierung und inhaltliche Plausibilität".

Das Menschenbild der Transplantationsmedizin widerspricht sich, ist in sich unstimmig, alleine schon dadurch, dass die austauschbaren Teile des Maschinenmodells, die Organe, eben doch nicht austauschbar sind: Sie werden lebenslänglich abgestoßen. Das Immunsystem, biologisch ein Element unserer Individualität, muss lebenslänglich unterdrückt werden, um eine Abstoßung zu verhindern (Kapitel 18).

Die Ganzheit des menschlichen Organismus kann nicht an einem Organ alleine festgemacht werden. Leben ist auch ohne Bewusstsein möglich, Bewusstsein und Leben sind nicht gleichzusetzen. Wir kennen viele Formen von Bewusstsein: Wir können bis heute nicht sagen, wo Bewusstsein entsteht. Für das Sich-Artikulieren auf der Wach-Rationalen Ebene benötigen wir ein funktionierendes Gehirn, aber diese Form von Bewusstsein ist nur ein Aspekt des menschlichen Wesens.

Biologische Kriterien des Leben reichen für eine Definition des Todes aus: Andere Kriterien wie Geist, Seele, Person, Selbstbewusstsein sind fehl am Platze. Neurobiologisch ist es absurd, den Neokortex alleine als Sitz des Menschlichen, ebenso wie das Gehirn als die entscheidende Instanz zur Aufrechterhaltung des Lebens anzusehen. Bewusstsein ist mit naturwissenschaftlichen-biologischen Methoden nicht nachzuweisen, deshalb seien alle Versuche, „den Funktionsverlust des Bewusstseins als Erkennungsmerkmal des Todes heranzuziehen, vom biologisch-naturwissenschaftlichen Standpunkt aus untauglich“ (Stapenhorst).

Das Selbstverständnis des Menschen basiert auf dem elementaren Evidenzerlebnis, dass Körper, Seele und Geist eine untrennbare Einheit sind. Das Sprechen von Leib-Seele-Einheit, wie es die meisten Moraltheologen und Bischöfe tun (katholische und evangelische), widerspricht schon per se dem Menschenbild der Transplantation.

Das menschliche Leben, das Mensch-Sein ist alleine an seiner Existenz festzumachen – so im Grundgesetz Art. 1.

Es ist ein ‚inklusives‘ Menschenbild: Jeder ist als solcher Würdenträger und moralische Person, keiner ist ausgeschlossen – unabhängig vom aktuellen Haben bestimmter Fähigkeiten. Der Mensch *hat* nicht einen Leib, sondern er *ist eines* mit seinem Leib, die gesamte Leiblichkeit ist *ein* konstituierendes Element, ist conditio sine qua non der individuellen Persönlichkeit und seiner Entwicklung. Jeder Angriff auf seine ‚Persönlichkeit‘ oder auf seinen Leib ist ein Angriff auf den ganzen Menschen, weil eine Trennung unmöglich ist.

Die menschliche Individualität ist Leib-Seele-Geist-Einheit. ‚Individuum‘ heißt unteilbares, das So-Seiende. Meine Leiblichkeit – ob ich klein oder groß, dick oder dünn bin, ob ich geschickte Hände oder ‚zwei linke Hände‘ habe, ob sportlich veranlagt oder nicht, mein Aussehen, ob männlich oder weiblich – gehört konstitutiv zu mir. Neigungen, Begabungen, seelisches ‚Kostüm‘, Interessen gehören unzertrennbar dazu. All diese Dinge prägen und bestimmen untrennbar das So-Sein, das Bewusstsein, die Persönlichkeit, die Individualität. Erziehung, Erfahrungen, Selbsterziehung prägen den Menschen, sind Elemente der Entwicklung. Wo diese Elemente zu verorten sind ist unbekannt und im Zusammenhang des ganzheitlichen Konzeptes irrelevant. Der Mensch als solcher, nicht einzelne Aspekte, Fähigkeiten oder Funktionen, lebt, wächst, altert und stirbt; im So-Sein ist er schützenswert, nicht in einzelnen Funktionen. Der Mensch ist lebendiges Subjekt, kein mechanisches Gebilde.

Die moderne, phänomenologisch orientierte Philosophie des Leibes bestätigt diese Sichtweise. Es besteht ein existenzielles und substanzielles Band zwischen der Leiblichkeit, deren Merkmalen und der Persönlichkeit des Menschen. Das Sein des Menschen, „der Leib der bestimmten Individualität, ist die Ursprünglichkeit derselben, ihr Nichtgetanhaben. Aber indem das Individuum zugleich nur ist, was er getan hat, so ist sein Leib auch der von ihm hervorgebrachte Ausdruck seiner Selbst“ (Hegel, Phänomenologie des Geistes). Das Selbstverständnis jedes Menschen ist als die unmittelbare Einheit bewusster Selbstgegebenheit und leiblicher Selbstgegenwart gedeutet worden. Wenn wir von Individualität und Persönlichkeit sprechen, so bedarf das Selbstbewusstsein nicht *irgendeiner* Leiblichkeit: *Mein* Selbstbewusstsein ist eines mit *meinem* Leib und vice versa. Mensch ist immer Mensch – das ist das schützende inklusive Menschenbild, auch im Grundgesetz. Mit einem so aufgefassten Menschenbegriff kann man nicht viel „machen", da er umfassend schützt.

Merleau-Ponty formulierte es so: „Doch mein Leib steht nicht vor mir, sondern ich bin in meinem Leib oder vielmehr bin ich mein Leib". Und Plessner: „Nur in der Vermittlung durch meinen Körper, der ich selber leibhaft bin (obwohl ich ihn habe) ist das Ich bei den Dingen, schauend und handelnd". Nur in der nicht trennbaren Verbindung zwischen Gehirn und Körper, in der Korrespondenz mit und in dem Gesamtorganismus in seinem So-Sein ist und vermag das Gehirn, was es ist und vermag (Brenner). Der Philosoph Williams resümiert: „Wenn man die Persönlichkeit eines Menschen von seinem Körper unterscheiden soll, so weiß man nicht wirklich, was man davon unterscheiden soll. Dies ist wohl zum Teil, was Wittgenstein mit seinem Ausspruch meinte, der menschliche Körper sei das beste Bild der menschlichen Seele".

Eine exklusive Sicht – die Diskussion Mensch-Person, das Festmachen des ‚Person-Seins' am aktuellen Vorhandensein von willkürlich definierten Fähigkeiten, wie im „Hirntod-Konzept" – schützt hingegen die Technik, die Machbarkeit. Von Bioethikern wird darauf hingewiesen, dass das Personen-Konzept in erster Linie ein utilitaristisches Konstrukt sei.

Um die „Machbarkeit" zu erweitern, zu ermöglichen, wird auf die typische bioethische Vorgehensweise zurückgegriffen. Was macht den Menschen zum Menschen? Gemäß dem cartesianischen „Cogito ergo sum" wird das Menschsein daran festgemacht, ob der Betreffende *aktuell* rationale Leistungen erbringen kann, ob er *aktuell* in der Lage ist, Entscheidungen zu treffen. Es wird behauptet, nur rationale Leistungen seien typisch menschlich, alles andere sei mit dem Tier gemeinsam. Sind diese Fähigkeiten nicht mehr vorhanden, ist das Menschsein verloren: Er kann nun für tot erklärt werden.

Diese bioethische Denkfigur ist absurd: Das Menschsein alleine an rationalen Fähigkeiten festzumachen und diese nur an eine intakte Gehirnfunktion zu binden ist weder beweisbar noch haltbar. Zum zweiten wird Leben absurderweise mit Rationalität gleichgesetzt. Nach dieser Auffassung sind weder Embryonen noch neugeborene Kinder lebendig, da sie keine Rationalität haben – zumindest noch keine von außen wahrnehmbare wachrationale Äußerungsmöglichkeit, was nicht beweist, dass sie keine rationalen Fähigkeiten haben. Ein schlafender Erwachsener besitzt ebenso wenig *aktuell* die Fähigkeit, Entscheidungen zu treffen – das Gehirn ist in diesen Phasen des ‚Nicht-Bewusstseins' höchst aktiv. Geistig Behinderte oder Demente sind demzufolge auch keine Menschen.

Diese Auffassung verstößt eindeutig gegen Artikel 1 GG. Dort wurde der Mensch bewusst nicht definiert, nur so wird die maximale Schutzfunktion erreicht: Alle sind eingeschlossen. Jede andere Definition schließt einen Teil der Menschen aus, schützt sie nicht. Den Entwicklungsgedanken in der menschlichen Biographie schließt ein solches exklusives Menschenbild aus.

Unabhängig davon, an welchen Merkmalen das Menschsein festgemacht wird, bewegt sich diese Argumentation auf einer schiefen Ebene: Sie wird willkürlich und beliebig. Je nachdem welche Absicht verfolgt wird, wird ein anderes Merkmal herangezogen: Einmal ist es die Rationalität, die aktuelle Fähigkeit relevante Wünsche zu artikulieren, dann wieder die Sozialfähigkeit, die Fortpflanzungsfähigkeit usw. Ganz abgesehen davon: Wer soll bestimmen und festlegen was Rationalität ist, wann und welche Wünsche relevant sind? Hier ist ein weiterer bedenklicher Punkt erreicht: Jeweils andere bestimmen, in Abhängigkeit von Merkmalen, über die moralisch relevanten Aspekte und somit über die Würdefähigkeit – der willkürlichen Fremdbestimmung sind Tor und Tür geöffnet. Wenn ethische Begriffe sich an Skalen von Eigenschaften orientieren sollen, wenn Person zu einer Funktionsformel im Dienste der Machbarkeit wird, so wird Ethik zur ‚Selektionshilfe'. (J.P. Wils)

Mit solchen Denkmustern wird menschliches Leben verfügbar – mit dem „Hirntod-Konzept" wird dem Menschen das Leben abgesprochen, weil Leben am aktuellen Vorhandensein von Rationalität und an der gehirngebundene Integrationsfähigkeit festgemacht wird. Beide Behauptungen sind wissenschaftlich nicht zu belegen.

‚Neuere' Denkmodelle versuchen explizit Person so zu definieren, dass der medizinisch-technologische Fortschritt nicht ‚behindert' wird. Folgende Versuche gehen davon aus, dass man die ‚Person' in der Differenzierung zu dem Menschen charakterisieren müsse, da nicht jeder Mensch Person sei: der ‚alte' substantialistische Personen-Begriff; der empiristische eines J. Locke der mit Bewusstseinskontinuität den Cartesianischen Dualismus zu überwinden versuchte; der relationale Personen Begriff; der mentalistische Begriff, wonach nur gehirngebundene Leistungen bzw. Fähigkeiten das alleinige Menschliche seien; der prozessuale Begriff des J. Beckmann; der präferenz-utilitaristische Erklärungsversuch. Bei allen diesen Konzepten handelt es sich um Bewertungsversuche des Menschseins, die per se einige Menschen aus dem Kreis der Schutzwürdigen ausschließen, und damit die Machbarkeit bestimmter Handlungen erleichtern. Die Verfügbarkeit wird ermöglicht, die Zahl der Menschen, die es zu schützen gilt verringert sich.

Einige Befürworter des Hirntod-Konzeptes berufen sich explizit auf Descartes, um zu untermauern, dass menschliches Leben mit Bewusstsein gleichzusetzen und dieses im Gehirn angesiedelt sei. Angstwurm dazu: „Natürlich ist noch Leben im Körper des hirntoten Menschen: Das Herz schlägt, die inneren Organe arbeiten, solange sie durchblutet sind, die Gewebe arbeiten – das ist alles Leben. Aber das ist nicht ein lebender

Mensch“. Besser kann man Widersprüche nicht formulieren. Der prinzipielle Fehler des Hirntod-Konzeptes liegt laut Gerlach darin, dass in naturwissenschaftlich unzulässiger Weise das Gehirn zum Sitz der Seele gemacht wird. Zieger: „Dass das Gehirn das entscheidend Menschliche ist, hat niemand bewiesen. Das ist eine Unterstellung. Kein Mensch kann behaupten ... dass das Menschsein im Gehirn sitzt, Das ist eine ganz naive und zurückgebliebene Vorstellung“ (aus Herzloser Tod).

Geht man hingegen davon aus, dass jeder Mensch Person ist, so erübrigt sich die Frage wer Person und wer Mensch ist: Nur so ist der Mensch geschützt. Beginnt man einzelne Aspekte des menschlichen Daseins beschreiben zu wollen, kann es nur eine Exklusion geben, da alle diejenigen, die diesen Aspekten nicht genügen, ‚herausfallen‘. Die Inklusion ist bewusst in allen Erklärungen der Menschenrechte intendiert: „Alle sind frei und gleich an Würde und Rechten geboren“, in Art 3 „Jedermann hat das Recht auf Leben, Freiheit und Sicherheit der Person“ (so in der Erklärung der Vereinten Nationen); „Die Würde des Menschen ist unantastbar ... Jeder hat das Recht auf Leben, Freiheit und Sicherheit“ so Art 1 und 2 der Grundrechte der Europäischen Union; „Die Würde des Menschen ist unantastbar“, so im Grundgesetz der Bundesrepublik Deutschland. Die Entwicklung des Menschen geht sowohl physisch als auch charakterlich, psychisch und geistig nicht in voneinander isolierten Seiensebenen bzw. Komplexitätsebenen vor sich, sondern ist kontinuierlich, zeitlich progredient, als Entwicklung zur nächsten Phase hin, so dass es phänomenologisch keine Begründung gibt für Zäsuren oder Differenzierungen, für Trennungen zwischen einer biologisch-körperlichen und einer geistigen Seite des Menschen. Jeder ist Menschen und Person zugleich, da es letztlich zwei Begriffe sind für eins und das Gleiche, nämlich den Menschen mit allen Facetten seines So-Seins. In allen Erklärungen wird die Verpflichtung formuliert, die Würde sei nicht nur zu achten, sondern vielmehr zu schützen. Daher stellt sich die Frage Mensch-Person in dieser Form nicht. Der maximale Schutz ist gegeben, wenn jeder Mensch Person ist. So heißt es in der Präambel der Menschenrechtserklärung 1948: „Da die Anerkennung der *allen Mitgliedern der menschlichen Familie* innewohnenden Würde und ihrer gleichen und unveräußerlichen Rechte die Grundlage der Freiheit, der Gerechtigkeit und des Friedens in der Welt bildet ...“. Mieth formuliert es am deutlichsten: „Will man die Bewusstseinsfalle der Würde vermeiden, dann muss man die Würde mit der bloßen Existenz des Menschen, mit seinem Dasein ohne jede Bewertung seines Soseins, des biographischen Stadiums seines Zustandes usw. verbinden“. Der Personen-Begriff ist zudem besonders anfällig für semantische Manipulationen, für strategische Absichten. Der Leib ist die Bedingung für die Entfaltung der Persönlichkeit, im Werden seiner Möglichkeiten. Der Mensch ist keineswegs nur die Summe seiner empirischen

Eigenschaften: Er ist Subjekt und Rechtssubjekt aufgrund seines Menschseins, seines So-Seins – und nicht aufgrund bestimmter Bewusstseinszustände.

Die Personen-Diskussion scheint eine Art ‚anthropologisches Schichtenmodell' zu sein (Grewel): Oben die geistigen Fähigkeiten, Denkmaschine am Hirn festgemacht, alleine das moralisch Relevante des Menschen. Dann das Animalische, das Reflexartige, quasi minderwertig. Ganz unten das Vegetative, das Pflanzliche. Der Neurochirurg J. Gerlach erläuterte, dass die Gleichsetzung des Hirntodes mit dem Tod des Menschen nicht haltbar sei, da es „in naturwissenschaftlich unzulänglicherweise das Gehirn zum ‚Sitz der Seele' macht" und der Personen-Begriff ein solcher sei, „der im naturwissenschaftlichen Bereich nicht zuständig ist". Es gäbe keine biologischen Gründe einen Teil für das Ganze zu setzen, weil der Bestand des Ganzen den Bestand aller Glieder umfasst. So steht die Feststellung der Kirchen (Gemeinsame Erklärung von 1990) im eklatanten Widerspruch zum christlichen Menschenbild: „Der unter allen Lebewesen einzigartige menschliche Geist ist körperlich ausschließlich an das Gehirn gebunden". Diese Behauptung ist der Verrat an dem christlichen ganzheitlichen Menschenbild – von den zwei großen christlichen Glaubensbekenntnissen! Geisler dazu: „Das ganzheitliche Menschenbild wird zum immer mehr misslingenden Versuch. Der Mensch zerfällt in Teile, die keiner so recht mehr zusammenfügen kann – oder will. Jeder nimmt sich nach Belieben sein Stück davon und formt sich seinen eigenen Golem". Man kann aber „den Menschen nicht teilen, ohne ihn zu töten" (Kessler). Auch dann, wenn man sicher sein könnte „ dass das gesamte Gehirn irreversibel zerstört ist, der restliche Organismus aber noch lebt, ist ein ‚Hirntoter' kein Leichnam, sondern ein Sterbender" (Gorynia/Ulrich). Das ‚Hirntod-Konzept' beruft sich auf ein Menschenbild, das von der modernen Neurologie selbst (die sich zum Teil erheblich überschätzt und einem neuro-biologischen Reduktionismus verfällt) widerlegt ist: Bewusstsein, Verstand, Seele und Rationalität sitzen weder in der Großhirnrinde noch sind sie eine ausschließliche Funktion des menschlichen Neokortex. Bewusstsein, Verstand und Gefühle kommen vielmehr durch das komplexe Zusammenwirken vieler Körper- und Hirn-Zonen zustande (so der Neurologe und Neurochirurg A. Zieger). Es herrscht noch nicht einmal Einigkeit darüber, was Bewusstsein ist. Wo dieses dann lokalisiert sein soll, ist empirisch nicht annäherungsweise geklärt. Nach dem Neurochirurgen und Anästhesisten M. Klein handelt es sich beim Hirntod um ein beliebiges Kriterium. Es sei kein neu entdecktes Naturgesetz, sondern eine „willkürliche Vereinbarung". Die willkürliche Beliebigkeit zeigt sich an den verschiedenen Beschreibungen und Konzepten: Je nachdem was verfolgt oder erreicht werden soll, wird ein anderes Menschenbild hinterlegt.

Unter dem Deckmantel der Ganzheit (Leib-Seele-Geist) werden Leibesfunktionen von Bewusstsein getrennt. Seelisch-geistiges, da weder messbar noch wiegbar, wird reduziert auf Bewusstsein. Da dieses auch nicht messbar ist, werden alleine die von außen wahrzunehmenden Äußerungs-Fähigkeiten von Bewusstsein akzeptiert. Diese werden dann alleine auf die Großhirnrinde reduziert oder verortet: Die Ganzheit wird so auf ein Teil bzw. auf eine einzige Funktion reduziert. Wegen ihrer nicht Messbarkeit müssen diese Funktionen in ihrer Wertigkeit von außen gewichtet werden. Damit offenbart sich das Menschenbild der Transplantationsmedizin als ein bioethisches, präferenzutilitaristisches, widersprüchliches und willkürliches reduktionistisches Konstrukt. *Es schützt nicht den Menschen, sondern den Chirurgen bei der Organentnahme, um das Unmögliche (Tötung durch Organentnahme) möglich zu machen.*

„Der Organismus ist in erster Linie als eine Einheit konstruiert, die sich als biologisch-dynamisches System beschreiben lässt ... So ist Leben auf diesen unterschiedlichen Ebenen innerhalb eines einzigen Organismus sehr wohl zu unterscheiden, nicht aber real voneinander zu trennen, weil die unterschiedlichen Ebenen des Lebendigen vielfach ineinander verschränkt sind. Von dieser Einheit des Organismus her sind die Subsysteme reguliert. Die einzelnen biologischen Elemente sind auf ihren Beitrag für die Konstitution des Organismus ausgerichtet. Von unten nach oben wird Leben auf höherer Komplexitätsebene ermöglicht (Emergenz), von oben nach unten werden die vielen Teilsysteme und einzelnen Zellen integriert, ausgerichtet und reguliert. Auf dieser Basis besteht der anti-entropische Wesenszug alles Lebendigen ... Die Ganzheit des menschlichen Organismus ist weder das Resultat noch ein emergentes Epiphänomen von zusammengesetzten Teilen, sondern geht den Subsystemen integrierend und regulierend voraus."(Schumacher). So hat jedes Organsystem seine Aufgabe innerhalb des Ganzen: Der Darm hat eigene Bewegungsmuster, die die Aufnahme von Stoffen beeinflussen. Über die Stoff-Verdauung und –Aufnahme (Flüssigkeit, Elektrolyte, Zucker, Eiweiß und viele andere) regelt es die Funktion anderer Organe mit, auch die Funktion des Gehirns. Die Art der Darmbesiedelung durch Bakterien kann das Verhaltensmuster des Menschen beeinflussen, über Entzündungsmediatoren, Hormone, aber durch direkte Signale an das Gehirn. Hormonelle und nervale Einflüsse regeln wiederum die Darmtätigkeit. Flüssigkeit und Elektrolyte werden entscheidend von der Niere mitgeregelt. Das Herz-Kreislaufsystem koordiniert und versorgt alle Organe mit Sauerstoff, Nährstoffen, Wärme. Die Lunge nimmt Sauerstoff auf und atmet CO_2 aus und regelt so mit Niere und Darm das Aufrechterhalten eines konstanten Milieus im Blut, im Organismus. Das Nervensystem hat wieder andere spezifische Funktionen. Unbewusst geregelte Prozesse, auch vom vegetativen Nervensystem mitbeeinflusst, halten die Lebensprozesse aufrecht.

Die überwiegende Mehrheit der Lebensprozesse werden ohne das Zutun unseres Bewusstseins aufrechterhalten, so auch im sog. ‚Hirntod'.

Einige weitere Beispiele: Die Elastizität oder Steifigkeit der Gefäße beeinflusst das Gehirn, das Herz, den Blutdruck, die Konzentration der Harnsäure, das Herz. Die Nieren beeinflussen das Herz, dieses kann über die Ausschüttung eines Hormons die Wasserausscheidung regeln. Fett, Rheuma, Schilddrüsenfehlfunktionen können das Herz beeinflussen, ein hohes Cholesterin kann Herz, Hirn und Gefäße beeinträchtigen. Bewegung beeinflusst direkt und indirekt Herz, Kreislauf, Blutdruck, Zucker, Fließfähigkeit des Blutes und Cholesterin. Die Liste solcher gegenseitig sich beeinflussenden Funktionen ist sehr lang und komplex.

Ohne Zweifel ist das zentrale Nervensystem in seinen Funktionen wichtig: Es ist für das Funktionieren des menschlichen Organismus genauso wichtig wie jedes andere Organ. Jedes Organsystem ist mehrfach und komplex mit vielen anderen rückgekoppelt. Jede Funktion beeinflusst die andere und wird von anderen rück-beeinflusst – letztlich sind alle wichtig und lebensnotwendig. Selbst auf der Ebene der Funktionen lässt sich die Ganzheit eben nicht an einem einzelnen Organ oder an einer einzelnen Funktion festmachen. „Die Struktur der Lebendigkeit besteht darin, Urteilung zu sein, d.h. in der Teilung und Gliederung seiner selbst sich doch als Einheit zu behaupten ... Leben bestimmt sich dadurch, dass das Lebendige sich von der Welt, in der es lebt und mit der es verbunden bleibt, selber unterscheidet und in solcher Selbstunterscheidung erhält. Die Selbsterhaltung des Lebendigen geschieht ja in der Weise, dass es außer ihm Seiendes in sich selbst einbezieht. Alles Lebendige nährt sich aus dem ihm Fremden." (Gadamer).

Jedes Organ ist individuell, spiegelt die Individualität und die Ganzheit zugleich: Nicht von Ungefähr können wir an Fingerabdrücken oder an der Augen-Iris jeden Menschen individuell erkennen.

Das Ausfallen einer Organfunktion führt über unterschiedliche Wege und in unterschiedlicher Geschwindigkeit zum Tod des Menschen: z.B. die Niereninsuffizienz, bei der die Funktion der Niere versagt: Dank der Dialyse kann der Mensch überleben. Daher spricht man in der Medizin vom Versagen eines Organsystems, aber keineswegs vom Tod des Menschen, wenn die Funktion eines einzelnen Organs versagt. Dass eine Organfunktion mehr oder weniger gut maschinell überbrückt oder ersetzt werden kann, ist kein Zeichen des Todes, sondern ein Indiz, wie schwer der Betreffende erkrankt ist.

In einer ‚Übersicht' im Deutschen Ärzteblatt erläutern verschiedene Autoren die anthropologischen Hintergründe des ‚Hirntodes'. Bedenken gegen das ‚Hirntod-Kriterium' seien lediglich Missverständnisse, die durch Begriffsklärung und sachgerechte Information aufzulösen seien. Die Kritik wird als ein reines Missverständnis bagatellisiert, sie wird auf mangelnde Information zurückgeführt. Die Kritiker werden so als dumm dargestellt. Eine Definition müsse adäquat, sinnvoll, angemessen sein, sie habe eine praktische Zweckmäßigkeit zu erfüllen: Sie zeigt ihre utilitaristische Funktion, nämlich Organe entnehmen zu können. Die Kriterien sollen dem Stand des Wissens entsprechen – wir haben gesehen, dass sie dies nicht tun. Die Testverfahren sollen zuverlässig und empirisch überprüft sein – auch dies erfüllen sie nicht. Die Arbeit beschwört gleichsam das Menschenbild der individuellen leiblich-seelischen Einheit, es gäbe nur einen Tod. Der Begriff des Todes dürfe nicht nach Zweckmäßigkeit-Kriterien neu konstruiert werden. Die Ganzheit wird dann aber sowohl an Bewusstseinsleistungen als auch an Integration sowie zentraler Steuerung der Organfunktionen festgemacht: Das Ganze wird also doch an Teilen festgemacht. Dieser reduktionistische Schritt wird zwar als wissenschaftlich aufweisbar definiert, steht aber logisch in eklatantem Widerspruch zur Begrifflichkeit der Ganzheit. Die Inkonsistenz des ‚Hirntod-Kriteriums' wird mit einer einzigen Frage deutlich: Würde man einen ‚Hirntoten' – beatmet, mit schlagendem Herzen – trotz ausgefüllten Totenscheins aufbahren, sezieren, beerdigen, per Feuer- oder Erdbestattung? Es ist eine absurde Vorstellung, die die Widersinnigkeit und Verrücktheit dieses Konzeptes offenlegt! Erst nach dem irreversiblen Herz-Kreislauf-Stillstand darf eine Bestattung stattfinden – weil erst dann der Mensch tot ist, gestorben ist. Es gibt eben in der biologischen Realität nur einen Tod, nämlich der Herz-Kreislauf-Tod – der zweite Tod wurde als ‚Hirntod-Konzept' eingeführt, um Organe entnehmen zu können, ohne eine Tötung zu begehen!

„Warum sollte man all diese nicht vom Gehirn vermittelten Funktionen selektiv ignorieren, wenn sie in Wirklichkeit stärker somatisch integrierend wirken als die vom Gehirn vermittelten? Weit davon entfernt, ein ‚zentraler Integrator' zu sein, ohne den sich der Körper auf einen bloßen Sack voll Organen reduziert, dient das Gehirn als Modulator, Feinabstimmer, Optimierer, Verstärker und Schützer einer implizit *bereits existierenden, intrinsisch vermittelten* somatischen Einheit. Integrative Einheit wird nicht von oben nach unten, von einem zentralen Integrator einer sonst nicht integrierten Ansammlung von Organen aufgezwungen. Es ist vielmehr eine nicht lokalisierbare, holistische Eigenschaft, die auf der wechselseitigen Integration aller Körperteile beruht" (Schewmon).

Fortschritte der Medizin führen zwangsläufig zu Verheißungen: Um diese in die Tat umzusetzen, muss das Menschenbild geändert werden. Der Taumel des Erfolges (Maio), die Euphorie der Machbarkeit – nicht selten handelt es sich um leere Versprechungen – suggerieren, man habe alles im Griff, man könne alles manipulieren, verändern, nach eigenem Gutdünken bestimmen. Erkenntnis diene dazu, die Natur zu beherrschen (F. Bacon). „Das Vorgegebene, das nicht Machbare, das einfachhin Seiende – das sind Vorstellungen, die in einer auf Funktionalität, Planbarkeit, Kontrollierbarkeit und Effizienz ausgerichteten Medizin keinen Platz haben" (Maio).

Zum Menschsein gehört das Bewusstsein der Endlichkeit, des Nicht-alles-selbst-bestimmen-könnens, wesentliche Dinge eben nicht in der Hand haben zu können. Das Bewusstsein dieser Grenzen, der Beschränkungen ist ein wesentliches Element des Menschseins, ohne Grenzen „wären wir niemand" (Maio).

Die Gleichsetzung „Hirntod ist gleich Tod" ist die definitorische Verdrängung des Sterbe-Prozesses: In dem Moment, in dem der Sterbeprozess beginnt, wird der Mensch bereits als tot, als verstorben definiert – willkürlich-utilitaristisch, um Tötung durch Organentnahme zu umgehen. Der Umgang einer Kultur mit Sterben und Tod, einschließlich der Bestattung, gehört nach Gadamer zum Grundphänomen der Menschenwerdung.

Die technische Machbarkeit des Organtransfers suggeriert, die Gesellschaft sei verpflichtet genügend Organe zur Verfügung zu stellen, dann können die defekten Teile der Maschine Mensch ersetzt werden. Die Grenze der Endlichkeit scheint somit beliebig verschiebbar – Patienten mit mehreren transplantierten Organen sind keine Seltenheit mehr.

Das Menschenbild der Transplantationsmedizin zeigt zwei Stränge: Der eine stammt aus dem reduktionistischen, materialistischen, cartesianischen Menschenbild und führt zum zerebrozentrischen Menschenbild: Er ist fixiert auf gehirngebundene Leistungen, oder auf solche die man gehirngebunden glaubt und als solche definiert werden. Sie werden als das Wesentliche gesehen, als das moralisch relevante. Auf der anderen Seite hat es dazu geführt, dass der Mensch als Maschine gesehen wird, dessen ‚defekte' Teile ersetzbar sind, ohne seine Persönlichkeit zu verändern, denn diese sei gehirngebunden. (Abb. 1) Die moderne Philosophie des Leibes wird ausgeblendet.

Der zweite Strang kommt aus der angelsächsischen utilitaristischen Philosophie. Moralische Relevanz hat demnach nur das aktuelle Haben von gehirngebundenen Leistungen, die je nach Autor anders definiert werden. Wer solche Fähigkeiten noch nicht oder nicht mehr hat, geniest nicht den Schutz der Würde, ist als Mensch tot, da nur solche Fähigkeiten den Menschen zum Menschen machen („Hirntod"-Konzept). Es ist eine exklusive, reduktionistische, materialistische Auffassung des Menschen.

Keine Gesellschaft könne ohne ethisch-moralische Barrieren existieren. „Das Menschenbild, das uns Heutigen vor Augen steht, ist rein individualistisch ... Der Mensch wird als homo oeconomicus aufgefasst, der streng rational seinen Vorteil kalkuliert und seinen Nutzen präzise maximiert. Die ausschließliche Diesseitigkeit, die den Menschen von seinen metaphysischen Quellen abschneidet, der totale Positivismus, der sich nur mit der Oberfläche der Dinge beschäftigt, und jede Tiefendimension vergessen lässt, kann aber als einzige Sinngebung auf die Dauer nicht befriedigen". (Dönhoff) „ Es zeigt sich, dass der Mensch ohne metaphysischen Bezug (ohne etwas das „höher ist denn seine Vernunft") nicht sinnvoll leben kann. Ohne jene übergeordnete Autorität fehlt ihm die Orientierung, hält er sich für allmächtig" (Dönhoff).

Kapitel 4

Was ist Leben? Wann ist der Mensch tot?

Ich möchte einige Grundphänomene des Lebens schildern, wie sie in jedem Biologiebuch beschrieben sind, und wie sie von den Befürwortern des sog. „Hirntodes“ selber beschrieben werden. Wir können Aspekte des Lebens beschreiben: es ist eine vorsichtige Annäherung an die Phänomene.

Aristoteles zählt Ernährung, Wachstum und Verfall als Bewegungen zum Leben.

Der Embryologe Hinrichsen nennt Atmung, Kreislauf, Stoffwechsel, humorale, hormonelle und nervöse Regelkreise als Merkmale.

Der Philosoph Engels schrieb: „Leben ist die Daseinsweise von Eiweißkörpern“.

Der Botaniker Reinke: „Die Differenz zwischen einem Menschen und seiner Leiche ist das Leben“.

Wir finden auch folgende Funktionen genannt: Energiehaushalt, autoreplikatives System – von der DNA über Zellreplikation bis zur sexuellen Fortpflanzung. Andere charakterisieren Leben als selbstreplikatives und evolvierendes System, als Gattungsfähigkeit, unabhängig davon, ob das einzelne Individuum aktuell dazu in der Lage ist (ein Maultier ist sehr wohl lebendig, obwohl unfruchtbar).

Weiterhin: membranumgrenzte Einheit, Selbstorganisation auf Selbsterhaltung und Reproduktion ausgerichtet; das Baugefüge und Wachstum, das beispielweise bewirkt, dass eine Wunde bis zur Wiederherstellung der Hautintegrität heilt, wächst und eben nicht weiter wuchert, als es im Dienste des ganzen Organismus sinnvoll ist. Das Prinzip der Formgabe, der Selbstorganisation, die Aggregation, die Zusammensetzung der Stoffe liegt nicht in ihnen selbst (wie z.B. beim Größerwerden der Mineralien); es unterliegt höheren, nicht im Stoff selbst liegenden Gesetzen. Trotz gleichen Stoffes, gleicher Gene entstehen im Organismus andere Organe mit anderen Funktionen (Blatt, Blüte, Auge, Leber, Niere, Herz, Haare ...). Der Organismus verwendet darüber hinaus für seinen Bau im Wesentlichen das besondere Proportionsprinzip des ‚goldenen Schnittes‘ – früher auch ‚Proportio divina‘ genannt. Morphogenetische Felder, Elektromagnetische- und Vakuumfelder, Photonen, kohärente Schwingungen sowie rückgekoppelte Entwicklungen sind wichtige Phänomene und Ordnungsprinzipien. Lebensprozesse erzeugen solche Felder, die ihrerseits Lebensprozesse steuern und beeinflussen. Tote Materie, Stoffe unterliegen den Gesetzen der Chemie, der Physik, der nicht lebendigen Welt. Lebende

Organismen verwenden und nutzen diese in äußerst wirkungsvoller Weise für Entwicklung, für Wachstum. Leben ist eine Fähigkeit sich von der stofflichen Welt zu emanzipieren und sich dieser kunstvoll zu bedienen, insofern ein ‚kategoriales Novum'.

In anderen Abhandlungen werden weitere Eigenschaften des Lebendigen genannt: Gestalt und Information; Stoffwechsel; Differenzierung; Reizbarkeit sowie Koordination über verschiedene Felder; Evolution als Autonomie und Emanzipation von Umweltbedingungen; Instabilität und gleichzeitig dynamische oder strukturelle Stabilität.

Jüngste holistische Vorstellungen sprechen von Selbstorganisation, Autopoiese, Emergenz und Information; Gesamtzusammenhang, Komplexität und Kommunikation; Ausdifferenzierung und Variabilität: Sie verlassen so das mechanistische, monokausale und lineare Erklärungsmuster. Mit so genannten ‚streng naturwissenschaftlichen' Methoden alleine ist das Leben in seiner komplexen Erscheinung nicht fassbar.

In der forensischen Medizin gilt eine Wunde mit Heilungszeichen als Zeichen, dass der Mensch noch gelebt hatte; wäre er zuvor tot gewesen, würde man solche Heilungstendenzen nicht sehen. Findet man bei einem verstorbenen Neugeborenen Luft in der Lunge, so hat es den ersten Atemzug getan, hat also gelebt.

Die Formgabe, der Formerhalt, Stoffwechselaktivitäten, Wundheilung, Umwandlung von Substanzen, Differenzierung, Ordnung, Adaptation, spontane Eigenaktivität, Reaktion auf Veränderungen der Umwelt und Informationsaustausch sind Bestandteile des Lebens. Alles was lebt wächst; was nicht wächst oder aufhört zu wachsen, lebt nicht oder nicht mehr. Zum Leben gehört ebenso Reagibilität, und sei sie eingeschränkt (z.B. in Form von Reflexen). Das vegetative Leben, das viel wichtiger ist als die wachbewusste Rationalität, gehört ebenso zum Leben.

Die Aufrechterhaltung der Homöostase gegen die Außenwelt, des inneren Gleichgewichtes der Flüssigkeiten ist eine lebenswichtige Aufgabe, die wesentlich von einem funktionierenden Herz-Kreislauf-Systems aufrechterhalten wird – unter Mitwirkung aller Organsysteme. Eine Funktion greift in die andere: Man kann kein einziges Funktionssystem isoliert sehen. Sie beeinflussen sich direkt und indirekt auf komplizierteste Weise gegenseitig.

Die Abgrenzung zwischen Innen- und Außenwelt geschieht auf vielfältige Weise durch Membranen – Zellmembranen, Organschleimhäute, Gefäßendothel, Darmschleimhaut, Lungenalveolen bis hin zur Haut. Einmal eine rein körperliche Abgrenzung zwischen Innen-Außen, Eigen-Fremd, die auch im Immunsystem (Bildung von Antikörpern) ihren Ausdruck findet. Zum Zweiten auch in der Bildung einer seelischen Innenwelt, die eine Individualisierung ermöglicht. In der immunologischen Individualisierung treffen sich beide Aspekte (körperliche Seite und seelisch-geistige Seite) wieder. Die Haut, eine der vielen Membranen, gibt Schutz, ermöglicht auch Empfindlichkeit, hat sensorische und selbst immunologische Aufgaben.

Die Temperaturregulierung der gleichwarmen Lebewesen (Säugetiere und Mensch) macht das Wesen unabhängiger von der Umwelt, ist eine der vielen Formen der Selbständigkeit. Die meisten Lebewesen sind aber wechselwarm, haben also keine eigene Temperaturregulierung, sind abhängig von der Außentemperatur (Fische, Amphibien, Reptilien, Insekten und viele wirbellose Tiere, ebenso wie die Pflanzen und andere Organismen). Die Körpertemperatur dieser Lebewesen entspricht nahezu der Temperatur der Umgebung. Einige können durch ihr Verhalten ihre Körpertemperatur beeinflussen, indem sie beispielsweise sonnige oder schattige Plätze aufsuchen – oder aber indem sie ‚staatsbildend' sich verhalten und sich gegenseitig Wärme spenden (u.a. Ameisen, Bienen). Höhere Lebewesen ersetzen das äußere Verhalten durch eigene Temperaturregulierung, internalisieren sie und machen sich dadurch unabhängiger von äußeren Einflüssen. Niemand käme dennoch auf die Idee wechselwarme Tiere oder Pflanzen als Tot zu bezeichnen.

Integrative und koordinative Lebensfunktionen gehen beispielsweise vom zentralen Nervensystem aus, aber ebenso wichtige gehen vom Herzkreislaufsystem, vom Immunsystem, vom Hormonsystem, vom Nierensystem, vom Darm sowie vom vegetativen Nervensystem aus.

Schließlich ist die Entwicklung eine Embryos in der Schwangerschaft eine der komplexesten integrativen Leistungen, die wir kennen, die nicht direkt vom zentralen Nervensystem gesteuert wird: Neuro-hormonelle Einflüsse und Rückkopplungen beeinflussen den Verlauf der Schwangerschaft. Diese gehören ohne Zweifel zum Leben: ein Embryo kann sich in einer Toten, in einer Leiche nicht entwickeln.

Die Reizbarkeit, die Reaktionsfähigkeit einschließlich der Reflexe sind Fähigkeiten, die das Leben mitbestimmen: Beim Menschen kommt die Reflexivität, das Erkennen, die innere Dimensionierung, die Innerlichkeit dazu. Dadurch kann der Mensch die Grenzen, die Gesetze und die Bedingtheit des Materiellen teilweise aufheben. Das alles setzt den Entwicklungsgedanken voraus. Wir richten dabei den Blick nicht nur auf das aktuelle Vorhandensein oder Fehlen bestimmter Fähigkeiten oder Funktionen, sondern auf das Sein, auf das Zukünftige, auf das Sein-Können, auf das Werden. Dieser Gedanke ist entscheidender und prägender Inhalt des Würdebegriffs des Grundgesetztes, es ist ein Element des christlichen Menschenbildes. Fixiert sich der Blick ausschließlich auf fehlende Funktionen eines kranken Menschen, wird dieser zum Objekt verschiedener Interessen funktionalisiert.

Information, Koordination, Selbstorganisation sind lebensnotwendige Elemente; dies geschieht durch Botenstoffe, neuronal, hormonell, immunologisch, im Flüssigen, über das Herz-kreislauf-System. Es findet auf zellulärer, zwischen den Organen statt, auf organismischer innerartlicher und zwischenartlicher Ebene statt. Ein existenziell wichtiger Weg der Kommunikation findet durch Felder statt, von elektromagnetischen bis hin zu Vakuumfeldern und Photonen. Die Sinnbestimmtheit, die Kohärenz, die Herstellung eines tragfähigen, intelligenten Zusammenhangs sind Charakteristiken des Lebendigen. Periodisch schwingende schwache bis schwächste Felder sowie ihre Modulationsart sind notwendig. Jede biologische Lebensaktivität erzeugt Felder aller Art, die sich gegenseitig beeinflussen und Informationen transportieren (Hirn, Herz, Muskel, Zellen), Prozesse steuern und regeln. Starre Periodizität ist lebensbedrohlich, mit dem Leben nicht vereinbar. Dies ist im Klinischen bekannt: Der Verlust der Herzfrequenzvariabilität ist ein Krankheitszeichen.

Informationstransfer ist eine der viele Lebensbedingungen. Tumorzellen haben diese Fähigkeit verloren. Sie fallen aus dem Regulationsprinzip heraus und werden ‚bösartig'. Fehlende zwischenmenschliche Kommunikation führt zu sozialen Katastrophen.

Der sehr hohe Ordnungsgrad und die Dynamik lebender Organismen sind nur durch Information und Kommunikation möglich. Es werden so Ganzheiten kommunikativ konstituiert. Leben ist auf sich selbst bezogen und durch sich selbst definiert; reales Leben ist ein realisiertes geistiges Sinngebilde. „Der Reduktionismus, der nur Kausalbeziehungen physiochemischer Reaktionen sieht, will davon nichts wissen, weil er immer noch unter der Suggestion des kausalen Determinismus der klassischen Physik steht, obwohl dieser doch durch die Quanten- und die Chaostheorie obsolet geworden ist" (J. Fischbeck in Elemente des Lebens). „Jeder Mensch ist als bewusstes Wesen durch seine Selbstkommunikation zwischen Bewusstsein und Gedächtnis konstituiert. Auch sie ist in ihren Inhalten natürlich trans-empirisch und kann nicht neurobiologisch dekodiert werden" (Ebenda). Fischbeck kommt nach ausführlicher Analyse von Information und Kommunikation zu dem Schluss: „Leben ist ein bedeutungsgeleitetes semantisch-kohärentes Kommunikationsphänomen".

Leben benötigt Energie um die Reaktionen zu ermöglichen, die die Grundlage des Stoffwechsels und der Replikationsmechanismen bilden. Jedes Lebewesen benötigt Energie, nicht so sehr um sich zu bewegen; es erzeugt durch seine Existenz eine unglaubliche, lebenswichtige strukturierte Ordnung in der Welt der Moleküle, die in der unbelebten Materie ungeordnet ‚umherschwirren'. Stoffe haben in der unbelebten Welt die Tendenz sich gleichmäßig zu verteilen (ebenso wie die Temperatur), physikalisch ausgedrückt: Unordnung, thermodynamischer Gleichgewichtszustand oder maximale Entropie. Der Zustand der größten ‚Unordnung' besitzt die größte Wahrscheinlichkeit. Nach dem zweiten Hauptsatz der Thermodynamik geht in der unbelebten Materie jeder Zustand von selbst in den wahrscheinlicheren Zustand der Unordnung, der gleichmäßigen Verteilung über, im Sinne steigender Entropie zum Gleichgewicht hin.

Die Essenz des Lebens ist die intrinsische Fähigkeit des Organismus zur aktiven anti-entropischen Selbstentwicklung und Selbsterhaltung, also die Fähigkeit sich gegen den Gleichgewichtszustand zu stemmen, die Stoffe nach den Erfordernissen des Organismus zu ordnen, gegen eine gleichmäßige Ordnung – so Shewmon. Leben schwimmt gleichsam gegen den Strom der Entropie.

‚Vivere viventibus est esse', Leben ist das Sein des Lebendigen, so Aristoteles. Es kann nicht definiert werden: Wir können nur Lebensphänomene beobachten, beschreiben, Leben versuchen zu charakterisieren. Ein Organismus lebt so lange, wie er eine Einheit besitzt, die Einheit konstituiert sich durch einen anti-entropischen Integrationsprozess. Erst mit dem Tod beginnt die Herrschaft der Entropie, Entstrukturierung und Verfall beginnen (Spaemann). Der durch äußere Maßnahmen am Leben erhaltene Organismus würde zwar durch Unterlassen dieser Maßnahmen (beispielsweise Beatmung oder Dialyse) sterben, aber durch solche Maßnahmen wird er eben am Sterben gehindert, das heißt, dass man ihn am Leben erhält. Man „kann ihn nicht gleichzeitig für tot erklären" (Spaemann). Leben ist Prozess, kein Zustand, der Tod ist hingegen Zustand.

Im Toten hat der Stoff mit der ihm zugrundeliegenden Gesetzmäßigkeit die steuernde Funktion. Im Lebendigen übernimmt die Energieverteilung entgegen der Entropie, sowie die Sinnhaftigkeit der Information die Steuerung. Leben ist nur fern vom thermodynamischen Gleichgewicht möglich: Das ist eine aktive Leistung.

Wäre der lebende Organismus lediglich die Summe seiner Teile, könnte man bei der analytisch-reduktionistischen Methode bleiben (so wie die Transplantationsmedizin es tut). Da der lebende Organismus mehr ist, muss diese Methode verlassen werden. Nach den Erkenntnissen der neuen Physik, einschließlich der Quantenphysik, kehrt sich die herkömmliche Rangordnung um: Form vor Stoff, Relationalität vor Materialität. Die klassischen Grundbausteile Stoffe und Teilchen verlieren ihre Bedeutung, hin zu komplexwertigen ‚Elementarprozessoren' (Dürr), hin zu holistischen Beziehungsstrukturen. Das materialistisch-reduktionistische, linear-kausalanalytische Denken hat Erfolge gezeigt, so dass die ‚moderne' Biologie immer noch daran festhält. Sie muss aber in letzter Konsequenz dazu führen, dass der Mensch doch die Summe seiner Teile wäre. Diese Konsequenz verbietet sich aber durch die Erkenntnisse der modernen Physik.

Das ‚Hirntod-Konzept' ist ein Kind der in der Biologie dominanten analytischen Betrachtung, in der illusorischen Annahme nur so den Forderungen der vermeintlich exakten Naturwissenschaft am besten gerecht zu werden. Die komplexen Steuerungs- und Koordinierungsfunktionen, können nicht alleine auf das Gehirn reduziert werden.

Der Ausfall einer Organfunktion sagt etwas aus über den Schweregrad einer Erkrankung. Die Tatsache, dass schwerkranke Menschen „nur" dank eines Apparates am Leben bleiben – im Falle des Nierenversagens die Dialyse, im Falle des Lungenversagens die Beatmung – berechtigt keinesfalls von einem Tod zu sprechen. Letztlich kann das Versagen eines jeden Organ-Systems direkt oder indirekt, mehr oder weniger schnell den Sterbeprozess einleiten und zum Tode führen: Wenn man nicht interveniert, kann selbst eine Blinddarmentzündung den Sterbeprozess einleiten bzw. zum Tod führen.

Warum gilt der Begriff „dialysierter Nierentoter" unwidersprochen als Unsinn, während der Begriff „beatmeter Hirntoter" unbestraft verwendet wird – und sogar als „Beweis" für den Tod des Patienten gilt?

Je mehr Organe versagen – man spricht dann vom Multiorganversagen – desto infauster ist die Prognose: Der Patient wird wahrscheinlich sterben. Aber bis zu seinem Tod bleibt er Patient, ein lebender Mensch. So gut wie alle oben beschriebenen Aspekte des Lebens sind beim ‚Hirntoten' erhalten, sodass man den irreversiblen Hirnfunktionsausfall nicht mit dem Tod gleichsetzen kann.

Aber wann tritt der Tod ein?

Sterben ist ein Prozess, der zwischen Leben und Tod liegt. Sterbeprozesse gehören zum Leben, der Tod ist ein Endzustand.

Wann der Tod eingetreten ist, kann kaum auf einen Punkt reduziert werden. Wenn alle die oben geschilderten Phänomene und Prozesse nicht mehr stattfinden, sprechen wir vom Ende des Lebens, vom Tod. Die Stofflichkeit gehorcht ihren eigenen Gesetzen, der Organismus vermag es nicht mehr seine Sinnhaftigkeit aufrecht zu erhalten, sich gegen die Entropie zu stemmen. Der Übergang vom Leben zum Tod ist gegeben mit dem Verlust der differenzierten Information und Koordination auf allen Ebenen: negative Enthropie geht verloren.

Das Leben ist dann erloschen, wenn Herz und Kreislauf unwiederbringlich zum Stehen gekommen sind, da zu diesem Zeitpunkt der Gesamtorganismus nicht mehr mit Sauerstoff versorgt wird, die Stoffwechselprozesse zum Stillstand kommen und die Homöostase nicht mehr aufrecht erhalten werden kann. Der Desintegrationsprozess des Organismus als Ganzes zeigt sich daran, dass die Organe, die Organsysteme ihre normale Funktion verlieren und die Autolyse beginnt: Funktionen können nicht mehr aufrechterhalten werden, physikalisch chemische Stoffwechselprozesse gehen definitiv den Weg wachsender Enthropie, alles verteilt sich gleichmäßig, charakteristisch für unbelebte Dinge. Der Organismus als Ganzes verliert die Fähigkeit, die Kraft gegen die Entropie wirken zu können.

Der Palliativmediziner Borasio, Befürworter des Hirntod-Konzeptes das in seinen Augen „vor allem dem Zweck der Organentnahme für Transplantationen" dient, schreibt: „Der eigentliche Tod stellt einen Zusammenbruch der koordinierten Tätigkeit der lebenswichtigen Körperorgane dar ... Äußerer Ausdruck dieses Zusammenbruchs ist das Erlöschen der Herz- und Atemtätigkeit".

Schrödinger, der Vater der Quantenphysik, hatte 1944 die Frage gestellt: „Wie lassen sich die Vorgänge in Raum und Zeit, welche innerhalb der räumlichen Begrenzung eines lebenden Organismus vor sich gehen, durch Physik und Chemie erklären?" „Was ist das Kennzeichen des Lebens?", „Wann sagt man von einem Stück Materie, es lebe?". Seine Antwort: „Der Ablauf der Lebensvorgänge in einem Organismus zeigt eine bewundernswerte Regelmäßigkeit und Ordnung, die in der unbelebten Materie nicht ihresgleichen findet ... Wenn es fortwährend etwas tut, sich bewegt, mit der Umwelt Stoffliches austauscht usw. und zwar während einer viel längeren Zeit, als wir unter gleichen Bedingungen von einem unbelebten Stück Materie erwarten, dass es in Bewegung bleibe. Wenn ein unbelebter Körper isoliert oder in eine gleichförmige Umwelt gestellt wird, kommt jede Bewegung gewöhnlich sehr bald, als Folge verschiedener Arten von Reibung, zum Stillstand. Elektrische oder chemische Potenzialunterschiede werden ausgeglichen, das Streben von Substanzen zur Bildung einer chemischen Verbindung hört auf, sobald die Verbindung hergestellt ist, Temperaturen gleichen sich durch Wärmeübertragung aus. Damit verschwindet die ganze Körperhaftigkeit, und übrig bleibt ein totes, träges Stück Materie. Ein Dauerzustand ist erreicht, in dem keine beobachtbaren Vorgänge vor sich gehen. Der Physiker nennt ihn den thermo-dynamischen Gleichgewichtszustand oder den Zustand maximaler Entropie".

Das „Kennzeichen des Lebens" sei der Widerstand, den es dem Niedergang entgegensetzt – nicht seine Fähigkeit, sich zu reproduzieren, zu wachsen, sich zu entwickeln, sondern dass es in der Lage ist, für eine so lange Zeit „in Bewegung zu bleiben". Der Kunstgriff, den Tod des Individuums abzuwehren, liegt nach Schrödinger in der „eigentümlichen Anordnung der Moleküle, für die die gewöhnlichen Gesetze der Physik nicht gelten", begründet. Solange ein Mensch, ein Organismus lebt, gelten für ihn die gewöhnlichen Gesetze der Physik nicht; er entzieht sich dem Zerfall, er befreit sich von der Entropie, er entzieht sich dem Gleichgewicht mit der Umgebung: Erst im Tod, nach „Abschluss" des Sterbeprozesses, gelten die Gesetze der Physik, der Entropie. Dann zerfällt der Organismus, ein thermodynamisches Gleichgewicht wird erreicht.

Nach dem zweiten Hauptsatz der Thermodynamik ist der Mensch im Hirnversagen ein Lebender! Wir können Organe eines Menschen im Hirnversagen nur deshalb funktionsfähig transplantieren, weil der Spender noch nicht dem Zustand der Entropie „verfallen“ ist, also noch lebt!!

Kapitel 5

Geschichte der Organverpflanzung

Die bekannteste und älteste Überlieferung einer Organverpflanzung stammt von den Brüdern Kosmas und Damian, die im heutigen Syrien als Ärzte tätig waren. Damian ist Schutzpatron der Apotheker und Ärzte, er starb enthauptet im Jahre 303 n.Chr.; das verwendete Schwert ist in Essen ausgestellt. Mit Hilfe von Engeln gelang es ihnen einem Schlafenden das erkrankte Bein abzunehmen und ihm ein gesundes anzusetzen, das Damian einem „heute begrabenen, noch frischen Moren" abgenommen hatte – so in der Legenda Aurea (1263–1273). Diese Szene ist auf einem Bild dargestellt, das im Landesmuseum Württemberg in Stuttgart zu sehen ist. Diese Legende wird immer wieder von der Transplantationsmedizin als eigene Legitimation herangeführt: Die Menschen hätten schon immer den Wunsch nach Organverpflanzungen gehabt.

Erste Bluttransfusionen wurden im 15. Jahrhundert durchgeführt, meist mit tödlichem Ausgang, da die Blutgruppen noch unbekannt waren.

Die ersten Versuche im heutigen Sinne stammen aus dem 17 Jahrhundert: man versuchte Hauttransplantationen. Das Gewebe stammte vorwiegend von Hunden, Hühnern oder Rindern – ohne Erfolg.

1883 verpflanzte der Berner Chirurg Kocher (1841–1917) menschliches Schilddrüsengewebe unter die Haut und in die Bauchhöhle, um die Folgen nach einer kompletten Schilddrüsenentfernung zu lindern. Es gab auch Versuche Ovarien nach chirurgischer Kastration zu verpflanzen. Oft wurde auch versucht Nasen zu transplantieren.

Fortschritte auf dem Gebiet der Gefäßchirurgie fanden ab Ende des 19. Jahrhunderts statt: eine Voraussetzung für erfolgreiche Transplantationen, da man Organe an das Gefäßsystem anbinden muss.

Die erste experimentelle Nierentransplantation wurde vom Österreicher Ullmann (1861–1937) bei einem Hund im Jahre 1902 durchgeführt. Die Niere wurde im Nackenbereich implantiert, der Ureter verlief über die Haut: so konnte man die Ausscheidung kontrollieren. Die Funktion der Niere blieb 5 Tage erhalten.

Im selben Jahr wurde von ihm eine Hundeniere in eine Ziege implantiert, dieses Organ blieb nur einen Tag funktionsfähig. Carrel (1875–1944), Erfinder der Gefäßanastomosen, führte ähnliche Transplantationen an Hunden durch, später versuchte er es mit Transplantationen von Extremitäten. Carrel bemerkte als einer der ersten, dass die Autotransplantation (also die Verpflanzung eines Organs innerhalb eines Individuums) immer funktionierte, währen die Allotransplantation (die Übertragung eines Organs von einem Individuum auf ein anderes) fehlschlug. Dies war noch deutlicher bei der Übertragung zwischen Mensch und Tier (heterogene oder xenogene Transplantation).

Entscheidende Erkenntnisse über Abstoßungsreaktionen fehlten, sodass viele in den 20er und 30er Jahren die Transplantation aufgaben. Erst nach dem zweiten Weltkrieg fingen vor allem in den USA neue Bemühungen an. Es wurden menschliche Nieren verpflanzt, die aber wegen der Abstoßungsreaktionen nur wenige Tage ihre Funktion aufrechterhielten.

Die Abstoßung wurde als Immunabwehr des Empfängers erkannt. Der Brite Medawar beschrieb bei Tier-Hauttransplantationen 1942 die immunologischen Grundlagen der Abstoßung von fremdem Gewebe. Er beobachtete, dass ein zweites Transplantat vom gleichen Tier schneller abgestoßen wurde als das erste. Er schrieb dieses Phänomen einer aktivierten Immunisierung zu. Er beschrieb die Bedeutung des retikuloendothelialen Systems sowie der Leukozyten, die er immunkompetente Zellen benannte.

‚Transplantationsversuche' in den Konzentrationslagern in der Nazi-Zeit sollen nicht unerwähnt bleiben.

1947 konnte Hume in Boston eine Niere einer jungen Frau implantieren: Er musste nachts in einem kleinen Zimmer, mit transportablen Lampen operieren, weil die Krankenhausleitung ihm die Benutzung des OPs verweigert hatte. Am ersten postoperativen Tag sistierte die Funktion der Niere. Weitere Transplantationen in USA sowie in Europa waren wegen der Abstoßung erfolglos.

1901 beschrieb der Wiener Arzt Landsteiner die Blutgruppen A, B und 0. Ein Jahr später wurde als vierter Typ die Gruppe AB von von Castello und Sturli entdeckt. Die passende Blutgruppe zwischen Organ und Empfänger ist bis heute eine wichtige Voraussetzung, um die Abstoßungsreaktion zu reduzieren.

1954 fand die erste erfolgreiche Nierentransplantation statt. Der Chirurg Murray transplantierte in Boston einem 23 jährigen Mann eine Niere seines Bruders. Es war die erste Lebendspende. Da Spender und Empfänger eineiige Zwillingsbrüder waren, traten keine Abstoßungsreaktionen auf. Diese erste erfolgreiche Organverpflanzung zeigte, dass Gewebe-Ähnlichkeit oder gar -Identität angestrebt werden muss, und dass die Unterdrückung der Immunabwehr die Abstoßungsreaktionen reduziert und somit Voraussetzung für eine erfolgreiche Verpflanzung sind.

Um die Transplantation von nicht immunologisch identischen Organen zu ermöglichen (Allotransplantation) mussten Mittel und Wege gefunden werden, die Immunabwehr zu verstehen und zu unterdrücken. Es wurde versucht, durch eine radioaktive Ganzkörperbestrahlung die Abwehr soweit zu reduzieren, dass keine Abstoßung zustande kommen konnte. Über diesen Weg, unter Gabe von Cortison, gelang es Murray 1959 die erste allogene Nierentransplantation durchzuführen: Die Niere funktionierte etwa 20 Jahre lang. Diese Methode erwies sich als viel zu aggressiv, viele Patienten verstarben an den Folgen der Bestrahlung, sodass der Weg wieder verlassen wurde.

Der französische Immunologe Dausset entdeckte Anfang der 50er Jahre den menschlichen Histokompatibilitätskomplex. Es sind Antigene auf den Leukozyten des Menschen, an denen das Immunsystem erkennen kann, ob es sich um körpereigenes oder körperfremdes Gewebe handelt. Immer deutlicher wurde, dass sich durch eine Unterdrückung des Immunsystems die Transplantatabstoßung reduzieren lässt. In der experimentellen Onkologie fand man die ersten Zytostatika, so Methtrexat und Cyclophosphamid; diese mussten wegen hoher Toxizität aufgegeben werden.

1959 begannen die ersten Tierversuche mit einer Stoffgruppe, zu der auch das Azathioprin gehört. Diese Substanz blockiert die Synthese der Nukleinsäuren, bremst die Reifung der Lymphozyten, schwächt die Immunantwort. In den frühen 60er Jahren konnten bei Hunden und beim Menschen erste Erfolge mit Azathioprin und Cortison erzielt werden. Mit Anti-Lymphozyten-Serum kam ein weiteres Instrument zur Immunsuppression hinzu, insbesondere gegen die akute Abstoßung.

So konnte Murray 1962 erstmals die Niere eines Verstorbenen erfolgreich transplantieren.

1963 fand in Berlin die erste Nierentransplantation zwischen verwandten Personen (Brosig) statt. 1966 wurde in USA die erste erfolgreiche Pankreastransplantation von Lillehei durchgeführt. 1967 fand in Denver die erste erfolgreiche Lebertransplantation durch Starzl statt.

Am 3. Dezember 1967 erregte Barnard (1922–2001) mit der ersten Herztransplantation in Kapstadt weltweites Aufsehen. Der erste Patient überlebte 18 Tage, starb an einer beidseitigen Lungenentzündung. Kurz darauf folgte eine zweite Herztransplantation, dieser Patient überlebte anderthalb Jahre. Diese Herztransplantationen werden uns im Kapitel 9 weiter beschäftigen.

1968 transplantierte der belgische Chirurg Derom erstmalig eine Lunge: der Patient lebte 10 Monate lang. 1969 führte Cooley in den USA die erste Herz-Lungen-Transplantation durch.

Die Transplantationsforschung konnte ab 1970 einen weiteren Schritt vermelden. Man fand in Bodenproben aus der Hardangger Region in Norwegen den Pilz Tolypocladium inflatum. Dieser Stamm produzierte eine Reihe von cyclischen Paptiden, die später Ciclosporine genannt wurden. Einer dieser Metaboliten zeigte die Eigenschaft, selektiv Lymphozyten zu hemmen, diese Hemmung war 300 mal stärker als auf anderen Zellen. Es hemmt die T-Helferzellen. In Tierversuchen konnte gezeigt werden, dass die Überlebenszeit von allogenen Herztransplantationen deutlich verlängert wurden. Die erste Anwendung am Menschen wurde von Calne 1978 vorgenommen, 1983 wurde das Mittel zugelassen.

1987 wurde in Kiel durch Deltz erstmals ein Dünndarm erfolgreich transplantiert.

Im Jahre 2000 wurde in Saudi Arabien die erste Uterustransplantation durchgeführt: nach 99 Tagen musste das Organ wegen Abstoßung wieder entfernt werden. 2011 wurde in der Türkei einer 21 jährigen Frau, die ohne Uterus geboren wurde, der Uterus einer „Verstorbenen" implantiert. Im Jahre 2013 wurde diese Frau nach künstlicher Befruchtung Schwanger. 2012 wurden in Schweden 2 Patientinnen die Gebärmutter ihrer jeweiligen Mutter implantiert: die eine war ohne Uterus geboren worden, die andere hatte ihre Gebärmutter wegen einer Krebserkrankung verloren. Weltweit kommen etwa 5000 Frauen ohne Uterus auf die Welt. Bei 9 Frauen wurde in Schweden der Uterus implantiert, 6 davon wurden durch in vitro Fertilisation schwanger. Erste Uterustransplantation in USA und in Tübingen waren 2016 nicht erfolgreich. In den USA hat eine Frau nach einer Uterustransplantation ein Kind geboren, es sei das neunte weltweit nach Uterusübertragung.

Meist wird die Gebärmutter der Mutter implantiert, per in vitro Fertilisation wird dann ein Embryo in die Gebärmutter implantiert, etwa 2 Monate vor Termin per Kaiserschnitt entbunden. Um die dauerhafte Immunsuppression und deren Nebenwirkungen zu umgehen, wird anschließend der Uterus entfernt. Eine transplantierte Gebärmutter kann max. 2 Schwangerschaften in 5 Jahren ‚austragen'. Die Frau bzw. das Paar hat zwar ein Kind, aber jeder einzelne Schritt ist für die Frau keineswegs ungefährlich. Es handelt sich bei der Uterustransplantation um Lebendspenden. Einer gesunden Frau wird der Uterus entnommen, zugunsten der Empfängerin. Einige Juristen gehen davon aus, dass dies die risikoreiche und fremdnützige Körperverletzung der Organentnahme erlauben würde; es geht aber bei der Uterustransplantation nicht um Leben und Tod; es geht ‚nur' um den Kinderwunsch.

Rechtfertigt das das Risiko für die Spenderin? Um das Risiko für die Lebend-Spenderin zu vermeiden, plädieren Einige dafür, Uterusentnahmen nur ‚postmortal' durchzuführen. Dazu gibt es aber keine Erfahrungen.

2006 wurde in Belgien einer Frau Eierstockgewebe ihrer Zwillingsschwester implantiert. Dieses Vorgehen wirft Fragen auf, denn bei einer eventuellen Schwangerschaft wäre die Schwangere zwar die austragende Mutter, aber nicht die genetische Mutter. Ethische Aspekte sind für beide Methoden nicht untersucht.

Gesichtstransplantationen sind große Herausforderungen, operationstechnisch und ethisch. 2005 wurde in Frankreich die erste Gesichtstransplantation durchgeführt, bei einer Patientin, deren Gesicht durch einen Hundeangriff entstellt worden war. 3 Jahre später wurde das Ergebnis als positiv bewertet. Die Patientin ist 2016 an den Folgen einer Tumorerkrankung gestorben, typische Folge der Immunsuppression. 2006 erfolgte in China die zweite Gesichtstransplantation, bei einem Patienten, der von einem Bären angefallen worden war. In USA und Spanien folgten weitere Gesichtstransplantationen. In Boston, USA, wurde 2011 einer Frau Gesicht und Hände transplantiert: sie war von einem Schimpansen zerfleischt worden. Im Rahmen eines Experimentes, auch vom US-Militär unterstützt, wurde versucht auf Immunsuppressiva zu verzichten, wegen der erheblichen Nebenwirkungen. Die Übertragung der Hände war wegen Abstoßung gescheitert. Das Experiment musste 2016 beendet werden, da auch Abstoßungsreaktionen gegen das transplantierte Gesicht auftraten.

Die erste Transplantation einer Hand erfolgte 1964 in Equador. Nach 2 Wochen musste die Hand wegen Abstoßung wieder entfernt werden. Im September 1998 erfolgte in Frankreich eine Handtransplantation, die zunächst Erfolg hatte: Der Patient litt allerdings seelisch und körperlich sehr stark unter seiner „neuen Hand“, die er als Fremdkörper empfand. Er verweigerte die Physiotherapie und die Medikamente, sodass Abstoßungsprozesse begannen, im Februar 2001 musste die Hand wieder entfernt werden. Die erste anhaltend erfolgreiche Handtransplantation erfolgte in USA 1999.

Die erste doppelte Handtransplantation fand in Frankreich im Jahre 2000 statt. Es folgten bis 2005 weitere 26 Handtransplantationen, davon 6 doppelte.

Im Juli 2008 fand in München die erste Doppel-Arm-Transplantation statt, bei einem Patienten, der bei einem landwirtschaftlichen Unfall beide Arme verloren hatte.

Im April 2012 wurde erstmalig in Hannover einem Kind das an Mukoviszidose erkrankt war, jeweils ein Lungenlappen beider Eltern transplantiert. Es handelt sich um eine Lebend-Lungen-Spende (s. Kapitel 21).

In den USA wurde dieselbe Niere zweimal transplantiert. Einem 27-Jährigen, der an einer fokal segmentalen Glomerulosklerose (eine Fibrosierung und Vernarbung der Niere) litt, wurde die Niere seiner Schwester implantiert. Sehr rasch entwickelte sich trotz Behandlung die Nierenschädigung wieder. Die Niere wurde nach 14 Tagen wieder entfernt und einem weiteren Patienten implantiert, der an Diabetes und Niereninsuffizienz litt: erstaunlicherweise erholte sich die Niere wieder, die Schäden verschwanden.

2003 wurden in Berlin einer Patientin mit multiplen Organschäden bei M. Crohn acht Organe gleichzeitig implantiert: Leber, Pankreas, Magen, Duodenum, Dünndarm, Dickdarm teilweise, die rechte Niere und Nebenniere.

Transplantationen haben aber auch Folgen, an die zunächst niemand denkt. Einer jungen Britin wird 2011 die Lunge eines „verstorbenen“ Rauchers implantiert. Knapp ein Jahr später stirbt sie an einem Tumor, der sich in der transplantierten Lunge entwickelt hatte. Man sei über vieles aufgeklärt worden, über dieses Risiko jedoch nicht, sagte die Familie. Das transplantierende Zentrum erwiderte: Wenn man Lungen von Rauchern ausschließen würde, würde sich die Organknappheit weiter verschärfen ...

In den USA hat eine Familie vor Gericht das Recht für ihr zehnjähriges Kind erstritten, eine neue Lunge transplantiert zu bekommen, obwohl es nicht den dort geltenden Regeln entsprach. Dieses Vorgehen mag in der Einzelsituation verständlich sein, wirft aber extrem schwierige Gerechtigkeitsfragen auf, so z.B. ob man sich per Gerichtsbeschluss an allen Regeln vorbei einen besseren Platz auf der Warteliste erstreiten kann.

In den USA wurde Anfang 2012 einem neunjährigen Mädchen folgende von einem Tumor befallene Organe entfernt und durch „neue" transplantiert: Magen, Leber, Pankreas, Dünn- und Dickdarm und Speiseröhre.

Fragen stellen sich beim folgenden Fall: Bei einem Dreijährigen Jungen wird nach einer Leukämieerkrankung eine Knochenmarktransplantation durchgeführt. Es tritt eine Graft-versus-hostes-Reaktion auf: Das fremde Knochenmark bildet nun Antikörper gegen den Wirt. (Kapitel 19). Dabei treten u.a. Lungenschäden auf. Dem Kind wurde ein Teil der Lunge seiner Mutter eingepflanzt.

Im Dezember 2015 wurde in der Schweiz einem 30 Tage alten Baby ein neues Herz implantiert.

2005 soll in China die erste Penistransplantation erfolgt sein; weil es ihm und seiner Frau als Fremdkörper erschien, wurde es wieder entfernt. 2014 ist in Südafrika einem Mann ein Penis transplantiert worden, er wurde früher wegen Komplikationen nach Beschneidung amputiert. Er soll kurze Zeit danach mit seiner Freundin ein Kind gezeugt haben. In Boston wurde 2016 erstmals in USA ein Penis einem 64 Jährigen transplantiert.

In Polen sind 2015 einem Tumorpatienten große Teile seiner Halsorgane entnommen worden: ihm sind dann Organe eines ‚Hirntoten' implantiert worden.

In England wurden einem 100 Minuten alten Neugeborenen Nieren und Herz entnommen. In den Jahren zuvor waren 39 Kindern unter 2 Jahren Organe entnommen worden.

In Kanada wurden einer 32-jährigen Frau beide Lungenflügel entfernt: sie hatte eine beidseitige Lungenentzündung, bei Mukoviszidose. Sie wurde an der Herz-Lungen-Maschine weiter ohne Lunge am Leben gehalten, bis sie nach 7 Tagen eine neue Lunge bekam. Eine solche Prozedur gab es bisher noch nie.

Es werden immer neue ‚Erfolge' berichtet, so die Transplantation von 5 neuen Organen bei einem 7 jährigen Kind, oder die zweite Gesichtstransplantation bei dem selben Patienten.

Um die Koordination der Transplantationen zu verbessern wurde 1967 Eurotransplant, mit Sitz in Leiden, Holland, gegründet: Zum Einzugsgebiet gehören Deutschland, Österreich, Belgien, Luxemburg, Holland, Slowenien, Kroatien sowie Ungarn.

Kapitel 6

Einige Zahlen

Wenn man Zahlen betrachtet, sind Einschränkungen notwendig: durch mangelnde Transparenz sowie unexakte Gliederungen entstehen Unklarheiten und scheinbare Widersprüche. Die Zahlenangaben der diversen Einrichtungen (Ministerium, DSO, ET, BZgA) sind nicht sauber nach verschiedenen Kategorien aufgeführt: Zahl der „Spender", der entnommenen Organe, der Lebendspenden, der implantierten Organe nach Lebendspende, der implantierten Organe nach ‚Hirntod', der Organe aus dem ET-Bereich in die BRD importiert, der BRD-entnommenen Organe die im ET-Ausland implantiert wurden, Retransplantationen.

Insgesamt wurden bis zum Juni 2016 125.233 Organe transplantiert (DSO Angaben).

Der Anteil der Lebendspenden bei der Niere betrug 27,9 %, der Anteil der Teil-Leber Lebendspende betrug 5,9 % (2001).

Es waren etwa 20 % Re-Transplantationen notwendig – genaue Zahlen hierzu gibt es nicht, da weder DSO noch Eurotransplant in der Lage waren, mir trotz mehrere Anfragen eine Antwort zu geben. Diese Zahl stammt aus indirekten Angaben einiger Transplantationszentren.

Das Alter der Spender war wie folgt verteilt:

unter 16 J.	etwa 5 %
16 bis 54 J.	etwa 50 %
55 bis 64 J.	etwa 20 %
65 J und darüber	etwa 35 %

In den letzten Jahren entwickelte sich die Zahl der Spender wie folgt, in Deutschland:

Jahr	Spender	‚Gespendete' Organe	Transplantierte Organe	Lebendspenden
2007		4140		627
2008		3945		620
2009	1217	3897		660
2010	1296	4205		756
2011	1200	3917		866
2012	1046	3511		844
2013	876	3035	3248	808
2014	864	2989	3169	678
2015	877	2901	3084	690

Jahr	Spender	‚Gespendete' Organe	Transplantierte Organe	Lebend-spenden
2016	857	2867	3049	659
2017	797		2664	620

Im Vergleich zu 2010 ist die Zahl der Organspender durch die Skandale um über 40 % zurückgegangen, bis 2017 weiter gesunken. Deutschland ist bei einer Quote von 9,3 Spendern pro Million Einwohnern gelandet. Laut Eurotransplant ist erst ab 10 Spendern pro Mill. Einwohnern von einem „ernst zu nehmenden Organspendesystem" auszugehen: es steht die Mitgliedschaft im Eurotransplant-Verbund zur Disposition. Einige fordern die Einführung der Widerspruchslösung, von allen Seiten wird die Stärkung der Transplantationsbeauftragten gefordert, die auf den Intensivstationen nach potenziellen Spendern Ausschau halten sollen. Der Präsident der Bundesärztekammer formuliert: „Und dann muss es auch mal heißen, macht den OP frei für eine Organentnahme oder wir brauchen ein Intensivbett" – soll ein Kranker aus den OP geschoben werden, um Platz zu machen für eine fremdnützige Organentnahme bei einem Sterbenden? *Ohne grundlegende Strukturreformen des gesamten Transplantationssystems wird sich an dieser Zahlensituation nichts ändern, da es an Vertrauen mangelt.*

Die Zahl der transplantierten Organe ist etwas höher, da im Rahmen von Eurotransplant Organe ‚importiert' werden. Die Zahlenentwicklung kommentiert die DSO so: Die Realisierung von Organspenden sei im Interesse der Patienten auf der Warteliste, würde auch dem Willen der Verstorbenen und ihren Angehörigen entsprechen, die über den Tod hinaus anderen Menschen helfen wollen ...

Bei der sog. „Postmortalen" Organspende waren 2011 laut Zahlen der DSO 53,8 % männlich und 46,2 % weiblich.

Die Grundlagen für eine Zustimmung oder Ablehnung zur Organentnahme sind so strukturiert (BRD, 2011):

Bei einer Zustimmung		bei Ablehnung:
8,9 %	schriftlich geäußerter Wille	1,1 %
25 %	mündlicher Wille	31,2 %
47,7 %	vermuteter Wille	27,1 %
17,7 %	Angehörige	40,6 %

Nur etwa 9 % bis 20 % der Spender hatte zu Lebzeiten ihre Bereitschaft zur Spende selber geäußert; in über 80 % der Fälle haben die Angehörigen entschieden, letztlich nur aufgrund von Vermutungen. Bei Ablehnung entscheiden sich über 80 % der Angehörigen dagegen.

Diese Zahlen verdeutlichen, dass man über eine enge Zustimmungslösung nur maximal 20 % der Organe entnehmen könnte, daher versucht man die Angehörigen mit einzubeziehen im Sinne der erweiterten Zustimmungslösung. Damit kommt man über spekulative Annahmen (der sog. mutmaßliche Wille) auf wesentlich höhere Zahlen (fast 80%). Am besten sei es, man lässt die Angehörigen außen vor (im Sinne der Widerspruchslösung) denn diese lehnen die Organentnahme meistens ab. Man sucht nicht nach der redlichsten Lösung, sondern es wird die favorisiert, die die Entnahme der größtmöglichen Organzahlen ermöglicht.

Wie sind die Erfolge, bzw. das Überleben des Organs nach Verpflanzung?

	nach 1 J.	nach 5 J.	nach 10 J.	nach 15 J.
Niere „Postmortal“	85%	75%	55%	30%
Lebendspende	95%	80%		
Pankreas	76%	70%	50%	
Herz	71%	60–70%	50%	
Leber 1. Transpl.	71%	55%	55%	
		je nach Grunderkrankung 40%		
Re-Transpl.	45%	40%		
Lunge	66%	53%	30%	
Herz/Lunge			30%	

Weibliche Spendernieren zeigen eine schlechtere Überlebensrate als männliche, unabhängig vom Geschlecht des Empfängers. Eine weibliche Niere in eine Frau transplantiert hat ein 15% höheres Risiko zugrunde zu gehen, eine weibliche Niere auf einen Mann implantiert hat hingegen ein Risiko von 22% zugrunde zu gehen. Je jünger die Spenderin ist (unter 45 J.) desto schlechter ist das Ergebnis. Dies gilt auch für die Lebendspende einer Niere. Bei weiblichen Herzen zeigen sich ähnliche Tendenzen, wenn auch nicht so ausgeprägt. Gründe dieses Phänomens: Weibliche Organe scheinen empfindlicher zu sein gegenüber Sauerstoffmangel (Ischämie Zeit); Leicht differierende anatomische Struktur bei der Niere sowie geschlechtsspezifische Merkmale des weiblichen Immunsystem.

Bei diesen Ergebnissen verwundert es zunächst nicht, dass die Zahl der Menschen, die auf ein Organ warten deutlich höher ist als die gespendeten Organe. Der „Bedarf“ ist etwa 3 mal höher als das „Angebot“:

	Transplantiert (2010)	Neuanmeldungen (2010)	Warteliste gesamt (2009)
Niere	2.850 (‘11)	3.710	ca. 8000
Pankreas	163	187	314
Herz	393	716	974
Leber	1.199 (2011)	1.846	2163
Lunge	298	416	657

Es gibt auch eklatante Geschlechtsunterschiede der Verteilung auf der Warteliste und in den Transplantationszahlen (Daten aus 2000):

Organ	Warteliste Männer	Transpl. Männer	Warteliste Frauen	Transpl. Frauen
Niere	61,80 %	61,60 %	38,20 %	38,40 %
Herz	80,70 %	78,90 %	19,30 %	21,10 %
Leber	58,70 %	60,40 %	41,30 %	39,60 %
Lunge	37 %	50 %	63 %	50 %
Pankreas	62,80 %	65,20 %	37,20 %	34,80 %

Die Wahrscheinlichkeit von Patienten auf der Warteliste eine Transplantation zu erhalten, ist bei beiden Geschlechtern gleich. Die Unterschiede erklären sich durch unterschiedliche Erkrankungshäufigkeiten bei Frauen und Männern. Neben diesen Faktoren werden auch andere Aspekte diskutiert, wie höhere Aufmerksamkeit gegenüber Symptomen von Männern, sowie ökonomische, verhaltensbedingte und psychosoziale Faktoren.

Bei der Lebend-Spende überwiegt die Zahl der weiblichen gegenüber den männlichen Organspendern um Faktor 2 bis 3. Medizinische Gründe können diese eklatanten Unterschiede nicht erklären. Sie werfen ethische Fragen auf, so z.B. ob nicht die Hilfs- und Opfer-Bereitschaft der Frauen ausgenutzt wird. Untersuchungen dazu gibt es nicht.

Entsprechend lang ist die Wartezeit auf das „neue“ Organ:

Niere	5–6 Jahre
Leber	6–24 Monate
Herz	6–24 Monate
Lunge	6–36 Monate

Mit folgendem Argument wird Druck zu mehr Spenden erzeugt: es würden 3 Patienten pro Tag am Organmangel sterben. Es ist eine unredliche und falsche Argumentation: diese Patienten sterben an ihrer Erkrankung, nicht am Organmangel! Andere Zahlen werden verschwiegen:

Es sterben 383 Menschen pro Tag an den Folgen des Tabakkonsums
27 Menschen pro Tag an den Folgen des Alkoholkonsums
82 Patienten am Tag an Nosokomialen Infektionen
es werden pro Tag 27 Kinder mit Alkoholschäden geboren

Die Transplantationsmedizin betrifft nur 0,015 % der Bevölkerung !!
(ca. 10000 Menschen auf der Warteliste und ca. 2500 Transplantierte)

In Deutschland leben ca. 12 Millionen Diabetiker, das entspricht ca. 14 % der Bevölkerung

Es leben etwa 30 Mill. Menschen mit Bluthochdruck, das entspricht ca. 32 % der Bevölkerung

Für 0,015 % der Bevölkerung wurde ein Gesetz gemacht, eine enorme Propaganda betrieben, DSO und Eurotransplant gegründet, die Bundesärztekammer erlässt Richtlinien und Überprüft diese, die Kassen müssen Briefe an die Versicherten schicken – warum wird ein vergleichbarer Aufwand für die anderen oben genannten Bereiche nicht betrieben? Diese Sonderstellung der Transplantationsmedizin ist ein Skandal!

Der Organmangel, die Schere zwischen „Organ-Bedarf" oder -Nachfrage und „Angebot" ist keine naturgegeben Tatsache, sondern ein erzeugter struktureller, ein in der Sache selbst liegendes Phänomen. Erstens steigt die Nachfrage nach Organen mit zunehmendem Durchschnittsalter der Bevölkerung sowie mit der Zunahmen von Organschäden in Folge von Übergewicht, Diabetes, arterieller Hypertonie, Rauchen, Medikamenten- sowie Drogenkonsum. Zweitens bedeuten hohes Alter und schwere Erkrankungen seltener als früher Ausschlusskriterien für eine Transplantation, oft gerade Indikation für eine Transplantation. Je besser die Überlebensraten nach Transplantation werden, desto eher wird die Transplantation Therapie der Wahl. Schließlich steigt mit der Zahl der Transplantationen die Zahl der dadurch notwendig gewordenen Re-Transplantationen (je nach Organ bis zu etwa 20 %). Die „Nachfrage" nach Organen steigt also automatisch durch die Transplantation selbst. Auf der anderen Seite sinkt das „Angebot" an verfügbaren Organen immer mehr, durch Verbesserung der Therapiemöglichkeiten bei Hirnerkrankungen. Jede weitere Verbesserung der aktiven und passiven Verkehrssicherheit verringert die Zahl der verkehrsbedingten Verletzungen (Geschwindigkeitsbegrenzungen, Anschnallpflicht, Helmpflicht, Airbag, Konstruktionsweise der PKW) und somit die Zahl der möglichen Spender, die Zahl der Patienten im Hirnversagen (S. Müller). Diese Zahl liegt bei etwa 3000 bis 5000 pro Jahr in der BRD. Nicht bei jedem „Hirntoten" können Organe entnommen werden. Man tut so, als ob es durch Propaganda, Motivation, Organisation möglich wäre, die Zahl der ‚Spender' beliebig zu erhöhen. Es wird dabei verschwiegen, dass die Zahl der sog. ‚Hirntoten' begrenzt und nicht beliebig zu erhöhen ist. In einer Folienpräsentation des Transplantationszentrums Köln wurde deutlich gezeigt: „Selbst bei optimaler Steigerung der Organspende bleibt der prinzipielle Mangel an Organen bestehen".

Schon weit vor Harvard 1968 gab es Klagen über den ‚Organmangel', Klagen die bis heute in jeder offiziellen Verlautbarung gebetsmühlenartig wiederholt werden (Ministerien, DSO, Ärztekammer, Presse, Verbände). Man spricht von notwendiger Werbung, Kommunikation, Organisation – *keine einzige Verlautbarung spricht davon, dass man nur so viel transplantieren kann, wie Organe vorhanden sind bzw. freiwillig und informiert gespendet wurden und dass man niemand zu einer Organspende nötigen kann.*

1984 trat die Anschnallpflicht im PKW in Kraft, 1985 die Helmpflicht für Motorradfahrer. Im niedersächsischen Ärzteblatt 1992 wurde dies, zynisch und makaber zugleich, als Ursache für das Fehlen transplantierbarer Organe beklagt – und dies trotz „Vereinfachung der Hirntod-Diagnostik".

Analysiert man die Krankheits-Indikationen, die zur Aufnahme auf die Warteliste führen, so erscheint bei der Leber in nahezu 33 % der Fälle ein Alkoholbedingter Leberschaden. Die Rückfallquote bei Alkoholikern liegt bei 50 bis 80 %, trotz Entziehungskuren. Prinzipiell, und besonders bei der nicht behebbaren „Organknappheit" muss diskutiert werden, bei welchen Erkrankungen mit welchen Ursachen transplantiert werden soll. Eine solche Diskussion ist gesellschaftlich sehr schwierig. Präventionsmaßnahmen und Aufklärung sollten an erster Stelle stehen.

Beim Herzen sind etwa 30 bis 35 % der Anmeldungen begründet durch eine Koronare Herzerkrankung. Die Ursachen sind bekannt: Rauchen, Übergewicht, hoher Blutdruck, hohes Cholesterin, Bewegungsmangel. Wir wissen, dass z.B. nur max. 20 % der Bluthochdruckpatienten gut behandelt sind. Eine gute Behandlung der oben genannten Faktoren könnte die meisten Patienten vor einer „nötigen" Transplantation bewahren. Bei der Niere ist es nicht wesentlich anders: Etwa 30 % der Schäden gehen auf das Konto von hohem Blutdruck und Diabetes mellitus. Strengere Therapien würden viele Nierentransplantation überflüssig machen.

Bei strengerer Indikationsstellung, auch unter Berücksichtigung, dass jeder Bürger für seine Gesundheit und für die korrekte Behandlung der Risikofaktoren mit-verantwortlich ist und eine Mitwirkungspflicht hat, würde sich die Zahl der Menschen auf der Warteliste erheblich senken lassen. Der Weg hin zu mehr Eigenverantwortung, Behandlung der entsprechenden Faktoren, Änderung der Lebensgewohnheiten ist ohne Zweifel der sinnvollere – warum werden in diese Richtung nicht wesentlich mehr Anstrengungen übernommen?

Auf der Seite der „Spender" werden über 50 % der Ursachen des „Hirntods" einer Hirnblutung oder einem Hirninfarkt zugeordnet. Wesentliche Ursache von Hirnblutung und Schlaganfall ist der hohe Blutdruck. Eine bessere Behandlung der Bevölkerung würde in einem beträchtlichen Ausmaß die Zahl der „Hirntoten" reduzieren. Heute sind 30 bis 40 Millionen Bundesbürger vom hohen Blutdruck betroffen, etwa 80 % davon sind nicht ausreichend behandelt.

Diese notwendigen Therapieverbesserungen (auf beiden Seiten: potenzielle Spender sowie Empfänger) sind aufwendig, kosten viel Mühe und erhebliche Geld-Summen – es ist kaum anzunehmen, dass sie in absehbarer Zeit in Angriff genommen werden. Im Gegensatz zu Transplantationen sind solche Maßnahmen völlig unspektakulär und billiger!

Die Schere zwischen „Spender" und „Bedarf" wird immer größer werden, und wird durch keine gesetzliche oder organisatorische Maßnahme zu schließen sein. Diese Tatsache muss akzeptiert werden. Darüber muss gesellschaftlich diskutiert werden. Weiterhin so zu tun, als ob gemeinsame Anstrengungen die Lücke schließen könnten, ist bewusste Irreführung.

In USA sind 45% der erwachsenen Bevölkerung (108 von 240 Millionen) registrierte Spender – in der BRD haben etwa 10 bis 15% der Bürger einen Spenderausweis. In den USA müssten etwa 8 Menschen pro Tag „am Organmangel“ sterben. Es sterben aber täglich 18 Amerikaner am sog. ‚Organmangel‘! Diese Zahlen zeigen, dass selbst die Steigerung der registrierten Spender die Schere zwischen „Bedarf“ und „Angebot“ nicht kleiner werden lässt.

Die Opioid-Epidemie in den USA hat zu einem enormen Anstieg der Drogentoten geführt: dadurch hat sich die Zahl der ‚Spenden‘ um das 17fache erhöht! Der Begriff Organmangel ist insofern eine Erfindung der Transplantationsmedizin, eine Lüge, um moralischen Druck auszuüben. Ersten Klagen sind seit ca. 55 Jahren bekannt!

Kapitel 7

Modalitäten der Spenden-Zustimmung

Leider ist es eine typisch deutsche Eigenschaft, den Gehorsam schlechthin für eine Tugend zu halten.
Wir brauchen die Zivilcourage, Nein zu sagen.

F. Bauer (1903–1968) Generalstaatsanwalt,
Initiator der Frankfurter Auschwitz-Prozesse

In welcher Weise ist die Zustimmung des Spenders strukturiert, wie ist sie geregelt?

Die **enge Zustimmungslösung**: Der potenzielle Spender muss zu früheren Zeiten zugestimmt haben, dass man ihm im Zustand des Hirnversagens Organe entnehmen darf. Er kann bestimmen, welche Organe entnommen werden dürfen.

In einer aufgeklärten Gesellschaft mündiger Bürger ist diese Modalität die einzig adäquate. Bei einer so komplexen und schwer zu durchschauende Problematik, kann nur jeder für sich eine Entscheidung treffen: Wer nichts Schriftliches niederlegt, ist kein Spender. Auch das muss eine Gesellschaft akzeptieren, dass sich Menschen nicht entscheiden wollen oder können – sie sind dann keine Spender.

Diese Lösung setzt natürlich eine gründliche Information und Aufklärung voraus. Die Kriterien sollten genau so streng sein wie sonst vor jedem medizinischen Eingriff. Der einfache Satz im sog. Organspendeausweis „nach meinem Tod“ bin ich bereit Organe zu spenden, ist völlig unzureichend, erfüllt die Kriterien des Informed Consent nicht im Geringsten. Diese Lösung bringt die wenigsten Organe – wie oben geschildert wären es maximal 20 % der jetzigen realisierten Spenden.

Die **erweiterte Zustimmungslösung**: Wegen der bereits geschilderten „Knappheit“ der Organe, versucht man die Angehörigen mit einzubeziehen. Diese werden gefragt, sie sollen die evtl. zu einem früheren Zeitpunkt geäußerte Bereitschaft zu spenden ihres jetzt im „Hirntod“ liegenden Angehörigen mitteilen – ganz im Sinne des mutmaßlichen Willens, wie es im Zusammenhang mit der Patientenverfügung diskutiert wird. Es wird nicht nach dem Willen oder der Meinung der Angehörigen gefragt. Dieser Weg ermöglicht es, mehr Organe zu explantieren. Man darf aber nicht verschweigen, dass Ärzte psychologisch geschult werden, wie man am besten mit Angehörigen umgehen kann, um die Zustimmung zur Organfreigabe zu bekommen.

In einer so komplexen Frage und schwierigen Entscheidung kann, wenn überhaupt, nur der betreffende selbst entscheiden. Angehörige stehen meist unter Schock, befinden sich in einem Ausnahmezustand, sind also rechtlich gesehen nicht entscheidungsfähig (s. Kapitel 16).

Es wird nicht diskutiert, dass Angehörige nicht per se Betreuer sind – Beispielsweise in Fragen zur Patientenverfügung, zum Therapieabbruch. Sie müssen ausdrücklich entweder vom Patienten selbst über eine Vorsorgevollmacht beauftragt worden sein oder aber es muss eine Ernennung von Seiten des Betreuungsgerichtes vorliegen. Im Wege der erweiterten Zustimmungslösung können Angehörige ohne eine solche Beauftragung wie selbstverständlich eine Entscheidung zur Organspende treffen. Diese Diskrepanz ist aus rechtlicher und ethischer Sicht fragwürdig! Es ist eine der vielen ‚um zu' Regelungen also um leichter an Organe zu kommen.

Die **Informationslösung**: Wenn keine Erklärung des Patienten vorliegt, werden die Angehörigen über die geplante Organentnahme informiert. Wird kein Widerspruch formuliert, gilt es als Zustimmung. Angehörige haben also ein Widerspruchsrecht. Nicht in jedem Land wird jedoch den Angehörigen ein Einspruchsrecht eingeräumt.

Die **Widerspruchslösung**: Diese geht davon aus, dass jeder Bürger bereit ist Organe zu spenden, es sei denn, er hat zu früheren Zeiten widersprochen. Schweigen wird als Zustimmung gewertete. Diese Modalität „bringt" die meisten Organe, denn die wenigsten Menschen können oder wollen sich entscheiden, also wird keine Erklärung schriftlich abgefasst – so werden Unentschlossene zu Spendern. Menschen in der ersten Lebenshälfte machen sich keine Gedanken zum Sterben und zum Tod, da sie mitten im Aufbau von Beruf und Familie sind. Genau diese biographische Situation wird bewusst ausgenutzt. Da über 80 % der Bevölkerung keine Entscheidung schriftlich fixiert hat, werden durch diese Lösung mit einem Schlag alle zu Spendern deklariert. Diese Lösung übt Zwang aus. Sie ist Ausdruck zynischer Arroganz, sie ist Nötigung, die mit dem Freiheitsgedanken des Grundgesetzt nicht kompatibel ist.

Die Widerspruchslösung ist aus vielerlei Gründen nicht haltbar:

- Wer schweigt, ist Spender. In keinem Rechtsstaat und Rechtssystem wird Schweigen als Zustimmung gewertet.
- Sie rechnet mit der Trägheit des Bürgers, die Freiheit der Bürgers wird auf das Nein-Sagen beschränkt.
- In keinem Bereich der Medizin wird das Schweigen als Zustimmung zu einer Maßnahme gewertet. Warum diese Ausnahme bei der Organspende?
- ‚Spende' wird durch Trägheit zur staatlich geregelten ‚Abgabe', eine Bevormundung durch staatliche Regelung. Es ist eine vorgeschriebene ‚Organhergabe', damit aber keine Spende sondern Nötigung, es ist ein massiver Eingriff in die persönliche Entscheidungsfreiheit. Das Selbst-

bestimmungsrecht wird aufgehoben. Sterbende und ihre Organe werden zur Verfügungsmasse für den Staat, für die DSO.

- Empfänger können besser mit dem ‚neuen' Organ leben, wenn sie wissen, dass die Spende freiwillig war. Daher haben die Verbände der Transplantierten Bedenken gegen diese Lösung. Über 75 % der Bevölkerung lehnt eine Widerspruchslösung ab.
- Die Widerspruchslösung erhöht um maximal 30 % die „Organgewinnungsraten". Sie stellt eine wichtige ‚Einflussgröße' für die ‚Organspendebereitschaft' dar. Zum einen kann man bei dieser Regelung weder von ‚Spende' noch von ‚Bereitschaft' sprechen; zum anderen zeigt sich bei diesem Argumentationsmuster, dass es sich um eine utilitaristische Argumentation handelt, *um* an Organe *zu* kommen.
- Immer wieder wird betont, die generelle Einführung der Widerspruchslösung würde den chronischen Organmangel beheben. Trotzdem die meisten Länder eine Widerspruchslösung haben, ist die Warteliste sehr hoch und steigt ständig. 2011 ‚warteten' 61500, im Jahr 2012 ‚warteten' 63800 auf ein Organ. Die Behauptung, die Widerspruchslösung würde Wartelisten verkürzen, ist unredlich, weil falsch.
- Immer wieder wird argumentiert, mit der Widerspruchslösung hätte man in der BRD wesentlich mehr Organe zur Verfügung, da über 70 % der Bevölkerung einverstanden wären, Organe zu spenden. Der spanische Erfolg mit 34,4 Spenden pro Mill. Einwohner wird auf die Widerspruchslösung zurückgeführt. Eine genauere Betrachtung zeigt jedoch, dass dieses Argument so nicht zutrifft. In 6 anderen europäischen Ländern gilt die Widerspruchslösung, mit ganz anderen Zahlen. Nur Kroatien erreicht mit etwa 32 Spendern pro Million Einwohner nahezu das spanische Niveau. Ungarn liegt ähnlich wie Deutschland und die Niederlande, die aber eine Zustimmungslösung haben. Luxemburg liegt trotz Widerspruchslösung zwischen 6 und 15 Spendern pro Million Einwohner, Polen liegt bei etwa 11. Deutschland liegt mit der erweiterten Zustimmung vergleichbar mit anderen Ländern, wie z.B. England (15,1), Holland (13,8) und Schweiz (13,6).

  In Spanien wurde die Widerspruchsregelung 1979 eingeführt, noch 1989 lag die Spenderquote bei 14 Spendern je Million Einwohner. Erst ab 1990 stiegen die Zahlen an, nachdem ein nationales organisatorisches Programm eingeführt wurde, mit Koordinatoren auf Klinik-, regionaler und nationaler Ebene, kontinuierliche Prüfungen auf jeder Intensivstation. Der Erfolg liegt in der Organisation, so der Direktor der spanischen Organisation, Rafael Matesanz. Die Widerspruchslösung könne man nur dort einführen, wo ein allgemeiner Konsens herrsche, sonst würden die Menschen die Vorschrift als Zwang empfinden und das Ergebnis wäre genau das Gegenteil. Die alleinige Einführung der Widerspruchslösung würde nichts bringen, denn „Es gibt keinen einzigen Fall auf der Welt, wo die Zahl der Spender allein durch eine Gesetzesänderungen zugenommen hat", so Matesanz. Organisatorische Maßnahmen seien in einem zentralistisch organisiertes System wie Spanien umsetzbar, in einem dezentralisierten Gesundheitssystem wie in Deutschland dagegen sehr schwierig.

Eine aktuelle Untersuchung aus Dänemark hat in einer Uniklinik untersucht, wie viele Patienten als potenzielle Spender ‚verloren' gegangen sind, dadurch, dass beispielsweise Patienten nicht auf Intensivstation verlegt wurden, sondern auf der Normalstation gestorben sind: Es sollen bis zu 62 % „übersehene" Patienten sein. Diese Untersuchung ist methodisch zu hinterfragen: So wurden z.B. nicht beatmete Patient auf Normalstation, die definitionsgemäß nicht im Hirnversagen sind, als potenzielle Spender mitgezählt. Aus ethischer Sicht kann die Aufgabe des Transplantationsbeauftragen nicht darin liegen, an den behandelnden Ärzten vorbei, nach möglichen Spendern zu ‚spionieren'. Entscheidungen der behandelnden Ärzte müssen respektiert werden, können und dürfen nicht von Transplantationsbeauftragten über- oder hintergangen werden.

- Die Widerspruchslösung offenbart eine implizite paternalistische Haltung, sie gehört einer vergangenen Zeit der Medizin an: Der Staat weiß am besten, wie sich der Bürger richtig zu verhalten habe, nämlich zu spenden. Sie passt nicht zur aufgeklärten partnerschaftlichen Arzt-Patienten-Beziehung.
- Sie verändert das Verhältnis bzw. das Vertrauen zwischen Arzt und Patient.
- Aus all diesen Gründen ist sie verfassungswidrig, mit der Figur des mündigen Bürgers nicht vereinbar. Trotz alledem versuchen Politiker immer wieder diese Lösung einzuführen. In den Medien erscheinen immer wieder Artikel, die für diese Lösung plädieren: die Bevölkerung sei durch die Aktivitäten der BZgA aufgeklärt (Kapitel 30), diese Lösung würde Vertraue in das System schaffen, da jeder betroffen sei, man müsse den Menschen zum altruistischem Handeln, zum eigenen Glück zwingen. Es handelt sich um eine zynische Verdrehung: Jeder müsse spenden, nicht zum eigenen Glück, sondern zum Glück anderer, nämlich der Empfänger! Darf der Staat so tief in die Freiheit des Einzelnen eingreifen?

Eine neue „Variante" ist die sog. ‚Angenommene Zustimmung': Da in Umfragen über 80 % der Bevölkerung sich positiv zur Organspende äußern, könne man davon ausgehen, dass alle Spender seien – so z.B. in Italien.

Die **erweiterte Widerspruchslösung**: Patienten, die keine Ablehnung bei sich tragen, werden automatisch als Spender betrachtet. Angehörige werden allenfalls als „Boten" eines früher erklärten Willens akzeptiert.

Die **Notstandslösung**: Da „Organmangel" herrscht und immer Menschen auf Organe warten, wird daraus einen Notstand konstruiert, der es erlaubt, Organe zu entnehmen, auch wenn der Patient widersprochen hatte.

Immer wieder taucht in den Diskussionen eine merkwürdig klingende Lösung auf: Nur wer sich bereit erklärt hat ein Organ zu spenden, kann falls er selber bedürftig wird, ein Organ bekommen (auch **Club-Lösung** oder **Reziprozitätslösung** genannt). Diese Verknüpfung ist nicht haltbar, da sie an Erpressung grenzt; jeder Bürger hat darüberhinaus das Recht seine Meinung zu ändern. Wegen extrem niedrigen Spenderzahlen wurde in Israel eine solche Lösung 2009 eingeführt.

Die **Entscheidungslösung**: Jeder Bürger soll sich, beispielsweise bei der Beantragung eines Ausweises oder des Führerscheins, für oder gegen eine Organspende entscheiden. Der Bürger soll bei einem solchen Amtsgang ein Informationsheft bekommen, mit der Aufforderung sich zu entscheiden.

Zu bedenken ist aber: Junge Menschen, die erstmalig ein Dokument beantragen, sind in einer biographischen Phase, in der solche Frage nicht relevant sind, sie sind häufig eher bereit zu „helfen" – in der Haltung: Wenn ich schon tot bin, kann man mir doch Organe entnehmen. Diese Hilfsbereitschaft wird ausgenutzt. Aber: Wie wird aufgeklärt, was wird in einem solchen Heft stehen? Wenn Formulierungen weiterhin verwendet werden wie „postmortale Organspende" oder „nach meinem Tod" so handelt es sich um eine arglistige, vorsätzliche Täuschung, nicht um Aufklärung. Alle in diesem Buch behandelten Aspekte müssten dort erwähnt werden. Die Angestellten im Amt, die evt. Fragen zu beantworten hätten, wären ohne Zweifel restlos überfordert – zudem zur Beratung und Aufklärung nicht berechtigt (Kapitel 30).

Verfassungsrechtlich ist eine Pflicht zur Entscheidung nicht denkbar, einen Zwang oder eine Pflicht zur Entscheidung kann es nicht geben, die Möglichkeit „keine Angaben" anzukreuzen muss gegeben werden. Angesichts der komplexen Materie ist abzusehen, dass die meisten sich nicht entscheiden werden, somit wäre der Sinn der Entscheidungslösung trotz dem enormen organisatorischen Aufwand (um mehr Organe zu bekommen) verpufft. Bisher hat diese in der BRD eingeführte Lösung (die Krankenkassen versenden in regelmäßigen Abständen einen Informationsbrief) keinen Erfolg gebracht.

Je mehr organisiert wird, je mehr verdeckter Zwang ausgeübt wird, je penetranter das Werben – statt Aufklären – gestaltet wird, desto geringer wird die Bereitschaft sein zu spenden. Der Bürger merkt unbewusst, dass etwas verschwiegen wird, dass etwas nicht stimmt – er lässt sich nicht unter Druck setzten.

In den einzelnen Ländern sieht die Regelung zur Zeit wie folgt aus:

Australien	Zustimmungslösung
Belgien:	Widerspruchslösung, mit Einspruchsrecht der Angehörigen
BRD	erweiterte Zustimmungslösung – neuerdings Entscheidungslösung
Bulgarien	Widerspruchslösung
Dänemark	erweiterte Zustimmungslösung
Finnland	Widerspruchslösung, Einspruchsrecht der Angehörigen
Frankreich	Widerspruchslösung, Informationslösung
Griechenland	erweiterte Zustimmungslösung
England/Irland	erweiterte Zustimmungslösung
Estland	Widerspruchslösung, mit Einspruchsrecht der Angehörigen
Finnland	Widerspruchslösung, mit Einspruchsrest der Angehörigen
Irland	Widerspruchslösung
Island	erweiterte Zustimmungslösung
Israel	Reziprozitätslösung (Clublösung), erweiterte Zustimmungslösung
Italien	Widerspruchslösung, angenommene Zustimmung
Japan	Widerspruchslösung
Kanada	Zustimmungslösung
Kroatien	Widerspruchslösung
Lettland	Informationslösung, Widerspruchslösung
Lichtenstein	Widerspruchslösung
Litauen	Widerspruchslösung, mit Einspruchsrecht der Angehörigen
Malta	Zustimmungslösung
Luxemburg	Widerspruchslösung
Niederlande	Widerspruchslösung
Neuseeland	Zustimmungslösung
Norwegen	Informationslösung bzw. Widerspruchslösung mit Einspruchsrecht der Angehörigen
Österreich	Widerspruchslösung
Polen	Widerspruchslösung
Portugal	Widerspruchslösung
Rumänien	erweiterte Zustimmungslösung
Russland	erweiterte Widerspruchslösung mit Einspruchsrecht
Schweden	Informationslösung
Schweiz	Zustimmungslösung, erweiterte Zustimmungslösung
Slowakei	Widerspruchslösung
Slowenien	Widerspruchsregelung
Spanien	Widerspruchslösung, Informationsregelung
Tschechien	Widerspruchslösung
Türkei	Widerspruchslösung
Ukraine	erweiterte Zustimmungslösung
Ungarn	Widerspruchslösung
USA	Zustimmungslösung
Weißrussland	Widerspruchslösung
Wales	Widerspruchslösung
Zypern	Informationslösung, Widerspruchslösung

Rechtlich korrekt gilt im jeweiligen Land das Landesgesetz, nicht das Herkunftsland des Patienten im Hirnversagen. Das bedeutet: Wer in fremde Länder fährt, sollte eine schriftliche Erklärung bei sich führen, ob er einer Organspende zustimmt oder nicht. In manchen Ländern existiert ein zentrales Register (z.B. in Österreich): Es kann ratsam sein, aber nicht notwendig, bei einer Urlaubsreise dort seinen Willen registrieren zu lassen. Ein deutlich formulierter Wille, auch formlos und „nur" auf einem Blatt Papier den man beim Ausweis aufbewahrt, ist ausreichend.

Kapitel 8

Der sogenannte ‚Hirntod'

Man kann sich auf zwei Arten irren. Indem man glaubt, was nicht wahr ist. Oder indem man sich weigert zu glauben, was wahr ist.
S. Kierkegaard (1813–1855)

Jahrtausende lang wurde der Mensch als verstorben angesehen, wenn er kalt und steif, leblos war, wenn die sicheren Todeszeichen zu sehen waren: Kälte (die Körpertemperatur gleicht sich langsam der Umgebungstemperatur an), Muskelstarre, Todesflecken, Stillstand von Herz und Kreislauf sowie Atmung. Der Zeitpunkt des Todes wurde aufgrund physiologischer Vorgänge mit dem Stillstand von Atmung und Herztätigkeit gleichgesetzt: Zu diesem Zeitpunkt kehren sich die Lebens- und Stoffwechselprozesse um, erhalten den Organismus nicht mehr gegen die Entropie aufrecht, die Selbstauflösungsprozesse beginnen (Verwesung).

Um Organtransplantationen durchzuführen, benötig man lebende, gesunde und unbeschädigte Organe, da sie die Zeit zwischen Entnahme und Einpflanzung (Ischämiezeit) überstehen und die Anfangsprobleme nach der Einpflanzung durchstehen müssen.

Organe können als Lebendspende (Kapitel 21) oder von einem „Toten" ‚gewonnen' werden. Im Organspendeausweis steht die Formulierung: „Für den Fall, dass *nach meinem Tod* eine Spende ..." Welcher Tod ist gemeint? Was verbirg sich hinter dem Begriff ‚Hirntod', was muss man sich darunter vorstellen? Wie kam es dazu, dass der ‚Hirntod' als Tod des Menschen gesetzt und die Voraussetzung für Organentnahme wurde?

A. Die Phänomenologie des Patienten im Hirnversagen

Wenn ein Organ versagt, sprechen wir in den Medizin von Organversagen: Leberversagen, Herzversagen, Nierenversagen usw. In Analogie dazu verlangt eine korrekte und redliche Namensgebung, dass man von Hirnversagen spricht und nicht von ‚Hirntod'.

Dieses Krankheitsbild konnte in der Medizin erst beobachtet werden, nachdem die Möglichkeit der Beatmung entwickelt wurde. Da das Atemzentrum im Gehirn ausfällt, (Kapitel 13), sistiert die Atmung. Ohne sofortige Beatmung stirbt der Patient sehr rasch, sodass der Zustand des Hirnversagens nicht beobachtet werden kann.

Phänomenologische Betrachtungen haben zunächst eine beschreibende Funktion: Sie beschreiben was sich zeigt, was erscheint, das Seiende, ohne mit vorgefertigten Theorien, leeren Argumentationen oder Konstruktionen darüber hinwegzureden oder es in Theorien hineinzupressen. „Man suche nur nichts hinter den Phänomenen; sie selbst sind die Lehre" (Goethe). Man betrachtet die Dinge „im Wie ihrer Gegebenheit" (E. Husserl). In den Phänomenen selbst werden die allgemeinen Sachverhalte sichtbar, evident, es eröffnen sich Einsichten in Wesensbeziehungen. Phänomenologie lässt Einsichten in Sachverhalte zu, ist nicht subjektive, sondern objektive Evidenz: Sie ist Methode zu Wesenserkenntnis.

Die Phänomenologie des Patienten im Hirnversagen muss Ausgangspunkt jeder Betrachtung sein – Schlussfolgerungen kommen erst danach, schließlich verliert der Mensch sein Leben nicht aufgrund einer Definition!

Betrachten wir nun einen sogenannten ‚Hirntoten', wie wir ihn phänomenologisch auf einer Intensivstation wahrnehmen; ich spreche im Folgenden korrekterweise vom irreversiblen Hirnversagen .

Durch vielfältige Ursachen (Unfall, Gehirnblutung, Operation, nicht erfolgreiche Wiederbelebungsmaßnahmen, Entzündungen) kann das Gehirn unwiederbringlich seine gesamte Funktion oder Teile davon verlieren. Dieser Zustand entwickelt sich innerhalb von Stunden oder Tagen zum Vollbild der Erkrankung. Das Gehirn erträgt im Unterschied zu anderen Organen nur wenige Minuten die Unterbrechung der Sauerstoffzufuhr. Ärzte stellen nicht das Hirnversagen fest und behandeln dann (wie viele irrtümlicherweise meinen), sondern müssen einen schwerkranken Patienten behandeln, und können das Auftreten des Hirnversagens nicht immer verhindern.

Der Patient im Hirnversagen ist ein tief komatöser, beatmeter Patient, ohne wachrationales Bewusstsein. Nach der Definition haben Klein-, Groß- und Stammhirn ihre Funktion verloren. Eine medikamentöse Sedierung ist dann nicht mehr notwendig.

Reflexe, die an eine intakte Gehirnfunktion gebunden sind, sind erloschen: so Lid- sowie Kornealreflex. Die Pupillen reagieren nicht mehr auf Lichtreize, der Hustenreflex ist erloschen. Schutzreflexe auf Schmerzreize sind in der Regel nicht zu provozieren. Reflexe aber, die auf ein intaktes Rückenmark angewiesen sind (spinale Reflexe) sind noch vorhanden: so Patellarsehnenreflex am Knie oder die Erektion beim Mann. Es sind insgesamt über 10 Reflexe, die noch auszulösen sind.

Die DSO schreibt: „Auch nach Eintreten des ‚Hirntodes' können spontan oder als Reaktion auf äußere Reize noch Bewegungen der Extremitäten auftreten". Als Lazarus-Zeichen gilt beispielsweise eine reflexartige Bewegung, die einer Umarmung ähnlich ist: „Ein solcher Befund findet sich bei bis zu 75% aller Hirntoten" (ebenda). Reflexe sind Lebens-

Phänomene, eindeutige Lebenserscheinungen. Ein Toter – also eine Leiche – hat keine Reflexe!! Ein merkwürdiges Argumentationsmuster der Befürworter der „Für-tot-Erklärung" lautet: Es seien nur Reflexe, daher sei der Mensch im Hirnversagen tot. Das entspricht einer „Ethik des Wegdefinierens" (A.W. Bauer).

Solche Patienten zeigen viele Lebensvorgänge:

- Innere Atmung (Gasaustausch zwischen Blut und Gewebe – nicht möglich bei einem Toten). Atmung und alle damit zusammenhängenden Stoffwechselvorgänge und Aufrechterhaltung der Homöostase, mehrfach rückgekoppelt mit anderen Organfunktionen, sind mehr als apparative Beatmung, sie sind nicht gehirnvermittelt.
- Herz-Kreislauf-Funktionen, mit den vielfältigen homöostatischen Koordinationen. Das Herz schlägt spontan, behält seine intrinsische, nicht hirngesteuerte Regulation, die hormonell, nerval, sowie vom Flüssigkeitshaushalt mitgesteuert wird. Die Verbindung zwischen allen Organen, die anti-entropischen Leistungen hängen wesentlich mit dem Herz-Kreislauf-System zusammen, nicht mit dem Gehirn. All das ist weit mehr als nur Herzschlag.
- Die Blutdruckregulation ist vorhanden, wenn auch in einigen Fällen gestört. Sie wird nicht von Gehirn gesteuert, sondern unterliegt vielen Faktoren: Flüssigkeitshaushalt, Elektrolyte, Gefäßtonus, hormonelle Beeinflussung. Das Rückenmark ist bei der Regulation des Blutdrucks beteiligt, übernimmt im Hirnversagen einige Funktionen des Gehirns.
- Erhaltung der Temperaturregulierung, oft auf ein tieferes Niveau einreguliert: Dies kann die Diagnostik des Hirnversagens verunmöglichen (Kapitel 13).
- Ausscheidungen (Urin, Stuhl, Schweißbildung). Falsch ernährt können diese Patienten Durchfall oder Verstopfung entwickeln.
- Stoffwechselvorgänge sowie Assimilation von Nährstoffen, die Energiebalance sind vorhanden.
- Die Homöostase einer Vielzahl von physiologischen Parametern und Substanzen ist gegeben.
- Elimination, Detoxikation und Wiederverwendung von Zellabfallprodukten sind intakt.
- Hormon-Bildung und –Ausschüttung sind intakt, einige Hormon-Kreisläufe können gestört sein, wie bei vielen anderen Intensivpatienten auch.
- Das hochkomplexe Gerinnungs-System ist intakt. Die Faktoren werden im Wesentlichen von der Leber gebildet.
- Das hochkomplexe abdominelle Nerven- und Immunsystem sind intakt und haben ebenso wie das Kreislauf- und das hämatologische Im-

mun-System lebensnotwendige integrative Funktionen: Sie sind nicht gehirngesteuert.

- Das Knochenmark funktioniert und hält das Immunsystem sowie die Blutbildung aufrecht.
- Diese Patienten können geimpft werden, sind in der Lage Antikörper zu bilden.
- Die Abwehr von Infektionen und Fremdleben ist vorhanden, diese Patienten können zum Teil recht heftige fieberhafte Reaktionen entwickeln.
- Die Wundheilung ist intakt. Eine Wundheilung ist ein hochkomplexer Vorgang des gesamten Organismus. Daran beteiligt sind beispielsweise Blutzellen, das Gefäßendothel, das Knochenmark, das Bindegewebe, vasoaktive Peptide, Faktoren die die Gerinnung fördern und Gerinnsel auflösen.
- Diese Kranken können unkoordinierte, vegetative Reaktionen zeigen, wie Hautrötungen, Schwitzen und Kontraktionen von Muskelgruppen.
- Sie zeigen kardiovaskuläre und hormonelle Stress-Reaktionen bereits beim Hautschnitt bei der Organentnahme.
- Das Heranreifen des Fötus in der Schwangerschaft schreitet fort, s. unten.
- Bei Kindern beobachtet man ein proportionales Wachstum und eine sexuelle Reifung.

All diese Phänomene beschreibt die Biologie korrekterweise als zum Leben gehörig.

Keine dieser Funktionen ist bei einem Toten feststellbar.

Wie gravierend solche Funktionen gestört sind, sagt über den Schweregrad der Erkrankung etwas aus: Ein Schwerstkranker, ein Sterbender ist aber phänomenologisch ein Patient, nicht bereits ein Toter.

Maschinelle Beatmung ist nur bei einem lebenden Menschen möglich. Vereinfacht ausgedrückt wird hierbei Luft in die Lunge gepumpt, die Ausatmung ist spontan, da die Lunge elastisch ist. Ein Toter kann nur „aufgeblasen“ werden, da mangels Elastizität die Luft nicht wieder ausgeatmet wird, der Gasaustausch Lunge-Blut findet nicht mehr statt.

Phänomenologisch handelt es sich um schwerstkranke Patienten – das ist unstrittig. Unwissenschaftlich ist die Gleichsetzung eines solchen Zustandes mit dem Tod des Menschen.

B. Hirnversagen und Narkose

Eine Arbeit zeigt bei Patienten, die die Kriterien des sog. „Hirntodes“ erfüllen – die also nach der Definition tot sind – vegetative Lebenszeichen. Das vegetative Nervensystem des Menschen steuert vom Willen unabhängige, innere Lebensvorgänge, wie beispielsweise Puls, Blutdruck, Drüsentätigkeit, Darmtätigkeit, vielfältige Funktionen der inneren Organe.

Werden solche ‚Hirntote‘ einer Operation unterzogen, um ihnen Organe zur Transplantation zu entnehmen, so zeigen sie vegetative Reaktionen, die jeder Mensch unter Operationsbedingungen auch zeigt. Beginnt die Operation (in Narkose – und das bei einem Toten??), bewirkt der Hautschnitt einen unbewusst erlebten Schmerz: Der Puls wird beschleunigt, der Blutdruck erhöht sich deutlich, die Ausschüttung der Stresshormone wird um ein Vielfaches gesteigert, die Muskulatur wird angespannt; bei passivem Hochheben des Kopfes steigen Puls und Blutdruck. ‚Hirntote‘ zeigen unter Narkose weitere Reaktionen, so beispielweise Hautrötungen und Schwitzen (Abb. 2).

Solche Reaktionen und vegetative Äußerungen gehören phänomenologisch ohne jeden Zweifel zum Leben – ein Toter, eine Leiche zeigt solche Reaktionen nicht. Bei einer Sektion wird keine Narkose vor der Eröffnung des Leichnams gemacht. Diese Lebenszeichen sind Reflexe, deuten auf eine tief unterbewusste Schmerz-Wahrnehmung des ‚Hirntoten‘ hin.

Obwohl die Patienten in diesen Arbeiten vor der Operation, vor der Narkose für ‚Hirntot‘, also für tot erklärt worden waren, wurde gleichsam als psychologische Fehlleistung das Kreuz als Zeichen des Todes erst nach der Organentnahme eingetragen.

Sollen Menschen, die „für-tot“ erklärt worden sind, die trotz einer Narkose solche Lebenserscheinungen zeigen, tot sein? Nicht nur die Vorstellung ist absurd sondern auch die Behauptung, es handele sich um Tote!

„Es ist in der Tat nicht zu belegen, dass eine für Hirntod erklärte Person (*also doch eine „für-tot-Erklärung“*) tatsächlich über keinerlei Wahrnehmungsvermögen, insbesondere Schmerzempfindlichkeit, verfügt. Namhafte Neurologen und Neurophysiologen schließen allerdings ein Wahrnehmungsvermögen und Schmerzempfindungsvermögen bei Hirntoten aus“ (Lauchart). Wissenschaftlich korrekt ist lediglich die Aussage, dass wir nicht wissen, ob und was Menschen im Zustand des Hinversagens spüren oder wahrnehmen; eine Wahrnehmung alleine aufgrund einer Definition auszuschließen ist unredlich. Die Phänomene sprechen dafür, dass eine Schmerzwahrnehmung stattfindet, sonst wären solche Reaktionen nicht vorhanden.

Um diese Lebenserscheinungen eines sterbenden Patienten auszuschalten, werden Organe unter Teil- oder Vollnarkose, oder auch „nur“

unter Ausschaltung der Muskelreflexe entnommen. Diese Patienten werden bei der Organentnahme fixiert – und dies alles, obwohl „Hirntote" tot sein sollen. „Von Kadavern wurde bislang noch nicht berichtet, dass sie bei Sektionen hätten narkotisiert oder angeschnallt werden müssten" – bemerkt zynisch Balkenohl.

Die 3 Säulen einer Narkose sind Schmerzausschaltung, Bewusstseinsausschaltung und Muskelrelaxierung: Eines dieser 3 Elemente wird immer praktiziert. Die Notwendigkeit einer Narkose wird von den Befürwortern des „Hirntodes" vehement bestritten, in der Literatur jedoch diskutiert und beschrieben – in manchen Ländern vorgeschrieben. Kontrovers diskutiert wird die Notwendigkeit, welches Medikament mit differenzierter Indikation zu verabreichen sei. Aus Briefen und Stellungnahmen der „Hirntod"-Befürworter ergibt sich doch die Notwendigkeit einer Teil- oder Vollnarkose. Prof. Schöppe, Arbeitskreis Organspende, schrieb: „Sie haben völlig recht, dass eine Vollnarkose, ... definitorisch überflüssig ist und eine Organentnahme unter Vollnarkose dementsprechend unverständlich erscheint. Doch ist dies kein absoluter Widerspruch deshalb, weil ja, wie ausgeführt, z.B. Spinalreflexe durchaus möglich sind, d.h. jedoch, dass ohne eine Muskelentspannung und Ausschaltung von Reflexen eine Operation zumindest außerordentlich erschwert, wenn nicht ganz unmöglich wäre, wenn reflektorisch solche Spannungen auftreten würden. Man muss sie also trotz des eingetretenen Todes in dieser Situation, wie für jede Operation, auszuschalten versuchen, was sowohl durch entsprechende Muskelrelaxantien, als auch durch eine Anästhesie erreicht werden kann". Die Formulierung „wie für jede Operation" verrät, dass „Hirntote" doch nicht tot sind, denn Operationen werden an lebenden Menschen durchgeführt, nicht an Toten.

Die Ärztekammer schrieb 2001: „Nach dem Hirntod gibt es keine Schmerzempfindung mehr. (*Kennt sie die Arbeit von Gramm nicht?*) Deshalb sind nach dem Hirntod bei Organentnahme keine Maßnahmen zur Schmerzverhütung (zum Beispiel Narkose) nötig. Die Tätigkeit des Anästhesisten bei der Organentnahme – zu Maßnahmen wie zum Beispiel der künstlichen Beatmung, der Kontrolle der Herztätigkeit und des Kreislaufs sowie der notwendigen Ruhigstellung der Muskulatur – dient ausschließlich der Erhaltung der Funktionsfähigkeit der zu entnehmenden Organe" – also: Optimaler Erhalt von Vitalfunktionen, denn es werden genau die Aufgaben des Anästhesisten beschrieben, die dieser bei jeder Operation, also bei jedem Patienten zu übernehmen hat – und das bei einem angeblich Toten?

Es wurde sogar diskutiert, ob man aus Kostengründen auf eine Narkose verzichten solle, da die Patienten tot seien.

Im „Leitfaden für die Organspende" steht unter dem Kapitel Organentnahme folgende Ausführung: „Während der Organentnahme ist die

Durchführung einer Narkose zur Ausschaltung des Bewusstseins und der Schmerzreaktionen überflüssig, weil das primäre Zielorgan – das Gehirn und die betroffenen zentralen Rezeptoren – nachgewiesenermaßen irreversibel ausgefallen sind ... Unabhängig vom vollständigen und irreversiblen Ausfall aller Hirnfunktionen bleiben *Funktionen des vegetativen Nervensystems* im Rückenmark (Sympatikus Th 1-L3) erhalten, die zu *Hypertonie*, *Tachykardie*, *(Hyper-)hydrose* oder *spinalen Automatismen (Beugekontraktionen)* führen können. Deshalb wird der Organspender zur Optimierung der chirurgischen Tätigkeit sowie zur Vermeidung dieser *autonomen Reaktionen* relaxiert (z.B. Pancuronium 0,15–0,20 mg/kg/KG). Ein vegetativ induzierter Blutdruck- und Herzfrequenzanstieg kann durch Opiate (z.B. Fentanyl 0,1–0,3 mg/70 kg/KG) vermieden werden. (*Es sind schon 2 der 3 Säulen einer Voll- Narkose*). Das Anästhesie-Team ist für die *Beatmung*, die *Hämodynamik* und die *Homöostase* während der Organentnahme verantwortlich." Es werden anschließend die Zielgrößen einiger Vitalparameter aufgeführt:

Mittlerer arterieller Druck 70–100 mmHg
Zentralvenöser Druck 7–10 mmHg
Partialdruck Sauerstoff > 100 mmHg
Sauerstoffsättigung > 95 %
Diurese 1–2 ml/kgKG/h

Bis zu dem Zeitpunkt, an dem die zu entnehmenden Organe mit einer speziellen Lösung perfundiert werden, ist so eine ausreichende *Sauerstoffversorgung*, eine *optimale Herzkreislauffunktion* und eine *ausgeglichene Homöostase* gesichert. Dazu ist eine *adäquate Volumentherapie* unter Berücksichtigung der *Serumelektrolyte* und der *hämodynamischen Parameter* notwendig. Daneben ist eine *diffenzierte Katecholamintherapie* sowie eine der Blutgasanalyse angepasste *Beatmung* erforderlich ...

Nachdem die Operateure die Präparation der Gefäße abgeschlossen haben und die Vorbereitungen für die Perfusion der Organe beendet sind, gibt die Anästhesie 300 IE/kgKG Heparin. Bei Bedarf appliziert die Anästhesie in Absprache mit den Operateuren vor Beginn der aortalen Perfusion die mitgebrachten Vasodilatatoren zur Blockade des kälteinduzierten *Vasospasmus*." (Gefäßkrampf)

Die kursiv markierten Funktionen sind ohne Zweifel phänomenologisch zum Leben gehörig: Ein Verstorbener, ein Toter zeigt solche Funktionen nicht mehr. Medikamentengabe ergibt nur dann einen Sinn, wenn ein lebender Organismus darauf antwortet, reagiert – es ist sinnlos einem Toten, einer Leiche Medikamente verabreichen zu wollen. Strittig ist nicht das Vorhandensein solcher Funktionen, sondern das utilitaristische sowie unredliche Leugnen, dass diese Funktionen Lebenserscheinungen sind.

Die Existenz von Reflexen sowie deren notwendige Ausschaltung durch Narkose sind nur bei einem Lebenden möglich – ein Verstorbener, eine Leiche zeigt solche Lebenszeichen nicht!

Narkose und Anwesenheit des Anästhesisten sind nach den Beschreibungen der Phänomene gerade deshalb notwendig, weil es sich um Patienten, um schwerstkranke Menschen, aber nicht um Tote, nicht um bereits Verstorbene, nicht um Leichen handelt.

Die DSO sowie die Ärztekammer beschreiben Lebensfunktionen und Aufgaben des Anästhesisten, die nur bei einem lebenden Menschen auftreten und möglich sind. Es sind die Aufgaben, die der Anästhesist bei jeder Operation auch zu erfüllen hat. Die Unaufrichtigkeit dieser Argumentation besteht darin, diese Lebensfunktionen dem Tot zuzuordnen, und die Notwendigkeit einer Narkose zu leugnen, obwohl genau diese beschrieben wird.

Die Schweizer Richtlinien formulieren dazu: „Der tote Körper kann deshalb auf Reize reagieren und motorische Reaktionen zeigen. Mit der Verabreichung von Anästhetika können solche Reaktionen weitestgehend verhindert werden. Dies trägt zur Entlastung der bei einer Organentnahme involvierten Personen bei. Da die Verabreichung von Anästhetika bis zu einem gewissen Grade ischämieprotektiv wirkt und einer Verletzung der zu entnehmenden Organe vorbeugt, ist sie auch im Interesse des Empfängers. Aus diesen Gründen wird die Verabreichung von Inhalationsanästhetika empfohlen".

C. Hirnversagen und Schwangerschaft

Ein weiteres Phänomen lässt die Gleichsetzung von „Hirntod ist gleich Tod des Menschen" zur Absurdität werden: die Berichte über Schwangerschaft bei ‚hirntoten' Frauen. Es sind wenige, vereinzelt wird über längeres Überleben von Mutter und Kind berichtet – selten wird die Geburt eines überlebenden Kindes gemeldet: bis 2010 waren lediglich 30 Fälle bekannt. Jedes Jahr kommen weitere hinzu. Die Behandlungen von Patientinnen im Hirnversagen, die schwanger waren, so geschehen in der Filderklinik 1991 (bis zur Geburt eines heute gesunden Erwachsenen) und in Erlangen 1992 (Spontanabortus), beweisen geradezu, dass solche Patientinnen zwar schwerstkranke, aber lebende Menschen sind. Beide Patientinnen erfüllten die „Hirntod-Kriterien" in der *damals* gültigen Fassung, die von der Bundesärztekammer herausgegeben wurden. Dieser Tatbestand ist mehrfach im Zusammenhang mit dem Behandlungsverlauf an der Filderklinik veröffentlicht worden. Wie elementar und grundlegend eine intakte Schwangerschaft bei einer „Hirntoten" Patientin dem Hirntodkonzept den Boden entzieht, merkt man auch an den plumpen, hilflosen bis dümmlichen Reaktionen. Es wurden und werden immer noch verschiedene Strategien angewandt, um Tatsachen zu verdrehen oder zu leugnen. Man gewinnt den Eindruck: Es kann nicht sein, was nicht sein darf!

Der damalige Gesundheitsminister Seehofer leugnete im Bundestag den Zustand des ‚Hirntodes' bei der von mir behandelten Patientin – ihm fehlt die Kompetenz dies zu beurteilen. Eine andere Strategie besteht darin, den Menschen, der wissenschaftliche Tatsachen veröffentlicht oder schildert, als inkompetent oder unfähig darzustellen. Nach der TV Sendung „Menschen bei Maischberger" am 3.4.07 unterstellte mir Kirste, damals Vorstand der Deutschen Stiftung Organtransplantation, die Patientin sei damals nicht ‚hirntot' gewesen, denn eine Kommission hätte kein 0-Linien EEG festgestellt. Bemerkenswert ist dabei aber, dass es eine solche Kommission gar nie gegeben hatte! Zudem war die Durchführung eines EEGs nicht vorgeschrieben! Es war einfach der Versuch, Inkompetenz zu unterstellen. Die DSO praktiziert dieses Vorgehen mit System, denn einen solchen Vorwurf durfte ich Ende 2011 bei einer Sendung in Köln immer noch hören. Immer wieder wird der Vorwurf formuliert, der Apnoe-Test sei erst am Ende der Behandlung gemacht worden, um dem Kind nicht zu schaden – dies sei nicht statthaft, die Diagnostik müsse sehr sorgfältig gemacht werden.

Diesen Kritikpunkten muss folgendes entgegen gehalten werden: Die Diagnose ‚Hirntod' wurde nicht nur von 2 dazu befähigten Ärzten gestellt, wie in den Richtlinien festgeschrieben, sondern von mindestens 6, aus 2 verschiedenen Krankenhäusern (Internisten, Intensivmediziner, Neurologen, Anästhesisten). Es wurde eine Beobachtungszeit von nahezu 3 Monaten eingehalten – vorgeschrieben sind max. 72 Stunden. Nach den damals geltenden Kriterien der Hirntod-Feststellung, waren weder EEG noch Apnoe-Test vorgeschrieben. Das EEG wurde mehrfach wiederholt, der Apnoe-Test wurde durchgeführt, obwohl er erst im Dezember 1991, also nach dem Tod unserer Patientin, als verpflichtend eingeführt wurde – soviel zur wissenschaftlichen Korrektheit. Wir waren also sehr genau und sorgfältig, die Diagnostik war über-erfüllt, obwohl zu keinem Zeitpunkt eine Organentnahme gewünscht war.

Wenn es gar nicht anders geht, wenn Argumente fehlen, wird in den Raum gestellt, meine Position (der ‚Hirntod' sei nicht der Tod des Menschen) sei lediglich eine Minderheitenposition. Ethische, biologische und phänomenologische Fragen sind nicht demokratisch zu entscheiden – es handelt sich vielmehr um Fragen der wissenschaftlichen Redlichkeit: Phänomene lassen sich nicht durch Definitionen aus der Welt schaffen.

Bei dem sog. Erlanger Baby hatte sich Bemerkenswertes ereignet: Nach der Feststellung des ‚Hirntodes' der schwangeren Mutter wurde der Leichenschauschein ausgestellt. Eine ‚atmende Leiche' mit einem lebenden Embryo im Bauch war damit formal zur Bestattung freigegeben. Der zuständige Standesbeamte weigerte sich jedoch den Tod zu beurkunden, mit der Begründung, er müsse später die Geburt eines Menschen beurkunden der keine Mutter habe und das ginge nicht. Nicht die Ärzte bemerkten die Absurdität ihres Handelns, sondern ein Standesbeamter!

Wenn der sog. ‚Hirntod' tatsächlich der Tod des Menschen wäre, so wären diese Patientinnen Verstorbene, also Leichen gewesen. *In einer Leiche kann sich aber kein Embryo entwickeln; die Entwicklung eines Embryos bis zur Lebensfähigkeit ist eine der komplexesten und geheimnisvollsten Lebenserscheinungen, die wir kennen.* Diese Krankengeschichten beweisen, dass solche Patientinnen trotz Erfüllung der ‚Hirntod'-Kriterien keineswegs tot sind. Wo solche physiologischen Funktionen stattfinden, ist Leben! Dieser Tatbestand muss dazu führen, wollen wir die gebotene wissenschaftliche Redlichkeit nicht verlassen, dass das ‚Hirntod'-Konzept als Tod des Menschen überdacht und revidiert werden muss.

Angesichts der Widersprüchlichkeit von ‚Hirntod' und Schwangerschaft, versuchen die Befürworter des Hirntodkonzeptes mit akrobatischen Wortkonstruktionen ihr Konzept zu retten. Diese Patientinnen seien lediglich ein „beatmeter Uterus" gewesen! Nun: Kein Uterus lässt sich beatmen! Selbst mit absurden und unsinnigen Argumenten lässt sich die Realität nicht leugnen.

Auch die Bundes-Ärztekammer verfällt diesem Denkmuster, denn in den gültigen Richtlinien zur Feststellung des Hirntodes ist zu lesen: „Das Fortbestehen einer Schwangerschaft widerspricht nicht dem eingetretenen Hirntod der Mutter. Eine Schwangerschaft wird endokrinologisch von der Plazenta und nicht vom Gehirn der Mutter aufrechterhalten". Doch abgesehen davon, dass nicht nur die Plazenta die Schwangerschaft ermöglicht – es gehört viel mehr dazu – ist die Frage schlicht falsch gestellt. Die Plazenta befindet sich nicht im luftleeren Raum oder „in einem künstlichen Uterus, sondern in einer lebenden Frau und nur deshalb funktioniert sie" (L. Geisler). Plazenta und Uterus müssen durchblutet werden! Die Schwangerschaft selbst, unabhängig davon welche Organe daran beteiligt sind, ist ein Zeichen des Lebens, ist eine der komplexesten integrativen Leistungen des Organismus. Kann ein Organismus eine so komplexe Funktionsvielfalt wie eine Schwangerschaft aufrechterhalten, so ist dieser Organismus zweifelsohne am Leben. Mit falschen Bemerkungen versucht selbst die Ärztekammer den Phänomenen aus dem Weg zu gehen. Eine Schwangerschaft stellt für den Kreislauf der Mutter nicht nur eine große Belastung dar, sondern ist auch eine beachtliche Lebensleistung!

Der Neurologe Angstwurm schrieb 1994: „In Wahrheit und Wirklichkeit hängt ... das Reifen des neuen Lebens im Mutterleib nicht mehr entscheidend vom Leben der Mutter ab" – eine sinnlosere Behauptung ist selten zu finden!

Im Zusammenhang mit der Behandlung der schwangeren Marion P. in Erlangen 1992 hat der Philosoph H. Jonas (1903–1993) einen Brief an Wuermeling (damals einer der beteiligten Ärzte) geschrieben, den ich an dieser Stelle in Teilen wiedergeben will: „... Die Rede von Leichnam, toten Körper ... das ‚unbarmherzig leblos oder tot' ist, ‚nur noch Behältnis', ‚optimaler Brutkasten', (*so wurde damals die Schwangere genannt*) hängt an der Behauptung, dass beim Menschen erst die integrierende Funktion des Gehirns ‚aus einem Konglomerat von Organen einen Organismus macht'. Wenn das stimmte, wäre es schlimm um Euren Phoetus bestellt. Doch Eure Hoffnung beruht ja gerade darauf, dass man von dem beatmeten Leibe ganz anderes erwarten kann als von einem bloßen Konglomerat ... nämlich die *ganzheitlichen* Leistungen eines Organismus, die es nur in der lebenden und nirgends in der toten Natur gibt. Denn was bewirkt die erzwungene Atmung und lässt, im Verein mit Ernährung, alles Nötige dem werdenden Kinde zugutekommen? Welche Fülle von ineinander greifenden, reziproken, kreativen Funktionen! (*geschrieben im November 1992 – Nach dem Spontanabortus schrieb Jonas im Dezember 1992 weiter*) Das alles wurde überholt durch die Nachricht von der Totgeburt. Mit eben dieser – paradoxerweise – war die Leichnamthese wirksamer widerlegt als durch alle Lebenszeichen zugunsten des Fötus und des Fortgangs der Schwangerschaft. Dass es ein ‚Leichnam' sein soll, der da ein Fieber entwickelt, wenn einem darin eingeschlossenen Organismus etwas schiefgeht, und dass es der Uterus einer ‚Toten' sei, der dann die Kontraktionen vollführt, die das nun tote Kind ausstoßen – das ist doch ein offenbarer verbaler Unfug, ein semantischer Willkürakt im Dienste eines äußeren Zwecks. Der spontan abortierende Leib gab rückläufig und endgültig jenem Augenschein des rosig durchbluteten warmen Leibes recht, den die gelehrten Herren uns archaischen Leien für trügerisch erklärten. Im Lichte des wirklichen Todes des Kindes wurde der angebliche der Mutter zum Interpretationsprodukt ... Aber wie konnte der selber tote Leib das tun? Fragte ich Dich erstaunt am Telefon über den Atlantik hinweg. Die Gebärmutter ist eben muskulär nicht vom Gehirn, sondern vom unteren Rückenmark her regiert, erklärtest Du mir. Eben, eben! Also gibt es subcerebrale neuronale Integration! Aber die zählt nicht als ‚Leben', weil nicht vom Gehirn ausgehend? Das ja bekanntlich allein der Integrator des menschlichen Leibeskonglomerat ist? Merkst Du nicht das Zirkuläre Deines Gedankenganges? Die selbstdekretierte Nominaldefinition zum Sachrichter erhoben! Doch die Wahrheit fragt nicht nach unserem Definieren. Nolens volens hast Du, ... habt Ihr mit Eurem wohlerwogenen

Tun der gleichzeitigen Für-tot-Erklärung seines Objektes widersprochen. Ihr habt gesagt: Wir wollen durch Beatmung (und sonstige Pflege) Marions Körper daran *hindern*, zur Leiche zu werden, damit er die Schwangerschaft fortsetzen kann. Indem Ihr ihm dies *zutrautet*, mindestens die Chance dazu geben wolltet, habt Ihr auf den Rest von *Leben* in ihm gesetzt – und zwar *Marions* Leben! ... Keiner von Euch und Keiner, der Euren Versuch gutgeheißen hat, darf hinfort dafür sein, einem Gehirntoten unter Beatmung, also ‚bei lebendigem Leibe', Organe zu entnehmen. Nicht einmal bei vorheriger Einwilligung des Betroffenen ... Aber eben der Zweifel – das letztliche Nichtwissen um die genaue Grenze zwischen Leben und Tod – sollte der Lebensvermutung den Vorrang geben und der Versuchung der pragmatisch so empfohlenen Totsagung widerstehen lassen ... Du kannst nicht auf beiden Stühlen sitzen, wie es Dir beliebt. Du hast auf einen hirntod-*lebenden* Mutterleib gesetzt, um das Kind zu retten. Dass Du ihn ‚tot' nanntest, hat Dir (Euch) nicht das Recht bewahrt, andere solche ‚Tote', noch beatmete, als Organbank zu benutzen. Lasst sie zuerst sterben – ein letzter Respekt vor ihrer einstmals vollen Menschlichkeit." (aus Hoff/in der Schmitten).

2006 brachten in Mailand Ärzte das Kind einer Mutter zur Welt, die über 2 Monate im ‚Hirntod' war. 2008 brachte in Erlangen eine ‚hirntote' Mutter ein gesundes Kind zur Welt. 2009 gebar in London eine ‚hirntote' Mutter ein gesundes Kind. Im Jahre 2011 brachte eine ‚hirntote' Frau in Saudi-Arabien ein Baby zur Welt. 2012 entbanden Ärzte in USA eine ‚hirntote' Frau von Zwillingen. Im Juli 2013 wurde in Ungarn ein Baby gesund zur Welt gebracht, drei Monate nachdem bei der Mutter ‚Hirntod' diagnostiziert wurde. Makaber ist dabei, dass der Mutter nach der Entbindung Herz, Pankreas, Leber und Nieren entnommen wurden. Selbst in der Presse konnte man Kommentare lesen: „Der Fall zeigt erneut, dass hirntote Menschen nicht mit Toten gleichzusetzten sind". In Canada wurde 2014 eine Situation einer ‚hirntoten' Schwangeren bekannt. In Texas fiel eine Schwangere ins Koma, es wurde der ‚Hirntod' festgestellt. Eine Schwangerschaft muss dort mit allen Mitteln weitergeführt werden, die Frau wurde zunächst weiterbehandelt. Auf Veranlassung des Ehemanns entschied ein Gericht, dass das Gesetz keine Gültigkeit habe, da die Frau Hirntot, also tot sei. Auf Veranlassung des Gerichts wurde die Beatmungsmaschine abgestellt. In Irland wurde 2014 eine ähnliche Situation erkannt.

In Polen konnten Ärzte 2016 eine ‚hirntote' Frau nach 55-tägiger Behandlung von einem gesunden Kind entbinden. Schon die Berichterstattung zeigt die Aporie: Ärzte hätten eine hirntote Frau ‚am Leben gehalten' also kann sie nicht tot gewesen sein ...

In Portugal wurde im Februar 2016 eine Schwangere für ‚hirntot' erklärt: nach 4 Monaten konnte sie per Kaiserschnitt entbunden werden, dem Kind ginge es gut.

Schlussfolgerung

- Eine Begründung für das ‚Hirntod-Konzept' liegt in der Behauptung, integrative Leistungen seien alle alleine vom Gehirn gesteuert: Falle das Gehirn aus, so sei der Mensch tot, da diese wichtigen Leistungen ausgefallen sind. Die Schwangerschaft ist eine der komplexesten Integrationsleistungen, die wir in der Medizin kennen. Die Weiterführung der Schwangerschaft bei ‚hirntoten' Frauen beweist, dass ‚Hirntod' eben nicht gleich Tod ist. Schwangerschaft und Hirntod ist ein Widerspruch in sich.

- Wenn die Bundesärztekammer schreibt: „Eine Schwangerschaft ... wird nicht vom Gehirn der Mutter aufrechterhalten" so zeigt dieser Satz, dass sie ein reduktionistisches, zerebrozentrisches Menschenbild propagiert. Ein solches Menschenbild widerspricht ganzheitlichen Ansätzen, wie sie in der modernen Medizin propagiert und praktiziert werden. Historisch und philosophisch sind solche reduktionistischen Bilder längst widerlegt und bei Seite gelegt.

D. Zwischenbilanz

Wir haben gesehen, dass die Phänomene des Lebens, die Tatsache der Reaktionen unter Narkose bei der Organentnahme, die Tatsache der Narkose selbst, die Schwangerschaft bei ‚Hirntod', die Weiterbehandlung nach Feststellung des Hirnversagens, beweisen, dass solche Menschen nicht tot sind. Es sind schwerstkranke Sterbende – aber ein Sterbender ist kein Toter, ist keine Leiche. Wir dürfen korrekterweise den Unbegriff ‚Hirntod' nicht verwenden, dafür die Erkrankung Hirnversagen benennen. Diese Patienten sterben trotz intensiv-medizinischer Behandlung meistens in Stunden oder Tagen.

Die Wortschöpfung ‚Hirntod' suggeriert fälschlicherweise die Gebundenheit des Todes an das Nicht-mehr-Funktionieren des Gehirns. Das dahinterliegende Menschenbild reduziert das Menschsein auf Defekte – es ist keine neutrale Wortschöpfung. Es liegt eine fatale Verwechselung vor zwischen Bewusstsein und Leben: Wach-rationales-gegenständliches Bewusstsein ist erloschen, Leben ist hingegen noch vorhanden! Was und wieviel im Unterbewusstsein erlebt wird, ist bis heute nicht bekannt. Man spricht irrsinniger Weise von ‚lebensfähigen Organen eines Toten' – absurder kann das ‚Hirntod-Konstrukt' nicht formuliert werden!! Es ist unredlich aus der Tatsache, dass solche Patienten keine bewussten Äußerungen mehr verbalisieren, zu schließen, dass sie gar keine Bewusstseinsformen, keine wie auch immer gearteten Wahrnehmungen (traumartige, tief unterbewusste??) mehr haben. Die reichlich vorhandene Literatur zu Nah-Tod-Erfahrungen sollte uns sehr vorsichtig und bescheiden stimmen. Wenn wir das Wissen aus anderen Bereichen hinzuziehen, müssen wir feststellen: Letztlich wissen wir es nicht. Per Definitionem aber zu behaupten, diese Menschen würden kein Bewusstsein haben, ist wissenschaftlicher Unsinn. Ist der Begriff ‚Hirntod' aus dem Grund gewählt worden, um einen komplizierten Vorgang suggestiv zu vereinfachen, um mehr Organe zu bekommen?

Als Erkrankung (Hirnversagen) ist dieser Zustand unstrittig. Unsinnig ist die Gleichsetzung dieses Zustandes mit dem Tod des Menschen – dies ist keineswegs eine rein akademische, nur verbale Diskussion ohne Bedeutung, sondern eine Deutung von größter moralischer und ethischer Tragweite.

Es handelt sich keineswegs um den naturwissenschaftlich erwiesenen und objektiv festgestellten Tod des Menschen. Es ist vielmehr eine Setzung, die biologisch ein Un-Sinn, logisch-philosophisch nicht zu rechtfertigen ist. Sie wurde gegen biologische Evidenz aufgestellt: Sie ist allenfalls ein „oberflächlicher und zerbrechlicher Konsens" (Youngner). Diese Setzung ist die Folge zweier methodischer Prämissen: Das bereits widerlegte Cartesianische Menschenbild sowie die Absicht, Organe entnehmen zu können, ohne zu töten.

Ein Mensch im Hirnversagen ist phänomenologisch zweifelsohne ein Sterbender, also ein noch Lebender: „Sicher, es ist gerade dieses viele Leben, das sie (die Hirntoten) zu so gewünschten Spendern macht" (Youngner). Smit (DSO), hat dies bei einer Diskussion in Fulda so formuliert: Diese Menschen (die ‚Hirntoten') hätten noch ein „Sammelsurium von Leben" – gerade dieses benötigt man, denn mit toten Organen kann man keine Transplantation durchführen.

„Wir brauchen eine vernünftige, gesellschaftliche und verbindliche Vereinbarung über den Tod – im Wesentlichen, um handlungsfähig zu bleiben, darüber hinaus, um die Frage nach der weiteren Existenz der Transplantationsmedizin zu entscheiden" so die Formulierung von Gubernatis, damals das ‚Sprachrohr' der Transplantationschirurgie: Der zweckgebundene Nützlichkeitsgedanke ist damit sehr deutlich ausgedrückt.

Das Hirnversagen ist eine gravierende Zäsur im unwiederbringlichen Sterbeprozess (Tröndle), erst mit dem Tod des Organismus ist dieser Prozess beendet, erst dann sind diese Patienten tot.

Die Organentnahme bei einem Sterbenden stellt phänomenologisch die Tötung des Sterbenden dar. Dieser Tatbestand muss Ausgangspunkt für jede medizinische, ethische sowie rechtliche Reflexion über Organverpflanzung sein. Gerade diese Phänomene stellen das Grunddilemma der Organspende dar: Es ist die einzige Behandlungsart bei der das Überleben eines Patienten (der Empfänger) vom Sterben eines andere Patienten (dem Spender) abhängt. Bisherige ethische Selbstverständlichkeiten werden stillschweigend verletzt. Vor dieser Realität schrecken aber Ärzte und Politiker zurück: Organe will man haben, töten will aber keiner! Dem wollte und will man mit allen Mitteln entgehen, denn: „Ärzte töten nicht".

Der utilitaristische Schritt, die scheinbare Lösung dieser Aporie besteht darin, in der ‚Für-tot-Erklärung' (Hirntod-Konstrukt) den Sterbenden für bereits verstorben zu definieren: Die Organentnahme ist nun keine Tötung mehr!! Diese Gleichsetzung ist „verbaler Unfug, ein semantischer Willkürakt im Dienste eines äußeren Zweckes" (Jonas), sie „ist medizinisch nicht richtig, sprachlich ein Unding, juristisch nicht geboten" (Thomas). Diese Gleichsetzung ist „unwahrhaftig" und „prinzipienlos" – um zwei Begriffe von Kardinal Meisner zu verwenden.

Einen Sterbenden im Hirnversagen deshalb für tot zu erklären, um bei Organentnahme eine Tötung zu umgehen, stellt eine utilitaristische, willkürliche Setzung dar, die mit Redlichkeit als Voraussetzung für jede ethische Betrachtung nicht zu vereinbaren ist. Diese Setzung hat dogmatischen Charakter, hat mit Wissenschaft und Objektivität nichts zu tun. Eine definitorische Setzung kann die phänomenologische Wirklichkeit nicht ersetzen. Sittliche Klugheit bindet uns nicht als bloßer Rat, „sondern als unabweisliches Gebot, sofern wir die Verantwortung für das, was sein wird, annehmen. Unter solcher Verantwortung wird Behutsamkeit, sonst eine Sache des begleitenden Ungefähr, zum Kern moralischen Tuns." (H. Jonas). Verantwortung für das eigene Handeln kann selbst durch Definitionen nicht abgelegt werden!

Wie konsistent ist das ‚Hirntod-Konzept'? Es sind lebende Menschen, beatmet, mit schlagendem Herzen, aber mit ausgefülltem Totenschein. Damit dürfen Organe entnommen werden. Würde man einen Menschen in diesem Zustand sezieren dürfen? Würde man ihn Erd- oder Feuerbestatten? Ein verfasstes Testament gilt erst nach dem Tod, nicht schon nach dem ‚Hirntod'. Warum kann man die Bereitschaft zur Organspende nicht per Testament festlegen? Allein schon das Stellen dieser Fragen zeigt die Absurdität der Gleichsetzung ‚Hirntod ist gleich Tod'. Das Grundproblem des ‚Hirntod-Kriteriums' sei seine fehelende Plausibilität, so Schäfer. Aufgrund der geschilderten Phänomene hat das ‚Hirntod-Kriterium' keine Zukunft, keinen Bestand.

Kapitel 9

Die Geschichte des „Hirntod-Konzeptes“

Geschichte lehrt Bescheidenheit: Was früher als sichere Wahrheit galt, ist heute überholt; was heute als sichere wissenschaftliche Erkenntnis (‚Hirntod‘) gilt, wird vielleicht morgen belächelt. Geschichtliche Schilderungen haben zweierlei Funktionen: Sie geben einen Rahmen, in dem Ereignisse geschehen, zeigen Zusammenhänge auf. So kann Geschichte Legitimationsfunktion haben. Oft aber werden historische Bezüge als Rechtfertigung von Ansprüchen angeführt. Hier geht es darum, ob das „Hirntod-Konzept“ eine Kontinuität mit älteren Auffassungen und Schilderungen aufweist, oder ob es sich um einen Bruch, um ein neues Paradigma oder eines Denkstil handelt. Wer Legitimation aus historischen Zusammenhängen begründen will, muss sehr genau die Quellen anführen. Nachweislich falsche Zitate, die keine belegbare Grundlage haben, entlarven Zynismus oder Opportunismus, auch Absichten oder Oberflächlichkeit. Ein neues Konzept kann eine Legitimation aus einer postulierten Kontinuität bekommen, durch Rückgriff auf Autoritäten oder auf Legenden.

Das Ergebnis dieser Untersuchung sei hier vorweggenommen: Eine Kontinuität lässt sich darstellen für den Zusammenhang des Hirnversagens als Erkrankung mit der Entwicklung der Intensivmedizin. Das Hirnversagen ist durch die Entwicklung der Intensivmedizin beobachtbar geworden, es wurde bis ca. 1968 als *eine* der verschiedenen Formen des Eintritts in den Sterbeprozess gesehen, der sein Ende im Herzstillstand fand. Es wurde gesehen als Zeitpunkt, ab dem eine Reanimation beendet werden konnte bzw. sollte, da die Prognose sicher infaust sei.

Der historische Bruch ist hingegen erzeugt worden mit den Harvard Kriterien. Ab diesem Zeitpunkt wird der ‚Hirntod‘ (jetzt als Tod des Menschen) nur noch im Zusammenhang mit der Organentnahme erwähnt und als notwendiges Todeskriterium begründet, um eine Tötung bei Organentnahme zu umgehen.

1829 nannte Mende folgende Zeichen des Todes: Fehlende Atmung und Herzschlag, Kälte, Totenstarre, Totenflecken. Thomson lehrte 1840 als Todeszeichen die Unterbrechung der Atmung und des Pulses. Casper und Limann nannten den Stillstand von Atmung und Herz-Kreislauf Zeichen des Todes, ebenso Hofmann und Haberda. Erst um 1960 kam der Stillstand der Gehirnfunktionen dazu. Ende der 60er Jahre fingen einzelne Autoren an, den menschlichen Geist, der das Einzigartige des Menschen ausmache, als Produkt des Gehirns zu definieren – bei den damaligen

Kenntnissen der Neurologie eine äußerst gewagte Behauptung, weil nicht begründbar!

Erst die Entwicklung der Intensivmedizin ermöglichte die Beobachtung des Hirnversagens als Erkrankung, besonders die Möglichkeit der Beatmung und der Wiederbelebung (Bavastro). Vor dem Jahre 1950 konnte diese Erkrankung nicht beobachtet werden, weil eine solche Gehirnschädigung sofort zum Atemstillstand sowie zum Herz-Kreislauf-Stillstand führte und damit zum Tod.

Bischat (1771 bis 1800) hat 1800 eine umfangreiche Untersuchung über das Leben und über den Tod vorgelegt. Das Leben sei die „Gesamtheit der Funktionen, die dem Tode Widerstand leisten". Vitale Eigenschaften unterteilt er in animalisches Leben – es sind die vom Gehirn gesteuerten Beziehungen zur Außenwelt. Das organische Leben, das innere Leben, die Stoffwechselfunktionen, haben ihr Prinzip in den Organen selbst. Der Tod des organischen Lebens beginnt im Herzen. Bei plötzlichen Todesfällen würde die animalische Sensibilität sofort erlöschen, während die organische noch einige Zeit erhalten bleibe; das von einer Apoplexie, Hirnerschütterung oder dergleichen betroffene Individuum lebt zuweilen noch mehrere Tage im Inneren fort, währen das äußere, das animalische Leben, mit einem Schlag aufhören würde.

In diversen Kapiteln untersucht er, welche Auswirkungen der Ausfall eines Organs auf den Tod des Menschen hat. Im dreizehnten Artikel spricht er „Von dem Einfluss des Hirntodes auf den allgemeinen Tod." Er schildert die „Verkettung der Erscheinungen des allgemeinen Todes, der im Gehirn beginnt". Er führt 11 Schritte auf, die nach und nach zum Tod des Organismus führen: 1. Aufhebung der Hirntätigkeit, 2. Plötzliche Aufhebung der Empfindungen und willkürliche Bewegungen, 3. Gleichzeitige Lähmung des Zwerchfells und der Interkostalmuskeln, 4. Unterbrechung der mechanischen Atemfunktion und infolge davon der Stimme ... 8. Tod des Herzens und Aufhören der allgemeinen Zirkulation, 9. gleichzeitige Unterbrechung des organischen Lebens ...

Erst wenn alle Punkte, bis Nr. 11, durchlaufen sind, ist der Mensch tot. Eine Beatmung, die damals noch nicht möglich war, unterbricht diese Verkettung in Punkt 3 und 4, sodass der Sterbeprozess aufgehalten wird. Der Hirntod war also für Bichat der Beginn des Sterbeprozesses, nicht der bereits eingetretene Tod.

Heute aber wird dieser Autor unredlicher Weise so zitiert, *als ob* er bereits vom Hirntod als dem Tod des Menschen, im Sinne der „Für-Tot-Erklärung", gesprochen hätte. (Angstwurm 1994, 1995 sowie Schlake/Roosen). Dieser Versuch, eine Legitimation durch Kontinuität zu proklamieren ist historisch falsch.

Im Jahre 1959 beschrieben Mollaret und Goulon 23 Patienten, die nach verschiedenen Erkrankungen einen schweren irreversiblen Hirnschaden erlitten hatten, während der Organismus durch Beatmung am Leben gehalten werden konnte. Sie sprechen vom ‚Coma depasse', also vom ‚jenseits des Komas' oder endgültigem Koma. Auf der dritten Seite ihrer Arbeit können wir lesen: „Dieses Überleben (durch die Beatmung) nimmt in Wahrheit ein Ende, wenn der Herzstillstand definitiv ist" – erst nach dem Herzstillstand sehen also die Autoren den Tod als eingetreten an.

Auch diese Autoren werden heute unkorrekter Weise so zitiert, *als ob* sie mit dem Coma depasse' den bereits eingetretenen Tod des Menschen beschrieben hätten: „Diese Gleichsetzung ist historisch ebenfalls falsch" (Schlich).

1962 schrieb Mollaret eine weitere Arbeit, worin er das Coma depasse' als überschrittenes Koma bezeichnet, es sei ein „Tribut für die Wiederbelebung", man habe den Eindruck, ein „maskierter Tod" sei am Werke. Die Versuchung könne groß sein, Wiederbelebungs- oder Intensivmedizinische Maßnahmen einzustellen, damit sich der „Todeseintritt vervollständigen würde". Er habe sich nicht für die cäsarische Geste des ‚pollice verso' (des Daumens nach unten, Geste des Kaisers bei den Gladiatorenkämpfen) entscheiden können" – gemeint ist der Abbruch der Intensivmaßnahmen, um den Tod eintreten zu lassen. Ohne Diskussion würde der Tod nach dem Herzstillstand eintreten. Er nimmt Anleihe an der „leichten Literatur" und spricht vom „Verwaltungsrat des Lebens": Das Verschwinden eines Präsidenten würde nicht automatisch den Konkurs bedeuten. Das symbolische Präsidium würde er gerne dem Herzen geben. Es gehe darum den Augenblick feststellen zu können, „wo die Reanimation schließlich das Recht haben wird, die Apparate abzunehmen und dies nicht aus Mitleid, sondern aus klarer Überlegung". Die gesamte Arbeit befasst sich ausschließlich mit Problemen der Wiederbelebung und der Intensivmedizin – das Wort Organentnahme oder Transplantation kommt nicht vor, die Gleichsetzung mit dem Tod auch nicht.

In einer weiteren Arbeit 1966 diskutiert beispielsweise ein Gerichtsmediziner über sichere Zeichen die notwendig werden, will man eine Reanimation beenden. Er schlägt das EEG vor, jedenfalls sollte die Verantwortung von mehreren Ärzten getragen werden. Auch in dieser Arbeit wird kein Bezug zur Organentnahme erwähnt, auch keine Gleichsetzung mit dem Tod.

In den Jahren der beginnenden Intensivmedizin – es waren die fünfziger und sechziger Jahre – bestand die Angst, dass Patienten nach Reanimation mit eingetretenem Hirnschaden so zahlreich sein würden, dass sie die wenigen Intensivbetten „verstopfen" würden. Diese Sorge durchzieht viele Arbeiten dieser Zeit – bis heute. Anhand von Zahlen lässt sich zeigen (Kapitel 9a), dass diese Sorge keine empirische Grundlage hat. Verknüpfungen mit der Frage der Organgewinnung sind aber nicht zu finden: Sie treten erst später auf.

An der Durchsetzung der neuen Todesdefinition („Hirntod-Konzept") war der deutsche Neurochirurg Tönnis (1898–1978) beteiligt. Er begann seine Karriere im NS Staat, war Mitglied der antidemokratischen und antisemitischen Organisation „Stahlhelm", später in der NSDAP. Er war Prof. für Neurochirurgie in Berlin, leitete ab 1934 die Abteilung für Tumorforschung und experimentelle Pathologie des Kaiser-Wilhelm-Instituts. In seiner Funktion als beratender Facharzt für Hirnchirurgie beim Sanitätswesen der Luftwaffe war er an der Höhenflug-Forschung beteiligt, die Schäden und Tod der „Versuchspersonen" (KZ-Insassen) bewusst in Kauf genommen hatten. Im Mai 1944 wurde er vom ranghöchsten NS-Arzt K. Brand (1947 im Nürnberger Ärzteprozess zum Tode verurteilt) mit dem „Ritterkreuz des Kriegsverdienstkreuzes mit Schwertern" ausgezeichnet. Im Sanitätswesen der Luftwaffe konnte er die Verbesserung der Operations- und Behandlungsresultate Kopfverletzter über das Niveau des ersten Weltkrieges hinaus nicht voranbringen; stattdessen vergrößerte er lediglich die Sammlung konservierter Gehirne. Nach dem Krieg, in den sechziger Jahren, arbeitete er als Direktor der Abteilung für Tumorforschung und experimentelle Pathologie am Max-Planck-Institut für Hirnforschung an der Wiederbelebbarkeit von hirnverletzten Patienten. In seiner Arbeit von 1963 untersucht er bei Schwersthirnverletzten mittels Angiographie die Durchblutung des Gehirns in Hinblick auf die Wiederbelebungszeit des Gehirns. Wenn bei cerebralem Zirkulationsstillstand Koma, Atemstillstand und weite, lichtstarre Pupillen dazu kommen, so könne man vom „Cerebralen Tod" sprechen. Seine Aussagen relativieren sich zum Teil von selbst, wenn er von „Atemstillstand oder schwere Atemstörung" spricht. Bei solchen Patienten „wurde schließlich der Tod durch finalen Kreislaufzusammenbruch festgestellt". Trotz des eingetretenen cerebralen Kreislaufstillstandes würden Herz und Kreislauf so lange Überleben, „wie es gelingt, die Stoffwechselvorgänge des Organismus optimal zu halten". Seine Schlussfolgerung: Liegt die oben geschilderte Konstellation vor, „muss der Stillstand der Hirndurchblutung als Zeitpunkt des Todes gewertet werden". Er schließt: „Die Wiederbelebungszeit des Gehirns ist nach 10 Minuten überschritten. Die künstliche Beatmung darf dann, trotz des noch schlagenden Herzens, abgestellt werden". Zunächst geht es in dieser Arbeit, wie in der damaligen Zeit üblich, um die Frage, wann intensivmedizinische Maßnahmen abgebrochen werden dürfen – auch wieder mit dem Hinweis auf Belastung des Personals. Als Kriterium gilt die beidseitige Darstellung der gehirnversorgenden Gefäße. Die generelle Gleichsetzung „Hirntod ist gleich Tod" fehlt, ebenso fehlt jeglicher Zusammenhang mit Organentnahme und Transplantation, obwohl Nierentransplantationen bereits durchgeführt wurden. Als erster hat Tönnis die klinischen Zeichen beschrieben die vorliegen sollen (Koma, Atemstillstand und lichtstarre

Pupillen) sowie Test-Untersuchungen (EEG und Gefäßdarstellung). In der Arbeit wird vom cerebralen Zirkulationsstillstand ausgegangen; Atemstillstand wird mit dem Satz: ... „oder schwere Atemstörung“ relativiert. Der Reflexstatus wird begrenzt auf weite, reaktionslose Pupillen, von den vielen anderen cerebralgebundenen Reflexen ist nicht die Rede. Er spricht nur von „meist Reflex- und Tonuslosigkeit“. Im heutigen Sinn kann also nicht davon die Rede sein, dass Tönnis' ‚cerebraler Tod‘ mit dem „Hirntod“ gleich gesetzt werden könne. Für einen Abbruch der Wiederbelebungsmaßnahmen reichen aus heutiger Sicht seine Kriterien aus, was seine Absicht war. Für die Feststellung eines irreversiblen Ganz-Hirn-Versagens als Erkrankung würden diese nicht ausreichen, für die Gleichsetzung „Hirntod ist gleich tot“ erst recht nicht.

Im Frühjahr 1968 wurde im Auftrag der Deutschen Gesellschaft für Chirurgie ein Positionspapier zum Thema Todeszeichen und Todeszeitbestimmung veröffentlicht.

Der damalige Präsident der Gesellschaft, W. Wachsmut, gab als Begründung für die Einsetzung der Kommission bei der Jahrestagung der Gesellschaft im Jahre 1967 zwei Punkte an. Er wies auf die Möglichkeiten und Probleme der sich neu entwickelnden Intensivmedizin hin. Ärzte seien herausgefordert nachzudenken „wann wir unsere Maßnahmen zur Erhaltung des Lebens einstellen dürfen, wann wir sie weiterführen müssen, selbst auf die Möglichkeit hin, geistig Minderwertige am Leben zu erhalten“. Neue technische Möglichkeiten könnten genau über die Endgültigkeit des Lebens Auskunft geben, in jüngster Zeit würden alle diese Überlegungen eine klare Entscheidung verlangen.

Der zweite Punkt: „Die Organtransplantation vom Toten auf den Lebenden ist in stürmischer Entwicklung, deren Erfolge noch nicht abzusehen sind“. Nur die Ärzte könnten Voraussetzungen hierfür schaffen, die Richtlinien hätten zwar keine Gesetzeskraft, aber die moralische Kraft der Gesamtheit der Chirurgen. Die Kommission habe 2 vordringliche Aufgaben: die Feststellung des irreversiblen Todes aber zum anderen die Sicherung des Spenders sowie des transplantierenden Chirurgen. In seinen Lebenserinnerungen präzisiert Wachsmuth seine damaligen Absichten: Die Kommission sei einberufen worden, um eine Lösung bei der Todeszeitbestimmung für die Probleme der Transplantationsmedizin zu finden, man habe vom Präsidenten der Gesellschaft erwartet, dass man sich mit aktuellen Problemen auseinandersetze und ein Bekenntnis ablege: „Für das Jahr 1967 war es die Frage der Todeszeitbestimmung, welche für die sich entwickelnden Organtransplantation von entscheidender Bedeutung war“, die Richtlinien der Kommission „sollten die Grundlage für die weitere Entwicklung der Organtransplantation bilden“. Wie in der Harvard Erklärung wird sehr direkt die Absicht formuliert, Fragen der Todeszeitbestimmung so zu lösen, um den Fortschritt der Transplantationsmedizin zu ermöglichen.

Wir haben also eine rein zweckgebundene Setzung.

Argumentativ wird immer wieder der historisch falsche Hinweis auf die Entwicklung der Intensivmedizin verwendet – um den offensichtlichen Zusammenhang des Hirntodes mit der Transplantationsmedizin zu leugnen. Die formulierte „stürmische Entwicklung" bezog sich im Wesentlichen auf die Nierentransplantation, die in USA 1954 begonnen hatte. Auch in Deutschland wurden in Berlin, Bonn und München Nieren transplantiert. Die Organe wurden nach dem Herzstillstand entnommen. Die Organe stammten von Patienten, die an den Folgen von Gehirnschädigungen oder anderen Erkrankungen verstarben oder während einer Operation einen Herzstillstand erlitten oder nach einem Herzinfarkt verstarben.

Vor der Harvard-Erklärung 1968 waren Organentnahmen bei Non-Heart-beating-Donors üblich: Man hatte bis zum Stillstand des Herzens abgewartet, um dann bei sicherem Tod Organe zu entnehmen. Es gab zwei Formen dieser Organentnahme: Bei der kontrollierten Form, eine Art passive Sterbehilfe, wird die Behandlung abgebrochen, bis das Herz zum Stehen kommt, um dann Organe zu entnehmen. Bei plötzlich und unerwartetem Herzstillstand versucht man Wiederbelebungsmaßnahmen: Gelingen diese nicht, kann man Organe entnehmen. Es entstehen aber vielfältige Fragen: Bei der kontrollierten Form handelt es sich um schwerstkranke Menschen, deren Organe in der Regel nicht so ‚gut' sind. Wann ist ein Herzstillstand irreversibel, wann ist das Herz nicht mehr reanimierbar? Wie lange muss das Zeitintervall zwischen Herzstillstand und Organentnahme sein? Viele möchten gar keine Pause, da die Organe dann noch am besten sind, andere schlugen eine Sicherheitspause von 10 Minuten vor, um sicher zu sein, dass das Herz nicht wiederbelebbar ist, dann sind aber die Organe nicht mehr so ‚gut'. Im Transplantationszentrum Pittsburgh in USA lässt man Schwerstkranke kontrolliert sterben: 120 sek. nach dem Herzstillstand werden die Organe entnommen. Nach einem so kurzen Zeitraum sind die Patienten wiederbelebbar, sie sind nicht einmal nach dem Hirntod-Konzept tot. Es muss aber die Zustimmung des Betreffenden oder der Angehörigen vorliegen (Pittsburgh Protokoll). Wie sicher kann man sein, dass auf eine Reanimation nur deshalb verzichtet wird, um an Organe zu kommen? Naturgemäß hat man in 2 Minuten keine Zeit für eine Organtypisierung und für eine passende Verteilung, oft auch keine Zeit für die Frage ob eine Spendenbereitschaft vorliegt; Zeit für das Gespräch mit den Angehörigen, um die Zustimmung zu erbitten bleibt auch nicht. Diese Regelung hat wegen all ihrer Unsicherheiten dazu geführt, dass man 1968 das ‚Hirntod-Konzept' eingeführt hat. In Deutschland ist dieses Vorgehen gesetzlich ausgeschlossen, in vielen anderen europäischen Ländern aber erlaubt (USA, Spanien, Belgien, Niederlanden, Schweiz). Die Organentnahme nach kontrolliertem, herbeigeführtem Herzstillstand bringt die Transplantation in die Nähe der Euthanasie. Der Schritt zur Organbeschaffung durch aktive Tötung ist offensichtlich. So wurde bereits 1994 formuliert: „... Es scheint ganz natürlich, zu sagen, dass die Organe lebender Personen lebenswichtige Gesundheitsressourcen sind, die wie alle anderen lebenswichtigen Ressourcen gerecht verteilt werden müssen. Wir könnten uns daher gezwungen sehen, darauf zu bestehen, daß alte Menschen getötet werden, damit ihre Organe an jüngere, kritisch kranke Personen umverteilt werden können, die ohne diese Organe bald sterben müssten. Schließlich benutzen die alten Menschen lebenswichtige Ressourcen auf Kosten von bedürftigen jüngeren Menschen" (Sandoc/Kappel).

In diesen Situationen musste alles innerhalb weniger Minuten entschieden und durchgeführt werden. Man suchte daher nach schnellen Kriterien, um mit Sicherheit sagen zu können, das Herz sei irreversibel zum Stehen gekommen oder das Gehirn habe so gravierende Schäden, dass Widerbelebungsmaßnahmen abgebrochen werden könnten. So sind die Bemühungen dieser Jahre zu verstehen: Die Ergebnisse bei der Transplantation waren für den Empfänger besser, wenn die Nieren bei erhaltenem Kreislauf entnommen worden waren.

Die Testung der weiten, lichtstarren Pupillen geht schnell, gibt aber keine Hinweise auf die Schädigung des gesamten Gehirns. Schon erheblich schwieriger ist das Durchführen eines EEGs. Dies war einige Jahre vorher entwickelt worden und man erhoffte sich, ähnlich wie beim EKG, kleine Geräte, die gut transportierbar vor Ort zur Anwendung kommen könnten. Alleine die Durchführung des EEG dauert aber mindestens 30 Minuten, Zeit die unter solchen Bedingungen nicht gegeben war. Die Beurteilung einer Null-Linie unter solchen Bedingungen ist so gut wie unmöglich, da sie von groben Artefakten überlagert wird. Die Standardisierung der Ableitungsbedingungen kam zudem erst später. Aufgrund dieser Schwierigkeiten sprachen sich viele Experten dafür aus, dem EEG lediglich eine entscheidende Monitorfunktion zuzusprechen, jedoch keine Beweisfunktion. Das EEG übernahm im Laufe der Zeit jedoch eine Art Visualisierungsfunktion: Menschliches Leben sei gleich menschlicher Geist oder Persönlichkeit, und diese seien an elektrischer Gehirn- Aktivität sichtbar. Auch wenn diese Gleichung vielleicht einleuchtend war – den menschlichen Geist als elektrische Ströme auf Papier quasi zu verobjektivieren – ist wissenschaftlicher Unsinn.

Noch viel schwieriger dürfte die Durchführung der Angiographie gewesen sein, da diese technisch und zeitlich sehr aufwendig ist. Damals wurde direkt die Halsschlagader auf beiden Seiten punktiert. Sowohl durch die Punktion als auch durch das notwendige Kontrastmittel konnten durch Spasmen Gefäßverschlüsse erzeugt werden, die entweder einen Zirkulationsstillstand vortäuschen oder aber den Schaden am Gehirn vergrößern konnten. Man hätte auch die Wirbelschlagadern hinten an der Wirbelsäule beidseitig punktieren müssen: Ein sehr schwieriges und aufwändiges Verfahren, das nur wenige beherrschten. Eine Notfallmaßnahme konnte diese Gefäßdarstellung nicht sein. Aus pragmatischen Gründen forderten damals schon einige Neurochirurgen, man solle sich auf die Darstellung der Halsschlagadern beschränken, es stünden sonst zu wenig Spender zur Verfügung. Damit verlor damals schon die Angiographie den geforderten Status des absoluten Beweises. Andere wiederum forderten hundertprozentige Sicherheit, auch mit ausführlicher Diagnostik, denn auf diesem Felde könne man sich mit Wahrscheinlichkeiten nicht zufrieden geben.

Es mussten also sowohl das Team für die Durchführung des EEGs als auch das Team mit den Gerätschaften für die Angiographie zur Verfügung stehen. Beides ist unter Reanimationsbedingungen kaum vorstellbar. Es war auch gefordert, dass die Feststellung der nicht Reanimierbarkeit von einem unabhängigen Arzt durchzuführen sei, der weder Organe entnimmt noch implantiert, auch dieser musste sehr rasch zur Verfügung stehen. Schließlich musste der potenzielle Empfänger sich im selben Krankenhaus aufhalten, da solche Entnahmen sehr plötzlich möglich wurden. Es musste auch zur Sicherheit für den entnehmenden Chirurgen außer Frage stehen, dass der Spender verstorben war. Unter diesen Bedingungen von Spende zu sprechen ist nicht möglich, da weder der Patient eingewilligt hatte noch die Angehörigen gefragt werden konnten und auch nicht gefragt wurden. Es wurde zwar von vielen Autoren formuliert, man solle, wenn möglich, die Angehörigen fragen, eine generelle Verpflichtung dies zu tun würde aber die Organentnahme praktisch verunmöglichen. Andere Autoren kritisierten die völlig unzureichende und unsichere Diagnostik bei der Todesfeststellung.

Es gab auch einen Kompetenzstreit zwischen Juristen, Theologen und Ärzten, wer die Zuständigkeit habe, den Tod zu definieren und fest zu stellen. Durch Weglassen oder Verzicht – weil zu komplex in der Durchführung – wurde ein Kompromiss im Laufe der Jahre gefunden. Die absolute Sicherheit hat man bis heute auch in den geforderten Tests nicht gefunden. „Deshalb konnte auch die Frage, ob der Hirntod der Tod des Menschen ist, nie wirklich beantwortet werden. Sie ging bei dieser unablässigen Verschiebung von Zuständigkeiten schlichtweg verloren" (C. Wiesemann).

Es kamen einige „Zufälle" noch hinzu. 1964 wurde einer jungen Patientin in Stockholm, bei der ein solches Verfahren zur Todesfeststellung nach schwerer Hirnblutung durchgeführt wurde, eine Niere entnommen: Sie lebte jedoch noch einige Tage! Es wurde daher gefordert, zum Schutz der Ärzte aber auch der Patienten (in dieser Reihenfolge!) müsse man sichere Kriterien finden, um den eingetretenen Tod zu diagnostizieren.

Aus neurologischer und rechtsmedizinischer Sicht ging es um die Frage, wann Wiederbelebungsmaßnahmen abgebrochen werden könnten, um Organe entnehmen zu können. Spann und andere wollten den Gehirntod bei schlagendem Herzen und beatmeten Patienten als ausschlaggebend erachten. Es ging ihnen nicht um die intensivmedizinische Frage, wann eine Wiederbelebung abgebrochen werden könne, weil die Situation aussichtslos sei. Es ging ihnen deklarierter Maßen um die straf- und zivilrechtliche Frage, wann der Mensch tot sei, um Organe entnehmen zu können, ohne straffällig zu werden. Es ging also um die rechtliche Sicherung des Arztes und erst sekundär um die des Organspenders.

Ein anderer Aspekt ist in diesem Zusammenhang wichtig. Bis in die neunziger Jahre gab es keine offizielle Stellungnahme der Ärzteschaft zur Notwendigkeit der Einwilligung des „Spenders" oder seiner Angehörigen. Die meisten Entnahmen fanden ohne Wissen und Einwilligung der Angehörigen statt. Erst bei der Herztransplantationen in München 1969 rückten das Interesse des Spenders und seiner Angehörigen ins Bewusstsein. Noch wichtiger war eine Lebertransplantation 1969 in Bonn, denn die Angehörigen hatten erst über die Presse von der Entnahme erfahren und hatten geklagt. In dem Urteil vom 25.2.1970 stellten die Richter fest, dass der Chirurg die Einwilligung mindestens eines der Angehörigen hätte einholen müssen und schlossen einen rechtfertigenden übergesetzlichen Notstand aus.

Damit war die bisherige Praxis auch juristisch nicht mehr möglich. Schließlich erzeugte die erste Herztransplantation in Kapstadt 1967 erheblichen Druck auf die Ärzteschaft. Man erwartete eindeutige Möglichkeit der Todesfeststellung, die deutsche Transplantationsmedizin durfte aber nicht gehemmt werden und den Anschluss an die internationale Entwicklung nicht verlieren.

Die Deutsche Gesellschaft für Chirurgie hatte 1968 eine Kommission einberufen, mit dem Titel: „Kommission für Reanimation und Organtransplantation". Mitglieder dieser Kommission waren zwei Chirurgen, zwei Anästhesisten, ein Neurochirurg sowie ein Jurist. Tönnis und Frowein arbeiteten eng mit der Kommission zusammen.

In Punkt I wird ausgeführt: „Der Gehirntod ist anzunehmen, wenn die bisher gültigen Todeskriterien vorhanden sind (*fehlende Atmung und Herztätigkeit sowie Abkühlung, Muskelstarre und Totenflecken*) oder wenn nach einer therapeutisch nicht mehr beeinflussbaren Kreislaufdepression ein Atem- und Herzstillstand eintritt, oder beim irreversiblen Verlust eines lebenswichtigen Organs, oder bei Verfall der vitalen Funktionen in ihrer Gesamtheit". Es handelt sich um recht ungenaue Formulierungen, die jeder beliebig interpretieren kann.

Punkt II des Textes: „Der Gehirntod ist schon vor dem Aussetzten der Herztätigkeit bewiesen, wenn es ... zu folgenden gleichzeitigen Ausfallserscheinungen des Zentralnervensystems über 12 Stunden kommt: Bewusstlosigkeit, fehlende Spontanatmung, beidseitige Mydriasis und fehlende Lichtreaktion, isoelektrische Linie im Elektroenzephalogramm unter angemessenen Ableitungsbedingungen während einstündiger kontinuierlicher Beobachtungsdauer."

Diese Kriterien müssen nach 12 Stunden wiederholt werden; diese Zeitspanne kann mit einer Angiographie verkürzt werden. Es wird aber nicht definiert, was unter „angemessenen" Ableitungsbedingungen im EEG gemeint ist; es soll nur die Pupillenreaktion, wie in den Arbeiten davor, getestet werden, die aber keine Auskunft gibt über die Funktion aller Gehirnanteile.

„Hierbei besteht zwar eine geringe zeitliche Differenz von wenigen Minuten zwischen Herzstillstand und Gehirntod. Trotzdem darf der Gehirntod bereits zum leichter fassbaren Zeitpunkt des Herzstillstandes postuliert werden, umso mehr als in Anbetracht der inkurablen Gesamt-Situation Wiederbelebungsmaßnahmen nicht indiziert sind." Der erste Absatz steht somit im deutlichen Widerspruch zum zweiten: Es wird so möglich auch ohne Diagnostik den Gehirntod anzunehmen und eine Organentnahme durchzuführen. Außer im Titel wird die Transplantation mit keinem Wort erwähnt, das Thema Einwilligung ebenso wenig, wohl um die Praxis der Organentnahme nicht zu erschweren.

Die Widersprüche der Kommission spiegeln die verschiedenen Interessen der Ärzte wieder. Mit den Worten von Wiesemann: „Für die Anästhesisten und Neurochirurgen bedeuteten zwölf Stunden sorgfältiger Diagnostik eine nur unwesentliche Verlängerung der Behandlung eines ohnehin tage- oder wochenlang beatmeten Patienten. Die Transplantationschirurgen hingegen konnten bei der Organgewinnung keine Zeit für ausführliche Diagnostik erübrigen, weil sich damit die Zahl der Organspender drastisch reduziert hätte ... Gemeinsam ist beiden Textteilen nur, dass sie den Gehirntod zum zentralen Kriterium der Todesfeststellung erheben. Dies war jedoch de facto nicht viel mehr als ein rhetorisches Konstrukt. Denn der Gehirntod der Neurochirurgen und Anästhesisten beruhte immerhin auf einem pathologisch-anatomischen Substrat, das durch entsprechende Untersuchungen nachgewiesen werden konnte. Der Gehirntod der Chirurgen dagegen entsprach einer Wertentscheidung, die zum Zeitpunkt eines Herz-Kreislauf-Versagens gestellt wurde. Das pathologisch-anatomische Substrat wurde durch diese Entscheidung und ihre Konsequenzen erst hergestellt". Im Rahmen der Intensivmedizin benötigt man kein Hirntod-Kriterium, weder für die Fortführung einer Reanimation noch für deren Abbruch, da hier genügend andere Kriterien vorliegen. Auch für die Behandlung schwerstkranker Menschen hat man genügend andere Prognose-Parameter, die man täglich anwendet. Aus den oben geschilderten Gründen benötig nur die Organ-Entnahme-Praxis das Kriterium des ‚Hirntodes'. Die Stellungnahme der Chirurgischen Gesellschaft leitet ihre Überlegungen argumentativ auch nicht her, es sind Behauptungen.

Die Einberufung sowie die Ergebnisse der Kommission deckten das Bedürfnis nach Sicherheit für den Chirurgen bei der Organentnahme. Die angestrebte Sicherheit wurde durch die sich widersprechenden Formulierungen wieder relativiert; die erste Stellungnahme der deutschen Ärzteschaft sollte vor allem die bis dato übliche Praxis der Organentnahme bei herztoten Patienten legitimieren. Mit den vorgeschlagenen Tests konnte der ‚Gehirntod' nur angenommen, nicht jedoch sicher diagnostiziert werden. Die Hauptintention lag in der Legitimation der Organentnahme in der damals üblichen Form, nicht in der Durchsetzung des Hirntod-Konzeptes. Die diagnostischen Schritte, wie beispielsweise von Tönnis oder Spann vorgeschlagen, sollten dazu beitragen, der äußerst fragwürdigen Praxis der Organgewinnung nach Herzstillstand einen Riegel vorzuschieben.

Erst auf juristischen Druck wurde die Praxis der Organentnahme nach Herzstillstand aufgegeben. Der Konflikt zwischen Intensivmedizin, Transplantationschirurgie und Juristen wird verdrängt. Die Intensivmedizin soll herhalten für die scheinbare wissenschaftliche Behauptung von der biologischen Faktizität der Gleichsetzung „Hirntod ist gleich Tod". Die scheinbare Kontinuität in der Geschichte soll die Akzeptanz bzw. die sich ergebende Notwendigkeit untermauern. Die Transplantationsmedizin hatte in den sechziger Jahren kein Interesse an einem „Hirntod-Konzept"; sie wurde von außen dazu gezwungen. „Heute – im Nachhinein – interpretieren die Transplantationsmediziner die Geschichte im Sinne eines linearen Verlaufs. Die von den Befürwortern des Hirntod-Konzeptes postulierte naturwissenschaftliche Notwendigkeit und Zwangsläufigkeit der ‚Entdeckung' des Hirntodes hat es aber nicht gegeben" (C. Wiesemann).

Die Ärzteschaft war allgemein verunsichert, wie man mit dem Hirnversagen umgehen solle, besonders im Zusammenhang mit der Beendigung der Reanimation oder des Therapieabbruchs. Man sprach von ‚Gehirntod' eher als Zeitpunkt ab dem die Therapie oder die Reanimationsbemühungen eingestellt werden könnten. Die Assoziation mit der Transplantation wurde zunächst hergestellt, um an der Entnahme bei Herzstillstand festhalten zu können, als zusätzliche Sicherheit, besonders für die entnehmenden Ärzte. Erst mit der Harvard Erklärung wurde der ‚Hirntod' explizit zur Bedingung und Voraussetzung für die Organentnahme und diese als Begründung für dessen Einführungsnotwendigkeit genannt.

Die hervorragende Untersuchung von Giacomini arbeitet in der Entstehungsgeschichte des Hirntodkonzeptes mehrere Argumentationsstränge heraus.

a) In den Jahrzehnten um Harvard herum gab es diverse Fiktionen über die Möglichkeiten, die sich aus dem Fortschritt der Medizin ergeben könnten. Die Transplantationsmedizin galt als Innbegriff des Fortschritts, der Humanität, es wurden Versprechungen formuliert. So formulierte Murray 1966, später Mitglied der Harvard-Kommission, eine Vision als ‚praktische Möglichkeit' der Organverpflanzung: „Es ist denkbar, dass für die Bedürfnisse der Raumfahrt völlig unerwartete physiologische Anforderungen wie das Aufpropfen von Hilfsorganen notwendig wird, wie eine zusätzliche Nebenniere, um den Stress einer Mondfahrt zu überstehen, eine zusätzliche Lunge, um sich den atmosphärischen Bedingungen auf der Venus anzupassen, oder zusätzliche Extremitäten, um auf dem Jupiter zu kriechen, notwendig werden"

b) Die Fortschritte der Medizin hätten zu Unsicherheiten in Hinblick auf den Herz-Kreislauf-Tod und auf den Zeitpunkt eines Therapieabbruches geführt. Die Weiterbehandlung von Patienten mit infauster Prognose würde knappe Ressourcen verschwenden und Betten auf den Intensivstationen ‚verstopfen'. Es sei notwendig, frühzeitig bestimmen zu können, wann eine aussichtslose Therapie abzubrechen sei. Empirische Belege dazu fehlen bis heute (Kap. 14). In der nicht medizinischen Presse überwog aber die Meinung, dass diese komatösen Patienten, die explizit als lebend beschrieben wurden, im Krankenhaus zu pflegen seien, ohne Hinweis auf Ressourcenverbrauch, ohne Problematisierung der Kosten. Dieses Argument kam von Transplantationschirurgen oder Befürwortern des Hirntodes. Publizierte Zahlen zeigen hingegen ein anderes Bild: Gerade die Transplantation verursachte wesentlich mehr Kosten, durch die Operation selbst und durch die medikamentösen Maßnahmen nach der Transplantation. Alleine die notwendigen Blutkonserven ‚verbrauchten' zehnmal mehr Ressourcen als eine normale Behandlung.

c) Das ‚Hirntod-Konzept' wurde vorangetrieben, um den Erfordernissen der Transplantationsmedizin gerecht zu werden. Die erste Herztransplantation in Kapstadt 1967 gab einen zusätzlichen starken Impuls. Philosophische, anthropologische oder biologische Begründungsversuche für das ‚Hirntod-Konzept' wurden erst 10 bis 15 Jahre später publiziert.

d) In der damaligen medizinischen Wissenschaft gab es große Befürchtungen, die Deutungshoheit in der Gesellschaft, und so den Einfluss und die professionelle Dominanz zu verlieren.

e) Die Ableitung der elektrischen Ströme des Gehirns war relativ neu (erste EKG-Ableitungen beim Hund 1882, beim Menschen 1903, erste EEG-Ableitung 1924–1930). Analog zum EKG erhoffte man sich tieferes Verständnis der Funktion des Gehirns, auch in Hinblick auf die Plausibilität des ‚Hirntod-Konzeptes', der Öffentlichkeit und den Angehörigen gegenüber. Wie eine Null-Linie im EKG plausibel den Herzstillstand ‚be-greifbar' machen konnte, so erhoffte man sich das Absterben des Gehirns einsichtig machen zu können, wenn ein Null-Linien-EEG vorliegen würde. Es wurde aber im gleichen Atemzug zugegeben, dass die elektrophysiologische Bedeutung des EEGs letztlich unbekannt war. Die Fiktion war damals deutlich größer als das tatsächliche Verständnis des EEGs.

Das EEG wurde damals eher sporadisch zur Erforschung von Komastadien sowie der Tiefe einer Bewusstlosigkeit bzw. einer Narkose angewandt, auch für das Management von Patienten während schwieriger chirurgischer Eingriffe. Es stellte sich aber heraus, dass die Bedeutung des EEGs bei diesen Fragestellungen sehr begrenzt war und bis heute zu unzuverlässig ist. Es konnte keine sichere Korrelation gefunden werden zwischen Komatiefe und EEG Veränderungen. Von Seiten der Transplantationschirurgen wurden Forderungen an die EEG Spezialisten gestellt, das EEG in Hinblick auf die ‚Hirntod-Feststellung' zu validieren. Berichte über falsche ‚Hirntod-Diagnosen' mittels EEG in Hypothermie wurden bekannt.

Da der menschliche Geist ein Produkt des Gehirns und nicht des Herzens sei, solle sich dies in der EEG Ableitung wiederspiegeln. Beim Ciba Symposium 1966 wurde die Frage diskutiert, wie lange eine Null-Linie beim ‚Hirntod' registriert werden müsse, um die notwendige Sicherheit zu bekommen. Die größere Sicherheit würde man durch lange Registrierung bekommen, die Transplantationschirurgen plädierten jedoch für nur wenige Minuten, um nicht wertvolle Organe zu verlieren. Trotz der enormen Unsicherheiten und des Noch-nicht-Wissens erhoffte man sich vom EEG eine Verobjektivierung der Neudefinition des ‚Hirntodes'.

f) Es gab vor der Harvard-Erklärung diverse Konferenzen zum Thema Transplantation und Hirntod in Südafrika, Australien, USA und der Schweiz. 1964 erschien ein Buch des Harvard Chirurgen Moore, der die konventionellen Todeskriterien in Frage stellte: „... es liegt der komplette Funktionsverlust des Gehirns vor, Areflexie, weite Pupillen, das EEG zeigt keine Aktivität, und der Patient ist sicher tot. Aber er wird nicht vom wartenden Arzt als tot deklariert bis sein Herz aufgehört hat zu schlagen. Alleine Herzstillstand für ein oder zwei Minuten bedeutet nicht Tod, es bringt auch nicht unweigerlich den Tod. Wenn aber der Herzstillstand persistiert ... ist der Patient tot, weil sein Hirn tot ist ...“ Der Herzstillstand stellt den Tod insofern dar, als er die Zerstörung des Gehirns verursacht. Diese Formulierung legte die Grundlagen für die Wende in Richtung Legitimation des ‚Hirntod-Konzeptes‘, blieb aber eindeutig hinter den späteren Vorschlägen zurück, dass die Zerstörung des Gehirns bei noch schlagendem Herzen bereits der Tod des Menschen sei.

g) Das Ciba Symposium 1966 mit dem Titel: ‚Ethik im medizinischen Fortschritt mit besonderer Berücksichtigung der Organtransplantation‘ ist historisch sehr aufschlussreich. Teilnehmer waren 20 Ärzte, davon ¾ Transplantationschirurgen, 5 Juristen, 1 Journalist, 1 Theologe. Wichtigster Diskussionspunkt des Symposiums war die ‚Hirntod-Definition‘ in der Absicht der Organbeschaffung, denn damals wurden Nieren noch nach dem Herztod entnommen (Non-Heart-beating-donors), mit schlechteren Ergebnissen.

Einige der teilnehmenden Ärzte protestierten gegen die neue Definition des Todes, wegen der offensichtlichen utilitaristischen Motivation: Diese Änderung würde die gesamte Prozedur der Transplantation in Misskredit bringen genauso wie die gesamte ärztliche Profession.

Einige Chirurgen lehnten bei ihren Angehörigen eine Organentnahme ab.

Andere wiederum sagten, dass ein Patient nicht als tot angesehen werden könne solange er einen Herzschlag habe. Es gab auch ‚scheinheilige‘ Argumentationsmuster: Wenn man nur eine Niere von einem ‚lebenden Kadaver‘ entfernen würde, so würde man diesen ja nicht töten, da er ja zwei habe ... Die Lebendspende würde den Spender verstümmeln, man müsse versuchen den Akt der Spender-Verstümmelung in einen Akt des Wohlergehens des Empfängers umzudefinieren und zu rationalisieren. Der materielle Verlust des Organs würde einen spirituellen Gewinn durch die gute Tat des Gebens bedeuten ... Der Spender würde ‚Mitglied des therapeutischen Teams‘ werden, quasi Kollege des Chirurgen. Diese Denkfiguren übertrugen sich in den Diskussionen auf die Probleme des ‚Hirntodes‘, angesichts des mehrfach verbalisierten dringenden Bedarfs an Organen. Es wurde die Frage ausführlich diskutiert, ob man Tote (gemeint waren ‚Hirntote‘) durch lebenserhaltenden Maßnahmen noch einige Tage am Leben halten könne, um Organe zu entnehmen, statt sie zu begraben (sic!). Recht und Gesellschaft sollten einige alte Regeln der

Anatomie bei Seite legen, dann würde die ,ganze Vorarbeit' für die ,Kadaver-Transplantation' sprechen (sic!).

Schon Anfang der 60er Jahre gab es Versuche, den Tod als kontinuierlichen Prozess zu definieren, indem Sterben und Tod, Prognose und Diagnose relativiert, vermischt und die angebliche Mehrdeutigkeit betont wurden. ,Irreversibel' und ,hoffnungslos' komatöse Patienten könnten so mit dem bereits eingetretenen Tod gleichgesetzt werden. Der fallende Blutdruck bei diesen Patienten könnte transplantierbare vitale Organe schädigen. Dieser würde die Hoffnungslosigkeit anzeigen, sei ein Zeichen, dass diese Patienten bald sterben würden. Es wurde deutlich versucht, das ,Hirntod-Syndrom' durch seinen engen zeitlichen Zusammenhang mit dem konventionellen Tod zu legitimieren, und so den Todeszeitpunkt vorzuverlegen.

Dennoch war vor 1968 der Begriff ,Hirntod' als Tod des Menschen nicht etabliert. In den Diskussionen wurden eine Vielzahl von Begriffen und rhetorischen Strategien verwendet: ,Tod aber im Zustand des künstlichen Überlebens', ,Organ-Ressourcen', ,lebende Kadaver', ,Herz-Lungen-Präparat', ,potenzielle Leiche', ,potenzieller Kadaver'. Alle diese Begriffe sind Widersprüche in sich, Oxymorons.

Der Spender dürfe nicht zu lebendig sein, sonst würde man ein Tötungsdelikt begehen; er dürfe aber auch nicht zu tot sein, sonst würden die Organe zu Schaden kommen. Handfest war der juristische Hintergrund: Ist der Spender ein Lebender, so ist er Schutzbefohlener der Ärzte, mit dem Gebot des Nihil Nocere, und dem Verbot der fremdnützigen ,Verwendung'. Ist er hingegen tot, so ,gehört' der tote Körper den Angehörigen: Die Ärzte könnten den Toten nicht mehr in ihrem Interesse manipulieren, im therapeutischen Interesse der Leiche oder des Empfängers. Um aus diesem Dilemma herauszukommen, machte ein Jurist folgenden hinterhältigen Vorschlag: „Wenn das Organ diskret entnommen wird und der Körper in gewöhnlicher Weise übergeben wird, wo ist das Problem?"

A. 1968: Der Einschnitt der Harvard-Erklärung

Am 3. Dezember 1967 hatte Barnard in Südafrika die weltweit erste Herztransplantation durchgeführt: Der Empfänger überlebte nur 18 Tage. Die Pioniere auf diesem Gebiet waren jedoch in den USA, wo auch Barnard sein Können erworben hatte. Aufgrund der damaligen Gesetzeslage war es dort nicht möglich das Herz zum Zwecke der Transplantation zu entnehmen. Unter den operierenden Ärzten in Kapstadt gab es Uneinigkeiten über den Zeitpunkt des Todes. Die Chirurgen gaben zu, bei der Spenderin keine Reanimation versucht zu haben. Der Bruder, Marius Barnard, erklärte: „... Wir sollten das Herz in dem bestmöglichen Zustand entnehmen. Unser Verständnis war bei dem Patienten, den wir implantieren wollten, nicht bei der Frau".

Diese erste Herztransplantation rückte das Grunddilemma der gesamten Transplantationsmedizin in ein neues Bewusstsein: Wie können lebende Organe entnommen werden ohne zu töten? Denn von einem Toten lassen sich lebende Organe nicht entnehmen. Viele Zentren in USA, Frankreich, Spanien, Chile, Brasilien und BRD fingen mit Herztransplantationen an. Kaum ein Patient überlebte länger als 3 Monate. Die Chirurgen selbst führten ein Moratorium ein, das etwa 10 Jahre halten sollte. Den Ärzten waren die Gründe dieser Misserfolge bekannt: Sie verfügten nicht über geeignete Mittel, die Abstoßung zu beherrschen.

In Japan war der Arzt Wada wegen Mordes verurteilt worden, weil er einem hirntoten Patienten Organe entnommen hatte: Das Problem der Rechtssicherheit ergab sich auch von dieser Seite. Nach dem damals gültigen Todesverständnis galten diese Patienten nicht als tot, als tot galt ein Mensch erst dann, wenn die Vitalfunktionen nach dem Herz-Kreislauf-Stillstand erloschen waren.

Die Ärzteschaft war sich keineswegs einig in der Frage des zerebralen Todes. Auf dem anästhesiologischen Weltkongress 1968 wurde das neue Todeskonzept verworfen. Viele waren zurückhaltend oder ablehnend gegenüber dieser neuen Entwicklung, obwohl Teile der Presse begeistert die Tat von Barnard feierten: Es ging um Skepsis gegenüber der Herztransplantation aber auch um die neue Todesdefinition. So konnte der Chirurg und Nobelpreisträger Forßmann (der als erster im Selbstversuch einen Katheter bis zum Herzen vorschob) formulieren: „ Ist es nicht eine grauenvolle Szene, wenn in einem Operationssaal Ärzte einem Patienten die Herz-Lungen-Maschine anlegen, während gleichzeitig in einem daneben liegenden Raum eine zweite Operationsgruppe die mit dem Tod ringende junge Frau mit gezücktem Messer umsteht, nicht um ihr zu helfen, sondern fiebernd vor Gier, ihren wehrlosen Körper auszuschlachten? ... Man stelle sich vor, daß womöglich in irgendeiner Klinik Ärzte sehnsüchtig auf Unfallverletzte warten, nicht um ihnen zu helfen und sie zu heilen, sondern um ihren Körper und damit ihre Individualität zu Material zu erniedrigen ... Noch schlimmer werden die Aussichten in politisch labilen Zeiten ... Hinrichtungen werden dann nicht mehr vom Scharfrichter vollzogen, sondern in Kliniken aseptisch von Chirurgen und Anästhesisten ... Hier wird in letzter Konsequenz der Arzt zum Henker herabgewürdigt, ein Luzifer, ein gefallener Engel". Er sprach diese Sätze auch unter dem Eindruck der Versuche im Nationalsozialismus; aber die heutigen Praktiken z.B. in China geben ihm auch im Nachhinein Recht. Er nannte Barnards Vorgehen leichtsinnig und unseriös und warnte vor Manipulationen bei der Todesfeststellung. Zenker, 1968 Präsident der Deutschen

Gesellschaft für Chirurgie, zögerte öffentlich, sich auf ein solches Wagnis einzulassen. Bis heute noch gilt bei der Leichenschau, als Voraussetzung jeder Todesfeststellung, als Grundkriterium, der irreversible Stillstand von Herz, Kreislauf und Atmung: Ein Toter, eine Leiche mit schlagendem Herzen ist undenkbar!

Diese „alte" Definition stand aber einer Organentnahme im Weg. So wurde 1968, nur ein Monat nach der ersten Herztransplantation, eine Kommission in der Harvard Medical School eingesetzt, um eine neue Definition zu erstellen. Das 13-köpfige Komitee bestand aus 10 Ärzten (Transplanteure, Anästhesisten, Neurologen, Psychiater), einem Anwalt, einem Theologen und einem Historiker. Der Titel der Arbeit: „A Definition of irreversible coma – Report of the Ad Hoc Committee of the Harvard Medical School to Examine the Definition of Brain Death". Der Bericht wurde am 5 August 1968, nach weniger als 6 Monaten, veröffentlicht. Diese neue Todesdefinition setzte sich rasch in den meisten Staaten durch, obwohl sie in jeder Hinsicht einem Kulturbruch gleich kam – und bis heute weltweit in Frage gestellt wird.

Die Mitglieder der Ad Hoc Kommission hatten unterschiedliche Motive für die Etablierung des „Hirntod-Konzeptes". Der Vorsitzende Beecher, Anästhesist, wollte angeblich sinnlose Beatmungen von Patienten mit infauster Prognose verhindern. Der Neurologe und EEG Pionier Schwab wollte die Etablierung der EEG Diagnostik zur Todesfeststellung. Beecher und Schwab wollten den ‚Hirntod' als Zeitpunkt eines Behandlungsabbruches festschreiben, nicht aber als Todesdefinition. Der Transplantationschirurg Murray und der Neurochirurg Sweet wollten aber genau dies. Sweet wollte die ‚Hirntod-Definition' um die Beschaffung von Organen zu erleichtern. Diese differierenden Interessen können erklären, weshalb keine wissenschaftliche Herleitung und Begründung erfolgte. Bedeutsam ist es deshalb, da immer behauptet wird, die Gleichsetzung Hirntod ist gleich Tod sei naturwissenschaftlich begründet.

Folgender Bericht ist zunächst verwirrend: „Als Harvard Student, der an medizin-ethischen Frage interessiert war, arbeitete ich eng mit mehreren Mitgliedern des Ad hoc Committees zusammen ... Keins der Mitglieder war so naiv zu glauben, dass Menschen im Hirntod tot seien im traditionellen biologischen Sinn des irreparablen Verlust der körperlichen Integration". Es sollte nur ein Zweck erreicht werden: Die Gewinnung von Organen zur Transplantation zu erleichtern.

Bevor der Anästhesist Beecher in die Neudefinition des Todes involviert war, beschäftigte er sich mit Folterforschung. Er traf sich u.a. mit Schreiber, der als Generalarzt an den Menschenversuchen im KZ Dachau beteiligt war und später, 1948, beim US-Militärgeheimdienst anheuerte. Es ging um Verhörtechniken, mit Stehfolter, Hundeattacken, Mescalin- und Pentothalininjektionen. Mit dieser offenen Grundhaltung gegenüber

Folter, Mord, sowie Nutzung und Verwertung von Menschen für medizinische Experimente, wurde Beecher 1968 Vorsitzender eines Komitees ethischer Fragen bei Experimenten mit Menschen an der Harvard University, zusammen mit Murray, dem 1954 die erste Nierentransplantation gelang. Beide wandten sich an den Dekan der Harvard Medical School, Robert Ebert, mit einem Anliegen: „Dr. Murray und ich sind beide der Ansicht, dass die Zeit gekommen ist, die Definition des Todes näher zu bedenken. Jedes größere Krankenhaus ist voller Patienten, die geeignete Organspender brauchen" – diese Formulierung ist eine Bestätigung der utilitaristischen ‚Hirntod'-Setzung.

„Ad Hoc" bedeutet im Lateinischen: zu diesem Zweck, auf die Schnelle, ohne zu vertiefen. Logischerweise findet man in der gesamten Arbeit keine wissenschaftliche Begründung, weshalb der Funktionsausfall des gesamten Gehirns als Kriterium für den Tod gelten soll.

Die Arbeit beginnt mit folgenden Sätzen:

> „Unser primäres Anliegen ist, das irreversible Koma als neues Todeskriterium zu definieren.
> Es gibt zwei Gründe für den Bedarf an einer neuen Definition:
> 1. Der medizinische Fortschritt auf den Gebieten der Wiederbelebung und der Unterstützung lebenserhaltender Funktionen hat zu verstärkten Bemühungen geführt, das Leben auch schwerstverletzter Menschen zu retten. Manchmal haben diese Bemühungen nur teilweise Erfolg: das Ergebnis sind dann Individuen, deren Herz fortfährt zu schlagen, während ihr Gehirn irreversibel zerstört ist. Eine schwere Last ruht auf diesen Patienten, die den permanenten Verlust ihres Intellekts erleiden, auf ihren Familien, auf den Krankenhäusern und auf solchen Patienten, die auf die von diesen komatösen Patienten belegten Krankenhausbetten angewiesen sind.
> 2. Obsolete Kriterien für die Definition des Todes können zu Kontroversen bei der Beschaffung von Organen zur Transplantation führen. ... Wenn die Eigenschaften zufriedenstellend definiert und in die Tat umgesetzt werden können – und wir meinen es ist möglich – werden viele Probleme verschwinden oder leichter zu lösen sein".

Darum musste also ein *neues* Todeskriterium definiert werden! Aus der Geschichte der Intensivmedizin ergibt sich keine Notwendigkeit dazu.

Das Anliegen wird deutlich beschrieben; der erste Grund bezieht sich auf die Entwicklung der Intensivmedizin. Dass aber eine „schwere Last" auf den Patienten ruhen soll, die im ‚Hirntod' liegen, ist unlogisch und unverständlich – sind sie „für tot" erklärt worden, oder sind sie doch nicht tot? Wer will das von außen beurteilen können? Ist es eine Projektion des eigenen Unvermögens mit solchen Zuständen umzugehen? Die Krankenhäuser sind für solche Aufgaben eingerichtet. Diese „für-tot-erklärten" Patienten (also doch keine Toten?) würden Betten belegen, die in Zeiten knapper Ressourcen besser für andere Patienten verwenden werden könnten. „Denn die Ärzteschaft schreckte damals davor zurück, die künstliche Beatmung eines irreversibel komatösen Patienten abzustellen, da sie der Meinung war, den durch den Beatmungsabbruch mittelbar eintretenden Tod im Sinne eine ‚aktiven Tötung' verantworten zu müssen" (Hoff, In der Schmitten). Diese Begründung spiegelt ein damals noch offenes Problem. Sie ist heute hinfällig. Aus ethischen Gründen muss für jede Behandlung eine patientenbezogene Indikation vorhanden sein, um eine Behandlung – Beatmung ist Behandlung eines Patienten – durchzuführen. Die Prognose bei solchen Patienten ist infaust, sodass man die Behandlung einfrieren oder abbrechen kann. Die Erfahrung lehrt darüber hinaus, dass Patienten im Hirnversagen trotz Intensivtherapie innerhalb weniger Stunden oder Tage meist versterben. Für die Intensivmedizin ist also die „Für-Tot-Erklärung" im ‚Hirntod' nicht nötig. Dieser Bezug wurde in der Anfangsphase des „Hirntod-Konzeptes" betont; es ist interessant zu beobachten, dass in der weiteren Entwicklung dieser Bezug nicht mehr auftaucht. In Podiumsdiskussionen wird den sog. ‚Hirntod'- Gegnern heute neuerdings vorwurfsvoll die Frage gestellt, wie man mit den vielen Tausenden „Sterbenden" auf Intensiv umgehen solle, sie würden Bettenkapazitäten unnötig blockieren. Dieser Vorwurf ist aus ethischen und rechtlichen Aspekten nicht konsistent. Zum Zweiten zeigt eine kurze Zahlenbetrachtung die Absurdität des Vorwurfes: Bei etwa 4000 ‚Hirntoten' pro Jahr, 1245 Intensivstationen und 25519 Intensivbetten (BRD 2011) kommen 3 „Hirntote" pro Intensivstation und Jahr oder 0,15 ‚Hirntote' pro Intensivbett und Jahr. Ein solcher Vorwurf entbehrt jeder empirischen Grundlage.

Die Zweckgebundenheit der neuen Todesdefinition, der „Für-Tot-Erklärung" im ‚Hirntod', wird vom Komitee selber beschrieben, nachdem die bisherigen Todeskriterien kurzerhand dogmatisch und ohne Begründung für veraltet deklariert werden. Hier wird überdeutlich eine „um zu" Ethik praktiziert, oder eine Ethik als „Serviceleistung" in die Tat umgesetzt, weil Organe benötigt werden. Die Interessen sind sehr deutlich: Es geht um eine Vor-Verlegung des Todes, um Organe entnehmen zu können, ohne zu töten. Die angeführten Gründe sind allein pragmatischer Natur, sie reflektieren nicht die Interessen des schwerkranken Patienten. Es wurde das Interesse anderer Menschen daran berücksichtigt, den Sterbenden möglichst früh für tot zu erklären, in Hinblick auf die Organentnahme (Spaemann).

Die Bedürfnisse der Transplantationsmedizin standen für die Mitglieder des Komitees im Vordergrund. Interne Berichte und unveröffentlichte Dialoge enthüllen, dass die bekannten Eigenschaften eines idealen Organspenders leitend waren in der Frage der neuen Definition des Todes. Das Committe war einzig und alleine dazu qualifiziert, den ‚Hirntod' über die Nützlichkeit für die Transplantation zu definieren. Das Komitee kam zusammen, um festzusetzen, wie er am geeignetsten definiert werden könne. Der Dekan der Fakultät, Ebert, schrieb an das Komitee: „Ich glaube, dass die Fakultät der Harvard Medical School mit ihrer Vorreiterrolle bzgl. des Interesses an Organtransplantation besser als eine Einzelgruppe dafür ausgerüstet ist, dieses Gebiet zu beleuchten". Er ermahnte auch das Komitee, die begonnene Arbeit rasch abzuschließen. Im Beschlussentwurf des Komitees wurde der Zusammenhang sehr deutlich formuliert: „Die Frage dieses Komitees kann nicht nur einfach lauten, den Hirntod zu definieren. Dies würde die Sache der Organtransplantation nicht voranbringen, weil es sich mit dem wesentlichen Thema, ob ein Chirurg legal, moralisch und medizinisch dazu autorisiert ist, ein lebendes Organ zu entnehmen, nicht auseinandersetzt". Ein weiterer Entwurf formulierte 4 Fragen, darunter die dritte: „Wann und unter welchen Umständen ist es rechtens, Gewebe und Organe eines unwiederbringlich bewusstlosen Patienten für eine Transplantation zu verwenden?" Die Antwort war: Wenn die Kriterien für das beschriebene irreversible Koma erfüllt sind. Die vierte Frage: „Kann es sich die Gesellschaft erlauben, Gewebe und Organe eines unwiederbringlich bewusstlosen Patienten wegzuwerfen, wenn sie zur Rettung eines hoffnungslos erkrankten aber heilbaren Patienten verwendet werden könnten?" Die Antwort: nein. Der Dekan meinte, dass einige der Formulierungen im Endbericht ‚unglücklich' seien, weil sie nahe legen, dass die Neudefinition des Todes deshalb gewählt wurde, um leichter Organe zu erhalten. Der veröffentlichte Endbericht enthielt die abgeschwächten Formulierungen des Dekans. Alle Mitglieder des Komitees achteten darauf, Bedenken, Kontroversen, Fragen und Widersprüchlichkeiten aus dem Schlussdokument herauszuhalten, um so den Eindruck von Vertrauen über den Konsens zu vermitteln. Das Komitee hatte intern erkannt, dass die Transplantationschirurgen nicht im Interesse des Organspenders handeln: Diese Bedenken behielt es für sich. Das Komitee zog auch nicht in Betracht, die Transplantationschirurgen wegen Befangenheit und Interessenkollisionen auszuschließen: Sie wurden aktiv mit einbezogen.

Ein Entwurf empfahl, die Todeszeichen alle 24 Stunden zu überprüfen, 3 Tage lang. Die Transplantationschirurgen waren entsetzt über diese lange Zeit. Im definitiven Bericht einigte man sich auf 24 Stunden.

Als Merkmale des neuen Todeskriteriums werden folgende genannt: Keine Reaktivität und Rezeptivität; keine Spontanatmung und Bewegung; komplette Areflexie und ein flaches Null-Linien EEG. Hier entstand ein weiterer Diskussionspunkt: Wenn das EEG als obligatorische Voraussetzung statuiert worden wäre, so hätte man in kleineren Krankenhäusern ohne EEG-Möglichkeit keine Organe entnehmen können. Die Nützlichkeits-Lösung: Wann immer verfügbar sollte ein EEG zu Überprüfungszwecken durchgeführt werden, eine gültige ‚Hirntod-Diagnose' könnte aber auch ohne EEG gemacht werden. Am EEG und an der Angiographie zeigt sich überdeutlich: Zur maximalen Sicherheit wäre die Durchführung dieser zwei Untersuchungen notwendig, da sie aber zu aufwändig und nicht in jedem Krankenhaus durchführbar waren, wurden diese Tests als fakultativ dargestellt.

Wer eine Begründung sucht, warum die irreversible Zerstörung des Gehirns dem bereits eingetretenen Tod bei schlagendem Herzen entsprechen soll, wird enttäuscht: Es ist keine zu finden. Eine wissenschaftliche Herleitung wird nicht gegeben, Fallstudien werden nicht erwähnt, ebenso wenig wissenschaftliche Forschungen. Es handelt sich um ein Positionspapier, nicht um eine wissenschaftliche Veröffentlichung. Stattdessen folgt eine relativ detaillierte Erklärung, wie dieser Zustand zu diagnostizieren sei, auch hierbei ohne wissenschaftlichen Hintergrund, ohne empirische Daten. Diese Vorgehensweise ist eine bis heute praktiziert Taktik. Bis heute gibt es weltweit keine Übereinstimmung der diagnostischen Kriterien und der Tests. Generell kann man eine leichte Tendenz beobachten, die Diagnostik zu erleichtern, also die Testverfahren weniger strikt und streng anzuwenden. So wurde recht bald die Forderung nach der kompletten Areflexie fallengelassen: Sogenannte Rückenmarksreflexe wurden als mit dem Tod kompatibel definiert, sogar als typisch für den Tod des Menschen definiert – die Zahl der Organspender wäre sonst zu gering gewesen.

Zur Rechtfertigung ihrer dogmatischen Setzung, als Legitimation durch die Autorität, führen die Autoren eine Erklärung des Papstes Pius XII von 1957 an: „Bei einem tief komatösen Menschen können die Vitalfunktionen über eine längere Zeit nur durch außergewöhnliche Mittel aufrecht erhalten werden. Die Verifikation des Todeszeitpunktes kann, wenn überhaupt, nur von einem Arzt vorgenommen werden. Manche haben vorgeschlagen, dass der Todeszeitpunkt derjenige Zeitpunkt ist, zu dem ein irreparabler und umfassender Hirnschaden besteht. Pius XII bestätigte, dass diese Feststellung nicht in der Kompetenz der Kirche liegt. Es obliegt dem Arzt, alle vernünftigen und gewöhnlichen Mittel zu ergreifen, um die spontanen Vitalfunktionen und das Bewusstsein wiederherzustellen, und darüber hinaus auch außergewöhnliche Mittel zu verwenden, soweit sie ihm dazu zur Verfügung stehen. Er ist dagegen nicht verpflichtet, in hoffnungslosen Fällen die Anwendung außergewöhnlicher Mittel unbegrenzt fortzusetzen. ‚Normalerweise ist man angehalten, nur gewöhnliche Mittel zu verwenden – entsprechend den Umständen der Person, Orte, Zeiten und Kulturen -, das heißt diejenigen Mittel, die einem selbst oder einem anderen keine schwere Last auferlegen'. Nach Ansicht der Kirche gibt es einen Zeitpunkt, an dem wiederbelebende Maßnahmen abgebrochen und dem Tod kein Widerstand mehr geleistet werden sollte“. Soweit das Zitat aus der Ad Hoc Kommission.

Im Harvard Papier wird nur diese eine Stimme angeführt, um den angeblich notwendigen Wandel ethisch zu rechtfertigen, dass die Umsetzung in der Kompetenz der Medizin alleine liege; die Äußerungen des Papstes werden aber unredlicherweise sinnentstellend zitiert, so als ob die Katholische Kirche die Hirntod-Konzeption gutheißen würde.

Wir müssen daher die Äußerungen des Papstes genauer analysieren.

Am 24.2.1957 fand in Rom das 1. Internationale Symposium über „Anästhesie und menschliche Persönlichkeit“ statt, dem war vom 15. bis 17.10.1956 der IX Nationalkongress der italienischen Gesellschaft für Anästhesiologie vorausgegangen. Es ging um moralische Fragen der neu sich konstituierenden Anästhesie. Eine Frage lautete: „Wann ist nach Anschauung der Kirche ein tief bewusstloser, zentral atemgelähmter Patient, dessen Leben bzw. Kreislauf nur durch künstliche Atmung aufrechterhalten bleibt, ohne dass auch nach Tagen eine Wendung zum Besseren eintritt, de facto oder de jure für tot zu erklären? Ist der Tod bereits nach dem schweren Schädeltrauma eingetreten, das die tiefe Bewusstlosigkeit und die zentrale Atemlähmung verursachte, deren unmittelbar tödliche Folgen jedoch zunächst durch Ausführung moderner künstlicher Atmung hintangehalten werden konnten? Oder tritt der Tod nach bisheriger ärztlicher Definition erst ein, wenn bei fortgeführter künstlicher Atmung der terminale Herz-Kreislaufstillstand erfolgt ist?“.

Diese Frage zeigt, dass man ein Bewusstsein für die Problematik der Todesdefinition hatte. Zu diesem Zeitpunkt waren die Ärzte noch gegen eine Vorverlegung des Todeszeitpunktes.

Die Antwort des Papstes Pius XII lässt keine Zweifel offen: Es sei Aufgabe des Arztes im Einzelfall den Tod des Patienten festzustellen; das Todesverständnis nach Gutdünken zu definieren oder gar den Todeszeitpunkt vorzuverlegen liege nicht in der Kompetenz der Ärzteschaft. Sakramente seien für die Menschen während ihres Lebens bestimmt; das Leben sei die „unerlässliche Bedingung für den Empfang der Sakramente“. Der Stillstand des Blutkreislaufes führe den Tod herbei, sei die Ursache für das Aufhören des Lebens. Der endgültige Stillstand des Kreislaufes bedeute die sichere Trennung von Seele und Leib, also den Tod des Menschen. Die Entfernung des Atemgerätes habe nach einigen Minuten den Stillstand des Blutkreislaufes zur Folge. „Wenn die Heilige Ölung noch nicht gespendet wurde, versuche man die Atemtätigkeit noch zu verlängern, bis es geschehen ist ... Wenn dieser endgültige Stillstand (*des Kreislaufes*) nach Ansicht der Ärzte die sichere Trennung von Seele und Leib bedeuten würde, selbst wenn bestimmte Einzelorgane ihre Tätigkeit noch fortsetzten, so wäre die Heilige Ölung sicher ungültig, denn ihr Empfänger wäre zweifellos kein Mensch mehr.“ „Doch lassen Überlegungen allgemeiner Art die Meinung zu, das menschliche Leben dauere so lange fort, als sich seine lebenswichtigen Funktionen von sich aus oder mit Hilfe von künstlichen Mitteln bemerkbar machen". Liegen unlösbare Zweifel vor, so wird man „Im Allgemeinen ... an der Fortdauer des Lebens festhalten, da es sich um ein grundlegendes, vom Schöpfer empfangenes Recht handelt, dessen Verlust mit Sicherheit bewiesen werden muss".

Die Ansprache des Papstes von 1957 als Begründung oder Legitimation für die Gleichsetzung „Hirntod ist gleich Tod des Menschen" ist nicht statthaft, ist unredlich, entbehrt der historischen Grundlage. Der Papst hatte genau das Gegenteil einer Unterstützung des ‚Hirntod-Konzeptes' geliefert.

Einer der ersten, der das Hirntod-Konzept kritisierte, war der Philosoph Jonas.

Auch wenn einige Aspekte damals noch nicht bekannt waren, ist die Arbeit von Jonas: „Gegen den Strom" bis heute unübertroffen; daher ist sie im Anhang fast vollständig wiedergegeben.

Es wird nach wie vor versucht, den Zusammenhang des „Hirntod-Konzeptes" mit der Transplantation zu vermeiden oder zu leugnen. So schreibt die Bundesärztekammer in der Bekanntmachung: Kriterien des Hirntodes, vom 9 Mai 1997: „Die Hirntod-Diagnostik hat in Deutschland eine Vorgeschichte von mehr als 30 Jahren. Damals wurden vor allem durch den Ausbau des Rettungsdienstes, die Beschleunigung des Transportes Schwerstverletzter und die stete Weiterentwicklung der Intensivmedizin vermehrt Personen mit schwersten Hirnschädigungen, Koma, Atemstillstand und Stillstand der Hirndurchblutung beobachtet, die früher kaum lebend das Krankenhaus erreicht hätten. Dabei ergab sich die drängende Frage, wie lange in diesen speziellen Verläufen die neuen intensivmedizinischen Maßnahmen mit Intubation und künstlicher Beatmung noch aussichtsreich sein können oder wann sie beendet werden dürfen. Hierzu wurde auf dem Deutschen Chirurgenkongreß 1964 in München ein erstes, einfaches Diagnose-Schema erörtert. Die Deutsche Gesellschaft für Chirurgie hat 1968 diese Todeszeichen eingehender beschrieben. Im gleichen Jahr wurden in den USA die Harvard-Kriterien publiziert. *Es sei ausdrücklich darauf hingewiesen, dass es zur Zeit der Entwicklung der Hirntod-Diagnostik für die Intensivmedizin noch keine Transplantationsmedizin gab; sie begann in Deutschland erst Anfang der siebziger Jahre*". So der Text. In Deutschland wurden bereits vor 1970 Organe transplantiert: Diese Aussage ist also in vielerlei Hinsicht historisch falsch!

Der ‚Hirntod' als Erkrankung (korrekterweise Hirnversagen) hängt eng mit der Entwicklung der Intensivmedizin zusammen. Es gab Hoffnungen, mit genauerer Feststellung dieser Erkrankung, dieses Zustandes einen sicheren Punkt zu haben, um Wiederbelebungsmaßnahmen abbrechen zu können: quasi als Sicherung der Prognose. Man hatte die Befürchtung, man würde mit diesen Patienten die knappen Intensivbetten verstopfen. Von EEG und Angiographie erhoffte man sich die gewünschte Sicherheit.

Die Notwendigkeit, den ‚Hirntod' als Tod des Menschen zu setzen, findet ohne Zweifel mit der Entwicklung der Transplantation ihre Begründung. Man wollte aus den bis dahin vorherrschenden Unsicherheiten herauskommen, man wollte Organe entnehmen können, ohne ein Tötungsdelikt zu begehen, man wollte Rechtssicherheit für die Ärzte bekommen. Die Harvard-Gründe sind nicht patientenbezogen, sondern alleine fremdnützig zugunsten der Krankenhäuser und überdeutlich zugunsten der Transplantation und der Organgewinnung. Geschichtlich zeigen die Tagungen und die wissenschaftlichen Argumentationen um das Harvard Komitee herum sehr klar: Ohne Transplantationsbedürfnisse hätte es die Harvard Kommission und die ‚Hirntod-Festsetzung' als Tod des Menschen nicht gegeben. Aus der Intensivmedizin lässt sich jedenfalls die Notwendigkeit dieser ‚Für-tot-Setzung' nicht begründen.

Kapitel 10

Weitere Entwicklungen

Aktuelle Diskussionsbeiträge erwähnen den Zusammenhang mit der Intensivmedizin nicht mehr, dafür die Notwendigkeit des ‚Hirntod-Konzeptes' für die Transplantationsmedizin umso mehr. Im Wesentlichen gibt es folgende Argumentations-Schienen:

Das Geistigkeitsargument

Die Einheit von Leib und Seele, die Ganzheit mache den Menschen aus. Sie wird am Gehirn festgemacht, weil dieses Organ als Sitz des Bewusstseins das typisch Menschliche sei. Eine Ganzheit kann man aber nicht an einem einzelnen Organ festmachen. Es ist darüber hinaus empirisch nicht zu belegen, dass das Bewusstsein alleine am Gehirn festzumachen ist – diese Aussage ist also nur eine Behauptung. Die Argumentation ist typisch bioethisch: Sie macht den Menschen und seine Würde am aktuellen Haben von bestimmten Fähigkeiten fest, in diesem Fall an vermeintlich gehirn-gebundenen Fähigkeiten. Durch ständige Wiederholung bekommt sie weder Gültigkeits- noch Wahrheitscharakter.

Die utilitaristische Argumentation

Im Ärzteblatt der Niederlande 1992 stand, dass die „Einführung der Anschnallpflicht in Personenkraftwagen am 1.8.1984 und die Helmpflicht für Motorrad- und Mopedfahrer ab 1.10.1985 ... die Zahl der potenziellen Organspender erheblich verringert" hat; auch die „Vereinfachung der Hirntoddiagnostik konnte dieses Defizit nicht beseitigen".

In 2 Stellungnahmen der Ethik Kommission der Bundesärztekammer 1997 wird die Absicht überdeutlich. Dort heißt es mit identischen Formulierungen: „Die Entnahme eines lebensnotwendigen Organs ist aus ärztlicher Sicht nur dann erlaubt, wenn bei dem möglichen Spender ... der Tod festgestellt wird. Die Spende eines lebensnotwendigen Organs durch eine lebende, mithin auch durch eine sterbende Person verlangt vom Arzt eine Tötung zugunsten Dritter und ist mit dem ärztlichen Ethos nicht zu vereinbaren" ... „Den Hirntod nicht als Todeskriterium zu akzeptieren und gleichwohl Organentnahmen nach diesem Zeitpunkt durchzuführen, widerspricht grundlegend der Ethik ärztlichen Handelns. Wer den Hirntod nicht als Todeskriterium akzeptieren kann, muss daher auf Transplantationen lebensnotwendiger Organe verzichten". Eine wissenschaftliche Begründung fehlt, die Argumentation wirkt wie eine Erpressung.

Nagel verwendet diese Denkfigur noch 2015: „Dem entsprechend können nur Organe von Patienten transplantiert werden, bei denen Ärzte den Hirntod aufgrund mehrerer Kriterien festgestellt haben. Der Hirntod ist also eine zwingende Voraussetzung für eine Organspende – würde dieser in Frage gestellt oder gar nicht mehr als Kriterium für die ‚Dead Donor Rule' gelten, könnten Ärzte aufgrund ihres Selbstverständnisses keine Organe mehr entnehmen. Schließlich dürfen sie das Leben ihres Schutzbefohlenen nicht aktiv beenden. Die Organspende käme also zum Erliegen, und das ist unbedingt zu vermeiden" (Professorenforum). Er spricht von *Patienten*, nicht von Toten! Zum wiederholten Mal wird also bestätigt, dass die Gleichsetzung „Hirntod = Tod" zum Zwecke der Organentnahme eingeführt wurde, und dass diese nicht in Frage gestellt werden darf, da sonst die gesamte Transplantationsmedizin verunmöglicht werden würde; implizit wird aber gleichzeitig anerkannt, dass der ‚Hirntod' eine transplantationsgerechte, willkürliche Festsetzung ist, aber nicht der Tod des Menschen, wenn gesagt wird, dass Ärzte ohne dieses Konstrukt bei Organentnahme töten würden.

Im März 2014 hatten die neurologischen Fachgesellschaften sich klar und deutlich für das ‚Hirntod-Konzept' als den Tod des Menschen ausgesprochen, als sichere Diagnose, als notwendige Voraussetzung für eine Organentnahme. Die Non-Heart-Beating-Donor-Regel wurde als zu unsicher abgelehnt. Die Beteiligung mindestens eines geschulten Neurologen bei der Hirntod-Diagnostik wurde gefordert.

Am 24. Februar 2015 haben die Deutsche Gesellschaft für Neurologie (DGN), die Deutsche Gesellschaft für Neurointensiv- und Notfallmedizin (DGNI) und die Deutsche Gesellschaft für Neurochirurgie (DGNC) die Stellungnahme des Ethikrates kommentiert: Die Hirntoddiagnostik sei eine der sichersten Diagnosen in der Medizin (Kapitel 13), es müsse aber gefordert werden, dass ein dafür geschulter Neurologe einer der beiden Ärzte sei; am Konzept des Hirntodes als Tod des Menschen müsse festgehalten werden; die Organentnahme sei nur möglich und zulässig, wenn der Tod des Spenders festgestellt worden sei. Kritische Töne zum ‚Hirntod-Konzept', wie sie der Ethikrat formuliert hat, sind nicht zu lesen.

Im Juli 2015 hat die Bundesärztekammer die neuen Richtlinien zur Feststellung des Todes herausgegeben. Einzige wirkliche Neuerung: Statt wie bisher das Wort Hirntod zu verwenden, wurde der Begriff „irreversibler Hirnfunktionsausfall" eingeführt: ‚Hirntod' sei ein „umgangssprachlicher Begriff" der zu Missverständnissen geführt habe, so der Präsident der

Bundesärztekammer; es sei medizinisch-wissenschaftlich präziser, vom irreversiblen Hirnfunktionsausfall zu sprechen, er sei das sichere Todeszeichen. Seit über 30 Jahren wird von den kritisch eingestellten Menschen der Begriff Hirnversagen verwendet und vorgeschlagen – als Erkrankung, nicht als Todeszeichen. Die Bundesärztekammer hat sich seither geweigert diesen Begriff zu verwenden, mit der Begründung der ‚Hirntod' sei wissenschaftlich-medizinisch der Tod des Menschen, er sei der korrekte Begriff. Sie bekennt so, über 30 Jahre lang einen medizinisch-wissenschaftlich nicht korrekten Begriff verwendet und gegen alle Logik verteidigt zu haben. Wie glaubhaft ist eine solche Institution? Oder ist es die vorsichtige Distanzierung von einer nicht haltbaren Position? Dass es sich lediglich um eine Wortspielerei handelt, zeigt die Formulierung, dass der irreversible Hirnfunktionsausfall sicher und unzweifelhaft der Tod des Menschen sei. Die Grundlagen für die Feststellung des Hirnfunktionsausfalls seien seit mehr als 30 Jahren unverändert. Die Bundesärztekammer bleibt bei ihrem logischen Denkfehler: Aus dem Ausfall der Funktionen eines Organs kann nicht geschlossen werden, dass dieses Organ tot ist, schon gar nicht, dass ein Organismus als Ganzer gestorben ist.

Die ‚Hirntod'-Diagnostik sei ein „unverzichtbares Instrument" auf der Intensivstation, unabhängig von der Frage einer eventuellen Organspende – zur Begründung der Richtlinie und der einzelnen Schritte werden aber nur Stellen aus dem Transplantationsgesetz genannt...eine typische Zirkelargumentation, da das Gesetz aufgrund der Aussagen der Bundesärztekammer formuliert wurde. Kritische Literatur ist nicht aufgeführt.

Die Richtlinie übernimmt die Formulierung des Gesetzes, dass die Bundesärztekammer den Stand der Erkenntnisse der medizinischen Wissenschaft feststellt. Es findet sich kein Hinweis darauf, dass die Bundesärztekammer sich in Interessenkonflikten befindet und als Standesvertretung dazu prinzipiell nicht befähigt ist, einen solchen Erkenntnis-Stand zu definieren. Sie übernimmt stillschweigend die bisherigen logischen und systemischen Denkfehler. Neu ist lediglich, dass das Bundesgesundheitsministerium die Richtlinie zu genehmigen hat und in Zukunft genehmigen muss, sodass es Verantwortung dafür übernimmt. Das Vorgehen ist geblieben: Prüfung der Voraussetzungen, Feststellung des Komas, der Hirnstamm-Areflexie und der Apnoe, sowie der Nachweis der Irreversibilität. Den Voraussetzungen ist mehr Raum gewidmet, es wird das Thema Hypothermie erwähnt mit Hinweisen worauf zu achten sei. Damit wird zugegeben, dass auf diesem Feld Probleme bestehen. Spiegelbestimmungen für Medikamente, Virustiterbestimmungen sowie Testungen auf genetische Polymorphismen sind leider nicht als Pflicht eingeführt worden. Nur bei einem seltenen primären infratentoriellen Hirnschaden muss ein EEG durchgeführt werden, oder der Nachweis des zerebralen Zirkulationsstillstandes, mittels Dopplersonographie oder Perfusionsszintigraphie bzw. CT-Angiographie erbracht werden. Eine generelle Pflicht zu EEG und Dopplersonographie sowie Angiographie oder gar SPECT wurde nicht eingeführt. In diversen Kommentaren aus der Ärzteschaft wird betont, dass Angiographie, Szintigraphie sowie Dopplersonographie neu eingeführt worden seien – vergleicht man genau die Texte, so stimmt diese Aussage nicht: Sie waren in der dritten Fortschreibung bereits als Alternative vorgesehen.

Neu ist, dass diese Untersuchungen von einem entsprechenden Facharzt durchgeführt werden müssen. Die Qualifikationen für die Ärzte, die die Feststellung des irreversiblen Hirnfunktionsausfalls durchführen können, ist lediglich als Empfehlung beschrieben. An dieser Stelle hätte man von der Bundesärztekammer sehr genaue Bestimmungen erwarten müssen, da sie für die Qualifikation der Ärzte (Facharzt, Zusatzqualifikationen) sehr genaue Mustervorgaben macht. Nicht näher spezifizierte Qualitätssicherheitsmaßnahmen sind für die Krankenhäuser eingeführt worden, in denen diese Diagnostik durchgeführt wird.

Insgesamt sind kaum relevante Änderungen eingeführt worden, außer einigen kosmetischen Korrekturen – strengere Regelungen waren auch nicht zu erwarten, um die ohnehin schwierige Rekrutierung von Spendern nicht zusätzlich zu erschweren. Vertrauen und Glaubwürdigkeit werden so nicht gewonnen!

Die kritische Literatur hat seit 1968 enorm zugenommen; daher werde ich nur die wichtigsten Schritte erwähnen.

Sehr oft wird eine Arbeit von Birnbacher 2007 zitiert. Er beginnt mit einer typischen bioethischen Fragestellung: Ohne Begründung behauptet er, die Definition des Menschen als biologische Gattung sei ein ungelöstes Rätsel. Diese Fragestellung ergebe sich aus den neuen Errungenschaften der medizinischen Möglichkeiten. Lösungen, Fragen, methodische Zugänge hingen davon ab, welche Art von Projekt der Philosoph mit seiner Analyse verfolgt: Eine bioethische Zugangsweise, um das jeweilige Projekt zu rechtfertigen. Nach der Schilderung diverser philosophischer und ethischer Ansätze kommt er zu dem Schluss, dass die Frage nach Leben und Tod primär im Biologischen liegen würden. Er spaltet das Leben begrifflich in zwei Bereiche auf: das organismische Leben und das mentalistische Leben. Diese Aufteilung ist letztlich die längst überholte dualistische, cartesianische Auffassung in res externa (das Körperliche) und res cogitans (Innenwelt, Bewusstsein, geistige Fähigkeiten). Die wesentliche Eigenschaft des organismischen Lebens sei die Selbstorganisation unter Zuhilfenahme äußerer Ressourcen; daher sei ein hirntoter Mensch unter einer Beatmung genau so lebendig wie ein Embryo „unter Zuhilfenahme des mütterlichen Uterus". Wenn das zweite echtes Leben sei, so müsse das Erstere ebenso echtes Leben sein. „Solange ... die Funktionsweise des

Organismus koordiniert und integriert ist und nur einige wenige (oder, im Normalfall des Hirntodes nur eine) der Funktionen von außen reguliert wird, lässt sich die Konsequenz, dass wir es mit echtem organismischen Leben zu tun haben, nicht umgehen". Eine rein mentalistische Position, also das Vorhandensein oder nicht von Bewusstsein und Empfindungen, müsste aber der gesamten pflanzlichen Welt und den vielen nicht-empfindungsfähigen tierischen Lebensformen Lebendigkeit absprechen. Mentales Leben, Bewusstseinsleben ist eingebettet in das organismische Leben, es hängt davon ab. Der Körper kann ohne Bewusstsein existieren, umgekehrt nicht. Rationales, gegenständliches Bewusstsein hängt von der Existenz eines funktionsfähigen, also lebendigen Körpers ab. Aus diesen Überlegungen folgt, dass für die Definition des Todes der organismische Begriff zu verwenden sei, der Hirntod als Kriterium des organismischen Todes sei ungeeignet, die ‚dead donor rule' könne für die Transplantationen nicht aufrechterhalten bleiben. „Bei den Explantationen von Organen vom Hirntoten werden einem *lebenden Organismus* Organe entnommen, was angesichts des Univozitätsdesiderats darauf hinausläuft, dass diese Organe einem *lebendigen menschlichen Individuum* entnommen werden. Das Hirntodkriterium ist kein adäquates Kriterium *für den Tod*". Der Autor widerspricht sich, wenn er einschränkt, dass diese Menschen nur deshalb leben, weil sie zum Zweck der Organentnahme mithilfe der „ärztlich-technischen Kunstgriffe am Leben" gehalten werden. Moralisch relevant sei aber das Bewusstsein, also das weiter oben verworfene mentale Leben, daher sei der Hirntod ein sicheres Kriterium für den mentalen Tod. Die Metakriterien, die beachtet werden müssen, sind nach Birnbacher folgende: Es muss empirisch zugänglich sein, es müssen sichere Testverfahren vorhanden sein, es muss eindeutige Antworten geben, es muss ein zuverlässiger Indikator des Todes sein. Merkwürdig ist aber, dass alle die von ihm genannten Kriterien nicht erfüllt sind.

Diese Arbeit, obwohl sie deutlich den Hirntod als den Tod des Menschen für nicht adäquat definiert, ist der Versuch über typische bioethische Argumentationsmuster den ‚Hirntod' als Entnahmezeitpunkt doch aufrecht zu erhalten. Die Trennung zwischen mentalem Leben und organismischem Leben widerspricht aber dem Menschenbild des Grundgesetzes in der BRD. Der Autor widerspricht sich selber, wenn er mit mentalistischen Positionen, die er vorher verworfen hatte, den Hirntod aufrechterhält.

Das Steuerungs- und Integrationsargument

Der pädiatrische Neurologe Shewmon (Los Angeles, USA) hatte häufig Hirntoddiagnosen durchgeführt und galt als Verfechter des Hirntodkriteriums. Aufgrund eigener Erfahrungen kamen ihm 1989 erste Zweifel an der Richtigkeit des Hirntod-Konzeptes. Wichtige Argumentationsmuster des ‚Hirntod-Konzeptes' kamen u.a. durch ihn ins Wanken.

In einer ersten Arbeit 1998 führt er eine Metaanalyse der Jahre 1966 bis 1997 durch: Er untersucht alle erschienen Arbeiten zum Thema Hirntod, es waren 12219 Hirntod-Fälle. 175 Patienten erfüllten die Kriterien des Hirntodes und waren als Spender ‚qualifiziert'. Alle lebten länger als eine Woche, da sie aus diversen Gründen nicht explantiert wurden. In vielen anderen Arbeiten der darauffolgenden Jahre erwähnt er, dass viele Patienten nach der Hirntoddiagnose 10 und mehr Tage weiterleben würden. Bei 56 Patienten konnte Shewmon genügend Informationen erhalten:

28 Patienten überlebten mehr als 1 Monat
17 (1/3) überlebten mehr als 2 Monate
7 (13 %) überlebten länger als 6 Monate
4 (7 %) überlebten länger als 1 Jahr
1 Patient überlebt mehr als 14,5 Jahre

Es zeigte sich, dass Jüngere länger überlebten; dass Patienten mit primärer Hirnschädigung, die ‚gesündere' Organe hatten, weil sie von der Hirnschädigung nicht betroffen waren, eine bessere Überlebenschance hatten. Diese Arbeit ist deshalb wichtig, weil sie das Koordinationsargument widerlegt: Nach dem ‚Hirntod-Kriterium' müsste sich der Organismus sofort desintegrieren, zerfallen, es müsste sofort zum Herzstillstand kommen, weil die ‚Koordinationszentrale' Gehirn ausfällt. Empirisch wurde somit das Argument des „zentralen Integrators" widerlegt.

Die Dunkelziffer solcher lange überlebender Patienten dürfte erheblich höher sein; das ‚Hirntod-Konzept' sowie das ‚Management' der Patienten im Hirntod sind inkompatibel mit optimaler wissenschaftlicher Methodik: Empirische Studien lassen sich schwer durchführen. Es ist vielmehr eine sich selbst erfüllende Prophezeiung: Nach der ‚Hirntodfeststellung' werden entweder Organe explantiert oder die Beatmung abgestellt.

Shewmon kommt zu dem Schluss: „Das Phänomen des chronischen Hirntodes setzt voraus, dass die integrative Einheit des Körpers von der gegenseitigen Interaktion seiner Teile stammt, nicht von einem ‚top-down' Befehl eines kritischen Organs".

Shewmon untersucht die Prämissen des ‚Hirntod-Konzeptes' in logischer, ethischer und biologischer Hinsicht: Er nimmt sowohl das Argument des zentral koordinierenden Organs als auch das ‚Geistigkeits-Argument' unter die Lupe. Viele Arbeiten, auch von Befürwortern des

‚Hirntod-Konzeptes', äußerten in den Jahren 1993 bis 1996 begründete Zweifel an der Validität und Kohärenz des Konzeptes selbst. Man müsse adäquat unterscheiden zwischen dem Organismus als einer Ganzheit und einer puren Ansammlung von Organen, Gewebe oder Zellen. „Die aktive Opposition gegen Entropie muss daher die gegenseitige Interaktion zwischen allen Organen mit einbeziehen – daher das Adjektiv ‚integrativ'" (Shewmon). Das Bewusstsein ist keine notwendige Bedingung für somatische Integration: „Übereinstimmend mit der Rationale des orthodoxen Hirntodkonzeptes, ist Bewusstlosigkeit per se eine ernsthafte Form einer kognitiven Störung, nicht aber des Todes" (Shewmon). Das typisch Menschliche am Gehirn festzumachen (Intellekt, Erinnerung, Gefühle, Rationlität ...) ist eine mentalistische Position, die empirisch nicht bewiesen und nicht beweisbar ist; die Absurdität dieser Position zeigt sich auch darin, dass nach dieser Denkweise Pflanzen und niedrige Tiere nicht lebendig wären.

Nachdem Shewmon alle die Lebenszeichen analysiert hat, die im Kapitel 8 geschildert wurden, kommt er zu dem Schluss: Solange ein Organismus auch nur *eine* von diesen emergenten, holistischen Fähigkeiten besitzt, ist es ein ‚Organismus als ein Ganzes' und hat sich noch nicht desintegriert zu einer alleinigen Ansammlung von Organen, Zellen und Geweben. Die meisten der gehirn-vermittelten Funktionen sind nicht somatisch integrativ und die meisten somatisch integrativen Funktionen sind de facto nicht gehirnvermittelt. Viele Autoren messen den integrativen Funktionen des Herz-Kreislauf-Systems eine viel größere diagnostische Bedeutung bei. Die Koordinierungsfunktionen des Herz-Kreislauf-Systems können nicht gleichgesetzt werden mit dem Herzschlag alleine, Beatmung nicht mit Atmung oder Lungenfunktion. Selbst die Funktionen des Nervensystems können nicht alleine auf das Gehirn reduziert werden, da das Rückenmark nicht nur autonome Reflexe und den Gefäßtonus koordiniert, sondern auch Plastizität besitzt für primitive Formen des sensomotorischen ‚Lernens'. Integration ist inhärent nicht lokalisierbar.

Der optimale Organspender ist der Patient im Hirnversagen (mit ausgefülltem Totenschein!) mit stabiler Herz-Kreislauf-Situation; um einem Patienten eine ‚Chance zu geben, Organspender zu werden' muss er gut hydratiert werden (stabiler Flüssigkeitshaushalt), eine normale Elektrolyt-Balance haben und einen stabilen Blutdruck mit minimaler Dosis von Kathecholaminen (Blutdrucksteigernde Hormone): Es handelt sich um eine absolute Kontradiktion!

Shewmon spricht von der Litanei der integrativen Gehirnfunktion, sowie des sog. ‚Geistigkeits-Arguments'. Die gesamte Rationale sei „ein Paradebeispiel dafür, wie es aussieht, die Fakten solange zu filtern, bis sie in die Theorie passen". Er weist nach, dass das ‚Hirntod-Konzept' alleine zum Nutzen der Transplantationsmedizin benötigt wird. Ebenso konnte er zeigen, dass die vielen Arbeiten, die zur Begründung des ‚Hirntod-Konzeptes' verfasst worden sind, den strengen Kriterien der wissenschaftlichen Genauigkeit, von Peer-Review-Begutachtungen sowie der evidenzbasierten Kriterien nicht standhalten.

Die Wirkung seiner Arbeiten war und ist in USA enorm, in Deutschland hingegen relativ gering. Der amerikanische Ethikrat hat sogar die Definition des Lebens geändert, um das ‚Hirntod-Konzept' aufrechterhalten zu können; im Deutschen Ethikrat hat immerhin eine Minderheit den ‚Hirntod' als den Tod des Menschen verworfen.

Im Dezember 2008 hat der President's Council on Bioethics der USA ein White Paper veröffentlicht, mit dem Titel: Controversies in the Determination of Death.

Schon der Titel bestätigt die Existenz von Kontroversen. Die Erfordernisse der Transplantationsmedizin werden genannt, ein Rückgang der zu transplantierenden Organe sei nicht vertretbar, so das nicht zu hinterfragende Dogma. Es wird zugegeben, dass das integrierte Funktionieren des gesamten Körpers nicht nach Eintreten des sog. ‚Hirntodes' endet, dass auch nach einem ‚total brain failure' noch Hirnfunktionen vorhanden sein können. Das Hauptargument des ‚Hirntod-Konzepts', der enge kausale und zeitliche Zusammenhang zwischen Hirnfunktionsausfall und Sistieren der Körperfunktionen, sei nicht mehr aufrecht zu halten, sei empirisch widerlegt; das Gehirn sei nicht der Integrator aller Körperfunktionen. Die Behauptung, mit dem Hirntod sei der Tod des Menschen eingetreten, sei kaum überprüfbar und sogar eine sich selbst erfüllende Prophezeiung, da diese Patienten entweder explantiert würden, oder aber die Beatmung eingestellt würde. Das ‚Hirntod-Kriterium' sei philosophisch nicht überzeugend, er sei naturwissenschaftlich mit dem Tod des Menschen nicht gleichzusetzen.

Der Ethikrat stellt daher ein anderes Konzept von Ganzheit und Leben vor. Die Arbeit eines lebenden Organismus hinge von drei fundamentalen Fähigkeiten ab:

1. Offenheit für die Welt, d.h. Empfindlichkeit für Reize und Signale der Umgebung
2. Die Fähigkeit auf die Welt einzuwirken, um das zu erhalten was er braucht.
3. Die gefühlte Notwendigkeit, die den Organismus antreibt, so zu handeln wie er muss, um zu erlangen was er benötigt, und was seine Offenheit ihn als verfügbar erkennen lässt.

Ein Organismus mit „total brain failure“ muss als tot deklariert werden, wenn eine apparative Beatmung lediglich die „Anwesenheit des Todes maskiert“. Die Kommission beschäftigt sich lange mit der Frage der künstlichen Beatmung: Diese würde nur künstlich-apparativ das Lebendig-Sein vortäuschen.

Diese neue Begründung ist problematisch, da sie radikal vom bisherigen naturwissenschaftlichen Verständnis von Leben abweicht. Nach dieser ‚Definition' sind z.B. Embryonen keine Lebewesen, hingegen der Darm, die Verdauung sehr wohl ... Sie ist ferner alleine den Erfordernissen der Transplantation geschuldet: Würde das ‚Hirntod-Konzept' aufgegeben werden, so würde ein massiver Rückgang der verfügbaren Organe eintreten; oder man müsste die ‚dead donor rule' aufgeben – beide Optionen seien nicht zu vertreten. Hier zeigt sich die positivistisch-reduktionistische, utilitaristische Modell-Konstruktion, die teleologisch, vom Ziel der Transplantation her, begründet wird. In den USA wurde dieser Bericht heftig diskutiert. In der Bundesrepublik wurde er hingegen kaum zur Kenntnis genommen. Die Bundesärztekammer verschweigt in den neuen Richtlinien unredlicher Weise die Argumentationen des Berichtes, sowie die Arbeiten von Shewmon. Wissenschaftlich korrekt ist solches Vorgehen nicht.

Würmeling war 1998 Mitglied des wissenschaftlichen Beirats der Bundesärztekammer und ein vehementer Verfechter des Hirntodes als Tod des Menschen. Noch 2008 hatte er Kritiker des ‚Hirntod-Konzepts' als Fundamentalisten abgetan, die nichts verstanden hätten; das Gehirn sei die zentrale biologische Steuerungsinstanz, es würde alle Organe steuern; wenn das Gehirn ausgefallen sei, könne man lediglich von „einer künstlich lebend konservierten Leiche" sprechen. Im Juli 2010 dann folgende Formulierung: „Diese Begründung der These, der Hirntod sei der Tod des Menschen, war unwissenschaftlich und lediglich zweckgerichtet. Dennoch wurde sie weltweit akzeptiert, um Organtransplantationen möglich zu machen". Die utilitaristische Setzung „Hirntod ist gleich Tod" wird bestätigt. Der Neurologe Ferber schrieb mir: „Ich bin mir durchaus bewusst, dass das Konzept des Hirntodes als Ganztodkonzept nicht im engeren Sinne beweisbar ist".

In den Jahren 2007 bis 2013 sind diverse interessante Arbeiten erschienen, die die Gleichsetzung ‚Hirntod ist gleich Tod' in Frage gestellt haben. Die dead-donor-rule besagt, dass die Entnahme der Organe den Spender nicht töten darf, der Spender muss daher für tot erklärt werden, während seine Organe noch am Leben sind. Diese Argumentation sei aber nach den Erkenntnissen der vorangegangenen Jahre nicht mehr haltbar. Viele Autoren versuchten die non-heart-beating-donor Regel wieder einzuführen, um mehr Organe zu bekommen. Andere haben vorgeschlagen, dass ein gravierender irreversibler Hirnschaden, noch nicht ‚Hirntod', bei vorheriger Zustimmung für eine Organentnahme ausreichen würde.

Der Harvardprofessor für Bioethik und Anästhesist Truog und der Bioethiker der National Institutes of Health in Bethesda Miller haben

2008 einen bis dahin unvorstellbaren Vorschlag unterbreitet, um das fundamentale Dilemma der Transplantationsmedizin zu überwinden. „Die Begründung, warum diese Patienten für tot gehalten werden sollen, war nie völlig überzeugend. Die Hirntoddefinition erfordert den kompletten Ausfall aller Funktionen des gesamten Gehirns, dennoch bleiben bei vielen dieser Patienten wesentliche neurologische Funktionen erhalten wie die regulierte Abgabe von Hormonen aus dem Zwischenhirn" Die Gleichsetzung „Hirntod ist gleich Tod" sei inkonsistent und inkohärent, daran festzuhalten erfordere einen hohen Aufwand an Selbsttäuschung. Sie schlagen vor, sich von der „Tote-Spender-Regel" zu verabschieden: Bei Patienten mit irreversiblen, verheerenden Hirnschäden könne man Organe entnehmen, bevor lebenserhaltenden Maßnahmen wegen infauster Prognose beendet würden. Dies unter der Voraussetzung, dass eine gültige Zustimmung des Patienten vorliege und die Organentnahme unter Narkose stattfinden würde. Ob der Tod eintreten würde durch die Beendigung der Beatmung oder durch die Organentnahme sei nicht entscheidend. Die ethisch relevante Bedingung sei die gültige Zustimmung des Patienten: „Bei geeigneten Vorsichtsmaßnahmen wird kein Patient an der Organentnahme sterben, der nicht anderenfalls durch die Beendigung lebenserhaltender Maßnahmen sterben würde". Es sei ethisch nicht zu begründen, vitale Organe aus „Hirntoten" zu entnehmen, „wenn sie nicht wirklich tot sind". Es handelt sich nach den Autoren um Lebende, die Schmerzen empfinden, daher die Forderung der Narkose. Es sei so gerechtfertigt, von *„justified killing"* zu sprechen.

Diesem Vorschlag liegt eine Ehrlichkeit zugrunde. Abenteuerliche semantische Klimmzüge zur Begründung des ‚Hirntod-Konzeptes' werden überflüssig, ebenso wie schiefe und absurde Bilder der Rechtfertigung (‚innere Enthauptung'; ‚Der Hirntote ist definitiver tot als der klinisch Tote'). Der menschenunwürdige Anschlag auf die Intuition der Angehörigen würde nicht mehr nötig sein (Geisler). Kann Killing prinzipiell justified werden? Kann eine fremdnützig Tötung gerechtfertigt werden? Dieser Vorschlag sollte nicht über die einmalige Ungeheuerlichkeit hinwegtäuschen, dass zum ersten Mal in der Medizin-Geschichte der zivilisierten Welt Ärzte den Tod des Patienten herbeiführen dürften. Das Verlassen der ‚Tote Spender Regel' ist an die Bedingung der Irreversibilität gebunden, eine Prognose, die prinzipiell und besonders im Bereich der neurologischen Schäden sehr unsicher ist.

2010 sprach die American Academy of Neurology dem ‚Hirntodkonzept' die naturwissenschaftliche Begründung ab.

2010 hat in Deutschland die gründliche Arbeit von Müller die Diskussion über den Hirntod wieder belebt. Die Autorin untersucht anhand neuerer Bildgebungsverfahren die Sicherheit der Hirntod-Diagnostik. Selbst die neue Umdefinition des Lebens aus USA sei wissenschaftlich unhaltbar; die bisherigen Tests zur Hirntod Feststellung seien unzureichend, würden nicht den Ausfall *aller* Funktionen nachweisen, es würde de facto in Deutschland das Konzept des Teil-Hirntodes gelten; es müssten funktionelle Bildgebungsverfahren verpflichtend eingeführt werden. Um Angst und Schmerzen sicher zu vermeiden, müsse eine Narkose bei Organentnahme zwingend eingeführt werden; Organentnahme dürfe nur nach dem Willen des Betroffenen stattfinden.

Im März 2013 hat die Bundesärztekammer ein Arbeitspapier zum Verhältnis zwischen Patientenverfügung und Organspendeerklärung herausgegeben.

Mit Formulierungen wie „Aufrechterhaltung der Vitalfunktionen" sowie die „Fortführung der intensivmedizinischen Maßnahmen ... verlängert den Sterbeprozess" macht die Ärztekammer deutlich, dass Hirntote nicht tot sind. Therapie ist nur bei einem Lebenden möglich. Es lässt sich nur etwas verlängern, was vorhanden ist: wenn „*Vital*-Funktionen" aufrechterhalten werden, bedeutet dies, dass Leben vorhanden ist. Wenn der Sterbeprozess verlängert wird, so sind diese Patienten sterbende, also lebende.

Es gäbe Klärungsbedarf, da das Verhältnis zwischen Patientenverfügung und Organspendeerklärung ein schwieriges sei. Diese Aussage wird nicht begründet.

Das Verfassen einer Patientenverfügung mit Ablehnung intensivmedizinischer oder lebensverlängernder Maßnahmen sei verantwortlich für den Rückgang der Spendenbereitschaft. Die Bedingungen für die Gültigkeit einer Verfügung sind im Gesetz streng, sodass die meisten Verfügungen nicht gültig sind. Das Patientenverfügungsgesetz ist 2009 in Kraft getreten, die Zahl der Verfügungen ist nicht wesentlich gestiegen. Auch im Ausland hat sie nicht wesentlich zugenommen. Die Spendenbereitschaft nimmt stetig ab. Dass Verfügung und Organspendeerklärung „immer häufiger zusammentreffen", ist empirisch unbelegt, logisch sehr unwahrscheinlich.

Die Ärztekammer führt einige Fallkonstellationen auf. Wenn Organspendeerklärung und Verfügung vorliegen, sei die Weiterbehandlung mit dem Ziel, Organe zu entnehmen, mit einer Verfügung gegen intensivmedizinische Maßnahmen vereinbar. Aufgrund der Organspendeerklärung müsse man davon ausgehen, dass der Verfasser beider Willenserklärungen informiert sei und mit der Fortführung intensivmedizinischer Maßnahmen einverstanden gewesen sei. Gerade das Verfassen beider Erklärungen, die miteinander in Widerspruch stehen, zeigt, dass der Verfasser nicht genügend informiert ist: Die Gültigkeit beider Willenserklärungen muss in Frage gestellt werden. „Die Organspendeerklärung kann nicht durch die hypothetische Annahme entkräftet werden, dass sich der Patient über die Notwendigkeit der Fortsetzung intensivmedizinischer Maßnahmen nicht im Klaren gewesen sei". Wenn wir die bis heute betriebene „Aufklärung" betrachten, muss hingegen davon ausgegangen werden, dass der Betreffende nicht im Bilde war – so die empirischen Daten. Die Intention wird klar: Die Kammer entwertet die Verfügung, sie will letztlich die Organspendeerklärung höher werten, um kein Organ zu „verlieren". Leider ist der Informationsstand der Menschen, die eine Verfügung verfassen sowie eine Spendeerklärung abgeben, sehr schlecht. In der Regel erfüllt der Informationsstand nicht einmal die Mindestanforderungen eines informed consent.

Das nächste Szenario geht davon aus, dass Ärzte den bevorstehenden Eintritt des „Hirntodes" vermuten, bei vorliegender Verfügung und Spendeerklärung. Die Organspendeerklärung erlaube es nicht davon auszugehen, dass der Patient mit der Fortführung intensivmedizinischer Maßnahmen einverstanden sei. Diese Aussage steht im Widerspruch mit der des ersten Szenarios. Über die Möglichkeit einer Organspende kann mit den Angehörigen gesprochen werden erst, wenn die Voraussetzungen gegeben sind, nämlich der bereits eingetretene „Hirntod", dessen Feststellung aber einwilligungspflichtig ist – ein unlösbares Problem. Der vermutlich eintretende „Hirntod" bedeutet an sich schon eine infauste Prognose, daher sollte man bei vorliegender, entsprechend formulierter Verfügung, die Therapie in Absprache mit den Angehörigen reduzieren oder abbrechen.

Wenn eine Verfügung vorliegt, aber keine Organspendeerklärung, stellt die Kammer ohne Begründung fest, dass eine Organspende dennoch in Betracht komme. Man müsse die Angehörigen fragen, auch wenn intensivmedizinische Maßnahmen per Verfügung verneint wurden. Hier wird der Wille des Patienten zugunsten einer möglichen Organentnahme einfach übergangen!

Wenn weder Verfügung noch Organspendeerklärung vorliegen, seien die Angehörigen berufen über Organspende zu entscheiden; der Betreuer oder Patientenvertreter habe diese Entscheidung zu berücksichtigen. Die Konfliktsituation wird nicht thematisiert.

Die Patientenverfügung ist als Willensinstrument geregelt, die Hürden für die Gültigkeit der Formulierungen sind sehr hoch: Es ist eine Illusion zu glauben, eine Patientenverfügung könne Sicherheit am Lebensende geben. Die Ärztekammer versucht die Verfügung zu relativieren, zu übergehen, *um* Organspenden *zu* ermöglichen. Eine fundierte kritische Auseinandersetzung mit den inhaltlichen Widersprüchen der Verfügung wäre zu begrüßen. Unglaubwürdig macht sich die Kammer, wenn sie versucht, mit arglistigen Argumenten jede Situation zugunsten einer möglichen Organspende zu verdrehen: Dies kann für Ärzte juristisch gefährlich werden; Sicherheit und Vertrauen erzeugt dieses Verhalten der Kammer jedenfalls nicht.

Legt man die strengen Kriterien des Informed Consent zugrunde, die Voraussetzung sind für jede Vorausverfügung, so muss man die Gültigkeit sowohl der Patientenverfügung als auch der Organspendeerklärung in Frage stellen. Die Aufklärungs-Unterlagen zum Thema Organspende sind Werbung, arglistige Täuschung. Die Mindestanforderungen, die in der Medizin für eine wirksame Aufklärung gelten, sind nicht ansatzweise erfüllt. Dieses Problem wird von der Bundesärztekammer erwartungsgemäß nicht berührt. Dieses Arbeitspapier ist der Versuch, Argumente zu finden, um in jeder Situation die Möglichkeit der Organspende zu realisieren. Es werden Behauptungen ohne empirische Grundlage sowie Zusammenhänge ohne Begründungen aufgestellt.

Auf der Tagung der neurologischen Intensivmedizin in Berlin (ANIM, 29 bis 31 Januar 2015) führt der Philosoph Birnbacher folgendes aus: Die ‚dead-donor-rule' sei eine ethische Setzung. Sie legitimiere die Organ-Entnahme nur, wenn der Spender tot sei. Es sprächen mehr Gründe dagegen als dafür, dass der Hirntod als Todeskriterium ausreiche, aus anthropologischen Gesichtspunkten sei es keineswegs offensichtlich, dass der Mensch mit dem Hirntod bereits tot sei. Leben und Tod seien biologische Begriffe. Solange Lebensfunktionen wie Kreislauf, Atmung, Stoffwechsel sowie Selbstorganisation auch mit externer Hilfe erhalten bleiben, könne man nicht von Tod sprechen; die Prädikate lebendig oder tot seien nicht abhängig von der An- oder Abwesenheit von Bewusstseinsaktivität oder Hirnaktivität. Wenn Selbstorganisation ein wesentliches Lebensmerkmal sei, selbst wenn es unter Zuhilfenahme äußerer Ressourcen stattfinde, so sei nicht zu begründen, weshalb ein Embryo bzw. Fötus (unter ‚Zuhilfenahme' des mütterlichen Uterus) selbstverständlich als lebend definiert werde, während der Mensch im ‚Hirntod' als tot definiert werden solle. Bei beiden sei die Bedingung der Selbstorganisation gleichermaßen erfüllt. Anders formuliert: Wenn das Leben eines Embryos echtes Leben sei, dann müsse das Leben eines ‚Hirntoten' ebenso echtes Leben sein. „Solange die Funktionsweise des Organismus koordiniert und integriert ist", und lediglich die Funktion eines Organs von außen reguliert werde, handele es sich um Leben. Es handele sich um Lebende, unausweichlich Sterbende. Der Bedingung der dead-donor-rule und der anthropologischen Tatsache, dass es sich um lebende hirntote Spender handele, könne man nicht gleichzeitig gerecht werden. Sterbende für tot zu erklären, nur um der dead-donor-rule zu entsprechen, sei auch kein Weg. Das Dilemma sei nur zu lösen, wenn der ‚Hirntod' lediglich als Entnahmekriterium gelten würde. Die Gleichsetzung ‚Hirntod ist gleich Tod' sei eine juristische Fiktion; dem Hirntod-Kriterium fehle die anthropologische Legitimation. Aufgrund der Selbstbestimmung müsse „eine enggefaste Zustimmungsregelung" gelten. Dieser Vortrag ist der Versuch, die phänomenologische Realität des Hirntodes zuzulassen. Bemerkenswert ist die Tatsache, dass ein ehemaliger Befürworter des Hirntod-Konzeptes sich vorsichtig davon distanziert, um dann doch durch diverse Relativierungen den Hirntod als Entnahmekriterium pragmatisch-nützlich zuzulassen.

Am 24. Februar 2015 hat der Deutsche Ethikrat eine viel beachtete Stellungnahme veröffentlicht, mit dem Titel: Hirntod und Entscheidung zur Organspende.

Der Ethikrat kommt in seinen Schlussforderungen zu der Empfehlung, dass die Bundesärztekammer die Methodik der Hirntoddiagnostik dem Erkenntnisfortschritt anpassen müsse; die Anwendung in der Praxis müsse sichergestellt werden. Die Ärztekammer müsse dafür sorgen, dass die erforderliche Aus-, Fort- und Weiterbildung der Ärzte, die Hirntoddiagnostik durchführen, sichergestellt werde – das hat bisher nicht stattgefunden, obwohl sie dafür zuständig wäre.

In der Aufklärung der Bevölkerung sei eine „transparente Aufbereitung der Diskussion unerlässlich. Dabei sind auch die Argumente, die für und gegen das irreversible Erlöschen aller Hirnfunktionen (Hirntod) als Todeskriterium vorgebracht werden, darzulegen". Die Texte der Krankenversicherungen und der Bundeszentrale für Gesundheitliche Aufklärung seien einseitig. Im Gespräch mit den Angehörigen zur Einholung einer Entscheidung seien erhebliche Verbesserungen notwendig; die Beratung habe nondirektiv und ergebnisoffen zu erfolgen.

Das „Hirntod-Konzept" wird einer offenen Analyse unterzogen, es handele sich um eine kommunikative Herausforderung. Nach der Veröffentlichung des President's Council 2008 sei der Konsens zum „Hirntod-Konzept" brüchig geworden.

Nach der „Hirntod"-Feststellung „werden vorübergehend die Vitalfunktionen weiterhin aufrechterhalten" (Seite 26 und 45) – der indirekte Hinweis, dass ‚Hirntote' Lebende sind. Die Weiterbehandlung wird als „spenderzentrierte" Behandlung oder als „organprotektive Maßnahmen" bezeichnet – kein Wort von Seiten des Ethikrats, dass man nur Lebende behandeln kann. Die Fremdnützigkeit aller Maßnahmen wird verschwiegen. Man könne nicht davon ausgehen, dass der Spender Kenntnisse über den Zusammenhang zwischen Organspende, Hirntoddiagnostik und Spenderkonditionierung habe. Bei der Ermittlung des sog. Mutmaßlichen Willens bleibe ein „Auslegungsrisiko".

Bemerkenswert ist, dass ein Drittel der Mitglieder des Ethikrates die Gleichsetzung des „Hirntodes als Tod des Menschen" ablehnt, unter Berücksichtigung der bereits geschilderten Lebensphänomene. Die Organentnahme solle möglich sein, da der ‚Hirntod' eine Zwischenstufe zwischen Leben und Tod sei. Die Mehrheit bleibt beim ‚Hirntod-Konzept', da das Gehirn alle Funktionen koordinieren würde und das Zentrum des Bewusstseins sei. Ohne ‚Hirntod-Konzept' sei eine Organentnahme nicht möglich, die Tote-Spender-Regel dürfe nicht verlassen werden: eine utilitaristische Begründung.

Im März 2015 hat die Akademie der Wissenschaften Leopoldina eine grundlegende Reorganisation der Transplantationsmedizin vorgeschlagen. Die Monopolstellung der Bundesärztekammer wird kritisiert, da sie als Berufsverband die Standesinteressen vertrete: Es lägen grundlegende verfassungsrechtliche Probleme vor. Eine unabhängige Institution solle die Zuteilung der Organe regeln. Da es um Lebenschancen gehe, müsse das Parlament seine Verantwortung wahrnehmen. Diese Institution müsse Organisation und Qualitätskontrollen übernehmen, das Transplantationsregister solle dort angesiedelt werden. Personelle und institutionelle Verflechtungen müssen vermieden werden. Es müsse ein effektiver Rechtsschutz für Patienten eingeführt werden.

Anfang 2015 wurde bekannt, dass der italienische Chirurg Canavero eine Kopf-Transplantation plant. Er will dem russischen Programmierer Spiridonow, der an Morbus Werdnig-Hoffmann erkrankt mit schweren körperlichen Verformungen im Rollstuhl sitzt, einen ‚gesunden' Körper transplantieren. Das Vorhaben wird in der Fachwelt medizinisch und ethisch heftig kritisiert: Nicht einmal im Tierexperiment sei eine solche Operation bisher gelungen. ‚Interessant' ist dieser Plan deshalb, weil es die Argumentation des ‚Hirntodes' als Tod des Menschen ad Absurdum führt. Ist der ‚Hirntod' der Tod des Menschen, so ist der ‚Hirntote' ein Verstorbener, eine Leiche. Den Leichnam eines ‚Hirntoten' an einen gesunden Kopf zu verpflanzen wäre widersinnig – ein solches Vorgehen gäbe nur einen Sinn, wenn der „Körper" lebendig wäre. Das Vorhaben selbst, unabhängig von aller berechtigter Kritik und fehlender Erfolgsaussicht, beweist, dass ‚Hirntote' nicht tot sind.

Die Diskussion um Teilhirntod-Konzepte ist nie verstummt. In England ist dieses Konzept heute akzeptiert: Die Zweifel sind prinzipiell noch größer als beim ‚Ganz-Hirntod', die diagnostischen Probleme ebenso.

Kapitel 11

„Hirntod"- Feststellung

Der ‚Hirntod' wird definiert als Zustand der irreversibel erloschenen *Gesamt*funktion des Großhirns, des Kleinhirns und des Hirnstammes.

Wir haben bereits besprochen, dass die Aussage der Bundes-Ärztekammer, der Tod des Menschen sei naturwissenschaftlich-medizinisch festgestellt, nicht stimmig ist, eine willkürliche Festsetzung darstellt.

Laut Transplantationsgesetz (§ 3 und § 16) hat die Bundesärztekammer das Monopol bekommen, die Richtlinien festzulegen, wie der Zustand des Hirntodes zu diagnostizieren ist.

Zwei Ärzte haben unabhängig voneinander die notwendigen Untersuchungen durchzuführen. Ihre Unabhängigkeit vom Transplantationsgeschehen ist im Gesetz geregelt: „Die an den Untersuchungen ... beteiligten Ärzte dürfen weder an der Entnahme noch an der Übertragung der Organe oder Gewebe des Spenders beteiligt sein. Sie dürfen auch nicht Weisungen eines Arztes unterstehen, der an diesen Maßnahmen beteiligt ist." Die Untersuchung muss von Ärzten durchgeführt werden, die über eine langjährige intensivmedizinische Erfahrung in der Behandlung von schwerhirngeschädigten Patienten verfügen (in der Regel Intensivmediziner oder/und Neurologen).

Die DSO hatte mobile Teams eingerichtet und vergütet, die auf Anfrage in die Krankenhäuser gefahren waren, um dort die „Hirntod"-Diagnostik durchzuführen. Über diese Regelung (Organisation und Vergütung) wurde die Unabhängigkeit umgangen. Aufgabe der DSO ist die Förderung der Organspende, sie will allen Patienten auf der Warteliste die notwendige Transplantation ermöglichen. Dieses Programm wurde aus finanziellen Gründen beendet. Die gesetzlich geforderte Unabhängigkeit war nicht gegeben. Die Qualität der ‚Hirntod'-Diagnostik verschlechtert sich aber. Es wird eine spezifische Fortbildung und Qualifikation für Ärzte gefordert, die solche Untersuchungen durchführen.

Kommt ein schwerstkranker Patient auf die Intensivstation, so wird zunächst diagnostiziert und behandelt; im Verlauf der Behandlung wird man feststellen können, welche Schädigungen am Gehirn vorliegen und ob möglicherweise alle Gehirnfunktionen unwiederbringlich erloschen sind: Anamnese und CT-Untersuchungen sind unabhängig von einer möglichen Organentnahme notwendig. Eine sekundäre Hirnschädigung tritt ein bei über den Stoffwechsel vermittelter Schädigung, beispielsweise nach Sauerstoffmangel, nach Wiederbelebungsmaßnahmen oder nach länger andauerndem Schock. Primäre Hirnschädigungen (Verletzungen, Blutungen, Hirninfarkte, Tumore oder akuter Verschluss-Hydrozephalus) betreffen das Gehirn unmittelbar in seiner Struktur. Bei einer primär infratentoriellen Schädigung werden zunächst Kleinhirn und Stammhirn betroffen und erst später das Großhirn; bei einem supratentoriellen Prozess liegt die Schädigung zunächst im Großhirnbereich, später im Stamm- und Kleinhirn.

Laut Richtlinien der Bundesärztekammer kann der ‚Hirntod' in jeder Intensivstation auch ohne ergänzende apparative Diagnostik festgestellt werden: Es heißt lediglich, dass nur „im Zweifelsfall" ein Durchblutungsstillstand nachgewiesen werden muss. Bei einem so sensiblen Bereich sollte zwingend, auch wenn aufwendig und teuer, das Maximum an Sicherheit vorgeschrieben sein.

- Zunächst sind die Voraussetzungen zu prüfen:

  Liegt eine primäre (supra- oder infratentorielle) oder sekundäre Hirnschädigung vor?

  Mögliche Ursachen oder Mitursachen des Ausfalls der Hirnfunktionen müssen ausgeschlossen sein: Intoxikationen (Vergiftungen), dämpfende Wirkungen von Medikamenten (Schmerzmittel, Narkotika), Neuromuskuläre Blockaden, Unterkühlung, Kreislaufschock, Koma bei endokriner, metabolischer oder entzündlicher Erkrankung (z.B. virale Erkrankungen, Unterzuckerungen, Schilddrüsenerkrankungen).

- Erforderlich ist dann die Feststellung der klinischen Symptome: Koma sowie fehlende Reflexe des Gehirns sowie Atemstillstand. Der komatöse Zustand muss durch tiefe Bewusstlosigkeit festgestellt werden ohne medikamentösen Einfluss: fehlende Augenöffnung sowie Reaktionen auf wiederholten adäquaten Schmerzreiz.

- Folgende Reflexe müssen getestet werden:
  - Keine Pupillenreaktion auf Licht
  - Kein Kornealreflex: Berührung der Hornhaut mit einem Tupfer ohne Reaktion
  - Keine Reaktionen auf Reize im Trigeminusgebiet: Druck auf Kiefergelenk-Kopf oder Schmerzreize an der Nasenschleimhaut ohne Reaktion
  - Fehlender Pharingeal- und Tracheal-Reflex: kein Hustenreiz bei Absaugen durch den Beatmungstubus.
  - Der Okulocephale Reflex ist ausgefallen: Bei plötzlicher passiver seitwärts Bewegung des Kopfes bleiben die Augen fixiert, sie bewegen sich nicht zur Gegenseite.

- Zur Prüfung des Atemstillstandes muss als letzte Untersuchung der Apnoe-Test durchgeführt werden: Dieser „ist für die Feststellung des Hirntodes obligatorisch“, so die Richtlinie. Der Patient wird vom Beatmungsgerät genommen, er bekommt Sauerstoff in die Luftröhre insuffliert. Man beobachtet den Anstieg des CO_2 im Blut bis 60 mmHg und darüber: Trotz dieses starken Atemantriebs setzten Atembewegungen oder gar eine Spontanatmung bei ‚Hirntod‘ nicht ein.

Weitere apparative Testungen sind nicht vorgeschrieben; lediglich bei infratentoriellen Prozessen muss ein EEG geschrieben werden; nur in Zweifelsfällen müssen weitere Untersuchungen durchgeführt werden.
Bei Neugeborenen muss eine Beobachtungszeit von 72 Stunden, bei Kleinkindern eine von 24 Stunden, und bei Erwachsenen eine von max. 72 Stunden eingehalten werden. Die Beobachtungszeit soll die Unumkehrbarkeit des Ausfalls aller Gehirnfunktionen nachweisen. Diese kann bei Erwachsenen verkürzt werden durch apparative Zusatzdiagnostik (EEG, akustisch oder somatosensorisch evozierte Potenziale, Nachweis eines zerebralen Zirkulationsstillstandes mittels Perfusionsszintigraphie, Dopplersonographie oder Angiographie).

Kapitel 12

Nach der ‚Hirntod-Diagnostik' bis zur Organentnahme

Nach Durchführung der Tests wird das Protokoll ausgefüllt: Es verordnet ein Wahrnehmungsverbot (Baureithel/Bergmann). Die ‚Hirntod-Diagnostik' ist nur verpflichtend, „sofern nach ärztlicher Beurteilung eine Organentnahme in Betracht kommt", so die DSO. Anschließend wird die Todesbescheinigung ausgefüllt. Der Patient bekommt nun den rechtlichen Status einer beatmeten und behandelten Leiche bei schlagendem Herzen: ein Widerspruch in sich!

„Wir müssen definitiv ausschließen, dass es in den Krankenhäusern schon bevor bei einem Patienten der Hirntod festgestellt wird, Aktivitäten in Richtung Organspende gibt". So hat Hess, früherer Vorstand der DSO das ethische Problem formuliert. Oft genug werden bei vermutetem irreversiblem Hirnfunktionsausfall erste Schritte in diese Richtung unternommen: Die Angehörigen als Laien merken es nicht.

Wenn der ‚hirntote' Patient selber oder die Angehörigen einer Organspende zugestimmt haben, wird der Patient weiter am Leben gehalten, er wird weiterbehandelt, um die Organfunktionen aufrecht zu erhalten: Die Behandlung erfolgt zugunsten der Empfänger, ist also ausschließlich fremdnützig. Diese Phase nennt sich ‚Spenderkonditionierung', ‚Organerhaltende' oder, -‚protektive' Therapie. *Dass ein Für-tot-Definierter weiterbehandelt und beatmet werden kann, beweist, dass er nicht tot ist. Ein wirklich Toter lässt sich nicht behandeln, denn auf therapeutische Maßnahmen erfolgt keine Reaktion des Organismus. Die Ärztekammer bestätigt diesen Sachverhalt, wenn sie formuliert, dass diese Phase eine „Aufrechterhaltung der Vitalfunktionen" sei. Nur etwas Existierendes kann aufrechterhalten werden: Wenn Leben nicht vorhanden wäre, könnte es nicht aufrechterhalten werden.*

Diese Phase ist organisatorisch, pflegerisch und ärztlich höchst aufwändig und intensiv. Der Patient muss gelagert und weitergepflegt werden, um Entzündungen und Komplikationen zu verhindern. Je nach klinischer Situation müssen u.a. Elektrolyte ersetzt werden, Hormone verabreicht werden, der Kreislauf muss gegebenenfalls unterstützt werden: Es sind Maßnahmen, die in ähnlicher Form bei jedem anderen Intensivpatienten durchgeführt werden. Der ‚Organerhalt' ist wesentlich aufwändiger als die ‚übliche' Intensivbehandlung; die Organe müssen nach der Entnahme die Zeit überstehen, bis sie beim Empfänger wieder an die Durchblutung angeschlossen werden (Ischämiezeit). Daher werden diese

Patienten auch ‚Superintensivpatient' genannt: Ein weiterer sprachlicher Beweis, dass es sich um Lebende handelt.

Da die Prognose des Patienten im Hirnversagen infaust ist, fehlt die Indikation zur Weiterbehandlung. Akzeptiert man das ‚Hirntod-Konzept', ist die Weiterbehandlung eines Toten rechtlich eine Störung der Totenruhe (§168 StGB), umgangssprachlich eine Leichenschändung. Ärzte sind nicht befugt einen Toten zu behandeln. Der Mensch im Hirnversagen wird fremdnützig für einen anonymen Empfänger weiterbehandelt. Die ethisch relevante Absicht der Behandlung ist nicht auf die erhoffte Genesung des Erkrankten gerichtet. Das Ziel, die Absicht sind ausschließlich auf den Organerhalt zugunsten des Empfängers gerichtet: Der Spender wird zum Objekt gemacht. Das ist standesrechtlich sowie ethisch ein Tabubruch.

Neben der lebenserhaltenden Behandlung werden umfangreiche Tests durchgeführt. Es müssen u.a. die Blutgruppe, die Zelltypisierung (HLA) bestimmt, die Funktionen der Organe geprüft werden. Entzündungen, Infektionen oder Tumore müssen ausgeschlossen werden. Zusätzlich werden umfangreiche Koordinationsschritte in die Wege geleitet (im Wesentlichen durch DSO und Eurotransplant) um die Allokation der Organe zu organisieren. Die verschiedenen Teams zur Entnahme der Organe müssen zeitgleich im OP eintreffen, der Transport der entnommenen Organe zum zukünftigen Empfänger muss organisiert werden. Das entsprechende Zentrum organisiert die Implantation: der Empfänger wird benachrichtigt, muss ins Zentrum kommen, das entsprechende Chirurgische Team muss vor Ort bereit sein. Es handelt sich um einen beträchtlichen Aufwand, der alle Beteiligten unter enormen Zeitdruck stellt. Nach Angaben der DSO benötigen all diese Schritte mindestens 6 Stunden.

Wenn alles geklärt und organisiert ist, wird der Patient im Hirnversagen zur Entnahme der Organe in den Operationssaal gefahren. Die Organentnahme sei wie eine normale Operation. Das trifft aber nur für folgende Punkte zu: Der „Hirntote" wird wie jeder andere Lebende in den OP gefahren, begleitet von Pflegenden. Der Anästhesist muss dabei sein, da es ein beatmeter, lebender Patienten ist. Der ‚Spender' wir steril abgedeckt, er wird an die im OP befindlichen Beatmungsgeräte und Monitore angeschlossen. Wie jeder andere Patient wird er an den OP-Tisch ‚fixiert' – wenn er tot wäre, wäre das nicht nötig.

Das Vorgehen im OP ist aber keineswegs wie bei jeder anderen Operation.

Der ‚Spender' wird in den OP gefahren mit ausgefülltem Totenschein ... Der Eingriff ist von vorn herein ausschließlich fremdnützig, er verfolgt keinen therapeutischen Nutzen für den Patienten, er wird nicht zur beabsichtigten Genesung des Patienten durchgeführt. „Es wird operiert, um Leben zu retten, aber die geretteten Leben der Organempfänger sind in diesem Moment nicht sicht- oder greifbar", so versucht die DSO den Tabubruch der fremdnützigen Lebensrettung zu ‚überspringen'. Die Teams kommen meist von außerhalb, sie nehmen keinen heilenden Eingriff für den Patienten vor, sondern entnehmen seine Organe. Bei einer normalen Operation werden erkrankte Organe herausoperiert – bei der Transplantation werden erkrankte Organe im Körper belassen, weil nicht brauchbar: Es werden nur gesunde Organe entnommen!

Der Patient wird bei einer normalen OP beatmet, bei schlagendem Herz, in den OP gefahren; der ‚Spender' wird hingegen in den OP gefahren mit der beabsichtigten Sicherheit, dass er dann tot, ohne Beatmung und Herzschlag, wieder herausgefahren wird. Erst dann kann er bestattet werden! In keiner normalen Operation wird eine so große Wundöffnung erzeugt. In keiner anderen Operation wird das Blut des Patienten durch Kühlflüssigkeit ersetzt. Bei keiner anderen OP verlässt der Anästhesist den Patienten bzw. den Operationssaal *vor* dem Ende der Operation; es gehört zu seinen Aufgaben den Patienten in den Wachraum zu begleiten und bei ihm zu bleiben bis zum Abschluss der Aufwachphase.

Das sind ungeheuerliche Tabubrüche.

Wenn er aber juristisch tot ist: Warum ist ein Anästhesist dabei? Warum wird er beatmet und weiter behandelt mit Medikamenten und Infusionen? Warum sind Pflegende dabei? Warum Sterilität? Warum wird er fixiert? *Das sind alles Dinge, die bei keiner Leiche, bei keinem Toten notwendig sind und bei keiner Sektion durchgeführt werden.*

Der ‚Spender' wird steril abgedeckt: Das Abdecken des Patienten vergrößert die emotionale Distanz des Arztes zu diesem Menschen. Die entnehmenden Ärzte kennen diesen Patienten nicht. Sie kommen erst, wenn der Patient abgedeckt ist. Der Patient wird weiter mit Medikamenten versorgt, er wird erneut unter Narkose gesetzt, da diese zur ‚Hirntod-Diagnostik' abgebrochen werden musste. Sie reduziert den körperlichen Stress, hält so die Funktion der Organe besser aufrecht; sie unterdrückt physiologische Lebensreaktionen. Jedenfalls wird eine Muskelrelaxierung durchgeführt, alleine um solche Reaktionen wie den ‚Lazarus-Reflex' zu unterbinden. Die DSO gibt die Dosierung der Medikamente vor. In den meisten Fällen werden Narkotika und Opiate hinzugegeben. Wenn man die Berichte vom OP Personal liest, so gewinnt man den Eindruck, dass eine Narkose durchgeführt wird, um das Personal nicht zu beeindrucken, um die Organentnahme nicht zu stören, zur Gewissensberuhigung des Personals. Wird bei einem Toten eine Sektion durchgeführt, sind weder eine Narkose noch eine Fixierung erforderlich. Es wird immer behauptet, eine Narkose sei nicht nötig, wird aber durchgeführt. Es werden andere Begründungen angeführt: Sie sei lediglich eine organprotektive Maßnahme. Das Handeln des Anästhesisten verstößt gegen ärztliche Ethik und gegen Verfassungsrecht: Organprotektive Maßnahmen nutzen nur dem

Empfänger, sie sind also per definitionem fremdnützig und verdinglichen den Spender, machen ihn zum ‚Interessen-Objekt' für den Empfänger.

Es wird nun ein großer Längs-Schnitt durchgeführt, vom Hals bis zum Schambein, je nachdem welche Organe entnommen werden sollen: ein enormer Verletzungsgrad. Oft wird auch ein großer Querschnitt durchgeführt: Das Aufklappen der Bauchdecken erleichtert den Zugang zu den Organen. Bei einer ‚normalen' Operation versucht man hingegen, den Hautschnitt so klein und schonend wie möglich zu machen. Dabei treten die beschriebenen Reaktionen der Haut, des Blutdruck, des Pulses, der Hormone, auf: Alles Lebenszeichen, die bei einem Toten nicht auftreten.

Sind die Körperhöhlen so weit geöffnet, dass die Organe entnommen werden können, sind die verschiedenen Explantationsteams eingetroffen, so wird der Kreislauf mit eiskalter steriler Perfusionslösung gespült, um die Organe blutfrei zu bekommen (sie vom eigenen Blut zu reinigen): Sie werden herabgekühlt, um so ihre begrenzte ‚Haltbarkeit', die Ischämiezeit zu erhöhen. Durch freie Sauerstoff-Radikale und andere Mechanismen entsteht am Organ ein Schaden, wenn es nach der Operation wieder durchblutet wird (Reperfusionsschaden).

Je nach Organ ist die Ischämiezeit begrenzt:

Herz	ca. 4 bis 6 Stunden
Lunge	ca. 4 bis 6 Stunden
Leber	ca. 10 bis 12 Stunden
Pankreas	ca. 10 bis 12 Stunden
Niere	bis max. 24 Stunden

Diese Zeit muss möglichst unterschritten werden, daher spielen Entfernung und Transportzeit eine Rolle bei der Zuteilung der Organe.

Mit der kalten Perfusion bleibt das Herz stehen: Man sieht förmlich, wie der Mensch nun stirbt. Die Reihenfolge der Entnahme variiert etwas, je nachdem welche Organe entnommen werden dürfen: Wenn Herz oder Lunge entfernt wurden, verlässt der Anästhesist den Raum, weil er nun gegenüber einem Toten keine Aufgabe mehr hat. Dieses Verhalten beweist, dass der ‚Spender' bis dahin lebte, dass Leben besteht, solange das Herz schlägt und die Atmung aufrechterhalten wird. Die BZgA beschreibt genau die Aufgaben des Anästhesisten während der OP. Er sichert die Sauerstoffversorgung, die Homöostase, die Herzkreislauffunktion, die Volumentherapie, die Kathecholamintherapie – dies ist nur bei einem Lebenden möglich. Eine Anästhesistin erklärte: „Ich bin zuständig für die Aufrechterhaltung der Vitalfunktionen des Patienten ...".

Die diversen Teams verlassen in Eile den OP mit ‚ihrem' Organ, um mit dem Organ rasch das Transplantationszentrum zu erreichen, wo der Empfänger und das Implantations-Team warten. Die Pflege bleibt alleine mit dem nun Verstorbenen, muss alles aufräumen und den Verstorbenen wieder so herrichten, dass ihn evtl. die Angehörigen sehen können. Oft sind von der Kälteperfusion Blutpfützen auf den Boden zu entfernen. Bei einer normalen Operation soll hingegen nichts auf den Boden kommen. Die Entnahme mehrerer Organe dauert vier bis sechs Stunden.

Laut BZgA würde sich im OP der Wille des Organspenders vollziehen; es geschehe würdevoll im Konzept von Geben und Nehmen. Da keine Aufklärung stattfindet, da über 80 % der Fälle keine Spende sind, weil die Angehörigen entschieden haben, da es keine Geben sondern ein Nehmen ist, ist diese Behauptung zynisch.

Der Transplantationsmedizin ist es sehr wichtig, ihr Image zu pflegen, dass die Organentnahme eine ‚ganz normale Operation' sei; sie klärt keineswegs auf, pflegt diese Illusion, diese Täuschung, diese Fiktion; sie suggeriert damit, dass es sich um einen Eingriff handele, der allen gängigen medizinischen Standards entspräche, der völlig unauffällig im normalen Alltag eines Krankenhauses integriert sei. Die bisher beschriebenen Schritte zeigen aber sehr deutlich, dass dem keineswegs so ist. Es handelt sich vielmehr um eine beschönigende Schutzbehauptung, die von den vielen Tabubrüchen ablenken soll.

Organe werden bisher in besonderen Kühl- und Nährlösung steril gelagert, in speziellen Boxen kühl zum Transplantationszentrum transportiert. Der Nachteil solcher Transportsysteme ist der Sauerstoffmangel, dem die Organe ausgesetzt sind und der ihre Überlebens- und Funktions-Fähigkeit einschränkt. Es werden daher immer wieder neue Transportsysteme erprobt und entwickelt. Eines davon ermöglicht die warme Durchblutung des Herzens, das so weiterschlagen kann; mit einem anderen System kann die Lunge durchblutet und belüftet werden. Da bei Wiedereinsetzen der Durchblutung im Empfänger ein Reperfusionsschaden auftreten kann, könnten solche Transportsysteme eine deutliche Verbesserung bewirken. Andere Forschungsrichtungen versuchen über spezielle Moleküle, die Reaktionen weißer Blutkörperchen schon während des Transportes zu unterdrücken. Andere versuchen den Weg der extremen Kühlung, bis unter 0 Grad. Andere wiederum versuchen, einen pulsatilen Fluss während des Transportes aufrecht zu erhalten. Wie und ob sich diese Systeme durchsetzen werden, kann noch nicht abschließend beurteilt werden. Weitere Bemühungen versuchen, schon vor bzw. bei der Entnahme die Organe so zu ‚behandeln', dass die Abstoßungsreaktion so gering wie möglich ausfällt.

Kapitel 13

Die sicherste Diagnose oder lediglich vorgetäuschte Sicherheit?

> Die Wahrheit richtet sich nicht nach uns, lieber Sohn, sondern wir müssen uns nach ihr richten. Was du sehen kannst, das siehe, und brauche deine Augen.
>
> Matthias Claudius

- Die Gleichsetzung „Hirntod ist gleich Tod“ ist nicht haltbar. Verbleiben wir hypothetisch innerhalb dieses Konzeptes: Entspricht die Feststellung den Vorgaben des Gesetzes? Ist sie in sich schlüssig und sicher? Wichtig für diese Fragestellung: Die *Gesamtfunktionen* des Großhirns, des Kleinhirns und des Hirnstamms müssen nachweislich irreversibel erloschen sein.

- Für die Weiterführung der intensivmedizinischen Behandlung oder für die Entscheidung eines Abbruchs ist die ‚Hirntod‘-Diagnostik nicht notwendig. Die Intensivmedizin verfügt über viele prognostische Parameter, die eine Entscheidung fundiert ermöglichen. Die Einhaltung der Richtlinien zur Feststellung des ‚Hirntodes‘ ist nur in Hinblick auf eine mögliche Organentnahme notwendig und vorgeschrieben.

  Die Schweizer Richtlinien 2011 formulieren: „Dieses Todeskriterium (der ‚Hirntod‘) betrifft nur die Situationen, in denen eine Organspende angestrebt wird. In allen anderen Fällen wird der Tod ... nach den allgemeinen Regeln der ärztlichen Fachkunde festgestellt. Hier gilt vor allem der irreversible kardiopulmonale Stillstand ...“ Es sind also bereits zwei Todesdefinitionen.

- Prinzipiell wird bei einer diagnostischen Untersuchung ein bestehender Zustand festgestellt. Die Untersuchung ist erst möglich, weil der vorbestehende Zustand erkannt wird. Bei der ‚Hirntod-Diagnostik‘ wird der Zustand (Tod) durch die Untersuchung (Tests) erst geschaffen: Der festzustellende Zustand entsteht erst durch die Feststellung. Philosophisch gesprochen: Das Sollen bestimmt das Sein – ein Fehlschluss.

- In einer früheren Fassung des Heftes „Kein Weg zurück“ schrieb die DSO: „Es ist richtig, dass die unübersehbare Vielzahl von Hirnfunktionen nicht durch klinische oder apparative Untersuchungen in ihrer Gesamtheit erfasst werden können. Dies ist aus medizinischer Sicht auch unnötig. Vielmehr soll durch die Hirntoddiagnostik die Vollständigkeit und die Endgültigkeit einer Schädigung des Gehirns als funktionierendes Ganzes festgestellt werden". Diese Sätze widersprechen sich. Sie erfüllen nicht die Bedingungen des Transplantationsgesetzes. Sie geben zu, dass mit der Hirntoddiagnostik nicht der Ausfall *aller* Funktionen des Gehirns geprüft wird. In der überarbeiteten Auflage 2005 wurde der Passus entfernt, da man wohl die Brisanz der Aussage erkannte ...

– Ethisch höchst bedenklich ist die ‚Hirntod-Diagnostik', da sie ausschließlich fremdnützig ist. Weder von der DSO noch von der Bundesärztekammer wird dieser Aspekt diskutiert.

  DSO und Bundesärztekammer behaupten, die Feststellung des „Hirntods" sei die sicherste Diagnostik. Überprüfen wir daher Aussagefähigkeit sowie Grenzen der einzelnen Schritte und Tests, ob sie die im Gesetz und in den Richtlinien formulierten Definitionen erfüllen können. Jenseits der bereits besprochenen Begründungsprobleme käme dem Hirntodkriterium nur dann eine gewisse Konsistenz zu, wenn die Definition zutreffen würde und die Tests die geforderte Sicherheit erbringen würden.

Gesamt-Funktionen?

Wenn vom Ausfall der *Gesamt*-funktionen gesprochen wird, so müssten auch vegetative und neuro-hormonelle Funktionen ausgefallen sein. Körpertemperatur und Blutdruckregulierung müssten immer ausgefallen sein. Sie sind aber oft nicht einmal gestört, obwohl sie vom Hypothalamus (einem Teil des Hirnstamms), neben Zonen im Rückenmark mitgeregelt werden. Es gibt weitere 15 hormonelle Regelkreise, die kaum oder gar nicht gestört sind! – Nach der Definition müssten sie komplett ausgefallen sein, weil sie mit den Funktionen des Hirnstammes zusammenhängen (TRH, CRH, GnRH, GHRH, Somatostatin, MSH-RH, MSH-ICH, PRL-RH, Adiuretin, Oxytocin, Histamin, Orexin, Beta-Endorphin, met-Enkephalin). Der Ausfall beispielsweise des Adiuretin führt zum Diabetes Insipidus: Er müsste bei jedem Patienten im Hirnversagen auftreten. Er tritt aber nur in 30 bis 50% der Fälle auf. Dazu schreibt die Bundes-Ärztekammer ohne Begründung: „Sein Fehlen schließt die Diagnose des Hirntodes nicht aus". Wenn das nur ‚Auswaschphänomene' wären, wie manche Autoren annehmen, so müsste mit zunehmender Zeit jede Hormonausschüttung nicht mehr nachweisbar sein – was aber nicht eintritt.

Prof. Truog dazu: „Bei vielen dieser Individuen *(gemeint sind Menschen im Hirnversagen)* sind insbesondere eindeutige Zeichen einer integrativen Hirnfunktion auf der Ebene des Hirnstamms und des Mittelhirns – möglicherweise auch Zeichen einer Hirnrindenfunktion – erhalten. Zum Beispiel finden sich bei vielen Patienten, bei denen die diagnostischen Bedingungen des Hirntodes erfüllt sind, eine intakte neurohormonale Funktion. So konnte bei 22 % bis 100 % der in verschiedenen Studien untersuchten hirntoten Patienten gezeigt werden, dass die Homöostase (die Selbstregulation eines biologischen Systems im dynamischen Gleichgewicht) des freien Wassers durch die neurologisch vermittelte Sekretion des Hormons Arginin-Vasopressin (antidiuretisches Hormon, ADH) erhalten war, was sich an den Serumhormonspiegeln und durch das Fehlen eines Diabetes insipidus nachweisen ließ. Da das Gehirn die einzige Quelle der regulierten Sekretion von Arginin-Vasopressin darstellt, kann bei Patienten ohne Diabetes Insipidus nicht der Ausfall *aller* Hirnfunktionen vorliegen. Die Sekretion anderer neurologisch regulierter Hormone ist ebenfalls recht häufig."

Er schildert weiter: Die diagnostischen Verfahren des „Hirntodes" setzten voraus, dass der Patient nicht unterkühlt sei. Diese Voraussetzung führe in ein Dilemma, da das Fehlen von Hypothermie generell als Zeichen einer Erhaltenen, neurologisch vermittelten Temperaturregulation anzusehen ist. Der Zirkelschluss dieser Argumentation sei klinisch problematisch, da einerseits bei hypothermen Patienten der Hirntod nicht festgestellt werden darf, andererseits aber das Fehlen von Hypothermie selbst als Nachweis einer erhaltenen Hirnfunktion angesehen werden müsse, und somit ein Zeichen sei, dass *kein* Hirntod vorliege. „Ferner haben Untersuchungen gezeigt, dass bei vielen Patienten (in einer Studie 20 %), bei denen die (klinische, d.h. lege artis ohne EEG durchgeführte) Diagnose des Hirntodes gestellt wurde, elektrische Aktivität im EEG nachweisbar ist. Während zwar nicht nachgewiesen werden kann, wie oft diese elektrische Aktivität als Ausdruck tatsächlicher ‚Funktion' angesehen werden darf, schein diese Aktivität doch zumindest in einigen Fällen vereinbar mit dem Ausdruck von Hirnfunktion zu sein". Da in Deutschland die Durchführung eines EEGs nicht für jede Hirntod-Diagnostik obligatorisch ist, muss man davon ausgehen, dass einige Patienten fälschlicherweise ‚für-tot' erklärt werden, bei denen noch elektrische Aktivität zu registrieren wäre.

Nach der Definition müssten all diese Funktionen komplett ausgefallen sein; diese Phänomene offenbaren die Unzulänglichkeit von Definition und Diagnostik. Der komplette Ausfall kann und wird nicht festgestellt. Die Bedingungen des Gesetzes und der Richtlinien werden schon in diesem Punkt nicht erfüllt: Was nicht passt, wird als nicht notwendig deklariert.

Bei jedem Patienten mit Hirnödem verringert sich die TSH Produktion. Dieses Hormon ist entscheidend für das Überleben komatöser Patienten. TSH regt die Bildung beider Schilddrüsenhormone an, diese fördern die Wiederherstellung neuronaler Funktionen und bremsen das Weiterfortschreiten des Hirnödems. Da die Substitution dieser Hormone für die Transplantationsfähigkeit der Organe nicht notwendig ist, wird sie meist unterlassen – durch Unterlassung könnten sich das Hirnödem und der Zustand des Patienten verschlimmern.

Eine Unterfunktion der Schilddrüse, die sich bei vielen anderen kritisch Kranken in der Intensivmedizin vorfindet, reduziert die Reaktionsfähigkeit des Atemzentrums (s. Apnoetest).

Die Voraussetzungen

- Durch Anamnese, klinischen Verlauf sowie bildgebende Verfahren (CT oder NMR) kann man sich in aller Regel ein gutes Bild über die strukturellen Schäden des Gehirns machen; die Differenzierung zwischen primärer (supra- oder infratentoriell) und sekundärer Hirnschädigung dürfte keine großen Schwierigkeiten bereiten.

- Die gesamte „Hirntod“-Diagnostik beruht auf Kenntnissen, die dem medizinischen Stand von 1968 entsprechen. Genauer formuliert, auf der angenommenen Äquivalenz zwischen Verlust der Gehirn*funktionen* und Verlust der Gehirn*vitalität*. Im Gesunden ist der Druck im Inneren des Schädels geringer als der Blutdruck: So kann der Kreislauf im Gehirn aufrechterhalten werden. Steigt hingegen der intrakranielle Druck (beispielsweise durch Schwellung des Gehirns) über das Niveau des Blutdruckes, so steht der Blutfluss im Gehirn still, und in kurzer Zeit stirbt das Gehirn ab, wird nekrotisch – so wird es geschildert. Dieses Konzept blieb stabil bis in die 90er Jahre hinein, trotz Erkenntnissen, die zeigten, dass die Durchblutung des Gehirns sich anders verhält. Man hat daher lediglich die Definition geändert: Der „Hirntod“ wurde nicht mehr definiert als komplette *Zerstörung* des Gehirns, sondern als unwiederbringlicher Verlust der Gehirn*funktionen*. Das ist eine schwerwiegende, folgenreiche und willkürliche Neudefinition: Funktionsverlust wird unerlaubterweise mit dem Tod gleichgesetzt.

  Wenn der Blutfluss zum Gehirn auf 20–50 % reduziert ist, werden gleichsam als ‚Überlebensstrategie‘ einige Hirnfunktionen gedämpft, andere Funktionen werden inaktiv, ohne dass das Gehirn seine Vitalität verliert. Der normale Blutfluss im Gehirn beträgt etwa 40–60 ml/min/100 g Hirngewebe. Bei ca. 25 ml/min treten Verwirrtheitszustände, Bewusstseinsstörungen sowie Verlangsamung der EEG-Aktivität auf. Bei 20 ml/min fallen die evozierten Potenziale aus. Bei ca. 15 ml/min tritt Koma ein, das EEG zeigt keine elektrische Aktivität mehr. Es ist der Zustand erreicht, den man Penumbra nennt, eine Art Grenze der Wiederbelebungsfähigkeit. Erst bei 8 ml/min und weniger beginnen irreversible Strukturschädigungen des Gehirns. Funktionen fallen eher aus als Strukturverluste, die erst eine Unwiederbringlichkeit beweisen würden. Da bei den wenigen pathologischen Untersuchungen, die vorliegen, nur sehr gering ausgeprägte Strukturschädigungen vorgefunden wurden (und das erst einige Zeit nach der ‚Hirntod-Diagnostik'), muss die Durchblutung bei 8 ml/min oder mehr gelegen haben. Jedenfalls ist die Aussage, dass ein Durchblutungsstopp vorliege, für die meisten Fälle nicht korrekt.

Darüber hinaus weiß man heute, dass das Nervensystem viel komplexer und erheblich differenzierter in seiner Funktion (mit vielen unter- und nebengeordneten Zentren) ist, als man bei der Entstehung des ‚Hirntod-Konzeptes' rein mechanistisch gedacht hatte. Schon aufgrund dieser neueren Erkenntnisse lässt sich das ‚Hirntod-Konzept' nicht aufrechterhalten.

– Der Ausschluss von Stoffwechsel-Entgleisungen ist bis auf wenige Ausnahmen relativ sicher zu treffen (z.B. Schilddrüsenstörungen, Zuckerstoffwechsel, Hormonstörungen). Es gibt auch sehr seltene Störungen, die schwer zu diagnostizieren sind, aber ein Hirnversagen vortäuschen können. Entsprechende Suchtests müssten als obligatorisch eingeführt werden.

– Ein höherer Natriumwert im Blut kann das Gehirn in eine Art „Dämmerzustand" versetzen, sodass eine zuverlässige Diagnostik nicht mehr möglich ist. Wie hoch muss im Einzelfall der Natriumspiegel sein, je nach Zustand des Gehirns? Darüber gibt es keine aussagekräftigen Untersuchungen.

– Aus der Literatur sind Fälle von fulminant verlaufenden Viruserkrankungen bekannt (speziell die Guillain-Barre' Erkrankung), die das Bild eines Hirnversagens vortäuschen können; diese Patienten können aber erwachen und meist vollständig genesen. Eine nicht erkannte Tollwutinfektion bei einer Spenderin hatte zum Tod mehrerer Empfänger geführt. Ausgiebige Virusuntersuchungen im Blut müssten zwingend eingeführt werden.

– Sogar Fälle von Baclofen-Intoxikationen (ein zentral wirkendes Medikament gegen Muskelspastik) sind bekannt, die ein Hirnversagen vortäuschen können. Ähnliche Berichte sind veröffentlicht worden bei

Muskelrelaxanzien (64 Stunden nach Absetzten waren die Spiegel noch nicht auf null und die Muskelfunktion nur zu 80 % wieder hergestellt – bei der Testung der Reflexe kann die gestörte Muskelfunktion das Fehlen des Reflexes vortäuschen); Insektizide können in Einzelfällen einen „Hirntod" vortäuschen; ebenso Lokalanästhetika. Sogar Schäden im Bereich der oberen Halswirbelsäule können diagnostische Probleme bereiten. Spiegelmessungen von den vielen in Frage kommenden Medikamenten müssten verpflichtend eingeführt werden. Wie wir weiter unten sehen werden, können solche Testungen die Unsicherheiten reduzieren – eine absolute Sicherheit können sie nicht geben.

– Eine Unterkühlung muss ausgeschlossen werden. Diese Feststellung klingt einleuchtend und einfach, verschleiert aber medizinisch-ethische Probleme.

  Seit vielen Jahren ist bekannt, dass eine milde Unterkühlung des Patienten bei einigen Hirnerkrankungen oder nach Wiederbelebung eine bessere Erholung des Gehirns ermöglicht. Sie vermindert das Hirnödem, reduziert den intrakraniellen Druck, verlängert die Wiederbelebungszeit des Gehirns, da der Sauerstoffverbrauch der Nervenzellen erheblich herabgesetzt wird. Der Patient wird unter Narkose auf etwa 33 bis 34 Grad heruntergekühlt: Dies kann für einige Tage geschehen.

  Unklar ist heute, wie tief die Unterkühlung sein muss, wann sie beginnen sollte, und wie lange sie aufrechterhalten werden soll. Optimal scheint folgendes Vorgehen zu sein: Herunterkühlung auf 32–34 Grad für mindestens 3 Tage, danach langsames Aufwärmen, nur wenn der Hirndruck unter 20 mmHg liegt und nicht ansteigt bei Aufwärmung. Dabei müssen einige Bedingungen streng beachtet werden, sonst können Schäden auftreten: Deshydratation (zu wenig Flüssigkeit im Körper) muss vermieden werden; ebenso darf der Blutdruck nicht abfallen. Beide Faktoren können die Abkühlung im Gehirngewebe verhindern, sogar über Entzündungen eine Temperaturerhöhung im Gehirn erzeugen, sowie einen intrazerebralen Kreislaufschock bewirken. Eine Hypothermie sollte so lange wie möglich durchgeführt werden, dabei können aber Zustände der erhöhten Gehirntemperatur auftreten, die eine der gravierendsten Schädigungsfaktoren darstellen. Die wenigen Studien, die keinen positiven Effekt der Hypothermie gezeigt haben, hatten auf diese Faktoren nicht geachtet.

– Zum Schutz der Gehirn-Zellen und –Membranen sind weitere Maßnahmen zu beachten. Das Gehirn ist reich an Lipiden, diese können peroxidiert werden und so den Schaden zusätzlich erhöhen. Um das zu verhindern oder zumindest zu reduzieren, muss das Eisen vermindert werden, da das Ferritin-gebundene Eisen die Peroxidierung fördert, die Zellmembran schädigt, mit Zunahme des Ödems und des Zelltodes.

Die zusätzliche Gabe von Cholin und Omega-3 Fettsäuren würde die Erholungsfähigkeit des Gehirns erhöhen. Weitere Studien zu diesem sehr komplexen Thema sind notwendig.

Wenn man diese Patienten frühzeitig wieder auf Normal-Temperatur aufwärmt aber auf die zusätzlichen Maßnahmen nicht achtet, um die ‚Hirntod-Diagnostik' durchführen zu können, entzieht man ihnen den nötigen Schutz, reduziert die Erholungsmöglichkeit. Die Grenze, um eine ‚Hirntod-Diagnostik' durchführen zu können, liegt in USA bei 32,2 Grad Celsius, in England bei 35 Grad. Empirische Untersuchungen zu diesem Thema gib es nicht. Zur Durchführung der Hypothermie werden im Durchschnitt höhere Dosen von sedierenden, analgetischen und relaxierenden Medikamenten gegeben. Hier tritt das nächste Problem auf: Unter Hypothermie werden diese Medikamente deutlich langsamer verstoffwechselt. Die Testung der Reflexe darf daher frühestens 2 bis 3 Tage *nach* Beendigung der Hypothermie stattfinden. Eine prognostische Aussage über die Erholungsfähigkeit des Patienten ist aber frühestens 3 Tage nach Wiedererwärmung möglich. Da es darüber hinaus keine gesicherte Konzentrations-Wirkungsbeziehung für zentral dämpfende Substanzen gibt, kann das ‚Nachwirken' dieser Stoffe nicht sicher ausgeschlossen werden. Aufgrund der deutlich langsameren Verstoffwechselung in Hypothermie, muss davon ausgegangen werden, dass die Medikamente deutlich länger wirken, besonders im geschädigten, minderdurchbluteten Gehirn.

Es muss auch berücksichtigt werden, dass das EEG durch die Hypothermie verändert werden kann. Über all diese Zusammenhänge und Fragen gibt es aber in Hinblick auf die ‚Hirntod-Diagnostik' und ihre Zuverlässigkeit keine Untersuchungen! Daraus ergibt sich, dass eine ‚Hirntod-Diagnostik' nach therapeutischer Hypothermie (die heute Standard sein sollte) nicht möglich ist, da zu viele unbekannte Faktoren eine Rolle spielen.

Noch schwieriger wird das Thema Hypothermie, wenn man die Ergebnisse einer neuen Studie berücksichtigt: Wenn der Spender im hypothermen Zustand gehalten wurde (Temperatur unter 35 °C) so war das Ergebnis beim Empfänger deutlich besser. Hypothermie reduziert die Stoffwechselvorgänge, sodass das Organ die Ischämiephase besser übersteht; dieses Phänomen ist demnach bedeutender als die möglichen Nachteile der Hypothermie, wie verminderte Elastizität der Erythrozyten mit geringerer Sauerstoffabgabe sowie möglicher Hyperglykämie durch verminderte Insulinausschüttung. Die Aporie wird deutlich: Zur besseren Erholung sowie zum Schutz des Patienten ist eine Hypothermie notwendig und muss durchgeführt werden, aber auch zum Schutz des Transplantats zum Nutzen des Empfängers – eine

‚Hirntoddiagnostik' ist aber im Zustand der Hypothermie nicht möglich, darf nicht durchgeführt werden.

In den neuen Richtlinien der Bundesärztekammer wird das Problem Hypothermie erwähnt (in den alten Richtlinien fand man keinen Hinweis zu diesem Thema): Eine Diagnostik darf bei Körper-Temperaturen unter 35 Grad nicht durchgeführt werden, bzw. es muss eine Unterkühlung ausgeschlossen werden.

Logisch zu Ende gedacht, ergibt sich daraus, dass die ‚Hirntod-Diagnostik' nicht durchgeführt werden kann und darf, weil die frühzeitige Beendigung der Maßnahmen dem Patienten schaden würde.

– Alle Medikamente, die zur Einleitung und Aufrechterhaltung einer Narkose verwendet werden – die zunächst den Patienten gegeben werden, deren Wirkung dann aber sicher ausgeschlossen werden muss, um eine „Hirntod-Diagnostik" durchführen zu können – sind ZNS gängig. Sie verteilen sich zuerst im Nervengewebe, im zentralen Nervensystem, und in den gut durchbluteten Geweben, in einer zweiten Phase in der Muskulatur, dann im Fettgewebe, wo sie viel langsamer und schwerer eliminiert werden. Wegen dieses Verteilungsmusters fluten Anästhetika bei langer Anwendung langsamer ab, die Wirkung ist deutlich verlängert. Anders formuliert: In Tagen gemessen, je länger Anästhetika als Infusion gegeben werden, desto länger bleiben sie im Körper des Patienten wirksam, sie kumulieren. In der Fachsprache nennt sich dieses bekannte Phänomen Kontext-Sensitive-Halbwertszeit. Die Halbwertszeit kann sich enorm verlängern, bis zum 300-fachen des Üblichen. Da diese Medikamente bei langer Anwendung im Fettgewebe kumulieren und dort schwer zu entfernen sind, kann die Wirkung wesentlich länger anhalten, als wir den Medikamenten-Spiegel im Blut messen könnten. Die Hypothermie verlängert zudem die Wirkung dieser Narkotika ganz erheblich, da sie in viel geringerem Maß verstoffwechselt werden. Die Kumulation im Fett des Gehirns erschwert die Elimination und verlängert so die Wirkung. Da definitionsgemäß beim „Hirntod" die Durchblutung des Gehirns zum Stillstand gekommen sein muss, können sowohl der Abbau der Medikamente im Gehirn und als auch der Abtransport aus dem Gehirn über die Blutbahn gar nicht stattfinden.

Die Blut-Hirn-Schranke verhindert beim Gesunden, dass Medikamente in das Gehirn kommen können, stellt eine gewisse Schutz-Barriere dar. Bei schweren Gehirnschäden ist diese Schranke aufgehoben, Medikamente (Narkosemittel und andere) kommen in viel höherer Konzentration ins Gehirn. Bei anhaltender Schädigung reduziert sich die Durchblutung, so dass diese Medikamente weder abgebaut noch abtransportiert werden. Eine Messung der Medikamenten-Spiegel im Blut, für die keine Pflicht besteht, würde nichts über die Konzentration im Gehirn aussagen – eine erhöhte Konzentration im Nervensystem verändert aber Reflexe, Bewusstsein sowie das EEG.

Weitere Probleme kommen dazu: Barbiturate reduzieren die Reaktion des Atemzentrums auf einen CO_2 Anstieg; Hypnomidate, Opioide, Fentanyl sowie das Disoprivan wirken atemdepressiv, z.T. sehr lange; Opioide setzten die Ansprechbarkeit des Atemzentrums auf CO_2 erheblich herab –der Apnoe-Test kann erheblich beeinflusst werden; Narkotika verändern nachhaltig das EEG. Alle Narkotika hemmen die neuronalen Funktionen, die aber in Form von Reflexen getestet werden müssen.

Im Notarztwagen werden Medikamente gegeben, aber nicht selten kann unter den gegebenen Bedingungen nicht sorgfältig dokumentiert werden was, wann und in welcher Dosierung gegeben wurde – eine Beurteilung sowie eine Testung werden dann unmöglich.

Es wird deutlich, dass die Richtlinien-Formulierung, die dämpfende Wirkung der Narkotika müsse ausgeschlossen sein, eine Wunschbehauptung ist. Selbst Blutspiegel-Bestimmungen, die aber nicht vorgeschrieben sind, können keine Sicherheit geben. Über all die oben geschilderten Probleme gibt es im Zusammenhang mit dem „Hirntod“ keine empirischen Arbeiten, die die Behauptungen der Richtlinien unterstützen würden.

Das Weiterführen einer Narkose schützt den Patienten vor Stressschädigungen: Wird diese zu früh beendet (um die Hirntod-Diagnostik durchzuführen) können schädigende Stressreaktionen auftreten.

In den Richtlinien wird ein weiteres Problem nebenbei erwähnt: Für die Testung der Voraussetzungen reiche eine klinische Beurteilung. Laut Bundesärztekammer gibt es „keine gesicherten Konzentrations-Wirkungsbeziehungen“ der meist verwendeten Medikamente. Wir kennen die Wirkzeiten dieser Medikamente, getestet an gesunden Probanden. Bei einem Intensivpatienten mit gestörten Organfunktionen können aber Medikamente viel länger wirken, weil sie anders oder langsamer verstoffwechselt werden. Die meisten Patienten sind zunächst unter Narkose; erst im Laufe der Behandlung werden diese Medikamente abgesetzt, um beobachten zu können, ob der Patient aufwacht oder komatös bleibt. Selbst durch eine Spiegel-Messung ist eine Nachwirkung nicht sicher auszuschließen. Aus der Literatur sind Fälle bekannt, die zeigen, dass Medikamente einige Tage weiter wirken können, obwohl im Blut keine Spiegel mehr nachzuweisen sind. Bei mehreren Medikamenten oder bei Intoxikationen ist es kaum möglich die Interaktionen der verschiedenen Stoffe abzuschätzen oder zu messen. In einigen Kliniken wird versucht, diesen Sachverhalt durch Blutspiegelmessungen zu klären, vorgeschrieben ist das jedoch nicht. In den Richtlinien heißt es, dass nur in Zweifelsfällen der Stillstand der Gehirndurchblutung nachgewiesen werden muss. Schon eine eingeschränkte Durchblutung erschwert die Verstoffwechselung von Medikamenten, so dass sie länger wirken können. Bei Stillstand können sie gar nicht mehr verstoffwechselt werden.

Die Österreichischen Richtlinien gehen etwas differenzierter vor: Die Hirntod-Diagnostik darf erst 12 Stunden nach dem Stopp der Medikamentengabe stattfinden. Wurden Benzodiazepine gegeben, so müssen diese antagonisiert werden; wurden Barbiturate gegeben, so ist „eine Spiegelbestimmung erforderlich".

Bei Phenobarbital- und Alkohol-Intoxikationen fordern die meisten Untersucher eine Blutspiegel-Bestimmung und Werte unterhalb der Nachweisgrenze; in Deutschland sind keine Blut-Bestimmungen vorgeschrieben.

- Zum Ausschluss einer Enzephalitis oder Meningitis reicht die Bestimmung der normalen Entzündungszeichen im Blut nicht aus: Eine Punktion der ‚Nervenwassers', CT oder/und MRT-Untersuchungen müssten u.a. Pflicht werden.

Schlussfolgerung

- Schon bei der Prüfung der Voraussetzungen zur ‚Hirntod-Diagnostik' müssten viel strengere und gründlichere Testungen vorgeschrieben werden. Laut Ärztekammer sind aber Vorgeschichte und Befund ausreichend. Eine umfangreiche toxikologische und virologische Diagnostik müsste als obligatorisch eingeführt werden. Es müsste eine Liste erstellt werden der Stoffe, Medikamente, Narkotika, Umweltgifte, seltener Erkrankungen, die Reflexlosigkeit und Koma erzeugen können und so einen ‚Hirntod' vortäuschen können. Im sog. ‚Hirntod-Protokoll' müsste dann die Abarbeitung dieser Liste dokumentiert werden.

- Selbst eine obligatorische serologische Testung der Narkotika-Spiegel würde keine absolute Sicherheit geben, da es keine gesicherte Dosis-Wirkung-Beziehung gibt, erst recht nicht bei dem klinischen Zustand des Hirnversagens.

- Eine therapeutische Hypothermie ist für den Patienten notwendig, schließt aber eine ‚Hirntod-Diagnostik' bei Temperaturen unter 35 Grad aus; sie schützt aber die Organe für den/die Empfänger, fremdnützig. Die komplexen Zusammenhänge der Hypothermie schließen logischerweise eine ‚Hirntod-Diagnostik' aus.

– Selbst eine viel strengere Prüfung der Voraussetzungen würde keinesfalls die geforderte Sicherheit geben. Obligatorisch eingeführte Testungen müssten selbstverständlich im Kontext der klinischen Zusammenschau beurteilt werden.

Koma

– Koma bedeutet Verlust des wach-rationalen Bewusstseins, ohne Bezug zu den Ursachen und zur Verortung des Schadens im Gehirn. Koma kann auch bei Teilschädigung des Gehirns auftreten, z.B. Anteile des Hirnstamms, oder bei Schädigungen des retikulären aktivierenden Systems (RAS). Koma ist kein hinreichendes Symptom zur Diagnose einer Schädigung des *gesamten* Großhirns.

Bis heute kann die Neurologie nicht sagen, wo genau Bewusstsein entsteht, ob und wo es an welche Gehirnstrukturen gebunden ist. Wir wissen, dass schon Schädigungen am verlängerten Rückenmark, eine Struktur, die beim „Hirntod" nicht betroffen ist und nicht getestet wird, zu Bewusstlosigkeit führen können. Auch Schädigungen von kleinen Teilen des Gehirns (z.B. die formatio reticularis) können zum Koma führen. Tritt ein Koma auf, so kann man lediglich sagen, dass gravierende Schäden vorliegen. Koma bedeutet aber nicht, dass Groß-, Klein- und Stammhirn ausgefallen sind. Von Nahe-Tod-Erfahrungen ist bekannt, dass eine andere Form des Bewusstseins (auch in der Phase einer EEG Null-Linie) viel größer und umfassender auftritt. Es wird hingegen behauptet (ohne durch empirische Belege dokumentiert zu sein), dass Menschen im „Hirntod" keinerlei Schmerzempfinden hätten. Der Geschäftsführende Arzt der DSO, Region Baden-Württemberg, hat am 25.9.2000 folgendes geschrieben: „Es ist in der Tat nicht zu belegen, dass eine für hirntot erklärte Person tatsächlich über keinerlei Wahrnehmungsvermögen, insbesondere Schmerzempfindlichkeit, verfügt: Namhafte Neurologen und Neurophysiologen schließen allerdings ein Wahrnehmungsvermögen und Schmerzempfindungsvermögen bei Hirntoten aus". Für diese Behauptung gibt es keine Belege

Auch sind verschiedene Komaformen nicht vergleichbar. Berichte aus der Literatur belegen, dass nahezu alle komatösen Patienten, auch die, die für eine Organentnahme vorbereitet wurden und sich entgegen aller Prognosen wieder erholt haben – Patienten, denen aufgrund ihres Zustandes jede Form der Wahrnehmung abgesprochen wurde – viel mehr von ihrer Umgebung wahrgenommen haben als von außen beobachtbar war. Nahezu alle schwebten über der realen Szene (Intensivstation, Operation, Unfallsituation, Gespräche der Ärzte ...), konnten danach sehr genau die Situation beschreiben. Die Aussage, ‚Hirntod-

Patienten' würden so etwas nicht erleben, ist eine unbegründete Behauptung: Wir wissen es nicht. Wir müssen korrekterweise davon ausgehen, dass sie ähnliche Wahrnehmungen haben: Behauptungen können das Nicht-Wissen nicht ersetzten. „In meinem Fall war das Neokortex vollständig ausgeschaltet. Ich machte Bekanntschaft mit der Realität einer Bewusstseinswelt, die *völlig frei von den Beschränkungen meines physischen Gehirns* existierte", so der Neurochirurg Alexander.

Bewusstsein wird im „Hirntod-Konzept" als alleine gehirngebunden verstanden. Dafür gibt es keine empirischen Beweise. Dazu beispielsweise der Neurologe Dörner in der Anhörung 1995: „Es ist naturwissenschaftlich nicht zulässig, vom Bewusstseinsverlust im vollen Sinne des Wortes zu reden, weil Bewusstsein etwas ist, was im strengen naturwissenschaftlichen Sinne nicht beobachtet werden kann und deswegen nicht allein von Naturwissenschaftlern bewertet werden kann ... Es ist wissenschaftlich nicht zulässig, wie es der wissenschaftliche Beirat der Bundesärztekammer tut, den Tod als ein biologisches Phänomen schlechthin zu bezeichnen und dieses noch in einer rationalen Welt stattfinden zu lassen"; es sei „üblich, dass sowohl die Philosophie als auch jede Wissenschaft mit einer phänomenologischen Beschreibung des Gegenstandsbereichs beginnt, um den sie sich kümmern will, bevor sie dann zu Hypothesen wissenschaftlicher Art kommt. Dies ist hier nicht erfolgt", diese Phase sei übersprungen worden. Um zum Ziel zu kommen, behauptete z.B. Gubernatis in der gleichen Anhörung, der Tod sei „eine Verabredung" – damit wird er aber zu einer willkürlich verhandelbaren Angelegenheit.

Zur Kommunikation des wachrationalen Bewusstseins benötigen wir ein funktionsfähiges Gehirn. Aber das wachrationale Bewusstsein ist nur ein kleiner Teil des Gesamtbewusstseins. Denken wir an die Bedeutung des Bereichs des Unterbewussten. Es ist nicht bekannt, wo dieses zu lokalisieren ist: an einem Organsystem, an einem einzelnen Organ? Wir haben ein zentrales und ein peripheres Nervensystem, ein sympathisches und ein parasympathisches System – welche Rolle spielen andere Strukturen? Wir wissen es nicht. Es ist größte Vorsicht geboten, wenn behauptet wird, der Mensch in einem bestimmten Zustand hätte kein Bewusstsein oder würde nichts spüren. Wir wissen aus der Nahtod-Forschung, von Menschen in Narkose, von Schwerstkranken auf Intensivstation, dass viel mehr wahrgenommen wird als von außen zu beurteilen ist. Von Wachkoma-Patienten wissen wir, dass mit bildgebenden Verfahren Hirnaktivitäten zu beobachten sind wie bei Gesunden, wenn sie verbal aufgefordert werden, sich etwas vorzustellen. „Einen Beweis, dass das Bewusstsein unumkehrbar erloschen ist, kann kein denkbares Todeskriterium erbringen, da jedes zwangsläufig nur an den äußeren Manifestationen des Bewusstseins ansetzt" (Birnbacher, 1997).

Koma ist für die ‚Hirntod-Diagnostik' definiert als tiefe Bewusstlosigkeit „ohne Augenöffnung und ohne andere zerebrale Reaktionen auf wiederholten adäquaten Schmerzreiz", entspricht einem Glasgow Coma Score 3.

Prof. Roth stellte 1995 bei einer Anhörung einen weiteren Widerspruch fest: „Das hirntote Tier ist nach dem Tierschutzgesetz noch am Leben" (daher darf man an einem solchen Tier keine Experimente machen) „während der hirntote Mensch eine Leiche sein soll. Diese Unterscheidung zwischen Leben eines Tieres und Leben eines Menschen zu Ungunsten eines Menschen ist nicht nachvollziehbar".

Da die Ursachen eines Komas nicht immer eindeutig zu klären und Intoxikationen nicht sicher zu bestimmen oder auszuschließen sind, fordern einige Autoren, die ‚Hirntod-Diagnostik' nur bei Patienten mit Schädel-Hirn-Traumata durchzuführen: Selbst das ergibt keine größere Sicherheit.

Schlussfolgerung

Im Zusammenhang mit der „Hirntod-Diagnostik" müssen adäquate Untersuchungs- sowie Testverfahren entwickelt werden, die Bewusstsein und Wahrnehmung – bewusste wie unbewusste – sicher nachweisen oder ausschließen können. Solange diese nicht verfügbar sind – und davon ist die Wissenschaft noch weit entfernt – ist Koma ein Zeichen einer schweren Erkrankung, nicht mehr. Behauptungen oder Vermutungen ersetzen kein sicheres Wissen.

Die Reflexe

– Die Reflexe, die obligatorisch getestet werden müssen, sind alle Hirnstammreflexe: Das bedeutet, dass mit der Testung dieser Reflexen nur der Ausfall der *Hirnstamm*-Funktionen festgestellt werden kann. Kleinhirn und Großhirn werden gar nicht erfasst und geprüft. Einzelne Hirnnerven können schon im Stadium des Komas funktionsuntüchtig werden, so dass sie für die ‚Hirntod-Diagnostik' nicht mehr zur Verfügung stehen. Selten sind sogar Hirnstammreflexe ausgelöst worden bei Koma, Apnoe und isoelektrischem EEG. Spinal integrierte Reflexmuster, Spinalisationsphänomene genannt, so auch das Lazaruszeichen, können bis zu 72 Stunden nach dem Eintreten des Hirnversagens auftreten oder wieder auftreten.

Beim ‚Hirntod‘ wären weite, lichtstarre, entrundete Pupillen zu erwarten: Je nach Art der Schädigung können aber auch enge Pupillen sichtbar sein. Bei einigen Intoxikationen können die Pupillen eng bleiben. Hypothermie führt zu weiten Pupillen. Viele andere Faktoren können das Bild verändern: Sammelarbeiten zeigten, dass weite Pupillen nur bei etwa 2/3 der ‚Hirntoten‘ auftreten. Somit seien Pupillenerweiterungen nicht unbedingt und „nicht immer Symptom einer irreversiblen Gehirnschädigung“ (Pendl).

Das Fehlen des Korneal Reflexes (Lidschluss auf mechanische Irritation der Hornhaut) ist kein zuverlässiges Zeichen: Durch Ödem oder Austrocknung der Kornea ist der Reflex nicht mehr auslösbar.

Okulovestibularer Reflex: Fehlende Antwort eines Nystagmus auf Eiswasserspülung des äußeren Gehörganges, gilt als pathognomonisch für den ‚Hirntod‘; er kann fehlen im tiefen Koma, ohne Hinweis auf ‚Hirntod‘. Bei Verletzungen des Innenohrs oder bei Intoxikationen ist der Test nicht durchführbar. Einige Autoren kombinieren diesen Test mit einem Elektronystagmogramm, das bei ‚Hirntod‘ eine isoelektrische Ableitung zeigt. „Dieser Test wird als wesentlich sensibler als die alleinige Eiswasserspülung angesehen und kann auch bei tiefen Komata noch eine Antwort anzeigen, wenn die kalorische Prüfung bereits negativ war“ (Pendl). Auch bei anderen Erkrankungen, z.B. bei Ausfall der peripheren okulomotorischen Bahnen, kann dieser Reflex ausgefallen sein, kann so den ‚Hirntod‘ vortäuschen.

Würgereflex: Beim Berühren der hinteren Pharinxwand kommt es zum Würgen. Beim intubierten Patienten wird dieser Reflex durch Manipulationen am Tubus ausgelöst: Alle Patienten, bei denen eine ‚Hirntod-Diagnostik‘ durchgeführt wird, sind schon länger intubiert. Liegt der Tubus länger, kann der Reflex nicht mehr auslösbar sein. Um Husten oder Trachealreflex auslösen zu können, muss das Zwerchfell funktionstüchtig sein: Bei Lähmungen oder Schädigungen des Zwerchfells ist dieser Reflex nicht mehr auslösbar, unabhängig davon ob eine Hirnstammschädigung vorliegt oder nicht.

Beim Auftreten eines Spinalen Schocks können alle spinalen Reflexe zunächst erloschen sein. Wenn sich das Rückenmark erholt, können sie (es sind mindestens 18) wieder auftreten. Diese Reflexe finden zwar auf der spinalen Ebene statt, werden aber vom Hirnstamm gebahnt oder gehemmt. Zunächst wurde nach der Harvard Erklärung eine komplette Areflexie gefordert; später sind spinale Reflexe wieder ‚zugelassen‘ worden, weil sie nicht vom Gehirn gesteuert werden, aber auch um die Zahl der ‚Hirntoten‘ nicht zu reduzieren, um genügend Organe zu bekommen. Die zentrale Frage wurde nach der Definition nicht gestellt: gehören Reflexe, unabhängig von ihrer Verortung, zum Leben oder zum Tod? Haben Tote, also Leichen, Reflexe?

Wir müssen feststellen: Die Reflextestung ist nicht so sicher wie behauptet, die einzelnen Reflexe können durch diverse andere Faktoren aufgehoben sein, die Testung bezieht sich ausschließlich auf den Hirnstamm, keineswegs auf Groß-, Klein- und Stammhirn. Dieses Vorgehen entspricht weder dem Gesetz noch den Richtlinien der Bundesärztekammer. Letztlich bedeutet dies, dass in Deutschland Organe bei „Teilhirntod" entnommen werden können. „Demnach kann nach der von der Bundesärztekammer vorgeschriebenen Diagnostik ein Patient mit intaktem Kortex, der aber in Folge einer Hirnstammschädigung bewusstlos ist, nicht selbständig atmet und keine Hirnstammreflexe zeigt, fälschlicherweise als Hirntod diagnostiziert und zur Organentnahme freigegeben werden" (Müller).

Schlussfolgerung

- Die Reflexe, die obligatorisch getestet werden müssen, sind alle lediglich Hirnstammreflexe. Es sind so viele Varianten, Einschränkungen und Ausnahmen bekannt, dass die behauptete Sicherheit nicht gegeben ist.

- Reflexe sind Funktionen: Es ist ein biologischer und logischer Denkfehler, den Funktionsausfall eines Organs mit dem Tod dieses Organs gleichzusetzen. Ist beispielsweise ein Bein durch eine Polio Erkrankung gelähmt, fehlen Reflexe sowie die muskuläre Funktion. Ein solches Bein als biologisch tot, als bereits abgestorben zu definieren wäre absurd.

- Eine Aussage über den Zustand des Großhirns und des Kleinhirns ist mit der Reflextestung nicht möglich.

Nachweis der Irreversibilität (Unumkehrbarkeit, Unwiederbringlichkeit)

- Der Nachweis der Unwiederbringlichkeit der Schädigung muss bei sekundärer oder bei primärer supratentorieller Hirnschädigung durch eine Beobachtungszeit von 72 bzw. von 24 Stunden, oder durch ergänzende Untersuchungen nachgewiesen werden. Bei primär infratentorieller Schädigung kann der Hirntod erst beim Vorliegen eines EEGs oder beim Nachweis des zerebralen Zirkulationsstillstands festgestellt werden.

Ergänzende Untersuchungen sind laut Bundesärztekammer das EEG, der Zirkulationsstillstand oder das Erlöschen der evozierten Potenziale.

Zur angemessenen Beobachtungszeit: Die Zeitangaben von 12, 24 oder 72 Stunden sind willkürliche Festsetzungen. Es gibt keine empirische Arbeit, die solche Zeiten wissenschaftlich belegen würde. Es gibt auch keine empirischen Beweise dafür, dass bei Einhaltung dieser Zeiträume der Tod des Organs Gehirn sicher eingetreten und nachgewiesen sei. Es gibt Nachweise, dass trotz Einhaltung dieser Zeiten das Gehirn nicht nekrotisch ist. Erst die Nekrose des gesamten Gehirns zum Zeitpunkt der ‚Hirntod-Diagnose' würde eine Irreversibilität sicher beweisen.

Irreversibilität ist zudem eine Prognose, eine Voraussage, aber keine klinische Diagnose.

Das Elektro-Encephalo-Gramm (EEG)

– Diese Untersuchung ist im Oktober 1986 eingeführt worden. Die Ableitung der Hirnströme muss zur Abkürzung der Beobachtungszeit durchgeführt werden oder aber obligatorisch bei einer primären infratentoriellen Schädigung. Dabei sind zunächst das Klein- und das Stammhirn betroffen, erst später das Großhirn. Diese Form der Schädigung ist sehr selten.

Das EEG, das im Falle des ‚Hirntodes' keine elektrische Aktivität zeigen darf, registriert die elektrische Aktivität der Nervenzellen der Großhirnrinde. Methodisch begrenzt, zeigt es die Aktivität nur der äußersten etwa 3 mm der Hirnrinde. Man muss also feststellen, dass selbst ein Null-Linien EEG keine Aussage erlaubt über das gesamte Organ Großhirn: Kleinhirn und Stammhirn werden vom EEG nicht erfasst! Darüber hinaus handelt es sich um eine Funktion der Nervenzellen. Nach dem Penumbra-Konzept stellen die Neuronen bei Sauerstoffmangel die elektrische Aktivität sehr früh ein, um sich am Leben zu erhalten. Das Fehlen der elektrisch ableitbaren Ströme erlaubt nur die Aussage, dass die Funktion der obersten Großhirnschicht ausgefallen ist – über das fragliche bereits Abgestorben-Sein ist keine Aussage möglich. Im Unterschied dazu weiß man beim EKG: Bei Nulllinie steht das Herz. Das EEG kann diese Sicherheit nicht geben: „Wenn das EEG keine Kurven mehr aufweist, weiß man noch nicht, ob das Gehirn wirklich tot ist, aber es ist auf jeden Fall schwerst geschädigt" (Janzen).

Es ist bekannt, dass nach den klinischen Zeichen des Hirntodes, die laut Bundesärztekammer für die ‚Hirntod'-Diagnose ausreichend sind, noch für einige Stunden bis Tage EEG-Restaktivität registrierbar ist. Seit langem ist bekannt, dass bei oberflächlicher 0-Linie aus tieferen Regionen EEG-Wellen abzuleiten sind. Funktionen des temporobasalen Kortex sind mit dem EEG nicht immer abzuleiten. „Wenn man klinisch untersucht, findet man manchmal noch etwas beim EEG. Und wenn man beim EEG nichts mehr findet, findet man manchmal noch etwas mit der Durchblutungsuntersuchung ... deshalb, weil mit der Abnahme der Hirndurchblutung zunächst die Funktion ausfällt, dann die neurophysiologisch fassbaren Phänomene und zum Schluss dann die Perfusion selbst". (Angstwurm, aus Herzloser Tod).

Eine Korrelation zwischen EEG Aktivität und Hirnstammläsionen ist nicht gegeben. Es sind Fälle bekannt mit 0-Linien EEG und erhaltenem Hirnstamm, aber auch EEG Aktivtät bei Nekrose des Hirnstamms.

Führt man eine Elektrode über die Nase dieser Patienten ein, so lässt sich bei oberflächlicher Null-Linie oft noch elektrische Aktivität über diese Sonde registrieren. Bereits in den 70er Jahren konnte gezeigt werden, dass Sonden, die in tieferen Regionen platziert wurden, noch elektrische Aktivität zeigten, obwohl das Oberflächen-EEG eine Null-Linie zeigte. Über die Bedeutung dieser Befunde wurde damals diskutiert. Es geht aber um den Nachweis des Ausfalls der *Gesamtfunktion* des Großhirns, wie im Gesetz definiert: Solange dieser Nachweis nicht vorliegt, sind die Bedingungen des Gesetzes nicht erfüllt – oder es liegt lediglich ein Teil-Hirntod vor. Aufgrund der Limitierungen des Oberflächen-EEG wurde gefordert, Messungen mit Tiefenelektroden seien durchzuführen; diese Methoden wurde aber als zu kompliziert und unpraktikabel abgelehnt.

Der Neurologe Schwarz hatte zeigen können, dass sich bei ‚hirntot' definierten Menschen nach vibratorischer Stimulierung an den Füßen oder an den Fingern im EEG Antwortpotentiale nachweisen lassen. Folgende Entdeckung aus Kanada macht die Diskussion noch brisanter: Bei oberflächlichen 0-linien-EEG hat man Aktivitäten des Hippokampus entdeckt. Der Hippokampus liegt im Temporallappen beidseitig, ist eine der ältesten Strukturen des Gehirns und ist ‚zuständig' für Erinnerungen und Lernprozesse. Der Hippokampus sendet auch im Zustand des oberflächlichen Nulllinien-EEGs Signale an den Kortex: Diese Signale werden NU Komplexe genannt. Die Bedeutung dieser Entdeckung ist noch nicht gänzlich geklärt, relativiert aber die Wertigkeit des Oberflächen-EEGs erheblich.

In seltenen Fällen bleibt eine EEG Aktivität erhalten, obwohl die klinischen Zeichen des ‚Hirntodes' vorhanden sind und ein Durchblutungsstopp vorliegt. Für dieses Phänomen werden Gefäßverbindungen (Anastomosen) verantwortlich gemacht, zwischen der Blutversorgung des Gehirns und des noch intakten Kreislaufs der äußeren Schlagader, die die Hirnhäute und die äußeren Gesichtspartien versorgt. Dadurch können einzelne Gruppen von Nervenzellen des Großhirns überleben. Nach der Definition ist aber der ‚Hirntod' nicht eingetreten.

Wir haben oben besprochen, wie viele Medikamente das EEG beeinflussen können.

Bei der Erforschung der Nahe-Tod-Erfahrungen hat sich herausgestellt, dass in der Phase des Null-Linien-EEGs das größtmögliche erweiterte Bewusstsein zu verzeichnen war. Dies sollte zu äußerster Vorsicht in der Interpretation des EEGs führen.

Das EEG ist ein typisches Beispiel, wie Funktionsverlust fälschlicherweise mit dem Tod gleichgestellt wird. Das EEG ist aufgrund der niedrigen Kosten und der relativ leichten Durchführbarkeit eingeführt worden. Eine wissenschaftliche Fundierung ist das nicht! Der Britische Arzt Pallis bezeichnet das EEG als Manipulation, da man versuchen würde, den Angehörigen plausibel zu machen, dass bei 0-Linie das Gehirn bereits tot sei. Nach einer anderen Untersuchung (Grigg, 1987) fand sich im EEG noch elektrische Aktivität bei 11 von 56 als ‚hirntot' definierten Menschen, nach der klinischen Testung.

Die österreichischen Richtlinien sehen vor, dass die Befundung des EEGs von einem Facharzt für Neurologie mit klinischer Erfahrung in der Befundung des EEGs durchgeführt wird; die deutschen Richtlinien sehen erst seit 2015 vor, dass lediglich ein „darin erfahrener Arzt" das EEG kontrolliert und beurteilt.

In den Kriterien von Harvard und in Japan ist das EEG nicht obligatorisch, ebenso wenig wie in England und in Minnesota. In Frankreich ist entweder das EEG oder die cerebrale Angiographie verlangt.

Einige Tiere zeigen im Winterschlaf ein 0-Linien-EEG: Weder ist dies ein Zeichen der Irreversibilität, noch werden sie ‚für-tot' erklärt! Sie atmen noch und ihr Herz schlägt und sie sind nicht tot.

Schlussfolgerung

- Das EEG ist nicht für alle Patienten im Hirnversagen obligatorisch, nur bei einigen seltenen Fällen.

- Es greift nur die oberste Schicht des Großhirns ab, keineswegs das gesamte Organ. Bei Null-Linien EEG ist es nicht erlaubt, den Schluss zu ziehen, das gesamte Großhirn sei ausgefallen. Stammhirn und Kleinhirn können gar nicht erfasst werden.

- Es registriert nur eine Funktion: Daraus lässt sich keinesfalls der bereits eingetretene Tod dieses Organs ableiten.

- Es ist anfällig für Artefakte. Ein isoelektrisches EEG schließt ein reversibles Koma nicht aus, da viele Medikamente und andere Zustände (Hypothermie, Ischämie, Stoffwechselentgleisungen) die kortikale Aktivität unterdrücken können. Die Fehlerquote bei der Beurteilung ist nicht zu unterschätzen.

- Das EEG ist für die Zwecke, für die es in der „Hirntod-Diagnostik" eingeführt wurde, ungeeignet. Es hat nicht die Bedeutung die ihm anfänglich zugemessen wurde (Pendl).

- Das EEG, ergänzt durch weitere Ableitungen, müsste als obligatorisch definiert werden. Zwei erfahrene Fachärzte für Neurologie müssten unabhängig voneinander, die Befundung vornehmen. Die Anforderungen an die Beurteiler müssen sehr hoch sein.

Der zerebrale Zirkulationsstillstand

- Einige fordern diesen Nachweis als obligat, denn nur dieser könne den ‚Hirntod' beweisen. Er ist aber nicht obligatorisch, er wird unter ‚Ergänzende Untersuchungen' aufgeführt, der nur bei Zweifel oder Unklarheiten durchgeführt werden müsse. Er kann mittels Dopplersonographie, Angiographie oder Perfusionsszintigraphie durchgeführt werden. Die Ultraschalluntersuchung der Hals- und der Hirnbasisarterien ist für den Patienten unbedenklich, ungefährlich, nicht belastend. Mittels Doppler wird geprüft, ob ein Fluss noch vorhanden ist. Es müssen 2 Untersuchungen stattfinden, im Abstand von mind. 30 Minuten. In der Literatur gibt es Diskrepanzen zwischen Angiographie und Ultraschalluntersuchung.

  Es muss daher gefordert werden, dass eine Ultraschalluntersuchung obligatorisch durchzuführen ist, von 2 verschiedenen extra dafür ausgebildeten, geschulten und erfahrenen Ärzten, nicht 2 Untersuchungen durch den selben Arzt.

  Da die Radionukleid-Angiographie eine angemessene Beurteilung der hinteren Schädelgrube nicht erlaubt, sollte sie in der ‚Hirntod-Diagnostik' wegen ihres nur begrenzten Wertes nicht eingesetzt werden.

  Die direkte Katheter-Angiographie muss als zustimmungspflichtig deklariert werden, da sie invasiv ist. Es können Komplikationen durch die Katheter-Punktion auftreten; durch die Gabe des Kontrastmittels können Gefäßspasmen auftreten, die fälschlicherweise das Bild eines Durchblutungsstopps zeigen. Gefäßspasmen können auch eine evtl. noch vorhandene Restdurchblutung zum völligen Erliegen bringen und so dem Patienten schaden. Das Kontrastmittel kann bei gestörter Blut-Hirn-Schranke das Gehirn weiter schädigen. „Wenn das Gehirn noch einen Restblutfluss aufweist, der aber sehr verlangsamt ist, lässt sich nicht ausschließen, dass das ... Kontrastmittel einen zusätzlichen Sauerstoffmangel bewirkt, weil es ganz langsam in das Gehirn einfließt und möglicherweise dort stehenbleibt. Dabei kann es Restfunktionen im Gehirn auslöschen, die zuvor noch bestanden haben." Der Patient müsse in diese Untersuchung eingewilligt haben, so der Neurologe Prof. Janzen. Es können auch kontrastmittelbedingte Schäden des Hirngewebes und der Nieren auftreten. Die Lipidlöslichkeit und die hohe Osmolalität des Kontrastmittels können Zellverbände und Gefäßendothel schädigen. Es kann auch zu gefährlichen Blutdruckabfällen kommen: Es könnte durch die Angiographie das Bild des Hirntodes erst verursacht werden (Pendl). Aus all diesen Gründen wird im amerikanischen Schrifttum die Bedeutung der Angiographie nicht so hoch gesehen. Die technischen Voraussetzungen sind zudem nicht in jedem Krankenhaus vorhanden. Kontrastmittel werden ständig weiterentwickelt, völlig unbedenklich sind sie bis heute nicht.

Mit der Szintigraphie soll die durchblutungs-abhängige Verteilung der Radionukleide im Gehirn geprüft werden. Liegt ein Stillstand vor, so darf sich kein Nukleid im Gehirn anreichern. Die Untersuchung, einschließlich in vivo Kontrollen (durch Szintigraphien des Thoraxes und des Abdomens) gibt nicht die verlangte Sicherheit: Hirnstamm und Kleinhirn sind nicht gut zu beurteilen.

Beide Untersuchungen (Szintigraphie und Angiographie) sind teuer und sehr aufwändig: Ein beatmeter Patient muss von der Intensivstation in die entsprechende Abteilung gebracht werden; dort müssen verschiedene Projektionsaufnahmen (in verschiedenen Ebenen) des Gehirns gemacht werden. Es ist daher nicht verwunderlich, dass diese ergänzenden Untersuchungen in weniger als 5% der Fälle gemacht werden.

Bei allen Methoden, die das Stillstehen der Gehirndurchblutung feststellen sollen, ergeben sich zwei große Problembereiche: Bei großen Schädel-Hirnverletzungen, auch bei seltenen andern Schädigungsformen kann die Situation vorliegen, dass der Druck im Inneren des Schädels nicht höher ansteigt als der Kreislaufdruck im Körper, so dass eine Restdurchblutung des Gehirns noch vorhanden ist. In solchen Situationen seien weitere Testungen notwendig, so die Bundesärztekammer: Welche, wird aber nicht gesagt!

Vergleiche zwischen Angiographie und Dopplersonographie haben gezeigt, dass z.B. noch Restdurchblutung im Dopplerschall zu sehen ist, während bei der Angiographie kein Blutfluss zu sehen ist. In einer 2008 veröffentlichten Untersuchung bei 188 Patienten, die klinisch die

Kriterien des sog. ‚Hirntodes' erfüllt hatten, fand sich in 11 % der Fälle in der Angiographie noch eine vorhandene Durchblutung. Prof Kirste, ehem. Medizinischer Vorstand der DSO, schilderte, dass er selber eine Restdurchblutung nach klinischer ‚Hirntod-Diagnose' beobachtet habe. Solche Befunde lassen große Zweifel an der Zuverlässigkeit dieser Methoden sowie an der Diagnostik selbst aufkommen.

Die absolute Sicherheit, dass ohne Zweifel ein Zirkulationsstillstand vorliegt, lässt sich auch nicht mit allen 3 Untersuchungen erreichen.

Steigt der Blutdruck bei der Organentnahme oder beim Apnoe-Test, so kann die Durchblutung des Gehirns wieder zunehmen, über das Niveau der ischämischen Penumbra. Die Bewegungen, die unter diesen Bedingungen auftreten, könnten Ausdruck einer Aktivierung der Durchblutung sein. So schreibt Astrub: „Die klinische und elektrische Funktion kann sich während der Penumbra an- und ausschalten".

Bei 24 % der für ‚hirntot' Erklärten findet man eine ‚verspätete' Durchblutung in einigen Bereichen des Gehirns. Die Sichtbarkeit der Gefäße hängt darüber hinaus von der Konzentration des Kontrastmittels und vom Injektionsdruck ab, sowie vom Durchmesser der Gefäße. Wo die Grenze des Blutflusses für die Darstellbarkeit der Gefäße liegt, ist für diese Zustände empirisch nicht untersucht worden. Selbst nach Apnoe-Test und Angiographie zur Bestätigung des ‚Hirntodes', fand man in 24 von 39 untersuchten Fällen, 24 Stunden nach den Testungen, die Bildung von 3 Hormonen aus dem Hypothalamus, sowie das Bestehen der Thermoregulation – ein deutliches Zeichen, dass diese Areale des Hirnstamms noch funktionieren.

Darüber hinaus müssen eine Angiographie oder Dopplersonographie, wenn erforderlich, unbedingt *vor* dem Apnoe-Test durchgeführt werden, da dieser einen intrazerebralen Kreislaufkollaps erzeugen und somit eine Restdurchblutung zum endgültigen Stillstand bringen kann. Aber umgekehrt kann auch eine Angiographie das Gehirn gravierend schädigen.

Es entfällt eine der wichtigsten Bedingungen des sog. ‚Hirntod-Konzeptes': Da die Durchblutung zum Stillstand gekommen sei, sterbe das Gehirn ab, werde nekrotisch – so wird immer behauptet. Es müsste also eine komplette Nekrose des Gehirns zum Zeitpunkt der ‚Hirntod-Diagnostik' vorliegen, nicht erst Stunden oder Tage danach.

Es gibt kaum Untersuchungen zur Beschaffenheit des Gehirns zum Zeitpunkt der ‚Hirntod'-Diagnostik oder unmittelbar nach Organentnahme. Meist begnügt man sich mit der Feststellung, dass das Gehirn hellgrau aussehen würde, ein klares Zeichen einer Nekrose. Die größte Studie untersuchte 226 Gehirne: In 94 % der Fälle hat man im Großhirn Inseln von Nekrosen und Infarkte gesehen; in den Basalganglien deutlich weniger. Eine komplette Nekrose des Gehirns, die man nach der Definition erwarten müsste, wurde in keinem Fall gesehen! Eine neuere Arbeit von 2008 an 41 Patienten bis zu 48 Stunden nach Feststellung des ‚Hirntodes' zeigte in lediglich 64 % der Fälle minimale bis moderate Schädigungen. In keinem Fall zeigten sich Nekrosen im sog. Atemzentrum. Also auch aus dieser Arbeit lässt sich die Prämisse des sog. ‚Hirntodes' nicht verifizieren.

Das Kriterium der Irreversibilität ist ebenso widerlegt: Wo histologisch nichts zerstört ist, kann es keine Unumkehrbarkeit der gar nicht eingetretenen Zerstörung geben. Bei den 41 Untersuchten war ihr Zustand nicht deshalb irreversibel, weil ihr Gehirn zerstört gewesen wäre, sondern weil man ihnen Organe entnommen hatte ...

Die schwerstkranken Patienten können durch den aufwändigen Transport gefährdet werden, ebenso durch die notwendige Flachlagerung. Die Kontrastmittelgabe kann negative Auswirkungen haben (Hirnödem, allergische Reaktionen, Blutungen, Gefäßspasmen). Angeblich spricht eine minimale Restdurchblutung nicht gegen den Hirntod: wieder eine Relativierung? Die Interpretation der Befunde kann durch diverse Gefäßzustände unsicher werden. Eine einfacher durchzuführende venöse Subtraktionsangiograhie gilt als nicht ausreichend.

Evozierte Potenziale

- Akustisch evozierte Potenziale (AEP). Auf äußere Schallreize lassen sich elektrische Signale im Verlauf der ‚Hörbahn' vom Ohr bis zum Hirnstamm registrieren. Die ersten beiden entstehen im Innenohr und im Hörnerv, bleiben anfänglich beim ‚Hirntod' erhalten; wenn die Gipfel 3 bis 5 erloschen sind, so deutet dies auf das Ausfallen des Hirnstamms. Es muss aber durch vorherige Verlaufsbeobachtungen gesichert sein, dass die ersten 2 Gipfel vorhanden waren bzw. sind. Das Ohr muss intakt sein. Es geht darum, den Ausfalls des Hirnstamms zu dokumentieren: Bei Hirnstammschädigung ist die Untersuchung nicht aussagefähig – welche Absurdität!

  Die maschinelle Beatmung sowie andere Monitore können durch Artefakte und Interferenzen die Durchführung sehr erschweren.

  Auch diese Untersuchung ‚prüft' lediglich den Hirnstamm. Es werden Funktionen gemessen, aus deren Ausfall fälschlicherweise der bereits eingetreten Tod des Organs abgeleitet wird.

- Somatosensibel evozierte Potenziale (SEP). Eine elektrische Reizung der Nerven an den Armen oder Beinen löst ein Potenzial aus, das als Welle an den verschiedenen Stationen des Nervensystems abgeleitet werden kann. Der Reiz geht über das Rückenmark, das verlängerte Mark, das Zwischenhirn bis zur Hirnrinde der Gegenseite. Beim ‚Hirntod' ist die Fortleitung in Höhe Hirnstamm unterbrochen. Nur der schrittweise Verlust der elektrischen Wellen ist beweiskräftig, es müssen also Voruntersuchungen vorliegen. Laut DSO sind diese Untersuchungen aber nicht anwendbar bei Hirnstammschädigung und bei Schädigung des oberen Rückenmarks: Aber gerade die Schädigung des Hirnstamms soll dadurch festgestellt werden! Eine Querschnittslähmung muss ausgeschlossen sein. Diese Potenziale können auch vor dem Eintreten des ‚Hirntodes' erloschen sein. Wieder werden Funktionen getestet, und aus dem Fehlen dieser fälschlicherweise der Tod des Organs abgeleitet. Es sind Funktionen des Hirnstamms, Großhirn und Kleinhirn sind methodisch nicht erfassbar.

Beide Untersuchungen können durchgeführt werden, um die Irreversibilität der Schädigung zu dokumentieren oder um die Beobachtungszeit zu verkürzen. Beide Methoden haben starke Einschränkungen, die für die Testung des Ausfalls von Groß-, Stamm- und Kleinhirn nicht geeignet sind. Sie können nur als Verlauf gewertet werden, es müssen vor Eintreten des ‚Hirntodes' bereits Voruntersuchungen gemacht worden sein. Der Hirndruck kann dabei vorübergehend ansteigen. Es sind Beispiele veröffentlicht worden über reversible Potentialverluste. Die diagnostische Sicherheit ist zu bezweifeln (Pendl).

Der Atropin-Test

– Atropin führt am Herzen zu einer deutlichen Pulsbeschleunigung; dieser Effekt ist gebunden an intakte parasympathische Rezeptoren, die im unteren Hirnstamm lokalisiert sind. Zur Prüfung wird eine Testdosis gespritzt; erfolgt keine Pulsbeschleunigung spritzt man die volle Dosis von 2 mg in die Vene. Erfolgt keine Frequenzsteigerung, so wird dies als Zeichen des ‚Hirntodes' gewertet. Laut DSO sei dieser Test ein „zuverlässiges Verfahren in der Hirntod-Diagnostik". Dieser Test ist in Österreich vorgesehen, in Deutschland dagegen nicht.

Wie zuverlässig ist der Test wirklich? Bei Gabe von Katecholaminen, die oft zur Kreislaufstabilisierung gegeben werden müssen, gibt es falsch positive Resultate, dann ist der Test nicht verwertbar. Eine fehlende Reaktion beweist nicht den ‚Hirntod', da die Reagibilität auf Atropin bereits vor Ausfall der Hirnfunktionen verloren gehen kann. Ein Frequenzanstieg hingegen schließt den ‚Hirntod' aus. Die Aussage der DSO, der Test sei zuverlässig, ist falsch.

Der Apnoe-Test

- Die Durchführung des Apnoe-Tests ist seit Dezember 1991 obligatorisch. Entgegen den Behauptungen der Bundeärztekammer anlässlich der unkorrekten ‚Hirntodfeststellung' in einem Krankenhaus bei Bremen kann der ‚Hirntod' erst dann festgestellt werden, wenn der Apnoetest korrekt durchgeführt wurde. Laut Richtlinien und Schilderungen der DSO wird der Apnoe-Test „wegen der möglichen Gefährdung des Patienten und der physiologischen Wirkung der Hyperkapnie (CO_2-Anstieg) als letzte klinische Untersuchung des *Hirnfunktionsausfalls* durchgeführt". Korrekterweise müsste die Formulierung heißen: „Untersuchung des Ausfalls des *Hirnstammes*"; es wird aber mit dieser Formulierung suggeriert, dass dieser Test den Ausfall der Funktionen des Gesamthirns zeigen könne.

  Das sogenannte Atemzentrum (1811 von Legallois, 1770–1840, entdeckt) ist ein Bereich in der Formatio retikularis des Hirnstammes, die sich bis ins obere Rückenmark erstreckt. Vorausgesetzt, dass der Hirnstamm nicht durch Medikamente, toxische Stoffe oder Viren geschädigt ist, dass keine hohe Querschnittslähmung vorliegt, wird dieser Test auch nur den Ausfall des Hirnstammes zeigen, keineswegs den Ausfall des gesamten Gehirns.

  Es wird die mögliche Gefährdung durch diesen Test wie nebenbei erwähnt. Um die Probleme besser verstehen zu können, ist es notwendig, etwas tiefer in die Materie einzusteigen.

  Die Spontanatmung wird „von zwei Regelgrößen kontrolliert": Sauerstoff- sowie Kohlendioxidgehalt im Blut – so die DSO. Die Realität ist deutlich komplexer: Die Regulation der Atmung wird mitgesteuert von zentralen und peripheren Chemorezeptoren, die auf die Konzentration diverser Stoffe im Blut reagieren; von Dehnungsrezeptoren in der Lunge und von pH-Veränderungen in der Nervenflüssigkeit. Rezeptoren der Muskulatur, Schmerzrezeptoren, Hormone, aber auch das Großhirn spielen regulierend eine Rolle. Wie all diese verschiedenen Mechanismen sich gegenseitig beeinflussen und so die Atmung regeln, ist nicht abschließend geklärt. Wie bereits besprochen, können Narkotika (z.B. Barbiturate) und andere Medikamente die Empfindlichkeit des Atemzentrums verändern. Die peripheren Chemorezeptoren an der Halsschlagader reagieren aber auf Hypoxie (Sauerstoffabfall) stärker als auf Hyperkapnie. Spinale Bewegungsmuster, die der natürlichen Atembewegung ähnlich sind, sind beobachtet worden. Eine Störung oder Lähmung des Zwerchfells, die bei beatmeten und komatösen Patienten nicht leicht zu diagnostizieren ist, kann zu falschem Ergebnis führen.

  Ein Anstieg des Kohlendioxids im Blut kann ab etwa 60 mmHg zu Bewusstseinsstörungen, Somnolenz, Koma, bis hin zum Atemstillstand führen, es beeinflusst negativ, mit der Acidose zusammen, den Energiestoffwechsel, bis hin zum Zelluntergang. Bei etwa 70 mmHg tritt eine Lähmung des Atemzentrums ein, aber bereits Konzentrationen unter 60 mmHg können lähmend auf das Atemzentrum wirken. Das Wissen über die Wirkungen des Anstiegs des Kohlendioxidwertes von 60 mmHg im Blut stammt aus gesunden Zuständen. Ist es aber korrekt, dieses Wissen auf die Zustände des Hirnversagens zu übertragen?

Bei komatösen Patienten wird eher hyperventiliert beatmet, was zu einem niedrigeren CO_2-Spiegel führt: Beim Apnoe-Test sind dann höhere CO_2-Werte für die Atemstimulation zu erwarten.

Die gewünschte Hyperkapnie (Anstieg des CO_2 im Blut bis 60 mmHg) führt zu folgenden Veränderungen:

- Gefäß-Spasmen und -Verengungen
- Druckanstieg im Gehirn, Zunahme des Hirnödems (Schwellung)
- Intrazerebraler Gefäßkollaps, damit Stillstand evtl. noch vorhandener Blut-Zirkulation
- Hautemphysem (Luftansammlung in der Haut)
- Pneumothorax (Luft dringt in den Raum zwischen Lunge und Thoraxwand und kann so die Atmung mechanisch erschweren)
- Funktionsverschlechterung des Herzens, Rhythmusstörungen, Herzstillstand
- Abfall des systemischen Blutdrucks, mit Verschlechterung des Blutflusses im Gehirn

Ein systemischer Blutdruckabfall, bei Zunahme des Hirnödems, kann die Blutzufuhr im Gehirn, im Atemzentrum soweit reduzieren, dass es auf den Kohlendioxidanstieg nicht mehr reagiert. Bereits ein kleiner Anstieg des intrakraniellen Drucks (der meist nicht mitgemessen wird) kann ähnliche Effekte erzeugen. Liegt eine Instabilität des Herzkreislaufsystems vor (reduzierte Herzfunktion, schwankender Blutdruck, Hypovolämie), so kann schon durch die beginnende Hyperkapnie ein Abfall des systemischen Blutdrucks eintreten, bevor der Anstieg des Kohlendioxids den ‚gewünschten' Reiz auf das Atemzentrum ausübt: Bei etwa 40 % der Patienten fällt der Blutdruck unter Apnoe-Test unter den kritischen Wert von 90 mmHg. Aus all diesen Gründen versucht man in der Intensivmedizin bei jedem Gehirnschaden eine Hyperkapnie sowie einen Abfall des systemischen Blutdrucks zu vermeiden, da beide einen Gehirnschaden erheblich verschlimmern können.

Als Voraussetzungen für diesen Test werden in der Literatur folgende Bedingungen genannt: Körpertemperatur mindestens 36,5 Grad, Systolischer Blutdruck von mindestens 90 mmHg sowie eine positive Flüssigkeitsbilanz in den letzten 6 Stunden. Diese werden aber in den Richtlinien der Bundeärztekammer nicht genannt.

In den Richtlinien ist der Wert von 60 mmHg festgelegt: aber schon ab 60 mmHg Kohlendioxid im Blut können Lähmungen des Atemzentrums eintreten. Menschen mit vorbestehender Lungenerkrankung können an höhere CO_2 Werte (über 45 mmHg) adaptiert sein. Bei diesen Menschen gibt es keine anerkannten Werte, die bei dem Apnoe-Test erreicht werden müssen. Selbst der geforderte Wert von 60 mmHg ist nicht durch empirische Arbeiten belegt. Die Werte wechseln zudem von Land zu Land, beispielsweise soll in der Schweiz ein Wert von 55 mmHg erreicht werden.

Schlussfolgerung

- Wegen der hohen Risiken des Apnoe-Tests ist dieser nach den geltenden Regeln in der Medizin zustimmungspflichtig. Derjenige, der sich für Organspende entscheidet, müsste explizit seine Zustimmung, nach entsprechender Aufklärung, zu diesem Test geben.

- Coimbra macht darauf aufmerksam, dass kein Arzt auf die Idee käme, einen frischen Herzinfarkt einem riskanten Belastungstest auszusetzen, zur Bestätigung ob ein Herzinfarkt vorliege. Man behandelt einen solchen Patienten mit vorsichtiger Sorgfalt, um sein Herz vor weiteren Belastungen zu schützen. Die Durchführung eines Belastungstest wäre ein grobfahrlässiger Kunstfehler – dies gilt analog für den Zustand des gravierenden Hirnschadens und den Apnoe-Test.

- Der Test kann erhebliche zusätzliche Schäden dem bereits geschädigten Gehirn zufügen: Eventuelle Restfunktionen können durch den Test zum Erliegen kommen. Laut Coimbra kann der Apnoe-Test einen definitiven „Gnaden-Schlag“ darstellen.

- Wie die meisten diagnostischen Schritte kann auch der Apnoe-Test lediglich Funktionen des Hirnstamms testen; Großhirn und Kleinhirn können methodisch nicht erfasst werden.

- Der Test widerspricht dem ärztlichen Ethos, da er nicht zum Nutzen des Erkrankten, sondern lediglich fremdnützig, durchgeführt wird.

- Es ist „ein Desaster am Krankenbett, um ein juristisches Desaster im Operationssaal zu vermeiden“ (Coimbra).

Weitere Untersuchungen

Weitere Untersuchungen sind nicht vorgesehen.

- Die einzige Untersuchung, die heute die Gewebeaktivität bzw. deren Untergang zeigen kann, ist die parenchymale Bildgebung mittels SPECT (Single-Photon Emission Computer Tomography): Sie kann auch den Hirnstamm klar visualisieren und kann wohl am besten den Zustand des Gehirns zeigen. Aus heutiger Sicht lassen sich mit dieser Untersuchung am ehesten Areale sehen, in denen Gewebe noch aktiv ist, die also leben. Sie ist aber apparativ sehr aufwändig und kostspielig, die notwendigen Apparaturen sind nur in wenigen Krankenhäusern verfügbar. Wenn man davon ausgeht, dass das gesamte Gehirn ausgefallen und dass dieser Ausfall mit Sicherheit bewiesen sein muss, so muss bei jedem potenziellen Spender die maximale Sicherheit gefordert werden, bis hin zur SPECT.

  Der gerätetechnische Aufwand ist bei allen Zusatzuntersuchungen sehr hoch, sodass die Bedingung nicht erfüllt ist, dass die ‚Hirntod-Diagnostik' in jedem Krankenhaus mit Intensivstation durchgeführt werden könne. Neuere Untersuchungen zeigen, dass durch PET aus der Größe des verbleibenden Glucoseumsatzes eine Prognose abgeleitet werden kann, ob der Patient das Bewusstsein wieder erlangen wird. Bei 40 % der angeblich ohne Bewusstsein verharrenden Patienten konnten Anzeichen für bewusst gesteuerte Reaktionen auf von außen gesetzte Reize nachgewiesen werden. Vorschnelle Behauptungen über das vermeintlich fehlende Bewusstsein sollten daher vermieden werden. Will man bei Hirnversagen Organe entnehmen, so muss bei jedem Patienten vor einer evtl. Organentnahme die Durchführung dieser Untersuchung (SPECT) gefordert werden. Nach neueren Berichten ist die Sicherheit in der Befundung bei funktionellen Bildgebenden Verfahren bei weitem nicht so hoch wie bisher angenommen, weil die verwendeten Computerprogramme für die Beurteilung der Bilder in bis zu 70 % der Fälle fehlerhaft waren. Selbst diese Untersuchungen scheinen also nicht die notwendige Sicherheit geben zu können.

Fehler?

- Es sind zahlreiche Fehler, auch mit Namen der betreffenden Patienten, gut dokumentiert. Es gibt viele Situation, in denen Ärzte den Angehörigen den ‚Hirntod' mitgeteilt haben: Die Patienten haben sich aber erholt. Solche Situationen können nur bekannt werden, wenn Angehörige eine Organentnahme verweigern und auf weitere Behandlung bestehen. Ein dramatisches Beispiel ist der Fall von Frau Gauron in Kanada: Nach der Hirntodfeststellung erbaten sich die Angehörigen Bedenkzeit – zum Erstaunen aller erholte sich die Patientin. Weitere Beispiele sind der Fall Joseph aus St. Louis, der Patient Kerkhoff in Holland 1992, der Priester Mazzucchelli, das elfjährige Kind Terlecka, S. Chin in Hongkong, S. Thorpe, T. Hale in USA, Carina in Dänemark, das Kind Joseph in Ohio 1975, T. Linder im Mai 1993 in Marburg, der 15-jährige L. Meyer 1991: Ihm wurden Organe entnommen, trotz vorhandenem Trachealreflex sowie Reaktionen auf Schmerzreize und fehlendem 0-Linien EEG. Aus Lyon wurde 2007 ein Fall bekannt, bei dem 2 EEGs keine Aktivität zeigten, also hätte der ‚Hirntod' vorgelegen; eine durchgeführte Angiographie, nicht obligatorisch, zeigte noch vorhandene Durchblutung, ein CT schloss definitiv den ‚Hirntod' aus. Aus Alabama, USA, wird der Verlauf des 13-jährigen verunfallten Jungen Trenton berichtet, dem als ‚hirntoten' Organe entnommen werden sollten. Kurz vor der Entnahme zeigte er Bewegungen an Armen und Beinen: Er erholte sich und ist nun in Rehabilitation. Diskordante Befunde bei apparativen Untersuchungen können in bis zu 14 % der Fälle auftreten. In Deutschland ist keiner dieser Tests obligatorisch ...

Die DSO geht von einer Fehlerquote von circa 0,7 % aus. Diese Zahl stammt aus Untersuchungen zwischen Mai 2011 und März 2013. Alle Fehler seien aufgefallen, bevor die Organentnahme durchgeführt werden sollte, bis auf einen länger zurückliegenden Fall, bei dem Organe dennoch entnommen wurden. Die DSO gibt zu, dass „Fehler nicht zu hundert Prozent vermeidbar" seien, die Fehlerquote sei extrem niedrig. Andere Autoren, einschließlich Transplantationschirurgen, halten eine solche Fehlerquote für ‚inakzeptabel'. Diese Zahl spiegelt nur die Fälle wieder, die an die Öffentlichkeit gelangt sind – die Dunkelziffer ist erheblich höher. Wir müssen uns vorstellen, was geschehen würde, wenn diese Fehlerquote (z.B. die Zahl der vergessenen Tupfer oder Instrumente) bei einer Operation auftreten würde: Niemand würde sich dort operieren lassen, die Abteilung müsste geschlossen werden. Bei der ‚Hirntod-Diagnostik' werden aber solche Zahlen akzeptiert. Warum werden die Richtlinien nicht viel strenger formuliert, und das Maximale an Testungen gefordert? Die Begründung ist rein utilitaristisch: Die ‚Hirntod'-Diagnostik müsse praktikabel bleiben!

Eine stichprobenartige Überprüfung in den Jahren 2000 bis 2005 des Neurologen Prof. Deutschmann (Hannover) im Auftrag der DSO hat in 70 Fällen von 224 ‚Hirntod-Diagnosen' Fehler gefunden: Das entspricht einer Fehler-Quote von circa 30 %! Es waren darunter ‚Formfehler': falsches Datum, nicht korrekt angekreuzte Tests. Es fanden sich auch gravierende Fehler, wie: durchgeführte Diagnostik unter Narkose, falsch interpretierte Befunde von EEGs und anderer Tests, nicht korrekt durchgeführte Apnoe-Tests.

Nach Untersuchungen aus den USA und der BRD liegt die Fehlerquote zwischen 11 und 30 % – wenn man nach den Pflicht-Tests weitere Untersuchungen anschließt.

Eine andere Untersuchung der Neurologin Rehkopf in den Jahren 2001 bis 2005 in Niedersachsen, Hamburg, Bremen und Schleswig-Holstein zeigt eine Fehlerquote von ca. 28 %. Darunter waren falsch befundete EEGs, nicht durchgeführte Apnoe-Tests, noch hohe Medikamentenspiegel,oder falsche Reihenfolge: also gravierende Fehler. Die DSO relativiert diese Befunde, es seien nur form- oder flüchtigkeits-Fehler gewesen; die Fehler seien mit der Umstellung bzw. Einführung der neuen Richtlinien zu verstehen. Interessant ist nur: Die neuen Richtlinien sind aber erst 2015 erschienen, 10 Jahre später! Es ist wieder die bekannte Vorgehensweise: Beschwichtigung, Verharmlosungen. Eine solche hohe Fehlerquote darf nicht akzeptiert werden! Eine Analyse der ‚Hirntod'-Protokolle von Januar bis Oktober 2016 ergab eine Fehlerquote von knapp der Hälfte der Fälle – es waren keineswegs nur formale Fehler! Diese nicht akzeptable Fehlerquote wurde weder kommentiert noch hinterfragt: das Schweigen dazu ist skandalös!

Wenn selbst Mitglieder des DSO Bundesfachbeirates wie der Neurochirurg Dr. Jahja, Transplantationsbeauftragter in Duisburg, fälschlicherweise behaupten, der Apnoe-Test sei nicht obligat, so braucht man sich über Fehler nicht zu verwundern!

Diese hohe Fehlerquote, zusammen mit den begrenzten Aussagefähigkeiten der einzelnen Tests, lässt die Aussage zu, dass die ‚Hirntod-Diagnostik' eine der unsichersten Diagnosen in der Medizin ist – es ist ein Skandal, dass solche tatsächlichen Zusammenhänge nicht redlich kommuniziert werden.

Bei **Kindern** treten zusätzliche Unsicherheiten auf. Je jünger das Kind, desto unsicherer wird die gesamte Diagnostik (Pendl). Einzelne Tests können in ihrer Beurteilung sehr schwer sein, mit gravierenden Unsicherheiten behaftet, andere, wie z.B. die Angiographie, können tödlich sein; prognostische Aussagen sind noch unsicherer als beim Erwachsenen, die Erholungsmöglichkeiten sind beim Kind größer als beim Erwachsenen.

Zusammenfassung

Untersucht man die Literatur und die einzelnen Tests nach Aussagefähigkeit und Begrenztheit, so zeigt sich ein eklatanter Mangel an wissenschaftlicher Evidenz. Die Unterschiede zwischen den Richtlinien zur ‚Hirntodfeststellung' in den verschiedenen Staaten der Welt (Grenzwerte, Test, Bestimmungen, Bedingungen, Ablauf) verdeutlicht diesen Mangel.

- Der Ausfall des gesamten Hirnstamms kann mit den vorgeschriebenen Tests nicht mit Sicherheit festgestellt werden, da nicht alle Areale und Funktionen erfasst werden. Die Schädigung des Großhirns kann als wahrscheinlich angenommen werden; es werden mit dem EEG nur die obersten Millimeter erfasst, tiefere Areale gar nicht. Über das Kleinhirn kann kaum etwas ausgesagt werden. Es gilt also de facto das Konzept des Teilhirntodes: Ein eklatanter Widerspruch zu den Vorgabe des Gesetzes und zu Aussagen der Bundesärztekammer.

- Es zeigt sich ein Dilemma: Wenn die ‚Hirntod'-Diagnostik in jedem Krankenhaus, „in jeder Intensivstation auch ohne ergänzende apparative Diagnostik" durchgeführt werden kann (so die Richtlinien) so geht diese Vereinfachung auf Kosten der Sicherheit. Wird hingegen die Sicherheit erhöht – ein selbstverständliches Gebot – so reduziert sich die Zahl der „Hirntoten", somit die Zahl der Spender. Analysiert man die Schritte der Politik und der Bundesärztekammer seit 1997 (erstes Transplantationsgesetz) gewinnt man den Eindruck, dass die Erhöhung der Zahl der Spender Priorität hat vor einer Erhöhung der Sicherheit.

  Der immer wieder betonte Organmangel kann keine Rechtfertigung sein.

- Die Irreversibilität ist eine Prognose, eine Vorhersage, die prinzipiell Unsicherheiten in sich birgt, keine Diagnose.

- Die geforderte Sicherheit kann es aufgrund der Grenzen der einzelnen Tests nicht geben. Die heutigen Regelungen in Deutschland beweisen nicht den Ausfall der Gesamtfunktionen des Gehirns und dies auch nicht mit der maximal möglichen Sicherheit. Mit Wahrscheinlichkeiten darf man sich nicht zufrieden geben.

- Will man bei dem ‚Hirntod-Konzept' bleiben, so muss gefordert werden, dass Dopplersonographie, EEG, Angiographie sowie SPECT als obligatorisch vorgeschrieben werden. Eine Vollnarkose muss bei Organentnahme gesetzlich vorgeschrieben werden

- Eine organprotektive Behandlung, mit dem Ziel, die Organe im möglichst besten Zustand zu erhalten, darf, nach aufgeklärter Zustimmung des potenziellen Spenders, erst nach sicherer ‚Hirntodfeststellung' begonnen werden.

- Viele Aussagen in den Richtlinien sind lediglich aufgrund von Erfahrungen entstanden; empirische Daten von prospektiven Studien, wie sie heute überall gefordert werden, fehlen. Es ist aber schwer, valide Studien durchzuführen, aufgrund der Krankheitssituation selbst sowie aus ethischen Gründen, weil es sich ausschließlich um fremdnützige diagnostische Schritte handelt.

- Die Diagnostik basiert auf einem in sich inkonsistenten und widerlegten Konzept.

- Es werden lediglich Teil-Funktionen getestet. Aus dem Funktionsausfall *eines einzelnen* Organs lässt sich weder der Tod dieses Organs noch der Tod des Gesamtorganismus ableiten.

- Die Fehlerquote ist erschreckend hoch. Sie offenbart, dass das System nicht sicher ist. DSO Mitarbeiter prüfen nur die formale Seite, inhaltliche Aspekte können sie nicht prüfen. Die Dunkelziffer ist sicher wesentlich höher.

- Die Diagnostik selbst ist für das Gehirn schädlich und kann tödlich sein. Sie ist daher zustimmungspflichtig.

- Wenn von ‚offizieller' Seite immer wieder behauptet wird, die ‚Hirntod' Diagnose sei die sicherste Diagnose in der Medizin, so handelt es sich um den gefährlichen Versuch, die Bevölkerung zu täuschen.

  Der ‚Hirntod' ist eine sich selbst erfüllende Prophezeiung: Werden Organe entnommen, so ist der Patient danach sicher tot – wenn nicht, wird die Behandlung abgebrochen; da es sich definitionsgemäß um eine Leiche handelt, ist jede weitere Behandlung nicht angebracht. Nur aus diesem Grund kann die Behauptung entstehen, es sei die sicherste Diagnose.

Kapitel 14

Merkwürdige Argumentationen, Widersprüche, Zirkelschlüsse

> Die Geschichte der Philosophie, der Wissenschaften, der Religion ... zeigt, dass die Meinungen ... sich verbreiten, immer ... diejenige den Vorrang gewinnt, welche ... dem menschlichen Geiste in seinem gemeinen Zustande ... bequem ist. Ja derjenige, der sich in höherem Sinne ausgebildet, kann immer voraussetzen, dass er die Majorität gegen sich habe.
>
> J.W. v. Goethe, Maximen und Reflexionen

Sprache zeigt die intellektuellen Klimmzüge, die gemacht werden, um das Hirnversagen als Tod des Menschen zu rechtfertigen.

Innere Enthauptung
Definitiver tot als der klinisch Tote
Körperliche Bestandteile: Gehirn und übrige Organe, Teilsumme von Organen
Dissoziierter Hirntod
Organismus Tod
Hirntod versus somatischer Tod
Physiologisch stabil, aber rechtlich tot
Tod der Person versus personaler Tod, versus Sterben des Organismus
Tot, da keine Lebensfähigkeit besteht
Tot, da unwiederbringlicher Bewusstseinsverlust
Beatmeter Kadaver; beatmeter Uterus; Hirntoter, beatmeter noch überlebender Körper
Hirntote, überlebende übrige Körper
Vegetatives Leben in einem Restkörper
Organkonglomerat, Teilsumme von Organen
Ein durch Beatmung am Leben gehaltener Toter
Biographischer Tod versus biologischer Tod
Am Sterben Verhinderter
Intermediäres Leben nach dem Hirntod; vegetatives Leben
pflanzliches Leben; menschliches Gemüse
Human vegetable
Tot, aber körperlich lebendig; Tot mit Sammelsurium von Restleben
Lebensfrische Organe eines Toten
Lebender Restkörper eines Toten
Überlebenszeit des Spenderorganismus

Superintensivpatient
In Vivo Konserve
Falsch Lebender
Hirntod bei verlängerter somatischer Existenz
Restorganismus, belebte Materie
Menschliches Herz-Lungen-Präparat
Herz-Lungen-Paket
Kadaver-Niere statt Nierenspende
Vitalkonservierung einzelner Organe
Toter Mensch, bei Aufrechterhaltung der Vitalität der zu gewinnenden Organe
Toter, aber die Spenderlungen müssen sich im besten physiologischen Zustand befinden
Am Leben erhaltene Leiche
„Der Patient kann diesen Eingriff natürlich nicht überleben, weil er nach unserer Definition tot ist"

Einige dieser Formulierungen sind ontologische Paradoxien, logische Widersprüche in sich.

Die oft verwendete Formulierung: „Nehmen Sie nicht Ihre Organe in den Himmel, dort weiß man, dass sie hier gebraucht werden" grenzt in ihrer Hilflosigkeit an Blasphemie.

Der ehemalige medizinische Vorstand der DSO, Prof. Kirste, schrieb 1995, dass es notwendig sei, „mehr Sachlichkeit und mehr Ordnung" in die Diskussion zu bringen: Fachbezogene Antworten eines Naturwissenschaftlers oder Mediziners dürfe man nicht in Frage stellen, man müsse gefundene Antworten (Hirntod sei der Tod des Menschen) akzeptieren. Philosophische Fragen seien woanders zu debattieren. Solche Formulierungen kommentieren sich in ihrer Absurdität von selbst! Die Trennung, die Kirste vornimmt, zwischen Naturwissenschaften und humanistischen Wissenschaften ist ein weiterer reduktionistischer Schritt – oder will er das Bild einer autoritären Medizin-Diktatur propagieren, der man kritiklos zu glauben hat?

Es wird gesagt, Narkose würde ausschließlich Reflexe des Rückenmarks unterdrücken. Die Frage lautet, ob Reflexe, völlig unabhängig vom Ort ihrer Entstehung, zum Leben gehören oder nicht! Wozu ist die Anwesenheit eines Narkosearztes notwendig, wenn der Spender tot sein soll? Warum beschreibt die DSO so genau die Aufgaben des Anästhesisten? Sie gibt ausweichende Antworten: Um Reflexe zu unterdrücken, um für die Organprotektion zu sorgen. Immer tritt das gleiche Muster auf: Statt auf die gestellten Grundfragen zu antworten, wird die Ebene gewechselt.

Auch wird damit argumentiert, dass eine Muskelfaser, im Labor präpariert und konserviert, auf Reize auch Kontraktionen zeigt. Es handelt sich aber im Falle der Muskelfaser um ein Labor-Präparat, nicht um ein Organ in einem lebenden Organismus. Ein Leichnam zeigt keine Kontraktionen oder Reflexe!

Oft wird die Frage gestellt, ob der Mensch erst dann tot sei, wenn die letzte Zelle aufgehört habe zu leben; dann sei der Mensch nach dem Herz-Kreislauf-Stillstand (der ‚traditionelle Tod') noch lange nicht tot. Auch dieses Argument lenkt von der eigentlichen Frage ab: Zum einen leben die Zellen beim ‚Hirntod' wesentlich länger. Aber es geht um die Frage, ob ein *Organismus*, der noch so viele Koordinationsfunktionen und Lebensäußerungen hat, wie der Mensch im Hirnversagen, dem man lebensfrische Organe entnehmen will, schon tot ist – also letztlich um die Frage, was Leben und Tod des menschlichen Organismus sind. In Biologie und Physiologie wird sehr wohl unterschieden zwischen Zelle, Organ und Organismus. Lange Zeit wurde als Argument angeführt, Haare und Nägel würden bei Verstorbenen weiterwachsen: Es hat sich als Märchen herausgestellt, da nach dem Tod des Menschen, nicht aber nach dem Hirnversagen, das Gewebe schrumpft und es lediglich so aussieht, ‚als ob' Nägel und Haare wachsen würden.

Da der Mensch im Hirnversagen keine Chance auf ein Zurück habe, sei er als tot zu betrachten: Es sei ein point of no return. Keine Chance zu haben ist medizinisch ein Zeichen einer infausten Prognose – wie bei vielen anderen Erkrankungen auch – aber keineswegs ein Zeichen des bereits eingetretenen Todes. Überspitzt formuliert: Mit der Geburt entsteht der Punkt ab dem es kein Zurück mehr gibt. Jeder einmal Geborene wird sterben – das bedeutet aber nicht, dass er schon tot ist. Es ist eine absurde Argumentation.

Der Mensch im Hirnversagen sei tot, weil er sterben würde, wenn man die Beatmungsmaschine abstellen würde. Dieses Argument ist in sich un-sinnig:

- Zum einen stellt man die Beatmung gerade nicht ab, sondern beatmet weiter, bis man im OP die Organe entnommen hat: Erst danach verlässt der Anästhesist den OP, also lebt der Patient bis dahin.

- Jeder beatmete Patient würde sterben, wenn man die Beatmung abstellen würde. Die Beatmung ist eine therapeutische Maßnahme am Lebenden.

- Niemand käme auf die Idee einen Menschen der – früher – an der eisernen Lunge beatmet wurde, nur deshalb für tot zu deklarieren, weil er sterben würde, wenn man die eiserne Lunge abstellen würde.

- Anlässlich der kanadischen Patientin, die 7 Tage ohne eigene Lunge bis zur Transplantation einer ‚neuen' Lunge überlebte, konnte man in den Berichten lesen, dass die Patientin an zahlreichen Maschinen überlebte. Diese Formulierungen sowie die Tatsache, dass die Patientin nach der Transplantation lebte und es ihr wohl besser ging, beweisen, dass sie dank der Maschinen lebte. Kein Arzt kam auf die Idee, sie als tot zu definieren, nur weil sie dank Maschinen am Leben gehalten wurde.

- Wenn ein Frühgeborenes Kind im Inkubator beatmet wird, lebt es auch ‚nur', weil es maschinell beatmet wird, es würde sofort sterben ohne Beatmung. Kein Mensch käme auf die Idee, ein solches Kind als tot zu definieren!!
- Der Patient während einer Herzoperation ‚hängt' an der Herz-Lungen-Maschine: Er lebt auch nur deshalb. Würde man die Maschine abstellen, wäre er auch tot!

- Wenn einem Patienten ein künstliches Herz als Unterstützungssystem implantiert wird, so lebt dieser auch nur, weil er ein solches hat: Ist er deshalb tot, weil er sterben würde, wenn man ihm dieses künstliches Organe abstellen würde?

- Auch die Dialyse ist der maschinelle Ersatz für die ausgefallene Nierenfunktion: Ohne diese Hilfe würde der niereninsuffiziente Patient sterben – ist er deshalb schon tot?

Die Beatmung ist der Beweis, dass Menschen im Hirnversagen leben.

Um das ‚Hirntod-Konzept' zu begründen und zu verteidigen, wird immer wieder die Formulierung verwendet, es gäbe „nur einen Tod", und dieser sei der ‚Hirntod' (so Prof. Angstwurm bei einer Anhörung 1995). Schaut man genauer hin, so erweist sich diese Formulierung als eine Lüge. Für die Entnahme von Organen wie im Transplantationsgesetz festgelegt (Herz, Lunge, Leber, Nieren, Pankreas, Darm, Gliedmaßen, Gesichtsteile bis hin zu Geschlechtsorgane) gilt das ‚Hirntod-Konzept', neuerdings irreversibler Hirnfunktionsausfall umbenannt. Damit ist das bisherige ‚Ganz-Hirntod-Konzept' gemeint. In einigen Ländern, so beispielsweise in England, gilt hingegen das ‚Teil-Hirntod-Konzept': Für eine Organentnahme reicht der Ausfall des Hirnstammes. Weltweit gibt es etwa 30 unterschiedliche ‚Hirntod' Definitionen.

Die ‚klassischen' Todeszeichen kommen für die Transplantationsmedizin nicht in Frage, so die Schweizerische Akademie der Medizinischen Wissenschaften, da die Organe nicht mehr funktionstüchtig wären – eine weitere Bestätigung für die Zweckgebundenheit des ‚Hirntod-Konzeptes' und für die Existenz mehrerer Todes-Definitionen. Bei jeder Leichenschau, die einer Todesfeststellung vorausgeht, muss selbstverständlich der Herz- und Kreislaufstillstand festgestellt werden. Eine Todesfeststellung bei schlagendem Herzen ist unvorstellbar. Eine Feuer- oder Erdbestattung ist bei schlagendem Herzen ebenso unvorstellbar.

Will man hingegen Gehirnzellen von Embryonen gewinnen, zum Beispiel zur Behandlung von Parkinson-Erkrankungen bei Erwachsenen, muss als Todeskriterium „das Fehlen von Spontanatmung und Herzschlag“ vorliegen. Abhängig davon, welche Organe man entnehmen will, wird der Tod definiert. Die Entnahme von Gehirn-Gewebe bei Embryonen hebelt das sog. Geistigkeitsargument aus!

Dass ein Laie Schwierigkeiten habe, den „Hirntod“ als den Tod des Menschen zu erkennen, sei hinnehmbar: Schließlich sei er Laie. Aber ein approbierter Arzt, Mitglied der Ärztekammer, habe den ‚Hirntod‘ als Tod des Menschen zu akzeptieren: Es sei von allen Fachgesellschaften so gesehen! Den Hirntod zu akzeptieren „erfordert ein bisschen mehr Rationalität“, so Prof. Harten: Damit wird unterstellt, dass diejenigen, die den ‚Hirntod‘ nicht als Tod des Menschen akzeptieren, zu wenig Rationalität hätten. Die Debatte wird polemisch und emotional, leider nicht objektiv geführt. Kritische Argumente werden als Missverständnisse, als mangelnde Information oder als Weltanschauung degradiert und abgetan. Wissenschaft stehe darüber, da sie objektiv sei. Kritiker werden mit unsachlichen Argumenten beleidigt, herabgewürdigt, als Menschen dargestellt, die nicht wissenschaftlich argumentieren können oder bedroht. Die Frage nach der Wissenschaftlichkeit der eigenen Argumentationsweise wird von der Transplantationsmedizin und von den Befürwortern des „Hirntod-Konzeptes“ gar nicht erst gestellt. H.M. Enzensberger hat einmal formuliert: „Routiniert wird jeder Widerspruch abgefertigt, als Angriff auf die Freiheit der Forschung, als unaufgeklärte Wissenschafts- und Technikfeindlichkeit und als abergläubische Zukunftsangst. Das sind Schutzbehauptungen und Zwecklügen, wie man sie von Parteipolitikern und Lobbyisten gewohnt ist“.

Weder die Approbation noch die Pflichtmitgliedschaft in der Ärztekammer befreien den Arzt von der Pflicht selber zu denken, zwingen ihn das kritische Hinterfragen und das selbständige Denken abzulegen. Gerade wer eine höhere Bildung hat, wer geschult ist, muss phänomenologische Evidenzen sehen können; blinde Autoritätsgläubigkeit spricht nicht für einen aufgeklärten Menschen. Nach Kant und den Nürnberger Ärzteprozessen darf sich keiner mehr auf Autoritätsgläubigkeit beziehen. Gerade studierte Akademiker sollten das systematische Beobachten der Phänomene gelernt haben und diese Fähigkeit – sehr wichtiger Bestandteil des ärztlichen Berufes – auch anwenden: Behauptungen und utilitaristisch-definitorische Setzungen können die phänomenologische Wirklichkeit nicht ersetzen.

Folgende Argumentationen führen zur Utilitarität via Verharmlosung. Zum Tag der Organspende am 6.6.2015 schrieb die DSO, es sei kein Problem einen Spendenausweis auszufüllen, ‚es sei nur ein Stück Papier‘. Weitere Beispiele: „Das Spenden einer Niere bietet für den Spender viele

Vorteile" (sic! – Prof. Kunzendorf, Uniklinikum Kiel). Zum Leben braucht der Mensch nur eine Niere, die Zweite ist nicht nötig (so im Fokus nach der Nieren-lebend-Spende von F.W. Steinmeier). Es sei gut dokumentiert, dass das Risiko für den Spender gering sei; der Mensch könne sehr gut mit nur einer Niere Leben (Charité Berlin); mit einer Niere könne man ein ganz normales Leben mit guter Lebensqualität führen (Klinikum Großhadern, München). Eine Lebendspende müsse sorgfältig überdacht werden, „da es sich um einen chirurgischen Eingriff an einem gesunden Menschen ausschließlich zum Wohle eines anderen handelt. Der Eingriff stellt für den Spender ein medizinisches Risiko dar" (bis 2013 Text des Bundesministerium für Gesundheit, später gestrichen).

Bei einer Podiumsdiskussion am 20.2.13 sagte Dr. Toomes, Anästhesistin, Transplantationsbeauftragte am Klinikum Karlsruhe: „Hirntote können ohne Intensivmittel nicht *leben*" – behauptete aber, sie seien tot.

Aufgabe der DSO sei es, den Wunsch des Verstorbenen umzusetzen, wenn dieser sich zur Organspende entschlossen habe, so Dr. Rahmel, Vorstand des DSO. Kennt man die Fakten, so ist das Argument scheinheilig. Geradezu zynisch ist der Hinweis der DSO, es sei angesichts der Menschen auf der Warteliste ihre wichtigste Aufgabe, den Willen des Verstorbenen, seine Organe zu spenden, so „bestmöglich umzusetzen".

Prof. Montgomery, Präsident der Bundesärztekammer, sagte in Hannover bei der Tacheles-Sendung am 14.2.12: „Wenn Ärzte den Hirntod feststellen, werden die *körperlichen Funktionen maximal erhalten*, denn das brauchen wir für eine Organentnahme" – Funktionen sind nur beim Lebenden vorhanden. Bischof Weber, ev. Kirche Braunschweig, sagte: „Der betroffene Mensch wird nur noch durch Medizintechnik *am Leben* gehalten"; es handele sich um Menschen, „die in einer unumkehrbaren Situation *zwischen Leben und Tod* sind" ... „Ja, es wird in den Sterbeprozess eingegriffen" ... „Wenn wir von Organspender und Empfänger sprechen, so bewegen wir uns auf der Grenze zwischen Leben und Tod" – sie sind also Lebende, Sterbende, nicht bereits Tote.

Prof. Lilie, Leiter der Ständigen Kommission Organtransplantation bei der Bundeärztekammer, Lehrstuhl für Strafrecht in Halle, formulierte in einem ZEIT-Interview am 28.7.2012: „Damit Organe nicht geschädigt werden, muss der Spender künstlich beatmet werden". Am deutlichsten sagt es Prof. Birnbacher: Die Hirntoddefinition sei dogmatischer Natur, sei also eine un-diskutierbare Setzung: „Alle *Lebensfunktionen* sind intakt ... durch Beatmung können Organe *am Leben gehalten* werden ... der Organismus jedenfalls lebt, solange beatmet wird" (TV Sendung am 8.12.2011).

Prof. Nagel äußerte sich am 23.3.2012: „Der Hirntod ist eindeutig definiert als der Tod eines Patienten, hieran gibt es keine medizinischen Zweifel". Merkwürdig ist allerdings, dass weltweit Zweifel an dieser dogmatischen Setzung zunehmen. Die Stellungnahme des Ethikrates von 2015 (dem Nagel angehört) widerspricht seiner Aussage: „Auch die Kontroverse um die Frage, ob der Hirntod der Tod des Menschen ist, beschäftigt schon seit Einführung dieses Konzeptes viele Menschen". „Das Konzept des Hirntodes ist vollständig unabhängig von der Transplantationsmedizin. Eine solche Verbindung wäre aus ethischen Gründen strikt abzulehnen", so Nagel weiter – die Verbindung ist aber eindeutig in der Harvard Arbeit 1968 nachzulesen, sie wurde auch bei dem ersten Transplantationsgesetz 1997 mehrfach ausdrücklich von Transplantationsmedizinern betont (Kapitel 33). Kennt Nagel die Literatur nicht oder handelt es sich um Konziliatorenarbeit? Warum oder wozu hat er es nötig, falsche Aussagen zu machen? Der Neurologe Spittler bestätigt indirekt die utilitaristische Setzung, wenn er schreibt: „Der Hirntod bietet die Grundlage für eine Organentnahme".

In vielen Diskussionen wird in letzter Zeit ein ‚neues' Argument ins Feld gebracht: Wenn Menschen im Hirnversagen nicht tot seien, so würden viele Tausende Patienten auf Intensiv liegen, die man weiter behandeln müsse: Sie würden Intensivbetten „verstopfen". Jede Behandlung muss eine Indikation haben: Für Menschen im Hirnversagen ist die Prognose infaust, daher kann oder soll die Behandlung eingefroren oder abgebrochen werden. In den allermeisten Fällen werden solche schwerstkranke Patienten trotz Weiterführung der Intensivtherapie innerhalb weniger Stunden oder Tagen versterben. Wenige Zahlen (Kapitel 9a) widerlegen diese Argumentation: Von Überlastung oder „Verstopfung der Intensivbetten" kann keine Rede sein. Als Begründungs-Argument für die Notwendigkeit, den „Hirntod" weiterhin als den Tod des Menschen definieren zu sollen, können solche Argumentationen jedenfalls nicht herhalten. Interessanterweise wurde dieses Argument bereits einige Jahre vor der Harvard-Definition angeführt und in der Literatur diskutiert (Kapitel 9).

1998 wurde das Wort ‚Organspende' zum Unwort des Jahres gewählt, u.a. auch, weil es sich in weit über 90 % der Fälle um keine Spende handelt. Die DSO schrieb einen Protest-Brief. Dies würde die Spendenbereitschaft beschädigen, die ein Akt der Menschenliebe sei. Für die Richtigkeit des Wortes ‚Spende' stehe das Bild vom Baum, auch er würde Schatten spenden. Nun: Ein Baum erleidet keinen Verlust seiner Teile beim Schattenspenden. Die besten Schatten-‚Spender' sind darüber hinaus nicht sterbende, schon gar nicht tote Bäume!

Eine oft praktizierte Strategie bei Veranstaltungen ist folgende: Die Befürworter der Transplantationsmedizin bringen einen transplantierten Patienten, dem es sehr gut geht, auf das Podium. Er erzählt seine Krankengeschichte: Das Publikum ist emotional beeindruckt. Eine sachlich-kritische Diskussion ist kaum mehr möglich, wenn dann der Satz fällt, ohne die Transplantation wäre der Patient tot. Das kritisch-distanzierte

Betrachten der Phänomene wird durch den dominanten Einzelfall verhindert. Wer könnte einen ‚Hirntoten' auf die Bühne bringen?

Viele Formulierungen üben offen oder verdeckt moralischen Druck aus. Einige Beispiele: Das Gesundheitsministerium formulierte „Organspende ist gelebte Solidarität" – damit wird unterstellt: Wer nicht spendet ist nicht solidarisch. „Organspende schenkt Leben" oder „Organspende, eine Entscheidung für das Leben", so die DSO – wer nicht bereit ist zu spenden, spricht sich gegen das Leben aus. Diejenigen Menschen, die Zivilcourage haben, würden spenden ... wer nicht spendet, dem fehlt Zivilcourage! Die DSO unterstellt mit ihrer Formulierung: „Gemeinschaftsaufgabe Organspende", dass der Nicht-Spender sich der Gemeinschaft entziehe. Wenn der hessische Sozialminister am 25.5.2012 zum Thema Organspende formuliert: „Jeder sollte Verantwortung übernehmen ..." so unterstellt er Verantwortungslosigkeit denen, die sich nicht dafür entscheiden. „Wenn jeder bereit ist und jeder mitmacht, kann allen geholfen werden" so Prof. Kirste, DSO: Gemeint ist, wer nicht mitmacht, ist nicht bereit zu helfen. Der Gesundheitsminister Bahr: „Jeder, der einen Ausweis hat, ist ein Lebensretter" – wer keinen hat ... Spende sei ein altruistischer Akt: Der nicht-Spender wird somit als Egoist abgestempelt. Prof. Kirste formuliert es so: „Die Bereitschaft, Organe zu spenden, sollte eigentlich eine Selbstverständlichkeit sein in der Solidargemeinschaft, in der wir leben" – wer nicht spendet, entzieht sich der Solidarität ...

Die verwendeten Metaphern, Fiktionen und heren Worte sind Eingängig: Schenken, Leben Retten, der selbstlose Altruismus der Spende, die Großherzigkeit, der Edelmut, die Nächstenliebe, das Heldentum – erzeugen moralischen Druck. Ihre zweite Funktion ist Unbehagen sowie Bedenken aufzulösen und zu überwinden.

Eine Formulierung erzeugt sentimentalen Druck: ‚Zwölfjähriger stirbt, weil Spenderherz nicht transportiert werden kann'. So traurig eine solche Panne auch ist, die Todesursache ist und bleibt die Grunderkrankung! Pro Tag würden 3 Patienten auf der Warteliste sterben, weil kein Organ zur Verfügung steht. Diese Aussage ist medizinischer Un-Sinn, auch diese Patienten sterben an ihrer Grunderkrankung! Die Differenz zwischen Zahl der Spender und ‚Bedarf' nach Organen und die Klage darüber sind schon früher formuliert worden. Es sind aber irreführende Argumentationen, die durch moralischen Druck die Spendenbereitschaft erhöhen sollen. Die verschwiegene Realität sieht anders aus: Selbst wenn *alle* ‚Hirntoten' zu Organspendern gemacht werden würden, würde es nicht ausreichen, um den ‚Organ-Bedarf' zu decken. Durch bessere Prävention und Behandlung könnte hingegen die Zahl der Menschen auf der ‚Warteliste' deutlich reduziert werden. (s. Kapitel 6)

Dr. Yahya sagte in Köln, dass Hirntote nicht so seien wie Leichen: kalt und starr, es sei eine Art Zwischenstufe ... Der Zustand sei vergleichbar mit einem Turmspringer. In dem Moment in dem er gesprungen ist, ist er noch nicht im Wasser eingetaucht, aber er wird unumkehrbar eintauchen, ein Zurück auf das Sprungbrett gäbe es nicht. Diese Bild ist irreführend: Die Unumkehrbarkeit beweist keineswegs, dass ein Prozess zu Ende gekommen ist, dass der Mensch bereits tot ist. Das Springen vom Turm ist ein Prozess mit vielen Phasen, der erst mit dem Eintauchen ins Wasser beendet ist. Sterben ist ein Prozess, der erst mit dem Tod beendet ist. Das Bild des Turmspringers zeigt gerade das Gegenteil, dass der Mensch im sog. ‚Hirntod' am Leben ist!! Solche Bilder haben suggestiven sowie manipulativen Charakter. Zunächst scheint es einleuchtend, es sollen einfache und klare Zusammenhänge suggeriert werden. Wenn falsche Bilder verwendet werden, wird bewusst getäuscht. So wird die wunderschöne Wandmalerei im etruskischen Grab des Turmspringers, aus dem 6 Jahrhundert v.Chr. in Paestum, missbraucht.

Das Argument der Nächstenliebe, das sog. Samaritermotiv, das immer wieder ins Spiel gebracht wird, erweist sich als fataler Fehler. Es ist das Motiv, sich zu opfern für einen anderen, etwas zu geben. Wenn der Mensch im ‚Hirntod-Konzept' bereits tot wäre, so könnte er gar keine Opfer mehr bringen. Es ist eines der vielen Suggestiv-Bilder, die bewusst irreführend verwendet werden.

Der Umgang mit kritisch eingestellten Menschen ist sehr merkwürdig: Diplomarbeiten werden erschwert, es werden Interview-Verbote den eigenen Mitarbeitern erteilt, es werden den Diplomanden/Doktoranden die Mindestform ‚einer Qualität', eines ‚wissenschaftlichen Sinns', einer ‚Kompetenz' abgesprochen; es müsse ein ‚sachlich denkender und arbeitender Diplomand' sein – wer sachlich denkt, bestimmt der jeweilige Chef der Transplantationsabteilung ... Tagungen werden boykottiert oder behindert, auf Referenten (aus Verbänden oder Ministerien) wird starker Druck ausgeübt, so dass sie nicht zur Tagung erscheinen, Medienvertreter werden eingeschüchtert, für unerwünscht erklärt – so beispielweise geschehen beim Völser Seminar im Mai 1993, in Tübingen im November 1994, im September 1995 in Kiel, in Essen im Oktober 1995. So erging es mir persönlich bei einem geplanten TV Auftritt in Mannheim: „Wenn Bavastro mitmacht, kommen wir nicht." Die Sendung wurde abgesagt ... Kritiker werden verunglimpft, deren Vorträge wurden schon als „Goebbel'sche Propaganda" beschimpft, sie hätten ‚persönliche Probleme', es seien reine ‚Außenseiterpositionen', deren Umgang mit der Sprache sei ‚leichtfertig und unseriös'; wer sich kritisch äußert, dem wird nachgesagt, er/sie hätte ‚sich vom Menschsein weiter entfernt'. Bei einer Podiumsdiskussion wurde mir von einem Transplantationschirurgen öffentlich zugerufen, man sollte mich aus der Ärztekammer ausschließen ... All diese Einschüchterungsversuche offenbaren lediglich die Argumentationsschwäche der Befürworter des ,Hirntod-Konzeptes'; wer starke Argumente auf seiner Seite hat, hat ein solches Vorgehen nicht nötig!

Die Vorgehensweise ändert sich neuerdings: Statt Transplantierte zu Veranstaltungen mitzunehmen, sitzen nun Vertreter der DSO im Saal und erheben vor dem Publikum den Kritikern gegenüber den Vorwurf, sie hätten falsch zitiert, so bei einer Diskussion im München am 17.4.15. Wenn man mit Quellenangabe nachweist, dass alles korrekt ist, heißt es, es sei aus dem Zusammenhang gerissen; wenn auch dieser Vorwurf entkräftet ist, so hört man „Das kenne ich nicht, das glaube ich nicht". Kritiker des ,Hirntod'-Konzeptes werden so zur Rechtfertigung gezwungen, die Diskussion zum Thema wird verunmöglicht. Dieses aggressive und arrogante Vorgehen offenbart Folgendes: Zum einen wirft man dem Andersdenkenden unwissenschaftliches Vorgehen vor, er wird in seiner Glaubwürdigkeit diskreditiert, als unseriös dargestellt. Es lenkt zweitens von den eigentlichen Fragen ab, da man beginnt über das richtige Zitieren zu diskutieren. Es lenkt drittens von der eigenen Unwissenschaftlichkeit ab, von der Unhaltbarkeit der Argumentationen der Befürworter. Es ist letztlich die Projektion der eigenen Schwächen und Unzulänglichkeiten – zumal die Befürworter allzu oft bei Zitaten selber unvollständig zitieren und die Dinge, die nicht passen, verschweigen (Kapitel 9). Ein solches Vorgehen heißt gezielte Desinformation.

Auffällig ist, dass sich von Zeit zu Zeit das Argumentationsmuster der DSO Mitarbeiter ändert, ebenso wie ihr Umgang mit Kritikern. Aber alle verwenden die gleichen Bilder, Zahlen sowie Argumentationsmuster – als ob sie darin geschult wären, als ob sie Direktiven von oben bekommen würden, es wirkt wie abgesprochen. Es fehlt das individuelle Argumentieren.

Zirkelschlüsse oder zirkuläre Argumentationen gelten in der Philosophie und in der Logik als Beweisfehler. Eine Aussage wird als Voraussetzung verwendet, in der Voraussetzung ist bereits das zu Beweisende enthalten. Oder: In einem Argument wird eine These durch Schlussfolgerungen aus Prämissen abgeleitet; eine Folgerung kann nicht aus sich selbst abgeleitet werden. Die Transplantationsmedizin bedient sich sehr oft solcher Zirkelschlüsse. Die einfachste Form: Der Hirntod ist der Tod des Menschen, da er so definiert wird. Oder: Hirntote sind tot, sie erleben keine Schmerzen mehr, weil sie als tot definiert sind. Jonas: „Die Gebärmutter ist eben muskulär nicht vom Gehirn, sondern vom unteren Rückenmark her regiert, erklärtest Du mir. Eben, eben! Also gibt es subzerebrale neuronale Integration! Aber die zählt nicht als ,Leben', weil nicht vom Gehirn ausgehend? Das ja bekanntlich allein Integrator des menschlichen Leibeskonglomerats ist? Merkst Du nicht das Zirkuläre Deines Gedankenganges?" Die Anhänger des ,Hirntodkonzeptes' definieren den ,Hirntod' als den Tod des Menschen; nach ihrem Verständnis kann es daher nicht dazu kommen, dass ein Mensch, obwohl er noch lebt, bereits für tot erklärt wird (A. Brenner).

Der frühere Präsident der Bundesärztekammer, Vilmar, bemerkte im Bundestag, dass man bei einer forensischen Obduktion auch nicht nach der Willensentscheidung des Betreffenden fragen würde: Dieser Vergleich ist insofern ein Zirkelschluss, als er ‚Hirntod ist gleich Tod' als bereits gegeben und selbstverständlich voraussetzt.

Weil man den Ausfall der Herz- und Lungenfunktion *nicht* mit dem Tod dieser Organe gleichsetzte, konnte man Wiederbelebung und Beatmung einführen. Einige Forscher haben mit Arbeiten zur Wiederbelebung der Funktionen von Gehirnen begonnen, die als tot gelten. Erwidert man darauf, der Funktionsausfall sei nicht irreversibel gewesen, so macht man sich nach Spaemann eines Zirkelschlusses schuldig. Irreversibilität ist kein empirisches Kriterium, sie wird immer erst nachträglich festgestellt. Nur weil man annimmt, das Gehirn existiere noch, kann man versuchen seine Funktion wieder herzustellen.

„Ähnlich zirkulär ist die Argumentation in der Frage, was ‚totaler Ausfall der Gehirnfunktion' heißt. Die Vertreter des Hirntodes wehren sich gegen die Einsetzung dieses Ausdrucks ‚Ausfall aller Gehirnfunktionen', denn das würde ‚periphere Funktionen' betreffen, die das Gehirn als Ganzes überleben können. Was sind solche periphere Funktionen? Die Minnesota-Kriterien hierfür sind andere als die britischen Kriterien, und manche Autoren erklären bereits die Stammhirnaktivität für peripher, wenn der Cortex aufgehört hat zu funktionieren. Als peripher kann offenbar alles gelten, was nicht identisch ist mit der integrativen Funktion des Gehirns für den Gesamtorganismus. Aber es ging doch gerade darum, *diese* zu beweisen!" (Spaemann).

Beim 12. DSO Jahreskongress 2016 wurde von der DSO betont, dass Angehörigengespräche von geschultem Personal geführt werden müssten; für jede Intensivstation sei es ein „Qualitätsmerkmal", wenn Organspenden durchgeführt würden. Zynischer kann man nicht argumentieren: Die Qualität einer Intensivstation ist nur am outcome der dort behandelten Patienten zu messen, nicht an der Zahl der ‚hirntoten' Spender!

Schulung der DSO Mitarbeiter, aber wie?

Die DSO definiert ihre Aufgabe: „allen Patienten auf der Warteliste die notwendige Transplantation zu ermöglichen". Im Gespräch mit den Angehörigen eines ‚Hirntoten' solle die Symmetrie des Anliegens deutlich gemacht werden: die Fürsorge für die Angehörigen, aber auch die Fürsprache für die „vielen schwerkranken Patienten" die auf ein Organ warten. Dies soll ohne Drängen geschehen, „manipulative Momente" seien zu unterlassen. Gleichzeitig forderte der frühere medizinische Vorstand der DSO Kirste „einen Advokaten für die Anliegen der Menschen auf der Warteliste", daher sei zu fordern, dass ein Koordinator der DSO bei jedem Angehörigen-Gespräch dabei sei.

In dieser Interessenlage kann die DSO nicht *ergebnisoffen* beraten, wie Gesundheitsminister Bahr im Mai 2012 gefordert hatte; die DSO selbst führe die Gespräche entscheidungsoffen, aber nicht ergebnisoffen. Die Bundesregierung verdeutlichte in einer Antwort am 16 April 2012, dass sie „jede Art manipulativer Gesprächsführung" ablehne.

Die DSO hat ein Fortbildungsangebot für ärztliches Personal und für Koordinatoren, um sie auf die „Entscheidungsbegleitung von Angehörigen" vorzubereiten. Ziel sei es, dass Ärzte und DSO-Koordinatoren „zum Wohle der Angehörigen und zum Wohle der Patienten auf der Warteliste" wirken. Über die Inhalte solcher Fortbildungen schweigt die DSO, auch auf Nachfrage: Es soll um psychologische Beratung gehen, lange Schulungen sind nicht vorgesehen.

Die diversen Schulungsprogramme der DSO (z.B. European Donor Hospital Education Programme, von der Fa. Sandoz, die Immunsuppressiva herstellt, gesponsert) sollen den Gesprächsführenden helfen, den Angehörigen mit besserem Erfolg die Frage nach Organspende zu stellen. Empathie und Verständnis für die extrem schwierige Situation der Angehörigen, Schutz und Hilfe sind nicht gefragt; sie sollen dazu dienen, die Zustimmung zur Organspende von den Angehörigen zu bekommen: letztlich in allen Programmen ein manipulatives Geschehen. Werden die Angehörigen und ihre Trauer zugunsten der Empfänger instrumentalisiert? Ist es ethische korrekt, wenn Firmen solche Schulungsprogramme unterstützen, da sie von jedem Empfänger finanziell profitieren? Ist es ein Verstoß gegen das Antikorruptionsgesetz?

Einige Diskussions- und Gesprächselemente fallen auf: Es werden immer die gleichen Argumente, bis hin in die Wortwahl, verwendet: ‚Spende rettet Leben', Spende als Akt der Solidarität; es werden Bilder, Metaphern, fiktive Situationen geschildert; wenn das Ziel mit Argument A nicht zu erreichen ist, wird schnell Argument B verwendet.

Untersucht man die Literatur diverser Schulungsmethoden, so kommt man schnell auf das Neuro-Linguistische-Programmieren (NLP) als die einzige Methode, die diesen Elementen entspricht. Bis 2006 hatte die DSO nach dem European Donor Hospital Programm, ein ergebnisoffenes Programm, Klinikpersonal geschult. Die Spenderzahlen waren zu niedrig, das Programm wurde beendet. Die Zusammenarbeit mit Munthy, Leiter des Instituts für medizinische Psychologie an der Universität Münster wurde beendet. Ihm habe Bauchschmerzen bereitet, dass nun die Gespräche ergebnisorientiert geführt werden sollten; NLP sei nicht „grundsätzlich zu verteufeln", aber schon der Verdacht nach „Verkaufsstrategie scheint mir der Situation der Organspende nicht angemessen". Die DSO förderte Seminare unter anderem mit der NLP Trainerin Schott aus Nürnberg. Prof. Kiss, Institut für Psychosomatik am Universitätsspital Basel zeigte sich in einem Brief vom 15.12.2006 „entsetzt und empört" über die Anwendung von NLP: „In meiner Wahrnehmung propagiert Frau Schott ein das Gegenüber manipulierendes Verkaufskonzept". Auf diese Vorwürfe sowie auf die Fragen nach der Finanzierung solcher NLP-Seminare reagierte die DSO nicht. Sie erklärte lediglich, das Programm sei beendet worden, weil einige das Programm als unzureichend empfunden hätten.

Ehemalige DSO Mitarbeiter waren auskunftsfreudiger: Der Vorstand habe die Mitarbeiter angehalten, im Gespräch auf die langen Wartelisten hinzuweisen, über dieses Argument Druck auszuüben. Andere sagten, sie selbst würden keine DSO Mitarbeiter bei Angehörigengesprächen zulassen, da diese interessengeleitet argumentieren würden.

In den DSO-Leitlinien für das Gespräch werden suggestive Fangfragen empfohlen, wie z.B.: War er/sie ein Mensch, der gerne geholfen hat, der gerne geteilt hat? War die Hilfe für andere ein wichtiger Lebensinhalt? War er/sie gemeinnützig tätig? Solche Frage appellieren an das Unterbewusstsein und suggerieren: Wenn es so war, wäre er/sie sicher bereit zu spenden ...

NLP wurde von Bandler und Grinder vor über 20 Jahren entwickelt; diese Methode soll gesunden Menschen helfen, ihre Leistungen zu verbessern. Sie wird oft im Verkauf eingesetzt. Sie ist leicht und schnell zu lernen, basiert auf Grundannahmen und arbeitet mit Techniken, die suggestiv beeinflussen. Viele ihrer Annahmen sind nicht empirisch belegt, es reiche, dass sie ‚funktionieren'. Die Menschen würde über 5 Kommunikationskanäle die Umwelt wahrnehmen (visuell, auditiv, kinästhetisch, olfaktorisch, gustatorisch). Erfolg stelle sich ein, wenn man den Gesprächspartner auf demselben ‚Kanal' anspräche. Im Gespräch solle man auf die Augenbewegung des Gegenüber achten, auf seine Körpersprache, seine Haltung, seine Reaktionen: Man könne so sich gut in den anderen hineinfühlen und ihn besser lenken und beeinflussen. Es gehe darum ‚Rapport' herzustellen, sich auf die Wellenlänge des anderen einzustellen, damit könne man ihn besser lenken... Der Gesprächspartner solle in Richtung Trance gelenkt werden, die Aufmerksamkeit solle auf etwas gerichtet werden, man solle Ja-Antworten provozieren, in dem man spiegelt, Verständnis zeigt; Die Tür zum Unterbewusstsein solle geöffnet werden, der Gesprächspartner sei so besser beeinflussbar, seine kritisch-rationale Seite sei reduziert bzw. ausgeschaltet.

Ein Grundsatz von NLP besagt: wenn etwas nicht funktioniert, versuche es anders – das wird auch Flexibilität genannt. Beispiel: Wenn es in Diskussionen den Befürwortern nicht gelingt, den kritisch Eingestellten von der Richtigkeit des ‚Hirntod-Konzeptes' zu überzeugen, wird schnell die Argumentationsebene gewechselt: Wenn mehr Menschen spenden würden, so wäre das Problem gar nicht vorhanden ... Ein weiterer zentraler Begriff ist das ‚Ankern': Es werden Dinge suggestiv kombiniert oder assoziiert, um Gefühle auf Kommando hervorzurufen. „Spende rettet Leben", „Spende als Akt der Solidarität, oder der Nächstenliebe": Zum einen ist es eine bewusste Vereinfachung, aber es kombiniert einen problembehafteten Begriff (Organspende, was ist der ‚Hirntod' usw.) mit einer positiven Botschaft: Leben retten, Nächstenliebe – wer kann dagegen sein? Wenn es oft genug wiederholt wird, bewirkt es eine positive Konditionierung; eine problembehaftete Handlung wird manipulativ unterbewusst als positive Handlung besetzt. Ein weiteres Element ist die Metapher: Es werden Geschichten, Bilder, Anekdoten verwendet, die dem Unterbewusstsein Lösungen anbieten, um Widerstände zu überwinden oder zu unterwandern. Es gibt sogar Anleitungen, wie man Metaphern entwickelt, um den Zweck zu erreichen. Sie lenken die Aufmerksamkeit auf ein anderes Element, sodass die vom Erzähler gegebene Interpretation zunächst hängen bleibt. Es wird das Unterbewusstsein angesprochen, das kritisch-rationale Denken wird beiseite geschoben. In der NLP Sprache wird das der „Als-ob-Rahmen" genannt: Es wird eine fiktive Situation vorgestellt, die ein Ereignis erscheinen lässt, als ob es bereits geschehen wäre. Zwei Beispiele: Das Bild des Turmspringers (S. 146). Und: Der ‚Hirntote' sei tot, nur weil er und seine Organe künstlich am Leben gehalten würden; würde man die Beatmungsmaschine abstellen, wäre er sofort tot. Es wird die Aufmerksamkeit auf das Künstliche, auf die Maschinen gelenkt, obwohl diese Metapher besagt, dass sie leben, solange sie beatmet werden, also genau das Gegenteil von dem, was intendiert wird.

In den Lehrbüchern des NLP wird offen zugegeben, dass man mit dieser Technik gut manipulieren, dass man sie sehr leicht missbrauchen könne. Es handele sich darum, sich und den anderen mit effizienten Techniken zu ‚modellieren', zu beeinflussen, so zu lenken, dass der andere etwas tut, was man ihm nahegelegt hat: Dies soll durch Suggestion des Gegenübers stattfinden. NLP ist also eine Technik, um andere dazu zu bringen, das zu denken, zu fühlen, zu wollen, zu tun, was ich für richtig halte, z.B. sein Kaufverhalten zu beeinflussen, seine Haltung zur Organspende zu ändern.

Wenn man sich vergegenwärtigt, in welcher Ausnahme-Situation die Angehörigen sich befinden (Kapitel 16), so sind sie per se in einer sehr leicht beeinflussbaren Lage. Wenn sie dann auf einen ‚Gesprächspartner' der DSO treffen, der in NLP Techniken geschult ist, so können sie sich kaum mehr schützen.

Manipulative Techniken sollten per Gesetz verboten werden, die DSO muss überwacht werden, sie muss offen legen, mit welchen Methoden ihre Mitarbeiter geschult werden.

Kapitel 15

Pflegende und Ärzte

> Wenn ich meine Verantwortung gegenüber den Toten vergesse, dann vergesse ich sie auch gegenüber den Lebenden
>
> E. Wiesel

Da der ‚Hirntod als Tod des Menschen' eine Fiktion ist, muss die Wahrnehmung entmündigt werden, will man den Hirntod als Tod des Menschen akzeptieren. Dies gilt für Ärzte und Pflegende, ebenso für Angehörige. Man kann das ‚Hirntod-Konzept' entsprechend der phänomenologischen Realität ablehnen oder aber gleichsam *militant* propagieren (daher auch Werbung statt Aufklärung) unter Verdrängung oder Ausblendung kognitiver Redlichkeit. Der Preis, den man dafür zahlt, ist sehr hoch.

Circa 60 % der Krankenhäuser mit Intensivstation hatten in Deutschland mögliche Spender nicht gemeldet, aus mehreren Gründen: Enormer Arbeitsaufwand, der bei der Situation in den Krankenhäusern kaum zu leisten ist, aber im Wesentlichen, weil Zweifel am ‚Hirntodkonzept' bestehen. Diese Tatsache besagt sehr viel über die Inkohärenz des Konzeptes selbst. Statt darüber zu diskutieren, hat der Gesetzgeber die Krankenhäuser mit Intensivstation (2011 waren es 1245 Krankenhäuser) zu ‚Entnahmekrankenhäuser' umdefiniert und Koordinatoren per Gesetz eingeführt: Ärzte werden so gegen ihr Gewissen gezwungen, Meldung an die DSO zu machen, bzw. der Koordinator meldet am behandelnden Arzt vorbei. Das Arzt-Patienten-Verhältnis wird so unterwandert und instrumentalisiert. Nur 57 % Ärzte und Pflegende würden sich im Notfall transplantieren lassen, hingegen würden es 85 % der Allgemeinbevölkerung tun. Eine kanadische Untersuchung zeigt, dass etwa die Hälfte der Pflegenden und Ärzte Hemmungen haben, die Angehörigen in ihrer Trauer mit der Frage nach Organspende zu stören. In England gaben 55 % der befragten Pflegenden und Ärzte an, sie würden den ohnehin stark belasteten Angehörigen die Entscheidung zur Organspende nicht zumuten wollen: Sie würden die Angehörigen daher nicht darum bitten.

Auch wenn einige Pflegende und Ärzte sagen, sie hätten keine Probleme mit dem ganzen Vorgang der Transplantation, so bleibt doch ein Grundproblem bestehen: Zunächst behandeln sie einen Schwerkranken, bei dem sich trotz Behandlung die Hirnfunktion verschlechtert. Sie haben diesen Patienten selbstverständlich als lebend wahrgenommen, daran ändert sich durch die ‚Hirntod-Diagnostik' nichts. Sie behandeln und pflegen diesen Patienten weiter, sogar noch intensiver als vorher. Sie wissen, dass eine Behandlung nur bei einem Lebenden möglich ist, da sich ein Toter nicht behandeln lässt. Werden nur noch ‚Organe für den Empfänger' behandelt, am Leben gehalten – der Mensch aus dem Blickfeld verloren? Das Sterben des schwerstkranken Patienten vollendet sich erst mit der Organentnahme. Definition und Wahrnehmung liegen diametral auseinander, sind inkompatibel: Diese Schwierigkeit muss ausgehalten werden! Eine ‚Für-tot-Erklärung' kann diese Diskrepanz niemals aufheben.

Dieses So Tun ‚Als Ob' zerreißt jeden Menschen: So tun, als ob der Patient tot wäre, ihn aber als Lebenden behandeln. Letztlich kann diese Diskrepanz nur durch Verdrängung oder Militanz, unter Ausblendung der eigenen Wahrnehmung ausgehalten werden. Die Berichte der Betroffenen, Pflegenden wie Ärzte, entsprechen solchen Verhaltensmustern.

Für Pflegende ist die Betreuung von Patienten im Hirnversagen eine der schwierigsten Aufgaben, ‚äußerst problematisch'. Im Unterschied zu den Ärzten sind sie ständig beim Patienten, haben näheren Kontakt, dadurch auch eine oft genauere Wahrnehmung, auch haben sie oft engeren Kontakt zu den Angehörigen. Mehr als 80% der befragten Pflegenden berichten, die Pflege eines Menschen im Hirnversagen sei eine starke Belastung.

Pflege und Behandlung von der ‚Hirntod-Diagnostik' bis zur Organentnahme sind sehr zeit- und arbeitsintensiv, oft kommen Schuldgefühle auf, da u.U. andere Intensivpatienten benachteiligt werden. Darf der intensivste Einsatz für den Patienten im Hirnversagen zu Lasten von Pflege und Betreuung anderer Schwerstkranker gehen? Es würde sich um unterlassene Hilfeleistung (§ 323 StGB) handeln.

Vor der ‚Hirntodfeststellung' wird der Patient in Hinblick auf seine Erkrankung behandelt. Nach der ‚Hirntod-Diagnostik' kommen die Maßnahmen nicht mehr dem Individuum zugute, werden also allein fremdnützig durchgeführt. Ist fremdnützige Betreuung mit dem Ethos der Pflege vereinbar? Ist der Patient im Hirnversagen ein Lebender, so muss er zu seinen eigenen Gunsten behandelt werden, oder es kann die Behandlung abgebrochen werden, da die Indikation fehlt. Dann wird er im Sterben begleitet. Ist er hingegen ein Toter, muss die Pflege enden, denn einen Toten zu pflegen ist sinnlos. Ist fremdnützige Spenderkonditionierung eine pflegerische Aufgabe? Kann man sich dem anonymen Empfänger verpflichtet fühlen, der nicht der von mir betreute Patient ist? Wie kann man den Angehörigen gegenüber treten? Das sind Fragen, die Pflegende formulieren.

Wenn der Patient schon länger auf der Intensivstation behandelt und gepflegt wurde, wird die Situation noch dramatischer erlebt und wahrgenommen: Durch ein Protokoll soll der Patient nun ein Toter sein, obwohl die identischen Lebenszeichen wahrzunehmen sind, obwohl die Behandlung und die Pflege sogar intensiviert werden. Wer eine Schwangere im Hirnversagen gepflegt hat, erlebt die Diskrepanz zwischen Realität und Definition noch elementarer und dramatischer.

Pflegende sprechen zu Recht mit dem Patienten, erklären auch einem Bewusstlosen, welche Maßnahmen nun anstehen, auch weil gut bekannt ist, wie viel sog. ‚Bewusstlose' wahrnehmen. Wenn sie dies bei einem Patienten nach der ‚Hirntod-Diagnostik' weiterhin tun, so entstehen Konflikte. Die Angehörigen reagieren verunsichert: Warum spricht er mit meinem Lieben, wenn der tot ist? Wenn er mit ihm spricht, so ist er doch nicht tot! Ärzte versuchen daher nicht selten, dies zu unterbinden.

Die Wahrnehmungen im OP sind noch belastender: Pflege und Narkose werden weitergeführt, Infusionen werden gegeben, Monitore laufen (bei einem Toten?), Anstieg von Puls und Blutdruck beim Schnitt, die Kälteperfusion, die Organentnahme selber, eines nach dem anderen. Jedes Entnahme-Team verlässt dann schnell den Saal mit dem entnommenen Organ, am Schluss bleiben die Pflegenden alleine, die den nun ‚richtig Toten' zu versorgen haben: Er ist jetzt kalt, blass, ohne Puls und Atmung ... Rein zeitlich finden die meisten Entnahmen abends oder nachts im Bereitschaftsdienst statt: Dies stellt eine zusätzliche Belastung dar, für Ärzte ebenso. Wenn der Patient im Hirnversagen sich im OP bewegt, würde sich bei Ärzten und Pflegenden Unbehagen breit machen. Nicht selten werden dann einige Tests zur Sicherheit wiederholt.

Pflegende verwenden nicht selten den Begriff ‚Schlachtfeld' um die Geschehnisse im OP zu beschreiben: Die enorm große Wunde; die großen Mengen an Kühlflüssigkeit, die verwendet werden, zur Kühlung und zum besseren Erhalt der Organe, die sich oft in großen Pfützen auf dem Boden verteilen; nach der Organentnahme wird die Wunde anders als sonst bei einer OP zugenäht. Nach der Entnahme des Herzens verlässt der Anästhesist den Raum. Andere sprechen von ‚Ausweiden': Auch wenn Nagel den Begriff nicht verwendet wissen möchte, bedeutet er doch das Herausnehmen der Eingeweide, das Entfernen der in den großen Körperhöhlen gelegenen Organe. Insofern handelt es sich um eine korrekte Anwendung des Begriffs. Dieser Begriff wird übrigens auch von Ärzten verwendet, die das ‚Hirntod-Konzept' befürworten.

In Veranstaltungen wird oft von den Pflegenden geschildert, dass es sich im OP darum handele, den Patienten ‚kontrolliert zu-Ende-Sterben' zu lassen. Eine Intensiv-Schwester formulierte es so: „Jetzt pflegen wir einen toten Patienten. Aber ein Patient ist er nicht, der wäre nicht tot. Aber ein Toter ist er auch nicht, weil er zu leben scheint. Aber tot muss er sein, denn allenfalls Toten dürfte man Organe entnehmen. Aber um Tote zu pflegen, haben wir diesen Beruf nicht erlernt. Er darf eigentlich nicht tot sein, er darf aber auch eigentlich nicht lebendig sein, dieser lebende

Tote“ (aus G. Holthaus). Mit einer normalen Operation hat eine Organentnahme nichts zu tun, ist damit nicht vergleichbar.

Oft gehen die Angehörigen nach dem ‚Spende-Gespräch‘ mit den Ärzten zu den Pflegenden und wollen die vielen noch offenen Fragen und Unsicherheiten weiter besprechen und klären.

Viele identifizieren sich mit dem Patienten im Hirnversagen, besonders wenn er/sie im Alter wie die eigenen Angehörigen (Ehepartner, andere Verwandte) ist. Besonders belastend ist die Situation, wenn Kinder im Hirnversagen gepflegt werden.

In den meisten Intensivstationen wird eine kritische Diskussion über das ‚Hirntod-Konzept‘ und alle damit zusammenhängenden Fragen nicht zugelassen, ebenso wenig wie im OP Bereich.

Für die Pflege, eine der größten Berufsgruppen, ist die Teilnahme am gesamten Transplantationsprozess eine sehr große Belastung. Der Berufsverband für Pflegeberufe hat den Begriff ‚Hirntod‘ als Kunstwort definiert und betrachtet den Menschen im Hirnversagen als einen Sterbenden.

Um mit all diesen Belastungen ‚fertig‘ zu werden, entstehen Bewältigungsstrategien:

- Verdrängung, Suchtverhalten (Nikotin und Kaffee), ‚Herumalbern‘ und Witzemachen im Dienstzimmer, Verleugnung, damit einem nichts mehr unter die Haut geht.
- Die Verdrängung kann dazu führen, dass man fast militant den ‚Hirntod‘ akzeptiert, und alle Fragen dazu zum Schweigen bringt.
- Verleugnung: Probleme werden aus dem Bewusstsein ausgeblendet
- Emotionale Distanzierung und ‚versachlichender Umgang‘: Man blendet den Menschen aus, sieht nur noch Daten, Messwerte, Symptome, ‚Sachen‘, man pflegt nur noch ‚Organe‘.
- Verdünnung der Kontaktdichte: Der Kontakt zum Patienten wird auf das Notwendigste reduziert, man spricht nicht mehr mit ihm, wird schweigsam.
- Aktivismus: Ständige Betriebsamkeit, die einen persönlichen Kontakt mit Patient und Angehörigen verhindert, Betriebshektik lässt den Patienten und seine Situation ‚leichter‘ vergessen. Der Umgangston wird rau bis zynisch.
- Der seelische Druck wird nicht selten so groß, dass Pflegende in eine andere Abteilung wechseln oder kündigen.

Für Ärzte ist die Situation etwas anders: Sie haben einen anderen Bezug zum Patienten. Sie sind kürzere Zeiten beim ihm, haben einen distanzierteren, versachlichenderen Bezug. Die Distanzierung kann zu einer ‚affektiven Verflachung‘, gar zur ‚emotionalen Erstarrung‘ führen (Wogrolly-Domenej), die als ‚schützender Vorhang‘ dient. Sie findet auch in der Sprache ihre Korrespondenz, wenn Formulierungen gebraucht werden, wie: Imitation von Schmerzreaktionen (für Bewegungen), spinale motorische Schablonen (für Reflexe), Blutdruckantworten (für Blutdruck-Anstieg im OP bei Hautschnitt).

Das Gespräch mit den Angehörigen stellt hohe emotionale Anforderungen an die Ärzte, ist eine Zerreißprobe: Sie seien keine Unmenschen, „sondern es wird um die Organspende gebeten", so die Transplantationskoordinatorin Grosse. Das Gespräch sei ‚eine Zumutung'. Diese Formulierung offenbart die Spannung zwischen Mitgefühl und ‚Auftrag'. Die ‚Kunst' des Angehörigengesprächs bestehe darin, in einer Situation, in der sie gegenüber Argumenten gar nicht offen sein können, sie durch Argumente für die Spende zu überzeugen. Wie beeinflussbar die Angehörigen in ihrer Situation sind, offenbart die Aussage des Chirurgen Steinmann: „Ich kann ein und dieselbe Sache in ganz unterschiedlichem Licht darstellen, so dass am Ende das herauskommt, was ich möchte" – also doch ein manipulatives Gespräch!

Um all diese Probleme zu umgehen, soll ein fremder Koordinator eine führende Rolle beim Gespräch übernehmen, da bei ihm keine emotionale Beziehung zu den Angehörigen besteht. Im neuen Gesetz wurde die Figur des Transplantationskoordinators eingeführt, der an den Behandelnden vorbei potenzielle Spender melden muss. Das alleine ist ein ungeheuerlicher Vorgang im Patienten-Arzt-Verhältnis; ob ein gesetzlich eingeführter Zwang zu mehr ‚Spendern' führen wird darf bezweifelt werden.

Ärzte fühlen sich nicht selten als Beteiligte und Unbeteiligte gleichermaßen: Sie sind Behandelnde, haben das Hirntod-Protokoll unterschrieben, haben aber mit der folgenden Organentnahme nichts mehr zu tun, so die seelische Reaktion. Diejenigen, die dann die Organentnahme vornehmen, können als ‚Ausrede' anführen, sie hätten mit dem Hirntod nichts zu tun, die Diagnostik hätten andere Ärzte vorgenommen. Bei einer Podiumsdiskussion sagte mir ein Transplanteur, er verstehe die Probleme gar nicht, er würde ja nur die Organe dem Empfänger einoperieren. Das sind alles Formen der seelischen Distanzierung, des Verdrängens, um die Beteiligung am Gesamtgeschehen aushalten zu können. Bei einigen ist ein erhöhtes Redebedürfnis zu beobachten, bei anderen seelischer Rückzug. Ein Anästhesist formulierte: Die Gespräche, die er mit seiner Frau führen würde, seien eine Art private Supervision, um kaum erträgliche Gewissenskonflikte aushalten und verarbeiten zu können.

Die beschriebenen motorischen und vegetativen Phänomene des Menschen im Hirnversagen im OP wirken auf Ärzte und Pflegende sehr verunsichernd. Phänomenologische Wirklichkeiten kann der Mensch nicht übergehen. Der Konflikt offenbart sich wieder in den Formulierungen: Jeder Hirntote, der zur Organspende freigegeben wird, sei zwar „nicht tot, aber auch nicht mehr ins Leben zurück zu holen", (Prof. Rauch); der Hirntote sei ein „scheinbar vitaler Mensch", aber „schon verstorben" (Prof. Peyer); er selbst würde nicht spenden wollen, er wolle „nicht ausgeschlachtet werden", aber auch keinen Angehörigen zur Spende freigeben. Peyer formulierte: In einigen Jahren wird man auf diese

Epoche als finstere Zeit der Organgewinnung zurückblicken; man müsse das durchstehen, denn anders könne man keine Organe gewinnen. Viele Anästhesisten geben unter vier Augen zu, dass es ihnen sehr ‚unwohl zumute' ist, wenn sie eine Organentnahme ohne Narkose durchführen müssten: Daher würden sie eine Narkose durchführen, um sicher zu gehen, dass der Patient nichts spüre.

Auf die Frage hin, ob es nicht schlimm sei, immer nur mit Toten zu tun zu haben, antwortete ein Transplantationskoordinator, nein, es sei einfacher; im Gespräch mit den Angehörigen müsse man für das Leben argumentieren – allerdings mit dem Leben eines anderen ... Ein Neurochirurg meinte, ‚Hirntote' seien anders. Es sei eine neue Erfahrung. Man müsse sich rational klar machen, dass sie trotz der Wahrnehmung tot seien, es erfordere ein „bisschen Rationalität". Mit Rationalität sollen Wahrnehmung, Emotionalität und Empathie ausgeblendet werden ...

Bei allen Schritten spiegelt sich das grundsätzliche und unlösbare Dilemma, das mit dem Hirntod verbunden ist: Sie sollen tot sein, obwohl so viele Lebenszeichen wahrnehmbar sind, obwohl ihnen lebendige Organe entnommen werden. Es ist eine schizoide Situation, die jeder auf seine Art zu verarbeiten versucht: Gewöhnung, seelisches Abstumpfen, Distanzierung, Verdrängung oder Verbrämung bis hin zur Militanz, die auch dazu führen kann, dass man sich und anderen jede Diskussion zu diesem Thema verbietet. Viele sehen es wie die Anästhesistin Wasmuth: „Hirntote sind keine Toten, sondern Sterbende", auch und gerade nach vielen Jahren Berufserfahrung – sie behalten es aber für sich, ‚schlucken' diese Realität herunter. Die Hirntod-Diagnostik habe ganz klar „ein Schmuddelimage" (Prof. Harten). Viele würden sich daher am liebsten aus der Hirntod-Diagnostik raushalten. Fast schon wie eine Beschwörungsformel klingt folgendes: „Man kann ja nicht einem Sterbenden, einem noch Lebenden die Organe entnehmen. Das kann man nicht machen. Das kann man nur bei einem Toten" (Anästhesist Peschke) – Beschwörungsformel nach innen, für die eigene seelische Beruhigung und gleichzeitig Droh-Argument nach außen. Die Fragmentierung in einzelne Teile führt zu einer extremen Entpersonalisierung: So sagen die ‚Hirntoddiagnostiker', sie hätten mit der Organentnahme nichts zu tun, die Chirurgen, sie seien in den Hirntod und in die „ganzen Problematik" nicht involviert. Das Hirntodprotokoll müsse sauber ausgefüllt sein, von zwei Ärzten unterschrieben sein. Das wird immer als große Sicherheit dargestellt: Die andere Seite der Arbeitsteilung ist, dass keiner die direkte Verantwortung übernimmt.

Es erfordert viel Mut und Zivilcourage, Bedenken und Kritik zu äußern, zumal Organspende zur „Gemeinschaftsaufgabe" statuiert wurde; es ist leichter, sich hinter die Bundesärztekammer und die Fachgesellschaften zu stellen, da ‚macht man sicher nichts falsch'. Die Haltung: ‚ich kann damit leben' ist bereits ein Symptom der inneren Resignation, des seelischen Rückzuges. Psychotherapeutisch ist die Diskrepanz zwischen Wahrnehmung und ‚Für-Tot-Halten-Sollen' eine psychische Irritation, eine seelische Spaltung. Kann sie zur Deckung gebracht werden? Wie ist sie auf Dauer zu verkraften? Kann die eigene Wahrnehmung auf Dauer ohne seelischen Schaden geleugnet werden?

Dazu der Neurologe Prof. Zieger: „Die Bevorzugung der ‚Todeszeichen' und die Ausblendung offensichtlicher ‚Lebenszeichen' bei der Hirntodbestimmung stellen einen ungeheuren psychischen Einengungsakt intuitiver Wahrnehmung und Kommunikation dar. Dieser scheint wegen der Abstumpfung des Mitgefühls und des eigenen leiblichen Berührtseins angesichts eines ‚hirntot'-sterbenden Menschen den psychopathologischen Tatbestand von ‚Alexithymie' (Gefühlsblindheit) und ‚Neglekt' (Vernachlässigung von Wirklichkeitsbereichen) zu erfüllen. Neglekt, Alexithymie und Empathieverlust stellen die Kennzeichen der psychopathologischen Seite der biotechnischen Erkenntnislogik des Hirntodkonzeptes dar".

Die Bemühungen des Arztes richten sich auf die Genesung des Patienten, auf die Überwindung der Erkrankung, auf die Heilung des Patienten. Der Tod des Patienten wird oft als Niederlage oder Ohnmacht empfunden. Die Transplantation ist direkt abhängig vom Tod des Spenders, gleichzeitig will man den Tod des Empfängers verhindern. Der Psychiater Maoz schreibt: „Der Kampf gegen den Tod ist sozusagen das Kernstück, um das sich in der Medizin alles dreht und das vermutlich auch eine der größten Illusionen ist". Der Transplantationskoordinator Eisenreich schrieb 2008: „Die Abhängigkeit ist nicht überwindbar; sie kann kaum ertragen werden, wir spüren sie immer und überall. Deshalb müssen wir so verzweifelt um Organspende werben, ... weil der Aktionismus uns unsere Ohnmacht und Abhängigkeit nicht spüren lässt." Aktionismus auf zwei Seiten: Zum einen überdeckt der Wunsch und der ‚Organbedarf' alle Probleme, von der menschlichen Endlichkeit bis hin zu Organentnahme bei Sterbenden; bei Patienten und Ärzten führt es zum Ruf nach mehr Organspenden. Aber auch beim Gespräch mit den Angehörigen, wenn mit dem Hinweis auf ‚Hilfe über den Tod hinaus', oder damit der ‚Tod noch einen Sinn bekomme' zwar um Organspende geworben wird, aber die Ohnmacht der Ärzte verdrängt wird, die über den Weg der ‚Spende' der ärztlichen Niederlage (der Patient ist jetzt im ‚Hirntod' gestorben) noch einen Sinn zu geben versuchen. Wenn schon die Rettung des einen Lebens nicht möglich war, so wenigstens die Rettung des Lebens des Empfängers. Immer wenn betont wird, man würde dem Spender einen Gefallen tun, indem er noch einem anderen helfen könne, so ist es eine Verdrehung, Verdrängung, eine ungeheuerliche Anmaßung, die die Kapitulation der Ärzte verdecken soll. Bei nicht wenigen Ärzten erlebt man eine Militanz, die Unsicherheiten kaschieren soll. „Ich tue ihm ja etwas

Gutes. Ich glaube, das ist ethisch das Höchstwertigste, im Sterben noch mehreren anderen Menschen Leben zu schenken", so der Chirurg Margreiter. Diesem spekulativ unterstellten Altruismus in seiner kolossalen Anmaßung steht aber die egoistische Anspruchshaltung vieler Menschen auf der Warteliste gegenüber. Altruismus wird missbraucht, um möglichst viele Organe zu bekommen.

Unter Pflegenden und Ärzten findet man weniger Organspender als in der Bevölkerung: ein Spiegel der Bedenken und Unsicherheiten der Fachleute.

Kapitel 16

Die Angehörigen des Spenders und das Gespräch

> Bedenkt: den eigenen Tod, den stirbt man nur. Doch mit dem Tod der anderen muss man leben.
>
> M.Kaleko

Neben dem Spender sind die Angehörigen diejenige Gruppc, dic zu wcnig oder kaum Beachtung findet: Alles orientiert sich an den Empfängern.

Im Transplantationsgesetz ist die erweiterte Zustimmungslösung festgelegt, neuerdings Informationslösung genannt. Zunächst gilt der schriftlich fixierte Wille des Patienten im Hirnversagen. Liegt keine schriftliche Formulierung vor, müssen die Angehörigen gefragt werden. Sie werden nach dem mutmaßlichen Willen gefragt, ob mündliche Äußerungen bekannt sind, ob der Schwerstkranke einer Spende zugestimmt hätte. Angehörige müssen den Willen des möglichen Spenders transportieren, nicht ihren eigenen. Nur wenn weder der schriftliche noch der mutmaßliche Wille des möglichen Spenders ergründetet werden können, erfolgt die Entscheidung der Angehörigen nach ihren Wertvorstellungen.

Wie informiert und aufgeklärt war derjenige, der seine Zustimmung gegeben hatte: Ohne ausführliche, ‚flächendeckende' Aufklärung (Kapitel 30) ist eine Einwilligung unwirksam. Wenn man sich vergegenwärtigt, wie die meisten Spenderausweise ausgefüllt werden, so sind erhebliche Zweifel an deren Gültigkeit berechtigt. Informationskampagnen, Propaganda oder Hochglanzbroschüren sind keine Aufklärung. Beim geringsten Zweifel dürften keine Organe entnommen werden.

Die Figur des mutmaßlichen Willens ist eine spekulative Willenssuche, da vielleicht früher en passant gemachte Äußerungen, Altruismus oder Hilfsbereitschaft als Zustimmung interpretiert werden; überprüfen lassen sich solche Angaben nicht. Die Angehörigen treten als Sachverwalter des Toten-Sorgerechts erst dann auf, wenn keine Äußerung vorliegt oder bekannt ist. Diese Auffassung ist umstritten: Einige Befürworter der Transplantation sehen diesen Schritt vom Gesetz gedeckt als ethisch verantwortbares Ermessen der Angehörigen, andere lehnen dies ab. Zur Verdeutlichung: Liegt bei einem ‚normalen' Tod kein Testament vor, würde man dann den Angehörigen die rechtskräftige Möglichkeit geben, ein Testament anstelle des Verstobenen zu schreiben? – eine absurde Vorstellung.

Ein Blick auf die Zahlen zeigt, dass nur etwa 10 bis 20% der Organspender ihren Willen schriftlich fixiert hatten. In etwa 80%, also bei 8 von 10 ‚Spendern', erfolgt die Organentnahme aufgrund der Entscheidung der Angehörigen: Streng genommen darf man nicht von Spende sprechen, sondern von Organentnahme aufgrund der Entscheidung Dritter, also von einer Fremdverfügung. Die Bedeutung der Angehörigen wird von diesen Zahlen unterstrichen. Der Begriff Organ-*Spende* entspricht nicht der Realität.

Im Gesetz werden Angehörige in folgender Rangfolge aufgeführt:

> 1. Ehegatten; 2. volljährige Kinder; 3. Eltern oder Sorgerechtinhaber; 4. volljährige Geschwister; 5. Großeltern; 6. Ein volljähriger Mensch, der in besonderer Verbundenheit dem Patienten in den letzten 2 Jahren nahestand, z.B. Lebenspartner.

Es ist eine der vielen Sonderregelungen der Transplantationsmedizin. In keiner anderen Regelung, so z.B. in Sachen Patientenverfügung, sind Angehörige entscheidungsberechtigte Betreuer; sie sind es nur, wenn sie vom Betreuungsgericht ernannt wurden oder der Betreffende sie bevollmächtig hat. Nie aber geht die Reihenfolge bis zu den Großeltern. Warum steht es so im Gesetz? Um möglichst viele Ansprechpartner zu haben, die über eine Spende entscheiden könnten, um möglichst viele Organe zu bekommen: Sie sollen spenden, was ihnen nicht gehört. Dieses Konstrukt geht davon aus, dass der Mensch im Hirnversagen tot sei: Die Befugnisse eines Betreuers enden aber mit dem Tod, es sei denn er ist explizit vom Verstorbenen ermächtigt worden.

Die Zustimmung zur Organspende muss in einem Gespräch mit den Angehörigen erfolgen. Schon die Frage, wann das Gespräch geführt werden darf, ist international umstritten. Ein frühes ‚Einbinden' der Angehörigen (heißt: das Gespräch in Richtung Spende schon vor der ‚Hirntod-Diagnostik', zu führen) scheint die Quote der Zustimmung zu erhöhen. Formal und logisch darf die Frage nach Organspende erst nach der Feststellung des ‚Hirntodes' gestellt werden, denn davor gibt es keinen ‚Spender'. Da die Diagnostik selbst invasiv, gefährdend und ausschließlich fremdnützig ist, müsste nach medizinischem Standard die Zustimmung der Angehörigen vor Beginn der ‚Hirntod-Diagnostik' eingeholt werden – selbstverständlich nach lege artis durchgeführter Aufklärung. Ein Gespräch nach der ‚Hirntod-Diagnostik' stellt die Angehörigen vor vollendete Tatsachen, der dann herrschende Zeitdruck kann zu einer Ablehnung von Seiten der Angehörigen führen. Rechtlich korrekt, dürfte das Gespräch erst nach der ‚Hirntod-Diagnostik' stattfinden, da der Patient erst dann zum möglichen Spender wird; die ‚Hirntod-Diagnostik' ist aber nach den Regeln der ärztlichen Kunst zustimmungspflichtig, dürfte also ohne die Zustimmung der Angehörigen nicht stattfinden ... eine der vielen Aporien!

Für Patienten und Angehörige muss gewährleistet sein, dass sie vor der ‚Hirntod-Diagnostik' nicht um Spende-Zustimmung gefragt werden; dass vor dem nachgewiesenen ‚Hirntod' Lebenserhaltung und Behandlung des Erkrankten selbst alleinige Priorität haben und dass vor einer evtl. gegebenen Einwilligung zur Organentnahme keinerlei Maßnahmen zu deren Vorbereitung ergriffen werden. Dies gilt ebenso für sog. ‚vorweggenommene Intensivmaßnahmen' schon am Unfallort, auf dem Weg in die Klinik.

Auf einer gut geführten Intensivstation muss es selbstverständliche Praxis sein, mehrfach am Tag das Gespräch mit den Angehörigen zu suchen, um die Situation des kritisch Erkrankten und die Entwicklung der Erkrankung zu schildern, auch um die prognostischen Aussichten zu erläutern. Ein und derselbe Arzt muss diese Aufgabe übernehmen, um gegenüber den Angehörigen als Vertrauensperson auftreten zu können; es sollte ein Arzt mit Erfahrung sein, z.B. der für die Intensivstation zuständige Oberarzt – nicht jeden Tag ein anderer. In einem Gesundheitswesen, das im Wesentlichen von ökonomischen Diktaten, von Fallpauschalen, vom Arbeitszeitgesetz und vielen anderen fachfremden Regeln gesteuert wird, bei der zunehmenden Arbeitsverdichtung, ist es sehr schwierig, die Zeit und die Ärzte für solche notwendigen Gespräche zu finden. Auf vielen Intensivstationen ist es schon schwierig, ein Dienstzimmer für Ärzte zu finden, geschweige denn ein Zimmer, wo solche Gespräche in der gebotenen Ruhe stattfinden können.

Die Begleitung der Angehörigen von Schwerstkranken wird vom Behandlungsteam als belastend empfunden, auch ohne das Thema Organspende. In der Ausbildung lernen weder Ärzte noch Pflegende den Umgang mit Sterben und Tod, auch nicht den Umgang mit Angehörigen. Wenn Behandelnde ihre eigenen Ängste, ihre Endlichkeit, ihre Angst vor Sterben und Tod nicht adäquat verarbeitet haben, sind sie nicht in der Lage solche Gespräche sinnvoll zu führen, weil sie ihre unverarbeiteten Ängste in die jeweilige Situation projizieren.

Das Gespräch über ‚Hirntod' und Organspende ist noch schwieriger.

Eine Strategie besteht darin, Checklisten, die die DSO vorbereitet hat, abzuarbeiten: Es soll eine gewisse Sicherheit geben. Technisches Abhaken schafft aber keine Vertrauensatmosphäre. Oder es werden kurze Mitteilungen gemacht, der Arzt ‚versteckt' sich hinter kaum verständlichen Fachausdrücken, das Gespräch findet unter Zeitdruck statt, im Flur oder im Treppenhaus, man lässt sich ‚wegpiepsen', vermeidet die Wahrheit. Der Zustand sei unklar, sei ernst – gemeint ist aber, dass der Betreffende sterbend oder gar schon tot ist, und viele andere Varianten. Oft wird das Gespräch zur ‚Chefsache' erklärt, was an sich positiv ist – aber: Die Angehörigen haben den Chef bis dahin nie gesehen! All dies ist verständlich und wird in den Schriften der DSO geschildert: Es soll Mitleid oder Mitgefühl für die Ärzte erwecken. Dennoch gehören solche Gespräche zu den professionellen Obliegenheiten eines jeden Intensivarztes. Mitleid ist hier nicht am Platze. Es geht schließlich nicht um den Arzt, seine Befindlichkeit, sondern nur und ausschließlich um den Patienten und seine Angehörigen.

In allen Arbeiten zu diesem Thema wird ein Aspekt systematisch verschwiegen: Sowohl die ‚Hirntod-Diagnostik', die ohne Zustimmung durchgeführt wird, obwohl sie zustimmungspflichtig ist, als auch die Frage nach Organspende sind fremdnützig. Das sind gravierende Tabubrüche, die die ärztliche Berufsordnung verletzen, da ein Mensch zugunsten eines anderen verwendet, instrumentalisiert wird. Hinzu kommt die von vielen Ärzten empfundene Widersprüchlichkeit des ‚Hirntod-Konzeptes' selbst – diese drei Elemente erschweren per se das Gespräch oder machen es gar unmöglich. Laut DSO sei das Gespräch für Ärzte eine innere Zerreißprobe. Es sei wichtig, dass bei einem solchen Gespräch der Transplantationsbeauftragte des Krankenhauses oder der Koordinator der DSO dabei sei. Sie haben aber die Aufgabe, allen Patienten auf der Warteliste die notwendige Transplantation zu ermöglichen, also sind alle von der DSO ‚vermittelten' Gesprächsteilnehmer interessengeleitet, parteiisch, und können kein ergebnisoffenes Gespräch führen. Die DSO ist „Advokat für die Anliegen der Menschen auf der Warteliste", sie „steht auf der Seite der Patientinnen und Patienten, die auf eine Organübertragung warten". Daher muss gefordert werden, dass DSO Mitarbeiter an dem Gespräch nicht teilnehmen und dass ein Advokat für die Anliegen der Angehörigen mit am Tisch sitzt. Es wurde bereits geschildert, dass DSO Mitarbeiter in fragwürdigen Gesprächsführungs-Methoden geschult werden, um die Entscheidung der Angehörigen pro Spende zu beeinflussen. Oft sitzen mehrere Ärzte den Angehörigen gegenüber: Rein zahlenmäßig ist es eine asymmetrische Situation, die einschüchternd wirkt und die strengstens vermieden werden muss. Jedenfalls dürfen die Ärzte nicht in der Überzahl sein.

Die Angehörigen des möglichen Spenders befinden sich in einer schockartigen Sondersituation: sie sind seelisch verletzt, traumatisiert, schutzbedürftig, handlungsunfähig, überfordert, in ihrer Betroffenheit manipulierbar: Sie sind nur sehr eingeschränkt aufnahmefähig, nicht entscheidungsfähig. Die schwere Erkrankung und das Hirnversagen ihres Angehörigen treten meistens plötzlich auf, sodass sie völlig unvorbereitet sind. Durch die Nachricht der schwersten Erkrankung ihres Lieben geraten sie in eine Art seelische Starre, sind überwältigt. Schock bedeutet einen psychischen Zusammenbruch, der oft mit Schuldgefühlen einhergeht, selbst wenn keine Schuld vorliegt. Sie geraten quasi in eine Falle und bekommen nicht selten im Gespräch subtil die Schuld am Tod anderer Fremden aufgeladen, wenn sie nicht einwilligen. Der Hinweis auf die

Menschen, denen man mit Organspende helfen könnte, lenkt zudem Angehörige von ihrem Bedürfnis ab, den Sterbenden würdig zu begleiten. Ärzte und Pflegende sind im Krankenhaus ‚zu Hause', es ist für sie eine gewohnte Umgebung. Angehörige kommen in eine für sie fremde und unbekannte Welt; innere Unsicherheit, Hoffen und Bangen, Ängste begleiten sie, sie wissen nicht, was sie erwartet. Die Perspektiven können unterschiedlicher nicht sein: Ärzte denken bei einem solchen Gespräch an die Organspende, Angehörige hoffen auf eine Erholung ihres Nächsten. Wenn nicht von Anfang an eine offene und ehrliche Gesprächssituation geschaffen wird, die die Situation der Angehörigen berücksichtigt, werden Ängste und Unsicherheiten verstärkt. Der Wissensvorsprung der Ärzte verstärkt die Unsicherheiten, wenn paternalistisch-arrogant mit den Angehörigen umgegangen wird: Die Asymmetrie wird verstärkt. In ihrer Situation werden Probleme verdrängt, es ist für sie sehr schwierig Fragen, die für eine Aufklärung notwendig sind, zu stellen. Letztlich ist jedes Gespräch zur Organentnahme ein Missbrauch der Angehörigen, der Eltern in ihrer Schocksituation.

Eine Zustimmung der Angehörigen könnte nur dann wirksam sein, wenn sie, stellvertretend für den Menschen im Hirnversagen, entsprechend der Regeln des Rechts und der ärztlichen Kunst aufgeklärt würden: Informationen alleine reichen nicht aus. Es ist aber sehr fraglich, ob Menschen in einer solchen emotionalen Ausnahmesituation und psychischen Verletztheit aufklärungsfähig sind. Die Schocksituation und der Respekt den Angehörigen gegenüber verbietet es, die Frage nach Organspende zu stellen. Ohne Aufklärung ist eine Zustimmung unwirksam. Die Glaubwürdigkeit und die Fundiertheit der Aussagen müssen überprüft werden. Von juristischer Seite wird, analog zur Prüfung bei Lebendspende, ein Prüfgremium vorgeschlagen (besetzt z.B. von einem Juristen, einem Psychologen, einem Seelsorger, einem Arzt, die mit der Transplantation weder direkt noch indirekt etwas zu tun haben dürfen), um eine ‚Fremdbestimmung durch die Hintertüre' zu prüfen und auszuschließen. Selbst im Deutschen Ärzteblatt heißt es 2014 wie im Nebensatz, dass die Emotionen der Angehörigen lange Zeit unterschätzt worden seien.

In Befragungen beklagen Angehörige die mangelnde Information über die Konsequenzen: Viele denken, die Geräte würden abgestellt werden, da der Betreffende tot sei, und es würden Organe entnommen. Die Information muss sich auf den gesamten Ablauf beziehen: Spenderkonditionierung, Untersuchungen, Vorgänge im OP, Konsequenzen für die Angehörigen und die Möglichkeit bzw. die Unmöglichkeit Abschied zu nehmen. Meist fällt die Überbringung der Todesnachricht mit der Frage nach Organspende zusammen, sodass keine Zeit bleibt, um die erste Nachricht zu ‚verdauen'. Gerade die erste Zeit nach der Übermittlung der Todesnachricht ist für den Trauerprozess von größter Bedeutung und kann durch nichts später nachgeholt oder ausgeglichen werden. Diese notwendige Zeit gibt es aber nicht. Das Gespräch sei „eine der schwierigsten Fragen in der unpassendsten Situation, an die unglücklichste Familie" (aus Studenteninitiative für Organspende, auch zitiert von Dr. Langer, Podiumsdiskussion in Lorsch, 3.4.2012).

Berücksichtigt man die Schock-Situation der Angehörigen, so ist es fraglich, ob sie im juristischen Sinne entscheidungsfähig sind, da sie das Für und Wider ihrer Entscheidung nicht gebührend abwägen können. Jedenfalls sind sie in dieser Situation extrem verletzlich, ungeschützt und daher von einem geschulten ‚Gesprächspartner' sehr leicht manipulierbar, sie fühlen sich bedrängt.

Die Angehörigen seien überfordert, so Prof. Bein. Von einer wirklich freien Entscheidung könne nicht gesprochen werden, so Dr. Kalitzkus: „Die Aktivitäten am Bett eines Hirntoten orientieren sich primär und zwangsläufig an den Erfordernissen der Transplantationsmedizin, und nicht an den Bedürfnissen der Angehörigen", erst recht nicht an den Bedürfnissen des Sterbenden. So ist es nicht erstaunlich, dass etwa 40 % der Angehörigen die Zustimmung zur Organspende verweigern. Zynisch wirken die Hinweise von Prof. Kirste, dass im Jahre 2004 dadurch 1800 geeignete Organe nicht entnommen werden konnten, angesichts der vielen Menschen auf der Warteliste ...

Das Gespräch braucht Zeit und Vertrauen: Vertrauen müssen sich Ärzte erarbeiten, es kann nicht eingefordert werden. Es muss die Räumlichkeit stimmen; Gespräche auf dem Gang, zwischen Tür und Angel, auf dem Flur sind unwürdig. Die verschiedenen Perspektiven müssen berücksichtigt werden: Angehörigen denken an das Leben ihres Nächsten, Ärzte an das Leben des Empfängers.

Moralische Appelle sind Gift, verstärken die Unsicherheit der Angehörigen. Folgende Formulierungen werden nicht selten berichtet:

- „Sie wollen doch Leben" – *gemeint ist das Leben des Empfängers, Angehörige verstehen aber das Leben ihres Lieben.*
- „Denken Sie an die vielen Kranken, die von den Organen profitieren können"- *damit werden die Angehörigen verantwortlich für das Wohlergehen anderer gemacht und moralisch unter Druck gesetzt.*
- „Sie können mit einer Spende etwas weiterleben lassen"
- „Durch Organspende bekommt der Tod doch noch einen Sinn" *– diese Aussage ist völlig abwegig und in ihrer Anmaßung kaum zu überbieten, da die behauptete ‚Sinnlosigkeit' des Todes logisch im zerebrozentrischen-personalen Konzeptes des ‚Hirntodes' selbst begründet liegt. Wer darf solche Bewertungen von außen an ein Menschenleben herantragen? Dürfen Ärzte über den Sinn des Lebens Anderer urteilen?*

Wie kann das Leben des Einen einen positiven Abschluss bekommen durch die Lebensrettung anderer? Dieses Argument ist eine ungeheuerliche moralische Keule, die den Angehörigen eine freie Entscheidung verunmöglicht. Es handelt es sich um ein ‚Aktionismus-Argument' der Ärzte, die den ‚Kampf gegen den Tod' des Einen verloren haben und so für sich selber noch einen Sinn suchen.

- „Es würden viele sterben, weil es nicht genügend Organe gibt"
- „Es wird ihnen nichts weggenommen, sie bekommen die Chance, anderen Menschen zu helfen"
- „War er/sie hilfsbereit, hat er/sie gerne geholfen, hat er/sie sich für andere eingesetzt?"
- „Hat er/sie gerne geteilt?"
- „War er/sie gemeinnützig tätig?"
- „War er/sie Blutspender?"

Diese und andere Fragen findet man in den ‚Leitlinien für die Professionelle Gesprächsführung beim Angehörigengespräch', Herausgeber: DSO. Angehörige in ihrer Schocksituation mit solchen Frage zu konfrontieren, nutzt ihre Schwäche aus.

Zum Teil sind die Formulierungen in sich un-sinnig; moralisierende, suggestiv wirkende Appelle lösen unbewusst ein schlechtes Gewissen und Schuldgefühle bei den Angehörigen aus, sie grenzen an Nötigung, da sie signalisieren, was die ‚richtige Entscheidung' sei. Angehörige werden oft in die Ecke derjenigen gestellt, die „nicht helfen wollen". Dass sich der potenzielle Spender einmal zu gesunden Zeiten positiv zu den Leistungen der modernen Medizin geäußert hat, reicht keinesfalls aus, um daraus eine mutmaßliche Zustimmung zur Organspende abzuleiten; im Gespräch müssen Ärzte Äußerungen vermeiden, die die Konstruktion des mutmaßlichen Willens beeinflussen könnten (Rixen).

Die Nichterfahrbarkeit des Todes im Zustand des Hirnversagens, die fehlende Plausibilität des ‚Hirntod-Konzeptes' selbst, überfordert Angehörige. Sie sollen den Tod akzeptieren, obwohl ‚eine Leiche am Leben erhalten wird', obwohl der ‚Tote' weiter behandelt wird. Ein in sich unglaubwürdiges Konzept kann nicht verstanden werden. Wenn Angehörige die Unglaubwürdigkeit des ‚Hirntodes' nicht überwinden und den Tod nicht akzeptieren, wird auf das zweite Argument ‚umgeschwenkt' (NLP Technik): die Unumkehrbarkeit des Zustandes. Das Betonen der Irreversibilität soll zur Kapitulation vor dem Wunsch nach Genesung ihres Patienten führen, und damit zur Zustimmung zur Organentnahme.

Der oft vorgebrachte Hinweis auf den Organbedarf als Begründung für die Bitte um Organspende ist ein weiterer Widerspruch in sich: Kann es einen ‚Bedarf' an Spenden, an Geschenken geben? Kann jemand etwas ‚spenden' was ihm nicht gehört? Eine fremdbestimmte Spende ist keine Spende! Angehörige äußern die begründete Befürchtung, dass der Mensch im Hirnversagen noch etwas wahrnehmen könnte, und sind bestürzt, wenn die Frage nach Organentnahme direkt am Patientenbett stattfindet. Dieses Verhalten ist ein Zeichen der mangelnden Sensibilität von Seiten der Ärzte.

Angehörige ‚stören' den sehr hohen Arbeitsaufwand der ‚Hirntod-Diagnostik' bis hin zur Organentnahme selbst, so dass sie in der Regel ‚gebeten' werden, schon vor der Diagnostik sich zu verabschieden: Der Verabschiedungsprozess kann so aber nicht stattfinden. Abschiednehmen ist für die Trauerarbeit sehr wichtig, und zeigt den Respekt vor der Persönlichkeit des Verstorbenen. Das bedeutet auch wahr-nehmen-zu-können, dass ein Mensch verstorben ist. Wie kann man aber Abschied nehmen und den Tod *wahr* nehmen, wenn der Mensch im Hirnversagen als lebend *wahr* genommen wird, und tatsächlich am Leben ist? Eine Aporie!

Meist wird den Angehörigen davon abgeraten, nach der Organentnahme ihren Lieben noch einmal sehen zu wollen, um Abschied nehmen zu können. Das Antlitz eines ‚normal' Verstorbenen trägt noch Züge und Erinnerungen der Persönlichkeit. Durch die Abläufe im OP bei der Organentnahme (Kälteperfusion, Blutleere), ist das Antlitz verunstaltet, durch eine entpersonalisierte Fremdheit gekennzeichnet. Diese Fremdheit zerstört das Erinnerungsbild und verunmöglicht den Trauerprozess, es ruft Entsetzen hervor, traumatisiert die Angehörigen. Auch wenn man sich bemüht den toten Körper wieder zu verschließen, können die Folgen der Organentnahme nicht ‚verschlossen' werden.

Das ‚Hirntod-Konzept' ist die perfekte Verdrängung des Todes: In dem Moment, in dem das Sterben beginnt, wird der Patient als bereits tot erklärt. Das entzieht den Angehörigen die Erfahrung des Sterbens, des Todes: Abschiednehmen ist verunmöglicht. Die Möglichkeit der Sterbebegleitung im Sinne des Miterlebens des Hinübergleitens in den Tod ist im Falle der ‚Organspende' nicht gegeben.

Es gibt Berichte fragwürdiger ‚Strategien': Nachdem die Mutter eines ‚hirntoten' Jungen die Organspende verweigert hatte, wurde hinter ihrem Rücken der geschiedene Ehemann gefragt, der keinen Kontakt mit dem Sohn in letzter Zeit gehabt hatte. Dieses Vorgehen ist nicht gesetzeskonform, ist menschlich unmöglich. Pikant und bemerkenswert dabei: Der ‚Hirntote' erholte sich, konnte später ein Studium aufnehmen (T. Linder, Marburg, Mai 1993, über KAO als Filmdokumentation zu sehen). Eine Entscheidung, die in der Familie nicht im Konsens getroffen wurde, kann sich dort verheerend auswirken. Uneinigkeiten unter den Angehörigen müssen als Ablehnung gewertet werden.

Die Dunkelziffer der Inkorrektheiten solcher Gespräche ist sicher sehr viel höher, da keine systematischen Berichte veröffentlicht werden, und keine ‚Anwälte' der Angehörigen existieren.

Zwei wesentliche Faktoren bleiben unausgesprochen. Die Unglaubwürdigkeit des ‚Hirntod-Konzeptes' selbst, von den Angehörigen als ‚Dissonanz' (Maio) empfunden zwischen ihrer Wahrnehmung des warmen, beatmeten, mit schlagendem Herzen, mit erhaltenem Blutdruck usw. lebenden, schwerkranken Lieben und der angeblichen naturwissenschaftlichen Definition des Todes. Man kann den Tod nicht wahrnehmen, weil er nicht vorhanden ist: Erst das Sehen des Verstorbenen lässt die ‚unwiderrufliche Faktizität' des Todes Realität werden (Macho). Viele Angehörige haben enorme Probleme nach einer solchen unmöglichen ‚Verabschiedung', sie lassen an psychiatrische Krankheitsbilder denken: Schlaflosigkeit, Albträume, Depressionen, Unkonzentriertheit, Antriebslosigkeit, Zweifel, Gereiztheit, Rückzug. Eine Studie von Prof. Kiss aus Basel zeigte, dass bis zu einem Drittel der Angehörigen an einem lebenslangen posttraumatischen Stresssyndrom leiden.

DSO, BZgA u.a. betonen, man müsse den Angehörigen Zeit lassen, um sich in Ruhe zu verabschieden. Prof. Angswurm: „Wir sagen ihnen, dass sie soviel Zeit für den Abschied zur Verfügung haben, wie sie sich nehmen wollen". Etwa 75 % der Organentnahmen werden innerhalb von 18 Stunden realisiert – gemeint ist die Zeitspanne zwischen ‚Hirntod Feststellung' und Ende der Organentnahme. Nun: das Gespräch mit den Angehörigen benötigt mindestens eine Stunde, die Organentnahme im OP etwa 4 bis 5 Stunden. Es verbleiben gerade einmal 12 Stunden, also nicht mal eine Nacht um darüber schlafen zu können. 33 % der Entnahmen werden innerhalb von 12 Stunden realisiert. Also ist das ‚den Angehörigen Zeit lassen' nicht mehr als eine Beruhigung, denn in der Hektik nach ‚Hirntod-Diagnostik' ist weder Platz für Zeit noch für Ruhe. Selbst wenn die Angehörigen bei ihrem Sterbenden bleiben: Ruhe und Stille, die zum Abschied nehmen unabdingbar notwendig sind, sind schlicht nicht da.

Statt aufzuklären wird versucht, mit allen Mitteln die Angehörigen davon zu überzeugen (sollte man besser sagen: überreden?), dass der ‚Hirntod' der Tod des Menschen sei, dass ihr Angehöriger tot sei. In ihrer Ausnahmesituation können sie nur ‚überrumpelt' werden. Leider sind genügend gut recherchierte Berichte publiziert worden, wie Angehörige unter Druck gesetzt worden sind und bedrängt wurden.

Die ungeheuerliche Tatsache der Fremdnützigkeit bleibt: Man erbittet von den Angehörigen die Zustimmung in einen Tabubruch. Sie sollen zustimmen, dass ihr Angehöriger zugunsten eines Dritten weiterbehandelt und somit instrumentalisiert werden soll, dass ihm Organe entnommen werden dürfen. Zur fremdnützigen ‚Hirntod-Diagnostik' wird erstaunlicherweise keine Zustimmung eingeholt.

Wie anfällig für Beeinflussung und Manipulationen die Angehörigen in ihrer Schocksituation sind, zeigen folgende Zahlen: Wird das ‚Zustimmungsgespräch' vom nicht geschulten Stationsarzt geführt, so stimmen lediglich 50 bis 60 % der Angehörigen zu. Wird hingegen dieses Gespräch von einem DSO geschulten Arzt geführt, so liegt die Zustimmungsrate der Angehörigen bei etwa 80 %. In Spanien ist immer ein Transplantationskoordinator beim Gespräch anwesend: Die Ablehnungsrate konnte auf 15 % gesenkt werden ...

In der Literatur werden die Angehörigen auf ‚Zustimmungsgeber' reduziert, deren Aufgabe nach der Zustimmung erledigt ist. Ihre Sorgen, man könnte zugunsten der Organentnahme die Behandlung zu früh abbrechen, der Spender sei noch nicht wirklich tot, und andere Unsicherheiten werden als Phantasiebilder abgetan, somit in den Bereich der psychiatrischen Krankheitsbilder geschoben: Die Sorgen der Angehörigen werden nicht ernst genommen. Zwar versucht die DSO mit Kondolenz- und Dankes-Briefen, mit Treffen den Angehörigen im Nachhinein zu danken: Eine unabhängige, systematische, psychologische Langzeit-Betreuung existiert nicht.

DSO durchgeführte Umfragen sind inhaltlich und methodisch interessengeleitet. Umfragen zu diesem Thema können nur glaubhaft von einem unabhängigen Institut durchgeführt werden, die DSO ist per definitionem nicht unabhängig.

Oft werden Umfragewerte einseitig wiedergegeben: So sagten etwa 80 % der Befragten aus, dass eine Spende die Zeit der Trauer nicht erschweren würde. Für etwa 40 % der Familien brachte die Zustimmung zur ‚Organspende' eine Erleichterung der Trauer. Sogar 90 % der Angehörigen würden die Entscheidung pro ‚Spende' nicht bereuen. In der gleichen Umfrage sagten aber 59 % aus, dass eine Spende die Zeit der Trauer nicht erleichtern würde. Eine englische Studie von 2004 ergab, dass die Ablehnungsrate von 30 % im Jahre 1992 auf 44 % in 2004 gestiegen ist. Eine Schweizer Umfrage 2001 bis 2004 ergab, dass für 50 % der Angehörigen die Frage nach der Spende eine erhebliche zusätzliche Belastung darstellte. 80 % der Befragten waren der Meinung, die Angehörigen sollten vor einer Spende befragt werden. Für 20 % der Befragten war der ‚Hirntod' nicht eindeutig mit dem Tod des Menschen gleichzusetzen. In einem längeren Gespräch stellte sich heraus, dass etwa 30 % unter post-traumatischen Belastungsstörungen litten.

Noch extremer ist die Sondersituation bei der Frage nach ‚Organspende' an Eltern von minderjährigen Kindern im Hirnversagen. Laut Gesetz ist ein solches Gespräch vorgesehen, da sie die Sorgeberechtigten sind, insofern scheint es auf den ersten Blick in Ordnung. Allerdings bezieht sich das Sorgerecht ausschließlich auf das Wohl des Kindes, es erstreckt sich auf die kindsbezogenen ärztlichen-medizinischen Maßnahmen. Die Grenze der Elternverantwortung ist überschritten, wenn das Kindeswohl verletzt wird. Das Sorgerecht deckt nicht die Zustimmung in fremdnützige Verwendung des eigenen Kindes zugunsten anderer. Viele

Eltern bereuen die früher gegeben Zustimmung, weil sie sich überrumpelt gefühlt haben. In Podiumsdiskussionen konnte ich bei Eltern, die ihre Zustimmung gegeben hatten, eine ausgeprägte Militanz erleben, differenzierte Überlegungen waren nicht möglich.

Fazit

Die ‚Berechtigung' zum Angehörigen-Gespräch ergibt sich aus dem Gesetz, im Wesentlichen aber aus dem ‚Hirntod-Konzept'. Wenn der ‚Hirntod' tatsächlich dem Tod des Menschen gleich zu setzen wäre, ergäbe sich die Berechtigung des Gespräches aus dem Toten-Sorge-Recht der Angehörigen. Es bleibt die unlösbare Situation der Erkundung des mutmaßlichen Willens – die Analogie zum posthum von Angehörigen verfassten Testament zeigt die Unzulässigkeit der Frage.

Das Totensorgerecht dient dem postmortalen Schutz der Persönlichkeit des Verstorbenen, es ist persönlichkeitsrechtlicher Natur. Inhalt und Reichweite sind aber nicht ganz geklärt: Soll beispielsweise das Recht des Verstorbenen oder das Recht der Angehörigen geschützt werden? Einigkeit besteht darüber, dass die Angehörigen treuhänderisch die Persönlichkeitsinteressen des Verstorbenen wahr zu nehmen haben, sie sind gebunden an die Persönlichkeitsinteressen des Verstorbenen, sie dürfen diese (wie auch immer diese definiert werden) nicht verletzten. Fremdnützige Entscheidungen sind sicher nicht gedeckt, da diese eine Verdinglichung, eine Instrumentalisierung des Verstorbenen zugunsten Dritter darstellen und somit die im Grundgesetz festgelegten Schutzrechte verletzen. Es betrifft sowohl die Weiterbehandlung als auch die Organentnahme selbst.

Bleibt man bei dem ‚Hirntod-Konzept', so müssen sehr strenge *Mindest* – Anforderungen eingehalten werden, wie unten aufgeführt.

Wir haben gesehen, dass weder wissenschaftlich noch bio-logisch die Gleichsetzung ‚Hirntod ist gleich Tod des Menschen' haltbar ist, dass sie eine reine ‚um zu' Definition ist. Die Trauer der Angehörigen wird als Ausformung des allgemeinen Persönlichkeitsrechtes gesehen. Ist das Einholen einer Einwilligung schon eine Verletzung ihres Persönlichkeitsrechtes? Ist es eine unerlaubte Handlung nach § 823 BGB? Das Bundesverfassungsgericht hat explizit das Recht auf Selbsttötung durch Dritte verneint, also ist die Tötung selbst auf Erlaubnis (eine solche ist die Organentnahme nach Einwilligung) nicht gestattet. Die „Tötung eines Organ-Spenders erfolgt aber im Fremdinteresse und wird auch jeweils im konkreten Fall durch Dritte entschieden. Dies wird von dem Autonomieargument nicht gedeckt" (Tröndle). Die Organentnahme durch Entscheidung Dritter findet in den überwiegenden Fällen statt, sie ist also die Regel. Der Rückgriff auf die postmortalen Persönlichkeitsrechte muss die

Menschenwürde achten. Diese ist in dem Moment verletzt, in dem ein Mensch zum Ding zugunsten anderer gemacht wird: eine Instrumentalisierung.

Die Sondersituation der Angehörigen im Schock um den drohenden Verlust ihres Lieben verbietet die Frage nach Organspende. Angehörige sind nicht berechtigt, bei einem Sterbenden fremdnützige, fremdbestimmte Entscheidungen zu treffen. Es ist phänomenologisch eine fremdbestimmte, durch Erlaubnis der Angehörigen fremdnützige Tötung eines Sterbenden. Die Angehörigen können und dürfen ihre Zustimmung in eine fremdnützige Tötung nicht geben.

Es gibt darüber hinaus Situationen im Zusammenhang mit dem Sterben, die man als ‚heilig-intim' bezeichnen muss: Die Frage nach Organentnahme verbietet sich aus moralischen Pietätsgründen, will man das Persönlichkeitsrecht der Angehörigen respektieren. Diese Sensibilität den Angehörigen und dem Sterbenden gegenüber müssen Ärzte entwickeln und ausüben. Hinweise auf Patienten, die auf ein Organ warten, sind, weil fremdnützig, fehl am Platze, verletzen die Intimität solcher Momente.

Schon 1995 war die Unzumutbarkeit des Gesprächs mit den Angehörigen bekannt und deutlich formuliert worden: „Ich halte es für unzumutbar, dass diese äußerst schwierige Entscheidung in der äußerst schwierigen Situation der Übermittlung der Todesnachricht bei einer nicht klaren Festlegung zu Lebzeiten den Angehörigen aufgebürdet wird. Es gibt genug Beispiele dafür, wie die Angehörigen mit dieser Last der Entscheidung, in welche Richtung sie diese auch fällen, häufig nicht fertig werden" (H. Bauer). In der Bund-Länder-Arbeitsgruppe der 70er Jahre fand sich die Bemerkung, die Angehörigen seien in der Regel psychisch überfordert, im Zusammenhang mit dem Todesfall auch eine tragfähige Entscheidung zur Explantationsfrage zu treffen. Die Angehörigen um eine Zustimmung zu bitten sei nur unter „hoher psychologischer Belastung" (Nagel) möglich. Statt aus diesem Problem die notwendigen Konsequenzen zu ziehen, wurde und wird bis heute zynisch argumentiert, man könne die Angehörigen ‚entlasten', sie von der Bürde einer solchen Entscheidung befreien, wenn man drei Lösungen einführe: erstens die Widerspruchslösung – d.h. hat der Betreffende zu Lebzeiten nicht widersprochen, ist er Spender. Zweitens die sog. Informationslösung, oder drittens man informiert die Angehörigen über die geplante Organentnahme, wenn sie sich nicht äußern, wird dies als Zustimmung gewertet. In allen Fällen würde man die Angehörigen entlasten; das Schweigen wird als Zustimmung gewertet, rechtlich eine unmögliche Figur; moralisch ist es eine zynische Umgehung des Persönlichkeitsrechts der Angehörigen. Andere, so beispielsweise Prof. Nagel, schlagen vor, Angehörige sollten bei der Organentnahme anwesend sein, so könnten sie sich über den Tod ihres Angehörigen vergewissern. Die Organentnahme ist selbst für professionelle Kräfte (Pflegende und Ärzte) sehr unangenehm und schwer zu ertragen: Dies den Angehörigen vorzuschlagen grenzt an zynische Perversion!

Eine merkwürdige Vorstellung von Selbstbestimmung vertritt Prof. Frei von der Charité Berlin: Wenn in Umfragen 75 % der Bevölkerung positiv zur Organspende seien, so könne es nicht angehen, dass Angehörige eine Spende verneinen, da sie den Willen der ‚Spender' missachten würden. Man müsse daher den „überforderten Angehörigen" die Entscheidung wegnehmen, da sie den Willen ihres Angehörigen „falsch" interpretieren würden. Umfrage-Ergebnisse als konkret-individuell bekundeten Willen umzudeuten ist schlicht dreist. Diese seltsame, juristisch nicht haltbare Autonomievorstellung „leugnet die soziale Dimension des Sterbens" (Bergmann). Und weiter: „Die Ignoranz dieser kulturanthropologischen Tatsache entspricht dem neoliberalen Zeitgeist", es ermöglicht „selbst unsere Sterbenden und Toten als ‚Nichtsnutze' zu betrachten und in ihnen noch einen Verwertbarkeitsaspekt für das Überleben anderer zu entdecken. Peter Sloterdijk hat den allgemein gepriesenen Individualismus als ‚Asozialismus' dekuvriert und den Neoliberalismus als ein Experiment, in dem es um das ‚Überflüssigmachen sozialer Beziehungen' geht".

Das Persönlichkeitsrecht der Angehörigen kann nur mit einer Lösung respektiert werden: Da die meisten früher verfassten sog. ‚Zustimmungen' des Menschen im Hirnversagen hinsichtlich Aufklärung zu hinterfragen sind, müssen die Angehörigen ein Recht auf Widerspruch bekommen. Dies aus mehreren Gründen: Wegen der sozialen Dimension des Sterbens, aus Pietät ihnen und ihrer Autonomie gegenüber, aber auch weil sie die Einzigen sind, die beurteilen können, wie, wann und unter welchen Umständen eine evtl. Zustimmung ihres Lieben zustande kam.

Folgende Bedingungen müssten für solche Gespräche erfüllt sein:

- Die äußeren Rahmenbedingungen müssen stimmen, Druckausübung oder Unterstellungen jedweder Art müssen unterbleiben.
- Mitarbeiter der DSO oder von ihr geschulte Koordinatoren dürfen bei einem solchen Gespräch nicht anwesend sein. Sie dürfen keine Checklisten für die Gesprächsführung erstellen.
- Angehörige können nicht Spenden was ihnen nicht gehört. Keiner hat das Recht zu bestimmen, dass ein Dritter zu spenden hat. Die Frage hierzu ist moralisch unzulässig.
- Die ‚Hirntod-Diagnostik' ist ausschließlich fremdnützig, für den potenziellen Spender ist sie gefährlich: Daher muss sie zustimmungspflichtig sein. Eine solche Zustimmung stellt einen Tabubruch dar.
- Es ist faktisch unmöglich, Angehörige von einem in sich widersprüchlichen ‚Hirntod-Konzept' zu überzeugen, ohne Überrumpelungsstrategien anzuwenden.

- Angehörige werden nach ‚Organspende' gefragt, die eine Weiterbehandlung erfordert. Beides sind Tabubrüche, da beide Handlungen alleine fremdnützig erfolgen.
- Eltern dürfen nicht nach ‚Organspende' ihrer minderjährigen Kinder gefragt werden, da das Sorgerecht die ‚Verwendung' ihrer Kinder zu fremdnützigen Zwecken nicht deckt.
- Bei solchen Gesprächen muss eine Vertrauensperson der Angehörigen dabei sein. Wenn die Angehörigen keine haben, muss das Krankenhaus einen für solche Situationen qualifizierten unabhängigen freiberuflichen ‚Anwalt' für die Angehörigen stellen. Es ist selbstredend, dass dieser nicht von der DSO oder der Ärztekammer gestellt oder geschult sein darf. Die Kosten müssen von den Krankenkassen übernommen werden.
- Es müssen eine lückenlose ausführliche Dokumentation sowie Protokolle sowohl vom Arzt der Intensivstation als auch vom ‚Angehörigen-Anwalt' erstellt und von einer unabhängigen Einrichtung gesammelt und veröffentlicht werden, zum Beispiel von der unabhängigen Prüf-Staatsanwaltschaft – s. unten. Diese Einrichtung muss Rügen und Mahnungen aussprechen und veröffentlichen, wenn die Gespräche die Würde der Angehörigen verletzen.
- Aus ethischer Sicht handelt es sich um die Frage nach einer mehrfach fremdnützigen (Diagnostik, Weiterbehandlung, Organentnahme) Fremdbestimmung: Es sind Vorgänge, die in der Medizin Tabubrüche darstellen und rechtlich die Würde des Menschen verletzen und daher nicht gestattet werden dürfen.

Kapitel 17

Der Empfänger

Der potenzielle Organ-Empfänger ist ein erkrankter Mensch, der die Hoffnung hat, man könne ihm helfen. Da die Organverpflanzung bei aller berechtigten Kritik ein etabliertes Verfahren ist, ist der Wunsch des Patienten zu respektieren, mit der Hilfe eines neuen Organs besser weiterleben zu wollen. Es kann aber kein Anrecht, keinen Anspruch auf ein Organ geben. Gäbe es ihn, müsste es auf der Gegenseite eine Pflicht geben, Organe zur Verfügung zu stellen, damit wäre es keine Spende mehr. Selbst wenn alle Menschen im Hirnversagen Spender wären, würden die Organe nicht ausreichen, um den sog. ‚Bedarf' zu decken.

Der Wunsch, weiterzuleben, ist berechtigt und zu respektieren. Überleben kann aber nicht mit Gesundheit gleichgesetzt werden: das Leben nach der Transplantation entspricht keineswegs dem Leben mit eigenem Organ. Das fremde Organ ist für den Menschen, psychisch und physisch, eine absolute Ausnahmesituation. Dieses Organ wird immunologisch als fremd gesehen, der Organismus versucht es ein Leben lang abzustoßen. Eine tragfähige Entscheidung kann nur derjenige treffen, der umfassend auch über Komplikationen informiert und aufgeklärt ist. Eine Entscheidung ohne solche Aufklärung kommt einer Entmündigung gleich, ist arglistige Täuschung, wenn vorhandene Informationen vorenthalten werden. Dies gilt selbstverständlich auch für die Angehörigen des Empfängers, da sie wissen müssen, welche möglichen psycho-sozialen Probleme auf sie zukommen werden. Statistische Zahlen geben die Realität der gelebten Wirklichkeit nur zum Teil wieder.

Trotz aller Hochglanzbroschüren ist der Transplantierte kein Gesunder. Es gibt sicher Einzelne, die immer öffentlich ‚präsentiert' werden, denen es erstaunlich gut geht. Es treten in aller Regel nach der Transplantation eine Fülle von physischen und psychischen Problemen auf, die den Transplantierten sein Leben lang begleiten. Jede Erkrankung, die mit Heilung oder Defektheilung überwunden wird, findet als Prozess einen gewissen Abschluss, bedeutet in der Regel auch eine innere Reifung, ein Wachsen an und mit der Krankheit. Mit einer Transplantation wird der Prozess abgebrochen: Nicht die Krankheit wird geheilt, sondern alleine das erkrankte ‚Teil' wird ersetzt, wobei die Grunderkrankung bestehen bleibt. Durch den ‚Ersatz' tritt die dauerhafte Konfrontation mit der neuen Hochrisiko Situation ein. Dauerhafte nebenwirkungsreiche Medikamenteneinnahme, neue Erkrankungen sowie die dauerhafte Gegenwart des möglichen Todes durch Organversagen oder Komplikationen treten in den Vordergrund. Die chronische Abstoßung reduziert die Funktion des transplantierten Organs: Organversagen, Retransplantation, Tod „sitzen immer mit am Tisch", es ist wie ein ‚Leben auf Zeit'. „Das Leben danach ist oft ein Weg durch die Hölle und wieder zurück. Durch die Transplantation und die dann notwendig werdenden Medikamente enstehen so viele neuartige Probleme, die genau beschrieben werden müssen, um adäquate Hilfe zu erhalten – sonst ist es ganz schnell vorbei", so eine Transplantierte.

Man kann die Situation des Empfängers in folgende Phasen gliedern, jede mit ihren spezifischen Problemen. Erst die Grunderkrankung; dann die Nachricht, dass nur eine Transplantation noch helfen kann, was für viele zunächst ein Schock ist. Dann die Wartezeit mit ihren Problemen und Hoffnungen, schließlich die Transplantationsoperation. Die Zeit danach kann unterteilt werden in die ersten 1 bis 2 Jahre: Gewöhnung an die Medikamente, ständige Kontrollen, evtl. Abstoßungen. Erst danach wird Raum frei für Fragen, für eine gewisse ‚Normalisierung'.

Der Patient ist zunächst in seiner Existenz gefährdet, da das Versagen eines Organs lebensbedrohlich ist. Dieses existenzielle In-Frage-Stellen des eigenen Lebens ist eine tiefgreifende Krise, die kaum zu bewältigen ist. Seelische Folgen, Verzweiflung, Resignation, Depression, Überlebenswille, sich an jedem Strohhalm festhalten bis hin zur fast trotzigen Verdrängungen (ich werde es schaffen), können auftreten. Andere wiederum nehmen es als selbstverständlich, dass ‚man' ihnen ein ‚neues' Organ zur Verfügung stellen muss, sie entwickeln eine Anspruchshaltung. Psychische Veränderungen bis hin zu behandlungsbedürftigen psychiatrischen Krankheitsbildern können die Folge sein. Es kommt zu sozialer sowie beruflicher Isolation, auch weil die meisten ihrer Arbeit nicht mehr nachgehen können. Innerhalb des familiären Gefüges verändert sich die Rollenverteilung, oft sehr konfliktreich.

Die meisten Menschen lehnen die Transplantation eines tierischen Organs ab. Wenn die Frage aber an Transplantierte gestellt wird, so sind über 80 % dafür. In der verzweifelten Situation des Wartens ist jeder bereit Dinge zu bejahen, die er sonst verneinen würde: Die Gefahr einer manipulativen Beeinflussung ist groß.

Wird der Patient auf die Warteliste aufgenommen, entsteht ein völlig neuer ‚Patiententypus': Seine ‚Behandlung' ist abhängig vom Tod anderer. Ab diesem Zeitpunkt beginnt sein bewusst-unbewusstes Hoffen „auf einen für seinen Körper passenden, sterbenden Organspender" (Bergmann). Dieses Warten ist in der Regel lang, wird systembedingt tendenziell immer länger. Die Wartezeiten sind zur Zeit folgende:

Herz	1–2 Jahre	Mittel ca. 7 bis 8 Monate
Lunge	1–2 Jahre	Mittel ca. 5 Monate
Leber	1–2 Jahre	Mittel ca. 3 Monate
Niere	4–8 Jahre	Mittel ca. 4 bis 5 Jahre
Pankreas		Mittel ca. 18 Monate

Der Wartende steht seelisch und körperlich in einem enormen Spannungsfeld, im Kampf an mehreren Fronten: Schwierigkeiten und Einschränkungen durch die Krankheit selbst sowie Hoffnungen, Ängste und Verzweiflungen in Hinblick auf das eigene Sterben und Tod.

Einige entwickeln eine für die Umwelt sehr unangenehme Anspruchshaltung, ein Organ zu bekommen: „Hoffentlich stirbt bald jemand, damit ich mein Herz bekomme" (Bergmann). Die meisten aber sind hin und her gerissen, zwischen Hoffen, Bangen und dem ‚bösen' Gedanken, dass ein anderer sterben muss. Dem in der Transplantationsmedizin vorherrschenden Gedanken der ‚altruistischen' Spende „steht der ... Egoismus des auf den Tod eines anderen Menschen sehnsüchtig wartenden Patienten gegenüber" (Bergmann). Es haben sich Begrifflichkeiten wie ‚Spenderwetter' oder ‚Regenwettersyndrom' eingebürgert: Der Patient hofft auf eine bestimmte Wetterlage (Glatteis, frühlingshaftes Motorradwetter) in der ‚verbotenen' Hoffnung, dass es mehr Unfalltote gibt, um das erhoffte Organ zu bekommt: „Es regnet, das ist schlecht, bei Regen fahren keine Motorradfahrer" (Obermayer). In Innsbruck erzeugt der Ski- und Bergtourismus eigene Kontingente an ‚Hirntoten'.

Das Überlebensinteresse steht im größten Widerspruch zum eigenen Gewissen: Sie hoffen auf den Tod eines anderen Menschen, wehren sich gegen diese Freude, dadurch das erhoffte Organ zu bekommen. Das Warten auf den Tod eines anderen Menschen bringt sie ‚in eine ganz schwierige Situation'. Das erhoffte Organ ist nicht denkbar ohne den Tod des anderen; das Hoffen ist zugleich ‚schuldhaft besetzt'. Dieses schuldhafte Wunschdenken findet sich bei fast allen Patienten (Wellendorf). Manche Patienten studieren die Wetterprognose, in der Hoffnung auf entsprechendes Wetter; meist müssen sie es innerlich mit sich ausmachen: Das zu äußern wäre eine unmögliche Ungeheuerlichkeit (Albert). Wenn schon der Andere „sterben muss, dann möchte ich die Möglichkeit haben aus seinem Tod zu profitieren" (Paolini). Ein anderer Transplantierter: „Es ist ein sehr ungutes Gefühl, wenn man darauf wartet, dass ein anderer Mensch stirbt. Ein schlimmes Gefühl ... vielleicht das Schlimmste daran" (Orosz). Die Schuldgefühle seien ein wichtiges, behandlungsbedürftiges Problem, das viele Transplantierte haben, eine sehr unangenehme Empfindung; man spricht auch von Überlebensschuld.

Rationalisierungsversuche, wie z.B. andere sterben ja nicht, weil jemand auf ein Organ wartet, wirken nicht entlastend: Die Spannung, zwischen schlechtem Gewissen und Hoffnung bleibt. Ein Patient schildert:

„Es ist halt nicht so leicht, jeden Tag an das Ende oder Nicht-Ende des eigenen Lebens zu denken“; „Doch jeden Tag, das ist die Ironie der Liste (Warteliste), steigt auch die Chance zu überleben – nur muss ein andere vorher sterben. Und ich weiß schon: Wenn du nicht stirbst, dann sterbe ich ... Möchte ich, dass du stirbst? Nein, ich möchte nicht, dass du ... überfahren wirst“ (Wagner). Denken und Fühlen engen sich röhrenförmig ein. Seelisches Erstarren tritt auf, wenn man sich seelisch ausgeliefert fühlt, wenn Bewältigungsmöglichkeiten überschritten werden. Es sind Verdrängungsbewegungen: Die Hoffnung auf das eigene Überleben ist verbunden mit der verdrängten Hoffnung auf den Tod eines anderen. Jedenfalls ‚profitiert‘ der Empfänger vom Tod eines anderen Menschen. Diese unlösbare Konfliktsituation ist eine Ursache sowohl für Todeswünsche auf der Warteliste als auch für Depressionen und Suizidgedanken nach der Transplantation.

Der Tod eines Menschen und seine ‚therapeutische Verwendung‘ für den Empfänger erzeugen enorme Schuldgefühle; Psychotherapeuten versuchen diese Zusammenhänge zu trennen, wobei dadurch das Prinzip der Isolation weiter verstärkt wird. Laut Berichten von Psychoanalytikern leiden 70% der Patienten auf der Warteliste an psychischen Problemen: Ängste, Depressionen, Reizbarkeit, Hoffnungslosigkeit, Schuldgefühle, Konkurrenzgefühle, Anspruchshaltung, Verdrängung, Todeswünsche. Die maschinelle Reparaturlogik der Transplantationsmedizin entspricht nicht der menschlichen Psyche, dadurch entstehen weitere Konflikt-Felder. Der Empfänger ist nicht ‚schuld‘ am Tod des Spenders, dennoch ist die Organentnahme phänomenologisch die Tötung eines Sterbenden, nur so kann der Schwerstkranke ein Organ bekommen. In der Phase des Wartens auf ein Organ haben der ‚Kampf um das Leben‘ sowie der ‚Kampf gegen den Tod‘ Priorität: Seelisch ist kein Raum für große, differenzierte Zweifel und Fragen. Verdrängung und Ausblendung sind für viele der einzige seelischen Mechanismus, um sich aus den unlösbaren Fragen retten zu können, sowohl in der Phase des Wartens als auch nach der Transplantation. Andere versuchen sich ‚anzupassen‘, ‚lieb zu sein‘, in der stillen Hoffnung, so schneller ein Organ zu bekommen.

Die Aufklärung bezieht sich im Wesentlichen auf die Operationstechnik, dauert oft nur etwa 30 Minuten; eine psychologische Beratung etwa eine ganze Stunde. Angesichts der enormen Probleme sind solche Zeiten völlig unzureichend.

Die Transplantation selbst ist eine Art Übergangsritus, ein Schock, eine ‚Grenzüberschreitung‘. Ein Teil eines anderen Menschen wird nun dem Empfänger ‚einverleibt‘, die Grenzen des Organismus sind überschritten. Viele Patienten ‚feiern‘ den Tag der Transplantation als einen zweiten Geburtstag. Eine Transplantation wird oft erlebt als wundervolle neue Geburt, aber auch gleichzeitig als Geburt einer Fülle von neuen

Übeln – so z.B. die lebenslängliche und existenzielle Medikamentenabhängigkeit. Das Immunsystem gibt Schutz vor Fremdem, die notwendige Immunsuppression bedeutet Schutzlosigkeit, in physischer sowie in seelischer Hinsicht. Für viele ist die ‚Trennung' vom kranken Organ, das ‚Wegschmeißen' ein Schockerlebnis. Selbst die Patienten, die an das Cartesianische Maschinenmodell ‚glauben' („Ich muss zum TÜV, um mein Organ kontrollieren zu lassen"), erleben im Unterbewusstsein eine schizophrene Teilung: Sie erleben sich selbst als mehr als nur die Summe ihrer Teile – eine nicht überwindbare Zerreißprobe! Das Reparaturdenken ist auf Dauer nicht tragfähig.

In den ersten 3 Monaten entwickeln fast 90 % der Transplantierten (je nach Organ unterscheiden sich die Zahlen etwas) eine erste akute Abstoßung, die eine erneute Todesgefahr bedeutet. Nach Herztransplantation entwickeln bis zu ca. 40 % der Transplantierten eine Koronarsklerose, ein Zeichen der chronischen Abstoßung. Im Langzeitverlauf muss z.B. beim Herzen mit einem jährlichen Organverlust von etwa 10 % gerechnet werden.

Die ersten 1 bis 2 Jahre nach der Übertragung gehen in der Regel ganz gut, so berichten Transplantierte: Man fühlt sich besser als vorher, man ist getragen von einer gewissen Euphorie, die engmaschigen Kontrollen geben Halt, auch wenn sie jedes Mal von Ängsten vor einer Abstoßung begleitet sind. Danach ‚normalisiert' sich die Situation etwas, aber es treten andere Sorgen auf: die Folgen der Medikamenteneinnahme, Infekte, Tumore, langsame aber unaufhaltsame Verminderung der Organfunktion.

Nach einer erfolgreichen Transplantation treten bei über 70 % der Patienten psychiatrische Probleme auf, die unter dem Namen OTP (Organ Transplantation Psychiatry) zusammengefasst werden. Die meisten Patienten haben Scheu davor ihre Konflikte offenzulegen: Man muss von einer sehr viel höheren Dunkelziffer ausgehen. Elemente dieses behandlungsbedürftigen Krankheitsbildes sind: Verdrängung, Ausblendung der Realität, Regressionserscheinungen, Vorwurfe, Ängste, Überlebensschuld, Schuldkonflikte, Unrechtsbewusstsein, das Gefühl, das Organ gestohlen zu haben, Schwanken zwischen Dankbarkeit, Trauer, Mitleid und Schuld, Neugier bezüglich der Persönlichkeit und der Geschichte des Spenders, unbewusste Phantasien über die Persönlichkeit des Spenders sowie destruktive Gefühle gegenüber der eigenen Identität, Identitätskonflikte aller Art, Geschlechtsidentität, Körperbild sowie Zerrissenheitsgefühle. Depressionen und Ängste sollen in bis zu 25 % der Fälle auftreten. Albträume, Gedankenverzerrungen sowie psychotische Reaktionen gehören dazu.

Oft wird eine Fassade nach außen aufgebaut und aufrecht erhalten: ich bin gesund und fit, bis hin zur Kleidung. Man trägt Trainingsanzüge als Zeichen der Fitness – im Unterschied zum privaten Leben, das ganz anders aussieht. Oft wird die Realität nach der Transplantation ‚schön' geredet, die Transplantation muss als Erfolg dargestellt werden. Für Gesellschaft, Medien, Politik, nicht zuletzt für die Transplantationsmedizin selbst ist die Figur des ‚Helden' von großer Bedeutung. Helden haben Vorbild-, Leitbild-, Vorzeige-Funktion. Durch auftretende Komplikationen kann der strahlende Held jederzeit zu einem ‚leidenden Opfer' werden, das dann nicht mehr gerne in der Öffentlichkeit gezeigt wird. Negativseiten werden oft verschwiegen, aus Angst der Transplantationsmedizin zu schaden. Nicht wenige Menschen wollen ihre Erlebnisse verschweigen: Außer dass sie nun einen ‚Fremdkörper' in sich tragen würden, gäbe es nichts zu erzählen. All diese Verhaltensweisen sind eine Form der Verdrängung, sie weisen auf Bewältigungs-Probleme und -Schwierigkeiten hin. Berichte und Bücher von Betroffenen haben auch Appellations- und Rechtfertigungscharakter. Erzählungen haben oft Werbecharakter, um die Spendenbereitschaft zu erhöhen. Große Sportveranstaltungen von Transplantierten sollen diesem Ziel dienen. Dies hat aber zur Folge, dass allgemein wenig Bewusstsein entsteht für die Probleme der Transplantationsmedizin und speziell für die Probleme der Transplantierten.

Vielen Transplantierten fällt die Bewältigung der Operation und deren Folgen sehr schwer, weil es übermenschliche Persönlichkeitsstärke und Verarbeitungskapazität erfordert, so Psychologen. Dies erklärt die Verdrängungsversuche als Bewältigungsstrategie. Das cartesianische Maschinenmodell ist ein Hindernis im Verarbeitungsprozess nach Organtransplantation: Bei der Wiederherstellung von Gesundheit oder bei der Bewältigung von Gesundheitsproblemen müssen psychologische, persönliche, soziokulturelle Realitäten gleichwertig berücksichtigt werden. Die Reduktion auf den Tausch eines defekten Teils wirkt in der Verarbeitung kontraproduktiv. So verwundern sich nicht wenige, besonders bei einer Herzübertragung, dass kaum Rücksicht auf die Geschlechtsübereinstimmung zwischen Spender und Empfänger genommen wird, obwohl bekannt ist, dass es bei Herz und Niere bis ins physische hinein eine Rolle spielt.

Vielen fällt es nicht leicht, Fremdes und Eigenes auseinander zu halten. Dazu kommen Psychosen und Wahnzustände. Die ‚Heilung' des Transplantierten basiert auf der Einverleibung des Organs eines anderen. Dies berührt sehr empfindlich das Kannibalismus-Tabu und schafft weitere Konflikte: Ekelgefühle, Ängste, Schamgefühle, das Vertrauen in den eigenen Körper schwindet, Verunsicherungen nehmen zu. Auch die BZgA schreibt, dass es sich um eine Grenzüberschreitung handelt, dass das Organ als ‚Eindringling' erlebt wird. Die Freude über das eigene neue ‚geschenkte Leben' ist ursächlich und unzertrennbar verbunden mit Trauer und Leid anderer Menschen. Der Kannibalismus-Gedanke ist keineswegs nur eine Theorie von Soziologen oder Kulturwissenschaftlern. Er wurde bereits 1962 vom Pionier der Nierentransplantation Murray formuliert. Viele Patienten berichten von solchen Bildern. Dass das ‚fremde Stück Fleisch im Körper' eine Eigenpersönlichkeit entwickelt, ist für einige eine immer wiederkehrende Frage. „Der ‚Fremdkörper' in mir hat eine eigene Seele? Darauf wäre ich gar nicht gekommen. Für viele scheint es aber das Naheliegendste überhaupt zu sein. Ich spüre in mir ein Tabu, überhaupt darüber nachzudenken. Die Idee scheint mir kannibalisch" (Claussen). Eine Re-Transplantierte (die ‚dritte' Leber) schildert, sie fühle sich als habe sie sich einen anderen Menschen einverleibt, sie habe einen anderen Menschen gegessen, sie sei mit einem anderen Menschen gefüttert worden (aus Wagner). Solche Kannibalismus-Vorstellungen scheinen häufig zu sein.

Psychologisch bleibt das Organ das ‚Fremde im Eigenen', es ist und bleibt ‚etwas Fremdes', so Ibach. Fragen der Körperidentität, des Selbst, der eigenen Identität begleiten oft Transplantierte ein Leben lang. Der Gedanke der möglichen Abstoßung ist ‚rund um die Uhr' da, wer das abstreiten würde, würde lügen, so ein Transplantierter. Durch die tägliche Medikamenteneinnahme wird man regelmäßig daran erinnert.

Ein anderer Transplantierter: „Ich war damals (*vor der Lebertransplantation*) überzeugt davon, dass die Natur mich für mein Leben mit dem Körper ausgestattet hat, den ich von Geburt mein eigen nannte ... Konkret über den Ersatz meiner Leber nachzudenken erschien mir wie Blasphemie ... Und jetzt habe ich mich von meiner Leber getrennt. Was habe ich verloren dabei? Wie kommt es, dass ich über diesen Verlust noch gar nicht richtig nachgedacht habe? Wie sehr habe ich mich vereinnahmen lassen von einer mechanistischen Vorstellung meiner selbst: Mein Körper als Maschine, in der ein Teil ausgewechselt worden ist! Der Gedanke erschreckt mich" (Müller-Nienstedt) ... „Im Übrigen war ich damals auch so sehr mit meiner eigenen neuen Lebenssituation beschäftigt, dass ich alle meine Kräfte darauf konzentrieren musste und Fragen über den Spender noch nicht an mich heranlassen konnte". Dieses Motiv finden wir in vielen Berichten von differenzierten Menschen die transplantiert wurden. In der existenziellen Phase vor der Transplantation ist kein Raum für diese Fragen. Erst nach etwa 2 Jahren, nachdem die medizinische Situation eine gewisse ‚Normalität' erreicht hat, wird der innere Raum frei für Fragen über Menschenbild, Hirntod, Schicksal und viele weitere Aspekte. Das Sich-Lösen aus der Abhängigkeit von der Medizin, von den Ärzten, die nach der Transplantation fast zwangsweise besteht, ist ein nicht einfacher Prozess. Das hat mit dem Zurück-Kommen in die Lebensrealität zu tun. Nicht selten werden die Ärzte eine Art Überbild. „Mich der eigenen Realität stellen hieß ja für mich auch, auf die Fantasie zu verzichten, alle meine Probleme seien durch diese Operation – und damit durch diesen Chirurgen – gelöst worden." „Während ich meinem eigenen Tod mit Hilfe der Transplantationsmedizin noch einmal für einige zusätzliche Tanzschritte ins Leben entfloh, hatte ich mich der Tatsache nicht genügend deutlich gestellt, dass ich mit meinem Entscheid indirekt auch über den Tod, jedenfalls die letzten Minuten des Sterbens, eines anderen Menschen mitentschied" Müller-Nienstedt kommt als Transplantierter zu dem Schluss: „An der Berechtigung, den Hirntod mit dem Tod des Gesamtorganismus gleichzusetzen, müssen erhebliche Zweifel angebracht werden. Das Interesse der modernen Medizin, zugunsten von Schwerstkranken, die für ihr Überleben auf eine Organtransplantation angewiesen sind, funktionsfähige Organe von toten Menschen zu erhalten, darf nicht dazu führen, dass solche Zweifel quasi per Dekret zum Schweigen gebracht werden". Das bewusste Stellen solcher Fragen, oder auch nur das unbewusste Unbehagen, was alles dahinter verborgen sein mag, kann tiefe Verunsicherung, Unsicherheiten, Unbehagen, bis hin zu Depressionen und Suizidneigung hervorrufen. Die Transplantation berührt existenziell die Fragen nach dem Menschenbild, nach Leben und Tod, dass es unmöglich ist, sie zu ignorieren. Diese Fragen sind Beispiele für viele Probleme Transplantierter, die sehr nahe dem Krankheitsbild der Schizophrenie liegen.

Das Problem der Suizidalität wird nicht erfasst, es wird unter dem Begriff der mangelnden Compliance ‚versteckt'. Die einfachste Art sich das Leben zu nehmen besteht darin, die immunsuppressiven Medikamente nicht mehr einzunehmen. Einige Patienten wählen diesen Weg – sind aber statistisch nicht erfasst. Bis zu 10 % der Transplantierten sollen die notwendigen Immunsuppressiva absetzen. Compliance-Störungen werden jedenfalls von mindestens 25 % der Transplantierten berichtet. Etwa 80 % der Abstoßungen sollen auf falsche Medikamenteneinnahme oder Compliancestörungen zurückzuführen sein.

Aus all diesen Gründen wollen sich etwa 15 % der Patienten nicht auf die Warteliste setzen lassen! Es gibt merkwürdige Gerichtsurteile, die gegen den Willen von Minderjährigen und deren Eltern diese in die Warteliste gezwungen haben, da sie mit einer solchen Entscheidung selbst überfordert gewesen seien ...

All diese psychischen Konflikte dürfen nicht verwechselt werden mit Wahnzuständen oder Durchgangssyndromen, die unmittelbar nach der Transplantation auftreten, und unterschiedlich lange anhalten können. Diese Zustände können nach jeder langen Operation auftreten, durch die Narkosemittel induziert werden, aber auch mit dem Krankheitszustand des Patienten vor der Operation zusammenhängen. Der nicht-pulsatile Kreislauf der Herz-Lungen-Maschine kann zu solchen Zuständen führen, wie auch bei anderen Herzoperationen. Folgende Inhalte scheinen aber für Transplantation typisch zu sein: Angstzustände, dass man Tierorgane implantiert bekomme, Ängste vor Raub und Tötung. Diese Zustände sind im Zusammenhang mit der Transplantation noch kaum erforscht. Viele Faktoren, bis hin zur kalten Perfusion bei der Organentnahme, könnten mit eine Rolle spielen. Die Transplantationsmedizin muss auch auf diesem Gebiet intensiver forschen, um herauszufinden, was typisch für frisch transplantierte Patienten ist und welche Gemeinsamkeiten hingegen mit anderen Durchgangssyndromen vorliegen.

Die Fragen zu Persönlichkeitsveränderungen werden im Kapitel 20 ausführlich behandelt. Laut der Psychologin Bunzel treten solche Veränderungen bei etwa 6 % ihrer Patienten auf: Sie werden nur gegenüber Psychologen geäußert, nicht gegenüber den transplantierenden Ärzten. Die Zahl der Menschen, die solche Veränderungen bemerken, dürfte daher erheblich höher sein. Dies hängt mit den sich widersprechenden Menschenbildern der Transplantation einerseits und mit der erlebten Realität andererseits zusammen. Aufgrund aller Fragen, die zwangsweise auftreten, ist ein transplantierter Mensch nicht mehr derselbe, der er vorher war.

Für die meisten Empfänger ist es keineswegs gleichgültig, ob die ‚Spende' freiwillig war, oder ob die Angehörigen entschieden haben; viele möchten die Todesursache des ‚Spenders' erfahren. Für viele ist es ein unerträglicher Gedanke, dass sie Organe von einem Menschen in sich tragen, der nicht selber, freiwillig und voll informiert sich zur Spende entschieden hatte. Daher müssen die Empfänger *vor* der Transplantation aufgeklärt werden: Dies trifft in etwa 80 % der Fälle *nicht* zu. Bei vielen treten Fragen bezüglich des ‚Hirntod-Konzeptes' auf.

Nach der Gaben-Tausch-Theorie ist die dauerhafte Schuld zu erwähnen, die dadurch entsteht, dass die Organ-Spende als Gabe prinzipiell nicht erwidert werden kann: Der Empfänger kann sich beim ‚Spender' nicht adäquat bedanken. Ein Gabentausch besteht aus drei Komponenten: Geben, Annehmen und Erwiderung: es entsteht so ein Beziehungsgeflecht. Die symmetrische und reziproke Verpflichtung zur Erwiderung ist ein zentrales Element: Wird diesem nicht nachgekommen, entstehen soziale oder persönliche Spannungen. Gaben tragen zur Stärkung sozialer Beziehungen bei: Im Falle der Transplantation kann eine Beziehung nicht entstehen, weil Anonymität bestehen bleiben muss und weil der ‚Spender' tot ist. Allein die Anonymität verhindert eine seelisch befriedigende und adäquate Erwiderung. Daher entstehen beim Empfänger Schuldgefühle. Dankbarkeit geht über den Dank hinaus, verweist darauf, dass eine solche Gabe nicht mit einer Gegengabe abgegolten werden kann. Entbindet aber die Dankbarkeit, die immer wieder betont wird, von der moralischen Verpflichtung der Gegengabe? Wie kann die Unmöglichkeit ein Geschenk solcher Größe zu erwidern seelisch verarbeitet und ausgehalten werden?

Noch komplexer wird das Geflecht, wenn die ‚Gabe' unter leisem oder offenem moralischen Druck, zum Teil sogar staatlich verordnet, geschieht – ohne die nötige Information und Aufklärung. Die Transplantation ist eine Verstrickung zwischen Gaben- und Warentausch. Schenken oder Geben kann man einen Gegenstand, Geld oder andere Dinge. Wir sprechen auch von ‚Leben schenken', beispielsweise bei der Geburt eines Kindes. Organe sind etwas sehr intimes, aber keine Dinge, keine Sachen. Kann man bei Transplantation von ‚Leben schenken' sprechen? Es kann sich prinzipiell nicht um ein Geschenk handeln, da die Spende den Tod des Spenders beinhaltet oder voraussetzt und andere darüber bestimmen!

Die Transplantationsmedizin versucht auf verschiedenen Ebenen, diese Probleme bzw. Widersprüchlichkeiten zu umgehen oder zu entschärfen. Entsprechend ihrem Menschenbild werden die Organe zu therapeutischen Gegenständen, zu austauschbaren Teilen deklariert, die zum Wohl der Allgemeinheit dienen: Sie werden vergesellschaftet, vom Selbst des Menschen losgelöst. Es ist der Versuch, Distanzierung zu bekommen vom Einverleibungs-Gedanken, vom Kannibalismus-Tabu und von dem ‚Sich-Bedanken-Sollen'.

Mit offenem oder verdecktem moralischem Druck wird diese Distanzierung weitergeführt, zum Akt der Solidarität deklariert. Darüber hinaus verschiebt man Organe in den Bereich der Marktwirtschaft, wenn man von knappen Ressourcen, von Organmangel, von Organbedarf spricht. Die Transplantationswerbung arbeitet mit dem Aspekt des Schenkens: Schenken existiert nur in der absoluten Freiwilligkeit, der Empfänger wird von der Verpflichtung der Gegengabe ‚befreit'. Die Freiwilligkeit wird aber stark relativiert, in ihrer tieferen Bedeutung aufgehoben, wenn die moralische Verpflichtung zu spenden als Akt der Solidarität und Nächstenliebe gilt. Geschenke und Spenden lassen sich nicht erzwingen! Briefe der Transplantierten an die Angehörigen der Spender sind ein hilfloser Versuch, dieser Notwendigkeit Rechnung zu tragen. Sie sind unpersönlich und oft nach einem Muster der DSO verfasst – Muster, das auf der Homepage der DSO herunterzuladen ist (sic!).

Zum Selbstschutz setzt häufig der Verdrängungsmechanismus ein: Es dürfe keine Probleme zugelassen werden, da es letztlich suizidale Fragen seien, so ein Empfänger. Ein Psychologe aus dem Herz-Zentrum Berlin schildert die besten Voraussetzungen bzw. Merkmale für den ‚optimalen' Transplantations-Patienten: Eine gewisse Ignoranz, blindes Vertrauen in die Kunst der Ärzte ohne Fragen zu stellen, Gutgläubigkeit, keine großen Diskussionen zulassen, Kampfbereitschaft. Bei einer TV Podiumsdiskussion in Stuttgart erlebte ich folgendes: Ein Lebertransplantierter ‚zelebrierte' seine Tabletteneinnahme in aller Öffentlichkeit, es ginge ihm gut, er benötige nur 2 Medikamente. Als die anderen Teilnehmer aus dem

Raum gingen, drehte er sich um und nahm verstohlen eine Handvoll weiterer Medikamente ein – welch perfekte Form der Verdrängung.

Lediglich 30 bis 50% der Transplantierten nehmen wieder ihre Arbeit auf. Aus Sicherheitsgründen bekommen viele einen Schwerbehindertenausweis, ihnen wird die Berentung empfohlen. Andere fallen durch die Krankheit selbst in Arbeitslosigkeit. Die Scheidungsrate ist erheblich höher als bei Nicht-Transplantierten (bis zu 40% der Transplantierten werden geschieden). Daraus resultieren Folgeprobleme. Nicht wenige suche Zuflucht und Geborgenheit in der Religion: Es ist der Versuch, hilflose Passivität in Aktivität umzuwandeln. Die Bedeutung der Zuwendung im Prozess der Genesung ist bis in Tierexperimente bekannt. Welche Rolle aber Zuwendung oder deren Fehlen im Zusammenhang mit der Transplantation (Genesung, Abstoßung, Immunsystem, Infekte und Tumore) haben können, ist kaum untersucht.

Eine Studie aus den USA ergab eine transplantationsbedingte Lebensverlängerung von 4,3 Jahren.

Selbsthilfegruppen sind der Versuch, aus der sozialen Isolation herauszukommen, sind Rettungsanker und Selbstbestätigung, geben Hilfe in der Bewältigung der vielfältigen Probleme. Auffällig bleibt, dass die Seite der Spender kaum Raum findet. Transplantierte wollen aufklären, machen aber Werbung, in Schulen mit Infoständen, auf Märkten, in Fußgängerzonen; Transplantation wird verharmlosend als ganz normaler Vorgang dargestellt. Diese Veranstaltungen werden oft von DSO und Pharmafirmen gesponsort. Sportmeisterschaften sind auch eine Form der Krankheitsbewältigung, sie sollen explizit die Bereitschaft zur Organspende fördern, also auch Werbung. In Selbsthilfegruppen erfahren Transplantierte zum ersten Mal von transplantationsbedingten psychischen und anderen Problemen. Es ist grob fahrlässig, dass solche Informationen vom jeweiligen Zentrum nicht oder unzureichend vor einer Transplantation übermittelt werden.

Das Leben nach einer Transplantation gestaltet sich keineswegs unkompliziert und problemlos. Soziale Rollen und Aufgaben in Familie und Beruf ändern sich gravierend und führen nicht selten zu dramatischen Krisen, die nicht unterschätzt und verschwiegen werden dürfen. Auch Familien und Partner leiden mit und sind ‚mit-krank'. Von Seiten der Transplantationsmedizin wird zu Recht die Notwendigkeit stabiler sozialer Beziehungen betont, als Stütze in schweren Tagen. Dennoch zerbrechen fast die Hälfte der Beziehungen im Laufe des Transplantationsgeschehens, die Stütze bricht weg.

Eine männliche Niere auf eine Frau übertragen wird um 11% häufiger im ersten Jahr abgestoßen als wenn Patientinnen eine weibliche Niere bekommen; nach 10 Jahren liegt das Abstoßungsrisiko um 10% höher. Dieses Phänomen scheint mit dem männlichen Chromosom Y zu tun zu haben und mit dem damit zusammenhängenden Immunsystem. Männliche Organe haben mehr Nierenkörperchen, sollten daher für männliche Empfänger verwendet werden, weibliche Nieren eignen sich besser für Empfängerinnen. Da aber Organe begrenzt sind, wird diese bessere Kombination selten berücksichtigt – ein Widerspruch zum Gebot der Erfolgsaussicht! Psychische Probleme vieler Herztransplantierter mit dem gegengeschlechtlichen Organ werden nicht berücksichtigt.

Der Patient auf der Warteliste müsste darüber aufgeklärt werden, dass prinzipiell und im Zusammenhang mit dem ‚Organmangel' das Risiko besteht, ein ‚nicht optimales' Organ zu bekommen. Man nennt sie ‚marginale Organe'. Dies kann ein frühzeitiges Organ-Versagen bedeuten: Eine Retransplantation wird notwendig. Die Zahl der Re-Transplantationen liegt heute bereits bei 20 % und darüber.

Da die Zahlen der Organspender sowohl in Europa als auch in USA sinken, versucht man nicht kompatible Nieren dennoch zu transplantieren. Der Empfänger wird bei HLA Inkompatibilität desensibilisiert: Das Verfahren ist extrem belastend, nach der Implantation des inkompatiblen Organs muss eine intensivere Immunsuppression durchgeführt werden. Die Folgen sind häufigere Infektionen, Tumore, Herz-Kreislauf-Probleme, höhere Zahl der Retransplantationen durch Organversagen und höhere Kosten.

Kinder werden bei der Organzuteilung bevorzugt. Sie verlieren aber ihre Transplantate doppelt so häufig beim Übergang in die Pubertät im Vergleich zu Erwachsenen. Liegt es lediglich an Compliance-Problemen, liegen andere Gründe vor? Aufgrund dieser Situation wird in den USA diskutiert, ob es gerecht sei, Kinder bei der Vergabe von Organen zu bevorzugen.

Zusammenfassend muss gefordert werden, dass Aufklärung wesentlich ausführlicher und umfassender als heute üblich durchgeführt wird. Eine psychologische Begleitung der Patienten vor und nach der Transplantation muss zur Pflicht gemacht werden, ohne die es keine Anerkennung und Zulassung als Transplantationszentrum gibt.

Kapitel 18

Medikamente, Nebenwirkungen und Folgen

Jeder Transplantierte muss lebenslang viele Medikamente zu sich nehmen.

Die Immunsuppressiva

Viele Faktoren beeinflussen die Intensität der Abstoßung: Alter und Geschlecht des Spenders sowie des Empfängers, abhängig vom Organ selber. Tierexperimentelle Arbeiten zeigen, dass die Beschallung mit klassischer Musik und Verdi Opern die Überlebensrate erhöhen, die Abstoßungsreaktionen bis hin zu messbaren Immunparametern verringert wird. Solche Arbeiten werfen ein anderes Licht auf die alleinige medikamentöse Behandlung.

Die sofort nach der Transplantation beginnende Umstimmung des Immunsystems nennt man Induktionstherapie, sie dauert etwa 2 Wochen. Es folgt die Erhaltungstherapie. Wenn Abstoßungsreaktionen auftreten, so muss die Behandlung umgestellt werden:

Substanz	Induktion	Erhaltung	Abstoßung
Ciclosporin	+	+	–
Tacrolimus	+	+	–
Azathioprin	+	+	–
Mycophenolat Mofetil	+	+	–
Sirolimus	+	+	–
Glukokorticoide	+	+	–
Antikörper:			
ATG/ALG	+	–	+
Muromonab CD3	(+)	–	+
Basiliximab	+	–	–
Daclizumab	+	–	–

Man unterscheidet zur Zeit 4 Gruppen je nach Wirkung: Cortison (DecortinH, Urbason), die Zellteilungshemmer; Azathioprin (Imurek), Sirolimus (Rapamune), Mycophenolsäure (Myfortic), Everolimus (Certican), Mycophenolat Mofedil (CellCept), die Calcineurinhemmer; Tacrolimus (Progfa, Advagraf), Ciclosporin (Sandimmun) – sowie die Antikörper.

Direkte Nebenwirkungen der Medikamentengruppen sind: Anstieg des Blutdrucks, Störungen des Fettstoffwechsels, Diabetes Mellitus, Magen-Darm-Beschwerden bis zu Blutungen, Übelkeit, Durchfall, Drüsenschwellung, Veränderungen der Haut (Jucken bis zur Akne), erhöhte

Haut-Empfindlichkeit auf Sonneneinstrahlung, Verminderung der Zahl der weißen Blutkörperchen (Leukozyten), Anämie (Verminderung der roten Blutkörperchen), Verminderung der Blutplättchen, Müdigkeit, Atemnot, Blutergüsse der Haut, Husten, Kopfschmerzen, Veränderungen der Leber- und Nierenwerte, Lungenfunktionsstörungen, Elektrolytstörungen, Zittern, Schlafstörungen bis zu Albträumen, Rhythmusstörungen sowie weitere Schädigungen des Herzens, Lungenödem, Rötung oder Schwellung der Augen, Zahnfleischentzündung, Blut im Urin, Haarausfall, Gelenk- und Rückenschmerzen, Muskelkrämpfe, Potenzprobleme, Angststörungen, Anorexie, Verwirrtheitszustände, Aggressivität, Depressionen, Benommenheit, Krampfanfälle, Schwellungen der Hände, Knöchel oder Füße, Nervenschädigungen (Taubheitsgefühl an Händen und Füßen), Apoplexie, Tinnitus, Zunahme der Körperbehaarung, Wundheilungsstörungen, Pankreatitis, Pleura- und Perikardergüsse. Das Zittern ist für viele Patienten das Schlimmste, weil sie kaum ein Glas Wasser oder eine Suppe zu sich nehmen können.

Die Organe werden beschädigt durch die Abstoßung aber auch durch die Immunsuppressiva selbst. Nach einigen Jahren muss eine Re-Transplantation (bis zu 20%) durchgeführt werden, weil das transplantierte Organ versagt, oder es muss ein weiteres Organ transplantiert werden, weil es durch Medikamente geschädigt wurde.

Cortison wird meist neben Immunsuppressiva gegeben: Es soll die Immunabwehr schwächen, aber auch dabei helfen, die Dosis der Immunsuppressiva zu reduzieren. Die Nebenwirkungen dieser beiden Medikamentengruppen verstärken sich gegenseitig. Bei Kindern können Wachstumsstörungen auftreten: Diese können durch die Grunderkrankung vorbestehen. Transplantierte Patienten nehmen im ersten Jahr meist etwa 10 kg zu, wesentlich bedingt durch die Cortisongabe.

Antikörper gegen Untergruppen der Lymphozyten werden gegen akute Abstoßungen gegeben. Sie haben Nebenwirkungen wie Fieber, Schüttelfrost, Magen-Darm-Beschwerden (Übelkeit, Erbrechen, Durchfall), Lungenödem, Psychosen, Kopfschmerzen, Zittern, Rhythmusstörungen, Störungen des Blutbildes, Hautveränderungen, anaphylaktischer Schock.

Blut-Hochdruck tritt bei etwa 70 bis 90% der Transplantierten auf; Diabetes mellitus tritt neu auf bei etwa 10 bis 60% der Transplantierten; eine Cholesterin-Erhöhung tritt bei bis zu 80% der Organempfänger auf; 15% und mehr Patienten entwickeln einen Tumor. Alle Organempfänger sind durch die Transplantation Hochrisiko Patienten, hinsichtlich Herz- und Kreislauferkrankungen. Bluthochdruck, Cholesterin und Diabetes schädigen die Organe zusätzlich, müssen dann streng eingestellt werden.

Weitere Medikamente werden notwendig, es können Nebenwirkungen auftreten:

Säurehemmung des Magens wird notwendig, um Magengeschwüre zu verhindern: Kopfschmerzen, Durchfall, Hautausschlag, Ödeme, Blutbildveränderungen, Gelenk- und Muskelschmerzen.

Blutdruckmedikamente: je nach Stoffgruppe können verschiedene Nebenwirkungen auftreten: Ödeme, Herzklopfen, Hautrötungen, Hitzewallungen, Nierenfunktionsstörungen, Hustenreiz, Elektrolytstörungen, Magen-Darm-Störungen, Hautreaktionen. Bei AT1Blocker (Sartane) treten in der Regel keine Nebenwirkungen auf. Unter Betablockern können Impotenz, Erhöhung von Blutzucker und Cholesterin, Muskelschwäche auftreten.

Mittel zur Senkung des Cholesterinspiegels: Statine sind gut verträglich, selten können sie Muskelschmerzen erzeugen, sie müssen dann abgesetzt werden.

Mittel zur Behandlung des Diabetes können Übelkeit erzeugen; Diuretika können Elektrolytstörungen, Übelkeit sowie allergische Reaktionen hervorrufen; Anstieg von Cholesterin, Blutzucker, Nierenwerten und Harnsäure sind nicht selten.

Mittel zur Senkung des Harnsäurespiegels können Übelkeit, Müdigkeit, Schwäche, Hautveränderungen, Potenzprobleme hervorrufen.

Zur Prophylaxe und Behandlung von Infektionen werden verschiedene Mittel eingesetzt.

Virostatika (Mittel gegen Viren): Es können folgende Nebenwirkungen auftreten: Leukopenie, Übelkeit, Allergien, Anstieg der Nieren- und Leberwerte, Hautrötungen.

Antibiotika (gegen bakterielle Infektionen): Magen-Darm-Probleme, Zittern, Blutbildveränderungen, Anstieg der Leberwerte.

Elektrolytstörungen müssen evtl. substituiert werden, Störungen des Phosphatstoffwechsels müssen behandelt werden; die Osteoporose erfordert Gaben von Calzium und Vitamin D.

Wegen der möglicher Wechselwirkungen dürfen Johanniskrautpräparate und Grapefruitsaft nicht eingenommen werden: Medikamente dürfen nur nach Rücksprache mit dem Transplantationszentrum geändert oder hinzugenommen werden.

Viele dieser Medikamente passieren die Plazenta, können Schäden am Kind verursachen; das Stillen ist nicht möglich, da diese Mittel über die Muttermilch weitergegeben werden. Eine Schwangerschaft sollte sehr gut überlegt werden; sie sollte erst nach einem Jahr erwogen werden, wenn die Situation sich etwas stabilisiert hat. Da man die Immunsuppressiva reduzieren muss, können häufiger Abstoßungen auftreten. Eine Schwangerschaft nach Transplantation gilt immer als Hochrisikoschwangerschaft. Enge Rücksprache mit dem Transplantationszentrum ist absolut notwendig. Einige Zentren raten von einer Schwangerschaft generell ab, da das

Risiko für Mutter und Kind zu hoch ist. Eine sichere Verhütung ist im ersten Jahr auf jeden Fall notwendig.

Bei vielen Patienten normalisiert sich das Sexualleben nach der Transplantation langsam wieder, weil es ihnen besser geht. Dennoch bleiben meist Probleme bestehen. Detaillierte Untersuchungen hierzu gibt es aber nicht.

Allgemein ist die Rate bösartiger Tumore nach Transplantation erheblich erhöht (bis zu 400-fach erhöht). Die Entstehung solcher Tumore ist ein komplexer Vorgang: es können Mikrotumore sein, die unerkannt mit dem transplantierten Organ übertagen werden und durch die Immunsuppression schnell wachsen. Die Sterblichkeit als Folge eines solchen übertragenen Tumors ist sehr hoch. Man rechnet mit einer Zunahme des Problems, da durch ‚Organmangel' die Spender immer älter werden und die ‚Qualität' der Organe tendenziell schlechter wird.

Die Immunsuppression begünstigt die Tumor-Entstehung: Das Immunsystem erkennt und bekämpft bösartige Zellen, es muss aber unterdrückt werden, um Abstoßungen zu reduzieren. Genaue Daten sind schwer zu ermitteln, da keine systematische Erfassung erfolgt. Die Angaben schwanken von zwei bis 400-facher Erhöhung. Die Immunsuppression führt zu chronischen Virusinfektionen, zur Aktivierung ‚schlafender' Viren, die wiederum eine Tumorentstehung begünstigen können. Insgesamt können ca. 32 verschiedene Malignome auftreten. Es sind Tumore der Haut (Kaposi-Sarcom, Melanom und andere), der Lymphdrüsen (Lymphome), sowie viele andere Tumorarten. Hauttumore sind über 50-mal häufiger als in der Normalbevölkerung, treten bei mind. 20 % der Transplantierten auf. Nach Prof. Stadler (Minden) entwickeln 5 Jahre nach Transplantation fast die Hälfte der Patienten einen Hauttumor. Die lymphoproliferativen Erkrankungen stellen die zweithäufigste Tumorerkrankung dar (7-mal häufiger als in der Normalbevölkerung). Das Erscheinungsbild kann von gutartiger Lymphknotenvergrößerung (wie Pfeiffersches Drüsenfieber oder Mononukleose) bis hin zu Morbus Hodgkin oder Non-Hodgkin-Lymphom reichen. Eine EBV-Infektion unter Immunsuppression gilt als besonders risikoreich. Patienten, die vor der Transplantation EBV negativ waren, haben ein besonders hohes Risiko. Mindestens 10 % der Transplantierten entwickeln das Bild einer solchen Erkrankung. Durch Reduktion oder Absetzen der Immunsuppression bildet sich häufig die Erkrankung zurück, das Risiko einer Abstoßung steigt dafür an. Chemotherapie und Bestrahlung sind meist notwendig. Die Verteilung diverser Tumorarten zeigt folgendes Bild: ca. 30 % sind Hauttumore, 10 bis 15 % sind Tumore des Lymphsystems, 2 bis 5 % sind andere Tumore (Lunge, Magen-Darm, Brust, Schilddrüse, Leukämie).

Besonders häufig sind Infektionen der Harnwege und der Luftwege. Vireninfektionen (Cytomegalie- und Herpes-Infektionen) sind ein häufiges Problem. Andere seltene Infektionen (z.B. Pilze, Protozoen, Pneumocystis carinii) können ebenso auftreten. Die Behandlung dieser Erkrankungen erfordert die Gabe anderer Medikamente, die weitere Nebenwirkungen hervorrufen können.

Angaben über Sterblichkeit nach Organtransplantation sind schwer zu finden, Registerdaten fehlen: Warum wird ein umfassendes Register nicht geführt, was wissenschaftlich selbstverständlich sein sollte? Bemüht man sich solche Daten zu erhalten, wird man auf die Patienten verwiesen, die wegen ‚Organmangel' versterben. Werden Daten bewusst zurückgehalten? Misstrauen entsteht.

Wenn betont wird, dass 60 % der Herz-Transplantierten nach 10 Jahren leben, so versterben 40 %; wenn 70 % der Lebertransplantierten nach 10 Jahren leben, so sind 30 % verstorben; 40 % der Lungentransplantierten leben nach 10 Jahren, dafür sind 60 % verstorben. Bei der Niere besteht bei Organversagen die Dialyse-Möglichkeit. Andere Todes-Ursachen bleiben bestehen. 10 bis 30 % der Nierentransplantierten versterben z.B. an einem Malignom. Die Akutsterblichkeit im Krankenhaus unmittelbar nach der Herz- sowie Leber-Transplantation liegt zwischen 16 und 30 %. Die Todes-Ursachen nach Transplantation sind folgende: 40 bis über 50 % sterben an Herz-Kreislauferkrankungen, danach folgen Infekte (30 %) und Tumore (20 %) sowie Versagen des transplantierten Organs. Die Sterblichkeit durch neu entstandene Tumore ist im Vergleich zur Normalbevölkerung verdoppelt. Je nach transplantiertem Organ ändert sich das Tumorrisiko: Herz-Lungen-Patienten haben das geringste Risiko, Herztransplantierte hingegen das höchste.

Der Empfänger muss *vor* der Transplantation umfassend über diese Fakten aufgeklärt werden, da Malignome, Herz-Kreislauf-Erkrankungen und Infekte die häufigste Todesursache darstellen. Die Suizidalität muss auch angesprochen werden.

Transplantierte Patienten sind chronisch Kranke, die sich zu regelmäßigen Kontrollen beim Transplantationszentrum vorstellen müssen: Messung der Medikamentenspiegel, Blutabnahme, Dosisanpassungen der Medikamente sind regelmäßig durchzuführen. Viele Transplantierte äußern Ängste vor Biopsien, da das Organ beschädigt werden würde. In den ersten Monaten häufig, später werden die Kontrollen seltener. Eine gewisse ‚Abhängigkeit' vom Transplantationszentrum bleibt aber bestehen.

In der Frühphase nach der Transplantation ist der Kalorienbedarf erhöht, dies sollte man bei der Ernährung berücksichtigen. Langfristig kämpfen die Patienten mit Gewichtszunahme. Der Patient muss sich täglich wiegen, weil eine plötzliche Ödembildung (Wasseransammlung) ein Zeichen einer Abstoßung sein kann. Der Patient sollte etwa 2 Liter am Tag trinken. Wasserzubereitungsmaschinen sind wegen der Gefahr der Verkeimung nicht geeignet. Säfte müssen zuckerfrei und salzarm sein,

Grapefruitsaft sollte vermieden werden. 250 ml Milch sind gut für das Calcium. Coca Cola sowie Alkohol müssen gemieden werden. Tee aus abgekochtem Wasser sowie Gemüsesäfte sind erlaubt. Das Rauchen muss schon in der Wartezeit eingestellt werden. Die Ernährung sollte salzarm sein, reich an Ballaststoffen, Obst und Gemüse, kalorienreduziert. Fisch und Geflügel sind gut, weil fettarm, ein bis 2-mal die Woche sind ausreichend. Sie sollten gut durchgekocht werden, um eventuelle Bakterien zu eliminieren; Eier dürfen nur hartgekocht verzehrt werden, wegen der Salmonellengefahr. Nüsse und Mandeln sollten wegen der Gefahr von Schimmelpilzen gemieden werden.

Allgemein muss man bei frischen Nahrungsmitteln (Salate, Gemüse, Obst) vorsichtig sein. Die generelle Anweisung lautet wie in den Tropen: Koch es, Brüh es oder lass es.

Auf eine gründliche Küchenhygiene muss geachtet werden, Speisen immer kühl und dunkel aufbewahren. Die Spülmaschine muss bei mind. 60 Grad laufen, mit Hygienereiniger.

Kalte, abgestandene Speisen, rohes Fleisch und Fisch sowie Meeresfrüchte, fettige Speisen (z.B. Mayonnaise) Eiswürfel, Speiseeis sollten gemieden werden. Diese Vorsichtsmaßnahmen gelten in der Regel 1 Jahr lang; danach kann man davon ausgehen, dass die Gefahr der Infektionen abgenommen hat, sodass man zu einer fast normalen Ernährung zurückkehren kann. Eine erhöhte Vorsicht ist aber nach wie vor notwendig.

Auf penible Körperhygiene ist zu achten: möglichst täglich duschen (besser als baden), häufiges Wechseln der Handtücher; gründliches Waschen der Hände vor dem Essen und nach jedem Toilettengang. Zähne sollte 2-mal täglich gereinigt werden, mit weicher Zahnbürste, um Verletzungen des Zahnfleisches zu vermeiden. Die Zahnbürste sollte oft erneuert werden. Antiseptisches Mundwasser wird empfohlen.

Wegen der medikamentenbedingten Sonnenüberempfindlichkeit sollten Sonnenbäder gemieden werden: Hochwirksame Sonnenschutzcreme (Schutz-Faktor 15 bis 25 oder höher) verwenden; auf Kopfbedeckung und lange Ärmel achten. Wäsche sollte nach Möglichkeit separat bei mind. 60 Grad gewaschen und separat gelagert werden.

Muttermale und andere Hautveränderungen müssen sofort untersucht werden.

Ein geregelter Tagesablauf mit ausreichend Schlaf ist notwendig. Ebenso müssen die Medikamente zu festen Zeiten eingenommen werden, um die Spiegel im Blut konstant zu halten. Viele lassen sich durch entsprechende Funktionen im mobilen Gerät daran erinnern.

Arbeitsräume sollten wohl temperiert sein, ohne zu hohe Feuchtigkeit; evtl. Klimaanlagen müssen regelmäßig auf Verkeimung überprüft werden und sauber gehalten werden. Auf eine saubere Umgebung ist zu achten. Größere Menschenansammlungen, zumindest in der Anfangszeit, sind wegen der Infektionsgefahr zu vermeiden. Umgang mit Lösungsmittel (Farben, Lacke usw.) ist zu vermeiden, da sie Haut und Leber schädigen können. Viele Patienten sind schon vor der Transplantation berufsunfähig oder wegen der Grunderkrankung berentet. Je nach Zustand und Beruf ist es positiv zu bewerten, wenn sie wieder einer regelmäßigen Tätigkeit nachgehen.

Regelmäßige sportliche Betätigung ist zu empfehlen, sehr geeignet sind Ausdauersportarten: Laufen, Radfahren, Schwimmen (in Freibädern oder Seen, auf sauberes Wasser achten!), Wandern, Skilanglauf, Gymnastik und Entspannungstechniken. Hallenbäder, Sauna, Therme sind wegen Infektionsgefahr zu meiden. Je nach Gesundheitszustand kann einige Zeit nach Transplantation das Autofahren wieder aufgenommen werden.

Bei Herztransplantierten entstehen durch die Denervation spezielle Probleme: der Ruhepuls ist meistens hoch, sodass eine Belastung spezielle Schwierigkeiten aufweist. Ob es nach einigen Jahren zu einer Reinnervation kommt, ist unklar.

Da Blumenvasen und Erde Mikroorganismen enthalten, sollten diese aus der Wohnung entfernt werden. Hydrokulturen sind besser, aber auch diese müssen sehr genau auf Schimmelbildung überwacht werden. Von Haustieren sollte man sich wegen der Infektionsgefahr trennen. Das Betreten von Ställen (Pferde, Kühe, Schweine, Hühner) ist nicht erlaubt.

Die Wohnung sollte sehr sauber gehalten werden, insbesondere Bad, Küche und Toilette. Bei Renovierungsarbeiten sollte man die Wohnung meiden, wenn z.B. der Putz oder Tapete erneuert wird, da Infektionsgefahr durch Pilze besteht.

Je nach Zustand können Reisen nach etwa 6 bis 12 Monate wieder aufgenommen werden, nach Rücksprache mit dem Transplantationszentrum.

Als Zeichen einer Abstoßung gelten folgende Situationen: Temperaturerhöhung, Fieber, Gewichtszunahme, Ödeme, Allgemeines Unwohlsein, Luftnot, unregelmäßiger Puls, Niedriger Blutdruck, Schmerzen in Nieren oder Lebergegend. Zeichen einer Infektion können folgende sein: Fieber, Allgemeines Krankheitsgefühl, Abgeschlagenheit, Husten, Auswurf, Schnupfen, Halsschmerzen, Heiserkeit, Schluckstörungen, Magen-Darm-Beschwerden, Appetitlosigkeit, Veränderungen des Urins, Brennen beim Wasserlassen. In diesen Fällen muss sich der Patient im Transplantationszentrum vorstellen.

Transplantierte sind chronisch kranke Hochrisiko-Patienten, die Nebenwirkungen der Behandlung ganz erheblich und gravierend. Als Gesunden kann man einen Transplantierten nicht bezeichnen, auch wenn er sich besser fühlt als vor der Transplantation. Die tägliche Tabletteneinnahme (nicht selten bis zu 30 Stück am Tag), die vielen Nebenwirkungen sowie die Verhaltens- und Vorsichtsmaßnahmen und die Kontrollen im

Transplantationszentrum erinnern täglich daran, dass man nicht gesund ist und führen zu Bewusstsein, dass man ein chronisch Kranker ist.

Die Aussage von Scheld 1997, dass die Lebensqualität der Transplantierten sich kaum von der der Normalbevölkerung unterscheide, entspricht in keiner Weise der Wirklichkeit. Der Herzchirurg Laczkovics sagte, die Transplantation sei eine ‚Verwandlung des Leidens', der Transplantierte sei selbst ‚im unkompliziertesten Fall in einen anderen Patienten verwandelt'.

All diese Aspekte müssen zur Aufklärung des Patienten auf der Warteliste gehören, damit dieser sich entscheiden kann. Die Realität ist leider weit davon entfernt.

Das unabhängige Institut (Kapitel 34 und 36) müsste einen ‚Muster-Bogen' zu allen Aspekten der Aufklärung verfassen, der als Grundlage jeder Aufklärung dienen muss. Es müsste mindestens folgende Punkte behandeln:

- Wo kommen Organe her? Kritische Analyse zu Hirnversagen und Lebendspende
- Bedingt durch den ‚Organmangel' können auch marginale Organe transplantiert werden: das Risiko eines Organversagens ist erhöht, ebenso das Todesrisiko und das Risiko einer Retransplantation.
- Die Operation selbst
- Erste Zeit danach: Medikamente, Abstoßung, Organversagen
- Langfristig: Medikamente und detaillierte Auflistung der Nebenwirkungen, Retransplantationen
- Verhaltensregeln
- Kontrollen, ‚Abhängigkeit' vom Transplantationszentrum
- Lebensqualität: keine Glanzpapierschilderungen, sondern realistische mit Zahlen belegte Angaben,
  einschließlich beruflicher und sozialer Probleme, bis hin zur erheblich erhöhten Trennungs- bzw. Scheidungsrate
- sehr häufige psychologische, psychiatrische Probleme, Suizidalität
- Persönlichkeitsveränderungen
- Tumore, Infekte
- Hochrisiko Situation bezüglich Herz-Kreislauf-Erkrankungen
- Sterblichkeit
- Probleme bei einem evtl. Schwangerschaftswunsch

Kapitel 19

Die Knochenmarkstransplantation

Weil phänomenologisch interessant, möchte ich einige Aspekte der Knochenmarkstransplantation erwähnen, obwohl es keine Transplantation nach dem Gesetz ist.

Bei einigen Erkrankungen: Lymphdrüsenkrebs (M. Hodgkin und Non-Hodgkin), Leukämien, Plasmozytom, kann es notwendig werden, nach einer sehr aggressiven Chemotherapie eine Knochenmarkstransplantation vorzunehmen. Es kann eigenes, vor der Chemo entnommenes Knochenmark oder allogenes, von einem anderen Menschen, also fremdes Knochenmark sein. Hier interessiert nur die allogene Transplantation. Nach der Chemotherapie wird das fremde Knochenmark implantiert: Das ‚neue' Knochenmark übernimmt seine Funktion und bildet Blutzellen, aber baut auch das Immunsystem neu auf.

Das neue, fremde Knochenmark beginnt, den gesamten Organismus des Empfängers als fremd zu erkennen und bildet Antikörper gegen den Empfänger: Es versucht, den gesamten Organismus des Empfängers abzustoßen. Es ist die Umkehrung der Abstoßungsreaktion. Je fremder das Knochenmark ist, je inkompatibler, desto häufiger tritt eine solche Reaktion auf. Man nennt sie Graft versus Host Reaktion, GvHR. Darunter leiden etwa 10000 Menschen, jährlich kommen etwa 500 neue hinzu. Es handelt sich um eine den ganzen Körper betreffende Immunreaktion, um eine entzündliche Reaktion, die in 40 bis 60 % der Fälle auftritt. Sie wird unterteilt in eine akute Form und eine persistierende Form. Die Behandlung besteht in immunsuppressiver Therapie, ähnlich wie die Immunsuppression bei Organverpflanzung. Die GvHR kann bis zu 30 % der Todesfälle verursachen. Sie betrifft im wesentlichen Haut und Schleimhäute, Darm und Leber: Hautrötungen, Exantheme, Juckreiz, Furunkel; Schleimhautprobleme an Mund, Rachen, Augen; wässrige Durchfälle, Krämpfe, Verdauungsstörungen, Sepsis-Gefahr; Leberstörungen, Gelbsucht. Je massiver die Immunsuppression sein muss, desto eher können die gleichen Probleme auftreten wie bei der Organ-Verpflanzung: Entzündungen, Infekte, Tumore.

Phänomenologisch interessant ist die ‚Umkehr': Bei der Transplantation von soliden Organen versucht der Empfängerorganismus, das transplantierte fremde Organ abzustoßen. Bei der Knochenmarks-Übertragung erkennt das fremde Knochenmark den ‚ganzen Empfänger' als fremd und versucht, es abzustoßen. Der Empfänger ist nun der Fremde.

Kapitel 20

Persönlichkeitsveränderungen nach Transplantation

Verdrängung wird definiert als bewusste oder unbewusste Ablehnung der Deutung, der Existenz einer Erfahrung, eines Phänomens, um sich gegen Ängste, Sorgen, andere unangenehme emotionale oder kognitive Auswirkungen zu schützen. Der Verdrängungsprozess kann helfen, mit bedrohlichen Inhalten oder Phänomenen fertig zu werden, und es ermöglicht, Gefühlen oder Erkenntnissen aus dem Wege zu gehen, denen man sich nicht stellen kann oder will, weil sie unerträglich erscheinen oder weil sie ein bestehendes Weltbild in Frage stellen. Verdrängung ist eine Flucht aus der Realität, ein Schutzmechanismus vor dem Unerträglichen. Es ist eine kontinuierliche Arbeit. Abwehrmechanismen sind Techniken des Ichs, nicht lösbaren Konflikten auszuweichen; sie sind Widerstand und Schutz zugleich. Jeder kann solche Abwehrmechanismen beobachten: Man macht sich lustig über den anderen oder über die Situation, man macht Witze, es entstehen sarkastische oder zynische Sprüche, man erklärt den anderen für verrückt oder für unseriös, Dinge werden unterdrückt oder verneint, ihre Existenz wird nicht akzeptiert.

Das „Hirntod-Konzept“ verdrängt das Problem der Persönlichkeit des Menschen: Solange das Gehirn nicht transplantiert wird, kann es per Definitionem keine Persönlichkeitsveränderung geben – man hat nur Ersatzteile ausgetauscht. Dieses ‚Bei-Seite-Schieben‘ eines Phänomens ist eine pseudo-wissenschaftliche Form der Verdrängung, es ist ein ‚nicht-wahr-haben-wollen‘.

Verschiedene Situationen können die Persönlichkeit eines Menschen verändern, aber es gibt Berichte über Veränderungen nach Transplantation, die ernst genommen werden müssen. „Wenn auch nur eine der vielen Geschichten stimmt, wissen wir, dass bei einer Transplantation viel mehr geschieht als eine Gewebeübertragung“ (Persall). Solche Berichte zu ignorieren ist mehr als engstirnig: Es zeugt von wissenschaftlicher Inkompetenz, von Unredlichkeit, von fehlendem medizinischen Gespür und mangelndem Verständnis der Phänomen um die Organtransplantation herum. Eine ernsthafte Beschäftigung mit diesen Berichten kann von der Transplantationsmedizin nicht zugelassen werden, weil sie in ihrem biowissenschaftlichen Wahn gegen alle Ereignisse voreingenommen und blind ist, die ihr primitivstes Cartesianisches Weltbild ins Wanken bringen könnten. Die Transplantationsmedizin müsste sich selbst in Frage stellen – übrigens ein wesentliches Element der Aufklärung. Dann könnten Phänomene, die bis zum heutigen Tag nicht untersucht werden, betrachtet und untersucht werden. Statt rätselhafte Phänomene unvoreingenommen zu untersuchen, werden die Patienten für psychiatrisch krank deklariert – eine selbst krankhafte Form von Abwehrmechanismus.

Wenn wir von Veränderungen der Persönlichkeit nach Organtransplantation sprechen, so sind viele Faktoren zu berücksichtigen. Jede schwere existenziell bedrohende Erkrankung kann als Lebenskrise eine Veränderung der Persönlichkeit hervorrufen. Solche Phänomene kann man nach Herzinfarkt, nach überstandener Tumorerkrankung, aber auch „schon" nach biographischen Einschnitten, wie beispielsweise Trennung, Tod eines Partners, Kündigung. Nach Nahe-Tod-Erlebnissen sind Veränderungen der Persönlichkeit beschrieben.

Die lange Wartezeit auf ein Organ kommt hinzu. Es ist eine Zeit des Hoffens, des Bangens, des Verzweifelns. Der Patient ist hin und her gerissen, Schuld- und Schamgefühle werden beschrieben. Der wartende Empfänger muss auf den Tod eines anderen Menschen warten bzw. hoffen, um selber weiter zu leben. Dieses Ausgeliefert-Sein kann zu Depressionen und Resignation führen. Diese Gefühlsregungen sind oft überwältigend und führen zu Verdrängungsreaktionen aller Art. Nicht zu vergessen sind die Medikamente, die diese Patienten oft jahrelang vor der Transplantation bekommen. Das alles kann, alleine oder zusammen, zu Veränderungen der Persönlichkeit.

Schließlich kommt die Narkose, die während der Transplantation durchgeführt wird. Sie kann einige Stunden dauern. Narkosen können zu Veränderungen führen, die geringfügig und kurz sein können. Bei einer Herz- oder Lungentransplantationen ist die Anwendung der Herz-Lungen-Maschine notwendig. Der normale Kreislauf ist pulsatil. Druck- und Flussphänomene schwanken: Wir erleben es am Pulsschlag, am Blutdruck, ein ständiges Auf und Ab. Die Herz-Lungen-Maschine erzeugt hingegen einen kontinuierlichen Fluss – so z.B. auch bei einer Bypass- oder Klappen-Operation. Diese andere Art des Blut-Flusses kann psychische Veränderungen hervorrufen, die sehr verschieden in ihrer Dauer und in Art sein können.

Während und nach einer Transplantation müssen Medikamente gegeben werden, um die Abstoßung zu unterdrücken. Diese Medikamente, einschließlich des Cortisons, können Nebenwirkungen erzeugen. Das Immunsystem ist die biologische Ausdrucksform unserer Individualität: Ebenso wie es keine zwei identische Persönlichkeiten gibt, so sind wir immunologisch alle sehr differenziert und verschieden. Es wäre zu klären, ob und wenn ja welche Veränderungen der Persönlichkeit sich vielleicht ergeben, wenn lebenslang das immunologische System unterdrückt wird. Diese Frage ist in der Transplantationsmedizin weder gestellt noch untersucht. Da die Persönlichkeit eines Menschen an sein Gehirn gebunden gesehen wird, könne die Unterdrückung des Immunsystems keine Auswirkung auf die Persönlichkeit haben. Bei den gravierenden Nebenwirkungen die die Medikamente haben, ist es kaum vorstellbar, dass sie persönlichkeits-neutral sind.

Nach übereinstimmenden Berichten haben zu Transplantierende mehr Ängste als Menschen vor „normalen“ Operationen, bei Herztransplantation ist diese Angst besonders stark ausgeprägt. Es sind Ängste darüber, ob nicht doch Charaktereigenschaften, Vorlieben, Wertvorstellungen des Spenders auf den Empfänger übergehen könnten. Weil die meisten Herzen von plötzlich verstorbenen Menschen stammen, werden Ängste formuliert, ob man mit dem neuen Herzen nicht auch die umherirrende Seele beherbergen müsse, die noch nicht bereit war den Körper zu verlassen. Solche Gedanken sind bei Herztransplantierten weit verbreitet. Pearsall findet in seinen Untersuchungen einen typischen Anpassungszyklus. Zunächst tritt eine Kampfphase auf, mit Ängsten, Zynismus und Wut auf die eigene Krankheitssituation. Es folgt eine „Flowphase“, begleitet von Euphorie und dem Gefühl, Pionierleistungen bei einem Abenteuer erbracht zu haben: Viele rühren dann die Werbetrommel für Organspende und Transplantation und engagieren sich bis in die Politik hinein. Dann folgt eine Schmerzphase, die sich in verschiedenen Formen äußert: Trauer und Schuldgefühle gegenüber dem eigenen „alten“ Herzen sowie gegenüber dem Spender. Viele entwickeln in dieser Phase schwere Depressionen. Zum Schluss des Anpassungsprozesses scheinen sich die Wege der Verarbeitung zu trennen. Die überwiegende Mehrheit (bis zu 90 % der Transplantierten) kehren zum Zynismus zurück, leugnen Probleme, entwickeln eine noch stärkere Verdrängung gegenüber jeglicher Frage zu Problemen der Transplantation. Auf Fragen reagieren sie mit Wut; alle Formen eines Abwehrmechanismus können sich manifestieren. Nur ein kleinerer Teil, ca. 10 bis 15 %, beginnt nachdenklich zu werden, über den Spender, ob der Hirntod wirklich der Tod sei, ob der Spender selbst bereit war zu spenden oder ob die Angehörigen die Entscheidung getroffen haben; sie interessieren sich für den Spender und seine Persönlichkeit. Kurz, sie beginnen existenzielle Frage überhaupt zuzulassen. Sie bemerken Veränderungen ihrer Persönlichkeit, die unabhängig oder gar abhängig von Charaktereigenschaften des Spenders sein könnten.

Diese Phänomene können als posttraumatische Reaktion erklärt werden, als Folge von Ängsten, als somatoforme Störungen, die zu Depressionen und Regressionsreaktionen führen können. Aber auch hier versucht die Transplantationsmedizin diese Reaktionen lediglich als psychische Erkrankung, die vielleicht früher latent war und jetzt manifest wird zu erklären, als schlichte Trauma-Folge, als Folge der Medikamente. Tiefergehende Fragen werden nicht gestellt, systematische Untersuchungen werden nicht eingeleitet.

Alles bisher geschilderte kann folgende Berichte von Transplantierten nicht erklären: Die Veränderungen sind nicht langsam eingetreten, sie sind plötzlich nach der Übertragung da, geben Charakter-Eigenschaften des Spenders wieder. Wichtig ist: Für den Empfänger bleibt der Spender anonym, er erfährt also nichts über ihn. Nur mit professioneller Hilfe gelingt es in wenigen Fällen Charaktereigenschaften des Spenders zu erfahren. Viele schweigen aus Angst, für verrückt erklärt zu werden.

Viele Transplantierte fühlen ein zweites Wesen in sich, fühlen sich nicht alleine, als ob ein anderer Mensch bei, hinter oder in ihnen sei; diese Empfindung kann einige Jahre oder länger anhalten. Auffällig ist ein gemeinsames Merkmal bei Organempfängern, besonders stark ausgeprägt bei Herzempfängern: die Veränderung des Geruchs und Geschmacks. Interessant ist die Beobachtung, dass sich nicht der Sinn selber verändert, sondern die Empfindungen oder die Gefühle (die Bedeutung, die wir den Wahrnehmungen geben), die sich daran knüpfen. Höchst merkwürdig ist die Tatsache, dass es meist die Empfindungen des Spenders sind. Die Transplantationsmedizin hält solche Veränderungen für Nebenwirkungen der Medikamente. Ein solcher Erklärungsversuch ist aber nicht schlüssig. Von der Chemotherapie, von anderen Medikamenten, von einer Tumorbestrahlung sind Veränderungen des Geruchs- oder Geschmackssinn bekannt: Die Patienten schmecken alles metallisch oder gar nichts mehr. Die Unterscheidung der 4 Grundqualitäten – süß, salzig, sauer, bitter – ist aufgehoben. Veränderungen dieser Art könnten durch die Immunsuppression erklärt werden – sie treten aber nicht auf! Die Änderung der Geschmacks- und Geruchs-Empfindungen hingegen, erst recht wenn sie die Empfindungen des Spenders wiedergeben, sind nicht mit Medikamenten-Nebenwirkungen erklärbar.

Die Berichte, die ich aus den vielen, die veröffentlicht worden sind ausgewählt habe, stammen von psychisch gesunden Patienten, die alle von Ärzten oder Psychiatern begleitet wurden.

- C. Sylvia, Tänzerin und Choreografin, bekommt mit 48 Jahren eine Herz-Lungen Transplantation, wegen einer pulmonalen Hypertonie mit Rechts-Herz-Belastung. Unmittelbar nach der Transplantation äußert sie den Wunsch, ein Bier zu trinken – sie erschrickt dabei, denn sie hatte Bier nie gemocht. Es treten bei ihr Fragen auf, Zeichen einer Identitätskrise. Nachdem sie von ihrem Spender und seinem Namen geträumt hatte, wendet sie sich an ihren Operateur, weil sie mehr vom Spender erfahren wollte. Sie wusste bis dahin lediglich, dass es ein 18-jähriger Junge war, der bei einem Motorradunfall ums Leben kam. Sie wird harsch abgewiesen, sie solle nicht weiter fragen, das Ganze sei viel zu brisant, die Büchse der Pandora dürfe nicht geöffnet werden; sie solle sich aufs Radfahren konzentrieren, sich keine Gedanken machen, sich „einfach normal“ verhalten. Sie entdeckt später eine Vorliebe für grüne Paprikaschoten, für Snickers und für Chicken Nuggets, Dinge die sie vorher nicht gemocht hatte. Sie entdeckt den Rausch der Geschwindigkeit beim Motorradfahren. Sie schreibt: „Auch meine Persönlichkeit veränderte sich ... Ich war jetzt kämpferischer und durchsetzungsfähiger als früher, und mein Selbstvertrauen war größer geworden. Ich hatte das Gefühl, ich wüsste jetzt Sachen ... die von irgendeinem anderen Ort zu kommen schienen. Es war eine Art Ahnung, so als hätte man mir ein geheimes Wissen anvertraut, das ich nicht völlig verstand". Ihre Sexualität (sie bezeichnet sich als überzeugte Heterosexuelle) hatte sich nicht direkt geändert, „aber ich fühle mich jetzt oft zu Frauen hingezogen, die ich aus meiner Sicht als Frau eigentlich nicht sonderlich attraktiv finde. Die Frauen, die mir vor der Transplantation gefielen, waren im allgemeinen groß, schlank und dunkelhaarig, doch danach stellte ich fest, dass ich oft Frauen betrachtete, die kleiner, runder und blond waren – so als ob irgendeine männliche Energie in mir auf sie reagierte". Sie bemerkt eine vorher nicht gekannte Rastlosigkeit; sie war ständig auf Achse. Sie bemerkte eine deutlich stärker gewordenen Libido. Sie gründet eine Selbsthilfegruppe von Transplantierten, die sie mit ihrem Psychologen zusammen leitet. Aus den Berichten der anderen beobachtet sie Phänomene und Veränderungen, die oft bei Transplantierten auftreten. Schließlich, etwa 2 Jahre nach ihrer Transplantation, mit Hilfe von Freunden, bekommt sie Kontakt zur Familie des Spenders. Zum Erstaunen aller zeigt sich, dass die Vorlieben sowie die neuen Charaktereigenschaften, die sie bei sich nach der Transplantation als völlig neu entdeckt hatte, genau die sind, die ihr Spender hatte.

– Die Schauspielerin C. Valendrey bekommt ein neues Herz. Etwa 2 Jahre nach der Transplantation treten bei ihr Fragen auf, Träume von einem Unfall, vom Spender. Sie merkt unbekannte Veränderungen ihrer Gewohnheiten, sie erkennt Orte wieder, wo sie nie war und kann diese genau beschreiben. Sie macht sich auf die Suche nach dem Spender, sie wird abgewiesen: Die Wesensveränderungen die sie bemerkt könnten nicht sein, es seien lediglich Einbildungen. Sie solle es lassen: sie würde die Büchse der Pandora öffnen, die Probleme würden nur viel größer. Durch „Zufall", zunächst ohne es zu wissen, geht sie eine Beziehung ein mit einem Arzt ein, der mit ihrer Transplantation zu tun hatte; später mit dem Partner ihrer Spenderin: Die Spenderin war durch einen Unfall gestorben, sie war an den Orten in Indien gewesen, die die Empfängerin ‚kannte' ohne dort gewesen zu sein, sie hatte Gewohnheiten, die sie nun bei sich bemerkte.

– Der Spender, Jerry, war ein 16 Monate alter Junge, der in der Badewanne ertrank. Die Mutter des Spenders, eine Ärztin, berichtet: „Als Carter (der Empfänger, 5 Jahre alt) mich zum ersten Mal sah, lief er zu mir, stupste mich mit der Nase an und rieb sie immer wieder an meiner. Es war genau das, was wir immer mit Jerry getan hatten". Die Mutter des Empfängers Carter sagte: „Als wir mit Jerrys Mutter sprachen, erfuhren wir, dass er eine leichte Zerebralparese ... auf der linken Seite hatte. Carter hat Versteifungen und manchmal auch Zuckungen auf genau dieser Seite. Er hatte das als Baby nicht, es begann erst nach der Transplantation ... Da ist noch etwas, das ich nicht verstehe. Als wir zusammen in die Kirche gingen, hatte Carter (der Empfänger) Jerrys Vater noch nicht kennen gelernt ... Jerrys Vater saß in der Mitte zwischen einigen anderen Leuten. Carter ließ meine Hand los und lief geradewegs zu diesem Mann. Er kletterte auf seinen Schoß, umarmte ihn und nannte ihn ‚Daddy'. Wir waren vollkommen verblüfft. Woher kannte er ihn? Warum nannte er ihn Dad? So was tat er sonst nie. Er riss sich nie in der Kirche von meiner Hand los, und dabei lief er nie zu irgendwelchen Fremden. Als ich ihn fragte, warum er das getan habe, antwortete er, er habe es nicht getan. Er sagte, Jerry (der Spender) habe es getan, und er sei mitgekommen".

- Die 19-jährige Spenderin Sara starb bei einem Autounfall. Die Mutter erzählt: „Sie besaß ihr eigenes Naturkostrestaurant und schimpfte ständig mit mir, weil ich keine Vegetarierin bin. Sie war ... wild, aber wunderbar. Sie glaubte an die freie Liebe und hatte alle paar Monate einen anderen Mann. Sie war schon als kleines Mädchen verrückt nach Männern, und das ist so geblieben ... Sie war schon so weit weg, aber sie erzählte immer wieder, wie sie den Aufprall des Autos gespürt hat. Sie sagte, sie könnte fühlen, wie es in ihren Körper drang". Die 29-jährige Empfängerin erzählt: „Als ich mein neues Herz bekam, passierten zwei Dinge. Erstens, ich spürte seitdem jede Nacht ... den Unfall, den meine Spenderin hatte. Ich fühle den Aufprall auf meiner Brust. Es knallt in mich hinein ... Außerdem verabscheue ich Fleisch ... Ich war McDonalds beste Kundin, und jetzt wird mir von Fleisch übel. Wenn ich es nur rieche, kriege ich Herzrasen ... Was mich wirklich beunruhigt, ist, dass ich verlobt bin. Er ist ein toller Mann und wir lieben uns ... Das Problem ist, ich bin lesbisch ... Ich finde Frauen immer noch attraktiv, aber mein Freund erregt mich, Frauen nicht". Ihr Bruder konnte bestätigen, dass sie vor der Transplantation ‚militant' lesbisch war, immer gegen die Schlechtigkeit der Männer geschimpft hatte.

- D.B. liegt auf der Intensivstation und wacht nach der geglückten Herztransplantation auf. Auf die Frage der Krankenschwester äußert sie den Wunsch nach Bier. Sie war aber Abstinenzlerin, sie konnte vor der Transplantation Alkohol absolut nicht ausstehen. Bei der ersten Autofahrt steuert sie ein Fast-food-Restaurant an und isst mit Heißhunger Chicken-Nuggets. Ihr Musikgeschmack ist ebenso verändert: sie liebte früher klassische Musik, nun hört sie am liebsten Rap. Einige Zeit danach sucht sie die Familie des Spenders auf. Sie erfährt, dass der Spender Rap am liebsten hörte, dass er liebend gerne Chicken-Nuggets aß, und gerne Bier trank.

- Die 37-jährige C.B. klagt nach der Herztransplantation über Rückenschmerzen. Trotz mehrerer Behandlungen gelingt es nicht den Schmerz zu lindern. Sie bekommt schließlich Kontakt zur Familie des Spenders. Der elfjährige Spender kam durch einen Verkehrsunfall ums Leben. Der Junge wurde beim Unfall tatsächlich genau an der Stelle am Rücken verletzt, wo sie die Schmerzen hat.

- Nach der Herztransplantation entwickelt D.W. eine Vorliebe für „Burger Rings“, kleine Gebäckringe mit Fleischgeschmack. 2 Jahre nach der Operation trifft er die Eltern des Spenders und war erstaunt zu hören, dass genau dieser Snack das Lieblingsgebäck des Spenders war.

- „Früher war ich nicht besonders an Sex interessiert ... Mein Mann und ich hatten Sex, aber es spielte keine große Rolle in unseren Leben. Jetzt bin ich regelrecht unersättlich, zum Leidwesen meines Mannes, der kaum noch mithalten kann. Ich würde am liebsten jede Nacht mit ihm schlafen und masturbiere manchmal zwei- bis dreimal am Tag. Früher fand ich Pornofilme ätzend, heute kann ich nicht genug ... bekommen. Manchmal fühle ich mich wie eine Nutte, und lege für meinen Mann sogar einen heißen Strip hin, wenn ich in Stimmung bin. Auf die Idee wäre ich vor meiner Operation nie gekommen. Als ich meiner Psychiaterin davon erzählte, meinte sie, das sei eine Reaktion auf die Medikamente und die bessere physische Kondition. Doch dann fand ich heraus, dass meine Organspenderin ein junges Mädchen war, das noch aufs College ging und sich als Oben-ohne-Tänzerin und Callgirl ... Geld nebenher verdiente. Ich denke, dass mir mit dem Herzen auch ihr Sexualtrieb übertragen wurde, und mein Mann ist ebenfalls der Meinung. Er sagt, ich sei nicht mehr die Frau, die er geheiratet hat ...“ (35-jährige Frau, die das Herz einer 24-jährigen Prostituierten bekam, die bei einer Messerstecherei ums Leben kam).

- Ein Nierentransplantierter berichtet, dass er plötzlich nach der Transplantation, „trotz seiner eingefleischten Abneigung gegen scharf gewürzte Speisen, ganz wild auf Tacos und Burritos sei; inzwischen habe er sogar einen Spanischkurs belegt“(Persall). Er habe kürzlich herausgefunden, dass „sein“ Spender ein junger Mann hispanischer Herkunft sei.

– Im grellen Scheinwerferlicht kracht ein Wagen in das Auto von Frau X und ihrem Mann. Der Mann wird nach seinen schweren Verletzungen zum Herzspender. Jahre später kommt es zu einem Treffen zwischen Frau X (eine Allgemeinärztin) und dem Empfänger des Herzens ihres Mannes. Die anwesende Mutter des Empfängers berichtet im spanischen Akzent: „Mein Sohn sagt neuerdings andauernd ‚paletti'. Früher, bevor er sein neues Herz erhielt, habe ich den Ausdruck nie bei ihm gehört, aber das war das erste, was er sagte, als er nach der Operation aus der Narkose erwachte ...". Frau X sagte erstaunt: „Das Wort war eine Art Geheimsprache zwischen uns, ein Zeichen, dass alles in Ordnung war. Immer wieder, wenn wir Streit miteinander hatten und das Kriegsbeil begraben wollten, haben wir gesagt, alles sei paletti". Der Empfänger erzählte weiter, er sei Vegetarier gewesen, habe gesundheitsbewusst gelebt; nach der Transplantation sei er ganz versessen auf Fleisch und fettreicher Nahrung. Früher sei er ein Fan von Heavy-Metal gewesen, nun würde er nur Rock-'n'-Roll-Musik hören. Er habe immer wieder von grellen Lichtern geträumt, die auf ihn zukommen würden. Frau X berichtet, ihr Mann (der Herzspender) hätte am liebsten Fleisch und Kalorienbomben gegessen, er habe in einer Rock-'n'-Roll-Band gespielt.

– Bei einer Dominotransplantation konnte Pearsall fundierte Informationen sammeln. Patient A spendet nach „Hirntod" Herz und Lunge; Patient B bekommt wegen einer Zystofibrose Herz und Lunge von A. Weil das Herz von B noch gesund ist, wird sein Herz auf C übertragen, der an den Folgen einer Myokarditis litt. Herr C berichtet, er habe Heißhunger bekommen auf bestimmte Gerichte, die die Lieblingsgerichte von Herrn B waren. Karen, die Ehefrau von C, berichtet: ihr Mann sei vor der Transplantation umgänglich, ausgeglichen sowie ein unbekümmerter Mensch gewesen, der stets einen kühlen Kopf bewahrte; danach sei er ein Hans-dampf-in-allen-Gassen geworden, immer auf Achse, würde sehr schnell die Geduld verlieren, er sei der „reinste Hitzkopf" geworden. Sandra, Ehefrau von Herzspender B, berichtete, ihr Mann sei vor der Operation wie eine Dampfwalze gewesen, ein Hitzkopf, aggressiv, sei bei jeder Kleinigkeit in die Luft gegangen; nun sei er beherrscht und ruhig. Karen berichtete weiter, dass ihr Ehemann C beim Sex zu ihr „Sandy" sagen würde. Sandra sagte, ihr Mann B würde nur im Bett zu ihr „Sandy" sagen, sonst immer Sandra. Er hatte ihr früher nie Blumen geschenkt, es sei Geldverschwendung; nach der Transplantation schenke er ihr jeden Monat einen Blumenstrauß. Einige Jahre später gelang es die Angehörigen des Spenders A ausfindig zu machen: Es war eine junge Frau, die sehr depressiv, schüchtern und gehemmt gewesen sei; sie hatte in einem Blumenladen gearbeitet, und sich das Leben genommen, als eine Liebesbeziehung zu Ende ging.

- Eine Psychiaterin berichtet: „Ich habe eine Patientin, ein achtjähriges Mädchen, der das Herz eines zehn Jahre alten ermordeten Mädchens implantiert wurde. Die Mutter brachte die Kleine zu mir, als sie nachts im Schlaf zu schreien begann, weil sie von dem Mann träumte, der ihre Organspenderin umgebracht hatte. Die Mutter war überzeugt, dass ihre Tochter den Mörder kannte. Nach mehreren Sitzungen gelangte ich ebenfalls zu der Ansicht, dass an der Sache etwas dran sein müsse. Ihre Mutter und ich beschlossen, die Polizei einzuschalten, und anhand der Beschreibungen des kleinen Mädchens konnte der Mörder gefasst werden. Die Beweise, die meine Patientin lieferte, waren so hieb- und stichfest, dass der Mann problemlos überführt und verurteilt wurde. Tatzeit, Tatwaffe, Tatort, die Kleidung, die er trug, was sein Opfer zu ihm gesagt hatte ... Alle Angaben der kleinen Herztransplantatempfängerin erwiesen sich als hundertprozentig zutreffend".

Der Empfänger kennt weder den Spender noch seine Vorlieben noch die Umstände seines Todes. In USA ist es leichter Kontakt zur Familie des Spenders zu kommen, in Deutschland ist es hingegen so gut wie unmöglich. Diese und viele andere Veränderungen der Persönlichkeit lassen sich weder mit psychiatrischen Erklärungsmustern noch mit Medikamenten-Nebenwirkungen erklären.

Solche Beobachtungen sind häufiger nach Herztransplantationen und konnten eher mit dem Leben des Spenders in Verbindung gebracht werden; bei anderen Organen scheinen solche Phänomene seltener – oder verborgener? – zu sein. Eine wissenschaftliche Erforschung wäre dringend!

Wie in anderen Bereichen der Wissenschaft kennen wir in der Medizin Phänomene die zunächst geleugnet und verdrängt wurden. Widerstände haben sowohl Entwicklung als auch Überwindung von Fehlurteilen schon immer begleitet. Sokrates büßte mit seinem Leben die neue Sichtweise der Welt. Der Anatom Vesalius (1514–1564) hat unter größten Schwierigkeiten sein anatomisches Meisterwerk *De humani corporis fabrica* (1543) verfassen können, eine erste Abkehr von Galens Sichtweise. Denken wir an die Widerstände die Harvey (1578–1657) zu überwinden hatte als er 1628 den Blutkreislauf als erster korrekt beschrieb. Früher wurden Forscher, die Neuerungen gegen das bestehende Weltbild entdeckten, verbannt, exkommuniziert oder gar verbrannt – bekannt sind u.a. G. Bruno und G. Galilei. Heute werden solche innovative Forscher entweder ignoriert, belächelt oder für verrückt erklärt.

Das Verhalten der Transplantationsmedizin gegenüber den geschilderten Phänomenen erinnert an die Anfänge der Erforschung der Nahe Tod Erlebnisse. Zunächst wurden die Menschen die solche Erfahrungen durchlebt hatten, nicht ernst genommen oder für verrückt erklärt. Heute sind immer noch viele Aspekte ungeklärt, aber die Existenz solcher Erlebnisse ist akzeptiert, anerkannt und darüber wird geforscht: Ein neuer seriöser wissenschaftlicher Zweig ist entstanden.

Die Erforschung der oben beispielhaft angeführten Phänomene könnte folgende Konturen haben:

- Zunächst müssen die vielen Berichte von Transplantierten erst genommen werden, sie sind als Tatsache zu akzeptieren.

- Es müssen Langzeitbeobachtungen durchgeführt werden, unter psychologisch-psychiatrischen sowie biographischen Aspekten, die zunächst einmal beobachten und beschreiben welche charakterlichen Veränderungen mit welchen Modalitäten auftreten oder sich verwandeln. Es müssten Ethiker, Philosophen, Soziologen, Psycholohen sowie Psychosomatiker beteiligt werden, die sowohl positiv als auch kritisch der Transplantation gegenüber stehen.

- Dieselbe Forschungsgruppe muss – ohne Weitergabe der persönlichen Daten – die Angehörigen der Spender nach persönlichen Vorlieben und Wesensmerkmalen befragen, um diese dann mit den Untersuchungsergebnissen der Empfänger abzugleichen.

- In einem nächsten Schritt sollte untersucht werden, welche Veränderungen auf die Erkrankung, welche auf die Medikamente zurückgeführt werden können und welche als unabhängig davon einzuordnen sind. Hier müssen kritische Pharmakologen hinzu gezogen werden.

- Es muss selbstverständlich untersucht werden, ob und welche Differenzierungen von Organ zu Organ vorzunehmen sind.

- Schließlich stellt sich die Frage, wie man solch auffällige Veränderungen verstehen und erklären kann.

- Welche Erklärungsversuche, welche Hypothesen, welche Denkansätze werden bis heute formuliert?

- Leugnung und Verdrängung sind keine Qualitäten redlicher und korrekter Wissenschaft; sie widersprechen den Normen guter wissenschaftlicher Praxis, wie sie beispielsweise von der Deutschen Forschungsgemeinschaft formuliert sind.

- Bis heute ist kein „Erinnerungs-Zentrum“ im Gehirn entdeckt worden ist. Wo Gewohnheiten, Vorlieben, Charaktereigenschaften „gespeichert“ werden, wissen wir nicht; es ist nicht korrekt, diese Funktionen ausschließlich im Gehirn zu lokalisieren. Wenn auf zellulärer Ebene Gedächtnis gespeichert sein soll, so könnte es prinzipiell eine Fähigkeit auch anderer Zellen sein, die nicht im Gehirn lokalisiert sind. Vielleicht können andere Gedächtnisformen – ohne Bewusstsein oder Selbstbewusstsein – auch in anderen Zellen „gespeichert“ werden. Substanzen (Neurotransmitter) die auf zellulärer Ebene solches bewirken, wurden im Gehirn, aber auch in andere Zellen gefunden. Wir sprechen in der Medizin vom Darm-assoziierten-Nervensystem: Es steuert viele lebenswichtige Funktionen. Es ist denkbar – und muss Gegenstand von Forschungsvorhaben werden –, dass Organe oder Organsysteme Erinnerungsfunktionen haben oder mit dazu beitragen, dass Gewohnheiten, Vorlieben oder Charaktereigenschaften „gespeichert“ werden und mit dem transplantierten Organ auf den Empfänger übergehen. Wo können z.B. die Temperamentsveranlagungen verortet werden?

  Gibt es eine Zell-gebundene Erinnerung? Es ist heute bekannt, dass das Herz keineswegs nur eine „Pumpe“ ist: Es hat neurologische, endokrine, immunologische und elektromagnetische Funktionen.

  Wenn es so etwas gibt wie eine Zellerinnerung, würde die Xenotransplantation (Kapitel 32) vor völlig neuen, unbekannten Problemen stehen.

  Nach Einstein ist Masse gleich Energie. Quantenphysikalisch ist Information mit Energie gleich zu setzten. Das Elektromagnetische Feld des Herzens ist fünftausendmal stärker als das des Gehirns. Das Herz könnte somit ein wichtiges Zentrum sein für Speicherung und Weitergabe von Informationen. Je nach Feldstärke könnte jedes transplantierte Organ eine andere Bedeutung haben.

  Die Auswirkungen nichtlokaler Info-Energie wurden in Experimenten deutlich, die bereits 1993 unter der Leitung des United Staates Army Intelligence and Security Command stattfanden. Leukozyten, aus der Schleimhaut eines freiwilligen Probanden entnommen und zentrifugiert, wurden in Reagenzgläsern in einem Raum gebracht und dort mit einem empfindlichen Polygraphen verbunden. Der Proband war in einem entfernten Raum. Ihm wurden Gewaltszenen gezeigt: Die Sonde registrierte dabei eine ungewöhnliche Erregung der Zellen. Solche Experimente wurden mehrfach wiederholt: Noch 2 Tage nach der Zellentnahme ergaben sich dieselben Ergebnisse, bis zu einer Entfernung von 75 km zwischen Proband und seinen Zellen.

Die entnommenen Zellen bleiben energetisch mit dem Spender verbunden und scheinen sich daran zu „erinnern“, woher sie kommen (Pearsall)

Gibt es eine andere Form der Energie, als man heute in der Wissenschaft bereit ist zuzugeben?

- Pearsall und andere Wissenschaftler glauben Hinweise gefunden zu haben für die Existenz einer Lebens-Energie: Man spricht von einem energetischen Herzcode. Diese Lebensenergie prägt die Organe mit Erinnerungen, Gewohnheiten, Vorlieben; über diese Energie werden Prägungen auf den Empfänger übertragen. Die Lebens-Energie hat Ähnlichkeiten mit dem Ätherleib von Steiner. Im Ätherleib verortet er Lebensgewohnheiten, Eigenschaften und Gedächtnis; Seelenerlebnisse werden auf diesen Lebensleib übergeleitet. Wenn auch der Ätherleib nicht teilbar ist, so könnten Prägungen im Organ des Spenders auf den Empfänger übergehen. Das transplantierte Organ behält lebenslänglich die immunologischen Eigenschaften des Spenders. Wenn die immunologische Prägung Ausdruck der Individualität im Organismus-System ist, so ist denkbar, dass über diesen Weg Eigenarten des Spenders auf den Empfänger übergehen.

- Die Spender sterben oft an einem plötzlichen Ereignis, sind in der Regel jüngere Menschen. Im Volksmund heißt es, die Seele sei nicht bereit zu gehen, bleibe mit dem transplantierten Organ verbunden. Vielleicht können in diesem Zusammenhang Berichte, die es in allen Kulturen gibt, über spukende Geister und Seelen verstanden werden, die „unerlöst“ Ortsgebunden anderen Menschen erscheinen.

- Das oben Geschilderte „sollte man ... als Beispiel dafür ansehen, dass unsere Körper aus Erfahrungen bestehen, die in körperlichen Ausdruck umgewandelt wurden. Weil die Erfahrung etwas ist, das wir verkörpern, sind unsere Zellen voll von unseren Erfahrungen. Infolgedessen erhalten wir mit den Zellen eines anderen Menschen gleichzeitig auch seine Erinnerungen“ (Chopra). Nimmt man das Wort Inkarnieren – Fleisch werden – wörtlich, so muss sich unsere Persönlichkeit im Körper, in den Organen verkörpern, ausdrücken. Nur so wird Einheit von Körper, Geist und Seele Realität.

- Handelt es sich um spirituelle Besetzungen von Seiten der nicht erlösten Seelen, da plötzlich aus dem Leben gerissen? Der plötzlich verstorbene, besonders wenn er eines gewaltsamen Tod gestorben ist, sucht noch für eine lange Zeit den Kontakt zum Physischen, die Seele zeigt eine Gier nach dem physischen Plan (Steiner).

- Im Kapitel 4 haben wir besprochen, dass Information ein wesentliches Element des Lebens ist und dass diese über morphogenetische Felder übermittelt wird. Könnte hier eine Erklärung der Persönlichkeitsveränderungen liegen?

- Ein Element eines vererbten Traumas ist das Erscheinen von Ängsten oder Verhaltensmuster, ‚ohne zu wissen, warum'. Ein relativ neues Forschungsgebiet ist die Epigenetik: Epigenetische Steuersignale reagieren auf Umwelteinflüsse, sie sind eine Art Gedächtnis der Zelle. Bestimmte Verhaltensmuster werden von einer Generation auf die andere weitergegeben, weil die ‚Lesbarkeit' bestimmter Gen-Abschnitte verändert wird. Da bestimmte Moleküle sich frei in der Zelle befinden und so die Lesbarkeit der Genabschnitte beeinflussen, könnte ein solches epigenetisches Phänomen auch über die Implantation eines Organs geschehen, über Zellkommunikation, über Austausch von Signalen. Das Organ des Spenders ist durch die Erkrankung, die zum Hirnversagen geführt hat, bis hin zur Entnahme und Ischämiezeit einer enormen Stresssituation ausgesetzt. Über epigenetische Mechanismen könnten Eigenschaften sowie Erlebtes am Organ ‚gebunden' werden. Epigenetische Reaktionen und Mechanismen müssen im Zusammenhang mit Organtransplantation untersucht werden.

Ich habe vorsichtige Hypothesen formuliert: es gibt dazu noch keine empirische Forschung. Diese wird es so schnell leider auch nicht geben, da sie das cerebrozentrisch-mentalistische Menschenbild des ‚Hirntod-Konzeptes' grundlegend in Frage stellen.

Kapitel 21

Die Lebendspende

Im Transplantationsgesetz ist die Lebend-Spende streng geregelt: Sie darf nur bei volljährigen, einwilligungsfähigen Menschen durchgeführt werden, nach Aufklärung über mittelbare und Spätfolgen; ein zweiter Arzt muss anwesend sein, sowie evtl. andere Sachverständige. Ein Protokoll muss darüber verfasst und von allen Anwesenden unterschrieben werden. Spender und Empfänger sind verpflichtet, Nachkontrollen durchzuführen. Eine Ethikkommission muss gutachterlich Stellung nehmen, ob die Einwilligung ohne Druck, freiwillig stattfindet oder ob es Anhaltspunkte für Organhandel gibt. Der Spender muss gesund sein, es dürfen ihm keine unmittelbaren Schäden oder Gefährdungen durch die Entnahme entstehen.

Die Übertragung muss geeignet sein, dem Empfänger das Leben zu erhalten oder schwere Krankheit zu heilen, ihre Verschlimmerung zu vermeiden oder die Beschwerden zu lindern: Es sind selbstverständliche Voraussetzung!

Die Entnahme ist nur zulässig „zum Zwecke der Übertragung auf Verwandte ersten und zweiten Grades, Ehegatten, Lebenspartner, Verlobte oder andere Personen, die dem Spender in besonderer persönlicher Verbundenheit offenkundig nahe stehen“. Diese Formulierung soll die Übertragung auf Fremde und dadurch eine Kommerzialisierung verhindern.

Die Lebend-Spende ist subsidiär, darf nur durchgeführt werden, wenn kein geeignetes ‚portmortal‘ gespendetes Organ zur Verfügung steht – gleichsam als ultima ratio.

Es sind nach dem Wortlaut des Gesetzes strenge Kriterien angelegt, im neuen Gesetz kommt noch der Versicherungsschutz des Spenders hinzu.

Im Ausland können folgende Organe von einem Lebenden entnommen werden: Teile der Leber, eine Niere, Teile der Lungen, Teile des Dünndarms und Teile der Bauchspeicheldrüse sowie Uterus. In Deutschland werden Leber-Teil-Spende und Nierenspende, vereinzelt Teil-Lungen-Spende erlaubt und praktiziert.

Nach Daten der DSO hat sich die Lebend-Spende in den letzten Jahren wie folgt entwickelt:

Niere:	1993	58 Organe	2,7 %	der Transplantationen
	2002	443	19,0 %	
	2010	665	22,6 %	
	2012	766	29,6 %	
Leber:	1993	12	2,0 %	
	2002	87	12,5 %	
	2010	90	7,0 %	

In manchen Zentren ist der Anteil der Lebendspenden auf 30 bis 42 % aller transplantierten Organe gestiegen, nicht selten ist die Zahl der Nieren-Lebend-Spende höher als die sog. „postmortale Spende". Manche Nephrologen ‚brüsten' sich mit der Aussagen, sie hätten den negativen Trend der ‚Hirntod-Spenden' durch Lebendspenden ausgleichen können. Die Zahlen verdeutlichen, dass die Lebendspende bei Weitem keine subsidiäre Maßnahme mehr ist, insofern gesetzeswidrig.

Die Gründe für diese Entwicklung sind vielfältig.
- Die Funktionsraten einer Nieren-Lebend-Spende liegen nach 5 Jahren bei etwa 85 %, nach ‚postmortaler Spende' liegt die Funktionsrate bei etwa 70 %, also schlechter. Bei der Leber liegen beide Zahlen bei etwa 55 %. Je kürzer die Dialyse-Zeit ist, desto besser geht es dem Patienten, die Entwicklung beim Kind ist nach Transplantation besser als unter Dialyse. Daraus wird die Notwendigkeit abgeleitet, eine Lebendspende durchzuführen.
- Der „Organmangel".
- Wachsende Bereitschaft zur Organspende unter Verwandten und Menschen, die sich persönlich nahe stehen – oder besser: der zunehmend ausgeübter Druck?
- Die Wartezeit bis ein „postmortal" gespendetes Organ zur Verfügung steht ist lang: vgl. Kap. 17. Die Sterberate auf der Warteliste beträgt bis zu 20 %. Daraus wird abgeleitet, dass kein „geeignetes Organ zur Verfügung" stehe; Eine Verkürzung der Wartezeit durch Lebend-Spende ist gesetzeswidrig.
- Veränderte Allokationskriterien haben dazu geführt, dass weniger Nieren in der Entnahmeklinik behalten und transplantiert werden können; das führt zu einer institutionellen Präferenz hin zu Lebendspendern.
- Eine Lebendspende ist ein geplanter, elektiver Eingriff, der für alle Beteiligten besser ist als ein Not-Eingriff, wie es die Implantation eines über Eurotransplant vermitteltes Organ ist. In Zeiten der knappen Mitarbeiter ist dies eine Entlastung; die Operationen bei Spender und Empfänger finden in der normalen Dienstzeit statt, Eingriffe außerhalb zeigen meist höhere Komplikationsraten. Das Transplantationszentrum verfügt über einen größeren „Organpool".

- Die kalte Ischämiezeit entfällt, sodass das Organ in einem wesentlich besseren Zustand implantiert werden kann.

Was relativ einfach, einleuchtend und nachvollziehbar erscheint, ist bei genauerem Hinschauen problematisch.

Analysiert man die Gründe, sowohl in der medizinischen als auch in der juristischen Literatur, handelt es sich ausnahmslos um Vorteile für den Empfänger – der Spender hat nur Nachteile. Also auch hier eine rein empfänger-orientierte Argumentation.

Im Gesetz werden die Volljährigkeit sowie die Einwilligungsfähigkeit als Bedingungen genannt. Volljährigkeit bedeutet, dass Eltern nicht für minderjährige Kinder entscheiden dürfen. Widersprüchlich ist diese Regelung insofern, als beim Ausfüllen eines Spenderausweises die Volljährigkeit nicht erforderlich ist – als ob eine solche Entscheidung einfacher und mit geringeren Folgen behaftet wäre. „Als Einwilligungsfähig ist der Betroffene anzusehen, wenn er Art, Bedeutung, Tragweite und auch die Risiken der Maßnahme zu erfassen und seinen Willen hiernach zu bestimmen vermag." so das Parlament. Wie ist das möglich, wenn wir die Komplikationen zum Teil gar nicht kennen, der Spender letztlich die Risiken gar nicht erfassen kann?

Zur Begründung der Zulässigkeit der Lebendspende heißt es, die Risiken und Komplikationen für den Spender seien minimal, es sei ein harmloser und risikofreier Eingriff: der Spender dürfe aber nicht über das „normale Operationsrisiko" hinaus gefährdet werden. Man stößt dabei auf unlösbare Probleme: auf der einen Seite muss der Spender über die mittelbaren Folgen und mögliche Spätfolgen aufgeklärt werden – auf der anderen Seite fehlen systematische langjährige Erfassungen der Komplikationen, sodass die Anforderungen der strengen Aufklärung nicht zu erfüllen sind. Zum normalen Operationsrisiko s. unten. Die DSO veröffentlicht hierzu keine Daten. Soweit eruierbar, könne folgende Risiken für den Spender genannt werden.

- Allgemeines Narkoserisiko: Es können Herzkreislaufprobleme, allergische Reaktionen bis zum Schock, Nervenschäden, Infekte, Thrombosen, Embolien; Heiserkeit, Schluckbeschwerden, Stimmbandverletzungen, Zahnschäden durch die Intubation; Erbrechen, Aspirationspneumonie auftreten. Maligne Hyperthermie tritt in 1 : 52000 Narkosen auf. Die Awareness (intraoperative Wachheit) tritt in 0,1 bis 0,2 % der Fälle auf. Die Narkosebedingte Sterblichkeit liegt bei Gesunden bei 0,001 bis 0,014 %. Diese Risiken sind keineswegs zu vernachlässigen. Ein allgemeines Operationsrisiko gibt es als Vergleichsgröße nicht, es kann nur das jeweils individuelle Risiko gelten. Da es immer eine nicht indizierte, fremdnützige Körperverletzung ist, ist ein Vergleich nicht statthaft, denn vergleichbare Operationen werden nur an Kranken durchgeführt, denen man durch eine indizierte Operation helfen will und muss.

- Risiken bei Nierenentnahme: Der Spender muss gesund sein, er muss 2 gesunde Nieren haben, ein gesundes Herz, gesunde Gefäße, einen normalen Blutdruck, normalen Zuckerstoffwechsel; Psychische Erkrankungen schließen eine Spende aus; ein früheres Tumorleiden muss als geheilt gelten; Übergewicht muss reduziert werden, das Rauchen muss mindestens vorübergehend abgestellt werden, da sonst die Komplikationsrate steigt. Blutungen, Infektionen, Thrombosen und Embolien können in bis zu 16% der Entnahmen auftreten; Narbenhernien bis zu 3%; Wundschmerzen können nach 1 Jahr noch in 17% der Fälle vorhanden sein, Missempfindungen im Narbenbereich bis zu 25%; eine Verzögerung der Genesung tritt in bis zu 20% der Fälle auf. Lungenentzündungen können in bis zu 6% der Fälle auftreten, Harnwegsinfekte in bis zu 10%, Atelektasen der Lunge in bis zu 15%. Komplikationen treten in bis zu 30% der Fälle auf.

Berichte über das Auftreten von Depressionen oder des sog. Chronischen Müdigkeitssyndrom (Chronic Fatigue Syndrom, CFS) nach Nierenspende sind zahlreich zu finden (bis zu 15%), systematische Untersuchungen zu diesem Phänomen gibt es jedoch nicht. Die Deutsche Gesellschaft für Urologie beziffert die Häufigkeit von psychischen Problemen insgesamt mit etwa 10%. Dies ist erstaunlich, da laut Gesetz eine Nieren-Lebend-Spende nur dann erlaubt ist, wenn der Spender sich zur Nachbetreuung bereit erklärt hat: man muss also davon ausgehen, dass solche Daten erfasst werden – warum werden sie nicht veröffentlicht? Die Ärztekammer hat sich 2003 deutlich für Maßnahmen der Qualitätssicherung ausgesprochen, diese ausdrücklich empfohlen – Berichte gibt es aber nicht.

Einige Arbeiten zeigen, dass das Risiko eine arterielle Hypertonie zu entwickeln Jahre nach einer Nierenspende kaum erhöht sei; andere Daten besagen, dass ein arterieller Hochdruck in bis zu 45% der Fälle auftritt. Jedenfalls schadet ein erhöhter Blutdruck der verbleibenden Niere, sodass eine strenge Einstellung notwendig ist, um die eine Niere zu erhalten. Eine Nierenspende bei Menschen mit familiärer Belastung hinsichtlich arterieller Hypertonie oder Herzkreislauf-Erkrankungen müssten daher von einer Nieren-Lebend-Spende ausgeschlossen werden. Nach einer Nierenspende ist das Risiko (durch Unfall, auftretende Erkrankungen) selbst einer Nierenersatztherapie zu bedürfen (Dialyse) geringgradig erhöht. Die Funktion würde von der verbleibenden Niere nicht in vollem Umfang übernommen – mit Funktionsverlusten von 25 bis 50% ist hingegen zu rechnen. Vorübergehende Probleme treten in 13% bis 30% der Fälle auf, schwere Komplikationen in etwa 0,3 bis 1%, und Todesfälle in 0,02 bis 0,06% der Fälle, andere sprechen von bis zu 0,8% Sterblichkeit. Für eine reine fremdnützige Operation ist ein solches Risiko nicht akzeptabel!

Die Dauer des Krankenhausaufenthaltes beträgt 10 bis 14 Tagen, wenn keine Komplikationen auftreten, man sollte sich 4 bis 8 Wochen lang schonen, nach 2 Monaten kann meist die Arbeit wieder aufgenommen werden; bei schwerer körperlicher Arbeit muss länger gewartet werden.

In einer Arbeit aus Schweden wird berichtet, dass Lebend-Nieren-Spender länger leben würde und weniger erkranken würden als nicht Spender; eine Vergleichbarkeit ist aber nicht gegeben, da in europäischen Ländern nur Gesunde zur Spende herangezogen werden. In anderen Ländern wird nicht so streng selektioniert; meist wird Organhandel getrieben, die Gesundheitssituation des Spenders wird kaum beachtet. Eine norwegische Studie hat 2011 gezeigt, dass 5% der Nieren-Lebendspender ihre Entscheidung wegen aufgetretener gesundheitlichen Beeinträchtigungen bereuen. 12% berichten über gesundheitliche Probleme (Hypertonie, reduzierte Nierenfunktion, koronare Herzerkrankung, neu aufgetretener Diabetes mellitus, reduzierte Belastbarkeit, Schmerzen die einer regelmäßigen Medikamenteneinnahme bedürfen). Registerstudien bestätigt, dass die Nieren-Lebendspende erhebliche Probleme für den Spender nach sich zieht. Eine ältere amerikanische Untersuchung hat 20 Jahre nach Nierenlebendspende festgestellt, dass 32% der Spender Medikamente gegen den hohen Blutdruck einnehmen mussten; 23% zeigten Eiweißausscheidung im Urin, Zeichen einer beginnenden Nierenschädigung. Die Nieren-Lebend-Spende ist ein erhebliches Risiko hinsichtlich spätere Nierenfunktionsstörungen und des Herz-Kreislauf-Erkrankungen.

Die Nieren-Lebend-Spende kann also keineswegs als risikoarm und harmlos eingestuft werden; es handelt sich um eine risikoreiche Operation. Insofern sind die strengen Kriterien, die das Gesetz fordert medizinisch nicht einzuhalten: der Spender wird durch die Operation „voraussichtlich“ deutlich „über das Operationsrisiko hinaus“ sehr gefährdet und gesundheitlich beeinträchtigt.

Psychologische und psychosomatische Untersuchungen haben gezeigt, dass 20% der Spender behandlungsbedürftige Depressionen oder Anpassungsstörungen haben. 50% entwickelten psychosoziale Störungen.

- Risiken bei Leber-Lebend-Spende: Die Leber Lebend-Spende ist insofern deutlich komplexer, da es sich um die Entfernung eines Teiles des Organs handelt. Wenn der Empfänger ein Kind ist, reichen relativ kleine Anteile, wenn hingegen der Empfänger ein Erwachsener ist, müssen bis zu 50–70% der Spenderleber entfernt werden. Die Leber-Teil-Explantation ist nur deshalb möglich, weil die Organteile (beim Spender und beim Empfänger) wieder wachsen und in wenigen Wochen bis zu einem Jahr etwa 90% der ursprünglichen Größe wieder erreichen – und noch wichtiger, die Funktion nahezu wieder vollständig aufnehmen können.

Je mehr von der Spender-Leber entfernt wird, desto höher sind die Komplikationen. Es sind Lungenentzündungen und Pleura Ergüsse auftreten; eine Leberinsuffizienz muss oft mit der Gabe von Gerinnungsfaktoren überbrückt werden, es kann bis zum Organversagen beim Spender kommen. Undichte Gallengänge, Verengungen und Infektionen treten in 15 bis 30%, in manchen Angaben in bis zu 60% der Fälle auf. Schmerzen und Narbenhernien können auftreten. Leichte Komplikationen treten zwischen 5 und 50% der Fälle auf, gravierende Komplikationen schwanken zwischen 5 und 20%. Die Angaben über Todesfälle schwanken zwischen 0,17% bis zu 5%. Prof. Eigler kritisierte bereits 1997, dass Todesfälle von Lebendspenden in der Fachliteratur verschwiegen werden. 2001 schrieben Prof. Schroth und Prof. Gutmann, „dass das Risiko des Spenders bei der Lebend-Leberspende zugunsten erwachsener Empfänger mangels ausreichender Daten zum gegenwärtigen Zeitpunkt nicht hinreichend bestimmt werden kann.“ Prof. Kirste bestätigte 2002 dieses Problem: „In vielen Publikationen werden Mortalitätsraten mit 0,03% und die Morbiditätsraten mit 0,1% angegeben. Diese Zahlen beruhen allerdings auf alte Daten. Es ist derzeit nicht bekannt, ob die von einigen erfahrenen Zentren publizierten wesentlich geringeren Raten an Morbidität und Mortalität repräsentativ sind oder ob es durch stärkere Verbreitung des Verfahrens eine Grauzone von nicht berichteten schweren Komplikationen oder Todesfällen gibt“. Auf eine Anfrage hin gab die DSO 2003 bekannt, dass auf die Daten der Transplantationszentren niemand Zugriff habe; eine Erfassung in anonymisierter Form würde nicht stattfinden. Daten zu Komplikationen oder Todesraten nach Lebendspende würden der DSO nicht vorliegen.

Wie kann Aufklärung stattfinden, wenn keine Daten bekannt sind? Wenn im Gesetz gefordert ist, dass die Spender medizinisch weiter betreut werden – warum findet es nicht statt, warum sind keine Daten zugänglich? Die Komplikationsrate bei Leber-Spende ist also keineswegs zu vernachlässigen. Beachtet man, dass das Überleben nach Lebendspende und nach ‚postmortaler‘ Transplantation nicht signifikant unterschiedlich ist, so muss die Leber-Lebend-Spende prinzipiell in Frage gestellt werden. Die Lebend-Spende ist und bleibt für den Spender eine fremdnützige Körperverletzung mit gravierenden Komplikationen, die weit über das normale Operationsrisiko hinausgehen: Eine fundierte moralisch-ethische Begründung liegt bisher nicht vor.

- Der „Bedarf“ nach Organen reicht alleine keineswegs als Rechtfertigung aus. Wir haben gesehen, dass der „Organmangel“ ein prinzipieller ist und bleiben wird, unabhängig von den Regelungen die getroffen werden. Die ursprüngliche Intention des Gesetzgebers ist daher zu begrüßen, die Lebend-Spende nur als subsidiär zuzulassen, nur in Ausnahmefällen.

  Aus Untersuchungen der Sozialforschung ist bekannt, dass eine Lebend-Spende keineswegs unproblematisch ist. Nach Spende und beispielsweise Dialysefreiheit muss eine Neustrukturierung in den interfamiliären Rollen gefunden werden, auch und insbesondere wenn Probleme beim Spender auftreten. Nach einigen Studien bereuen 4 bis 8% die Spende. Wenn die Transplantation erfolglos war, steigt die Quote sogar bis auf 12%. Bei Erfolglosigkeit können Schwierigkeiten in der Beziehung in bis zu 18% der Fälle auftreten. Ein Drittel der Spender lässt sich scheiden, als Grund wird die Transplantation angegeben. Vereinzelt wird auch über Suizide bei Spendern und Empfängern berichtet: systematische Untersuchungen hierüber gibt es nicht.
- Im Gesetz ist formuliert, dass der Spender nicht über das Operationsrisiko gefährdet oder über unmittelbare Folgen der Entnahme hinaus gesundheitlich schwer beeinträchtig werden darf. Nun: welches Operationsrisiko ist gemeint? Wenn in der Medizin eine Teilleberresektion durchgeführt werden muss oder eine Niere entfernt wird, so liegt eine gravierende Erkrankung vor, beispielsweise ein Tumor oder Metastasen. Es sind also schwere Erkrankungen, die operative Entfernung geschieht in Abwägung der Risiken und des Nutzens für den Patienten selbst. Bei der Lebend-Spende ist das hohe Risiko, einschließlich eventueller späteren Folgen, auf Seiten des Spenders, der fragliche Nutzen liegt beim Empfänger – fraglich, da man im Voraus nicht sagen kann, ob die Transplantation Erfolg haben wird. Es ist eine fremdnützige Schädigung des Spenders, eine Körperverletzung zugunsten dritter. Bedenkt man wie streng in der Medizin und im Recht mit der Frage der Körperverletzung umgegangen wird, so verwundert die praktizierte Großzügigkeit im Falle der Lebend-Spende.

In „Empfehlungen zur Lebendorganspende“ des Jahres 2000 verdeutlicht die Bundesärztekammer folgende Punkte:
- Die Transplantation „postmortal“ gespendeter Organe habe eindeutig Vorrang. Die Lebendspende sei nur subsidiär gesetzlich zugelassen.
- Es wird die besondere Verantwortung des Arztes gegenüber dem Spender betont: Es wird einem gesunden Menschen ein gesundes Organ entnommen mit den entsprechenden Risiken und Belastungen; dies geschehe ausschließlich fremdnützig.
- Es müsse eine ausführliche Aufklärung stattfinden, in Anwesenheit eines nicht an der Transplantation beteiligten Arztes, die alle Aspekte und Risiken, Spät-

folgen und Kosten, einschließlich aller versicherungsrechtlichen Aspekte bis hin zur Berufsunfähigkeit beinhalten muss.

- Die Entnahme und ihre Folgen dürfen das Leben und die Gesundheit des Spenders nicht mehr gefährden als ein vergleichbarer Heileingriff bei einem im Übrigen gesunden Patienten.

Da keine Vergleichbarkeit gegeben ist, eine Gefährdung durch Krankheit nicht vorliegt und die Entnahme Leben und Gesundheit prinzipiell mehr gefährden als ein Heileingriff, darf als logische Folge eine solche fremdnützige Körperverletzung nicht stattfinden. Sie ist zudem ein gravierender ärztlicher Tabubruch. In der Stellungnahme der Bundesärztekammer von 2003 wird das Subsidiaritätsprinzip explizite aufrechterhalten, der zu erwartende Nutzen für den Empfänger wiege das Risiko für den Spender nicht auf.

- Der Spender muss in der Lage sein, das Für und Wider abzuwägen – dies ist aber nicht möglich, da die entsprechenden Daten nicht veröffentlicht werden. Mangelnde Information beeinträchtigt die Selbstbestimmung; sie ist immer ein Hinweis, dass die Freiwilligkeit einer Entscheidung angezweifelt werden muss.
- Eine Bedingung ist, dass zum „Zeitpunkt der Organentnahme" kein geeignetes Organ zur Verfügung stehe. Diese Formulierung öffnet Tür und Tor für Interpretationen und Manipulationen aller Art. Der Zeitpunkt der Entnahme wird bei Lebend-Spende elektiv bestimmt, oft so kurzfristig, dass vom System her kein „postmortales Organ" zur Verfügung stehen kann. Viele Zentren melden die Patienten erst gar nicht auf die Warteliste, so dass sicher kein Organ zur Verfügung steht. Solche Verstöße werden nicht geahndet, sie werden von der Bundesärztekammer auch nicht kontrolliert. Die Dringlichkeit beim Empfänger ist auch eine Frage der Wertung. Das Argument der langen Warteliste aufgrund sog. „Organmangels" kann hier nicht angeführt werden: Es wäre eine Aushöhlung der Subsidiarität. Die Lebendspende muss auf ausgesuchte Ausnahmefälle beschränkt werden.
- Die Prüf-Kommissionen sind weder einheitlich besetzt, noch sind die Kriterien festgelegt, nach denen zu prüfen ist; die Aufgaben sind nicht genau definiert, es ist nicht definiert, wie sich die Kommissionen informieren dürfen; sie sind z.B. nicht einmal befugt, die Ausweispapiere zu prüfen. Ohne Kontrolle ist nicht zu prüfen, ob es sich um Verwandte oder Fremde handelt. Organhandel lässt sich so nicht ausschließen. Immer wieder liest man (offizielle Daten werden nicht veröffentlicht), dass reiche Menschen aus Ländern außerhalb der EU nach Deutschland einreisen, um sich hier eine Niere implantieren zu lassen; der Spender ist dann ein mitgereister „Angehöriger". Wie lässt sich überprüfen, dass es ein solcher ist? Wie lässt sich überprüfen, dass nicht doch Geld im Spiel ist? Es gibt viele Ungereimtheiten, viele Unklarheiten, eine große

Grauzone, die gleichsam neben dem Gesetz ablaufen – solchen Dingen wird aber nicht nachgegangen. Handelt es sich um Organhandel, versteckt unter dem Mantel der freiwilligen Lebend-Spende?

Das Votum der Kommission ist nicht bindend. Manche Kommissionsmitglieder stellen die Frage, ob sie lediglich eine Alibifunktion hätten. Man kann, wie bereits geschehen, von Kommission zu Kommission wandern, bis man eine findet, die ein positives Votum abgibt.

In einer Befragung der Kommissionen meinten nur die Hälfte, sie könnten die Freiwilligkeit prüfen, nur 6 von 23 Befragten meinten, sie könnten Organhandel ausschließen. Mehr als 60% sahen sich der Aufgabe nicht gewachsen. 60% der Kommissionen geben an, dass psychischer Druck oder Abhängigkeiten in der Familie darauf hinweisen würden, dass die Spende nicht freiwillig geschieht. Bereits bei der Begründung zum ersten Transplantationsgesetz 1997 hatte man kein Problem darin gesehen, dass Menschen aus einem ‚innerlich akzeptierten Gefühl der sittlichen Pflicht' spenden; Lebendorganspende sei so etwas wie selbstverständlich. Schon solche Argumentationsmuster erzeugen massiven Druck, schließen also die Freiwilligkeit aus.
Essenzielle Grundbedingungen des Gesetzes können nicht erfüllt werden. Da aber nicht geregelt ist wer prüfen soll, wird nicht interveniert. In der Grauzone kann weiter transplantiert werden. Von einigen Transplanteuren wird die Nieren-Lebend-Spende bereits als Routine oder als ‚Standerdeingriff' mit sehr geringem Risiko definiert.

- Die Begrenzung der Lebend-Spende auf einen kleinen Personenkreis ist bewusst eingeführt werden, um Organhandel oder Spende gegen Geld zu unterbinden. Von einigen Autoren wird diese Restriktion bedauert. Obwohl die Spende unter nicht Verwandten untersagt ist, sieht die Ärztekammer deren Zulässigkeit als gegeben an: Eine klare Tendenz zur Liberalisierung. Sie will sog. „cross over Spenden" zulassen: „Gemeint sind Fälle, in denen die Lebendorganspende zwischen Personen, die einander im Rahmen des § 8 Abs. 1 S. 2 Organe spenden dürfen, aus medizinischen Gründen nicht in Frage kommt. Hier besteht die Möglichkeit, ein solches Spender-Empfänger-Paar mit einem geeigneten zweiten Paar zusammenzubringen und zwei Lebendorganspenden „Kreuzweise" durchzuführen". Diese Paare werden aber zum Zwecke der Transplantation zusammengeführt, stehen sich also nicht in besonderer persönlicher Verbundenheit *vor* der Transplantation offenkundig nahe, sondern erst *danach*! Solche cross-over Spenden werden Praktiziert, zum Teil wird die Transplantation im Ausland durchgeführt, um Strafen auszuweichen. Also auch hier eine klare Verletzung des Gesetzes, befürwortet von der Bundesärztekammer!
- Immer wieder taucht die Diskussion über sog. Tauschringe für Lebendspenden auf. Sie sind ähnlich organisiert wie die Banken für Knochen-

markspende: Menschen erklären sich bereit unentgeltlich eine Niere zu spenden; wenn der geeignete Empfänger gefunden ist, kann dieser Schritt vorgenommen werden. Der Partner vom Empfänger ist seinerseits bereit zu spenden, und so kann das Pooling funktionieren. Ein organisatorisches Problem ist das Risiko, dass ein Spender kurz vor der Operation abspringt, und damit die ganze Kette zusammenbricht. Dies würde selten geschehen, da die Spender sich ihrer großen Verantwortung bewusst seien, sie würden unter einem hohen psychischen Druck stehen. Die Freiwilligkeit ist somit nicht gegeben. Solche Ketten existieren beispielsweise in USA, Holland, Südkorea. In Deutschland sind sie nach dem Gesetz verboten. Bei solchen Poolings ist es so gut wie unmöglich zu kontrollieren, ob wirklich keine Entlohnung für die Spende stattfindet, jetzt oder später. Die Türe zur Kommerzialisierung ist weit offen. Die meisten Menschen haben gegenüber dem Markt als Organisationsprinzip einer Spenden-Kette kein Vertrauen. Ein weiteres Argument wiegt noch schwerer. Wenn über Körperteile (Organe) verfügt werden kann wie über Sachen, ändert sich das Verhältnis der Menschen zu ihrem Körper bis dahin, dass Ansprüche auf Körperteile eines anderen entstehen könnten (Taupitz 2007). Man darf dabei nicht vergessen, dass es sich um nicht regenerierbare Organe handelt, im Unterschied zum Knochenmark.

Der Mensch habe schließlich zwei Nieren, also könnte man problemlos eine hergeben, so argumentieren die Befürworter der Lebendspende. Diese Argumentation ist schlicht dumm: die Nieren sind ein so empfindliches System, dass es durch viele Erkrankungen gestört werden kann. Altersbedingt sinkt die Funktion der Niere: bei zwei Nieren kann das kompensiert werden, sodass man normalerweise nichts merkt. Es hat biologisch durchaus seinen Sinn, dass der Mensch 2 Nieren hat. Die Pooling-Befürworter argumentieren mit rein wirtschaftlichen oder ökonomischen Argumenten; sie verschweigen, dass die Lebendspende immer eine fremdnützige Körperverletzung darstellt, mit erheblichen Folgen. Die Nierenspende wird als Erfolgsstory dargestellt, die man weiter betreiben sollte. Als erfolgreich wird eine Nierentransplantation bewertet, wenn das Organ beim Empfänger 1 Jahr funktioniert. Wenn danach Komplikationen auftreten, eine erneute Dialyse durchgeführt oder eine neue Transplantation nötig wird, gilt es immer noch als Erfolg. Es gibt kein Register, sodass die Argumentation der Befürworter ohne empirische Daten nicht ernst zu nehmen ist.

Bundesärztekammer und Parlament sollten ein klares Votum gegen Pooling und cross-over-Spende aussprechen.

Die Freiwilligkeit und der mögliche Organhandel müssen von einer Kommission geprüft werden. Oft wird das Votum der Kommission ignoriert, es gibt aber auch ethische Grundsatzprobleme. Eine Konstellation in der Lebendspende als Chance auf Besserung einer schweren Erkrankung oder auf Überlebenschance gilt, setzt geeigneten Angehörigen enorm unter moralischen Druck. Daraus wird rasch eine Art Schuldverhältnis, bei dem Verweigerung der Hilfeleistung psychisch und sozial zu rechtfertigen ist. Wie kann eine Mutter oder ein Vater frei in der Entscheidung sein, wenn Ärzte die Lebendspende für das eigene Kind als einzige Chance schildern? Wie kann ein Ehepartner frei sein, wenn die Lebendspende für den anderen als einzige Chance dargestellt wird? Bedenklich stimmt die Tatsache, dass 2/3 der Spendenden Frauen sind. Können sich Frauen schwerer einer solchen Anfrage entziehen? Wird nicht hier eine fürsorgliche Einstellung – die in der Gesellschaft eher den Frauen zugeschrieben wird – ausgenutzt?

- „Der therapeutisch nicht indizierte Eingriff am gesunden Körper von Nicht-Patienten bedeutet einen radikalen Bruch mit der traditionellen Handlungsorientierung der Medizin: der therapeutischen Intervention am kranken“ Menschen (Feuerstein). Eine patientenbezogene Indikation muss bestehen, Nutzen und Risiko müssen gründlich abgewogen werden, die Wirksamkeit der Therapie muss wahrscheinlich sein. „Die Gefährdung des Patienten durch seine *eigene* Erkrankung in Relation zu den Gefahren der an seinem *eigenen* Körper vollzogene Therapie“ müssen auf den Behandlungsbedürftigen erkrankten Menschen bezogen sein. (ebenda) „Die Lebendorganspende als verstümmelnder Eingriff ohne Therapiebedarf stellt daher eine fundamentale Herausforderung medizinischer Grundprinzipien dar“, die Verpflichtungsformel des hippokratischen Eides: primum nil nocere, dem Patienten durch ärztliches Handel nicht zu schaden, wird eindeutig verletzt. „Für die Übertragung des Prinzips der personenzentrierten Risikokalkulation auf den gesunden Lebendspender fehlt eine entscheidende Dimension – der therapeutische Nutzen des Eingriffs“ (ebenda). Die Lebend-Spende gefährdet mit 100 % Sicherheit den Spender weit über das Operationsrisiko hinaus: nach dem Wortlaut des Gesetzes muss sie unterbunden werden.

Da Lebendspende ein verstümmelnder Eingriff ist, stellt sich die Frage, ob der Arzt mit Zustimmung des Geschädigten (des Spenders) zum Schädiger werden darf. Ärztliche Verantwortung setzt eine individual-ethische Bindung voraus, d.h. der Arzt ist verantwortlich für den sich ihm anvertrauenden Patienten, er orientiert sein Handeln am Wohl des Patienten: Erkrankung, Therapie, Indikation, Risiken und Nutzen der Behandlung orientieren sich am behandlungsbedürftigen Patienten. Die Körperverletzung durch die Entnahme des Organs ist in der Medizin die utilitaristische Abkehr von dieser individualethischen Grundvoraussetzung. Der gesunde Spender wird „benutzt“, ihm wird ein Schaden zugeführt – zugunsten Dritter. Dies ist eine völlig neue Qualität der ethischen Sichtweise: „Denn es handelt sich dabei um nichts weniger als um einen Einstieg in jenen radikalen Utilitarismus“ der in einem Artikel von Harris „The Survival Lottery“ bereits 1975 geschildert wurde.

– Die sog. Forschungsklausel im neuen Transplantationsgesetz geht in Richtung Utilitarismus: Das Individuum wird zurückgedrängt, wenn das „öffentliche Interesse“ größer ist. Durch Gesellschaftliche Überlebensstrategien (es leben 2 Menschen besser, wenn eine Niere transplantiert wird) wird der Körper des Gesunden als medizinische Ressource in vollem Umfang sozialpflichtig. Der Lebendspender wird verdinglicht, die Würde wird verletzt.

Die Bereitschaft zu einer Lebendspende als Ausdruck der Selbstbestimmung würde eine solche Körperverletzung legitimieren. Der Wille des Patienten rückt in den Vordergrund, verdrängt die medizinische Indikation. Selbst wenn man dies als Begründung akzeptieren würde, bleibt die Frage: Legitimiert die Bereitschaft des gesunden Spenders eine solche fremdnützige Körperverletzung von Seiten des Arztes? Er überschreitet damit Prinzipien und ethische Grundsätze. Der „Bedarf“ von Seiten des wartenden Empfängers kann und darf kein Grund für den Arzt sein einem Gesunden eine Körperverletzung mit gravierenden Komplikationen zuzufügen.

Der Pittsburgher Chirurg Starzl beendete 1972 die Lebendspende wegen der nicht vertretbaren Risiken für den Spender. In Deutschland stellte Eigler, Vorsitzender der Arbeitsgemeinschaft der deutschen Transplantationszentren, fest, dass die „rein medizinische Tatsache einer kurz- und langfristig bestehenden Gefährdung des Spenders oft nicht das nötige Gewicht“ erhalten würde. Ganz ohne Risiko sei die Spende nicht, ganz wegdiskutieren lassen sich die Risiken nicht, gab der Urologe Giessing zu. Prof. Nagel schreibt 2015, dass eine Lebend-Spende aus ethische Gesichtspunkten nicht unkritisch zu sehen sei, „da eine *so schwere* Operation diesen Menschen gefährdet ... Jede Organspende von Lebenden bedeutet ein Risiko für den Organspender sowohl akut im Rahmen der durchzuführenden Operation, als auch langfristig im Hinblick auf die Organfunktion“; durch einen ärztlichen Eingriff würde einem Menschen „Schaden“ zugefügt, diesen Aspekt könne man nicht negieren – und das alleine fremdnützig. Das ärztliche Prinzip: ‚zu aller erst nicht schaden‘ würde klar verletzt. Der Ausweg ist eine typisch bioethische Relativierung der Werte: Die Motivation des Spenders, die Vorteile für den Empfänger seien ‚bedeutsamer‘ (so Nagel) als der Verstoß gegen ärztliche Grundpflichten.

Die Interessengemeinschaft Nierenlebendspende formulierte 2013: Ärzte sollten mehr als bisher über mögliche gesundheitliche Gefahren aufklären; „Fernsehreportagen und Zeitungsstorys, aber auch Transplantationsärzte verharmlosen oft die Risiken einer Lebendnierenspende", so der Vorsitzenden Zietz, betroffener Spender. Bisher werde in der Öffentlichkeit suggeriert, dass die Natur jedem Menschen eine Niere als ‚Reserve' zur Verfügung gestellt habe. Studien belegen, dass bei Spendern chronische Müdigkeit, Leistungsreduzierung, kognitive Einschränkungen nicht selten auftreten; jeder fünfte Spender entwickelt nach einem Jahr einen behandlungsbedürftigen Bluthochdruck. Junge Menschen werden ausdrücklich vor einer Lebendspende gewarnt. „Wir halten sie für einen in Ausnahmefällen gangbaren Weg. Sie ist jedoch keine Standardlösung". Doch die Lebendspende wird von der Transplantationsmedizin, entgegen dem Gesetz, als ein Ausweg aus dem „Organmangel" gesehen, wie bei einer Tagung im Oktober 2013 deutlich wurde. Dennoch forderte Prof. Bechstein von der Universität Frankfurt eine konsequente Aufklärung, denn „bei Lebendspenden tun wir etwas, womit wir dem Patienten eigentlich nur schaden".

– Religionen nennen die Spende Tat der Nächstenliebe. Die Opferhaltung des Spenders würde diese altruistische Tat rechtfertigen, einige Autoren argumentieren, die Spende sei nicht nur erlaubt, sondern gar geboten – der Nichtspender wird rechtfertigungspflichtig. Die Voraussetzung für diese Wende ist die Abkehr von der subjektivistischen Interpretation der menschlichen Existenz, von Entwicklung zum Individuellen, hin zu einer intersubjektiven Interpretation des sog. Totalitätsprinzips. Der einzelne Mensch sei durch den gemeinsamen Besitz der menschlichen Natur so mit seinen Mitmenschen verbunden, dass der Mitmensch zum „alter ego" werde. Die Liebe zum Mitmenschen stehe der Selbstliebe in nichts nach. Spezifisch christliches Handeln könne sich auch auf heroische Taten erstrecken, in Ausnahmefällen sogar bis zur Spende von lebenswichtigen Organen, mit Todesfolge für den Spender. Eine solche Haltung ignoriert die gesamte Entwicklung des Abendlandes, macht aus Individuen, die einander benötigen und von einender lernen müssen, ein homogenes Gemisch, in dem die Grenzen von Ich und Du utilitaristisch verschmelzen. Die Pflicht zu spenden wäre mit dieser „christlichen" Argumentation eingeführt – wer nicht spendet wird somit zum „unguten" Christen. Diese absurde utilitaristische Konstruktion, erhöht den Druck noch weiter.

Immer wieder wird die Geschichte vom barmherzigen Samariter (Lukasevangelium 10, 25) angeführt. Der Samariter pflegt und versorgt einen beraubten und verletzten Menschen am Straßenrand; er bringt ihn in eine Herberge und sorgt dafür, dass er weiter gepflegt wird. Daraus wird abgeleitet, Organspende sei Ausdruck der Nächstenliebe. Dies gilt nur, wenn sich zwei real begegnen: Es könnte für die Lebendspende zutreffen – damit sind „Cross-over-Spenden" ausgeschlossen. Das Argument der christlichen Nächstenliebe erweist sich als falsches Bid, erzeugt subtilen Druck, indoktriniert.

- Die Problematik der fremdnützigen Schädigung des gesunden Spenders beschränkt sich keineswegs auf das medizinische Risiko des Spenders. Es kommen psychische und soziale Komplikationen hinzu, im Vorfeld der Spende, kurz sowie langfristig. Studien zu den psychosozialen Aspekten sind lediglich in der Frühphase der Transplantation gemacht worden, dieser Themenkomplex wurde nicht weiter verfolgt.
- Bereits die Möglichkeit einer Spende markiert einen konfliktreichen Eingriff in das Sozialgefüge aller Betroffenen. Es treten familiäre Rollenkonflikte und Loyalitätskrisen auf, die bis zur Zerstörung der Spenderfamilie gehen können. Es können Beziehungskonflikte zwischen den möglichen Spendern, aber auch zwischen dem Empfänger und den möglichen Spendern auftreten; es können Konkurrenzkämpfe zwischen spenderbereiten Familienmitgliedern entstehen. Die Nicht-Spender können intrafamiliärem Stress ausgesetzt werden, der sich bis zu massiven Schuldgefühlen ausweitet. Es können daraus Wiedergutmachungsabsichten (Hilfe beim Hausbau oder anderen Angelegenheiten) entstehen. Umgekehrt kann der Spender mit Aspekten der Erwartungsenttäuschung konfrontiert werden. „Die in der Regel auf den Empfänger konzentrierte Aufmerksamkeitsverteilung der Familie und des medizinischen Personals hinterlässt beim Spender das Gefühl der Vernachlässigung und den Eindruck, für seine mutige Entscheidung zur Spende nicht hinreichend anerkannt zu werden“ (Feuerstein). Die postoperative Dynamik der Spender-Empfänger Beziehung birgt Konfliktstoff. Der Empfänger kann von Schuldgefühlen überwältigt werden: Er hat ein Geschenk bekommen für das er sich nicht adäquat revanchieren kann. Der Spender erwartet nicht selten unerfüllbare Dankbarkeit. Es kann ein übertrieben fürsorgliches Verhalten des Spenders entstehen. Diese Konflikte verschärfen sich dramatisch, wenn es zu einer Abstoßung des „Geschenks“ kommt. Bis zu viermal häufiger als in der Normalbevölkerung entstehen behandlungsbedürftige Depressionen bis hin zum Suizid des Spenders, der sich durch die Abstoßung „seines“ Organs als Verlierer empfindet.

Fellner/Marschall sprachen bereits 1970 vom Mythos der Freiwilligkeit. Die Schuld- sowie die Verpflichtungs-Gefühle innerhalb des Familiengefüges üben subtilen Druck aus, der oft als Selbstverständlichkeit ausgelegt wird. „Zwei Drittel der intrafamiliären Lebendspender trafen ihre Entscheidung zur Spende nach dem ‚moralischen‘ Entscheidungsmodell, das heißt mit großer Spontaneität und ohne ausreichendes Vorwissen über die ... Risiken. Im Nachhinein fühlen viele Spender einen deutlichen Kontrast zwischen ihren normalerweise ‚rationale‘ getroffenen Entscheidungen und der sofortigen ‚irrationalen‘

Entscheidung zur Spende" (Feuerstein). Die meisten Gespräche finden in Anwesenheit anderer Familienangehöriger oder gar des Empfängers statt. Diese Situation erhöht die den Druck enorm.

Unter Eltern/Kindern sowohl unter Ehepartnern kann von einer wirklichen Freiwilligkeit ohnehin nicht gesprochen werden. Man hat auch von immunologischer Triage gesprochen: Wenn ein potenzieller Spender mit seiner Entscheidung zögert, die anderen Familienangehörigen aus medizinischen Gründen ausscheiden, erhöht sich automatisch der Druck auf den Zögernden. Der Abwartende wird Opfer der medizinisch-immunologischen Selektion. Das Bewusstsein für die Konsequenzen für den Empfänger (bis hin zum Tod) im Falle der Ablehnung durch den potentiellen Spender übt Druck aus. Papst sprach von der prophylaktischen Befreiung des Spenders (durch die Entscheidung zur Spende) von seinem schlechten Gewissen und dem möglichen Image, nicht zur Hilfe bereit gewesen zu sein. Andere wollen durch ihre Spende vergangene Fehler wiedergutmachen.

Man hat auch vom Mythos des Altruismus gesprochen: Die Spende basiere alleine auf Selbstlosigkeit. Arbeiten stellen fest, dass es sich oft um das Bedürfnis handelt, das eigene Selbstwertgefühl zu erhöhen. Die Spende wird genutzt um im elterlichen Machtkampf eine größere Rolle in der Gunst des Kindes zu spielen. In anderen Fällen wurde die Spende in der Hoffnung auf die Bewältigung von Ehekrisen entschieden, andere wollen dadurch ihre unterprivilegierte Rolle innerhalb der Familie überwinden – wobei meist der Empfänger dann im Mittelpunkt steht, sodass die Enttäuschungen umso größer werden. Eigler hatte schon 1991 vor den Gefahren der Lebendspende gewarnt: diese würden in der Entstehung und Ausnutzung materieller und immaterieller Abhängigkeiten liegen. Man spricht von Altruismus aus Eigennutz.

Zusammenfassend kann man feststellen, dass die geforderte echte, informierte Freiwilligkeit, die ohne offenen oder subtilen, verdeckten Druck stattfindet, in der Realität nicht zu finden ist. Der reine Altruismus ist ebenso wenig zu finden. Sowohl die medizinischen Aspekte des Spenders als auch die psychosozialen Probleme die auftreten können – und deutlich häufiger auftreten als zugegeben – sind kaum erforscht und veröffentlicht worden.

Aus dem „Positionen zur Lebendorganspende" 2003 wird die Haltung der Bundesärztekammer deutlich. Die Lebendspende begründe sich aus der langen Warteliste und auf die zu geringe Anzahl der Spenderorgane. Die Lebendspende sei aber „mit hohen Risiken" verbunden. Die Entscheidung des Spenders resultiere aus dem Selbstbestimmungsrecht, dieses sei „nicht uneingeschränkt". Zum Schutz des Spenders „ist eine Begrenzung des Selbstbestimmungsrechts des Organspenders erforderlich". Sie betont „die besondere Bedeutung des Gebots der Minimierung gesundheitlicher Risiken für den Spender"; gesundheitliche Risiken werden damit zugegeben; das Subsidiaritätsprinzip wird hervorgehoben. Sie spricht sich für eine Ausweitung der Lebendspende aus. In einem anonymisierten Pool sollen spenderwillige Menschen registriert werden, die bei passendem Empfänger zur Organentnahme gebeten werden. Dieses Modell scheint in USA Erfolg zu haben, zeigt Ähnlichkeiten mit dem Register für die Knochenmarkspender. Die cross-over-Spende soll zugelassen werden. – Die Vorgaben des Gesetzes werden missachtet und umgangen. Die Ärztekammer kann und soll strengere Regeln als die des Gesetzes erlassen: diese aber zu missachten und aufzuweichen entspricht nicht ihrer Aufgabe.

Das Verbot Lebendspende gegen Geld soll beibehalten werden.

Die ‚Versicherungsrechtliche' Lage solle verbessert, die gesundheitlichen Folgen der individuellen Spende sollen kollektiviert werden: Krankenkassen und Versicherungen, die ‚Solidargemeinschaft' sollen dafür aufkommen. Mittelbare Gesundheitsrisiken sowie „Spätfolgen", bis zu Berufs- oder Erwerbsunfähigkeit oder Pflegebedürftigkeit sollen Berücksichtigung finden. Die Nachsorge solle verbessert werden.

Um die Lebendspende nicht zu gefährden werden Probleme nicht klar formuliert. Bundesärztekammer und Bundestag vermeiden strengere Regelungen zur strengen Einhaltung der Subsidiarität.

Die Ethikkommission der Deutschen Transplantationsgesellschaft bekräftigt, dass Lebendspende subsidiär sei. Warum stellt sie keine strengen Regeln für ihre Mitglieder auf? Warum werden Mitglieder, die die Regeln nicht einhalten, nicht ausgeschlossen? Warum ‚soll' und nicht muss die Nachsorge der Spender verpflichtend am Transplantationszentrum stattfinden? Die Durchführung von Lebendspenden dürfte für Mitglieder nur dann zulässig sein, wenn die lebenslange Nachsorge des Spenders vom Zentrum als Pflicht gilt.

Vertrauen muss man sich durch Einhalten und Überprüfen von strengen Regeln gewinnen; Folgen für die Ärzte, die sich nicht daran halten, sollten selbstverständlich sein.

Kapitel 22

Organhandel

Unter Organhandel versteht man den Handel mit menschlichen Organen zum Zweck der Transplantation, gegen Geldzahlungen. In einer „positiven“ Ausführung handelt es sich um einen geregelten und kontrollierten Handel, ohne kriminelle oder mafiöse Hintergründe. In der Praxis ist es aber unmöglich zu trennen, zu überwachen und zu kontrollieren. Es werden drei Gründe für die Einführung eines Handels angeführt. Der ‚Organmangel‘ soll so reduziert werden. Zweitens könne man durch die Zahlungen an die Spender deren finanzielle Not lindern oder beheben. Man könne, drittens, dem kriminellen Treiben ein Ende setzen.

Iran ist das einzige Land, in dem staatlich kontrolliert, Preise für eine Nierenspende reguliert sind: es sollen 2000 bis 4000 Dollar sein.

Ökonomen fordern schon länger eine Legalisierung des gesetzlich regulierten und kontrollierten Organhandels, Angebot (Organe) und Nachfrage (die Menschen auf der Warteliste), verlangen nach einer marktgerechten Lösung, nur finanzielle Anreize könnten das „Organaufkommen“ steigern. Es sei eine moralische Pflicht, einen geregelten Markt einzuführen, um Leben zu retten.

Jeder Mensch sei autonom und könne über sich, seinen Körper und seine Organe verfügen. Jeder wisse am besten, was für ihn richtig und gut ist; der Staat solle den Einzelnen nicht bevormunden. Das Selbstverfügungsrecht schließe das Recht auf Selbstschädigung ein. Selbstschädigung ist aber in der Medizin ein psychiatrisches, behandlungsbedürftiges Krankheitsbild. Die aktuelle staatliche Regulierung würde das Organ-Angebot künstlich verknappen. Es wird eine Win-win-Situation postuliert: Der Empfänger bekommt schneller ein Organ, der bezahlte „Spender“ steht finanziell besser da, die ‚Solidargemeinschaft‘ würde sparen, da eine Dialyse teurer ist als eine Transplantation. Einige Ökonomen schlagen einen Handel wie an einer Wertpapierbörse vor (so z.B. Breyer, Oberender, Roth, Shapley, Schroeder, Hansmann, Becker). Ihnen allen gemeinsam ist ein deutliches utilitaristisches Argumentationsmuster. Dem wiederum liegt ein instrumentelles Menschenbild zugrunde. Der Körper sei lediglich ein Instrument, der Mensch habe einen Körper, über den er verfügen könne. Organe seien eine Ware, mit denen man Handel treiben könne.

Organe sind weder rechtlich noch ethisch-moralisch eine Ware, kein Medikament. Der Mensch ist eins mit seinem Leib, die Individualität sowie die Persönlichkeit bestimmen sich auch und durch den Körper: Ich *bin* eins mit meinem Leib. Der Satz: ich *habe* einen Leib ist bereits eine dualistische Trennung. Würde sich ein Subjekt als Besitzer seiner Organe verstehen, im dem Sinne, dass sie in seinem Körper enthalten seien und er darüber verfügen könne, würde dies Desubjektivierung sowie Externalisierung bedeuten: Es wäre eine Entfremdung des eigenen Selbst vom eigenen Körper, das Subjekt entzöge sich seiner eigenen Seins-Grundlage. Der Schritt zur Marktfähigkeit der Organe als „Ding" wäre ein gradueller, sie wären gleichsam vergesellschaftbar. Der Mensch würde sich, seinen Körper und seine Organe verdinglichen, also seine unantastbare Würde antasten und somit sich selber entwürdigen.

Der Staat, der die freie Verfügungsgewalt über die Organe und dadurch die Freiheit des Einzelnen einschränkt, soll nun den Organhandel stark regulieren, um Missbrauch zu verhindern, soll nun deutlich verstärkt eingreifen. Es sollen nationale Beschränkungen der Organzirkulation, Mindestnormen für Spendewillige, Festpreise für Organe eingeführt werden. Die Organallokation soll staatlich vorgenommen werden, die Verteilung unabhängig von der Zahlungsfähigkeit erfolgen. Die Forderung einer Liberalisierung bedeutet eine sehr starke Regulierung mit starker Bürokratisierung: solchen Vorschlägen ist paradoxerweise ein starker Etatismus eigen, eine staatliche Bevormundung. Anreize könnten Rabatte auf die Krankenversicherung sein, wenn man sich zur „postmortalen Organspende" bereit erklärt, oder aber die Übernahme der Bestattungskosten, um die Angehörigen dazu zu bewegen, einer Spende zuzustimmen. In diesem Falle wäre es eine finanzielle Nötigung, die die prekäre Situation der Angehörigen ausnutzt.

Ökonomen gehen von Preisen von 20000 bis 30000 Euro für eine Niere aus. Zwischen dem Spender und dem Empfänger solle ein qualifizierter Makler eingeschaltet werden. Ökonomen argumentieren, Organspende gegen Geld sei eine Art Existenzförderung oder Entwicklungshilfe; es sei zynisch, armen Menschen diese Chance vorzuenthalten.

Eine Art „2-Klassen-Gesellschaft" würde sich so etablieren: Wohlhabende kaufen sich eine Niere, arme und bildungsferne Menschen werden ausgenutzt, spenden ihre Niere. Ist das zukunftsfähig? In Deutschland gäbe es ein gesichertes Existenzminimum, niemand sei daher „gezwungen" ein Organ zu „verkaufen". Sicher lässt sich ein solches Verhalten auch in Deutschland nicht ausschließen: es geht aber im Wesentlichen um Länder der Dritten Welt.

Selbst wenn man dem Einzelnen zugesteht, über seinen Körper entscheiden zu können, so müsste es Ärzten erlaubt werden, fremdnützige massive Körperverletzung zu praktizieren. Ein solches Verhalten ist weder berufsrechtlich noch ethisch zu rechtfertigen.

Viele Studien von Wirtschaftsforschern haben überdeutlich gezeigt, dass reale Menschen nicht so vernunftorientiert sind wie in ökonomischen Denkmodellen angenommen. „Wir wissen, dass viele Menschen vor allem für Geld viele Dinge tun, die sie nachher bereuen“, so Prof. Schicktanz. Wenn von der Freiheit gesprochen wird, so fragt sich wessen Freiheit gemeint ist: den ökonomisch Schwachen, wird zugemutet ihr Recht auf körperliche Unversehrtheit aus finanzielle Zwängen aufzugeben, damit der Empfänger die Freiheit bekommt, Organe zu kaufen. „Um es pointiert auszudrücken: Es wäre eine soziale Unterklasse, deren physische Integrität angetastet werden könnte und die zur Organbank für die Gesellschaft erklärt würde. Die Funktion der Debatte liegt darin, Zugriff auf das zu schaffen, was bisher gegen Geld nicht zu kaufen war: vitale Teile des Körpers eines Anderen“. Der sozial-ökonomisch Schwache würde unter Druck monetär vermittelte Entscheidungen treffen über seine Selbstschädigung. (Prof. Schneider).

Nicht selten werden „Spender“ gegen Geld dazu aufgefordert zu unterschreiben, sie seien Cousine des Empfängers: die Grenze zum Illegalkriminellen ist überschritten.

Finanzielle Anreize können sogar unerwünscht das genaue Gegenteil bewirken: Menschen die aus Altruismus bereit sind, ein Organ zu spenden, können durch die Bezahlung vergrault werden. Solche Phänomene kennt man von der Blutspende. In der Bevölkerung würde eine Kommerzialisierung großen Schaden anrichten, und damit einen weiteren Rückgang der Spenderzahlen nach dem „Hirntod“ bewirken. Die meisten Nieren-Kranken, die auf ein Organ warten, möchten keine Verwandten-Lebend-Spende; sie wollen nicht für mögliche Schäden verantwortlich sein, die ein Lebendspender davontragen könnte, sie kennen schließlich den Wert der verlorenen Gesundheit.

Der Harvard-Ökonom Roth befürwortet einen anderen Weg: es schlägt die Einrichtung von Tauschringe vor. Wenn unter Verwandten die Spendenbereitschaft vorhanden ist, aus Abstoßungsgründen aber nicht machbar ist, so sollte der Kreis erweitert werden, um geeignete Spender-Empfänger Kombinationen zu finden. Schon lange befürworten einige Chirurgen, darunter der verurteilte Prof. Broelsch, einen geregelten Organhandel. Die Spende sei schließlich eine schwere Operation, die nicht Komplikationsfrei sei: Die Risiken könnten mit Geld aufgewogen werden.

Spender bekommen zwischen 1000 und 3000 Euro: es scheint zunächst für diese Menschen eine große Summe zu sein. Bezahlte Spender sind aber meist Menschen aus Entwicklungsländern, die ein hohes Risiko eingehen: die medizinische Versorgung ist in diesen Ländern nicht gut, die Lebenssituation, die Ernährungsweise nicht unserem Standard entsprechend. Die medizinische Versorgungs-Situation der westlichen Länder ist auf Entwicklungsländer nicht übertragbar.

Der wohlhabende Empfänger zahlt hingegen zwischen 30000 und 250000, Vermittler und andere kassieren das Meiste, bis zu 70000 € Gewinn pro Niere.

Durch ein Verbot Organe verkaufen zu können, würde man Menschen zwingen, in schlechten Umständen leben zu müssen. Erhebungen haben aber gezeigt, dass die „Spender" einige Jahre danach immer noch arm sind, ihre Situation nicht verändert haben, dass es ihnen gesundheitlich schlechter geht, nicht wenige werden selber von der Dialyse abhängig und dass sie anderen Menschen davon abraten, ihre Niere zu verkaufen. Die postulierten Vorteile für Arme entsprechen nicht den Tatsachen: Arme bleiben auch durch eine Organentnahme gegen Geld arm. Diese Argumentation ist also zynisch, und von der Empirie nicht begründbar.

Auf den Philippinen, eines der ärmsten Ländern der Welt, blühte ein reger Organhandel: mindestens 50% der Organempfänger waren Ausländer. Aufgrund der Armut sahen sich viele Bewohner gezwungen eine Niere für bis zu 2500 US Dollar herzugeben. Es wurden Operationssäle gefunden, die in erbärmlichen Zustand waren; immer wieder starben Spender kurz nach der Organentnahme. Die Regierung sah sich gezwungen den Verkauf von Organen komplett zu verbieten: Die Menschen müssten vor dem Verkauf von Organen aus Armutsgründen geschützt werden.

Entweder reist der zahlende Empfänger in das Land des „Spenders" – hygienische und Qualitätsprobleme sind dann die Folge; oder der „Spender" wird ins Land des zahlenden Empfängers gebracht – was Menschenhandel ist. Oft treffen sich „Spender" und zahlender Empfänger in einem Drittland, wo solche Praktiken möglich werden. Auch müssen größere Zentren und Ärztegruppierungen organisiert mitmachen, sonst wäre ein solch florierender Markt nicht denkbar. Scheper-Hughes spricht von mafiösen Strukturen. Die Türkei hat sich zu einem Nierenumschlagsplatz entwickelt, gleiches wird auch von Estland berichtet.

Israel gilt als eine Drehscheibe des Organhandels. Prof. Broelsch war Professor am der Hadassah-Universitätskrankenhaus und beratender Chirurg am Beilinson Medical Center in Tel Aviv; er muss die dort übliche Praxis des Organhandels sehr gut gekannt haben. Gut dokumentiert ist das Treiben der Medicus-Klinik im Kosovo: Dort wurden Organe entnommen, an gut zahlende Patienten implantiert. Die Vermittler kamen aus Israel, der Operateur aus der Türkei mit Beteiligung von lokalen Ärzten. Der Inhaber: Prof. Beer, Chefarzt der urologischen Klinik am Franziskus-Krankenhaus in Berlin. „Spender" kommen aus folgenden Ländern: Moldavien, Brasilien, Afrika, China, Indien, Ukraine, Russland, Rumänien, Georgien, Pakistan, Estland, Türkei, Philippinen, Ägypten, Sudan und Kolumbien. Die Dunkelziffer der „Exportländer" ist sicher hoch. Importländer sind Israel, Saudi-Arabien, USA und Kanada.

Es ist eine Illusion zu glauben, man könne den Schwarzmarkt beenden durch geregelten Organhandel. Es ist nicht überprüfbar, ob die Spende wirklich freiwillig stattfindet, oder ob nicht doch finanzielle Zwänge oder Druck ausgeübt wurden. Eine Spende gegen Geld ist keine Spende mehr: Es ist ein Kauf-Akt. Da Organe keine Ware sind, mit denen man handeln könnte, ist aus ethischen Gründen eine Kommerzialisierung abzulehnen. Sie würde nur weitere Begehrlichkeiten wecken. Der Weg zur Sozialpflichtigkeit der Organspende wäre geebnet. Wenn Organe nach Angebot und Nachfrage organisiert werden – warum sollten nicht Organe nach dem „Hirntod" bezahlt werden, warum sollten die Hinterbliebenen nicht davon profitieren? Das Gesetz in der BRD verbietet Organhandel: Bei diesem Schutz muss es auch bleiben. In allen Ländern muss Organhandel verboten und streng bestraft werden: sowohl für den zahlenden Empfänger, für den „Spender" aber auch für Vermittler und für die transplantierenden Ärzte. Auch der Versuch muss strafbar sein.

Die Deutsche Gesellschaft für Technische Zusammenarbeit kam bereits 2004 zu folgender Schlussfolgerung: „Die Legalisierung des Organhandels würde den illegalen Handel nicht verhindern: Durch den Verkauf von Organen verbessert sich die Wirtschaftslage der Spender nicht. An Organhandel beteiligte Mediziner und Zwischenhändler müssten mittels einer Verschärfung der gesetzlichen Bestimmungen strenger bestraft werden." Verschiedene internationale Gremien haben Empfehlungen erarbeitet: selten sind sie in nationales Recht umgesetzt worden und entsprechend verfolgt worden. Der Organhandel sowie die kriminelle Organbeschaffung sind leider immer noch ein „lukratives" Geschäft.

Im Januar 2015 sorgte folgende Nachricht für Diskussionsstoff: der Nierenkranke Südostasien Korrespondent Germund hatte sich gegen Geldzahlung verbotenerweise einer Niere auf dem Schwarzmarkt besorgt. Seine Gedanken und seine Geschichte wurden veröffentlicht. Er geht davon aus, dass jeder Kranke ein Recht auf die Transplantation einer Niere habe: da die Gesellschaft nicht in der Lage sei, zeitnahe ein Organ zur Verfügung zu stellen, machte er sich auf der Suche nach einem bezahlten Organ auf dem Schwarzmarkt. Dabei werden die Wege bis zum ‚Kauf' eines Organs genau geschildert. Die Sprache ist dem ernst des Problems nicht adäquat: ‚Ich brauche ein Organ', die Niere würde Spender und Empfänger verbinden, sie würde noch in einem anderen Körper arbeiten. Er selber zitiert einen „Nierenagenten" mit den Worten: ‚Es sind Leute, die in Armut leben und hoch verschuldet sind. Denen bleibt nur Selbstmord oder der Verkauf einer Niere'. Sein ‚Spender' aus Afrika habe eine selbständige Existenz aufbauen wollen; im Text wird erwähnt, dass dies nicht stattgefunden habe, dass der ‚Spender' mehrfach beim ‚Nierenagenten' um mehr Geld gebeten habe. Es ist erschreckend, mit welcher Leichtigkeit, quasi im Nebensatz, soziale sowie ethische Bedenken auf die Seite geschoben werden. Die Schilderungen offenbaren einen erschreckenden Tunnelblick, einen Egoismus, der sich über alles hinwegsetzt, sie grenzen an das psycho-pathologische Bild massivster Verdrängung. Der ‚Verkauf' der Niere kann nie freiwillig sein, Reiche nutzen die Armut anderer aus, die gesundheitlichen Risiken für die ‚Spender' sind enorm, da sie meist aus Ländern mit einem kaum existierenden Gesundheitssystem stammen. Die Liste der Länder, aus denen ‚Spender' stammen, die Germund in seinem Buch anführt, zeigt dies überdeutlich: Philippinen, Indien, China (meist getötete Gefangene), Israel (meist Empfänger), Ägypten, Türkei, Südafrika, Brasilien, Pakistan, Bangladesch, Vietnam, Kolumbien, Moldavien, Mexico, Thailand, Afrika, Südamerika. Der ‚Spender' bekommt – so die offizielle Leseart – 10 bis 30000 €, meist bedeutend weniger. Der Käufer zahlt 80000 bis an die 200000 €. Der ‚Rest' bleibt beim ‚Nierenagent'.

Der immer wieder angeführte Hinweis auf Iran, als einziges Land der Erde mit einem staatlich geregelten Organmarkt übersieht die absolutistische, ideologisch-fanatische Religionsdiktatur dieses Staates, die prinzipiell jeden Vergleich verbietet.

Eine größere Arbeit aus dem Iran zeigt folgende Probleme: 58 % der ‚Spender' bezeichneten ihren Gesundheitszustand als sehr negativ, 85 % würden ihre Niere sicher nicht wieder verkaufen, 76 % würden potenziellen Verkäufern dringend davor abraten diesen „Fehler zu wiederholen". In 73 % der Fälle traten familiäre Konflikte auf, bis zur Scheidung, 70 % wurden von der Gesellschaft isoliert, 71 % bekamen eine Depression; in 20 % bis 66 % traten negative finanzielle Folgen auf. Die Mehrheit der „Spender" hatte ernsthafte medizinische und soziale Probleme. Irans staatlich kontrollierter ‚Organhandel' kann nicht als nachahmenswertes Beispiel genannt werden.

Einige Juristen meinen, es könnte sich um rechtfertigenden Notstand, oder um entschuldigenden Notstand handeln. Diese Argumentation ist logisch absurd. Sein Leben war nicht in Gefahr: Bei Nierenversagen ist eine Dialyse-Behandlung möglich. Dieses Argument würde Tür und Tor für Organe gegen Geld öffnen, da es für alle gelten würde. Das Transplantationsgesetz verbietet gegen Strafe den Organkauf, der implantierende Chirurg macht sich strafbar. Schon der Versuch ein Organ zu kaufen ist strafbar.

Es ist ein Skandal, dass die Presse über die Geschichte lang berichtet hat. Die Gesetzeslage hätte vielmehr eine Anzeige erfordert. Bedenken gegen Organhandel werden durch diese Geschichte verdeutlicht und verstärkt.

Kapitel 23

Kriminelle Organbeschaffung

WHO, Europäisches Parlament, Europarat sowie die internationale Transplantationsgesellschaft warnen schon seit Jahren vor Transplantationstourismus, Organhandel, sowie krimineller Organbeschaffung und illegaler Transplantation.

In China ist die Spendenbereitschaft sehr gering: In 6 Jahren waren nur 130 Menschen als Organspender registriert. Organspende verstößt gegen die Jahrtausende alte Tradition wonach di Seele ihren Sitz in den Organen hat. Im Jahre 2010 gab es ein erstes Programm für „Spende gegen Geld" – mehrere Tausend Dollar, für chinesische Verhältnisse damals ein Vermögen! Die internationale Transplantationsgesellschaft konnte diese Praxis nicht gut heißen. Der „Erfolg" war auch bescheiden. Das Vertrauen in das chinesische Gesundheitswesen ist sehr schlecht. Entgegen den Regierungs-Beteuerungen gilt in China folgende Praxis: Bis zu 80 % der Organe stammten von Hingerichteten, denen ungefragt Organe entnommen werden. Ob diese Menschen „kriminelle" oder „politisch verurteilte" waren, ist nicht bekannt: Kleindiebe gelten dort bereits als Kriminelle. Von Regierungsseite wurde 1984 die „Vorläufige Vorschrift für die Nutzung von Leichen oder Organen von zu Tode verurteilten Kriminellen" erlassen: Sie regelt wie Todgeweihte durch Erschießen sterben sollen. Neuerdings wird experimentiert, mit welcher Giftspritze die Organe nach der Hinrichtung besser erhalten werden. Wie „freiwillig" ein zu Tode Verurteilter sich zur Spende bereit erklärt, ist in Frage zu stellen. In Gefängnissen werden Häftlinge, schon bevor ihnen der Schau-Prozess gemacht wurde, untersucht. Nach Massenhinrichtungen, direkt neben dem Transplantationskrankenhaus durchgeführt, werden auf Lastwagen Organe entnommen; die Empfänger, reiche Chinesen oder Ausländer, liegen für die Operation im Krankenhaus bereit. Die meisten so durchgeführten Transplantationen sind nicht erfolgreich, da der Gesundheits- und Ernährungszustand der Häftlinge miserabel ist, oft sind sie Hepatitis B infiziert. Pro hingerichtetem Häftling und Organentnahme verdient der chinesische Staat etwa 50000 D-Mark. Auch wenn die chinesische Regierung von bösartiger Verleumdung spricht, sind diese Vorgänge von geflüchteten chinesischen Ärzten sehr genau berichtet. Gelegentlich werden Organe unter Narkose „auf Bestellung" entnommen, bei Häftlingen, die am Tag darauf „sowieso erschossen" werden. All diese Praktiken sind seit vielen Jahren sehr gut recherchiert und veröffentlicht: internationale Proteste sind kaum zu hören. Westliche Universitätskliniken und große Konzerne arbeiten mit China zusammen, bilden Ärzte aus.

Organhandel wurde 2007 verboten und unter Strafe gestellt. Die Praxis Organe von Hingerichteten zu nehmen wurde noch 2007 nicht in Frage gestellt. Der stellvertretende Gesundheitsminister Jiefu sagte dazu: „Wenn einige Kriminelle sich bewusst werden, dass sie der Gesellschaft geschadet haben, und das wieder gutmachen wollen, indem sie nach ihrem Tod ihre Organe spenden, sollte man das ermutigen, nicht ablehnen". Diese Haltung erinnert an die mittelalterliche Praxis, zu Todeverurteilte für Experimente zu „verwenden", als Wiedergutmachung für ihre Sünden, oder damit sie der Gesellschaft wenigstens noch etwas Gutes tun würden. Die Extremvariante dieser Position sehen wir in den KZ's: Häftlinge wurden als Minderwertige, nichtsnutzige Untermenschen gesehen, mit denen man machen konnte, was man wollte. Die Hinrichtungen werden in China entweder termingerecht nach Organbedarf oder direkt im Krankenhaus durchgeführt. Es soll auch ein KZ in Sujiatun bei Shnyang geben mit etwa 6000 Falun Gong-Praktizierenden: Ihre Organe stehen zum „Verkauf" an. Von Betroffenen, die nicht hingerichtet wurden, wird berichtet, dass ihnen Blut abgenommen wurde, dass die Organe mehrfach per Ultraschall untersucht wurden. Es soll auch einen Verbrennungsofen geben, um Spuren sicher zu beseitigen ... Im Tongji Krankenhaus hat Dr. Zhonhua nach eigenen Angaben etwa 4000 Organe, meist von gefangenen Falun Gong Anhängern entnommen. Auf Anfrage antwortete er: „Klar, das ist kein Problem". Er ist Mitglied der Transplantation Society (TTS), obwohl Mitglieder „nicht in die Organentnahme oder Organtransplantation von exekutierten Gefangenen oder anderen Spendern, bei denen das Risiko besteht, dass eine freiwillige Zustimmung für eine Spenden nicht gegeben ist" involviert sein dürfen. Millis, Transplantationschirurg in Chicago, berät schon seit vielen Jahren chinesische Behörden in Fragen der Transplantation, und ist auch an Firmen beteiligt, die in China aktiv sind. Das Deutsche Herzzentrum in Berlin bildet chinesische Ärzte aus, bisher über 500, die in China arbeiten, kooperiert mit über 30 Kliniken in China. Der chinesische Arzt Yuguo arbeitet in leitender Position im Chinesisch-Deutschen Institut in Shanghai, vom Deutschen Herzzentrum und von Shanghai East Hospital gegründet: es führt Transplantationen durch. Ein weiterer Arzt dort, Zhongmin, hat mehrere Jahre in Berlin gearbeitet. Im Sommer 2012 wurde Prof. Hetzer auf die Organentnahme bei Hingerichteten angesprochen: „Natürlich unterstütze ich das nicht, aber es ist nicht so, dass man primär sagen kann, das ist falsch. Der wird hingerichtet und nimmt seine Organe mit ins Grab. Wie würden Sie entscheiden, wenn Sie wüssten, Sie würden morgen geköpft werden?" Im Juli 2012 fand der 24. Internationale Transplantationskongress in Berlin statt. Hetzer und Millis sind da. Prof. P. Neuhaus aus der Charite begrüßt 160 chinesische Transplanteure. Die internationale Transplantationsgemeinde ist direkt in solche Praktiken involviert und mitverantwortlich, weil sie mit ihren Mitgliedern sehr tolerant ist ... Nur Australien lässt chinesische Ärzte ein Papier unterschreiben, „dass die bei uns erlernten Fähigkeiten nicht in Transplantationsprogrammen angewandt werden, die hingerichtete Gefangene als Spender nutzen".

2013 hat der chinesische Vize-Gesundheitsminister verkündet, man wolle die „Abhängigkeit" von Organen Exekutierter beenden: Damit hat er die bisherige Praxis bestätigt. Organhandel solle unterbunden werden. Bisher waren es Worte, denen keine Taten folgten. Im letzten Parteiprogramm wurde verkündet, dass man die Lager auflösen wolle. Der Weltärztebund hatte zwar 1994 und 1999 aus ethischer Sicht Organentnahmen bei Hingerichteten abgelehnt, Ärzte dürften nicht Erfüllungsgehilfen bei Exekutionen oder gar Mörder sein. Schweigen und sich beschränken auf Appelle der internationalen Transplantationsgesellschaft sowie des Weltärztebundes, ganz zu schweigen von der UNO, sind in keinster Weise zu rechtfertigen. Staaten, die solche Praktiken zulassen, nicht wirksam unterbinden oder Ärzte, die kriminell beschaffene Organe transplantieren oder an deren Entnahme mitwirken, müssen mit sofortiger Wirkung ausgeschlossen werden, wenn man versuchen will, Vertrauen zu gewinnen. Mitgliedstaaten müssen Gesetze dafür erlassen, die entsprechende strafrechtliche Maßnahmen vorsehen.

Für Juni 2014 war ein internationaler Transplantationskongress in China angekündigt, um China auf der Weltbühne der Transplantationen zu präsentieren. Der Kongress fand aber nicht statt, weil die Internationale Transplantationsgesellschaft (TTS) ihn nicht unterstützt hatte. In der sog. „Hangzhou Resolution" des Jahres 2013 sollten sich Direktoren chinesischer Transplantationszentren verpflichten, Organe von Hingerichteten nicht zu verwenden. Nur 38 der 169 Zentren hatten unterschrieben, die wenigen Unterzeichner hielten sich aber nicht an die Vereinbarung. Im März 2014 kündete der Vize-Minister Dr. Jeifu an, die Organe von hingerichteten Gefangenen in ein computerisiertes Organspende- und Verteilungssystem zu integrieren. Sobald so gewonnene Organe dort erfasst seien, würden sie als freiwillige Spende gelten. Damit ist das Problem der ‚freiwilligen Organspende' exekutierter Gefangener eliminiert. International hat diese Vorgehensweise Empörung ausgelöst und wurde als Vertuschungsversuch abgelehnt. Das Vorgehen Chinas zeigt, dass man nicht gewillt ist, von der bisherigen Praxis abzurücken.

Im Dezember 2014 hat China, wohl auf internationalen Druck hin, angekündigt, dass ab Januar 2015 keine Organe von Hingerichteten mehr verwendet werden dürfen. Sämtliche Organe sollen nur von freiwilligen Spendern stammen, so Jiefu, Leiter des staatlichen Transplantationskomitees. China hatte aber schon mehrfach angekündigt, diese kriminelle Praxis zu beenden, ohne es in die Tat umgesetzt zu haben. Kann man diesen Ankündigungen Glauben schenken?

Im Jahre 2015 wurde bekannt, dass die Firma Novartis ein Medikament zur Immunsuppression (Myfortic) an chinesischen Nierentransplantierten testen würde. Da das Medikament bereits zugelassen ist, ist eine Studie nicht notwendig: Es sind Marketingmaßnahmen. An Patienten zu forschen, die Organe von Hingerichteten bekommen haben, verstößt darüber hinaus gegen die Regeln des Weltärztebundes und der Transplantation Society. Der Vizegesundheitsminister versprach erneut, keine Organe Hingerichteter mehr zu verwenden. Weder ist die Verwendung der Organe von Hingerichteten gesetzlich verboten worden, noch hat sich an der Praxis in China etwas geändert. Noch im Januar 2015 wurde von offizieller Seite bestätigt, dass Gefangene Organe freiwillig spenden könnten. Im August 2015 fand ein großer Kongress in Guangzhou statt: es kamen Vertreter der WHO, der Transplantation Society und der Declaration of Istambul, eine Initiative gegen den weltweiten Organhandel. O'Connel, Präsident der Transplantation Society lobte den Fortschritt Chinas; Nunez Pena von der WHO beglückwünschte das Land für den Wechsel seiner Politik. Warum ignorieren internationale Gesellschaften ihre eigenen Richtlinien und unterstützen die Transplantationspraktik in einem Land, das nach wie vor Organe von Hingerichtete ‚verwendet'? Organhandel gegen Geld für eine „Lebendspende" zugunsten zahlender Ausländer wird in China in großen Zahlen weiterhin praktiziert. 2017 verlegte Prof. Nashan, Transplantationschirurg aus Hamburg, seinen Arbeitsplatz nach China ...

Die TTS, die internationale Ärzteschaft sowie die UNO müssen energisch und effektiv diesen kriminellen Praktiken Einhalt gebieten, wenn sie das verspielte Vertrauen wieder zurück gewinnen wollen.

Im Kosovo Krieg wurden mit Wissen der UCK, von dieser organisiert, Gefangene verwendet, um ihnen Organe zu entnehmen; Die Organe wurden über den Flughafen Rinas nahe Tirana ins Ausland geschmuggelt, und an vermögende Patienten verkauft. Die „Spender" die dabei umgekommen waren sind spurlos verschwunden.

Organisierte Schlepperbanden locken Menschen in ein anderes Land: dort wird ihnen der Pass weggenommen, sie werden dann unter Druck gesetzt, sie können sich nur über eine Nieren-Entnahme „freikaufen". So in der Türkei, in Südafrika und im Sinai geschehen.

In Russland werden laut einem Bericht des BND obdachlose Weisenkinder entführt und getötet, um Organe an zahlungskräftige Empfänger im In und Ausland zu verkaufen. Immer wieder findet die Polizei Leichen ausgeschlachteter Kinder. Sowohl in Novosibirsk als auch in anderen Städten soll es kriminelle Ärztecliquen geben, die das organisieren. Große Krankenhäuser und Universitätskliniken waren in die illegale

Entnahme verwickelt; Polizeibehörden schauten untätig zu, versuchten sogar recherchierende Journalisten und Angehörige mit Drohungen einzuschüchtern und von der Weitersuche abzuhalten.

Es besteht der begründete Verdacht, dass Adoptionen von Kindern ins Ausland als „verwandtschaftliche Spender von Organen" vermittelt werden. Ähnliche Praktiken sind aus der Ukraine und Kasachstan berichtet worden.

Selbst in New Jersey (USA) ist ein krimineller Ring entdeckt worden (Politiker und Rabbiner sind dabei), die Organhandel getrieben haben. In New York gab es Verurteilungen wegen illegalen Organhandels. Es gibt Berichte aus den USA, dass Israel Organe verwendet, die von getöteten Palästinensern stammen. Israelische Patienten werden oft ins Ausland vermittelt, so zB von Friedmann aus Tel Aviv. Sie werden in Bochum, Krefeld, Düsseldorf, München oder Bad Oeynhausen operiert. Die Spender – selbstverständlich nur Verwandte ... – stammen aus ... Moldawien. Auffällig viele wurden nach Essen vermittelt: laut einer Untersuchung des israelischen Krankenkassen-Managers Rosenfeld wurden in 2000 bis 2002 sieben gekaufte Nieren in ... Essen transplantiert. In Essen arbeitete damals der verurteilte Prof. Broelsch, der auch eine Niere in Jena transplantierte, weil die Kommission in Essen bedenken hatte.

In Israel werden viele Organe implantiert, die gegen Geld aus ärmeren Ländern stammen – dies ist aus vielen Verhaftungen bekannt. Organisierte Händlerbanden locken Menschen in Geldnot, lassen obskure Verträge unterschreiben, füllen Erklärungen aus, die eine familiäre Verbindung zwischen „Spender" und Empfänger vortäuschen; Organe werden entweder im Ausland entnommen oder in Israel selbst. Oft bekommen die „Spender" gar kein Geld. Israel hat den Krankenkassen verboten Transplantationen die im Ausland stattfinden zu bezahlen, wenn Organhandel im Spiel ist: viele Israelis waren ins Ausland gegangen, auch nach China, um sich transplantieren zu lassen. Nach Inkrafttreten des Gesetzes 2008 ist kein Israeli mehr nach China gegangen.

Krimineller Organhandel wird laut gut dokumentierten Berichten in folgenden Ländern praktiziert: Türkei, Indonesien, Kosovo, China, Bangladesch, Brasilien, Kolumbien, Polen, Moldavien, Indien, Pakistan, Iran, Irak, Kasachstan, Rumänien, Philippinen, Haiti, Uganda, Südafrika. Auch hier ist die Dunkelziffer sehr groß. Keinem der Spender geht es gut. So gut wie alle bereuen ihren Schritt, wenn sie überlebt haben.

Gut erforscht und dokumentiert sind kriminelle Machenschaften bis hin zu Erpressung und Tötung in Indien und in Brasilien. Ein gut organisiertes Netz von „Vermittlern" besorgte sich Organe bei den Ärmsten in der Bevölkerung, bis zum Verschwinden von Straßenkindern, die später mit fehlenden Organen tot aufgefunden wurden. Costa Rica hat sich zu einem Zentrum des internationalen Organhandels entwickelt.

Es gibt Berichte von Ärzten, die bei der Sektion von Verstorbenen, ohne Erlaubnis der Angehörigen, Organe und Gewebe (Hornhaut, Knochen, Haut z.B.) entnommen haben.

In der Sinai Wüste werden Flüchtlingen Organe entnommen: meist überleben sie den Eingriff nicht. Ärzteteams aus Kairo reisen mit speziell ausgerüsteten Geländewagen und Operationszelte dorthin, machen gemeinsame Sache mit den Beduinen. Sie entnehmen Organe und lassen die Menschen dann sterben, so der Chef der Rechtsmedizin aus Kairo, Dr. Saleh. Ägyptische Behörden unternehmen nichts dagegen, obwohl das Militär im Sinai sehr wohl präsent ist ...

Im Libanon hat der illegale Organhandel eine lange Tradition. Die Flüchtlinge, die aus dem Syrienkrieg stammen, kommen in Kontakt mit kriminellen Organ-Banden, die ihre finanzielle Not schamlos ausnutzen. Die Operationen finden in als Wohnhaus getarnten Kliniken statt, die postoperative Betreuung der „Spender“ findet nicht statt.

Im Februar 2015 wurde bekannt, dass die Terrormiliz IS im Irak Organhandel treibt, und sich so eine zusätzliche Geldquelle organisiert hat. In Massengräbern wurden bei den Getöteten typische Narben gefunden; die Terroristen hätten Ärzte getötet, die sich weigerten, Organe zu entnehmen. Dies wurde vom irakischen UN Botschafter al-Hakim dem Sicherheitsrat berichtet. Bei solchen Berichten ist Vorsicht geboten: Sie sind nicht bestätigt; die gesamte Organisation von der Beschaffung bis zur Implantation ist so komplex, dass es kaum vorstellbar ist, dass unter solchen Bedingungen eine Transplantation erfolgreich verlaufen kann. Kriminalität findet aber unvorstellbare Wege. Der UN-Sicherheitsrat hat eine Untersuchung in Auftrag gegeben.

Es gibt namentliche berichte von Frauen aus Nepal, die mit falschen Versprechungen als Prostituierte nach Indien, Malaysia oder in die Golfstaaten kamen. Einigen wurde eine Niere „entfernt“, selbstverständlich ohne „Entlohnung“.

Im Bezirk Kalai in Bangladesch existiert eine regelrechte mafiöse Organhandelstruktur: In den letzten 5 Jahren haben bereits 200 Menschen eine Niere ‚gespendet‘. Wer gespendet hat (und 3 bis 4000 € für eine Niere bekommen hat) wird meistens zum Händler und zwingt weitere Familienangehörige zur ‚Spende‘: Provision etwa 2600 €. Der örtliche Polizeichef Islam kennt die Lage gut, ist aber machtlos. Die Allermeisten bereuen später die ‚Spende‘, da es finanziell nichts gebracht hätte und sie erhebliche gesundheitliche Probleme bekommen hätten. Nicht selten findet man Menschen mit einer großen Narbe am Bauch tot in einem Teich ...

Kürzlich ist in USA eine Debatte neu entflammt: darf man eine Organspende von einem zu Tode verurteilten annehmen? Die Hinrichtung eines Kindermörders wurde zunächst aufgeschoben, weil er den Wunsch geäußert hatte, seine Organe zu spenden. Hier öffnen sich unendlich viele ethische Fragen, von der Zulässigkeit der Todesstrafe bis hin zur Freiwilligkeit der Spende in einer solchen Situation.

Auf parlamentarische Anfragen 1988 und 1990 gab es von der Bundesregierung nur ausweichende Antworten: Obwohl solchen Praktiken gut dokumentiert waren und sind, tat die Bundesregierung so, als ob ihr nichts bekannt wäre.

Eine aktuelle EU Studie zeigt den alarmierenden Anstieg von Menschenhandel, darunter auch Organhandel, vor allem aus Rumänien und Bulgarien. Die EU-Richtlinie gegen Menschenhandel ist bisher nur von 5 Mitgliedsstaaten umgesetzt worden – in der BRD ist sie nicht umgesetzt worden. Wenn nicht einmal innerhalb der EU Maßnahmen gegen Organhandel wirksam umgesetzt werden – wie soll Vertrauen in der Bevölkerung entstehen?

Selbst im aktuellen Ukraine-Krieg sollen Organentnahmen von kriminellen Banden erzwungen worden sein; auch sollen Organe von getöteten Zivilisten und Soldaten stammen.

Selbst in der EU gelten tausende von Flüchtlingskinder als spurlos verschwunden: Die EU-Polizeibehörde vermutet, dass nicht wenige davon zwecks Organhandel verschwunden seien. In ihrer Verzweiflung scheinen Flüchtlinge bereit zu sein, Organe zu ‚verkaufen', um mit dem Geld Schleuser bezahlen zu können: Kriminelle werden diese ‚Bereitschaft' ausnutzen.

Kürzlich sind 38 Schleuser festgenommen worden. Wenn Flüchtlinge nicht zahlen können, werden sie nach glaubhaften Berichten getötet. Die Schleuser entnehmen dann Organe und verkaufen diese dann an ägyptische Organhändler.

Da all diese kriminellen Vorgehensweisen gut dokumentiert und veröffentlicht sind, da die internationale Transplantationsgesellschaft sowie die Bundesärztekammer gut informiert sind, muss man fordern, dass Ärzte, die in irgend einer Form an solchen Praktiken beteiligt sind oder auch „nur" Organe transplantieren, die von solche Praktiken stammen, von den Gesellschaften oder Ärztekammern ausgeschlossen werden. Programme und Kooperationen müssen sofort beendet werden, wenn der geringste Verdacht aufkommt, dass solche Machenschaften dahinter stehen. Die internationale Transplantationsgesellschaft könnte handeln, wenn sie es wollte; die Ärztekammern hätten die Möglichkeit über die internationale Ärztevereinigung Maßnahmen zu ergreifen, wenn sie es wollten. Die UNO könnte handeln, wenn sie es wollte ...

Die Krankenkassen könnten sehr effektiv handeln, und Transplantationen sowie Nachbehandlung von gekauften oder kriminell gewonnen Organen nicht erstattet – das Beispiel Israel zeigt, dass es geht.

Die altruistische, freie Lebendspende unter Verwandte ist nicht frei von familiär-moralischen Druck, löst Konflikte aus; freie Abwägung und Entscheidung sind nicht möglich. Sie ist ethisch äußerst fraglich, ist sehr anfällig für verdeckten moralischen Druck. Die Folgen für den Spender sind kaum abzusehen Diese unfreie Situation öffnet den Weg für offene oder verdeckte, direkte oder indirekte finanzielle Anreize. Die Übergänge sind fließend und kaum zu überprüfen. Der Weg zum sog. geregelten Organhandel ist damit geöffnet. Durch pekuniäre Nötigung wird die Notlage ärmerer Bevölkerungsschichten im In- und Ausland ausgenutzt. Die Grenze zum kriminellen Organhandel ist kaum zu ziehen und nicht zu überwachen.

Schlussfolgerung

- Aus all diesen Gründen muss die Lebendspende in jeglicher Form abgelehnt werden, weil sie die schiefe Ebene bis zur Kriminalität öffnet. Wenn, dann muss sie strengstens auf Verwandte oder Personen, die dem Spender in besonderer persönlicher Verbundenheit offenkundig nahestehen begrenzt werden, und nur subsidiär in Ausnahmefällen. Die Kommissionen müssen viel gründlicher und verbindlich prüfen.

- Beschaffung und Vermittlung von Organen muss gesetzlich weltweit verboten werden, ebenso wie die ärztlich durchgeführte Implantation. Auch der Versuch, und sei er auf Seiten des Empfängers oder seiner Familie, ist zu bestrafen. Da dies alles kaum einzuhalten ist, nicht wirksam überprüfbar und demnach auch nicht effektiv bestraft werden kann, wie die bisherige Situation zeigt, kann Lebendspende mit all ihren Konsequenzen nicht gut geheißen werden.

- Die freie Entscheidung unter Angehörigen ist nur eine scheinbare.

- Die Risiken für den Spender sind wesentlich größer als offiziell angegeben.

- Es ist eine fremdnützige Körperverletzung, die ethisch nicht zu verantworten ist.

- Dass es dem bezahltem ‚Spender' besser geht, ist eine Illusion: Reiche nutzen die Schwäche der Ärmsten aus. Von Freiwilligkeit kann keine Rede sein.

- Die ‚Spende‘ gegen Geld, wie es von manchen propagiert wird, macht Organe zur Ware, damit hat man den Menschen und seine Teile verdinglicht, weil sie einen kommerziellen Wert haben. Mit der Ausbeutung des Körpers ist die Würde des Menschen verletzt.

- Dem Verwertungsgedanken stünden alle Türen offen; Solidarität und freiwillige Spende wären aufgehoben

- Kriminelle Organbeschaffung ist mit allen Konsequenzen zu ächten.

Kapitel 24

Die Position der Religionen und der Kirchen

Im christlichen Verständnis ist der Mensch nach dem Ebenbild Gottes geschaffen, ist ein Geschöpf Gottes. Das Leben ist ihm von Gott gegeben, nur Gott kann es wieder nehmen. Durch den Hauch des Allmächtigen (Hiob 32,8) ist ihm Leben eingehaucht worden. Es ist ausgeliehen, der Mensch muss sorgsam damit umgehen. Er ist Gast in dieser Welt, sie ist seine vorläufige Heimat. Die Endlichkeit des Lebens ist dadurch mitgegeben. Er kann nicht beliebig über sein Leben verfügen, da es ihm geschenkt ist. Der Mensch hat dadurch Würde. Der Leib als Ganzes ist auf die Seele ‚angewiesen', ist unteilbarer und untrennbarer Ausdruck der Seele. Der Leib ist vorübergehende Wohnstatt (Hebr. 13,14).

Im Glaubensbekenntnis, heißt es: „et incarnatus est de Spiritu Sancto ex Maria Virgine, et homo factus est" – und er ist Fleisch geworden von dem Heiligen Geist aus der Jungfrau Maria, und wurde Mensch. Modern ausgedrückt: Christus hat sich aus dem Göttlichen inkarniert, ist mit seinem Leib eins geworden (mit dem ganzen Leib, nicht mit Teilen davon), ist unverwechselbare menschliche Individualität. „Der Mensch ist Person" heißt es in einem gemeinsamen Text von EKD und DBK. Diese Aussage ist ausgerichtet auf die Transzendenz, auf die Gottes-Ebenbildlichkeit. Dieser Bezug auf die Allmächtigkeit Gottes verbietet es, das Menschsein am aktuellen Vorhandensein bestimmter Merkmale oder Funktionen festzumachen. Der Mensch hat Würde, nicht Wert – auch dies ist ein Hinweis auf die Ganzheitlichkeit des christlichen Menschenbildes. Menschsein bedeutet auch Bewusstsein der eigenen Endlichkeit zu haben sowie Rituale der Beerdigung.

Die Entwicklung des ‚Personen-Begriffs' ist in der abendländischen Kultur keineswegs geradlinig, es sind Brüche und Veränderungen zu verzeichnen. Zunächst war die Person Maske, Rolle, Figur, Charakter im Theater, aber auch Würdenträger, der eine Funktion in der Gesellschaft hatte. Schon in der römischen Philosophie (Cicero) kam die Bedeutung einer der Willkür entzogenen ‚naturalen' Disposition hinzu. Hier schimmert eine Transzendenz, die Individualität als Einmaligkeit durch. Es kam ein Tableau von Bestimmungen hinzu: Vernunft, Individualität, Unhintergehbarkeit, Nicht-Reduzierbarkeit, daraus entstanden unantastbare Würde, Rationalität – als allgemeine Begabungsnatur, unabhängig von der individuellen Realisierung. Das Selbst des Bewusstseins ist Unhintergehbarkeit, weil es sich in der Rückbesinnung „des Denkens auf sich selbst als evident erweist."(Wils). Das Selbstbewusstsein konstituiert die Identität der Person. Personalität ist ein Binnenaspekt von Subjektivität, als solches weder von außen beurteilbar und ‚wertbar', noch reduzierbar auf einzelne Merkmale. „Selbstbewusstsein ist nicht nur ein in jedem Falle individuell Vollzogenes, sondern als Leistung einer Selbstreflexion die Bedingung für eine strenge Selbsterfassung" (Wils). Der Begriff der Entwicklung wird konstituierend: „Das Personensein des Menschen signalisiert, dass ihm eine Qualität zukommt, die ihm vor aller Subjektwerdung und Individualisierung übereignet wurde und die er nicht zuerst bewerkstelligen muss. Er ist Selbstzweck"(Wils). Der Mensch ist mehr als die Summe seiner Biographie, seiner Eigenschaften. Die Subjektivität zeigt, dass die Unverfügbarkeit, die Unantastbarkeit des Menschen in seinem Selbstverständnis ruht; der Mensch ist ein Werdender, eine sich entwerfende Person. Alleine der Begriff Entwicklung verbietet es, den Menschen am aktuellen Haben bestimmter Merkmale oder Fähigkeiten festzumachen, und diese an der Funktion bestimmter Organe zu verorten.

Die physiologischen Mängel machen seine potenzielle Vollkommenheit erst möglich. Pico della Mirandola (1463–1494) hat diesen Aspekt als Begründung der Würde des Menschen herausgearbeitet. Seine nie gehaltene Oratio gilt als ‚Manifest des Humanismus', sie wurde auch als ‚Rede über die Würde des Menschen' bezeichnet: „Endlich glaube ich verstanden zu haben, warum der Mensch das glücklichste aller Lebewesen sei und weshalb so bewunderungswürdig und welche Stellung ihm in der Weltenordnung beschieden sei ... Nach vollendetem Werke sehnte sich der Baumeister nach jemandem, der fähig wäre, den Sinn seines großen Werkes zu bergreifen, dessen Schönheit zu lieben, dessen Erhabenheit zu bewundern ... So nahm er den Menschen als ein Werk unbestimmter Art auf, stellte ihn in die Mitte der Welt und sprach zu ihm wie folgt: ‚Dir, Adam, habe ich keinen bestimmten Ort, kein eigenes Aussehen und keinen besonderen Vorzug verliehen, damit du den Ort, das Aussehen und die Vorzüge, die du dir wünschest, nach eigenem Beschluss und Ratschlag dir erwirbst. Die begrenzte Natur der anderen ist in Gesetzen enthalten, die ich vorgeschrieben habe ... Ich stellte dich in die Mitte der Welt ... Du kannst nach unten in den Tierwesen entarten; du kannst nach oben, deinem eigenen Willen folgend, im Göttlichen neu entstehen' ... Als der Mensch geboren wurde, legte der Vatergott Samen jeder Art und die verschiedensten Lebenskeime in ihn hinein. Sie werden wachsen und ihm Früchte tragen, je nachdem er sie pflegt. Sind es pflanzliche Keime, wird der Mensch wie eine Pflanze; sind es sinnliche Keime, wird er wie ein Tier; sind es vernunftartige, wird er ein himmlisches Lebewesen: sind es geistige, wird er zum Engel, zum Sohne Gottes. Wenn ihn das Los keines der anderen Geschöpfe befriedigt, wird er sich in den Mittelpunkt seiner Einheit zusammenfassen, eines Geistes mit Gott ... Missbrauchen wir nicht die

Wahlfreiheit, die der Vater in seiner großzügigen Milde uns gewährt hat, damit diese Wahlfreiheit sich nicht als schändlich, sondern als heilsam erweise. Möge unsere Seele vom heiligen Ehrgeiz ergriffen werden, nichts Mittelmäßiges anzustreben, sondern das Höchste zu ersehnen und mit aller Kraft uns anzustrengen, dies zu erreichen. Denn wir können es, wenn wir es nur wollen".

Die ‚Personalität' gründet im Christentum in der Transzendenz, nicht im aktuellen Haben bestimmter Eigenschaften. Eine solche Sichtweise schließt jeden Menschen in seiner Geschöpflichkeit, in seiner unantastbaren Würde ein; das bioethische ‚Menschenbild' schließt die Menschen, die bestimmte Fähigkeiten nicht haben, hingegen aus. Genau dieser Schritt ist im „Hirntod-Konzept" gemacht worden: der Mensch ist auf seine Gehirnfunktionen reduziert worden. Sowohl die willkürlich-reduktionistische als auch die utilitaristische Vorgehensweise einer Ethik, die keinen metaphysischen Bezug hat, widerspricht dem christlichen Menschenbild. Wenn christliche Kirchen das „Hirntod-Konzept" akzeptieren oder gutheißen, so verlassen sie Werte und Prinzipien der christlichen Ethik.

Die Seele wird im Tod aus dem ‚bedrückenden Gefängnis' herausgeführt (Erasmus von Rotterdam). Der Tod tritt ein, wenn die Seele den Leib verlässt, wenn die Trennung von Leib und Seele eintritt. Die Seele wird ausgeatmet, ausgehaucht. Die Redewendung ‚bis zum letzten Atemzug' zeugt von diesem Zusammenhang. Die Atmung ist das sichtbare Merkmal des Lebendigseins. In der christlichen Ikonographie der Ars moriendi wird der Todesmoment so dargestellt, dass die Seele aus dem Mund, aus dem Atemsystem entweicht und von Engeln in Empfang genommen wird. Die Atmung ist Zeichen des Lebens – im Umkehrschluss ist die fehlende Atmung das Zeichen des Todes. Der inhaltliche Zusammenhang zwischen Seele und Atmung ist in allen Sprachen präsent: die Seele wurde dem Menschen eingehaucht, sie wird von ihm wieder ausgehaucht. ‚Den Atem lassen' bedeutet sterben. Spirare bedeutet sterben, im italienischen heute noch das Sterben, Verscheiden.

Der Tod des Menschen sei ein einzigartiges Ereignis, das in der Auflösung von Einheit und Integration besteht; es resultiert aus der Trennung des geistigen Lebensprinzips, der Seele von der leiblichen Wirklichkeit der Person – so eine Aussage der österreichischen Bischöfe. Sie widersprechen sich aber, wenn Seele und Lebensprinzip alleine an Gehirnfunktionen festgemacht werden. Die Gleichsetzung ‚Hirntod ist gleich Tod' ist anthropologisch und christlich nicht haltbar. Die Leiblichkeit als Einheit, als Trägerin des Lebensprinzips der Seele wird in diesem Konzept negiert.

Das Gebot der Nächstenliebe wird aus Lev.19,18 abgeleitet: Du sollst deinen Nächsten lieben wie dich selbst. Nächstenliebe wird theologisch als inneres Moment der Liebe zu Gott verstanden: Die Liebe zu Gott schließt ein, alle Wesen zu lieben, die Gott selber liebt. Nächstenliebe hat zwei Aspekte: zum einen die benevolentia, also das Wohlwollen, das ‚herzlich gesinnt' sein, Anteilnehmen an dem Anderen. Es beinhaltet auch das Wohltun, also die beneficentia. Beides setzt voraus, dass man in der Lage ist, es zu tun, und dass der andere es notwendig hat, und bereit ist die Zuwendung entgegenzunehmen. Übermenschliches kann nicht erwartet werden. Es heißt: Liebe deinen Nächsten *wie* dich selbst, das Wohl des anderen ist dem eigenen Wohl gleichrangig. Die Liebe zum Nächsten kann nicht bis zur Selbstzerstörung gehen, bedeutet nicht die Aufgabe des Subjekts des Helfenden. Um den Nächsten lieben zu können, muss mein Subjekt bestehen bleiben, sonst kann ich den Nächsten nicht lieben, ihm nicht helfen. Wenn ich etwas nicht tue, so heißt das im Umkehrschluss nicht, dass ich keine Nächstenliebe praktiziere. Dieses Argument ist insofern falsch, da der potenzielle Spender nicht eine Tat am Nächsten vollbringen kann, sondern sich bereit erklärt, getötet zu werden, damit andere an einem anonymen Empfänger eine ‚gute' Tat vollbringen. Der Spender kennt den Empfänger nicht. Wenn Nächstenliebe eine Beziehung unter Menschen ist, so liegt eine solche Beziehung bei einer Organspende gerade nicht vor, da Anonymität herrscht. Der Spender ist zudem zum Zeitpunkt der Spende, zum Zeitpunkt also an dem er Nächstenliebe praktizieren soll, nicht bei Bewusstsein. Er ist für tot definiert, also zu keinem Akt der Nächstenliebe fähig. Ein fremdbestimmter Akt der Nächstenliebe ist absurd; eine fremdbestimmte ‚Spende' ist keine Spende. Wenn die Kirchen dieses Argument anführen, so müssten sie nur die enge Zustimmung zulassen und konsequent nur diese im politischen Raum akzeptieren! Das Argument der Nächstenliebe erweist sich bei genauer Betrachtung als untauglich und falsch. Es ist zudem ein utilitaristischer Weg, wie wir weiter unten sehen werden.

Die goldene Regel wird ebenso ins Feld geführt, um Menschen zur Spende zu bewegen. Sie besagt (Matthäus 7,12): Alles, was ihr wollt, dass euch die Menschen tun, das sollt auch ihr ihnen tun. Sie ist im Leben selten im Sinne einer Gegenseitigkeit auszulegen: Denn was der Reiche dem Armen gibt, ist nicht dasselbe, wie das was der Arme dem Reichen geben kann. Was der Arzt dem Patienten schuldet, kann der Patient nicht in gleicher Weise dem Arzt zurückgeben. Sie muss freiwillig bleiben, kann nicht eingefordert werden, wenn sie nicht zum moralischen Diktat verkommen will. Forderungen vertragen sich nicht mit der goldenen Regel. Jede Forderung die aus der goldenen Regel abgeleitet wird, würde den Nächsten instrumentalisieren.

Die Nächstenliebe wird auch mit dem Hinweis auf Joh. 15,13 begründet: Eine größere Liebe hat niemand als die, dass er sein Leben für seine Freunde hingibt. Das Heranziehen dieser Stelle ist schwierig, da es auch ein Übersetzungs- und Bedeutungsproblem ist. Im Originaltext steht ‚Psychae' und nicht ‚Soma' oder ‚zoe'. Psychae bedeutet ursprünglich Atem oder Hauch, meint den seelisch-geistigen Kern des Menschen, im Gegensatz zum körperlichen Sein. Es ist der innere Mensch gemeint, der dem Leib gegenüber steht. Den Text einfach mit Leben zu übersetzen ist nicht korrekt. Man sollte eher von Lebenskraft, Energie, Persönlichkeit sprechen. Es ist der selbstlose Einsatz meiner ganzen Persönlichkeit für den Freund gemeint, meine ganze Energie, mein Engagement. Dass ein Mensch bereit ist, sich von anderen im Sterben töten zu lassen, um einem anonymen dritten zu helfen, der also beim besten Willen nicht als ‚sein Freund' benannt werden kann – diese Interpretation ist nicht statthaft. Die ‚Hilfe' besteht dann in der meist nicht freiwilligen Hergabe von Organen, also gerade nicht im Engagement der Persönlichkeit, denn diese, das Selbst, wird durch die Organentnahme aufgegeben. Wenn das christliche Menschenbild ein relationales ist, das von der Liebe und Beziehung zu Gott und den Mitmenschen ausgeht, so ist die Autonomie gerade nicht die grundlegende Dimension des Menschseins.

Die Katholische Kirche

„Über menschliches Leben, in welchem Stadium auch immer" darf „nicht verfügt werden." Es ergibt sich die „Verpflichtung, menschliches Leben nicht zu töten" – so im katholischen Katechismus.

Eine Organentnahme sei nur dann sittlich erlaubt, wenn der Spender „mit Sicherheit" tot sei; es erweist sich daher „als notwendig, den Eintritt des Todes einwandfrei festzustellen." Mit Hinweis auf die intensivmedizinischen Möglichkeiten seien die wahrnehmbaren Lebenszeichen (letzter Atemzug und Herzschlag) der modernen Medizin nicht mehr gerecht. Viele würden daher auf die Definition des „Hirntodes" setzen. „Die Definition des Hirntodes ist ein sicheres Anzeichen dafür, dass der Zerfall des ganzmenschlichen Lebens nicht mehr umkehrbar ist. Es ist von diesem Zeitpunkt an vertretbar, Organe für eine Organverpflanzung zu entnehmen" ... „Bedeutsam ist die vor dem Tod gegebene Einwilligung des Spenders oder bei Verstorbenen die Zustimmung der Angehörigen. ‚Organverpflanzung ist sittlich unannehmbar, wenn der Spender oder die für ihn Verantwortlichen nicht im vollen Wissen ihre Zustimmung gegeben haben' (KKK 2296). Nur in dringenden Fällen, in denen eine unmittelbare Organübertragung das einzige Mittel zur Rettung eines anderen Menschen ist, kann die Sorge für die Rettung dieses Lebens Vorrang vor dem Anspruch auf Wahrung der Integrität des toten Leibes haben" ... „Die christlichen Kirchen sehen insgesamt in der Organspende eine Möglichkeit, über den Tod hinaus Nächstenliebe zu praktizieren ... Ein Spendeausweis kann nicht befohlen werden; die Einwilligung muss frei und gewissenhaft gefällt und vom Motiv der Liebe getragen werden"; an anderer Stelle: „Die freiwillige informierte Zustimmung ist der gemeinsame Ausgangspunkt aller Äußerungen. Ist sie nicht gegeben, ist Organtransplantation sittlich nicht akzeptabel" – soweit Band 2 des katholischen Katechismus. Dass die informierte Zustimmung im strengen medizinischen Sinne so gut wie nie vorliegt dürfte der Katholischen Kirche bekannt sein!!

Das fünfte Gebot lautet: Du sollst nicht töten (Ex 20,13; Dtn 5,17). Das entsprechende hebräische Wort bedeutet Mord, schließt die fahrlässige Tötung mit ein. Jede Handlung, die einen Menschen zu einer verfügbaren Sache degradiert, liegt auf einer Linie mit dem Mord.

Die Aussage des 5. Gebotes ist klar: Über das Leben dürfe in keinem Fall verfügt werden. Im Name der ‚Nächstenliebe' relativiert die Kirche: Wenn der Spender sicher tot sei („mit Sicherheit", „einwandfrei"), wenn er früher im vollen Wissen zugestimmt habe, sei Organentnahme vertretbar. Alle im Katechismus formulierten Bedingungen liegen nicht vor. Der Hinweis auf die Nächstenliebe erzeugt moralischen Druck. In Notfällen könne man sogar von allen diesen Bedingungen absehen. Die Formulierung geht wesentlich weiter als die Gesetzgebung.

Widersprüchlich sind auch die Aussagen zur Lebendspende: „Eine Lebendspende ist ethisch allenfalls vertretbar, wenn es sich um Organe handelt, die, wie zum Beispiel die Niere, doppelt vorhanden sind ... wenn das Leben und die Gesundheit des Spenders mit Sicherheit nicht gefährdet sind und mit Sicherheit davon ausgegangen werden kann, dass der Spender auch sonst keinen substanziellen oder irreparablen Schaden für das eigene Leben, die eigene Gesundheit oder seine Arbeitsfähigkeit davonträgt. Auf der anderen Seite muss für den Empfänger eine begründete Hoffnung bestehen, dass sein Leben durch die Organspende verlängert oder sein Gesundheitszustand nachhaltig verbessert werden kann. Schließlich muss die Organtransplantation die einzige Möglichkeit zur Rettung des Lebens des Empfängers sein. Eine weitere Voraussetzung ist, dass das Motiv der Spende die Liebe zum Nächsten ist und der Spender seine Einwilligung in voller Freiheit und nach reiflicher Überlegung und umfassender Aufklärung getroffen hat. Heute wird in der Medizin weithin auf Organverpflanzung von lebenden Spendern verzichtet. Sie kann nur in seltenen Grenzfällen unter dem Gesichtspunkt eines außergewöhnlichen Opfers in Betracht kommen. Zu einem solchen Opfer darf niemand durch moralischen Druck veranlasst werden". Alle Bedingungen, die im Katechismus in Bezug auf Lebenspende genannt werden, sind nicht erfüllt – dennoch bleibt die katholische Kirche bei ihrer Position, die sie bereits 1990 im Positionspapier mit der evangelischen Kirche formuliert hatte.

Der Moraltheologe Prof. Hilpert betonte im Dezember 2012 in München, dass es keine Verpflichtung zur Organspende gebe. Organspende sei eine supraerogatorische Handlung, also eine Handlung außerhalb moralischer Pflichten. Im März 2013 erklärte er, was er damit vergleichsweise meine: Ein Arzt, der seinen Urlaub opfere, um in einem Entwicklungsland zu arbeiten. Diese Erklärung ist absurd, denn der Arzt kehrt nach einem solchen freiwilligen Einsatz lebend zurück, er „opfert" seine Zeit und nicht sein Leben; er startet gut informiert in den Einsatz, kann gegen die Risiken etwas unternehmen. Mit untauglichen Vergleichen wird die moralische Hochwertigkeit der Spende suggeriert.

Die Punkte des Katechismus zu diesem Thema sind folgende:

„Die Lüge besteht darin, dass man Unwahres sagt in der Absicht zu täuschen"(Augustinus)(Nr. 2482); „Die Lüge ist der unmittelbarste Verstoß gegen die Wahrheit". „Lügen im Reden oder Handeln würde den anderen täuschen" (Nr. 2483);

„Die bewusste Absicht, durch wahrheitswidrige Aussagen den Nächsten zu täuschen, verstößt gegen die Gerechtigkeit und die Liebe". (Nr. 2485); „Als Verstoß gegen die Tugend der Wahrhaftigkeit ist die Lüge eine Art Gewalt gegen den Nächsten. Sie trifft ihn in seiner Erkenntnisfähigkeit, die die Voraussetzung für jedes Urteil und jede Entscheidung ist ... Die Lüge ist für jede Gesellschaft unheilvoll; sie untergräbt das Vertrauen zwischen den Menschen und zerreißt das Netz der gesellschaftlichen Beziehungen" (Nr. 2486); „Das unveräußerliche Recht jedes unschuldigen Menschen auf das Leben bildet ein grundlegendes Element der bürgerlichen Gesellschaft und ihrer Gesetzgebung. Diese unveräußerlichen Rechte der Person müssen von der bürgerlichen Gesellschaft und von der staatlichen Macht anerkannt und geachtet werden: Diese Rechte des Menschen hängen weder von den einzelnen Individuen noch von den Eltern ab und stellen auch nicht ein Zugeständnis der Gesellschaft und des Staates dar. Sie gehören zur menschlichen Natur und wurzeln in der Person kraft des Schöpfungsaktes, aus dem sie ihren Ursprung genommen hat. Unter diesen fundamentalen Rechten muss man in diesem Zusammenhang zählen: das Recht auf Leben und auf leibliche Unversehrtheit jedes menschlichen Wesens vom Augenblick der Empfängnis an bis zum Tod. In dem Augenblick, in dem ein positives Gesetz eine Kategorie von Menschen des Schutzes beraubt, den die bürgerliche Gesetzgebung ihnen gewähren muss, leugnet der Staat die Gleichheit aller vor dem Gesetz. Wenn die Staatsmacht sich nicht in den Dienst der Rechte jedes Bürgers stellt, und in besonderer Weise dessen, der am schwächsten ist, dann werden die Grundmauern des Rechtsstaates untergraben ..." (Nr. 2273); „Organverpflanzung entspricht dem sittlichen Gesetz, wenn die physischen und psychischen Gefahren und Risiken, die der Spender eingeht, dem Nutzen, der beim Empfänger zu erwarten ist, entsprechen.

Die Organspende nach dem Tod ist eine edle und verdienstvolle Tat, sie soll als Ausdruck großherziger Solidarität gefördert werden. Sie ist sittlich unannehmbar, wenn der Spender oder die für ihn Verantwortlichen nicht ihre ausdrückliche Zustimmung gegeben haben. Zudem ist es sittlich unzulässig, die Invalidität oder den Tod eines Menschen direkt herbeizuführen, selbst wenn dadurch der Tod anderer Menschen hinausgezögert würde". (Nr. 2296).

Wenn die katholische Kirche das „Hirntod-Konzept" akzeptiert, handelt sie gegen den eigenen Katechismus: Sie ist nicht ergebnisoffen, wenn sie die Spende als Solidarität fördern will.

Wie klingen die Aussagen der verschiedenen Würdenträger?

Im November 1989 erschien die Schrift: „Gott ist ein Freund des Lebens", herausgegeben von der Deutschen Bischofskonferenz und dem Rat der evangelischen Kirche. Zum Thema Lebendspende ergeben sich gewichtige Einwände, vor allem aus den Risiken für den Spender; ebenso sei die Frage offen, ob die Spende immer freiwillig und ohne seelischen Druck zustande komme. Die psychischen Abhängigkeiten zwischen Spender und Empfänger seien zu beachten; die Folgen seien schwerwiegend und weitreichend. Eine Lebendspende „kann überhaupt nur in ganz seltenen Grenzfällen" in Erwägung gezogen werden.

Im August 1990 haben die Deutsche Bischofskonferenz und der Rat der Evangelischen Kirche in Deutschland eine gemeinsame Erklärung mit dem Titel Organtransplantation herausgegeben. Diese ist bis heute nicht zurückgenommen worden: Sie ist immer noch die geltende Position.

Zur Lebendspende werden folgende Aussagen gemacht: Die Organentnahme sei kein Heileingriff für den Spender, daher seien besonders strenge Anforderungen bei der Einwilligung zu stellen. „Der Spender muss bis in alle Einzelheiten, also auch über ganz fernliegende Risiken aufgeklärt werden". Die Einwilligung müsse freiwillig sein, ohne jeden Zwang. Die Einwilligungsmöglichkeit bei Minderjährigen über die Sorgeberechtigten wird verneint; „Eltern dürfen nicht über die Organspende ihres Kindes entscheiden". Organhandel und kriminelle Organbeschaffung werden abgelehnt. „Trotz des Risikos eines Organhandels erscheint eine ausnahmslose Ablehnung der Lebendspende nicht vertretbar". „Nach christlichem Verständnis ist das Leben und damit der Leib ein Geschenk des Schöpfers, über das der Mensch nicht nach Belieben verfügen kann, das er aber nach sorgfältiger Gewissensprüfung aus Liebe zum Nächsten einsetzen darf". Mit dem Argument der Nächstenliebe (Johannes 15.13) werden die Bedenken bei Seite geschoben oder ignoriert – und damit das Machbare wieder ermöglicht.

Zur Spende „nach dem Tod" werden folgende Aussagen gemacht: Bedingung sei die erteilte Einwilligung des „Spenders" sowie die sichere Feststellung des Hirntodes. Der Begriff „Hirntod" sei schon 1800 geprägt worden; „Noch heute umschreibt er allein das Krankheitsgeschehen ohne Bezug zu irgendwelchen Zwecken". Bemerkenswert an dieser Stelle ist das falsche Zitieren der Arbeit von Bichat 1800 sowie die Behauptung, Hirntod sei nicht zweckgebunden: Hat die Kommission die Arbeit von Harvard nicht gelesen? Die utilitaristische „um zu" Argumentation kommt im folgenden Satz zum Ausdruck: „Die Entnahme eines lebenswichtigen Organs von einem Patienten, dessen Hirntod noch nicht sicher eingetreten ist, *wäre* strafrechtlich Totschlag" – um dies zu vermeiden, müsse der Hirntod als Tod definiert werden. Der vollständige Verlust der gesamten Hirnaktivität sei wissenschaftlich anerkannt, die Unwiederbringlichkeit sei durch Verlaufsbeobachtungen gesichert. Der Hirntod bedeute ebenso wie der Herztod den Tod des Menschen.

Warum und wozu ignorieren beide Kirchen die begründeten Zweifel sowie die belegten Gegenbeweise?

Der einzigartige menschliche Geist sei körperlich ausschließlich „an das Gehirn gebunden"; ein Hirntoter könne nie mehr Wahrnehmungen machen, verarbeiten, keine Gedanken fassen oder äußern, nie mehr Gefühlsregungen empfinden und zeigen. Die integrierende Tätigkeit des Gehirns, wichtig für die Lebensfähigkeit des Organismus, würde fehlen. Obwohl diese Schilderung klar auf dem Boden eines cartesianischen, reduktionistischen, zerebrozentrischen Menschenbildes steht, wird gesagt, der Mensch sei mehr „als die bloße Summe seiner Teile": Deutlicher kann man sich nicht widersprechen!

Die Organknappheit würde als rechtfertigender Notstand gelten. Wenn kein anderes Mittel zu Rettung eines höherrangiges Gut zur Verfügung steht, dürfe abgewogen und ein anderes Rechtsgut angetastet werden. „Die Interessenabwägung gilt bei Transplantationsfällen als unproblematisch. Den Interessen des Organempfängers am Weiterleben und erst recht am Überleben ist ... Vorrang einzuräumen". Zu Ende gedacht, bedeutet diese Formulierung, dass man einen Menschen töten darf, weil das Interesse eines anderen am Weiterleben Vorrang hat. Welch ungeheuerliche Aussage!!! Es ist unfassbar, dass die Kirchen dieses Argument anführen, das man 1997 im Gesetzgebungsverfahren bewusst abgelehnte. Alleine weil der Empfänger immer ein anonymer Dritter ist, ist rechtlich und moralisch dieses Argument nicht tragbar.

Beide Kirchen verhalten sich keineswegs neutral, sondern sprechen eine sehr direkte Empfehlung aus: „In diesem Zusammenhang wird deutlich, wie wichtig es ist, das allgemeine Bewusstsein für die Notwendigkeit der Organspende zu vertiefen. Es warten viele Schwerkranke bzw. Behinderte auf ein Organ; weit mehr als Organe für die Transplantation zur Verfügung stehen. Die Ärzte und ihre Mitarbeiter, aber auch die christlichen Gemeinden, sind aufgerufen, ihren Beitrag zur sachlichen Aufklärung der Bevölkerung zu leisten, um mehr Möglichkeiten der Transplantation zu verwirklichen".

Organspende sei „Hilfe für notleidende andere", „menschenfreundliche Hilfsbereitschaft", „das Recht auf die Integrität des Leichnams (bei schlagendem Herzen?) besitzt keine absolute Gültigkeit. Es kann zurücktreten hinter der Solidarität mit einem Schwerkranken oder gar vom Tod bedrohten Mitmenschen", die Bereitschaft zu spenden sei „Zeichen der Nächstenliebe und Solidarisierung". Diese Formulierungen sind eine moralische Keule: wer nicht bereit ist zu spenden verweigert Hilfe, verhält sich unsolidarisch und ethisch unverantwortlich, praktiziert keine Nächstenliebe. Liest man die Namen der beratenden Mitglieder, alle Befürworter des Hirntod-Konzeptes, so versteht man die Formulierungen. Die Kirchen sind dazu missbraucht worden, aber nicht unschuldig, pro Transplantation und Organspende zu werben; erstaunlich ist nur, dass die Kirchen die Argumente der Transplanteure so unkritisch und ohne diese zu hinterfrage übernommen haben.

Der Verfassungsjurist Höfling hatte bereits 1994 formuliert: „Die Rechtswissenschaft hat sich bislang der Problematik nicht ernsthaft angenommen. Ja: Die Geschichte der rechtswissenschaftlichen Auseinandersetzung mit dem Todesbegriff und seiner Konkretisierung ist ... eine Geschichte der ahnungslos-naiven Rezeption medizinischer Vorgänge" – Gilt für die Kirchen das gleiche wie für das Recht?

Päpstliche Aussagen

Die Aussagen von Pius XII im Jahr 1957 haben wir bereits gesehen: Die Seele verlässt den Leib mit dem letzten Atemzug und Herzschlag; Sakramente seien nur für Lebende, man möge die Beatmung weiterführen und erst nach der Sakramentengabe evtl. die Beatmung beenden. Der Arzt dürfe bei infauster Prognose die Beatmung abstellen, um dem Patienten ein Sterben in Frieden zu ermöglichen. „Doch lassen Überlegungen allgemeiner Art die Meinung zu, das menschliche Leben dauere so lange fort, als sich seine lebenswichtigen Funktionen von sich aus oder auch mit Hilfe von künstlichen Mitteln bemerkbar machen". „Hirntote" sind demnach ohne Zweifel Lebende.

In der Enzyklika Evangelium Vitae sagte Papst Johannes Paul II: Der heilige Wert des Lebens sei vom ersten Augenblick bis zu seinem Ende zu respektieren und zu bejahen, es sei als das höchste Gut zu achten. „Grundlage dieser Werte können nicht vorläufige und wechselnder Meinungsmehrheiten sein, sondern nur die Anerkennung eines objektiven Sittengesetzes, ... Wenn infolge einer tragischen kollektiven Trübung des Gewissens der Skeptizismus schließlich sogar die Grundsätze des Sittengesetzes in Zweifel zöge, würde selbst die demokratische Ordnung in ihren Fundamenten erschüttert, da sie zu einem bloßen Mechanismus empirischer Regelung der verschiedenen und gegensätzlichen Interessen verkäme". „Und angesichts anderer, heimlicher, aber nicht minder schwerwiegender und realer Formen von Euthanasie dürfen wir nicht schweigen. Sie könnten sich zum Beispiel dann ereignen, wenn man, um mehr Organe für Transplantationen zur Verfügung zu haben, die Entnahme dieser Organe vornimmt, ohne die objektiven und angemessenen Kriterien für die Feststellung des Todes des Spenders zu respektieren". Ohne klare Aussagen, wie Leben und Tod definiert werden, kann nicht beurteilt werden, welche Kriterien angemessen sein können: eine nur scheinbar klare Aussage.

Papst Johannes Paul II hatte in einer Stellungnahme am 14.12.1989 für eine Tagung zur Bestimmung des Todeszeitpunktes in der Päpstlichen Akademie der Wissenschaft folgendes formuliert: „Es scheint sich tatsächlich ein tragisches Dilemma aufzutun: Einerseits sieht man die dringende Notwendigkeit, Ersatzorgane für Kranke zu finden, die in ihrer Schwäche sterben würden oder zumindest nicht wieder genesen können. Mit anderen Worten, es ist verständlich, dass ein Kranker, um dem sicheren oder drohenden Tod zu entgehen, das Bedürfnis hat, ein Organ zu empfangen, welches von einem anderen Kranken bereitgestellt werden könnte. In dieser Situation zeigt sich jedoch die Gefahr, dass man einem menschlichen Leben ein Ende setzt und endgültig die psychosomatische Einheit einer Person zerstört. Genauer, es besteht eine wirkliche Wahrscheinlichkeit, dass jenes Leben, dessen Fortsetzung mit der Entnahme eines lebenswichtigen Organs unmöglich gemacht wird, das einer lebenden Person ist, während doch der dem menschlichen Leben geschuldete Respekt es absolut verbietet, dieses direkt und positiv zu opfern, auch wenn dies zum Vorteil eines anderen Menschen wäre, bei dem man es für berechtigt hält, ihn derart zu bevorzugen". Der Tod des Menschen tritt dann ein, „wenn das geistige Prinzip, das die Einheit des Individuums gewährleistet, seine Funktion am Organismus und im Organismus nicht mehr wahrnehmen kann: sich selbst überlassen lösen sich dessen Elemente auf".

Papst Johannes Paul II wies beim Internationalen Kongress für Organverpflanzung in Rom am 29.8.2000 darauf hin, „dass das heute angewandte Kriterium zur Feststellung des Todes, nämlich das völlige und endgültige Aussetzen jeder Hirntätigkeit, nicht im Gegensatz zu den wesentlichen Elementen einer vernunftgemäßen Anthropologie steht, wenn es exakte Anwendung findet. Daher kann der für die Feststellung des Todes verantwortliche Arzt dieses Kriterium in jedem Einzelfall als Grundlage benutzen, um jenen Gewissheitsgrad in der ethischen Beurteilung zu erlangen, den die Morallehre als ‚moralische Gewissheit' bezeichnet. Diese moralische Gewissheit gilt als notwendige und ausreichende Grundlage für eine aus ethischer Sicht korrekte Handlungsweise. Nur wenn diese Gewissheit besteht und die Einwilligungserklärung (Patientenverfügung) des Spenders oder seines rechtmäßigen Vertreters bereits vorliegt, ist es moralisch vertretbar, die technischen Maßnahmen zum Entnehmen von zur Transplantation bestimmten Organe einzuleiten". Diese Aussage wird allgemein von Moraltheologen als päpstliche Zustimmung zum Hirntod und zur Organentnahme interpretiert. Wenn sie genau gelesen würde, so ist es unmöglich, eine päpstliche Gutheißung daraus abzuleiten. Es fehlt die Definition des Todes; es handelt sich keineswegs um das völlige und endgültige Aussetzen jeder Hirntätigkeit; da am Hirntodkriterium seit über 40 Jahren gezweifelt wird, kann von ‚moralischer Gewissheit' keine Rede sein; wenn auch nur der geringste Zweifel am ‚Hirntod-Konzept' besteht, kann die moralische Gewissheit nicht bestehen. Die Einwilligung liegt meist nicht vor. Es werden also Bedingungen aufgestellt, die bei genauem Hinsehen nicht erfüllt sind.

Am 4. Februar 2003 hatte Papst Johannes Paul II formuliert: „Es ist niemals erlaubt, einen Menschen zu töten, um einen anderen zu retten".

Benedikt XVI hat in einer Ansprache vom 7.11.2008 zur Vorsicht gemahnt: „In diesen Fällen ist der informierte Konsens die Vorbedingung der Freiheit, damit die Transplantation das Wesensmerkmal einer Spende hat und nicht als eine erzwungene Handlung oder als ein Akt der Ausnutzung ausgelegt werden kann. Es ist auf jeden Fall notwendig, daran zu erinnern, dass die einzelnen lebenswichtigen Organe ausschließlich ‚ex cadavere' entnommen werden können." Organentnahme sei nur nach dem „tatsächlichen Tod" erlaubt. Handel mit Organen sei moralisch unzulässig; Organspende (Lebendspende?) sei nur möglich, „wenn niemals eine ernste Gefahr für die eigene Gesundheit und die eigene Identität bestehe". Organspende sei eine besondere Form des Zeugnisses der Nächstenliebe. Die aufgestellten Bedingungen (Informierte Zustimmung, keine Gefahr für den Lebend-Spender, Entnahme ex cadavere) sind nicht erfüllt – mit dem Argument der Nächstenliebe werden die Bedingungen aufgehoben oder umgedeutet.

Ex cadavere bedeutet aus einem Leichnam. Von der Transplantationsmedizin wird aber behauptet, diese Bedingung sei erfüllt, da es sich um einen Kadaver mit schlagendem Herzen handele – eine unaufrichtige Umdeutung.

Aussagen von Bischöfen

In der Zeitschrift für medizinische Ethik schrieb Bischof Karl Lehmann 1997 folgendes: „Strittig ist das Verhältnis des Hirntodes zum Tod des Menschen überhaupt. Der Hirntod ist selbstverständlich keine Definition des Todes, und will auch keineswegs die Wirklichkeit des Sterbens und des Todes erschöpfend formulieren: Das Geheimnis des Todes ist viel umfassender und liegt letztlich in einem Bereich jenseits der empirischen Feststellung. Andererseits ist der Hirntod wieder eng verbunden mit dem Tod des Menschen, denn er ist seine sichere Feststellung. So haben wir damals bei der Erklärung ‚Organtransplantation' jede platte und banale Identifikation abgelehnt, dafür aber die Formel gebraucht, dass der Hirntod ein ‚reales Zeichen des Todes' ist."

Man staunt gleich zweimal: zum einen findet sich diese Formulierung in der Erklärung von 1990 nicht, zum anderen ist der Hirntod indirekt wieder der Tod des Menschen. Noch deutlicher wird die utilitaristische Grundhaltung im nächsten Abschnitt: „Einige Fachleute, zunächst der Philosoph Hans Jonas und einige evangelische Ethiker sowie andere Experten, haben die These vertreten, die Hirntod-Feststellung bedeute zwar den Eintritt eines unaufhaltsamen Sterbeprozess, sei gleichsam dessen irreversibler Beginn, sei aber nicht gleichzusetzen mit dem Tod als dem Ende des Sterbeprozesses. Diese Position erscheint beim ersten Hinsehen als bestechend, ist aber nicht so leicht vereinbar mit der Organentnahme und mit der Transplantation. Im Extremfall würde eine Organentnahme als aktive Tötung verstanden werden können, was selbstverständlich niemand will und auch rechtlich schwer geahndet werden könnte. Daran würde sich auch grundsätzlich nicht viel ändern, wenn der Organspender zu Lebzeiten eindeutig seine entschiedene Bereitschaft zur Organspende bekunden würde (engste Zustimmungslösung). Es ist darum verständlich, dass einige Transplantationschirurgen, die seit Jahrzehnten mit großer Anerkennung ihren Beruf ausüben, erklärt haben, dass sie unter solchen Voraussetzungen ... sich angesichts der rechtlichen Grauzone nicht mehr imstande sähen, Transplantationen durchzuführen. In dieser Hinsicht zeigt es sich, dass die Einwände, von denen hier nur zwei besprochen werden konnten, zwar gewichtig sind, aber beide nicht durchschlagend genannt werden können". Also: Die Argumente sind nicht gewichtig, da man sonst Organentnahmen nicht mehr durchführen könnte.

Erzbischof Bertone äußerte sich 1996: „Das Problem der Feststellung des Todes ist an und für sich nicht doktrinärer Natur und das Lehramt der Kirche kann sich deshalb nicht damit befassen. Es handelt sich um eine wissenschaftliche Frage, die entsprechend den Kriterien der Medizin gelöst werden muss. In dieser Hinsicht scheint es eine große Übereinstimmung ... seitens der Ärzte zu geben, dass das irreversible Aufhören jeder Gehirnfunktion ... ein sicheres Zeichen des erfolgten Todes des Menschen ist. Da eine Minderheit der Ärzte diese Behauptung bestreitet, hat die Kongregation vor kurzem die Päpstliche Akademie für das Leben gebeten, ihre diesbezügliche Stellungnahme vom wissenschaftlichen Standpunkt aus abzugeben. Auf jeden Fall muss man die Notwendigkeit einer klaren und präzisen, nach ärztlich festgestellten Kriterien erstellten Diagnose betonen, um mit Sicherheit den eingetretenen völligen Hirntod festzustellen, und auch die notwendige Überprüfung fordern, um Missbräuche auf diesem so heiklen und komplexen Gebiet zu vermeiden. Die gegenwärtig angewandten Kriterien für die Feststellung des Todes sind als wirksam zu betrachten, um mit moralischer Sicherheit zu einer Definition des eingetretenen Todes des Menschen zu gelangen". Es ist merkwürdig, dass die katholische Kirche sich nicht zuständig erklärt für die Definition des Todes; aus christlicher Sicht ergeben sich sehr wohl Aspekte zum Leben und zum Tod des Menschen. Definition, Merkmale und Tests werden von Bertone durcheinandergebracht: Die Ärzteschaft ist durchaus zuständig für die Tests und für die Todesfeststellung, nicht aber für die Definition des Todes – zumindest nicht sie alleine. Die Frage, ob der Hirntod bereits der Tod des Menschen ist, ist keine Frage von Mehrheiten oder Minderheiten, sondern eine Frage von phänomenologischen Beobachtungen, auf die aber Bertone mit keinem Wort eingeht. Die Sicherheit der Tests, von der Bertone ausgeht, ist nicht gegeben. Nach all diesen unklaren Vermischungen – einschließlich der Wortwahl, dass nämlich die Gleichsetzung ‚Hirntod ist gleich Tod' lediglich eine Behauptung sei – folgt erstaunlicher Weise die Aussage, dass der Hirntod doch der Tod des Menschen ist.

Überraschend, aber dafür erfreulich, ist die Erklärung des Erzbischofs von Köln, die am 27.9.1996 veröffentlicht wurde (6 Jahre nach der gemeinsamen Erklärung von 1990):

„1 – Die Identifikation des Hirntodes mit dem Tod des Menschen ist aus christlicher Sicht beim derzeitigen Stand der Debatte nicht mehr vertretbar. Der Mensch darf nicht auf seine Hirnfunktion reduziert werden. Weder kann man sagen, der Hirntod bedeute den Tod, noch ist er ein Todeszeichen. Er ist auch nicht der Todeszeitpunkt.

2 – Alle Überlegungen zur Organspende haben daher davon auszugehen, dass ein Mensch, bei dem nach den Regeln der ärztlichen Kunst nur der Hirntod festgestellt wurde, noch lebt. Freilich – und das ist für die weitere Beurteilung von wesentlicher Bedeutung – der hirntote Mensch ist ein irreversibel Sterbender, der mit Sicherheit nie mehr zu Bewusstsein kommt und nie mehr selbstständig atmen wird. Daher ist eine künstliche Verlängerung dieses Sterbens mit allen technischen Mitteln nicht geboten

– es sei denn, der Betreffende hatte den Willen geäußert, dass ihm vor dem Abstellen der Apparate noch Organe entnommen werden sollen. Der Tod als Folge des Hirntodes tritt dann verspätet ein. Zu keinem Zeitpunkt wird hier also getötet. Organspende bleibt möglich und kann ein Akt hoher christlicher Nächstenliebe sein.

3 – Bei der Frage, unter welchen Voraussetzungen Organe entnommen werden dürfen, ist also zu berücksichtigen, dass es sich beim hirntoten Menschen nicht um eine Leiche handelt". Die argumentative Manipulation ist erschreckend: einerseits ist Hirntod nicht tot, Organentnahme soll aber eine erlaubte Verspätung des Todes sein, aber keine Tötung!

In der FAZ vom 15.1.1997 schrieb Kardinal Meisner: „Je mehr man sich mit dieser Kontroverse befasst, desto deutlicher wird, dass es sich dabei keineswegs um ein Randthema handelt, das getrost einigen medizinischen Experten überlassen werden kann. So sehr es richtig ist, dass es Sache des Arztes ist, den Tod festzustellen, so wenig kann es alleine in seine Kompetenz fallen, zu definieren, was eigentlich der Tod sei. Denn das hängt vom Menschenbild ab ... Wenn manche den Menschen über seinen Geist, sein Bewusstsein, seine Intelligenz definieren, dann liegt es in der Tat nahe, im irreversiblen Ausfall der gesamten Hirnfunktion ohne weiteres den Tod des Menschen zu sehen. Zwar könnte nur der Arzt einen solchen Zustand lege artis feststellen, sobald er aber ... behauptet, das sei der Tod des Menschen, muss aus christlicher Sicht deutlich widersprochen werden. Wir Christen nämlich sehen den Menschen nicht bloß einseitig von seinem geistigen Aspekt her, wie es heute wieder gefährlich in Mode kommt. Für uns, die wir an die Fleischwerdung Gottes glauben, ist der Mensch leib-seelische Einheit ... Dass diese Einheit des ‚Organismus in seiner funktionellen Ganzheit' aber beim apparativ unterstützten hirntoten Menschen nicht mit Sicherheit ausgeschlossen werden kann, die für die Todesfeststellung gefordert ist, das ist inzwischen gut belegt. Daher ist das so genannte Hirntodkriterium, das heißt letztlich die Identifikation des Hirntodes mit dem Tod des Menschen, beim heutigen Stand der Debatte nicht mehr zu halten ... Auch von Transplantationsmedizinern wird inzwischen kaum geleugnet, dass das Hirntodkriterium die Argumentation für die Organtransplantation erleichtert und darum aufrecht erhalten werden sollte. Doch auch wenn angesichts der Not von Menschen, die dringend auf Organe warten, solches Zweckdenken ehrenwert ist, so muss die Frage, was der Tod des Menschen ist, ohne jedes ‚um zu' beantwortet werden ... Es bleibt zu wünschen, dass nicht der verhängnisvolle Versuch unternommen wird, die inzwischen unhaltbar gewordene Identifikation des Hirntodes mit dem Tod des Menschen einfach gesetzlich zu dekretieren. Damit würde nur Misstrauen gesät und letztlich der Organspendebereitschaft geschadet".

Positiv ist der Hinweis auf das christliche Menschenbild sowie die Ablehnung des Hirntod-Konzeptes; ebenso die Ablehnung von Zweckdenken oder ‚um zu' Argumentationen. Abenteuerlich ist hingegen die Aussage: die Tötung durch Organentnahme wird umdefiniert als Verlängerung des Sterbeprozesses!

Die katholische Kirche stellt zunächst sehr klare allgemeine und spezielle Bedingungen auf, sowohl im Katechismus als auch in den Aussagen der verschiedenen Würdenträger. Für den Bereich der Transplantationsmedizin tut sie aber so, als ob diese Bedingungen nicht gelten würden oder verdrängt die Realität, dass sie nämlich nicht zutreffen oder nicht eingehalten werden können. Warum stellt die Transplantationsmedizin eine Ausnahme dieser Bedingungen dar? Warum hält sich die Katholische Kirche nicht an die selbst aufgestellten Kriterien? Nach Begründungen sucht man vergeblich.

Am 29. August 2000 fand in Rom ein internationaler Kongress für Organverpflanzung statt. In der Ansprache dazu räumte der Papst ein, dass das Thema Organverpflanzung ein komplexes und schwieriges sei. Organhandel schloss Johannes Paul deutlich aus. Er forderte umgehende Information und Aufklärung „über die betreffende Verfahrensweise", damit der einzelne eine Entscheidung treffen könne. Der vollkommene und unwiderrufliche Ausfall jeglicher Hirntätigkeit müsse eindeutig festgestellt werden. Organspende sei „eine wahre Tat der Liebe". Es zeigt sich immer das gleiche Bild: die aufgestellten Bedingungen liegen nicht vor, somit ist die scheinbar klare Aussage in sich widersprüchlich. So kam es, dass diese Ansprache als Zustimmung der Kirche zum Hirntod interpretiert wurde.

Hochrangige amerikanische Wissenschaftler haben daraufhin dem Papst ihre Bedenken vorgetragen. Der Papst erkannte, dass er mit seiner Erklärung (die von der Glaubenskongregation präzisiert wurde, aber der Präfekt, Kardinal Ratzinger, war nicht in Rom) irregeführt worden war. Er äußerte daher den Wunsch, dass die Aussagen von 2000 durch einen neuen Kongress korrigiert werden sollten.

Anlässlich der Tagung schrieb Johannes Paul II: „... die einzige korrekte Art das Problem der Todesfeststellung eines menschlichen Wesens" anzugehen „besteht darin die Aufmerksamkeit und die Forschung auf die adäquaten Zeichen des Todes zu richten, bekannt durch ihre leibliche Äußerung am einzelnen Menschen. Es handelt sich um ein Thema von fundamentaler Bedeutung ..."

Diese Tagung „Signs of Life" fand im Februar 2005 statt und kam zu dem Ergebnis, dass der „Hirntod" nicht der Tod des Menschen ist. Der damalige Kanzler der Päpstlichen Akademie der Wissenschaften, Bischof

Sorondo, war schockiert über das Ergebnis des Kongresses und verbot die Veröffentlichung der Akten. „Das, was Papst Johannes Paul II gewünscht hatte, die Klarstellung, dass der Hirntod nicht den Tod des Menschen bedeutet, durfte nicht publiziert werden ... Das war eigentlich eine Ungeheuerlichkeit, denn damit wurde verhindert, dass die vom Papst gewünschte Korrektur der Ansprache von 2000 bekannt gemacht werden konnte" (Waldstein).

Einige Teilnehmer verteidigten das Hirntod-Konzept. So Dr. Younger aus Ohio: Hirntote Spender seien zwar am Leben, dies sei aber kein Hindernis für die Organentnahme, denn ihre ‚Lebensqualität' sei so schlecht, dass es viel nützlicher sei ihnen Organe zu entnehmen, um damit anderen Menschen zu helfen. Diese Argumentation entspricht dem Präferenzutilitarismus. Der französische Transplantationschirurg Dr. Houssin bemerkte, dass es durch die verschiedenen Hirntodkriterien schwierig sei, einzusehen, dass ein Mensch an dem einen Ort tot sei, an einem anderen jedoch noch lebendig. Dieses Dilemma sei nur dadurch zu lösen, dass die Gesellschaft Vertrauen zu den Ärzten habe ... Dr. Vincent gab auf den Einwand, dass noch viele Funktionen vorhanden seien, besonders bei Schwangeren, zu, dass es noch Hormonproduktionen im Gehirn geben würde.

Der Philosoph Spaemann führte aus, dass das Harvard-Kriterium die Wechselbeziehung zwischen der medizinischen Wissenschaft und der Wahrnehmung grundlegend ändern würde: Die menschliche Wahrnehmung würde faktisch für ungültig erklärt. Beide Begründungen, die in der Harvard Erklärung zu finden sind, seien lediglich fremdnützig, würden nur dazu dienen, den Patienten als Subjekt der eigenen Interessen zu eliminieren. Dr. Byrne aus Ohio schilderte die vielen Lebensfunktionen, die ein ‚Hirntoter' hat: „Die Beobachtung eines Stillstandes der Gehirnfunktion oder eines anderen Körperorgans zeigt noch nicht eine Zerstörung dieses Organs und noch viel weniger den Tod dieser Person an". Der Neurologe Dr. Coimbra aus Sao Paolo untersuchte genau den Apnoe Test. Wegen der vielen Schädigungen, die dieser Test hervorrufen kann, hält er den Apnoe-Test für unethisch und inhuman, er sollte daher für illegal erklärt werden. Er nannte folgendes Beispiel: Wenn ein Patient mit einem Herzinfarkt ins Krankenhaus kommt, wird er therapiert, das Herz wird geschont; niemand würde auf die Idee kommen, zuerst einen schädigenden Stresstest durchzuführen. Der Anästhesist Dr. Hill aus England führte aus, dass einige Funktionen des Gehirns weiterbestehen würden. Der einzige Grund und Zweck des Hirntod-Konzeptes sei die Organentnahme zugunsten eines Fremden, ohne juristische Konsequenzen befürchten zu müssen. Je besser die Menschen informiert und aufgeklärt sind, desto eher lehnen sie eine Organentnahme ab. So hätten in England 1992 30 % der Angehörigen eine Entnahme abgelehnt, im Jahre 2000 seien es bereits 44 % gewesen. Laut Bischof Bruskewitz aus Nebraska sei in

Sachen Hirntod die moralisch relevante Sicherheit, die laut päpstlichen Aussagen erforderlich ist, nicht gegeben.

Die Schlussfolgerungen der Tagung sind trotz aller Verbote bekannt geworden.

Die Todeszeichen

Schlussforderungen der Tagung der Päpstlichen Akademie der Wissenschaften vom Februar 2005 in Rom.

1. Einerseits erkennt die Kirche an, im Einklang mit ihrer Tradition, dass die Heiligkeit des menschlichen Lebens von der Empfängnis bis zum natürlichen Ende uneingeschränkt geschützt und aufrechterhalten bleiben muss. Andererseits neigt eine säkularisierte Gesellschaft dazu, mehr Gewicht auf die Lebensqualität zu legen.
2. Die katholische Kirche hat immer gegen die Zerstörung menschlichen Lebens durch Abtreibung Widerstand geleistet, und ebenso verurteilt sie die vorzeitige Beendigung des Lebens eines unschuldigen Organspenders mit dem Ziel, das Leben eines Anderen durch die Transplantation eines unpaarigen Organs zu verlängern. „ Es ist moralisch unzulässig, die Verstümmelung oder den Tod eines Menschen unmittelbar herbeizuführen, auch dann nicht, wenn dadurch der Tod von anderen Menschen hinausgeschoben werden kann“. „Es ist niemals erlaubt, einen Menschen zu töten, um einen anderen zu retten.“
3. „Wir dürfen auch nicht schweigen bei anderen heimlichen, aber nicht weniger schwerwiegenden und praktizierten Formen der Euthanasie. Diese könnten zum Beispiel auftreten, wenn man, um die Verfügbarkeit von Organen für Transplantationen zu steigern, Organe entnimmt, ohne objektive und angemessenen Kriterien anzuwenden, die den Tod des Spenders nachweisen“.
4. Der Tod eines Menschen ist ein einzigartiges Ereignis. Er besteht aus der völligen Auflösung des einheitlichen und integrierten Ganzen, dem Selbst. Der Tod ist die Folge der Trennung des Lebensprinzips (oder der Seele) vom Körper des Menschen. Papst Pius XII. berief sich darauf, indem er feststellte, dass das menschliche Leben weiterbestehe, wenn die vitalen Funktionen offensichtlich sind, auch bei künstlicher Unterstützung.
5. „Die Anerkennung der einzigartigen Würde des Menschen hat eine weitere zugrundeliegende Konsequenz: Vitale unpaarige Organe dürfen nur nach dem Tod entnommen werden – das heißt aus dem Körper eines Menschen, der mit Sicherheit tot ist. Diese Forderung ist selbstverständlich, denn anders zu handeln heißt, dass man mit Absicht den Tod eines Spenders herbeiführt, um über seine Organe verfügen zu können“. Das natürliche Moralgesetz erlaubt nicht die Entnahme von unpaarigen vitalen Organen zum Zwecke der Transplantation von ei-

nem Menschen, der noch nicht mit Sicherheit tot ist. Die Feststellung des „Hirntodes“ reicht nicht aus, um zu den Folgerung zu kommen, dass der Patient mit Sicherheit tot ist. Sie reicht nicht einmal aus, um moralische Gewissheit zu erlangen.

6. Viele Menschen aus medizinischen und wissenschaftlichen Kreisen verfechten weiterhin, dass die auf den „Hirntod“ gestützten Kriterien ausreichen, um moralische Gewissheit über den Tod selbst zu haben. Gegenwärtige medizinische wissenschaftliche Beweise widersprechen dieser Annahme. Neurologische Kriterien alleine genügen nicht, um moralische Gewissheit über den Tod zu bekommen und sind absolut nicht in der Lage, physische Sicherheit über den eingetretenen Tod zu gewährleisten.
7. Es ist offenkundig und offensichtlich, dass es kein einziges sogenanntes neurologisches Kriterium gibt – woran internationale Wissenschaftskreise öffentlich festhalten – welches den sicheren Tod feststellt. Vielmehr werden viele unterschiedliche neurologische Kriterien ohne weltweite Übereinstimmung angewendet.
8. Neurologische Kriterien reichen nicht aus für eine Todeserklärung, wenn noch ein intaktes Herz-Kreislauf- und Atemsystem besteht. Diese neurologischen Kriterien können nur das Fehlen von einigen bestimmten Hirnreflexen überprüfen. Die Hirnfunktionen wie Temperaturkontrolle, Blutdruck, Herzschlag und der Ausgleich des Salz-Wasser-Haushaltes werden dabei nicht berücksichtigt. Wenn ein künstlich beatmeter Mensch für „hirntod“ erklärt wird, sind diese Funktionen nicht nur vorhanden, sondern auch anhaltend aktiv.
9. Der Apnoetest – das Abstellen der künstlichen Beatmung – ist als Teil der neurologischen Diagnose vorgeschrieben und wird paradoxerweise eingesetzt, um die Irreversibilität zu bestätigen. Dieser Test beeinträchtigt merklich das Untersuchungsergebnis oder verursacht sogar den Tod eines Patienten mit schweren Hirnschädigungen.
10. Es gibt überwältigende medizinische und naturwissenschaftliche Beweise, dass das vollständige Einstellen der Hirnaktivität (in Großhirn, Kleinhirn und Hirnstamm) kein Nachweis des Todes ist. Das vollständige Ende der Hirnaktivität kann nicht angemessen beurteilt werden. Die Irreversibilität ist eine Prognose, keine medizinisch feststellbare Tatsache. Heute behandeln wir viele Patienten mit Erfolg, deren Genesung noch vor Kurzem hoffnungslos schien.
11. Eine Todesfeststellung allein aufgrund von neurologischen Kriterien ist eine Theorie, keine wissenschaftliche Tatsache. Sie genügt nicht, um die Annahme, dass der Patient noch lebt, zu widerlegen.
12. Kein Gesetz (welches auch immer) sollte versuchen, eine Vorgehensweise für legal zu erklären, die in sich schlecht ist. „Ich wiederhole noch einmal, dass ein Gesetz, welches das natürli-

che Recht eines unschuldigen Menschen auf Leben verletzt, ungerecht und als solches ungültig ist. Deshalb appelliere ich noch einmal eindringlich an alle politisch verantwortlichen, keine Gesetze zu erlassen, welche die Würde des Menschen missachten und dadurch die Grundlage der Gesellschaft zugrunde richten".

13. Das Leben eines unschuldigen Menschen zu beenden, um das Leben eines anderen zu retten – wie bei der Transplantation von unpaarigen vitalen Organen – macht das Böse nicht besser, das darin besteht, einem unschuldigen Menschen das Leben zu nehmen. Böses darf nicht getan werden, um Gutes zu bewirken.

Einige Referenten, die aufgrund ihrer Position nicht eingeladen wurden, haben zentrale Aspekte als Buch 2007 veröffentlicht: Finis vitae, herausgegeben von de Mattei, stellvertretender Leiter des italienischen Forschungsrates. Becchi, Professor für Rechtsphilosophie an der Universität Genua und Luzern, veröffentlichte 2008 das Buch: Hirntod und Organtransplantation: ein ethisch-juristisches Problem.

L'Osservatore Romano publizierte am 3.9.2008 einen Leitartikel von der Historikerin Scaraffia mit dem Titel: „Die Todeszeichen. Vierzig Jahre nach dem Harvard Report." Es ist das offizielle Blatt des Vatikans – kaum vorstellbar, dass ein Leitartikel ohne Genehmigung des Herausgebers erscheint. Die Autorin bezieht sich auf die zwei oben genannten Bücher. Wenn die katholische Kirche Organverpflanzungen zulässt, akzeptiere sie das „Hirntod-Konzept". Im Vatikan gilt aber das „Hirntod-Konzept" nicht, wird nicht angewandt! Nach neueren Veröffentlichungen seien die Prämissen von 1968 nicht mehr gültig; das „Hirntod-Konzept" basiere lediglich auf einer angenommenen Sicherheit des Todes. Das zerebrozentrische Menschenbild auf dem das „Hirntod-Konzept" basiert sei mit dem christlichen Menschenbild der katholischen Kirche nicht vereinbar. Laut Becchi liege der Fehler darin, ein ethisch-rechtlicher Problem mit einer angenommenen wissenschaftlichen Definition lösen zu wollen; der Knoten sei so nicht zu lösen. Die Autorin schließt ihren Leitartikel mit dem Hinweis auf neuere Erkenntnisse sowie auf die Schlussfolgerungen der nicht veröffentlichten Tagung in Rom vom Jahre 2005: Der „Hirntod" sei nicht der Tod des Menschen.

Die Reaktionen auf diesen Artikel kamen prompt und heftig: Die einen sprachen von einem Tabubruch der Zeitung; von Vatikan Seite wurde sofort erwidert, die Position der Kirche sei unverändert, wie die damalige Aussage von Pius XII. Zitiert die Kirche die Aussagen des früheren Papstes auch falsch? Der Pressesprecher des Vatikans, Lombardi, ereilte sich mitzuteilen, der Text sei interessant, könne aber nicht als Widergabe der katholischen Doktrin oder eines Organs des Vatikans interpretiert werden.

Sowohl in der katholischen Presse als auch in vielen italienischen Zeitungen entflammte daraufhin eine lebhafte Diskussion zu der Frage, ob der „Hirntod“ der Tod des Menschen sei. Die einen versuchten die Argumente zu relativieren, da es sich lediglich um eine Minderheitenmeinung handeln würde. Andere erwiderten, dass der Wert und die Gewichtigkeit der Argumente Bedeutung haben; in ethischen und medizinischen Fragen haben Minderheit und Mehrheit keine Bedeutung. Andere wiederum geben selbst als Neurologen zu, dass es sich um einen Point of no return handele, aber nicht um den Tod das Organismus als Ganzen. Wiederum andere betonten, dass solche Argumentationen unverantwortlich seien, da man ohne den „Hirntod“ keine Organe bekommen würde, um „hunderttausende Leben zu retten“ – eine bekannte utilitaristische Denkfigur.

Kardinal Ratzinger, der den Gedanken des Philosophen Spaemann nahe stand, hatte 1991 bereits erklärt: „Später werden diejenigen, die durch Krankheit oder Unfall ins irreversible Koma fallen werden, getötet, um der Nachfrage für Organverpflanzungen nachzukommen, oder sie werden als ‚warme Leichen‘ für medizinische Experimente verwendet“. Als Papst hat er dann im Katechismus formuliert: „Für die edle Tat der Organspende nach dem Tod muss der tatsächliche Tod des Spenders sicher festgestellt werden“

Kardinal Sterzinsky führte 2007 folgendes aus: Die katholische Kirche sieht in der altruistischen Spende einen ‚Akt von hohem moralischen Wert‘, als ‚Ausdruck mitmenschlicher Solidarität und Nächstenliebe auch über den Tod hinaus‘, es gehe um eine ‚Kultur des Lebens‘. Spende sei nur möglich nach suus explicitus consensus, ein Pflicht zur Spende gäbe es nicht; ein Spendeausweis könne nicht befohlen werden, auch eine Entscheidung gegen eine Spende sei unhinterfragt absolut zu respektieren, keiner dürfe öffentlich oder privat einem Legitimationsdruck ausgesetzt werden. Die Spendenbereitschaft sei prinzipiell unvertretbar. Transparenz und Aufklärung seien unabdingbar.

Die Deutsche Bischofskonferenz hat mit Weihbischof Losinger eine Pressemitteilung am 6.10.2011 herausgegeben. Organspende sei Ausdruck „der Solidarität und Nächstenliebe“, verdiene „Anerkennung, Hochschätzung und sogar Bewunderung“: Moralischer Druck wird ausgeübt. Weder die Pietätspflicht gegenüber dem menschlichen Leichnam noch die körperliche Integrität seien absolute Werte: Sie sind relativiert, und Gegenstand von Abwägungen. Ist eine solche Argumentation verfassungskonform? Es sei unsinnig, einem noch lebenden Menschen Organe zu entnehmen: Daher sei die Todeszeitbestimmung von besonderer Bedeutung. Die Kritikpunkte an der Hirntoddefinition würden sich auf zwei Punkte beziehen: „Zum einen erfolgte die Neuformulierung der Kriterien der Todeszeitfeststellung in der Tat aus pragmatischen Rücksichten auf die gewandelten Erfordernissen der Intensiv- und Transplantationsmedizin, die eine definitorische Vorverlegung des Todeszeitpunktes erforderlich machten". Die utilitaristische Vorverlegung wird deutlich. „Zum anderen kann die Differenzierung zwischen Gehirntod und biologischem Organtod einen unreflektierten Dualismus begünstigen, der im Widerspruch zur Leib-Seele-Einheit des Menschen steht". Das „Hirntod-Konzept" ist also mit dem christlichen Menschenbild nicht vereinbar. Der Machbarkeitszweck des Konzeptes wird deutlich: „Den beiden Kritikpunkten lässt sich zunächst entgegenhalten, dass die Definition des Hirntodes dem Versuch dient, ärztliches Handeln auch in dem Grenzbereich zwischen Leben und Tod an verantwortliche und überprüfbare Kriterien zu binden". Der Ausfall der integrativen Leistungsfähigkeiten des Gehirns würde den Rückschluss auf den Tod der menschlichen Person erlauben. Somit stellt sich Losinger auf den Boden der bioethischen Nützlichkeitsdefinition des Menschen. Warum ignoriert die Bischofskonferenz die Arbeiten von Shewmon, die Aussagen des amerikanischen Ethikrates sowie die Tagung in Rom von 2005?

Ein Drittel der Patienten würden auf der Warteliste aufgrund mangelnder Organe sterben: diese Aussage ist unsinnig, da diese Patienten aufgrund ihrer Erkrankung sterben! Warum übernimmt die Bischofkonferenz die Argumente der DSO und der Transplantationsmedizin so unkritisch, so ungeprüft? Die Organentnahme bei Lebenden (Lebendspende) verletze das Prinzip des Nihil nocere, ist eine „vorsätzliche und gezielte Körperverletzung". Der Dienst am Leben habe seine Grenzen an der irreparablen Schädigung des Spenders: Die Organlebendspende würde sich begründen lassen als Dienst am Leben, dies nur für paarweise vorhandene Organe. Diese Aussagen widersprechen sich gegenseitig! Sind die vielfältigen Probleme der Lebendspende der Bischofskonferenz nicht bekannt? Eine Spende erfordere eine freie und informierte Zustimmung des Spenders. Die Widerspruchslösung würde diese Voraussetzungen nicht erfüllen.

Ein Statement von Bischof Fürst vom 6.10.2011 formuliert zwei Bedingungen, die für eine Organspende erfüllt sein müssen: die Freiwilligkeit der Entscheidung und der eingetretene Tod des Menschen: „Eine Organspende ist nicht zulässig, wenn sie den Tod eines Menschen direkt herbeiführt". Es müsse Sicherheit über den Eintritt des Todeszeitpunktes bestehen. Auch Fürst ignoriert die Erkenntnisse der letzten 15 Jahre in dieser Frage. In der Realität sind beide Bedingungen nicht erfüllt. Eine Lebendspende dürfe Leben und Gesundheit des Spenders nicht gefährden; die Risiken des Spenders müssten mit dem Nutzen für den Empfänger abgewogen werden. Kann eine willentliche und fremdnützige Körperverletzung eines Menschen gegen Nutzen eines anderen abgewogen werden? Und das im Namen der „Liebe zum Nächsten"? Angesichts der bekannten Phänomenologie, ist die Berufung auf die christliche Nächstenliebe, auch weil es sich nicht um eine ‚postmortale Spende' handelt, wie sie von den Bischöfen herangezogen wird, blanker Hohn (Knaup).

Bischof Algermissen schilderte am 5.3.12, in deutlicher Anlehnung an frühere Artikel von mir, die Lebensvorgänge, die bei einem Menschen im Hirnversagen noch zu beobachten sind. Er kommt zu dem Schluss: „Der Begriff ‚Hirntod' suggeriert einen Zustand, der nicht den Tatsachen entspricht. Auch hier können wir wieder feststellen, dass Sprache zur Vernebelung herhalten muss. Von der ‚postmortalen Organspende' zu sprechen, geht von falschen Tatsachen aus, entspricht dem Tatbestand der bewussten Täuschung. Deshalb ist das sogenannte ‚Hirntodkonzept' mit den moralischen und ethischen Ansprüchen des Evangeliums nicht zu vereinbaren. Da Spender im Hirnversagen zwar Sterbende, aber doch noch lebende Menschen sind, ergibt sich für eine ehrliche Information als Grundlage einer schwierigen Entscheidung die notwendige medizinische Aufklärung über den Zustand des Hirnversagens".

In einer Osterbotschaft 2012 hatte Kardinal Woelki starke Zweifel an der Hirntod-Definition geäußert: Für Christen bedeute der Tod die Trennung von Seele und Leib. Wichtige Argumente ließen daran zweifeln, ob dies im Falle des als ‚hirntot' erklärten Menschen bereits der Fall sei. Aus christlicher Perspektive müsse das Hirntod-Kriterium auf den Prüfstand. „Denn der Mensch darf niemals als Mittel zum Zweck missbraucht werden, auch wenn das Ziel ein solches hehres ist, wie das Leben eines anderen zu retten und zu verlängern."

Die Evangelische Kirche

Die evangelische Kirche in Deutschland hat sich bis heute von dem Gemeinsamen Papier von 1990 nicht distanziert. Bereits 1995 sagte Bischof Huber, der Hirntod sei nicht als Todes-, sondern lediglich als Entnahmekriterium zu sehen. Die Gegenüberstellung einer Ethik der Würde gegen eine Ethik der Interessen stammt ebenfalls von Huber. Er führte 2009 aus, dass Organspende praktizierte Nächstenliebe sei. Spendenbereitschaft könne nicht erzwungen werden (2011). Die von anderen Mitgliedern der EKD favorisierte Widerspruchslösung lehnt er ab, da der Mensch zur ‚Verfügungsmasse' für den Staat werde.

Für die evangelische Kirche scheint die persönliche Zustimmung zur Spende im Sinne einer engen Zustimmungslösung wichtig; Mutmaßungen über den Willen des Menschen im „Hirntod" seien ethisch fragwürdig. Dennoch steht die evangelische Kirche für Organspende, dies sei aber keine Pflicht. Es wird mit christlicher Nächstenliebe und mit dem Bedarf auf Seiten des Empfängers geworben.

Der Präsident des Kirchenamtes der EKD Barth, Mitglied des Ethikrates, verteidigte 2007 die Widerspruchlösung: So könne die Zahl der Spenden erhöht werden. Niemand dürfe bedrängt werden. Mit dem Hinweis auf die lange Warteliste, im Namen der Nächstenliebe übt er aber doch Druck aus.

Felmberg, Prälat der EKD, schrieb 2011, dass unumstritten sei, „dass die Zahl der Spenderorgane in Deutschland erhöht werden müsse". Eine Begründung für seine Aussage liefert er aber nicht. „Wer sich dafür entscheidet, handelt ethisch verantwortlich, er ergreift eine Möglichkeit, Nächstenliebe über den Tod hinaus zu praktizieren": Der Nicht-Spender handelt also unverantwortlich – eine Beleidigung des freien Menschen. Wenn er im nächsten Satz formuliert, dass es keine Christenpflicht zur Spende gäbe, dass man die Nicht-Spende zu respektieren habe, so widerspricht er sich.

Schneider hat im Januar 2012 eingeräumt, dass „die Gleichsetzung des Hirntodes mit dem Tod eines Menschen problematisch" sei. „Die Endphase des Sterbens" würde verzögert werden: „In diesem Umgang mit einem Sterbenden besteht das eigentliche ethische, menschliche und seelsorgerische Problem der Organspende" – also ist der Spender doch ein Lebender! Wie ist diese Aussage mit der Folgenden in Einklang zu bringen? Er sagte am 4.11.2012, dass er einen Organspendeausweis trage, weil er sicher sei, Gott brauche nicht seine Organe, um ihm ein neues Leben zu schenken. Diese Aussage lehnt sich an folgenden Satz der Allianz Organtransplantierter und Dialysepatienten: „Bitte lassen Sie ihre Organe auf Erden, im Himmel ist bekannt, dass sie hier unten dringend gebraucht werden." Die Grenze zur Blasphemie ist erreicht.

Schneider veröffentlichte im gleichen Monat ein „Geistliches Wort zur Organspende": Viele Fragen seien zu klären, daher habe der Rat der EKD „eine gründliche Ausarbeitung in Auftrag gegeben". Offensichtlich hat die EKD erkannt dass die plumpe Gleichsetzung „Hirntod ist gleich Tod" nicht mehr zu halten ist; die Ergebnisse dieser Ausarbeitung sind aber abzuwarten. „Nach christlichem Verständnis sind das Leben und damit der Körper des Menschen ein Geschenk Gottes ... Diesen kann und darf er aus Liebe zum Nächsten und aus Solidarität mit Kranken einsetzen". Es ist die Anspielung auf Johannes 15,13. Erstaunlich ist der nächste Satz: „Eine Entnahme von Organen verletzt nicht die Würde des Menschen und stört nicht die Ruhe des Toten". Es gäbe aber keine christliche Verpflichtung zur Organspende. Mit dem Argument der Entlastung der Angehörigen wird dann aber doch indirekt Druck ausgeübt. Es ist erstaunlich wie unkritisch die Argumente der DSO übernommen werden. Dieses ‚Geistliche Wort' wurde sogar kirchenintern als unchristlich heftig kritisiert: Es sei kein Wort der Kritik an der von der Politik gewollten Bedrängung der Bürger zu hören, es würde sogar stillschweigend akzeptiert, dass Jugendliche ab 16 mit einer so schweren Entscheidung konfrontiert werden sollen. Obwohl Schneider die Freiwilligkeit der Entscheidung betonen würde, würde er selbst mit dem Argument der Nächstenliebe die moralische Daumenschraube ansetzen; Politiker, Krankenkassen, DSO, BZgA würden mit dem Argument des Organmangels ihrerseits deutlichen Druck ausüben. Die Aussage, Organentnahme tangiere die Würde des Menschen nicht, wird als nicht hinnehmbar angesprochen. Es wird die Frage gestellt, ob nicht Schneider der Werbung verfallen sei, die sich gegen die Aufklärung durchzusetzen scheine. Dass ein Bibelzitat als Verheißung Gottes zu Hilfe angesichts des Todes dargestellt wird, wird als ‚Geheimnis kirchenleitender Interpretationskunst' kritisiert.

Der Arbeitskreis Christen und Bioethik kritisiert scharf die Positionen der evangelischen Kirche. Die Akzeptanz der erweiterten Zustimmungslösung würde die Entscheidung Dritter über den ‚mutmaßlichen Willen' ermöglichen: Ein Weg, der beispielsweise im Erbrecht, ausgeschlossen ist. Wenn die Kirche den Begriff ‚postmortale' Spende verwendet, so ignoriere sie, dass diese Gleichsetzung mit dem Tod des Menschen nicht mehr haltbar sei. Selbst Birnbacher (vehementer Befürworter dieser Gleichsetzung) würde von Organentnahme von einem lebenden menschlichen Individuum sprechen. Vertreter der Kirchen dürften nicht länger einseitig lediglich die Interessen der Empfänger vertreten und propagieren; Aufklärung statt Werbung sei dringend nötig.

Im November 2012 hatte der Rat der EKD die Entscheidungslösung begrüßt, die Notwendigkeit der Aufklärung betont; eine Prüfung, ob die Materialien, die zur Entscheidungslösung verteilt werden, auch den Anforderungen der Aufklärung genügen, findet nicht statt.

In diversen Artikeln der Zeitschrift Chrismon wird für eine Organspende-Entscheidung offen geworben. Die mangelnde Spendenbereitschaft wird beklagt. Zwar gäbe es keine Pflicht zu spenden, aber Information und Aufklärung müssen intensiviert werden, damit sich mehr Menschen für diesen Akt der Nächstenliebe entscheiden würden. Kein Wort darüber, dass bisher nur Werbung praktiziert wurde. Vorsichtig schimmert in manchen Formulierungen die Frage nach der Berechtigung des ‚Hirntodes' durch, der Mensch sei mehr als nur bewusstes Leben. Die Differenzierung von Huber in ‚Ethik der Interessen' gegenüber ‚Ethik der Würde' wird oft zitiert, unklar bleibt aber der Zusammenhang mit der Transplantationsmedizin.

Das Vorgehen der EKD ist merkwürdig: im Februar 2013 fand in Hannover eine TV Sendung statt (Tacheles). Auch Kritiker waren beteiligt. Im Bericht der Landeskirche kommen aber nur die Befürworter zu Wort wie Bischof Weber; es werden Prof. Lilie und Prof. Nagel befragt, die nicht dabei waren ... Die Menschen müssten im Namen der Nächstenliebe angehalten werden, Verantwortung zu übernehmen, zur Entlastung der Angehörigen Diese zu fragen sei eine „unmögliche Frage zum falschen Zeitpunkt", so Lilie. Nagel: Die Nichtäußerung zur Spende ignoriere das Gegenüber, man verstoße gegen die goldene Regel, gegen christliche Lebensvorstellungen; wer nicht zur Spende bereit sei, verhalte sich nicht christlich – eine ungeheure Aussage!!

Die Landessynode der Rheinischen Kirche hat im Januar 2013 eine Presseerklärung (Nr. 17/2013) herausgegeben. Auch hier findet sich das Argument der Angehörigen-Entlastung. „Organspende muss ... auf Grundlage einer bewussten Willensbildung“ vollzogen werden. Um eine bewusste Willensbildung auszuüben, müsse der Bürger sehr genau informiert sein, im Sinne des Informed Consent. Ähnlich wie bei der Katholischen Kirche werden Bedingungen und Voraussetzungen aufgestellt, die der Realität nicht entsprechen. Die Organspende sei den Menschen nahe zu legen und anzuraten, sie dürfe aber nicht erzwungen werden; Zustimmung sowie Ablehnung seien zu respektieren. „Die Hirntod-Definition bleibt eine Hilfskonstruktion, die die Frage nach dem Zeitpunkt des Lebensendes nicht auflöst“- mehr darüber ist leider nicht zu finden. Moralischer Druck wird aber ausgeübt: „Die Organspende kann Ausdruck der Nächstenliebe sein“.

Ein Lichtblick ist das Positionspapier der Evangelischen Frauen in Deutschland von 2013: Hier wird deutlich Abstand genommen von der Gleichsetzung „Hirntod ist gleich Tod“: es handelt sich vielmehr um sterbende Menschen. Die Definition des Todes dürfe nicht vom Gesetzgeber der Bundesärztekammer übertragen werden: „Die Medizin kann den Tod feststellen. Definieren kann sie ihn nicht. Genau das passiert aber nach derzeitiger Gesetzeslage in der Transplantationsmedizin: die Medizin definiert den Hirntod als Tod“. Weiter: „Die vorhandenen Aufklärungskampagnen, etwa die der Bundeszentrale für gesundheitliche Aufklärung, sind weit davon entfernt, den Menschen das notwendige Wissen für eine selbstbestimmte Entscheidung zur Organspende zur Verfügung zu stellen“. Sie würden einseitig informieren, vorhandenen Probleme würde nicht thematisiert werden, sie erfüllen somit nicht den gesetzlichen Auftrag.

Bis auf wenige Ausnahmen wird von den zwei großen Kirchen in Deutschland das „Hirntod-Konzept“ akzeptiert und somit das dahinterstehende Menschenbild. Es wird aber nicht thematisiert, dass das zerebrozentrische Menschenbild der Transplantationsmedizin dem christlichen Menschenbild widerspricht. Es werden Nützlichkeitsargumentationen abgelehnt – de facto aber die utilitaristische Setzung „Hirntod ist gleich Tod“ akzeptiert. Tötung, und sei es zu einem guten Zweck, wird abgelehnt – im Falle der Organentnahme aber akzeptiert. Es werden Bedingungen aufgestellt (informierte und freiwillige Zustimmung des Spenders, sichere Todesfeststellung, Entnahme ex cadavere, Ablehnung jeglicher utilitaristischer Argumentationen) die aber nicht vorliegen. Um die gestellten Bedingungen als erfüllt betrachten zu können, akzeptiert man ohne kritische Überprüfung das Hirntod-Konzept. Selbst die Nächstenliebe wird utilitarisiert.

Handelt es sich hierbei um einen Fall Galilei, nur mit umgekehrten Vorzeichen? Die Kirchen berufen sich bei der Erlaubnis von Organtransplantationen auf vermeintliche naturwissenschaftliche Erkenntnis, die prinzipiell fehlbar ist. Naturwissenschaft besteht methodisch darin, dass sie einer kritischen Prüfung unterzogen werden muss, an deren Ergebnis sie auch scheitern kann. So war es für den kritischen Rationalisten K. Popper klar: gerade die methodische Anerkennung der Fehlbarkeit und die Widerlegbarkeit des Vermutungswissens ist Voraussetzung für den Fortschritt von Hypothesen. Die Wissenschaft lernt aus ihren Fehlern. Organentnahmen basieren auf dem „Hirntod-Kriterium", das für sich in Anspruch nimmt wissenschaftlich eindeutig zu sein; es erhebt einen unrechtfertigbaren und nicht der Wissenschaftslogik entsprechenden Absolutheitsanspruch: Die Transplantationsmedizin vermeidet prinzipiell und unterbindet systematisch jede kritische Überprüfung der Setzung „Hirntod sei gleich Tod des Menschen". (Schwibach)

Dieses Verhalten der Kirchen zieht verheerende moralische Folgen nach sich.

„Es stellt sich die Frage, bis wann die katholische Kirche den heiligen Wert des menschlichen Lebens vom ersten Anfang bis zu seinem Ende behaupten kann, und gleichzeitig aber die Organentnahme gut heißen kann, von Menschen die sich in einem Zustand befinden, der heute von einem (*immer größer werdenden*) Teil der wissenschaftlichen community ernsthaft bezweifelt wird, ob es dem bereits eingetretenen Tot entspricht" (Becchi).

Eine Ethikgruppe der evangelischen Akademie Berlin reagierte auf die Erklärung der zwei Kirchen von 1990 mit sehr kritischen Fragen, u.a.: „Ist es nicht gerade die Aufgabe von Christen, anderen zu helfen, dass sie auch Krankheit und Tod annehmen können, um im Glauben an das ewige Leben reif zum Leben und Sterben zu werden? ... Es erschreckt uns, dass in der Erklärung der Kirchen die Berufung auf den Auferstehungsglauben nur dazu dient, Tote in den Dienst der Lebensverlängerung zu stellen. Wir halten es zudem für eine Verarmung des Glaubens, wenn er auf das Motiv der Nächstenliebe reduziert wird".

In moralischer Hinsicht haben die zwei großen Kirchen versagt, sie sind der utilitaristischen Argumentation verfallen – im Namen vermeintlicher Nächstenliebe. Selbst Singer, nicht gerade bekannt für seine Lebensschutz-Positionen, betrachtet aufgrund der Phänomene Hirntote als Lebende. Es sollte doch den Kirchen zu denken geben: „Solche Menschen als tot zu definieren, war eine bequeme Methode, die Probleme ihrer Behandlung zu umgehen ... Probleme lassen sich kaum jemals durch eine Neudefinition lösen".

Christdemokraten für das Leben (CDL) warnen vor einer Vergesellschaftung der Organspende, vor dem ausgeübten moralischen Zwang, der den Charakter einer ethischen Nötigung hat: „Eine wirklich sachgerechte und angemessene Aufklärung über die Hirntod-Diagnose würde sicher weiterhin viele Menschen davon abhalten, sich als Organspender zur Verfügung zu stellen".

Moraltheologische Aussagen

Moraltheologische Aussagen beider Konfessionen sind nicht einheitlich. Wir finden kritische Äußerungen, aber auch Argumentationsketten die versuchen, den ‚Hirntod' und die ‚Spende' zu rechtfertigen. Für den Moraltheologe Prof. Niederschlag, Leiter des Ethikinstitutes an der PTHV, sei die normative Zuschreibung des Hirntodes eine Absicherung für die Ärzte: „Denn wir können den Tod nicht erkennen ... Es kann durchaus sein, dass Hirntote Sterbende sind, es kann aber auch sein, dass sie Tote sind". Das ‚sich nicht mehr in Beziehung setzen können' sei das Ende des Lebens: Daher könne man Organe entnehmen, „zum Aufleben eines anderen Menschen". Es sind zwei Figuren: die utilitaristische, um Ärzte bei Organentnahme abzusichern; und die bioethische: wenn Beziehung das entscheidende Kriterium ist, so sind Embryonen, Schlafende, zerebral Behinderte, Bewusstlose, Menschen im Wachkoma und Looked-in bereits Verstorbene!

Der Moraltheologe Schockenhoff argumentiert zerebrozentrisch: Das Gehirn sei das zentrale Koordinierungsorgan des Körpers, der Ausfall des Gehirns ‚kann das System als Ganzes, als Einheit nicht mehr aufrechterhalten'. Früher sei in der klassischen Philosophie mit dem Begriff Seele das aktive Formprinzip gemeint gewesen, das die Einheit des Organismus gewährleisten würde. Wenn die Seele den Leib mit dem letzten Atemzug verlässt, zerfällt die Ganzheit, verstanden als unzertrennbare Leib-Seele-Geist-Einheit. Diese Einheit wird dem Gehirn zugeordnet, das das geistgeprägte Verhalten steuern würde. Lebendig-Sein würde voraussetzen, dass der Organismus aus eigener Kraft diese Fähigkeit ausüben könne. Eine solche Argumentation verkennt, dass viele Zustände deren Leben keiner bezweifeln würde, dieses ‚sich selbst erschaffende und erhaltendes System' nicht aufrechterhalten können: Wachkoma Zustände, Bewusstlosigkeiten, Demenz, viele körperliche und geistige Behinderungen. Damit erweist sich Schockenhoffs Gedankengang als nicht konsistent. Ferner geht der Autor in vielen Arbeiten fälschlicherweise davon aus, dass die Hirntod-Feststellung sicher, zweifelsfrei und unproblematisch sei, dass sie dem Terminus ‚ex cadavere' entsprechen würde.

Die Bereitschaft zur Spende müsse eine persönliche und freie Entscheidung sein. Wenn Organspende im Geist der Nächstenliebe stattfinde, so sei es Pflicht eines jeden Christen zu spenden. Damit wird Spende aber zur Pflicht! Es gäbe aber eine moralische Pflicht, eine Entscheidung zu treffen, sich mit dem eigenen Tod auseinander zusetzten, „insbesondere in Anbetracht des hohen medizinischen Nutzens, der für einen anderen dabei auf dem Spiel steht“: Wieder ein utilitaristisches Denkmuster! Die Nächstenliebe sei *analog* anzuwenden: Der Spender sei zum Zeitpunkt der Spende tot und zu personalen Taten nicht mehr fähig, und der Empfänger sei anonym. Die Goldenen Regel sei anzuwenden: Damit versucht er das ‚Club Modell‘ religiös zu reaktivieren: Nur wer sich zur Spende bereit erklärt, bekommt im Bedarfsfall ein Organ zugeteilt, bekommt Bonuspunkte auf der Warteliste. Dieses Modell wurde politisch zurecht verworfen, da es die Freiheit des Einzelnen massiv einschränkt, den Einzelnen unter Druck setzt, und eine gerechte Zuteilung nicht gewährleistet; Menschen entscheiden in gesunden und kranken Zuständen anders. Das Anführen der Goldenen Regel und des Gleichnisses des barmherzigen Samariters übt moralischen Druck aus, obwohl immer betont wird, dass ein Nein zur Spende absolut zu respektieren sei. Nebenbei sei bemerkt, dass der Samariter einem Bedürftigen Hilft, aber nicht sein Leben ‚opfert‘ und auch nicht Organe von sich hergibt – insofern ist das Heranziehen dieser Bibelstellen nicht statthaft. Laut Schockenhoff müsse das Spendenreservoir ‚ausgeschöpft‘ werden. Der ‚medizinische Nutzen für den Empfänger‘ würde die Organentnahme legitimieren.

All diese Argumentationen schließen logischerweise die erweiterte Zustimmung aus. Der Autor versucht das cartesianische Menschenbild zu begründen, den Hirntod als den sicheren Tod darzustellen, die Spende als die bessere Entscheidung zu schildern, um die Transplantationsmedizin zu ‚retten‘. Er übersieht die Widersprüche seiner Argumentationen, merkt nicht, dass die aufgestellten Voraussetzungen nicht erfüllt sind – verlässt sich auf Definitionen, statt Phänomene zu betrachten.

In einer weiteren Arbeit 2012 geht Schockenhoff diskreditierend und populistisch vor und nennt folgende Prämissen: Die Feststellung des Hirntodes sei wissenschaftlich objektiv und sicher. Demgegenüber sei die ‚hartnäckige‘ Kritik am Hirntod eine ‚populärwissenschaftliche Debatte‘, sie habe lediglich den ‚Anschein einer wissenschaftlichen Seriosität‘: Kritiker werden als nicht ernst zu nehmende Menschen dargestellt. Es gäbe nur einen Tod: Es gibt aber über 30 unterschiedliche ‚Hirntod-Definitionen‘! Alleine in der Bundesrepublik gibt es, wie geschildert, 3 verschiedene Todesarten, je nachdem was erreicht werden soll. Das ‚Hirntod-Konzept‘ sei sicher, da der Ausfall der Steuerungsvorgänge als sicher und irreversibel medizinisch festzustellen sei. An dieser Stelle verfällt der Autor in Zirkelschlüsse, die er selbst an anderer Stelle kritisiert. Er betont weiterhin die Künstlichkeit der Maßnahmen, die bei Hirntod notwendig sind, es sei nur eine künstliche und daher scheinbare Aufrechterhaltung von Leben. Demnach wären aber jeder beatmete, jeder dialysierte Patient, jeder Patient, der während einer Bypass- oder Herzklappen-Operation durch eine Herz-Lungen-Maschine am Leben gehalten wird, bereits ein verstorbener Menschen, also tot. Obwohl Schockenhoff den Dualismus negiert, entwirft er ein merkwürdiges Menschenbild: Die personale Identität sei über das ganze Leben erhalten, während sich die biologische Grundlage, die Prozesse im Organismus ständig erneuern. Diese Veränderung bedinge selbstverständlich ein anderes Empfinden des Selbst, sei ein wesentlicher Faktor unserer Entwicklung. Die personale Identität bindet er inkorrekterweise an das Gehirn, welches sowohl die Integration als auch die Steuerung der Einheit gewährleisten würde. Sein Konzept sei von der Päpstlichen Akademie der Wissenschaften anerkannt. Er benötigt zur Begründung den Rekurs auf Autoritäten, er ignoriert wohl ganz bewusst die Tagung der Akademie von 2005. Er geht auf die Ausführungen des amerikanischen Ethikrates ein, schildert die neue fragwürdige Konzeption von Leben. Das entscheidende Kriterium für das Leben sei die Frage ob die Leistungen ‚in aktiver Eigenaktivität' erbracht seien, oder ob sie lediglich ‚durch externe Verursachung' bewirkt seien. Da es sich um einen ‚bloßen Ersatz einzelner Teilfunktionen durch externe Substitution' handeln würde, sei diese Künstlichkeit kein Kriterium für das Vorhandensein von Leben. Der Hirntod sei daher die ‚notwendige Bedingung für die Organentnahme'. Es ist ein utilitaristisches Denkmuster: Hirntod müsse der Tod sein, denn die Organentnahme würde sonst dem ärztlichen Ethos und dem Tötungsverbot widersprechen.

Der Moraltheologe Böckle führt aus, dass menschliches Leben am Personensein gebunden sei, der Mensch sei zu Geistigkeit und Bewusstseinsleistung befähigt, die Identität des Menschen als Individuum sei an das Gehirn gebunden. Daher sei der Hirntod der wirkliche Tod des Menschen. Die Weiterführung der Behandlung, um Organe transplantationsfähig zu erhalten, würde allein das biologische Leben des Menschen betreffen. Es ist eine ‚um zu' Argumentation: Diese Trennung ist eine typisch bioethische Argumentation, um etwas erreichen zu können. Der Mensch sei „verleiblichte Seele und durchseelter Leib", „als Ganzer, bis in die periphersten und fleischlichsten Bezüge hinein seelische Wirklichkeit". Die Identifikation der Person mit ihrer Gehirntätigkeit steht damit im Widerspruch. Die Trennung in personales und biologisches Leben ist bereits cartesianischer Dualismus. Im christlichen Glauben ist die Auferstehung an die Unsterblichkeit der Seele gebunden; die Auferstehung bedarf eines Kontinuums, sonst wäre die Auferstehung eine Neuschöpfung. Böckles Trennung kommt faktisch dem Materialismus und dem Atheismus sehr nahe: Dass solche Argumentationslinien von einem Theologen stammen, verwundert doch sehr. Die Pietät gegenüber einem Toten (gemeint ist der Mensch im Hirnversagen) müsse der Pflicht zur Rettung eines anderen Bedürftigen weichen, so Böckle. Damit relativiert er die Schutzwürdigkeit des Lebens – ein ungeheuerlicher Schritt.

Andere Theologen, Philosophen sowie christliche Rechtswissenschaftler gehen von der Phänomenologie aus sowie von den Widersprüchen des ‚Hirntod-Konzeptes'. Wenn der Mensch im „Hirntod" tot ist, so seien die Organe auch tot, dann können sie zur Transplantation nicht verwendet werden, sind nutzlos. Lebende Organe können nur von einem Lebenden Organismus entnommen werden. Menschen, deren Vitalfunktionen aufrechterhalten werden, können nur Lebende sein, da man nur das aufrechterhalten kann, was vorhanden ist. Ein erloschenes Leben lässt sich nicht aufrechterhalten. Die ständige Betonung der Künstlichkeit solcher Intensivmaßnahmen, wie von den meisten Befürwortern angeführt, leugnet das Grundprinzip jeder intensivmedizinischen Therapie. Eine Beatmung zeigt nur den Schweregrad der Erkrankung an. Ein dialysierter Patient sei nicht deshalb schon tot, weil die ‚Nierenwäsche' eine künstliche Maßnahme ist, die ihn am Leben hält.

Die besprochen Phänomene zeigen klar und deutlich, dass diese Menschen lebende sind. Die Entnahme von lebenden Organen aus einem Lebenden ist juristisch strafbare Tötung. Daher sei die ‚Konvention' des ‚Hirntod-Konzeptes' im Dienste der Organtransplantation pragmatisch und utilitaristisch gesetzt worden. Der oft zitierte Hinweis auf die Worte Jesus von der Hingabe des Lebens für seine Freunde als Ausdruck der Nächstenliebe (Joh. 15/13) kann nicht auf die Organspende angewendet werden, da eine direkte Tötungshandlung niemals legitim sein könne. „Die Hingabe des Leben Jesus legitimiert nicht das Tun seiner Peiniger" (Schumacher).

Die Befürworter beider Kirchen nennen 5 Positionen oder Prämissen, die sicher erfüllt sein müssen, um eine Organentnahme zu legitimieren: der ‚Hirntod' sei der Tod des Menschen; die Feststellung sei sicher; die therapeutische Sinnhaftigkeit müsse gewährleistet sein; die Freiwilligkeit des Spenders muss gegeben sein und eine Kommerzialisierung muss sicher ausgeschlossen sein. Alle diese Prämissen sind weltweit in Frage gestellt werden, keineswegs sicher, können nicht als erfüllt gelten.

Bereits 1980 hatte die römische Glaubenskongregation formuliert: „Die willentliche Entscheidung, einen unschuldigen Menschen seines Lebens zu berauben, ist vom moralischen Standpunkt her immer schändlich und kann niemals, weder als Ziel noch als Mittel zu einem guten Zweck, gestattet werden. Sie ist in der Tat ein schwerer Ungehorsam gegen das Sittengesetz, ja gegen Gott selber, seinen Urheber und Garanten; sie widerspricht den Grundtugenden der Gerechtigkeit und der Liebe. Niemand und nichts kann in irgendeiner Weise zulassen, dass ein unschuldiges menschliches Lebewesen getötet wird, sei es ein Fötus oder ein Embryo, ein Kind oder ein Erwachsener, ein Greis, ein von einer unheilbarer Krankheit Befallener oder ein im Todeskampf Befindlicher ..." Papst Johannes Paul II hatte 1989 erklärt, den menschlichen Leib dürfe man nie zum Objekt machen und sein irdisches Dasein bewusst unterbrechen. Die Transplantation macht phänomenologisch den Spender zum Objekt der Bedürfnisse des Empfängers.

Das „natürliche Gesetz" schreibt den unantastbaren Wert des menschlichen Lebens ins menschliche Herz, so z.B. im Evangelium Vitae. Weiter heißt es (Nr. 70): „Grundlage dieser Werte können nicht vorläufige und wechselnde Meinungs-‚Mehrheiten' sein, sondern nur die Anerkennung eines objektiven Sittengesetzes" als Grundlage der staatlichen Gesetze ... Wenn infolge einer tragischen kollektiven Trübung des Gewissens der Skeptizismus schließlich sogar die Grundgesetze des Sittengesetzes in Zweifel zöge, würde selbst die demokratische Ordnung in ihren Fundamenten erschüttert, da sie zu einem bloßen Mechanismus empirischer Regelungen der verschiedenen und gegensätzlichen Interessen verkäme".

Nach den Ausführungen des Juristen Waldstein muss der Tod als Endpunkt des menschlichen Lebens eine biologische Größe bleiben, weil es zwischen Leben und Tod keinen dritten Zustand gibt. Eine Todesdefinition die sich nicht an der physischen Existenz orientiert, sondern den Menschen aufgrund des Fehlens bestimmter kognitiver Fähigkeiten für tot erklärt, verletzt die Würde des Menschen. Wenn im Recht die Vermutungsregel gilt: in dubio pro reo so zwingt diese Regel: in dubio pro vita, den ‚Hirntod' nicht als den Tod des Menschen anzusehen. Im Grundrechtssinne ist ein ‚Hirntoter' ein Lebender. Ein Chirurg hatte ausgeführt, er sei dagegen, nur das, was wirklich mausetot ist, als tot festzustellen. „Damit ist dem Totengräber geholfen, aber nicht dem Chirurgen, wenn er wirklich transplantieren will" (Röttgen). Ein solcher Gedanke sei abzulehnen, denn Leben und Tod sind nicht ‚relationale Begriffe'.

Der Moraltheologe Balkenohl kommt nach der Analyse der Phänomenen zu dem Schluss, dass der ‚Hirntod' eine Vorverlegung des Todeszeitpunkts, eine Vortäuschung sei, um durch Definitionsmacht Organe bekommen zu können, ohne einen Tötungsdelikt zu begehen. Eine Definition könne nicht das ersetzen, was an Wissen nicht vorhanden ist, der ‚Hirntod' erweist sich somit ‚als Nebelkerze'. Nicht selten würde man das Argument hören, dass ‚Hirntote' ohnehin keine Lebenschance mehr hätten, daher könnten sie noch nützlich für andere sein. Ein solches Argument sei bereits im Nationalsozialismus verwendet worden, um an ‚Lebensunwertes Leben' medizinische Experimente durchführen zu können. Den Menschen, die Ganzheit einseitig zum ‚Hirnwesen' zu degradieren sei eine Ignoranz der Schöpfungsordnung, der Mensch sei ‚zeitlebens eine leib-seelische Einheit'. Viele Weitere Autoren vertreten ähnliche Positionen, so u.A. Jörns, Grewel, Mieth, Brenner, Bauer.

Die Befürworter gehen vom Dogma aus ‚Hirntot' sei tot. Sie sind in diesem Denkkollektiv verhaftet, übernehmen die Rolle der Konziliatoren, suchen verzweifelt Wege und Argumentationen, um das ‚Hirntod-Konzept' zu retten, argumentieren utilitaristisch-teleologisch (vom Ergebnis her). Würde das Hirntod-Kriterium fallen, wäre die Organentnahme verunmöglicht.

Die Kritiker gehen von der Beobachtung, von der Phänomenologie aus. Das entspricht der Grundlage der Naturwissenschaft: das nüchterne und vorurteilsfreie Beobachten und Beschreiben sowie Erkennen was ist und was nicht ist. Seit Galileo Galilei ist das nicht nur Grundlage einer redlichen Naturwissenschaft, sondern ist bereits ethische Haltung.

Jüdische Religion

Die jüdische Religion basiert auf dem schriftlichen Gesetz, das nicht verändert werden darf (Tora, Neviim, Ketuvim) und der mündlichen Überlieferung, im Talmud zusammengefasst. Die Interpretation unterliegt dem menschlichen Intellekt. So ist zu verstehen, dass es unterschiedliche Meinungen oder Interpretationen zu einer Frage gibt: Es ist Aufgabe der Rabbiner die Fragen zu analysieren. Eine zentrale Autorität, die entscheidet, gibt es nicht. Die Aussagen eines Rabbiners haben räumliche Geltung.

Einen Menschen zu töten, selbst wenn dadurch ein anderer gerettet wird, ist nicht erlaubt, gilt als Mord. Eine Lebendspende sei nur erlaubt, wenn für den Spender keine relevante Gefahr besteht und wenn die Einwilligung ohne moralischen Druck zustande gekommen ist. Wenn es sich lediglich um die Erhöhung der Lebensqualität des Empfängers handelt, sei ein solcher Eingriff abzulehnen. Trotzdem die Lebendspende den oben genannten Prinzipien widerspricht, erlaubt ein Großteil der Rabbiner Lebendspenden.

Das menschliche Leben ist geliehen, besitzt im jüdischen Glauben Heiligkeit sowie unantastbaren, absoluten Wert – bis zum allerletzten Moment des Sterbeprozesses, bis zum Eintritt des Todes. Über den Körper darf nicht verfügt werden. Der Wert des Lebens, und sei es nur um einige Stunden, ist unbewertbar. Leben versteht sich als Anwesenheit der Seele im Körper. Gott hat dem Menschen über die Nase den Lebensatem eingehaucht, daher ist Atmung ein wesentliches Kriterium für die Anwesenheit der Seele bzw. des Lebens. Der Tod des Menschen ist aus klassisch-halachischer Sicht dann eingetreten, wenn vier Bedingungen erfüllt sind: Bewegungslosigkeit, Herzstillstand, Atemstillstand, hinzu kommt eine Wartezeit von etwa einer halben Stunde nach dem Sistieren der Atmung, ehe man einen Menschen als Tot betrachten kann. Wenn eine auch noch so kleine Möglichkeit zur Wiederbelebung besteht, muss diese versucht werden.

Nach einigen jüdischen Artikeln aus den USA, die versucht hatten, den „Hirntod“ als vereinbar mit der jüdischen Tradition zu erklären, hat sich das israelische Oberrabbinat 1986 entschieden, unter bestimmten strikten Bedingungen und nur bei bestimmten Patienten Herztransplantationen zu erlauben. Aus dieser Tatsache wird abgeleitet, das Oberrabbinat habe den Hirntod als gültige Definition anerkannt. Das Oberrabbinat erhebt für sich keineswegs den Anspruch die höchste Entscheidungsinstanz des Judentums zu sein. Eine Analyse des Textes zeigt, dass die Erklärung auf den Ausfall der Spontanatmung als alleiniges Kriterium für den eingetretenen Tod abhebt, was der jüdischen Todesdefinition entgegen läuft.

Viele führende Rabbiner haben dieser Auffassung widersprochen, denn solange ein „Hirntoter“ an der Beatmungsmaschine ist und sein Herz schlägt, sei er noch am Leben. Die Rabbiner, die sich auf medizinische Fragen spezialisiert haben, verwerfen das „Hirntod-Konzept“. Praktisch alle rabbinische Autoritäten sind zu dem Schluss gekommen, dass mehrere Bedingungen erfüllt sein müssen, ehe mit Sicherheit der Tod festgestellt werden kann. Keine dieser Bedingungen alleine reiche dafür aus. Eine große Anzahl rabbinischer Autoritäten hat das „Hirntod-Konzept“ für mit dem jüdischen Gesetz nicht vereinbar erklärt. Einigkeit besteht darüber, dass ein Leben (und sei es dasjenige eines Sterbenden) für ein anderes Leben zu opfern, aus jüdischer Sichtweise nicht gestattet ist. (Nordmann). Für gläubige Juden ist daher eine Organentnahme nach dem „Hirntod“ nicht denkbar. Für andere ist es hingegen vorstellbar, Organe zu spenden. Tatsache ist, dass kaum ein Bürger Israels Organe spendet. Viele Programme und Werbeveranstaltungen, auch im Internet, haben bisher kaum Erfolge gezeigt.

Der Oberrabbiner Metzger hat sich dazu entschlossen, den Hirntod als den Tod des Menschen als halachisch zu bestimmen, denn nur damit könne man das Gelingen der Organtransplantationen ermöglichen: eine utilitaristische Argumentation. Am 22.9.2008 hat sich die Rabbinerkonferenz dieser Auffassung angeschlossen. Innerhalb jüdischer Kreise bleibt diese sehr umstritten.

Landesrabbiner Berger, Sprecher der Rabbinerkonferenz in Deutschland, formuliert: „Zur Frage: Wann ist der Mensch tot, gibt die Halacha zwei Definitionen: Aussetzen der Atemtätigkeit und Aussetzen des Pulsschlages. Dem Gehirntod wird in der Halacha keinerlei Bedeutung zugemessen. Hingegen sind selbst ungesteuerte Reflexe des autonomen Nervensystems als Leben zu werten ... Jede Transplantation ... solange das Herz funktioniert, bedeutet einen doppelten Mord: Mord des Spenders – denn gemäß unserer Definition lebt er noch – sowie des Empfängers –

denn die Entfernung seiner noch funktionierenden Organe, auch wenn sie kurz vor dem Stillstand stünden, bedeutet Mord". Da also das sog. „Hirntod-Konzept" nach dem jüdischen Verständnis nicht haltbar ist, nicht dem Tod entspricht, sind Organentnahmen nicht erlaubt.

DSO und BZgA schildern die Haltung des Judentum falsch, tun so als ob das Oberrabbinat das „Hirntod-Konzept" anerkannt hätte, ignorieren andere Stellungnahmen.

Islam

Der Islam beruht auf der Offenbarung des Propheten und der Überlieferung. Der Zentralrat der Muslime in Deutschland hat 1997 das damalige Transplantationsgesetz begrüßt. Das „Hirntod-Konzept" würde den Empfehlungen entsprechen, würde sich mit der Meinung der meisten Gelehrten decken; Organspende sei eine hochangesehene und verdienstvolle Tat, würde dem Gottesdienst nahe kommen, es sei ein Zeichen des Mitgefühls. BZgA und DSO haben diese Argumentation übernommen, ohne einige Grundprinzipien des Islam zu untersuchen.

Im Islam kennt man die Trennung zwischen Religion und Staat nicht: Gelehrte müssen auf dem Boden des Gottesrechts die anstehenden Fragen untersuchen und in einer Fatwa niederlegen. Der Zentralrat der Muslime in Deutschland erfüllt diese Bedingungen nicht. Hinzu kommt, dass islamisches Recht nicht kodifiziertes Gelehrtenrecht ist und in zahlreichen Versionen vorliegt. Je nach Fragestellung und konkreter Situation kommen die Gelehrten in ihrer Fatwa zu unterschiedlichen Schlüssen oder Meinungen. Eine selbständige Ethik kennt der Islam nicht; Moral ist nicht aus der Vernunft entstanden, sondern ist Gottes Offenbarung und Weisung. Der Mensch wäre vom Ursprung der Schöpfung in der Lage mittels Vernunft das Gute und das Böse zu erkennen. Eine Vielzahl von Einflüssen haben den ursprünglichen Zustand des Menschen verändert, so dass die Notwendigkeit besteht, den Menschen die Offenbarung und die daraus resultierende Moral ins Bewusstsein zu rufen. Islam ist insofern Selbstauslieferung und Dienst: der Mensch muss durch die Gelehrten gelenkt und geführt werden. Eine Aufklärung kennt der Islam nicht. Die Grundsätze des Islams müssen ethische Schieflagen bearbeiten und korrigieren; der umgekehrte Weg wäre eine Ablehnung der göttlichen Weisung und somit nicht akzeptabel.

Mit Transplantation hat sich der Islam erst seit den 80er Jahren beschäftigt. Mit der Frage der Bestimmung des genauen Todeszeitpunktes hat sich hingegen der Islam schon seit seiner Frühzeit beschäftigt, da es viele Rechtsfragen berührt, vom Eherecht über Erbschaften bis hin zum Umgang mit Sterbenden und darüber hinaus.

Diese Frage ist auch eminent wichtig, da der Verstorbene innerhalb 24 Stunden zu bestatten ist.

Eine Begebenheit verdeutlicht wie streng die Vorschriften einzuhalten sind: „Schon am Freitag vorvergangener Woche hatten die Ärzte den Hirntod König Husseins festgestellt. Gemäß muslimischer Sitte hätte Hussein innerhalb von 24 Stunden bestattet werden müssen – dann jedoch ohne die internationale Prominenz, die sich so schnell nicht in Amman einfinden konnte. Die Mediziner erklärten daraufhin den Herzstillstand zum entscheidenden Todeskriterium. Nach offizieller Leseart lebte der König also noch, als – am Freitag – die Staats- und Regierungschefs für Montag zur Beerdigung eingeladen wurden. Husseins Herz hörte Sonntag auf zu schlagen, fast genau 24 Stunden vor der Beerdigung“ (Der Spiegel).

Bereits dem Sterbenden muss ein Ritualprogramm zukommen, das mit den Phasen des Sterbens korreliert, bis hin zur Pflege der Grabesstätte ist alles genau und streng geregelt; das Bestattungsprogramm trifft die Gläubigen in Kollektivpflicht.

Es liegen zwei große Studien zur Bestimmung des Todes vor, die die Kriterien einer Fatwa erfüllen: von Gad al-Haqq, ehem. Rektor der Azhar-Universität in Kairo, ehem. Großmufti Ägyptens sowie von Nada al-Daqr, eine schariarechtliche Magisterarbeit.

Der Tod tritt ein, wenn ‚der Körper der Seele beraubt wird'. Merkmale sind: Starrer Blick, Stillstand der ‚natürlichen oder künstlich erfolgenden Herzschläge', ‚Stillstand der (aller) Organe des Körpers', Abkühlung. Ein Mensch im Hirnversagen würde Medikamente und Nahrung annehmen, was körperliches Leben anzeigen würde. Das „Hirntod-Konzept“ sei eine ‚große Lüge'. In Fragen des Leben des Menschen gilt das Prinzip der Vorsicht, sowie das Prinzip vom ‚Fortbestand der Ausgangslage'.

Der rechtstheoretische Hintergrund lautet: „Aus schariarechtlicher Sicht ist dieser Mensch (*der „Hirntote“*) sicher lebendig, sein Tod ist zu bezweifeln, wobei ein Zweifel keine sichere Angelegenheit aufzuheben vermag und die Rechtsgelehrten den Ärzten nicht gestatten können, dass sie sich mit ihrem Skalpell an einem lebenden Menschen zu schaffen machen, dessen Seele sich ‚noch' nicht vom Leben trennte ... Kann ein Arzt eine Erklärung abgeben zur Bestattung einer Person, die intensivmedizinisch behandelt wird und klinisch starb?“ (al-Adwi). Hirnversagen könne lediglich der Beginn oder eines der Anzeichen des Todes sein; Hirnversagen mit dem Tod aber gleichzusetzen sei ein gefährliches Unterfangen sowie ein großer Leichtsinn, denn „was mit Gewissheit erwiesen wurde, darf nicht durch Zweifelhaftes aufgehoben werden, wobei die Grundannahme die Fortdauer des Lebens ist und von dieser Grundannahme nur durch Gewissheit abgegangen werden darf“ (Krawietz). Man müsse von der „Fortdauer des Gewesenen“ ausgehen, bis etwas so sicher erwiesen sie, dass es die schariarechtliche Situation ändert. Die Beweispflicht oblie-ge denjenigen, die die Veränderung der Sachlage behaupten. Solange die Beweisfrage nicht eindeutig geklärt sei, müsse an der traditionellen Todesdefinition festgehalten werden. Al-Haqq betont das Prinzip, dass ein Schaden nicht durch einen weiteren Schaden beseitigt werden darf; die Abwehr von Übeln habe den Vorrang vor der Sicherung von Interessen. Es sei religionsrechtlich nicht gestattet, einem anderen Menschen das Leben zu schenken, indem man jemanden tötet, dessen Leben noch andauert. Die Integrität und Würde des lebenden Menschen erlöschen nicht durch sein Sterben; der Islam lässt sie bestehen und gewährleistet sie über seinen Tod und seiner Bestattung hinaus. Das Leben des Menschen und die Unversehrtheit seiner Körperteile seien ein Recht, das der Schöpfer und das Geschöpf gemeinsam beanspruchen, so dass es selbst durch eine Erlaubnis des Geschöpfes nicht hinfällig werden kann. Die respektvolle Behandlung des Toten sei derjenigen des Lebenden gleichzusetzen; dies gelte umso mehr, wenn noch „einige Körperteile aufgrund der Maschinen am Leben gehalten werden“.

Die körperliche Unversehrtheit gilt für Lebende und für Tote, sie ist sehr streng einzuhalten: Sektionen und Verbrennungen sind nicht erlaubt. Bei einem „Hirntoten“ dürfe man dennoch die Geräte abschalten, obwohl Organe noch am Leben seien. Eine Totenwaschung sei in diesem Zustand nicht erlaubt: also ist der „Hirntod“ nicht dem Tod des Menschen gleichzusetzen.

Aufgrund des islamischen Rechts sehen sich islamische Juristen häufig gezwungen, das „Hirntod-Konzept“ zurückzuweisen. Zentrales Argument ist das Prinzip der Annahme der Fortdauer eines Zustandes. Dies könne nur durch absolut sichere naturwissenschaftliche Erkenntnisse revidiert werden. Auch dieses müsse dann durch islamische Jurisprudenz anerkannt werden.

Nach islamischer Lehre muss die Zeit zwischen der Feststellung des Hirnversagens und dem Vollbild des schariarechtlichen Todes als Sterben betrachtet werden; ohne Auftreten der schariarechtlichen Merkmale sei Organentnahme als Eingriff am sterbenden Kranken zu bewerten und zu kriminalisieren.

Die Stellungnahmen, die bisher vorliegen, lehnen den „Hirntod“ als alleiniges Todeskriterium mehrheitlich ab, selbst bei Autoren, die eine Transplantation nachdrücklich befürworten. Viele Gelehrte, auch die Konferenzen der islamischen Rechtsgelehrten, bis auf die von 1987, sprechen sich für Organtransplantationen aus, ohne auf die Problematik des „Hirntodes“ einzugehen. Nach den Kriterien, die der Islam selber aufstellt, ist der „Hirntod“ nicht dem Tod des Menschen gleichzusetzen. Auch im Islam wird mit dem Argument der Nächstenliebe und des Dienst am Anderen etwas gut geheißen, was mit dem Menschenbild nicht kompatibel ist. Von Allen werden die Freiwilligkeit und die eigene Spendenbereitschaft betont.

Die Positionen der Schiiten und Sunniten differieren untereinander: ein einheitliches Bild kann aus den Fatwas naturgemäß nicht abgeleitet werden. Jede weitere Strömung innerhalb des Islams kann andere Positionen einnehmen. Es wird vorgeschrieben, ob man ein Organ einem Muslim oder Ungläubigen geben oder von ihm empfangen darf. Die Opferung eines Menschen zugunsten eines anderen ist verboten, ebenso die Entnahme, wenn sie zum Tode des Spenders führt. Organe, die noch Lebensfunktionen zeigen, gehören zum unverfügbaren Grundbestand des Menschen, und zeigen, dass er noch lebt. Mit dem Tod endet die Zugriffsmöglichkeit des Menschen über seinen Körper: logischerweise müsste daher die „postmortale Spende“ nach „Hirntod“ verboten sein, selbst wenn der „Hirntod“ gleich dem Tod ist. Wenn „Hirntote“ Lebende sind, ist Organentnahme ebenso verboten, weil Opferung zugunsten eines anderen nicht erlaubt ist. Nach allem Geschilderten dürfte im Islam keine Organentnahme stattfinden. Dennoch wird immer von der herrschenden Meinung berichtet, die Transplantationen befürworten würde – freilich verschweigt man die Tatsache, dass die Stellungnahme pro Transplantation keine Aussage trifft zum auch im Islam umstrittenen Thema „Hirntod-Konzept“.

Wie sich die Situation in Zukunft entwickeln wird bleibt abzuwarten. In islamischen Ländern, die staatlicherseits Transplantationen ermöglichen, erlebt man eine fragwürdige Akzeptanz von Seiten der Bevölkerung.

Selbst nach diesem kurzen Überblick stellt sich heraus, dass die Stellung des Islams viel differenzierter ist als die Behauptungen von DSO und BZgA. Durch oberflächliche Schilderungen werden Religionen von den Befürwortern missbraucht, um Organspende gut zu heißen – zum wiederholten Male eine unredliche Vorgehensweise.

Wenn einige Autoren (Holznienkemper) Wohltätigkeit, Fürsorge, Barmherzigkeit, die gute Tat und Nächstenliebe in den Konfessionen herausarbeiten, und diese alleine empfängerorientiert betonen und anwenden, so entsteht eine sehr einseitige Darstellung und Verkürzung der Probleme. Die Fragen Leben, Sterben, Tod, Hirntod-Konzept, dürfen nicht ausgeblendet werden, da sie Organentnahme existenziell berühren. Keine Religion erlaubt im Namen einer guten Tat (Empfänger) die Tötung eines anderen, daher muss die Haltung der Religionen zum Thema „Hirntod“ neu überdacht werden. Auch die eventuellen Widersprüche zu den jeweils geltenden Kriterien bzw. Zeichen von Leben und Tod müssen erwähnt werden. Die Frage nach dem Menschenbild ist zentral.

Buddhismus

Nach buddhistischer Auffassung ist der „Hirntod" nicht der Tod des Menschen. Der Sterbevorgang ist an das geistige Bewusstsein gebunden; er geht subtil auch nach dem letzten Atemzug weiter, bis die endgültige Trennung von Körper und Geist vollzogen sind. In dieser Phase sollte der Sterbende in einer ruhigen und förderlichen Atmosphäre liegen, um seine letzten Schritte aus diesem Leben ungestört tun zu können. Die Möglichkeit Erleuchtung zu erlangen soll nicht gestört werden. Dies sei wichtig für das nachtodliche Erleben. Organentnahme im „Hirntod" ist also ein Eingriff im Sterbevorgang. Der Geist zentriert sich im Herzen, bevor er den Leib verlässt, eine Entnahme des Herzens ist somit unzulässig.

Im Buddhismus gibt es diverse Strömungen. Wenn der einzelne Mensch, nach intensiver persönlicher Auseinandersetzung, im Bewusstsein der Konsequenzen, freiwillig und vorbehaltlos sich für eine Organspende dennoch entscheidet, so kann sich dieser Entschluss auf die nächste Inkarnation positiv auswirken, als Akt des tätigen Mitgefühls. Im Buddhismus gibt es keine Autorität, die vorschreibt, was zu tun ist. Organspende ist eine Entscheidung, die nur jeder für sich individuell treffen kann. Eine stellvertretende Entscheidung der Angehörigen, falls keine Willensäußerung vorliegt, wird nicht empfohlen. In Modalitäten übersetzt, bedeutet dies: im Prinzip keine Organspende – wenn ja, dann nur im Sinne der strengen Zustimmungslösung. Das Mitgefühl kann die Prinzipien des Buddhismus auflösen.

Hinduismus

Körper und Seele werden getrennt wahrgenommen. Dem Leichnam und dessen Unversehrtheit wird ein hoher Stellenwert zugeordnet. Die Entscheidung wird jedem Gläubigen selbst überlassen: Organspende wird als Opfergabe empfunden. Obwohl im Hinduismus die Auffassung besteht, dass der Mensch erst dann tot ist, wenn der Körper erkaltet ist, wird in Indien der „Hirntod" als ausreichendes Kriterium für eine Organspende anerkannt.

Schintoismus

Organentnahmen werden abgelehnt, da sie als Schändung des Leichnams gelten. Die Integrität über den Tod hinaus ist von übergeordneter Bedeutung, da nur ein unversehrter Leichnam eine Wiedergeburt der Seele ermöglicht. Die Zustimmung von Angehörigen wäre Missachtung des Verstorbenen und ‚Unglücksbringer'. Der Hirntod als Tod des Menschen wird bezweifelt, da nur Hirnfunktionen beachtet würden.

Kapitel 25

Ethische Fragen

Jede ethische Betrachtung hat von einigen elementaren Voraussetzungen aus zu gehen.

Wünsche und Hoffnungen der potenziellen Empfänger sind zu respektieren und zu berücksichtigen. Die Probleme und Schwierigkeiten die auf den Empfänger zukommen dürfen nicht verschwiegen werden: eine offene und kritische Aufklärung muss stattfinden. Eine alleinige Empfängerorientierte Argumentation wird den Problemen der Transplantationsmedizin nicht gerecht, schafft Misstrauen.

Der „Hirntod" ist nicht der Tod des Menschen. Biologisch und phänomenologisch handelt es sich um schwerstkranke, lebende Menschen. Der Sterbeprozess gehört zum Leben. Die Organentnahme ist phänomenologisch die Tötung eines Sterbenden. Um diese Tötung zu umgehen, wurde der „Hirntod" 1968 zum Tod des Menschen umdefiniert. Es ist eine utilitaristische Definition, eine wissenschaftlich unredliche Handlungsweise. Zunächst sind die Phänomene zu betrachten. Theorien können erst danach als Erklärungsversuche entwickelt werden.

Sowohl die ‚Hirntod'-Diagnostik als auch die Organentnahme, also die Tötung, finden ausschließlich zum Vorteil eines dritten (der oder die Empfänger) statt. Es ist ein fremdnützige Handeln, das den Menschen verdinglicht. Damit sind zwei entscheidende Artikel des Grundgesetzes verletzt.

Jedes fremdnützige Handeln des Arztes widerspricht den ethischen Standesregeln. Daher müssen die Transplantationsbeauftragten abgeschafft werden, ihre Aufgabe ist ausschließlich fremdnützig. Aus dem gleichen Grund muss die Definition „Entnahmekrankenhaus" aus dem Gesetz gestrichen werden.

Elementare Regeln der Aufklärung und der informierten Zustimmung werden mit Werbung übergangen und verletzt.

Wenn in etwa 80 % der Organentnahmen die Angehörigen ihr Einverständnis geben, so handelt es sich um Organentnahme als Folge von Fremdbestimmung – also das Gegenteil von Autonomie und Selbstbestimmung, die in der Medizin als Handlungsgrundlage gelten. In den allermeisten Fällen handelt es sich nicht um eine Spende, sondern um eine fremdbestimmte Entscheidung.

Bei infauster Prognose ist es ethisch vertretbar, die Behandlung einzufrieren oder abzubrechen, um den Sterbenden nicht länger, vielleicht gegen seinen Willen, am Leben zu halten. Im Falle der Organentnahme ergeben sich folgende Szenarien: Ist der ‚Spender' ein Sterbender, somit lebender Mensch, so kann die Weiterbehandlung ohne patientenbezogene Indikation sein, wenn die Prognose infaust ist. Es kann die medizinische Indikation fehlen. Wenn der Patient früher den Wunsch geäußert hatte, auf lebensverlängernde Maßnahmen zu verzichten, stellt die Weiterbehandlung eine Körperverletzung dar. Für dieses erste Szenario sprechen auch die Formulierungen der Bundesärztekammer: Die Fortführung intensivmedizinischer Maßnahmen sei eine Verlängerung des Sterbeprozesses, es handele sich um die kurzzeitige ‚Aufrechterhaltung der Vitalfunktionen'. Wird der Spender aber via Definition als Toter betrachtet, so ist eine Weiterbehandlung medizinisch unmöglich – was wiederum bestätigt, dass der Spender nicht tot ist. Wird er dennoch ‚weiterbehandelt' im Sinne der sog. ‚Spenderkonditionierung' so handelt es sich um Störung der Totenruhe (§168 SGB), um Leichenschändung. Es handelt sich um ein unlösbares Problem, um eine Aporie. In beiden Szenarien handelt es sich um eine fremdnützige Weiter-Behandlung, die ohne Zweifel gegen Art. 1 GG verstößt.

Wenn man die Frage nach dem Todeszeitpunkt diskutieren will, so muss dies alleine auf biologischem Boden stattfinden, auf den Sterbenden bezogen. Andere Argumentationen, die die Bedürfnisse des potentiellen Empfängers miteinbeziehen, sind ethisch zweifelhaft. Sterben und Tod dürfen und können nicht zur Verfügungsmasse im Interesse anderer instrumentalisiert werden.

Eine fremdnützige Weiterbehandlung ohne Indikation verletzt darüber hinaus den Nürnberger Ärztekodex. Laut Bundesärztekammer gehört es zu den Aufgaben des Arztes dem „Sterbenden bis zu seinem Tod beizustehen ... Die Tötung des Patienten hingegen ist strafbar, auch wenn sie auf Verlangen des Patienten erfolgt". Überdies handelt es sich nicht um eine Tötung auf Verlangen, nicht um Euthanasie, vielmehr um eine Tötung „nach Erlaubnis" – meist der überforderten Angehörigen.

Bonelli schlägt allen Ernstes folgende Lösung vor: „Unter der (fälschlichen) Annahme, dass der Hirntote noch lebt, wären dennoch alle vier Punkte *(ethische Bedingungen)* erfüllt, sodass hier ohne Bedenken der Eintritt des Todes akzeptiert werden kann. Ob dies, wie gesagt, durch Stilllegung der Beatmungsmaschine oder des Blutkreislaufes erfolgt, und ob davor noch vitale Organe entnommen werden, hat aus ethischer Perspektive keine entscheidende Relevanz". Der noch lebende schwerstkranke Mensch sei sowieso in kurzer Zeit tot, also mache es keinen Unterschied ihn auch vorher schon fremdnützig zu töten. Sterben-Lassen und aktives Töten sind ihm ethisch gleichwertig.

Gravierende Brüche ethisch-moralischer Grundsätze werden nur in der Transplantationsmedizin praktiziert und toleriert. Würde sich ein

Arzt außerhalb der Transplantationsmedizin so verhalten (fremdnützige Behandlung, Tötung Sterbender, unterlassene oder unvollständige Aufklärung), würde er zu recht streng bestraft werden.

Ethischen Redlichkeit beinhaltet, Fakten anerkennen und feststellen, so beispielweise, dass keiner der diagnostischen Tests die erwünschte Sicherheit bringen (Kapitel 13).

In der ethischen Diskussion spielt die Intentionalität, die Absicht einer Handlung in Hinblick auf deren Beurteilung eine wichtige Rolle. So zum Beispiel wird die indirekte Sterbehilfe aus dem Grunde akzeptiert, weil ihre Absicht ist, dem Patienten durch Schmerzmittel die Schmerzen zu nehmen – man nimmt dabei in Kauf, dass ungewollt die Nebenwirkungen der Medikamente möglicherweise das Leben verkürzen könnten. Die Absicht, die aktive Tat ist die Schmerzfreiheit, nicht der Tod des Patienten. In der Transplantationsmedizin ist es zwar die Absicht, durch Transplantation eines Organs einem Menschen zu helfen – für den Empfänger mag es eine Besserung seines Zustandes sein. Gleichzeitig wird der schwerstkranke Spender durch die Entnahme der Organe getötet. Dies geschieht nicht als unbeabsichtigte ‚Nebenwirkung', sondern als aktive beabsichtigte Tat. Die Vorverlegung des Todes im „Hirntod-Konzept", *um* die Tötung dabei definitorisch *zu* umgehen, ist ein zweiter intentionaler utilitaristischer Akt. Die Tötung ist die notwendige aktive Tat die bewusst begangen wird, da sonst keine Organe zur Verfügung stehen würden; die Umdefinition des Todes um diese Tat zu umgehen ist ebenfalls ein absichtlicher Schritt. Die Tötung eines Menschen, selbst die bewusst eingeführte Vorverlegung des Todeszeitpunktes um eine solche zu umgehen, können niemals als nicht intendierter Nebeneffekt deklariert und hingenommen werden. Dies gilt selbstredend für die ganz bewusst intendierte Organentnahme im OP. Eine Tötung kann aber durch einen fremdnützigen Zweck ethisch niemals gerechtfertigt werden.

Ein weiteres Problem ergibt sich bei der Behandlung: Einige therapeutische Maßnahmen, beispielsweise die Hypothermie, müssen für die ‚Hirntod-Diagnostik' abgebrochen werden. Das zu frühe Beenden der Behandlung kann der Genesung des Patienten schaden.

Die zentrale ethische Frage lautet: Darf man bei einem Patienten mit infauster Prognose anders als patientenzentriert, anders als in Hinblick auf *seine* erhoffte Genesung behandeln? Ist es ethisch erlaubt, Maßnahmen zu ergreifen, die nicht dem Patienten, sondern einem anderen, dem Empfänger dienlich sind, also empfängerzentriert oder fremdnützig? In der Literatur wird dafür der Begriff spenderzentriert verwendet, um das Wort fremdnützig zu umgehen. Aus ethischer Perspektive ist die Antwort klar: Nein. Man würde den Schwerstkranken zugunsten anderer verdinglichen und somit seine Würde verletzen, und medizinische Regeln übertreten. Beginnen therapeutische Maßnahmen zugunsten des Organerhaltes zu früh, könnte eine mögliche Genesung des Patienten gar nicht eintreten. Da die ‚Hirntod-Diagnostik' für die prognostische Beurteilung des Patienten selbst nicht notwendig ist, sondern ausschließlich in Hinblick auf eine Organentnahme, also fremdnützig, erfolgt, und für den Zustand des Patienten schädlich sein kann, ist deren ethische Bewertung klar. Sie darf, wenn überhaupt, nur nach Aufklärung und Einwilligung des Betroffenen stattfinden. Ethisch und rechtlich ist es unstrittig, dass jeder Patient nach Maßgabe des eigenen medizinischen Nutzens oder seines erklärten Willens behandelt werden muss. Andere Behandlungskriterien sind nicht statthaft. Definitorische Setzungen sind nicht ausreichend.

Es wird dagegen argumentiert, diese Bewertung sei zu ‚restriktiv', und unrealistisch. Die Nützlichkeitsargumentation: Das Praktizieren dieser Haltung würde die Zahl der entnommenen Organe erheblich senken, das sei nicht hinnehmbar. Solche Argumentationen sind Drohung oder Erpressung, sie sind ethisch nicht haltbar, dürfen nicht toleriert werden.

Ein Argument, das für eine fremdnützige Behandlung angeführt wird, lautet: Wenn der Schwerstkranke sich früher für eine Organspende entschieden hat, so sei er implizite mit den dafür notwendigen Schritten einverstanden; die erforderlichen Maßnahmen seien zudem für den potenziellen Spender nicht belastend. Die Annahme einer impliziten Zustimmung ist im Zusammenhang mit Autonomie und Selbstbestimmung nicht zulässig. Bei der Art der ‚Aufklärung' die praktiziert wird (s. Kapitel 30) ist eine solche Annahme naiv, sie ist eine zynischen Unterstellung. Begriffe wie organprotektive Maßnahmen, Hirntod-Diagnostik, Spenderkonditionierung für fremdnützigen Organerhalt, sind den meisten Menschen mehr als fremd. Selbst eine explizite Zustimmung zur Organspende kann den Rückschluss auf implizite Zustimmung zu invasiven therapeutischen und diagnostischen Maßnahmen, die den Sterbeprozess empfindlich stören, keineswegs rechtfertigen.

Ethisch vertretbar wäre eine ausdrückliche Einwilligung nach lege artis durchgeführter Aufklärung, zu jedem einzelnen Schritt, wie im Kapitel 36 geschildert. Selbst eine ausdrückliche Zustimmung zu den einzelnen fremdnützigen Schritten müsste ethisch genau untersucht werden: Darf z.B. der Patientenwille den Arzt dazu ermächtigen, gegen Standesregeln zu verstoßen? Kann bzw. darf ein Patient zu fremdnützigen Handlungen an sich selbst zustimmen und so seine Würde via Verdinglichung per Eigenverfügung verletzen? Die Probleme, die bei der ‚Hirntod-Diagnostik' selbst auftreten, haben wir im Kapitel 13 bereits besprochen. Sie werfen viele ethische Fragen auf.

Nach Prof. Mieth gilt die teleologische Vernunftregel: Man sollte Probleme nicht so lösen, dass die Probleme, die durch die Problemlösung entstehen, größer sind als die Probleme, die vermeintlich gelöst werden –

oder die zur Lösung anstanden. Das ‚Hirntod-Konzept' erzeugt größere ethische Probleme als es vermeintlich löst.

In Holland führen Menschen eine ‚Lebenskarte' bei sich, mit dem erklärten Willen weiter leben zu wollen, um nicht durch Organentnahme getötet zu werden. Das ist Zeichen des radikalen Vertrauensbruchs in die Medizin und in die Ärzteschaft.

Der ‚Hirntod' ist nicht der Tod des Menschen. Gehen wir dennoch hypothetisch davon aus, dass die Hirntod-Ideologie der Wahrheit entspräche, so ergeben sich gravierende rechtlich-ethische Probleme. Eine Änderung der Behandlungsintention (von patientenorientiert auf empfängerorientiert) darf laut Gesetz erst nach der Hirntodfeststellung stattfinden. Wer ist befugt darüber zu entscheiden, da die allermeisten Patienten nicht explizit jeden Schritt im Spenderausweis vermerkt haben? Wer entscheidet über die Zustimmung zur Hirntod-Diagnostik, die nicht dem Wohl des Patienten dient, für ihn gefährlich ist, sondern nur zum Nutzen des Empfängers?

Vor dem Tod ist der gerichtlich bestellte Betreuer oder der vom Patienten Bevollmächtigter befugt zu entscheiden. Allerdings haben die allermeisten Patienten, die für eine Organspende in Frage kommen, weder einen Bevollmächtigten noch einen Betreuer. Bevollmächtigter sowie Betreuer sind nicht befugt über fremdnützige Maßnehmen zu entscheiden, da sie für das Wohl des Patienten verantwortlich sind.

Mit dem Tod des Patienten enden die Befugnisse des Betreuers. Zur Frage der Organspende (also nach dem sog. ‚Hirntod') sind laut Gesetz die Angehörigen zuständig. Der Betreuer könnte Entscheidungen treffen, die den Willen der Angehörigen verletzen. Die Angehörigen werden aber oft zu Entscheidungen gedrängt, für die sie rein rechtlich nicht zuständig sind.

Der Gesetzgeber hat es versäumt zu diesem brisanten Themankomplex, zu dieser Aporie für klare Regelungen zu sorgen, ist somit seiner Verantwortung nicht gerecht geworden.

Das Papier der Bundesärztekammer kann zu diesem Thema keine ernsthafte Hilfe sein, da es einseitig den Geist pro Organspende atmet und die ‚Empfehlungen' in ethischer Hinsicht nicht begründet werden. Darüber hinaus: Wer Partei und Teil des Problems ist, kann keine glaubhafte Empfehlungen oder Richtlinien herausgeben.

Bei geringsten Zweifeln oder Widersprüchen zwischen Patientenverfügung und evtl. Organspendebereitschaft muss daher jede Bemühung um Organspende unterbleiben, da sie offenbaren, dass der Patient die Probleme nicht durchschaut hatte. Eine willkürliche, vom gewünschten Ergebnis her (mehr Organspenden zu erreichen) orientierte Lösung ist nicht tragfähig. Die Transplantationsmedizin, die ohnehin mit massivem sowie berechtigtem Vertrauensverlust zu kämpfen hat, kann und darf nicht einseitig zu ihren Gunsten Lösungen zu propagieren.

Kapitel 26

Menschenkundliche Aspekte unter Berücksichtigung anthroposophischer Gesichtspunkte

Wenn wir versuchen wollen, die Vorgänge der Transplantation zu verstehen, so müssen wir zunächst bemerken, dass alle Ausführungen Steiners zu den Vorgängen des Sterbens und des Todes sich auf verschiedenen Todesarten, nicht aber auf Organentnahme beziehen: Sie sind daher nicht ohne weiteres auf das Sterben durch Organentnahme zu übertragen.

Nach über 20-jähriger Beschäftigung mit diesen sehr komplexen Fragen möchte ich mich von den 1994 in meinem Buch ‚Anthroposophische Medizin auf der Intensivstation', insbesondere im 6. Kapitel, gemachten Äußerungen distanzieren. Folgende Ausführungen sind als Hypothesen, als Denkansätze im Sinne einer fragenden Haltung zu verstehen

Menschenkundliche Überlegungen haben von den oben geschilderten elementaren Voraussetzungen selbstverständlich auszugehen.

Vier Organsysteme gelten als Inkarnationsorgane: das Nieren-Harn-System, das Leber-System, das Lungensystem und das Herz-Kreislauf-System. Gehirn und Nerven-Sinnes-System werden nicht genannt. Die Vitalfunktionen, die wir in der Intensivmedizin überwachen und behandeln, sind im Wesentlichen mit diesen vier Organsystemen verbunden; diese Vitalfunktionen sind beim Menschen im Hirnversagen vorhanden.

Die Stellung des Menschen innerhalb der Wirbeltiere und die besondere Entwicklung des Nervensystems sind von der vergleichenden Anatomie abzulesen. Portmann unterscheidet am Nerven-Sinnes-System drei funktionelle Bereiche, die zum Leben gehören: den Elementarapparat, der die einfachen Funktionen steuert und im Wesentlichen in Rückenmark und Teilen des verlängerten Marks lokalisiert ist. Hier sind zum Beispiel reflexartige Reaktionen beheimatet. Diesem vergleichsweise einfachen System ist ein zweites übergeordnet: der vegetative Apparat. Hier werden elementare Leistungen zu einem höheren Zusammenspiel kombiniert: Stoffwechselprozesse, Fortpflanzung, Wechsel von Wach- und Schlafzuständen, Hunger und Sättigungsgefühl, auch alle Änderungen, die wir als ‚Stimmung' kennen. Wir können diesen Apparat im Markhirn, im Hypothalamus, in den Basalganglien des Vorderhirns und im Nervensystem der Eingeweide lokalisieren. Der somatische Apparat umfasst die Sinnesorganisation sowie die höheren Funktionen; diesem Apparat sind folgende

Gebiete zuzuordnen: Metencephalon, Mesencaphalon, die Hemisphären des Telencephalon mit der Großhirnrinde.

Das zentrale Nervensystem zeigt beim Menschen eine schnelle Entwicklung und ist im Vergleich zu den anderen Organen früh fertig; die Formgestaltung ist an einen Höhepunkt gelangt. Es ist das Zentrum des ‚Informationssystems' benötigt Ruhe, ist unbeweglich, von Knochenstrukturen fest umschlossen und geschützt. Es ist umgeben von Flüssigkeit, wodurch das archimedische Prinzip wirksam wird und einseitiger Druck in hydrostatischen Druck umgewandelt wird. Höhere bewusste Seelentätigkeiten, das wachrationale Bewusstsein stehen in Beziehung zum Gehirn; unbewusste Seelentätigkeiten, das gesamte Unterbewusstsein steht in Beziehung zum Rückenmark, zum Vegetativum. Das gesamte Nervensystem ist „Grundlage des Bewusstseins", ist Werkzeug des Astralleibes (GA 128). „Wahrnehmen, Vorstellen, Erinnern, Denken werden durch" das zentrale Nervensystem „bewusst. Seine Prozesse richten sich nach außen oder nach innen mit dem Impuls: Wahrzunehmen oder besser: Wahrnehmungen zu vermitteln" (Sieweke).

Nach einer Schilderung Steiners (11.4.1921) hat das Haupt eine besondere Stellung innerhalb der Leibesorganisation: es ist ein Abdruck, eine Art Abscheidung der höheren Wesensglieder. Diese schaffen sich ihr Organ, es wird geformt, zu Ende gebracht; diese Wesensglieder sind dann frei, sie können eintauchen und wieder frei sein, das Organ Gehirn ist durchlässig geworden.

Im Schlaf trennen sich Ich und Astralleib zum Teil von Ätherleib und physischen Leib. Im Tod wird zunächst der Ätherleib aus dem physischen Leib „herausgezogen". Wenn wir uns an die oben geschilderten Phänomene erinnern, so gewinnt man den Eindruck, dass die Ich-Organisation wegen der Organschädigung des Gehirns nicht sinngebend eingreifen kann, da das Werkzeug der höheren Seelenkräfte geschädigt ist: Der Astralleib wird quasi „alleine gelassen". Die Trennung geschieht also zwischen Ich-Organisation auf der einen Seite und Astralleib, Ätherleib und physischer Leib auf der anderen Seite. So sind die reflexartigen Phänomene, die „sinnlos" erscheinenden Reaktionen, die einzelnen Organfunktionen zu deuten, die nicht mehr im Organismus-Zusammenhang stehen. Rückenmark und Gehirn sind Organe des Ichs, sind zum wachrationalen Bewusstsein notwendig, das Gehirn ist Werkzeug des Begreifens: Bei Schädigung dieses Organs kann die Ich-Organisation nicht mehr eingreifen (GA 93a). Verharren diese Patienten in einem Zustand, der der Lebensrückschau, der dem Erinnerungs-Tableau ähnlich ist? Ist es gar eine Art Vorwegnahme einer Kamaloka-Zeit? In Anlehnung an die Schilderungen der Nahe-Tod-Erfahrungen verbleiben sie gleichsam teilweise außerhalb ihres Leibes und „sehen" was mit ihnen geschieht. Ist dieser Zwischen-Zustand notwendig, um ein starkes Ich-Bewusstsein nachtodlich zu entwickeln? (GA 161) Der Ätherleib des Frühverstorbenen hat noch viel unverbrauchte Kraft, die noch lange einen physischen Leib hätten versorgen können: bleiben sie daher mit den transplantierten Organen verbunden, da diese nicht verwesen? Ist dieser Zustand vielleicht für die Entwicklung dieser Persönlichkeit notwendig, für die Entwicklung seelischer Kräfte? (GA 63).

Bei Schock, Unfällen, Abstürzen, beinahe-Ertrinken werden Teile des Ätherleibes, die die Kopfgegend erfüllen, teilweise oder ganz frei: Dadurch wird eine ungehemmte Erinnerung frei. Der entsprechende Teil des Ätherleibes würde aus dem Kopf „herausgedrückt". Geschehen ähnliche Phänomene, nur länger andauernd, beim Menschen im Hirnversagen, ist dadurch die Erinnerung eine viel längere und intensivere? (GA 108)

Bei der Organentnahme werden Teile des physischen Leibes entfernt. Dieser zunächst mechanische Einschnitt verhindert, dass der Ätherleib eingreifen kann und das nicht mehr tun kann, „was er tun soll". „Diese Unmöglichkeit, einzugreifen, empfindet der astralische Leib ... als Schmerz". Das Nichtkönnen schildert Steiner als Entbehrungsschmerz (GA 107). Wenn der Mensch z.B. nach einer Verletzung weiterlebt, so dauert es sehr lange, bis sich die Wesensglieder daran gewöhnt haben, dass sie die notwendige Tätigkeit nicht mehr ausüben können. Im Falle der Organentnahme „fehlen" Teile des Leibes: Entstehen dann nicht verzerrte, deformierte Schmerzen? Bei der Transplantation verwest das Organ nicht, sondern lebt im Empfänger weiter: Ätherkräfte können nicht frei werden. Man muss jedenfalls davon ausgehen, dass dem Sterbenden Entbehrungsschmerzen zugefügt werden, im Sterben sowie im Nachtodlichen. Kann sich der Ätherleib aus den Organen herausziehen, wenn diese in einem anderen Menschen weiterleben? Das Herausziehen ist aber notwendig, um allmählich das zu vergessen, was den Menschen an das Physische kettet: alles was er im Leben genossen hat. Zu Ende gedacht würde das bedeuten, dass die Organentnahme die Vorbereitung des neuen Lebens stört, die Früchte des verflossenen Lebens können zumindest nur teilweise hineingearbeitet werden. Eine andere Schilderung untermauert diese These: mit dem physischen Leib verletzen wir zugleich den Lebensleib (GA 120). Nach dem Tode bleibt ein „Extrakt des Ätherleibes" zurück, der an der Bildung des neuen Lebensleibes für die nächste Inkarnation mitbildet. Die Verletzung des Physischen (Organentnahme) muss sich also bis hinein in die nächste Inkarnation auswirken.

Die Wahrnehmung des eigenen Todes und das Wie des Sterbens vom Nachtodlichen gesehen, sind sehr bedeutsam für die Stärke und Intensität des nachtodlichen Ich-Bewusstseins und somit für die weitere Entwicklung (GA 168); sie hinterlassen den „allertiefsten Eindruck" (GA 161). Die Zerstörung und das Abwerfen des ganzen Leibes – und damit das

Ablegen des Physischen und des Ätherischen – sind der Ausgangspunkt für das nachtodliche Bewusstsein (GA 162).

Das Gutheißen der fremdnützigen Tötung eines Sterbenden nach fremdnütziger Weiterbehandlung ist mit den Ausführungen Steiners nicht zu vereinbaren. Tötung bleibt Tötung: sie bleibt eine moralisch verwerfliche Tat, selbst wenn sie zu einem vermeintlichen guten Zweck vollbracht wird.

„Alles, was mit Töten, mit der Vernichtung fremden Lebens zusammenhängt, schwächt die selbstbewusste Ich-Kraft im Menschen. Man kann dadurch im Menschen die schwarzmagischen Kräfte erhöhen ... Was als Göttliches im Menschen ist, das wird vernichtet durch jedes Töten" (GA 107). Der gewaltsame Tod erzeugt darüber hinaus im Seelischen starke Schmerzen und eine ungeheure Leere im Nachtodlichen (GA 94), aber auch eine Kräftigung des nachtodlichen Ich-Bewusstsein (z.B. nach einem Unfall-GA 168). Der Tod tritt bei Organentnahme durch fremde Einwirkung ein: diese Aspekte kommen also nicht zum Tragen.

Das „Hirntod-Konzept" ist biologisch sowie phänomenologisch eine Lüge, um das Töten zu umgehen. Lügen sind aber Mord und Zerstörung auf dem seelischen Plan. Auf dem physischen Plan könne Lüge viel Unheil anrichten, auf dem Astralplan hingegen führe sie zu einem Zusammenstoß der falschen und der wahren Form, die sich gegenseitig töten (GA 94). Die Wirkung der Lüge sei innerhalb der Menschheits-Kultur eine ungeheure (GA 168), „Lügen sind Tatsachen, und sie wirken demgemäß"; Lügen bedeute, Fakten nicht anzuerkennen.

Sowohl Tötung als auch Lügen sind der Ursprung der schwarzen Magie: Sie will die Seelen an sich und ans Irdische binden, von der weiteren Entwicklung abbringen. Klammert sich die Seele an das noch lebende, transplantierte Organ? Schwarze Magie und Vivisektion haben viele Gemeinsamkeiten. Beim natürlichen Tod sei die Trennung verhältnismäßig leicht; beim gewaltsamen Tod und beim Selbstmord entstehen starke Schmerzen durch die Entbehrung des plötzlich getrennten Leibes. Der Verstorbene „sucht" seinen plötzlich entzogenen Körper: Die Gier bleibt, die Organe fehlen (GA 93a). Im Falle der Organentnahme verwest ein Teil des Körpers, einige Organe leben aber in verschiedenen Menschen weiter: Wie gestalten sich dann das Suchen, die Entbehrung? Bei Menschen, die durch gewaltsamen Tod sterben bleibt das Suchen nach dem eigenen Leib „bis zu der Zeit, zu der er sonst gestorben wäre". „Dieses Suchen kann sich in schlimmen Reaktionen geltend machen" (GA 93a). Es kann bis zur ungeheuren Wut werden, gegen die, die ihn getötet haben.

Kann diese Suche die Persönlichkeitsveränderungen hervorrufen und erklären, die scheinbar nach einer längeren Zeit abklingen können? Da die Organentnahme beim noch lebendigen Menschen stattfindet, kann man zu Recht das Wort Vivisektion verwenden. Derjenige der dies tut, der

Explanteur, erlebt nach seinem Tod selber die Schmerzen, die er durch Vivisektion dem anderen Menschen bereitet hat. (GA 234). Die Absichtslosigkeit, das Vorschieben der guten Tat, hier das ‚Wohl' des Empfängers, „Der gute Zweck" seien keine Entschuldigung (GA 95).

Die Organtransplantation zeigt von dem Spender bis zum Empfänger eine sehr hohe arbeitsteilige professionalisierte Organisation. Der sog. „Hirntod" wird von 2 Ärzten unabhängig voneinander festgestellt, nach streng definierten Regeln; sie dürfen weder mit der Entnahme noch mit der Übertragung der Organe zu tun haben. Die Transplantationskoordinatoren sprechen mit den Angehörigen und bitten sie um die Organspende. Dieses schwierige Gespräch wird nicht von den Behandelnden geführt. Ärzte behandeln den nun für tot erklärten weiter, ohne Indikation. Bei der Organentnahme im OP erfolgt alles nach streng geregelten Abläufen, jedes Team entnimmt „seine" Organe, die dann getrennt an verschiedenen Orten gebracht werden, zu den diversen Empfängern. Der Empfänger darf über den Spender nichts erfahren. Das Ganze wird wieder arbeitsteilig von den Transplantationskoordinatoren in den Krankenhäusern, von der DSO und von Eurotransplant koordiniert.

Niemand trägt oder übernimmt die Verantwortung für das Gesamtgeschehen.

So konnte mir ein Chirurg in Hannover bei einer Podiumsdiskussion voller Überzeugung sagen, er habe mit dem „Hirntod" nichts zu tun, er könne die Probleme gar nicht verstehen, denn er würde nur implantieren.

Das Gesamtgeschehen zeigt sehr stark ritualisierte Züge. Rituelle Morde und Folter haben ahrimanischen Charakter, sie wurden zu dem Zweck durchgeführt, ein mechanistisches Erdenreich herzustellen. Das Erdenreich sollte mechanisiert werden, erstarren. Die Seelen sollten aus dem Menschen heraus getrieben werden, sie sollten aus der Erde vertrieben werden. Es sollte ein totes Reich entstehen, ohne Platz für das Ich des Menschen; nach einem solchen Tod hatten die Seelen keine Lust mehr, sich auf der Erde zu inkarnieren (GA 171).

Seelen, die nicht normal über die Pforte des Todes gegangen sind, werden von den natürlich Verstorbenen gemieden. Okkultes, ritualisiertes Töten sollte die Menschen von geistigen Inhalten abhalten, ans Materielle binden. Ahrimanische Wesen können den Tod nicht vertragen, müssen das Leben des Leibes über die Todesstunde hinaus verlängern, die Seelen sollten so ans Materielle gebunden werden (GA 178). Ist unter diesen Aspekten die Transplantationsmedizin der vorläufige Höhepunkt der materialistischen Medizin?

Von einigen anthroposophischen Referenten (November 2013, Kassel) wird eine meditative Zuwendung zum Spender vorgeschlagen, bevor man Organe entnimmt; man könne so die Folgen für den Spender mildern. Schweigeminuten werden vor der Entnahme im OP eingehalten, um dem Spender zu gedenken. Die Folgen einer Tötung sind damit nicht aufgehoben. Logisch zu Ende gedacht: Eine Tötung oder andere kriminelle Taten werden zu guten Taten, wenn man vor der Tat meditative Zuwendungen übt oder sie später nicht bereut – das sind absurde Denkmuster.

Von Matthes stammt folgende Formulierung, im Zusammenhang mit der 4 Grad kalten Perfusion vor der Organentnahme: „Auch für den Sterbenden ist der Verlust der Wärme ein Schock, die Angehörigen könnten die physische Wärme jedoch substituieren durch seelische Wärme“. Lässt sich eine ‚Kälte‘-Tötung durch seelische Wärme gut heißen? Sind solche Vorschläge moralische Verfehlungen? Ist es der Versuch durch anthroposophische Pseudoargumentationen die fremdnützige Tötung des Spenders zu rechtfertigen? Entstehen solche Gedanken um Schuld von sich zu weisen? Handelt es sich um eine Art Ablass, oder Fürbittgebet? Handelt es sich um einen Missbrauch meditativer Kräfte? Es grenzt an schwarze Magie, letztlich um eine Tötung in gutem Licht erscheinen zu lassen, um eine Tötung zu rechtfertigen. Handelt es sich um eine gefährliche Entwicklung innerhalb der Anthroposophie?

Vor bzw. bei der Organentnahme wird das Organ oder der gesamte Körper mit einer kalten Perfusion durchspült, das Blut damit ersetzt. In diesem kalten Zustand soll das Organ besser und länger die Ischämiezeit überstehen. Spätestens durch dieses Vorgehen kommt der Spender zu Tode. Wie beeinflusst diese Art des durch fremde Hand erzwungenen Sterbens das Sterben selbst und das Nachtodliche? Wie wird dadurch die Entwicklung gestört oder verändert? Letztlich wissen wir es nicht – ohne Folgen kann es jedenfalls nicht sein, sowohl für den Spender als auch für die beteiligten Akteure!

Kann die Seele des Verstorbenen auf seine Organe fixiert werden, die im noch lebensfähigen Zustand einem anderen implantiert worden sind?

Eigennutz des Empfängers auf Kosten des getöteten Spenders, schafft Hindernisse für die weitere Entwicklung (GA 109/111). Wie verändert sich demgemäß die Entwicklung des Empfängers?

Immer wieder wird folgende Stelle aus dem Werk Steiners zitiert: „Wir werden“ in einem zukünftigen Erdenzustand, vorgeburtlich „in der Lage sein, in einen Leib einzuziehen, der von einem anderen Menschen hat zubereitet werden müssen, den wir besonders geschädigt haben; und der andere wird in der Lage sein, in unseren zubereiteten Leib einzutreten. Und dadurch wird das, was wir auf Erden werden vollbringen können, in einer ganz anderen Weise sich karmisch ausgleichen können als sonst. Wir werden gewissermaßen als Menschen in die Lage kommen, unsere physischen Leiber auszutauschen“ (GA 218). Es handelt sich menschenkundlich um eine vorgeburtliche Entscheidung, die aus einer geistigen Einsicht getroffen wird, die den ganzen Leib betrifft. Bei der Transplantation handelt es sich aber um einzelne Organe, die meist verschiedenen Menschen implantiert werden (bei Multiorganentnahmen können es bis zu 5 oder mehr Empfänger sein). Dem Spender werden die Organe entnommen meist durch Entscheidung der Angehörigen, also gerade nicht durch eine individuelle, freie Entscheidung, sicher weder spirituell noch vorgeburtlich. Einer bekommt oder nimmt die Organe auf einseitige Kosten eines anderen: es ist also kein Tausch. Die lebenslange Abstoßung bedeutet, dass das Organ nicht angenommen wird.

An dieser Stelle die Opfertat Christi auf Golgatha zu erwähnen, klingt makaber. Eine andere Schilderung hilft uns weiter: Ahrimanische Einflüsse können dazu führen, dass der Ätherleib zu tief in die Organe rückt. Es resultiert eine Organschädigung, ein Unbrauchbarwerden des Organs. Die Zerstörung eines Organs lässt uns den Rückweg in die geistige Welt wieder finden. Wir werden durch Ahriman verleitet, uns noch tiefer in die physisch-sinnliche Welt zu verstricken und auf diesem Weg weiter zu machen (GA 120). Ist die Implantation eines „neuen" Organs nicht gerade die ahrimanische Illusion, wir könnten auf dem bisherigen Weg weiter machen? Sieht man diese Ausführungen zusammen, so ist die Organtransplantation allenfalls eine ahrimanische physische Verzerrung eines geistigen Prozesses; Menschen leben in der Illusion, es könnte sich um eine Abspiegelung zukünftiger geistiger Prozesse handeln – auch eine Illusion. Diese Interpretation wird bestätigt durch einen weiteren Satz: Es wird eine Zeit kommen „in der es unmöglich ist, dass der einzelne irgendetwas auf der Erde genießt auf Kosten des anderen" (GA 218). Genau dies ist aber bei der Transplantation der Fall! Bei genauer Betrachtung ist es menschenkundlich unzulässig, die oben genannte Ausführung Steiners (GA 218) im Zusammenhang zur Transplantation zu bringen, oder gar daraus Legitimationen abzuleiten – es sei denn, man missbraucht diese Aussage um die Transplantation dadurch zu legitimieren, zu „adeln". Unsere Behauptungen müssen mit den Tatsachen übereinstimmen, die Vorstellung mit der Objektivität (GA 170).

Eine Hilfe kann die Schilderung zum Thema Schwangerschaftsunterbrechung sein (GA 316). Das Schicksal würde nur für kurze Zeit in andere Bahnen gelenkt. Für Mutter und Kind würde eine Abtreibung kaum einen bleibenden Einfluss haben. In das Karma des Operierenden würde ein solcher Eingriff hingegen stark eingreifen – leider ohne zu schildern wie. Können wir in Analogie dazu formulieren, dass die Organentnahme einen starken karmischen Einfluss auf den Operierenden hat? Die moralische Qualität des Tötens kann nicht ohne Folgen sein, noch dadurch verstärkt, dass der Sterbende zu einem Toten umdefiniert wird. Die Art, wie ein Mensch stirbt, die Qualität des Sterbens, im Falle der Organentnahme die fremdnützige Tötung durch fremde Hand, beeinflusst bzw. verändert das nachtodliche Astralische (GA 108).

Welche Folge die Entnahme auf den sterbenden Spender hat, kurz oder langfristig, können wir nicht sicher sagen: Dass sie folgenlos bleibt ist jedoch kaum vorstellbar, insbesondere wenn man alle oben geschilderten Phänomene zur Hilfe nimmt.

Ein weiterer Aspekt muss uns bedenklich stimmen. Nach der Feststellung des „Hirntodes“ beginnt die Phase der Spenderkonditionierung, der Weiterbehandlung zugunsten des Organerhalts. Es schließt sich die Organentnahme im OP an. In diesen Phasen ist ein Begleitung des sterbenden Menschen nicht möglich, da sie extrem arbeitsintensiv sind, die Anwesenheit von Angehörigen würde stören. Wie wirkt sich dieses Allein-gelassen-sein im Sterben auf das Sterben selbst und auf das Nachtodliche aus? Sicher wissen wir es nicht: es ist jedoch kaum vorstellbar, dass es ohne Auswirkungen bleibt.

Eine zentrale Frage im Zusammenhang der Transplantation betrifft die mögliche ätherische Restaktivität des gespendeten Organs. Viele Autoren, leider auch ich, zitieren fälschlicherweise eine Stelle Steiners: Bei einer Bluttransfusion habe „man bloß mit dem zu rechnen, was Blut auf den Organismus *als physische Wirkung* hervorbringen kann“ (GA 319). Daraus wird abgeleitet, dass ein transplantiertes Organ nur physisch sei, ohne ätherische Restaktivität.

Der Ätherleib ist Träger von Temperamenten, seelischen Eigenschaften, Charakteranlagen, Neigungen, Gewohnheiten, Gedanken, Gedächtnis, Anschauungen, Erinnerungen, Gewissen und Grundsätzen; die Gewohnheiten eines Menschen gehen in den Ätherleib hinein. Der physische Leib wird aus dem Ätherleib heraus gebaut. (GA 96).

Der Lebensleib könne nicht zerrissen werden, weder bei einer Amputation noch bei einer Explosion, auch nicht bei einem Verbrennungstod; der Ätherleib verliere seinen Zusammenhang nicht – *„solange der Mensch lebt“*. Mit der Zeit würde dieser eintrocknen: können wir so Phantomschmerzen erklären? Nun, mit der Organentnahme wird der Mensch getötet. Gelten die geschilderten Vorgänge auch für diese neu eingeführte utilitaristische, ärztlich herbeigeführte Todesart? Bei höheren Lebewesen verletzen wir mit dem physischen Leib auch den Ätherleib. Im Tod bleibt ein Ätherleichnam zurück, der Träger der oben genannten Eigenschaften ist. Die Organe tragen die ätherische Prägung in sich, da das Ätherische ein Leben lang eingewirkt hat. Die Seele des getöteten Menschen hat eine starke Gier nach dem physischen Leib. Klammert sie sich möglicherweise an die nun – in einem anderen Menschen – lebenden Organe? Können so Persönlichkeitsveränderungen nach Transplantation verstanden werden? (GA 94)

Verpflanzte Organe behalten die immunologische Identität des Spenders, sie werden daher „lebenslänglich“ abgestoßen, als fremd erkannt, sie werden nicht integriert. Daher ist die Gabe von immun-unterdrückenden

Medikamenten beim Empfänger notwendig. Und trotzdem erhalten sie, wenn alles gut geht, ihre Funktion. Das verpflanzte Organ ist ein Teil des Leib gewordenen Ätherleibes, des Gewohnheitsleibes des Spenders; es bleiben im Organ die Prägungen, die Nachwirkungen, die Informationen der Individualität aus der es entnommen wurde.

Organe, genauer deren Oberfläche, sind Spiegelungsapparat für das seelische Leben. Diese Spiegelung an den inneren Organen bedeutet Erinnerung und Gedächtnis. Es handelt sich aber nicht nur um eine Spiegelung, sondern das Organ „antwortet" dabei mit einer Absonderung, da es sich um Drüsenorgane handelt; es geht in das Organ hinein, diese „nehmen in sich etwas auf": Eine Art Aufspeicherung. Leber und Lunge habe einen Zusammenhang mit Gewohnheiten, Gedankenfähigkeit und Gedankenbildern; die Niere mit Temperamentsanlagen und das Herz steht in Beziehung zu Gewissen und moralischen Qualitäten. Die Kräfte innerhalb der Organe würden die Qualitäten in die nächste Inkarnation tragen: Was geschieht aber, wenn das Organ einem anderen Menschen einverleibt wird? (GA 205)

Wenn wir die Berichte von Persönlichkeitsveränderungen Transplantierter unter diesen Aspekten neu betrachten, muss es sich um Eigenschaften handeln, die mit dem Organ ‚mitgehen'. Sind es Prägungen, ist es Beharrungsvermögen? Jedenfalls muss „etwas" noch am Organ sein, denn es bleibt lebenslänglich immunologisch fremd für den Empfänger, aber seiner ursprünglichen Prägung treu. Oder handelt es sich um Doppelgänger-Phänomene, um ein Festhalten ahrimanischer Kräfte am Organ? Das gespendete Organ behält im Empfänger dauerhaft seine biologische Ursprungsidentität, seine Immunität; heute weiß man, dass die Chromosomen sich keineswegs nach dem Zellgeschlecht des Empfängers ändern.

Das entnommene Organ bleibt lebensfähig, lebt (welche Konservierungsmethode dafür verwendet wird ist zunächst unerheblich): Also muss es im Zusammenhang mit dem Ätherleib bleiben; wenn Gewohnheiten des Spenders sich beim Empfänger zeigen, so stehen diese in Verbindung mit dem Ätherleib des Spenders (mit Prägungen, mit Resten, mit Nachwirkungen des Ätherischen). Wenn Vorlieben des Spenders beim Empfänger erscheinen, so stellt sich die Frage, ob sogar astralische Färbungen oder Prägungen mit dem Organ übertragen werden. Sind es ‚Erinnerungsspuren' die mit dem Organ transplantiert werden?

Wenn nach dem Tod der physische Leib, später der Ätherleib abgelegt werden, bleibt ein „Astral-Leichnam" übrig, der eine Zeit lang durch die Lebenden, besonders nachts, geht. (GA 108). Können so Visionen, Träume, Szenen des Todes des Spenders die manche Empfänger träumen, erklärt werden?

Die Widerspruchslösung rechnet explizit mit der Trägheit der Menschen: Wer sich nicht äußert, ist Spender – es sei denn er widerspricht.

Schweigen wird als Zustimmung gewertet – ein rechtlich höchst bedenklicher Vorgang! Eine solche Lösung ist mit Selbstverantwortung des mündigen und aufgeklärten Bürgers, mit der Bewusstseinsseele nicht vereinbar; es ist daher völlig unverständlich, warum die Widerspruchslösung für einige Autoren „lebensgemäßer" sei.

Wenn sich eine neue medizinische Behandlungsmöglichkeit ergibt, so besagt zunächst die Möglichkeit des Machbaren weder, dass es untersagt noch, dass es gemacht werden soll. Sowohl ein Nein sowie ein Ja müssen gut begründet werden. Begründungen zu suchen, um ein Nein zu vermeiden, führen zu ethischer Permissivität oder genau zu der ethischen Gefahr, die wir im Vorwort geschildert haben.

Merkwürdig und gefährlich ist folgende Argumentation: Durch das Akzeptieren des „Hirntod-Konzepts" sei die Gesellschaft für diese neue Form des Tötens durch Organentnahme verantwortlich und nicht mehr der Einzelne. Die individuelle Verantwortung wird aufgehoben, die jeder Einzelne für seine Taten trägt und durch nichts abgeben kann; zum anderen wird jede auch noch so schreckliche Tat zum Beispiel in einer Diktatur entschuldigt, da der Einzelne in einem solchen gesellschaftlichen System „nur Erfüllungsgehilfe" sei. Mit der Menschenkunde Steiners sind solche Argumentationen nicht vereinbar.

Bewirken die Art des Ereignisses, das zum Hirnversagen führt, die fremdnützige Weiterbehandlung, schließlich die Tötung durch Organentnahme nicht doch eine derartige „Unordnung" im Übertritt der Schwelle, dass eine Loslösung von den Organen nicht stattfinden kann?

Verhindert die Organentnahme mit nachfolgender Kühlung (Ischämiezeit), die Maßnahmen also, die ein Zugrundegehen des Organs aufhalten damit es zumindest Teilweise in die Lebensprozesse des Empfängers aufgenommen werden kann, ein geordnetes Loslösen?

Da der „Körper" stirbt und Organe weiterleben, schrumpft vielleicht das Ätherische des Körpers und nicht das des Organs?

Was geschieht mit dem Spender, wenn andere für ihn entscheiden, wenn fremdbestimmt gespendet wird, was den Angehörigen nicht gehört? Was geschieht mit den Angehörigen, die sich eine solche Entscheidung anmaßen? Was geschieht karmisch mit den Handelnden (Ärzte und Pflegende)?

Welche karmischen Beziehungen werden zwischen Spender und Empfänger entstehen, unter Berücksichtigung sowohl der Anonymität als auch der Tatsache, dass die Spende meist nicht freiwillig ist? Welche Beziehungen entstehen zwischen den verschiedenen Empfängern, die Organe von *einem* Spender bekommen?

Die Unterdrückung der eigenen Wahrnehmung („Hirntod"-Konzept) ist auch nicht mit „ein bisschen mehr Rationalität" (Hartem) mit der definitorischen „für-Tot-Erklärung" in Einklang zu bringen. Wie wirkt sich diese Leugnung seelisch auf den Einzelnen und gesellschaftlich aus? (Kernstock-Jörns).

Wenn das Immunsystem Ausdruck der Tätigkeit der Ich-Organisation im Ätherleib ist, quasi der Ausdruck der Persönlichkeit im Physisch-Funktionellen, und genau diese Funktionsebene dauerhaft unterdrückt werden muss um die Abstoßung des gespendeten Organs zu verhindern – welche Auswirkungen hat dies auf den Empfänger, auf seine Persönlichkeit? In welcher differenzierten Weise beeinflusst das implantierte Organ die Persönlichkeit, jenseits der Medikamenten-Nebenwirkungen?

Im Februar 1912 zitiert Steiner (GA 61 und 60) in indirekter Weise Th.H. Huxley (1825–1898). Nicht selten wird diese Stelle angeführt, quasi als Nachweis, auch Steiner, wie Huxley, hätte den Hirntod für den Tod des Menschen gehalten. Eine oberflächliche Lektüre könnte tatsächlich eine solche Interpretation zulassen. Steiner umrahmt zunächst Huxleys Aussagen mit Formulierungen wie: unzulängliches Denken, merkwürdige Art über den Tod zu handeln, äußerliche Betrachtung solcher Dinge. Das Missverständnis kann dadurch entstehen, dass Steiner ständig zwischen Indikativ und Konjunktiv wechselt: so scheint unklar zu bleiben, wo Huxley referiert wird und wo Steiner seine Auffassung darlegt; handelt es sich vielleicht um ein fehlerhaftes Stenogramm? Man muss sich der Mühe unterziehen, bei Huxley den Originaltext nachzulesen: Ein lebendiger Mensch „gibt Wärme ab, entwickelt Kohlensäure und Wasser". Das Gehirn sei der Sitz aller Empfindungen und geistiger Tätigkeiten; das Heben und Senken der Brust, also die Atmung, sei kein Zeichen des Todes. Es gibt verschiedene Arten, „in welchen der Tod eintritt": eine Verletzung des Gehirns, „wie sie durch Hängen oder Genickbrechen hervorgebracht werden kann"; eine Hemmung der Atmungsvorgänge; oder der Tod erfolgt sogleich, wenn Herz und Kreislauf zum Stillstand kommen.

Die entscheidende Stelle lautet aber wörtlich: „Diese drei Organe, das Gehirn, die Lunge und das Hertz, sind deshalb etwas phantastisch der Lebensdreifuß genannt worden. Im letzten Grund jedoch hat das Leben nur zwei Füße, auf denen es ruht, die Lungen und das Herz; denn der Tod durch das Gehirn ist immer erst die mittelbare Folge der Wirkung, welche die Verletzung dieses Organs auf die Lungen oder das Herz ausübt. Die Tätigkeiten des Gehirns hören auf, wenn entweder die Atmung oder der Kreislauf gestört sind. Aber wenn die Atmung künstlich unterhalten wird, so kann man das Gehirn wegnehmen, ohne dadurch den Tod zu verursachen. Andererseits kann der Umlauf des Blutes nicht das Leben erhalten, wenn ihm nicht immerfort Sauerstoff zugeführt wird, und wiederum, wenn der Kreislauf aufhört, genügt die Berührung zwischen der Luft und dem Blute in der Lunge nicht, um den Tod zu verhindern". Huxley muss im historischen Kontext gesehen werden: Das Versagen des Gehirns wurde, wie wir bereits gesehen haben, von vielen untersucht und postuliert, da man aber nicht beatmen konnte, wurde es nicht empirisch beobachtet. Der Eintritt des Todes wurde aber bis Harvard 1968 mit dem Stillstand von Herz-Kreislauf und Atmung gesehen. Huxley als ein Befürworter des „Hirntod-Konzeptes“ darstellen zu wollen, ist eine historische Verdrehung der Tatsachen. Dasselbe gilt für Steiner.

Ausführungen im „Goetheanum“ mit dem Titel Organtransplantation verdienen eine nähere Analyse. Als Beispiel für das Positive einer Transplantation wird die Lebendspende einer Minderjährigen erwähnt: Lebendspenden von Minderjährigen waren bereits vor dem ersten Transplantationsgesetz ethisch sowie rechtlich höchst umstritten. Sie waren und sind auch nicht vom Sorgerecht der Eltern gedeckt, da diese nur das Wohl des ihnen anvertrauten Kindes bedenken müssen. Eine Lebendspende ist per Definitionem eine fremdnützige Körperverletzung mit hohem Risiko, also eine nicht indizierte Schädigung des Minderjährigen. Im Transplantationsgesetz (alt und neu) ist diese ganz bewusst ausdrücklich verboten. Die damals beteiligten (Eltern, das Kind, die Ärzte) wären ihrem Gewissen gefolgt und hätten es nicht bereut – damit sei die Handlung gerechtfertigt gewesen. Diese Argumentationsfigur ist in sich nicht haltbar: Wird die Tat eines Straftäters (nicht in Diktaturen) dadurch gut und gerechtfertigt, dass er sie seinem Gewissen folgend ausführt und sie danach nicht bereut? Gewissen und Nicht-Bereuen sind keine ausreichenden ethischen Beurteilungskriterien.

Organentnahme ist keine ‚Steuerung‘ des Sterbeprozesses durch Ärzte „im Zuge der Vorbereitung und Durchführung der Organentnahme“, sie ist auch keine neue Todesart: es handelt sich zweifelsohne phänomenologisch um die fremdnützige Tötung eines Schwerstkranken. Eine Tötung lässt sich weder ethisch noch menschenkundlich mit dem Hinweis auf die gute Tat beim Empfänger rechtfertigen.

Organtransplantation sei „ein wunderbares Instrument unserer modernen Medizin“: Diese Behauptung widerspricht der Aussage, dass die schwierigen ethischen Fragen im Zusammenhang mit der Organverpflanzung ein Aufruf seien, sich mit der Spiritualisierung der Medizin zu befassen und im Umgang mit dem Tod geistige Aspekte gegen den Materialismus zu stellen. Eine bewusst herbeigeführte Tötung ist das Gegenteil einer Spiritualisierung, die Tötung durch Organentnahme unterstützt materialistische Tendenzen der Medizin.

Eine angedeutete Analogie zu den Sektionen in pathologischen Instituten ist nicht zulässig: Hier werden Organe *nach* dem Tod entnommen, also *nach* der Trennung der Wesensglieder; bei der Organspende stirbt der Spender *durch* die Entnahme, die Organe leben im Empfänger weiter, verwesen nicht. Bei Amputationen lebt der Mensch weiter, das kranke oder verletzte Organ verwest. Die Aussage: „Das ist für das nachtodliche

Leben nicht entscheidend“ ist eine unzulässige Behauptung, die über das Nicht-Wissen hinwegtäuschen soll.

Dass selten die Immunsuppression abgesetzt werden kann, ist ein rätselhaftes Phänomen, das nicht mit der immunologischen Annahme des Organs zu erklären und zu verwechseln ist, erst recht nicht mit der behaupteten Veränderung des Kerngeschlechts. Es kann auftreten bei der Transplantation von großen Eiweiß-Massen, also bei Leber, Herz+Lungentransplantation en Block. Dieses Phänomen nennt sich Chimärismus: Obwohl das Organ seine immunologische ‚Ursprünglichkeit‘, seine ‚Fremdeigenschaften‘ behält, stellt der Empfänger-Organismus die Antikörperbildung ein – als ob er erkennen würde, dass er gegen die zu große Masse von Fremdeiweiß nicht ankämpfen kann. Es handelt sich um ein höchst interessantes Phänomen, das menschenkundlich zu untersuchen wäre.

Persönlichkeitsveränderungen (Kapitel 20) auf der Basis einzelner Erfahrungen zu beurteilen bleibt beim subjektiven Eindruck, im Anekdotischen stehen, oder diese auf Durchgangssyndrome zurückführen zu wollen, offenbart lediglich die Unkenntnis der vorhandenen umfangreichen Literatur. Hochkomplexe, im Wesentlichen nicht geklärte Phänomene lassen sich durch vereinfachende Behauptungen weder erklären noch aus der Welt schaffen. Der Schritt zur Erkenntnis-Bemühung wird damit nicht vollzogen. Wenn im Wesentlichen Literaturstellen von Transplantationsverbänden als Informationsquellen angegeben werden, so zeigt sich deutlich das Bemühen, anthroposophische Aspekte pro Transplantation anzuführen und Probleme zu übergehen. Ohne gründliches Studium der Literatur und der Phänomene lässt sich keine fundierte Erkenntnis erreichen. Behauptungen und Definitionen (Jonas) beseitigen nicht Unwissen.

Immer wieder lesen wir, ethische Fragen seien individuelle Schicksalsfragen; „liebegetragene Entscheidungen“ seien Ausdruck des freien Menschen, weil er in sich selbst den Grund zur Handlung gefunden habe. Nur „meine Liebe zur Tat“ (GA 4) leitet mich. Diese philosophischen Ausführungen führen zu dem Einwand, dass daraus Beliebigkeit und Relativismus resultieren würden, denn jeder könne seine Liebe zur Tat anführen und definieren. Auch der ethische Individualismus hat Erkenntnisse, Zusammenhänge und Phänomene zu berücksichtigen, will er nicht ins Willkürliche abgleiten. An anderer Stelle lesen wir: „Liebe muss sich mit Weisheit verbinden, mit Erkenntnis des Rechten. Liebe alleine ist nicht genug zum Leben“ (GA 108). „Nicht der Umstand, dass ich eine Handlung der Idee nach“ aus Liebe „ins Auge gefasst habe, kann für mich als sittlichen Menschen maßgebend sein, sondern die Prüfung, *ob sie gut oder böse ist.* Nur im ersten Falle werde ich sie ausführen“ (GA 4). Diese Prüfung ist eine moralische Frage; die Kriterien, die ich anwende, um diese

Beurteilung durchzuführen, sind Gegenstand der Ethik. „Die Handlung aus Freiheit schließt die sittlichen Gesetze nicht etwa aus, sondern ein; sie erweist sich nur als höherstehend gegenüber derjenigen, die *nur* von diesen Gesetzen diktiert ist" (ebenda). Normen, Regeln, Handlungs-Leitende Aspekte seien auf dem Weg zur freien Handlung durchaus berechtigt; Staatsgesetze seien sämtlich aus Intuitionen freier Geister entsprungen, „ebenso wie alle anderen objektiven Sittlichkeitsgesetze ... auch die konventionellen Gesetze der Sittlichkeit werden von bestimmten Menschen zuerst aufgestellt ... Diese Geister haben die Gesetze über die anderen Menschen gesetzt, und unfrei wird nur der, welcher diesen Ursprung vergisst ... Wer den Ursprung aber nicht übersieht, sondern ihn in dem Menschen sucht, der wird damit rechnen als mit einem Gliede derselben Ideenwelt, aus der auch er seine sittlichen Intuitionen holt. Glaubt er bessere zu haben, so sucht er sie an die Stelle der bestehenden zu bringen; findet er diese berechtigt, dann handelt er ihnen gemäß, als wenn sie seine eigenen wären." (GA 4). Das Individuum müsste verkümmern, wenn es außerhalb der menschlichen Gemeinschaft ein abgesondertes Dasein führen würde. „Darum bildet sich die gesellschaftliche Ordnung, um im günstigsten Sinne wieder zurück auf das Individuum zu wirken". Handlungskriterien ergeben sich aus Fakten, aus biologischer Phänomenologie, aus Erkenntnis. Jeder von uns ist in der Gesellschaft eingebettet; Freiheit und Unfreiheit sind dicht beieinander, da der freie Mensch sich nicht über die Gesellschaft und deren Normen stellen kann – sofern es sich um freie Gesellschaftsformen handelt. Die Selbstbestimmung, die man heute fast schon inflationär in Anspruch nimmt, ist ein Element der moralischen Intuition, unter der Voraussetzung, dass man sich deren Tragweite und Begrenztheit voll bewusst wird – sonst kann sie in Beliebigkeit und Willkür verkommen. Satzungen, Vereinbarungen, Regelungen tragen vielleicht abgeschattete Züge einer Ideenwelt in sich (Dietz). Menschliches Zusammenleben ohne Regeln ist sozial undenkbar: meine freie Tat findet ihre Grenzen, wenn sie die Freiheit des Anderen verletzt oder einschränkt. Weitere Elemente der moralischen Intuition sind höchste Aufmerksamkeit für die Phänomene und Anstrengung in dem Erkenntnisbemühen sowie kritisches, sich selbst beobachtendes und hinterfragendes Denken; dazu gehört auch Sorgfalt, Gewissenhaftigkeit und Redlichkeit in der Wahrnehmung der Phänomene. Liebe ist so gesehen auch Hinwendung zur und Streben nach Erkenntnis; sie ist Interesse und treibende Kraft auf dem Weg dahin, sie ist die Tätigkeit des erkennenden Subjektes. Die fragende Haltung ist innerhalb der Erkenntnis das wichtigste anthropologische Faktum.

Der freie Mensch trägt die Verantwortung für die Folgen seiner Handlungen und seiner Entscheidungen; auch Entscheidungen und Handlungen, die für sich in Anspruch nehmen, auf dem Boden des ethischen

Individualismus zu stehen, müssen die individuelle, gesellschaftlichen sowie ethischen Folgen der getroffenen Entscheidungen und Haltungen berücksichtigen. In der Zeit der Bewusstseinsseele ist der Mensch verantwortlich für die Folgen seiner Taten und Aussagen; es sind individuelle Konsequenzen und deren Bedeutung in der Gesellschaft. Ethische Fragen sind daher ebenso Erkenntnis- und Verantwortungsfragen. Aus all diesem entstehen Aspekte, die wesentlich weiterreichen als alleinige individuelle Schicksalsfragen folgt, dass eine Polarisierung zwischen ethischem Individualismus und normativer Ethik inhaltlich nicht gerechtfertigt ist.

Kann der Zweck die Mittel heiligen? Welche Folgen hat das Zulassen des Tötens für das gesellschaftliche Zusammenleben, für den Arztberuf, für das Patienten-Arzt-Verhältnis? – Wenn die Tötung zum vermeintlich guten Zweck der Implantation bei einem anderen Menschen geschieht stellt sich die Frage, wann ein Zweck gut ist. Welche gesellschaftlichen Folgen sind zu erwarten, wenn alleine utilitaristische Argumentationen Handlungsgrundlage werden? Eine Tötung, und sei es die eines schwerstkranken sterbenden Menschen, eine böse, moralisch verwerfliche Tat werden nicht dadurch gut, dass man sie aus „Liebe zur Tat" vollbringt. Kann es prinzipiell eine „Liebe zur Tötung" geben? Unrecht bleibt Unrecht, selbst wenn es für den Empfänger Lebensrettung bedeuten kann. Ein Leben zu retten, um den Preis dass einem anderen das Leben dafür genommen wird, ist schlicht absurd, ist ein Skandal (Waldstein).

Die Transplantationsmedizin startet mit einer Lüge (Hirntod ist gleich Tod): Ahriman setzt sich über die Wahrheit hinweg, das Übereinstimmen einer Vorstellung mit der Objektivität liegt nicht in seinem Interesse; er interessiert sich für die Wirkungen. Diese Gleichsetzung hat enorme Auswirkungen: sie ermöglicht die Transplantation!

Man definiert einen Sterbenden für tot, man tut so, als ob er tot wäre. Wo ein „als ob" auftritt, können wir eine ahrimanische Einwirkung sehen (GA 193). Das ganze „Hirntod-Konzept" ist 1968 gesetzt worden, um Organe zu bekommen, und dabei eine Tötung zu umgehen. Es handelt sich um eine utilitaristische Setzung. Utilitarismus hat eine ahrimanische Prägung (GA 171).

Nimmt man alle bisherige Ausführung zusammen, bekommt man den Eindruck, dass die Transplantationsmedizin sehr starke ahrimanisch-materielle Züge zeigt. Sie bewegt sich also in die entgegen gesetzte Richtung: anthroposophische Medizin – Medizin generell – sollte sich in Richtung Vergeistigung bewegen.

Handelt es sich um eine Falle des Zeitgeistes? Ist es eine mephistophelische Versuchung, ein Irrweg?

Wenn sie nicht naiv und lächerlich, unglaubwürdig und oberflächlich wirken will, im Anekdotischen stecken bleiben will, muss Anthroposophie ein gründliches Studium der Literatur betreiben, Phänomene und

Fakten umfassend beachten und analysieren; kritische und unbequeme Fragen müssen gestellt werden; Theorien und Erklärungsversuche kommen erst anschließend. Eigene Denk-Gewohnheiten müssen in Frage gestellt werden, denkkollektive Muster müssen hinterfragt werden. Argumentationen müssen selbstverständlich auf dem wissenschaftlichen Stand der Diskussion sein. Mit Glättungen und Vereinfachungen der sehr komplexen Tatbestände wird eine ‚schöne heile Welt' vorgetäuscht Wenn Anthroposophie in positivistische Argumentationsmuster fällt, alleine um das Machbare zu rechtfertigen und zu ermöglichen, so betreibt sie Konsiliatoren-Arbeit.

Kapitel 27

Die jüngsten Skandale: ein Systemproblem

Anfang 2012 wurde bekannt, dass bei der DSO schon 2007 Merkwürdiges geschah: Es soll Vetternwirtschaft und Gelder Verschwendung gegeben haben: u.a. für eine Beraterfirma, die Lobbyarbeit in Berlin machen sollte. Unnötige Flüge fanden statt. Aufträge z.B. für Umzüge oder Umbauten wurden an Freunde und Verwandte vergeben. Es sollen Mitarbeiter eingeschüchtert und systematisch gemobbt worden seien. Viele Mitarbeiter haben die Einrichtung verlassen. Unzulässige Behandlungen wurden erwogen, um zu mehr Organen zu kommen. Der medizinische Vorstand, Kirste, soll in Sachen Organentnahme und -Verteilung in ethischen und juristischen Grenzbereichen eigenmächtig agiert haben Der Stiftungsrat gab im Gesundheitsausschuss keine Auskunft. Intern wurde darüber gestritten, wie man mit bekannt gewordenen Unregelmäßigkeiten umgehen solle, zumal auch der Vorstand sich nicht immer gesetzeskonform verhalten haben soll. Auch solle ausländischen Gast-Ärzten in Hannover die Erlaubnis erteilt worden sein, Organe bei „Hirntoten" zu entnehmen, obwohl die Zulassung fehlte. Ein Gutachten konnte die DSO nur teilweise entlasten; es stütze sich lediglich auf ausgehändigte Unterlagen und auf mündliche Auskünfte. Eigene Untersuchungen erfolgten nicht. Der Kaufmännische Vorstand trat daraufhin zurück.

Interessenkollisionen und Ämterhäufungen kamen zutage: Leber war Leiter der Abteilung Krankenhäuser beim Spitzenverband der Krankenkassen, ist im Stiftungsrat und gleichzeitig Geldgeber der DSO. Er war aber auch in der Kommission Organtransplantation der Bundesärztekammer, die Richtlinien herausgibt. In dieser gleichen Kommission sitzt Prof. Kirste, Vorstand der DSO. Stiftungsratsvorsitzende ist Prof. Bechstein, Chefarzt der Transplantation in Frankfurt. Auch Prof. Nashan, Transplanteur in Hamburg, jetzt in China tätig, ist Stiftungsrats Mitglied und in der Kommission der Bundesärztekammer. Die DSO finanziert Teilstellen in der Klinik von Nashan und von Lilie, der Vorsitzende der Kontroll-Kommission bei der Bundesärztekammer. Der zuständige Finanzkontrolleur im Stiftungsrat war der Steuerhinterziehung verdächtigt. Eine kommerzielle Tochter-Einrichtung der DSO für Gewebetransplantation wurde verkauft ... an die Hochschule Hannover, deren ärztlicher Direktor Prof. Haverich Kirste in die DSO eingesetzt hatte ... Gegenseitige Abhängigkeiten, Gefälligkeiten, Intransparenz, Interessenkonflikte,

Befangenheiten jedweder Art waren im System gut etabliert – hier beginnt der Skandal!

Im neuen Transplantationsgesetz ist die Position der DSO gestärkt worden. Den Abgeordneten waren die mafiaähnlichen Strukturen sehr wohl bekannt, sie sprachen von „Filz". Wer für Vertrauen wirbt, muss zunächst einmal selbst für absolute Vertrauenswürdigkeit sorgen.

Ein weiterer Streitpunkt betrifft die Organisation der mobilen Teams. Erfahrene Neurologen werden in die Krankenhäuser gerufen, um die komplexe „Hirntod"-Diagnostik durchzuführen, von der DSO bezahlt. Da die Ärzte die den „Hirntod" feststellen per Gesetz unabhängig von der Entnahme und Verpflanzung der Organe sein müssen, liegt bereits in dieser Bezahlungsform eine Unregelmäßigkeit vor. Wie können Ärzte unabhängig sein, wenn sie von der DSO bezahlt werden, die das Ziel hat, Spende zu fördern? Qualität und Zuverlässigkeit der „Hirntod"-Diagnostik leiden seither darunter. In vielen Fällen wurde der „Hirntod" falsch vermutet oder nicht korrekt nach den Richtlinien festgestellt. In einigen Regionen seien so Spender „verloren" gegangen.

Kirste, damals Transplantationschirurg in Freiburg, hatte 1999 eine Cross-over-Nierenspende in der Schweiz durchgeführt, weil dieses Verfahren in Deutschland verboten ist. Konsequenzen hatte es keine: DSO, Deutsche Transplantationsgesellschaft, Ärztekammer sowie Staatsanwaltschaft blieben untätig und Kirste wurde danach medizinischer Vorstand der DSO. Wer sich außerhalb des Gesetzes bewegt, darf eine so sensible Aufgabe nicht übernehmen. Vertrauen kann so eine Person nicht erwarten und nicht aufbauen.

Im Dezember 2005 wurden in Düsseldorf einem Patienten Organe entnommen, obwohl den Beteiligten aufgefallen war, dass die „Hirntod" Diagnostik unvollständig war, es fehlte das zweite Hirntod-Protokoll. Organe wurden dennoch entnommen, mit Genehmigung der DSO. Der Bericht der Prüfkommission der Ärztekammer wurde über die Verjährung (2008) hinaus bis 2010 geheim gehalten. Der DSO Koordinatorin, der die Unregelmäßigkeit aufgefallen war und die diese auch gemeldet hatte, wurde fristlos gekündigt.

In Essen waren Unregelmäßigkeiten in den Jahren 1991 bis 2009 aufgefallen. Es ging um fragliche aktive Sterbehilfe, um Operationen gegen bares Geld. Es ging um Missbrauch des beschleunigten Verfahrens, um den Verdacht auf Organhandel, um Unregelmäßigkeiten bei Lebendspende, um Umgehung der Wartelisten von Eurotransplant; es wurde auch offen für Lebend-Spenden gegen Geld geworben sowie für Organhandel. Der Chef der Transplantationschirurgie, Prof. Broelsch, wurde 2010 zu 3 Jahren Haft ohne Bewährung verurteilt, wegen Nötigung, Betrug und Steuerhinterziehung. Die Prüfkommission der Ärztekammer wusste angeblich nichts. Broelsch war Vorsitzender der Ethikkommission der Deutschen Transplantationsgesellschaft, rief diese aber so gut wie nie ein.

Mitte 2012 wurden Skandale in Göttingen bekannt: Laborwerte und Diagnosen wurden gefälscht, sowie Dialysen in mindestens 25 Fällen angegeben, um die wartenden Leberpatienten auf der Warteliste nach oben rutschen zu lassen. Es soll auch Geld geflossen sein. Mindestens ein russischer Patient, der in der BRD keinen Anspruch auf einen Organ hatte, wurde transplantiert. Es wurden auch Patienten nicht adäquat behandelt, damit sich ihre Werte verschlechtern würden, denn je schlechter die Werte sind, desto schneller kommt man in der Warteliste nach oben. Es wurden aber auch Patienten transplantiert, die nach den geltenden Richtlinien entweder nicht krank genug waren, oder aber bereits zu krank, um transplantiert werden zu können. Auffällig sind hohe Zahlen von italienischen Organempfängern, obwohl Italien nicht zu Eurotransplant gehört. Im Laufe der Ermittlungen wurden mindestens 60 solche Fälle bekannt. Im Januar 2013 wurde der verantwortliche Oberarzt in Untersuchungshaft genommen. In diesem Zusammenhang wurde bekannt, dass pro erfolgte Transplantation ein Bonus von € 2000 an den Arzt geflossen waren. Bei dieser systematischen Manipulation von Patientendaten müssen mehrere Ärzte beteiligt gewesen sein, weil es fast unmöglich ist, dass ein Arzt alleine dies über Jahre gemacht haben soll. Die Zahl der Transplantationen sprang von 9 auf 40 im untersuchten Zeitraum. Die Universität hatte auch mit einer Vermittlungsagentur zusammengearbeitet, die darauf spezialisiert war Patienten vom Ausland, vor allem aus Russland, zur Transplantation nach Göttingen – natürlich gegen Geldzahlungen – zu vermitteln. Nach Bekanntwerden der Skandale trennte sich die Universität sofort von dieser Agentur – warum arbeitete sie jahrelang mit ihr zusammen, zumal Patienten aus Russland in der BRD keine Recht auf ein Organ haben? Gegen den Göttinger Arzt wurde Anklage wegen versuchten Totschlages und fahrlässiger Tötung erhoben: Durch die Bevorzugung einiger Patienten seien möglicherweise andere gestorben, die ohne Manipulationen ein Organ bekommen hätten. Es war juristisches Neuland, auch weil gegen Manipulationen im Transplantationsgesetz keine Strafen gelistet waren. Der angeklagte Chirurg wurde daher freigesprochen.

In Regensburg wurden in den Jahren 2004 bis 2006 Unregelmäßigkeiten festgestellt; dort arbeitete derselbe Arzt der später nach Göttingen ging. Es gab eine unglaublich Steigerung der transplantierten Lebern: von 2003 bis 2008 von 10 auf 50; 2009 waren es dann 69. Labordaten und Diagnosen wurden falsch angegeben. Regensburg hatte eine Kooperation mit einer jordanischen Klinik, in der Lebend-Leber-Spenden durchgeführt wurden. Die Ärzte aus Regensburg flogen über Wochenenden nach Jordanien, um Transplantationen durchzuführen. Es war „getarnt“ als Schulungsprogramm für jordanische Ärzte: Jordanische Ärzte waren in Regensburg nicht zur Schulung! Spenderlebern wurden nach Jordanien geflogen, an Eurotransplant vorbei oder mit einem Trick: der jordanische Spender wurde als in Regensburg resident gemeldet ...

In Regensburg wurden, als Studie deklariert, Lebern an Alkoholiker transplantiert, die noch keine 6 Monate trocken waren. Weder die Ethikkommission noch die Bundesärztekammer wurden informiert. Man kann die Richtlinien-Regel des 6 Monate Trocken-Seins in Frage stellen: Sie kommt aus der Erfahrung, dass die Rückfallquote sehr hoch ist. Als Rückfall wird der Konsum schon von geringsten Mengen Alkohol (einige Tropfen, oder nur einer Praline) gewertet. In dieser „Studie" sprach man von Rückfall erst wenn der Transplantierte mehr als 60 gr. Alkohol pro Tag wieder konsumierte – das entspricht einer ganzen Flasche Wein! Solange aber Richtlinien gelten, hat man sich daran zu halten. Es ist offensichtlich, dass die „Studie" nur ein Vorwand war.

Es gab auch andere Gefälligkeiten: der Oberarzt und sein Chef, Prof. Schlitt, machten viele Publikationen gemeinsam, was an sich nichts Außergewöhnliches ist; der plötzliche Karrieresprung und die Habilitation schon eher. Die Doktorarbeit der Ehefrau des beschuldigten Arztes befasste sich mit dem Thema Leberkrebsbehandlung: sie ist aber Zahnärztin. Die Doktorarbeiten beider Eheleute ähneln sich sehr.

Unregelmäßigkeiten in Hamburg wurden als Missverständnisse relativiert.

In Jena hat 2001 eine Teil-Leber-Transplantation stattgefunden: ein Teil bekam eine russische Frau gegen Geld (Russland ist nicht in Eurotransplant), der andere Teil ein Patienten, der von der Dringlichkeit noch nicht hätte transplantiert werden dürfen: Beide starben. Weitere Unregelmäßigkeiten bei Lebendspenden wurden bekannt.

In Leipzig wurden in den Jahren 2010 bis 2012 bei insgesamt 37 Patienten auch Daten manipuliert und verändert, Dialysen falsch angegeben, um die Patienten kränker zu machen und sie so schneller an ein Organ kommen zu lassen. Die Transplantationen sprangen auf 97 Lebern in einem Jahr, ein „Spitzenplatz" im Vergleich der Zentren in Deutschland. Der Chef und 2 Oberärzte wurden beurlaubt.

In Berlin ereignete sich im Jahre 2005 folgendes: Eine dialysepflichtigen Frau stimmte einer Organentnahme bei ihrem „hirntoten" Mann nur unter der Bedingung zu, dass sie selber dessen Niere bekommen würde. In einer Telefon-Konferenz zwischen der DSO, der Ständigen Kommission Organtransplantation der Bundesärztekammer, und dem ärztlichen Direktor der Berliner Klinik wurde dem zugestimmt: Die Frau bekam die Niere ihres Mannes. Es ist ein klarer Verstoß gegen das Gesetz, gegen die Richtlinien der Bundesärztekammer und gegen die Warteliste von ET. Die DSO teilte laut dem Juristen Schreiber mit, dass man beabsichtige weiterhin so zu verfahren – also das Gesetz weiterhin zu brechen.

Ende September 2012 erschienen Berichte, dass im Klinikum rechts der Isar bei ca. 30 Patienten Daten manipuliert wurden, um auf der Warteliste nach oben zu kommen. Insgesamt wurden in Bayern in mehr als 60 Fällen Unregelmäßigkeiten gefunden.

In Kiel wurde Transplantationen gegen Provisionen an arabischen Patienten durchgeführt.

Auch in Münster sind Manipulationen bei Lebertransplantationen entdeckt worden: Es wurden Dialysen angegeben, die nicht stattfanden, es wurden Patienten transplantiert, obwohl sie noch nicht Alkoholtrocken waren, es wurde Patienten mit Tumoren transplantiert, die nach den Richtlinien nicht hätten transplantiert werden dürfen.

2014 wurde bekannt, dass im Herzzentrum Berlin bei mindestens 14 Patienten Unregelmäßigkeiten vorgekommen waren: Es wurden herzstützende Medikamente höher dosiert als klinisch notwendig, um sie auf der Warteliste nach oben zu rücken, um sie als HU (sehr dringend) klassifizieren zu können. Ebenso gab es Unregelmäßigkeiten in der Herzchirurgie in München Großhadern.

Auch an der Uni-Kliniken Köln wurden Patientendaten gefälscht; In Heidelberg wurden in den Jahren 2010 und 2011 in 34 Fällen die Angaben für die Dringlichkeits-Einstufung manipuliert.

Anfang 2015 erfuhr man, dass in einem Krankenhaus nahe Bremen eine Organentnahme abgebrochen wurde, weil die ‚Hirntod-Diagnostik' nicht korrekt durchgeführt war. Dies war aufgefallen, nachdem die Spenderin bereits im OP war und der Bauch schon geöffnet war. Es gibt offenbar weitere 11 Fälle, bei denen die Diagnostik nicht korrekt abgelaufen ist, darüber wird aber nichts an die Öffentlichkeit gebracht, obwohl die Bundesärztekammer von Transparenz spricht. Es seien Unklarheiten bzw. Formfehler in der Dokumentation gewesen, so die offizielle Erklärung der DSO. Die Erklärung der Bundesärztekammer spricht von Unzulänglichkeiten in der Dokumentation, sämtliche Hirnfunktionen seien aber erloschen gewesen, die Patientin sei hirntot gewesen. Schließlich stellte sich heraus, dass der Apnoe-Test nicht nach den vorgeschriebenen Regeln durchgeführt wurde. In einer offiziellen Stellungnahme der Prüfkommission der Bundesärztekammer vom 23.1.2015 steht: „Die Irreversibilität der klinischen Ausfallssymptomatik kann ... alternativ nachgewiesen werden durch Null-Linien-EEG oder Erlöschen evozierter Potenziale oder zerebralen Zirkulationsstillstand". In den Richtlinien der Bundesärztekammer steht: „Der Apnoe-Test ist für die Feststellung des Hirntodes obligatorisch", in der neuen Fassung steht das Wort ‚obligat'. Klar ist: ohne korrekt durchgeführten Apnoe-Test gibt es keine Hirntod-Feststellung. Das EEG kann einen Apnoe-Test nicht ersetzen. Warum relativieren Ärztekammer sowie DSO die eigenen Aussagen, verwechseln Irreversibilität mit Diagnostik? Warum hält sich die Bundesärztekammer nicht an die Richtlinien, die sie selbst erstellt hat? Hinzu kommt, dass weite Teile des Berichts geschwärzt sind, als ob es etwas zu verbergen gäbe. Laut Prof. Gubernatis handelt es sich um Täuschung; „Wenn eine Untersuchung schiefläuft, kann man das nicht als Dokumentations-Problem abtun". Brysch von der Deutschen Stiftung Patientenschutz spricht von „Täuschung der Öffentlichkeit".

Dieses Vorgehen der Bundesärztekammer ist unredlich sowie unverantwortlich. Der Präsident der Bundesärztekammer schriebt 2014, die Transplantationsmedizin sei in „Deutschland so sicher wie noch nie": man kann solche Äußerungen nur als Beschwichtigungsversuche deuten. Um Interessenkollisionen zu verhindern fordert inzwischen die Deutsche Gesellschaft für Nephrologie die Schaffung einer unabhängigen Kontroll-Einrichtung unter Aufsicht des Gesundheitsministeriums.

Im Ärzteblatt Anfang Dezember 15 war zu lesen, dass die Skandale aufgefallen seien, weil die Prüfkommissionen sorgfältig arbeiten würden: Es wurden alle 126 Transplantationsprogramme überprüft, allerdings nur für die Jahre 2010 bis 2012. Das Grundproblem: Die Einrichtung die die Richtlinien schreibt, überprüft die Einhaltung, Mitglieder Kommission sind auch Transplantationschirurgen. Die Unabhängigkeit ist nicht gegeben, Interessenkollisionen sind systemimmanent vorprogrammiert.

Für Unmut sorgten unseriöse Verdachtsäußerungen seitens der Politik, Privatpatienten seien bevorzugt worden: Dieser Verdacht war unbegründet. Das beschädigte Vertrauen verringerte dadurch weiter.

Ein Konstruktionsfehler dieser Prüfkommissionen ist, dass sie mit Ehrenamtlichen besetzt sind, und dass sie nicht die Befugnis haben, die Zentren zur Herausgabe der Unterlagen zu zwingen; die Berichte werden nicht immer veröffentlicht, nicht selten haben sie geschwärzten Passagen. Andere Regelungen ermöglichen Missbrauch.

Das *beschleunigte Vermittlungsverfahren*, schon länger von der Bundesärztekammer eingeführt, sieht vor, dass entnommene Organe im nicht optimalen Zustand, wenn kein passender Empfänger vorhanden ist und mindestens 3 Zentren das Organ innerhalb von 30 Minuten ablehnen, dann im Transplantationszentrums an „eigene" Patienten vergeben werden dürfen, an Eurotransplant vorbei. Es erscheint sinnvoll: Ein geschädigtes Organ muss so keine lange Ischämiezeit ‚erleiden', und reduziert die Erfolgsaussicht beim Empfänger nicht. Die Entscheidungszeiten sind extrem kurz; es ist auch leicht, ein Organ als minderwertig einzustufen. Dieses Verfahren galt schon immer als sehr Manipulationsanfällig. Der Verdacht auf Unregelmäßigkeiten entsteht auch durch den enormen Anstieg der über diesen Weg transplantierten Organe.

Leber	von	9,1	auf	37,1 %	der transplantierten Organe
Herz		8,4		25,8 %	
Lunge		10,6		30,3 %	
Pankreas		6,3		43,7 %	

Insgesamt waren bis zu 40% der Organe nach diesem Verfahren transplantiert worden, an der offiziellen Warteliste vorbei, aber korrekt bei DSO und Eurotransplant gemeldet und koordiniert. Dieses Vergabesystem sei bewusst als Sonderfall eingerichtet worden: es dürfe nicht zur Regel gemacht werden, so der Präsident der Bundesärztekammer. Zunehmend seien Organe in einem schlechteren Zustand. Eine weitere Ursache für solche Zahlensteigerungen ist der enorme *Druck auf die Zentren*, hohe Transplantationszahlen zu liefern: sinkende Zahlen können zur Schließung des Zentrums führen, so politisch gewollt. Da ein solches Verfahren Entscheidungen in sehr kurzen Zeiträumen erfordert, muss es manipulationssicher strukturiert werden: Der einfache Ruf nach mehr Kontrollen ist jedenfalls aufgrund der Zeitabläufe nicht realisierbar. „Aber wenn man ein solches beschleunigtes Verfahren zulässt, muss man von vornherein wissen, dass man das nicht kontrollieren kann“, so Gubernatis.

Der Begriff „*Non-Residents*“ besagt, dass Menschen, die nicht im Bereich von Eurotransplant ansässig sind, kein Anrecht haben, auf die Warteliste genommen zu werden und kein Organ bekommen dürfen. Zunächst leuchtet ein, dass die Eurotransplant-Zone nicht den Rest Europas „versorgen“ kann. Es verdeutlicht sich eines der vielen Systemprobleme der Transplantationsmedizin. Nach dem deutschen Grundgesetz darf niemand wegen seiner Herkunft diskriminiert werden: Eine verbindliche Regelung gibt es daher von Eurotransplant nicht, sie wäre rechtlich nicht haltbar. Per Selbstverpflichtung beschränken sich Kliniken in den BRD auf eine Quote von 5% der Vorjahrestransplantationen an Non-Residents. Wenn aber ein „Zentrum dreißig Araber anmelden würde, hätte Eurotransplant wahrscheinlich keine Möglichkeit, das zu verbieten“, so Prof. Viebahn, vom Zentrum in Bochum. Zahlungskräftige Menschen aus dem Ausland können nach Zahlung einer Summe von € 120.000 oder mehr sich in Behandlung begeben, und auf die Warteliste aufgenommen werden. So geschah es im Klinikum Essen 2006. Eine schwerkranke Diabetikerin aus Israel wurde auf die Warteliste für eine Nieren-Pankreas-Transplantation genommen. Eurotransplant monierte, sie sei als Non-Resident zu Unrecht auf der Warteliste genommen worden. Sie wurde gestrichen, klagte und bekam Recht, sodass sie am Ende doch transplantiert wurde ...

Wenn ein Zentrum sich einen guten Ruf erarbeitet hat, zieht es zahlungskräftige Patienten aus dem Ausland an; es wird sie kaum abweisen, da es Interesse daran hat seine Transplantationszahlen zu erhöhen; finanziell lohnt es sich. Die Prüfkommissionen drücken nicht selten beide

Augen zu. Eine Anfrage bei der Bundesärztekammer zu diesem Thema blieb unbeantwortet ...

Eine lange Warteliste und die Zahlen an Transplantationen sichern die Existenz der Zentren: das erzeugt einen hohen Druck.

Unregelmäßigkeiten in Regensburg mit Transport von Organen nach Jordanien führte zwar zu Ermittlungen bis hin zur Staatsanwaltschaft: letztlich verlief alles im Sand. Die DSO wies per Brief 2006 ihre Mitarbeiter an, dass Auskünfte an die Überwachungskommission nur über den Vorstand zu gehen haben! Eine Anfrage von mir bei der Bundesärztekammer zu diesem Thema blieb unbeantwortet. Man versucht offensichtlich die Aufklärung von möglichen Missständen nicht an die Öffentlichkeit kommen zu lassen. Insgesamt verlaufen die Ermittlungen, die nicht einfach sind, schleppend.

Auffällig ist die Ähnlichkeit bei allen bisher bekannten Unregelmäßigkeiten: Daten werden verändert, um den Patienten auf der Warteliste schnell nach oben kommen zu lassen; die Zunahme im beschleunigten Verfahren sowie die Unregelmäßigkeiten bei Non-Residents – es sind eindeutige Zeichen, dass es sich um ein Systemproblem handelt. Das ständige Beteuern, dass es sich lediglich um Einzelfälle handele, dass die Transplantationsmedizin hohes Vertrauen verdiene sind nicht glaubhaft. Der Gesundheitsminister verteidigte das System, es sei sehr streng; die DSO wirbt um Vertrauen, nur mit dem Hinweis auf die Menschen auf der Warteliste. Vertrauen muss man sich aber erarbeiten.

Seit 2010 geht die Spendenbereitschaft in Deutschland zurück. Trotz millionenschwerer Kampagnen, die mit der gebotenen Aufklärung nichts zu tun haben, hat sich nichts geändert und es wird sich auch nichts ändern, da die Simplifizierung der Probleme durch primitive Werbung kein Vertrauen schaffen kann.

Selbst unter Ärzten und Pflegenden schwindet das Vertrauen in die Transplantationsmedizin. Auch wenn in Umfragen die meisten prinzipiell positiv zur Transplantation stehen, so wächst nach dem Bekanntwerden der Unregelmäßigkeiten die Skepsis generell, und die Bereitschaft potenzielle Spender zu melden sinkt. Zweifel an der Gerechtigkeit der Organverteilung sowie an den Maßnahmen, die nach den Skandalen getroffen wurden, werden geäußert. Die Skandale haben die negative Einstellung verstärkt und eine Demotivation verursacht. Aufgrund dieses enormen Vertrauensverlustes hatten die meisten Krankenkassen den Versand der Brief-Information an ihre Mitglieder zeitweise gestoppt. Sie wurden später verschickt: Diese Briefe sind keine Aufklärung – Aufklärung ist ärztliche Aufgabe, nicht der Krankenkassen.

Als Begründung für den Rückgang der Spender wurde von der DSO die Patientenverfügung angeführt, denn wer Lebensverlängernde Maßnahmen ablehne, käme als Spender nicht in Frage. Das Argument beweist erneut, dass der Mensch im „Hirntod“ nicht tot ist. Wenn eine solche Verfügung die Entnahme unmöglich macht, so bedeutet es, dass die Weiterbehandlung nach „Hirntod“-Feststellung die Verlängerung des Lebens ist – also sind die Patienten am Leben. Wäre im ‚Hirntod‘ kein Leben mehr da, so könnte es auch nicht verlängert werden.

Eine Diskussion flammt von Zeit zu Zeit auf, wenn Menschen aufgrund mangelnder Sprachkenntnisse nicht transplantiert werden. Schnell kommt das Wort Diskriminierung auf, die Zentren sollen sich bitte Dolmetscher zulegen. Bedenkt man jedoch die höchst komplexen Aspekte der Transplantation und die Betreuung danach, so ist es unmöglich die Behandlung durchzuführen, ohne eine Verständigungsmöglichkeit. Wenn in der Sozialmedizin von einer Mitwirkungspflicht des Patienten gesprochen wird, aktiv etwas für seine Genesung zu tun, so kann von einem Patienten, der vor einer Transplantation steht, erwartet werden, dass er/sie sprachliche Mindestvoraussetzungen für eine Verständigung mitbringt. Was bei oberflächlichen Betrachtung wie Willkür erscheint, hat einen ernsthaften Hintergrund, ist Zeichen von verantwortlichem Handeln. Es wäre Aufgabe der Bundesärztekammer, solche Aspekte in Empfehlungen begründet und nachvollziehbar darzulegen (Alkoholkarenzzeit vor Transplantation, Sprachkenntnisse, Streichung von der Warteliste, nur um einige Situationen zu nennen). Dies würde Vertrauen schaffen.

Aus den Unregelmäßigkeiten ergeben sich folgende strukturelle Probleme.

- Der reflexartige Ruf nach mehr Kontrollen, nach mehr Geld vom Staat, die Einrichtung einer Vertrauensstelle, sogar die Forderung nach polizeilicher Kompetenz der Bundesärztekammer, sind populistische Reflexe, die von den eigentlichen System-Problemen ablenken. Die Bevölkerung solle trotzdem spenden, denn es sei lediglich ein Problem der Zuteilung gewesen, man solle bitte an die 12000 wartenden Patienten denken. Das sind Durchhalteparolen, Beschwichtigungsversuche, die das Problem verkennen. Die Probleme liegen viel tiefer, sie betreffen keineswegs nur die Organzuteilung. Das Grundvertrauen in das gesamte System ist dadurch zerstört. Die Ursachen und die Verantwortlichkeiten liegen im System selbst! (Kapitel 34).

  Wenn der Präsident der Bundesärztekammer versucht, die Organspende von der Transplantationsmedizin zu trennen, so verkennt er die Tragweite des Problems: Organspende ist der Beginn, ist die conditio sine qua non der Transplantationsmedizin! Es ist ein weiterer Versuch, um alles beim Alten zu lassen. Bei der Vielzahl der Unregelmäßigkeiten ist es offensichtlich, dass es keine Einzelfälle sind!

- Unverschämt und zynisch ist die Argumentation von Kirste, DSO: letztlich sei der Organmangel Schuld an den „Betrügereien“. Würden die Bürger mehr spenden, seien solche Vorgehensweisen unnötig ... Damit gibt er den Bürgern die Schuld für die „Betrügereien“, das System sei in Ordnung. Der Präsident der Bundesärztekammer hat beim Ärztetag Baden-Württemberg vor Illusionen gewarnt: bei max. 5000 Menschen im Jahr, die für eine Organspende in Frage kämen und bei etwa 12000 Menschen auf der Warteliste, könne es nur darum gehen, den Mangel zu verwalten. In Ländern (USA) in denen circa 50% der Bevölkerung Spender-Ausweise ausgefüllt haben, ist die Warteliste überproportional größer als in der BRD. In Ländern mit Widerspruchslösung und gut funktionierenden Transplantationsbeauftragten in den Krankenhäusern (Spanien) existiert ebenso eine Warteliste. Mit falschen Aussagen gewinnt man kein Vertrauen! Redlichkeit der Argumentationen ist eine notwendige Forderung. Im Gesetz müsste für Werbung und Propaganda statt Aufklärung eine Strafe vorgesehen werden, was leider bis heute nicht geschehen ist. Werbung für Abtreibung, sogar der Hinweis darauf, wird hingegen bestraft!

– DSO, die Krankenhaus Gesellschaft sowie einige medizinische Fachgesellschaften fordern zum wiederholten Male die Einführung der Widerspruchslösung: jeder auf diese Weise unmündig gemachte Bürger ist Spender, wenn er nicht widerspricht.

– Das Transplantationsgesetz hat die Organisation der Transplantation an 3 private Einrichtungen delegiert und gestärkt: DSO, Eurotransplant und Bundesärztekammer. Diese letzte verfasst die Richtlinien (für Hirntodfeststellung, Wartelisten und Verteilungsentscheidungen) und prüft deren Einhaltung. Legislative darf nicht Exekutive und Justiz in eigener Sache sein! Die Gewaltenteilung darf nicht aufgehoben werden!

Stichprobenartig werden nur ca. 5% der Vermittlungsentscheidungen geprüft. Die DSO organisiert die Organentnahme, sie soll dafür sorgen, dass viele Organe gespendet werden. Die Ärztekammer ist Mitglied in der DSO, DSO Mitarbeiter sind Mitglieder in den Kommissionen der Ärztekammer. Der Vorsitzende der Kontrollkommission der Ärztekammer, Prof. Lilie, ist Mitglied des Stiftungsrates der DSO: der oberste Kontrolleur der Ärztekammer sitzt im Stiftungsrat der zu kontrollierenden Organisation. Besser kann man Befangenheit nicht organisieren! Strenge Kontrollen und Veröffentlichung der Berichte könnten möglicherweise zu einer Reduzierung der Spendenbereitschaft führen. Die Binnenkontrolle ist darüber hinaus auf die Kooperationsbereitschaft des jeweils anderen angewiesen. Die gegenseitige Verflechtung in allen Gremien ist zum Teil im Gesetz fixiert, also politisch gewollt. Wenn im Rahmen der Skandale eine Entflechtung von politischer Seite gefordert wird, so ist dies scheinheilig! Transplantationsmedizin sei ein „Geheimbund“ (Süddeutsche Zeitung), sei ein Netzwerk. Hier sind auch die Fachgesellschaften in der Verantwortung, da sie in der DSO, in der Bundesärztekammer und bei Eurotransplant vertreten sind.

Prof. Lilie hat 2007 bei einer DSO Tagung folgenden Diskussionsbedarf angemeldet: es müsse über die Einführung der Widerspruchslösung, über die Zulassung der Cross-over-Spende, über die Subsidiarität der Lebendspende, über die gerichtete Spende nach dem Tod sowie über die Notstandsregelung im Transplantationsgesetz nachgedacht werden. Es sind eindeutige Vorstöße in Richtung Erweiterung und Aufweichung der geltenden Regelungen. Wie kann der Vorsitzende der Kontrollkommission der Bundesärztekammer glaubhaft um Vertrauen und Glaubwürdigkeit, um Strenge der Kontrollen werben, wenn er die bestehenden strengen Kriterien aufweichen will?

– Der Bundestag hat die Frage, ob der „Hirntod“ der Tod des Menschen ist, an die Ärztekammer delegiert. Nach dem Prinzip der Wesentlichkeit (vom Bundesverfassungsgericht formuliert), müssen wesentliche Prinzipien vom Gesetzgeber selbst bestimmt werden, können nicht delegiert werden. Der Bundestag hatte diese Frage nur deshalb im Unklaren gelassen und weitergeleitet, weil es sonst keine Mehrheit für das Gesetz gegeben hätte: zu viele Parlamentarier hatten Bedenken gegen das „Hirntod-Konzept“. Selbst die Feststellung des Standes der Erkenntnisse der medizinischen Wissenschaft ist der Standesorganisation Bundesärztekammer delegiert worden: Besser kann der Bundestag keine in sich geschlossenen, unkontrollierten Systeme schaffen. Der Bundestag trägt ein sehr hohes Maß an Verantwortung für das Misstrauen der Bürger. Das Parlament kann sich nicht länger vor seiner Verantwortung wegducken.

– Die Maßnahmen, als Folge der Skandale getroffen, sind lediglich Kosmetik, ändern an der grundsätzlichen Architektur des Transplantationswesens nichts. Es ist eine Vertrauensstelle Transplantationsmedizin bei der Bundesärztekammer eingerichtet worden, es soll ein Fachbeirat bei der DSO geschaffen werden, um medizinische Standards in der gesamten BRD anzugleichen. Bund und Länder bekommen 4 stimmberechtigte Sitze im Stiftungsrat der DSO, diese bleibt aber eine privatrechtliche Stiftung. An den systembedingten Verflechtungen hat sich dadurch nichts geändert.

– Es wurde indirekt zugegeben, dass Organentnahmen vorbereitet worden seien, dass Gespräche mit den Angehörigen geführt worden seien, *bevor* der „Hirntod“ diagnostiziert worden sei. Dies solle abgeschafft werden: zuerst müsse eine korrekte „Hirntod"-Feststellung stattfinden. Die Deutsche Transplantationsgesellschaft formuliert in ihrem Transplantationskodex, dass vor Abschluss der Hirntod-Diagnostik keine Maßnahmen mit dem Ziel der Organentnahme oder -allokation erfolgen dürfen.

- Verschwiegen wird weiterhin, dass auch die Diagnostik zur „Hirntod"-Feststellung Aufklärungs- und Zustimmung-pflichtig ist, da sie invasiv ist.

- Als Zeichen der moralischen Integrität behauptete man bisher, dass kein Transplanteur Geld für eine Transplantation bekommen würde. Im Zusammenhang mit den Skandalen wurden nun Zahlungen von Boni bekannt, die an die Zahl der erfolgten Transplantationen geknüpft waren. Sie sind aber auch Folge der politisch gewollten und durchgesetzten Ökonomisierung der Medizin. Scheinheilig klingt es daher, wenn die Bundesregierung verkündet, sie halte die Zahlung von Boni für nicht vertretbar, ärztliches Handeln dürfe nicht wirtschaftlichen Erwägungen unterstellt werden – so die Staatssekretärin Widmann-Mautz, CDU. Jedenfalls sind diese Zahlungen gestoppt worden, die Verträge geändert worden.

  Wenn der Präsident der Bundesärztekammer fordert, dass die Fallpauschalen-Vergütung (DRG) im Zusammenhang mit Organtransplantation fehl am Platze seien, so hat er Recht, sie sind prinzipiell fehl am Platze: aber warum eine weitere Ausnahme nur für die Transplantationsmedizin?

- Die Mindestmengen-Regelung: bestimmte Leistungen dürfen in einem Krankenhaus nur dann durchgeführt werden, wenn eine bestimmte Zahl der Eingriffe pro Jahr gemacht wird. Wenn eine Mindestzahl nicht erreicht wird, darf im nächsten Jahr das Krankenhaus diese Leistung nicht mehr durchführen. Dem Zentrum droht die Schließung. Diese Regelung ist politisch gewollt, sie erzeugt aber enormen Druck auf die Geschäftsführung, Druck der zum Teil über Boni und andere finanzielle Regelungen an die ärztliche Leitung weitergegeben wird, obwohl in vielen Bereichen die Ärzte keinen Einfluss auf solche Zielgrößen haben und diese daher nicht verantworten können. Quantität lässt sich messen und ökonomisch handhaben, kann aber in der Medizin verheerende Folgen haben. Die Ökonomisierung der Medizin in all ihren Facetten, von politischer Seite eingeführt, trägt sicher zu einem wesentlichen Teil dazu bei, dass solche Unregelmäßigkeiten möglich wurden, denn von außen eingeführte Zwänge können kriminelle Energien freisetzen, wenn das System Spielräume dazu ermöglicht. In München, Göttingen und Regensburg waren die Zahlen so niedrig, dass eine Schließung drohte – und in den anderen Zentren? Von den 24 Leber-Transplantations-Zentren haben in der BRD 18 Zentren die vorgegebenen Mindestzahlen unterschritten. Wenn die Politik solche Regelungen trifft, muss sie auch konsequent handeln, und muss den Zentren die Zulassung bei Unterschreitung entziehen. Insofern trägt die Politik eine große Mitverantwortung für die entdeckten Unregelmäßigkeiten. Noch brisanter wird die Mindest-Mengen-Regelung wenn man bedenkt, dass es keine Arbeiten gibt, die im Zusammenhang mit der Organverpflanzung zeigen, dass kleine Zentren schlechtere Ergebnisse haben. Das größte Zentrum in Essen hat bei weitem nicht die besten Ergebnisse ... Es muss dringend gefordert werden, dass auch politische Behauptungen und Regelungen empirisch untermauert werden müssen, sonst bleiben sie im Reich der manipulativen Ideologie.

Eine Arbeit aus den USA hat kürzlich gezeigt, dass die Ökonomisierung sowie der Konkurrenzdruck zu einer Verschlechterung der Transplantationen führen: bei hohem Konkurrenzdruck erfolgt eine negative Selektion – besonders kranke Patienten, die sonst vielleicht gar nicht transplantiert worden wären, erhalten besonders schlechte Organe.

– Viele der verbesserungswürdigen Punkte sind seit dem Gutachten im Jahre 2009 bekannt: es ist aber nichts umgesetzt worden. Fundierte Warnungen von Juristen wurden ignoriert.

– Um die Erfolge der Transplantation zu überprüfen müsste ein wissenschaftlich geführtes Register eingeführt werden, monierte Rahmel, ärztlicher Direktor von Eurotransplant. Ein solches Register existiert nicht. Dringlichkeit und Erfolgsaussichten müssen selbst überdacht werden, da sie sich teilweise widersprechen: im Moment wird die Dringlichkeit bei der Zuteilung von Organen höher bewertet, oft auf Kosten der Erfolgsaussicht. Bisher gibt es keine Ansätze diesen Diskurs zu führen. Die Daten für ein solches Register sind schon lange vorhanden – warum ist ein solches Register nicht von DSO, ET, Transplantationsgesellschaft und der Bundesärztekammer eingerichtet worden? Wer um Vertrauen wirbt, sollte die notwendigen überfälligen Schritte dafür tun! Prof Otto, em. Chefarzt der Transplantationschirurgie in Mainz: „Wenn die Patienten mit ganz schlechten Erfolgsaussichten ausgeschlossen würden, gäbe es keinen so schlimmen Organmangel mehr". Wer hat den Mut diese Diskussion zu führen?

Juristen empören sich beispielsweise über die Regel, dass Alkoholiker nicht transplantiert werden, sie müssen 6 Monate trocken sein. Die Erfolgsaussichten bei einem nicht trockenen Alkoholiker sind miserabel. Es kann im Rahmen der Mitwirkungspflicht vom Patienten erwartet werden, dass er den guten Willen zeigt. Transplantieren, damit er weiter trinken kann, ist Unsinn. Die Art wie solche Kriterien zustande kommen muss anders gestaltet werden. Es muss darüber eine sachliche Diskussion geführt werden, der Bundestag muss seiner Verantwortung gerecht werden.

- Selbstkontrolle hat bisher nicht ausgereicht. Es ist eine Illusion zu glauben, strengere Kontrollen würden die Probleme beheben. Angekündigt sind schärfere Kontrollen, Überprüfung der Regeln, härtere Strafen für Ärzte, die sich nicht an die Regeln halten, bis zu Schließung von Zentren. Vertreter von Bund und Länder sind im Stiftungsrat der DSO. Aktionismus schafft neues Misstrauen. Gubernatis, ehemaliger geschäftsführender Arzt der DSO, jetzt nicht mehr Teil des Systems: „Wir brauchen keine Funktionäre, die andauernd beteuern, dass alles mit rechten Dingen zugeht, was wohl ohnehin niemand mehr glaubt, sondern ein transparentes System, in dem Regelverstöße erkannt und korrigiert werden“. Alle Berichte müssen zeitnahe öffentlich gemacht werden. Bundesärztekammer und DSO haben bisher Berichte zurückgehalten, nicht veröffentlicht, nicht sofort an die Staatsanwaltschaft weitergegeben. Staatsanwaltschaften müssen aktiv werden. Vertrauen der Bevölkerung gewinnt man nicht mit Appellen, man muss es sich durch exzellente Arbeit hart verdienen. Politik und Transplantationsmedizin haben diesen Aspekt nicht verstanden.

- Wenn Gesundheitsminister Bahr, mit Verweis auf die Warteliste, sagt: „Wenn mehr mitmachen, müssen weniger sterben ... Ich kann immer noch guten Gewissens jedem empfehlen, einen Organspendeausweis auszufüllen“, wenn er meint, dass unangemeldete Kontrollen der richtige Weg für die Zukunft seien, so zeigt er keinen Willen zu Strukturveränderungen, sondern nur verbale Naivität.

- Wie im Gesetz gefordert, muss echte Aufklärung erfolgen, natürlich von neutralen Stellen, unter Einbeziehung der kritischen Stimmen: Solange Befürworter unter sich bleiben, wird sich nichts ändern. Wenn der DSO Chef, Hess, formuliert: „Die Organspende selbst hat nie an Wert verloren: Ein Spender kann bis zu sieben Patienten retten“ schürt er nur die Angst die bei vielen vorherrscht, „ausgeweidet“ zu werden. Hilflos wirken folgende Appelle (beim Ärztetag Baden-Württemberg 2013): „Wir brauchen Organe und kein Misstrauen!“ Vertrauen muss man sich aber verdienen – Appelle sind kontraproduktiv!

- Die Vorstellung des Berichts der Prüfungs- und Überwachungskommissionen für den Zeitraum 2013 bis 2015 zeigt, dass die neuen Regeln nicht wirken: in 3 Zentren (Jena, Leipzig und Hamburg) sind erneut Unregelmäßigkeiten festgestellt worden; zum Teil wurden die Staatsanwaltschaften eingeschaltet. Das Muster ist bekannt: durch Datenmanipulationen werden Patienten kränker gemeldet als sie sind, um sie auf der Warteliste dringlicher zu machen. Im Ärzteblatt wird kommentiert, die nach 2012 eingeführten verschärften Richtlinien würden wirken, die neuen Unregelmäßigkeiten seien nur Ausnahmen ...

- Es ist das Mehr-Augen-Prinzip eingeführt worden: jeder Patient der zur Warteliste angemeldet wird, muss von mehreren Ärzten geprüft werden, einer davon darf mit der Transplantation nichts zu tun haben.

- Richtlinien der Bundesärztekammer müssen einer ständigen Kritik unterzogen werden: Solange diese aber bestehen, ist es bei aller berechtigten Zweifeln geboten, sich daran zu halten.

- Bonuszahlungen müssen beendet werden. Bei Verstößen muss die Approbation entzogen werden können, oder/und das Zentrum geschlossen werden.

- Ein System, das lebende Organe von „für tot erklärten" lebenden Spendern entnimmt, ist in sich unglaubwürdig. Es ist nicht ausreichend, die Aufmerksamkeit nur auf den Empfänger bzw. auf den auf ein Organ Wartenden zu richten: es ist ein unzulässige Verengung des komplexen Problems.

- Aufgrund der jetzigen Situation sind einige interessante Vorschläge formuliert worden. Prof. Jauch, Präsident der Deutschen Gesellschaft für Chirurgie, kritisiert die Systemfehler der Transplantationsmedizin. Der Konkurrenzdruck unter den 47 Transplantationszentren sei ungesund hoch und erdrückend. Der Verteilungskampf um knappe Organe ist enorm, daher würden einige versuchen mit unlauteren Mitteln Patienten zu transplantieren, auch solche mit schlechten Erfolgsaussichten. Er plädiert für eine radikale Reduzierung auf 6 übergeordnete Zentren. Ein zweiter Systemfehler liege bei Lebertransplantationen im Score als Basis für die Organverteilung. Im Jahre 2006 hat Deutschland von den USA den sog. MELD-Score übernommen. Anhand von lediglich 3 Laborwerten werden die Überlebenschancen der Patienten ermittelt. Ein Instrument, das den Zustand des Patienten anzeigen soll, wurde zum Dringlichkeitskriterium umfunktioniert. Patienten mit einen hohen MELD-Score werden bevorzugt, obwohl die Überlebenschancen am geringsten sind. Dies erklärt auch, weshalb die Überlebenszahlen in Deutschland im Vergleich zu anderen Staaten schlechter sind. Als dritten Punkt nennt er die mangelnde Professionalität der Transplantationsmedizin. Das Fach sei heute nur ein Zwischenschritt in der beruflichen Laufbahn, ein Karrierebeschleuniger. Es gibt bis heute nicht einmal eine Weiterbildung zum Transplantationschirurgen!

Er fordert Rückbesinnung auf das „ärztliche Handeln", Reduktion des Konkurrenzdruckes und der Transplantationszentren auf 6, Transparenz, Berücksichtigung der Erfolgsaussichten in der Organverteilung, professionelle Transplantationschirurgie und personelle strenge Konsequenzen für Fehlverhalten. Eine strukturierte Weiterbildung zum Transplantationschirurgen, nach absolvierter chirurgischer Facharztausbildung, von 2 bis 4 Jahren muss dringend von der Bundesärztekammer eingeführt werden. Für andere Fächer ist es seit Jahren selbstverständlich.

Bei diesen äußerst interessanten Vorschlägen fehlen leider die Entflechtung der Organisationen sowie die offene Debatte über den „Hirntod".

- Sehr zu begrüßen ist der gut begründete Vorschlag von Siewert und Strehl. Sie bemängeln die Fehler aufgrund der Vielfalt der Zuständigkeiten. Die Bundesärztekammer als Berufsorganisation habe nicht die Kompetenz, den Stand der Erkenntnisse der medizinischen Wissenschaft festzulegen. Fragen nach Leben und Tod müssen nach Konsultationen mit Fachleuten durch die Volksvertreter entschieden werden. Überwachungen im Nebenamt seien den Problemen nicht angemessen, nicht professionell. Das Anforderungsprofil der Transplantationszentren müsse im Unterschied zu heute sehr hoch angesiedelt werden und streng gehandhabt werden. Es müsse ein Register eingerichtet werden das umfassend Struktur-, Leistungs- und Ergebnisdaten des gesamten Transplantationswesens aufnehme, einschließlich der wirtschaftlichen Daten. Nach den Skandalen habe sich an der Architektur des Transplantationswesens nichts geändert. Analog zum Robert-Koch-Institut soll eine neue Bundesbehörde geschaffen werden, die übergeordnet alle Aspekte koordiniert, leitet und überwacht: sie schlagen ein Rudolf Pichlmayr Institut vor. Interessant ist, dass die DSO die Kritik als zutreffend bezeichnet hat, eine Änderung der Strukturen und der Kompetenzen wird aber weiterhin abgelehnt! Ein erster wenn auch minimaler Schritt wäre, dass die Richtlinien der Bundesärztekammer beim Gesundheitsministerium zur Genehmigung vorgelegt werden müssen. Bezeichnend in diesem Zusammenhang ist die empörte ablehnende Reaktion des Präsidenten der Bundesärztekammer auf diesen Vorschlag!

- Auch im Zusammenhang mit krimineller Organbeschaffung offenbart das Verhalten der internationalen Transplantationsgesellschaft und des

Weltärztebund gravierende Systemfehler bzw. Mitverantwortung für die Missstände und damit für Misstrauen in der Gesellschaft. Bei geringstem Verdacht auf Unregelmäßigkeiten jedweder Art müssen die betroffenen Ärzte vorübergehend suspendiert werden, aus der jeweiligen Gesellschaft ausgeschlossen werden; Tagungen müssen boykottiert werden, wenn Ärzte dabei sind, die in Unregelmäßigkeiten verwickelt sind. Dies mit entsprechender öffentlicher Erklärung: so kann man versuchen, Vertrauen zurück zu gewinnen.

- Kontrollen dürfen nicht von der Einrichtung durchgeführt werden, die die Richtlinien verfasst. Zu überlegen wäre z.B. eine Kontrollkommission der Transplantationszentren, die nicht bei der Bundesärztekammer angesiedelt ist, sondern bei einer Sonder-Staatsanwaltschaft der auch Ärzte angehören, die nicht im Transplantationssystem involviert sind, Befürworter sowie Kritiker; sie sollen nicht von der Ärztekammer ernannt werden, sondern z.B. vom Gesundheitsausschuss des Bundestages oder vom Gesundheitsministerium. Diese Kommission muss die Zentren und die Einhaltung der Richtlinien überprüfen, aber auch Meldung an die zu gründende Anwaltschaft machen, wenn sich herausstellen sollte, dass Richtlinien unklar oder verbesserungswürdig sind. Sie muss mit entsprechenden Einsichts-Befugnissen ausgestattet sein.

- Die Kriterien wie ein Patient auf die Warteliste kommt, die Balance zwischen Dringlichkeit und Erfolgsaussichten, müssen neu diskutiert und justiert werden, sicher nicht von der Bundesärztekammer alleine. Dies gilt nicht nur für den MELD Score.

- Die Bundes-Ärztekammer hat eine unglaubliche Fülle von Aufgaben bekommen:

• Sie stellt den Stand der medizinischen Wissenschaften fest, obwohl sie eine Interessenvertretung der Ärzte, nur eine private Arbeitsgemeinschaft der Landesärztekammern ist.
• Sie stellt fest, wann der Tod des Menschen eingetreten ist. Sie statuiert das „Hirntod-Konzept", nach den Kriterien, die sie selbst aufstellt.
• Sie erlässt Richtlinien zu allen Schritten der Transplantation, von der Organentnahme über die Kriterien für die Warteliste, bis zu der Verteilung – nach den Kriterien, die sie selber aufstellt.
• Sie kontrolliert die Einhaltung der von ihr aufgestellten Richtlinien bei einer Organisation (DSO), bei der sie selbst Mitglied ist. Diese DSO entsendet ihrerseits Mitglieder in die Kommissionen der Bundesärztekammer, die die Richtlinien verfasst

Ein besser organisiertes geschlossenes System, intransparent und unkontrollierbar, bei dem Interessenkonflikte und Vetternwirtschaft vorprogrammiert sind, ist kaum zu denken. Für die Entstehung und Beibehaltung dieser Struktur ist der Bundestag verantwortlich.

- Ärztekammer, DSO, Eurotransplant, Krankenkassen sowie Krankenhausgesellschaft müssen entflochten werden.

Kapitel 28

Weitere Schwierigkeiten

- Nach den vielen Berichten über „Hirntod“ und Schwangerschaft flammt immer wieder die Diskussion auf, ob es erlaubt sei, eine Frau im „Hirntod“ weiter zu behandeln, um dem Kind das Leben zu retten. Es fallen Redewendungen wie: „Die Ärzte spielen sich auf zum Herrn über Leben und Tod“; Schwarzer sprach von einem zynischen Experiment, vom „Größenwahn der Männermedizin“; die Grünen formulierten 1993, die Frau werde in einer solchen Situation zum „biologischen Brutkasten degradiert“. Solche Formulierungen offenbaren erschreckenden Ignoranz und Inkompetenz. Wenn Ärzte das Kind einer Mutter in einem solchen Zustand sterben lassen würden, würden sie sich zum Herr über Leben oder Tod aufspielen, sie würden entscheiden, dass das lebende Kind im Mutterleib durch ärztliche Entscheidung zu sterben hätte. Solche Kommentare gehen fälschlicherweise davon aus, dass „Hirntod“ gleich Tod ist – verdrängen dabei, dass in einer Leiche kein Embryo heranwachsen kann. Das logische Denken sollten weder die Grünen, noch Journalisten noch Feministinnen bei Seite lassen. Es handelt sich nicht um ein zynisches Experiment, sondern um eine Behandlung zweier Lebewesen, eines davon (die Mutter) schwerstkrank. Es ist ärztliche Pflicht zu versuchen auch das Leben des Kindes zu retten. Das heranwachsende Kind hat das gleiche Recht auf Leben wie jeder andere. Vom „Größenwahn der Männermedizin“ zu sprechen ist schlicht dümmlich.

- In der Türkei lebte ein fast 2-jähriges, herzkrankes Kind. In Istanbul teilten die Ärzte den Eltern mit, nur eine Herztransplantation könne das Kind retten, aber in der Türkei seien die Wartezeiten zu lang. Das Universitätsklinikum Gießen hatte wohl die Transplantation zugesagt, ohne das Kind vorher gesehen oder untersucht zu haben. Kurz von Abflug aus der Türkei erlitt das Kind einen Herzstillstand, wurde wiederbelebt, aber es blieb ein schwerer hypoxischer Hirnschaden zurück.

  In Gießen musste das Kind an einen Kunstherz angeschlossen werden, es musste zeitweise beatmet werden. Aufgrund der medizinischen Gesamtsituation, des Hirnschadens, auf dem Boden der geltenden Richtlinien wurde eine Herztransplantation abgelehnt, da kontraindiziert. Die angefragten Transplantationszentren im In- und Ausland lehnten ebenso eine Transplantation ab.

Dass die Eltern enttäuscht und verzweifelt waren ist verständlich, dass sie alles versuchten um doch eine Transplantation zu erreichen ist nachvollziehbar.

Wenn man von „Fehlern“ sprechen will, so hätte das Klinikum Gießen keine Zusage zur Herztransplantation aussprechen dürfen, erst recht nicht ohne das Kind gesehen und untersucht zu haben. Skandalös sind die Reaktionen, die die höchst komplexe Realität einer Transplantation verdrängen. Wenn Journalisten, Rechtsanwälte, Patientenschützer und Politiker Formulierungen verwenden wie: es handle sich um eine Frage des Geldbeutels oder der Behinderung; es handle sich um Diskriminierung, weil das Kind aus der Türkei stamme; das Kind habe das gleiche Lebensrecht wie andere Kinder auch; es gehe um die „Verteilung von Überlebenschancen“, so gehen diese Formulierungen an der Realität vorbei. Nicht das Vorgehen an der Uni Gießen ist ein „schwerer Rückschlag für das Vertrauen und die Akzeptanz von Organtransplantationen“ (so Klein Schmeink, MdB), sondern die Argumentationen der vorgespielten Empörung.

Folgende Aspekte müssen berücksichtigt werden: Es gibt kein Recht auf der Warteliste gelistet zu werden, es gibt das Recht Lege Artis behandelt zu werden. Sogenannte Non-Residents haben keinen Anspruch berücksichtigt zu werden. Prinzipiell, und besonders in Situationen der enormen „Organ-Knappheit“ kann Eurotransplant nicht den Bedarf von nicht Eurotransplant-Bürgern decken. So umstritten die Regelung auch sein mag – so lange sie existiert, ist es gut, sich daran zu halten.

Wenn Politiker im Zusammenhang mit der Gesetzgebung nicht den Mut und die Verantwortung zeigten, Regelungen zu treffen, sondern sich lediglich darauf beschränkten, die Kompetenzen an die Bundesärztekammer, an die DSO und an Eurotransplant zu delegieren, so ist Empörung scheinheilig, wenn sich Transplanteure an die aufgestellten Regeln halten. Eine Dringlichkeit lag bei dem Kind vor. Die Erfolgsaussichten waren schlecht. Eine Behinderung ist per se keine Kontraindikation. Man muss aber abwägen, welche Folgen die jeweils vorliegende Behinderung, das vorliegende Handikap auf die Erfolgsaussichten der Transplantation haben.

Die Kriterien und die Regeln für die Aufnahme auf die Warteliste sind für alle gleich, auch wenn sie diskutiert werden können. Es ist insofern völlig abwegig davon zu sprechen, dass Lebenschancen genommen werden würden. Die Richtlinien müssen selbstverständlich auf die individuelle Situation angewandt werden. Diese individuelle Abwägungsnotwendigkeit ist den Ärzten zuzugestehen ebenso selbstverständlich wie jedes Amt Ermessenspielräume für sich in Anspruch nimmt.

Die Kontrollen, die engmaschigen notwendigen Untersuchungen, die Medikamenten-Gabe und -Anpassung sind hochkomplex und müssen auch lebenslänglich gewährleistet sein. Sind alle diese hochkomplexen

Dinge im Heimatland des Kindes gesichert? Allein schon aus medizinischen Gründen – finanzielle Fragen kommen noch hinzu – kann im Falle akuter Probleme die Reise bzw. der Flug bis ins Transplantationszentrum eine nicht zu überwindende Hürde darstellen, die die Erfolgsaussichten dramatisch mindert. In Zeiten ‚knapper Organe' ist es notwendig, die Indikation zur Transplantation sehr streng zu stellen. Die wurde in der Vergangenheit sicher zu großzügig und zu unkritisch gestellt.

Wenn sich der klinische Zustand eines Patienten ändert oder neue Aspekte auftreten, muss neu über die Indikation zur Warteliste bzw. Transplantation entschieden werden – ein normaler selbstverständlicher Vorgang.

Skandalös ist nicht das Verhalten des Klinikums, sondern die Kommentare: populistische, stammtischartige Äußerungen sind den komplexen Problemen nicht adäquat. Die Prüfkommission der Bundesärztekammer bestätigte das Vorgehen der Ärzte in Gießen.

Kapitel 29

Sprache und Kultur – eine Skizze

Sprache und Kultur sind nicht beliebig oder willkürlich, sie drücken tiefe Wahrheiten aus. Wir haben es mit Menschen zu tun, die Bewusstsein, Emotionen, Sprache besitzen, die in einem kulturellen Zusammenhang leben. Kulturelle Gegebenheiten, Zuordnungen und Bedeutungen verschwinden nicht oder verlieren ihre Bedeutung durch Ignorieren oder in dem man sie für irrational erklärt. Körperteilen wird von jeher Bedeutung zugemessen. Kulturelle Werte können und dürfen trotz des medizinischen Fortschrittes nicht ignoriert werden. Schon in der Bibel heißt es: „Im Urbeginne war das Wort, und das Wort war bei Gott, und ein göttliches Wesen war das Wort ... Durch es sind die Dinge geworden ... in ihm war das Leben" (Johannes, Prolog).

Beginnen wir mit der Sprache. Eine ausführliche Arbeit zum Verhältnis von Sprache und Organe, quasi eine ‚Sprachkultur der Organe' müsste vorgenommen werden.

Das Herz ist im Wissen aller Völker gut, rein, edel, aufrecht, verkehrt, falsch, verdorben, verhärtet. Alle Gemütsbewegungen sind mit dem Herzen verbunden. Das Herz war und ist in allen Kulturen Mitte des Menschen, das Zentrum seines Wesens, Organ der Mitmenschlichkeit. So schrieb Bastian 1996 folgende Zeilen: „Das Herz ist unsere Mitte. Es steht für das Leben – und für die Ängste vor dem Tod. Dehalb erforschen Mediziner den kräftigen Muskel bis in jede Kammer. Immer mehr biologische Abläufe können sie erklären. Das Wichtigste aber verstehen sie nicht mehr: Die Sprache des Herzens".

Im deutschen Sprichwörter-Lexikon von Wander 1965 sind 573 Redewendungen mit Herzbezug aufgelistet.

Der Begriff Herz, althochdeutsch ‚herza', lateinisch ‚cor', griechisch ‚kardia', geht auf den Begriff ‚kurd' im Sanskrit zurück. Es bedeutet springen, schwingen, zittern und zagen.

Hand aufs *Herz* ... aufs *Hirn*?
ich liebe dich von ganzem *Herzen* ... von ganzem *Hirn*? ...
herzliche Grüße ... *zerebrale* Grüße? ...
leicht oder schwer ums *Herz* ... ums *Hirn*?
... tief im *Herzen* – tief im *Hirn*? ...
ein *Herz* und eine Seele ... ein *Hirn* und eine Seele? ...
eine Last liegt auf dem *Herzen* ... auf dem *Hirn*? ...
von Herzen danken
herzergreifend, herzerweichend

das Herz schenken
ein Kind unter dem Herzen tragen
etwas auf dem Herzen haben
das bricht mir das Herz
das gebrochene Herz
das Herz blutet
gutherziger Mensch
Herzenswärme
ein gutes Herz haben
das Herz am richtigen Fleck haben
das Herz kann man stehlen oder erobern
das Herz auf der Zunge tragen
jemanden herzen und küssen
herzhaft Lachen
das Herz kann im Leibe lachen, aber auch sich im Leibe umdrehen.
das Herz kann klopfen, rasen, stolpern
etwas übers Herz bringen
man kann seinem Herzen Luft machen, seinem Herz einen Stoß geben
„Doch ein gekränktes Herz erholt sich schwer" – Goethe, ‚Tasso'
reinen Herzens sein
das reine Herz
man kann kaum sagen, wie es einem ‚ums Herz' ist
mir wird warm ums Herz
das Herz sprengen
frohen Herzens sein
banges Herz
sich von Herzen freuen
das Herz bedrücken
Herzblut verströmt
betrübtes Herz
das verstörte, zerschundene, gekränkte, leidende, ärgerliche, verstrickte, unergründliche, getreue, tröstliche, spielende, musikalische, brüderliebende, bejahrte, wissende und weise Herz
das kalte Herz, das steinerne Herz, Mann ohne Herz
bangendes Herz
Herzensangst
„Kummer macht das Herz steinern" – römischer Spruch
aus dem Herzen eine Mördergrube machen Herzensabgrund
Herzenshärte, duricordia; Hartherzigkeit, cordis duritia
etwas geht ans Herz
zu Herzen gehen
ins Herz schreiben –*J. Paul II in Evangelium Vitae.*
von Herzen gerne
furchtloses Herz
herzlos – hat eine andere Bedeutung als kopflos!
es kommt vom Herzen – vom Hirn?? ...
Mit bloßem Herzen
reines, blutendes, weiches, tapferes, edles, gutes, mitleidiges Herz

große Gedanken die aus dem Herzen kommen (Vanvenargues)
das Denken des Herzens (z.B. B. Pascal)
Das Herz pocht, springt (vor Freude ...)
apprender par coeur – to learn by heart – beide Ausdrücke stehen für auswendig Lernen
raison du coeur – wörtlich Herzensvernunft, Urteilskraft des Herzens, am ehesten gesunder Menschenverstand
Gradheit des Herzens, Redlichkeit, rectitudo – Bernhard von Clairvaux
Liebe auf den ersten Blick – Coup de coeur
tief im Herzen wissen, spüren, fühlen
etwas liegt mir am Herzen, etwas auf dem Herzen haben
Herzensangelegenheit
mit dem Herzen zu Rate gehen
ein Stein vom Herzen gefallen, bedeutet Erleichterung
das Herz ist mir in die Hose gefallen bzw. gerutscht – aus Angst
das Herz klopft bis in den Hals, vor Aufregung
das Herz lacht im Leibe, es zittert in der Gefahr.
sein Herz offenlegen und offenbaren
aus dem Herzen sprechen
sein Herz ausschütten, sein Herz öffnen
sein Herz verschließen
es ist mir ans Herz gewachsen, jemandem ins Herz schließen, das Herz schenken
sein Herz an etwas hängen
sich ein Herz fassen
auf Herz und Niere prüfen
Hand aufs Herz
die Angst schnürt das Herz ab, der Gram frisst das Herz ab.
die Not des Herzens stillen
eine Aufgabe mit ganzem Herzen anpacken, etwas nur halbherzig erledigen
etwas von Herzen gerne tun, oder nur halbherzig
etwas schmeckt herzhaft
ans Herz drücken, ans Herz legen
Jesus nahm ein Kindlein und herzte dasselbe (Markus 9,13)
das Herz ergießen, ausschütten
das Herz als ‚Stimmgabel der Seele‘
Das Herz der Kordiologen (F. Nager, Luzern) singt ‚lacht, jubelt, weint, erwacht, klagt, bebt, zerspringt, blutet, schmachtet, bricht, wird geschenkt, ausgeschüttet, verloren, im Sturm erobert, ist treu, trotzig, falsch, abgründig, sitzt am rechten Fleck, zittert, rutscht in die Hose, hüpft im Leibe.
„Sieh, wie er bleich wird – jetzt, jetzt tritt der Tod ihm ans Herz – die Augen sind gebrochen“ (F. Schiller, Wilhelm Tell)
„Das moralische Gesetz in seine Maxime aufzunehmen, wird das gute oder böse Herz genannt“ (I. Kant).
wer seine Gefühle verbirgt, verschließt sein Herz
wer heimlich tut, verbirgt sein Herz
wer liebt, sei ‚lauter Herz‘ – Wieland
das ‚kalte, selbstische Herz‘ – Goethe
sich etwas zu Herzen nehmen

etwas in petto (wörtlich im Brustkorb) haben – etwas vorhaben
das verstörte, zerschundene gekränkte, leidende Herz
das betrübte oder überschäumende Herz
„Gram, das nicht spricht, presst das beladne Herz, bis daß es bricht“ – Shakespeare
„Das Liebste wird vom Herzen weggescholten“ – Goethe, ‚Orphische Urwörter‘
„Kummer macht das Herz steinern“ so ein römischer Spruch des Pacuvius
das kalte Herz, das steinerne Herz, der Mann ohne Herz – so in vielen Märchen
„Das Herz, des Lebens reiche Quelle“ – Novalis, Geistliche Lieder
Das Herz hat seine Geheimnisse, von denen der Verstand nichts weiß – Goethe, 1786
Herzenshärte, Hartherzigkeit (duricordia, cordis duritia) werden vom alten Testament bis in die Scholastik überliefert.
Eintracht – con*cordia* – sowie Zwietracht – dis*cordia* – führe beide das Wort, die Wurzel *cor* nicht von Ungefähr.
Barmherzigkeit, lateinisch misericordia tragen die Wurzel ‚Herz‘ und ‚cor‘ in sich.
„Das Herz des Menschen ist ja die Mitte der Welt“ – Hildegard von Bingen
„Denn es muss von Herzen gehen, was auf Herzen wirken soll“ (Goethe). „In seinem freien Herzen erst ist der Mensch das, was er ist im Geheimnis der Begegnung mit dem Mitmenschen“ (Buber).
„Der Ort aber, aus dem die Mitmenschlichkeit keimt, wächst und zur Blüte gelangt, das ist seit jeher das Herz. Das Herz ist die Mitte, wo wir wirklich bei uns sind – und dann auch bei anderen und damit bei allem. Das Herz bleibt die Mitte, wohin wir nach aller Entfremdung wieder heimfinden, wo wir uns einfühlen, in Anteilnahme und Zuneigung verweilen, wo wir berührt werden und betroffen sind, wo wir mehr sind als wir selbst“ (Schipperges).
„Was ein Mensch dem anderen sein kann, wird nicht durch die Virtuosität des Kopfes entschieden, sondern durch Talente der Herzbildung“ (Schipperges).
Tränen reinigen das Herz – Es ist nicht der Verstand, auf den es ankommt, sondern das was ihn leitet: Herz und Verstand –Dostojewski
Kleider machen Leute, aber das Herz macht den Menschen – alter Spruch
Ein leeres Herz ist viel ärmer als eine leere Hand –Goetz
Nehmen füllt die Hände, geben füllt das Herz –Seemann
Lass die Liebe in deinem Herzen wurzeln – Augustinus
Wenn Gott den Menschen misst, so legt er das Messband nicht um den Kopf, sondern um das Herz – irisches Sprichwort
Man sieht nur mit dem Herzen gut. Das Wesentliche ist für die Augen unsichtbar – de Saint-Exupery.
Freude öffnet, Traurigkeit verschließt das Herz –von Sales
Was du mit dem Herzen denkst, holt der Verstand nicht ein –Pascal
Das Herz ist „der Schlüssel der Welt und des Lebens“ – Novalis
Im deutschen Minnesang heißt es: „Du bist min / ich bin din: / Des sollst du gewis sin. / Du bist beslozzen / in minem herzen. / Verloren ist das sluzzelin. / Du muost immer darinne sin“

Das Herz wird in Verbindung mit Gefühlen (Liebe, Freude, Furcht, Trauer, Mut, Leben) gebracht; ist Stimme des Gewissens, der Sittlichkeit.

Seelische Regungen führen zu einer unmittelbar erlebten Veränderung des Herzschlages. Unregelmäßigkeiten des Herzschlages führen ihrerseits zu seelischen Veränderungen, wie beispielsweise Ängsten, Panik, Todesangst.

Seit circa 1990 ist in der Kardiologie das Syndrom der gebrochenen Herzen (Takotsubo-Kardiomyopathie) bekannt: nach emotionalem oder physischem Stress, Trauer, Ängsten, sozialem und persönlichem Konflikte, auch nach Mobbing kann eine gravierende Störung der Muskelkontraktion der linken Herzkammer auftreten, die sich in den meisten Fällen zurückbildet. Das ‚gebrochene Herz' findet bis ins Physische hinein seine Entsprechung bzw. Auswirkung.

Die Tempi Angaben in der Musik (Allegro, Lento, usw.) sind ursprünglich vom Herzschlag abgeleitet, nicht vom zentralen Nervensystem.

Embryonen reagieren auf den Herzschlag der Mutter; auch nach der Geburt wird das Neugeborene durch die mütterlichen Herztöne beruhigt.

Wenn wir das Herz in den alten Hochkulturen suchen, so finden wir selten das anatomische Organ, obwohl es doch gut bekannt war. „Was wir zunächst finden, ist eher der Mensch selber, sein Inneres, und in diesem innersten Wesen dann auch die Mitte des Menschen, sein Herz" (Schipperges).

Im Gildamesch-Epos, 2000 v. Ch. entstande, heißt es, als der Frohsinn der Göttin Ischtar und damit das Leben erloschen waren: „Spiel ihr heitere Weisen, dass ihr Herz sich beruhige ... sanft wurde ihr Herz". Bei einem düsteren Lied: „Spreng mein Herz nicht mit Deinem Lied". Das Herz ist die warnende Stimme des Inneren. Nach vergeblichen Mühen und Anstrengungen: „Verströmt ist nutzlos das Herzblut". Das Herz ist ein Organ mit dem man empfindet, wünscht, fürchtet, betroffen von Angst sterben zu müssen. Die Götter haben den Menschen in ihrem Herzen erschaffen. In der ältesten indischen Literatur sind die Götter zugänglich, weil auch sie vom Herzen gelenkt sind. Das Gebet soll zu Herzen dringen. Die Beziehung zu Gott wird umschrieben mit „sie sind im Herzen einverstanden". Die Neigung der Liebenden zueinander wird umschrieben mit dem Ausdruck ‚Herz mit Herzen salben'.

Im frühen Buddhismus ist das Herz Sitz des Bewustseins, aber es wird andererseits keine konkrete Beziehung zwischen organischer Grundlage und geistigen oder sittlichen Fähigkeiten vorgenommen. Erst im späteren Buddismus entsteht ein Herzkult. Das Herz ist Universalbewusstsein, das Herz ist schlicht das So-Seiende.

In der Alt-chinesischen Ansicht ist das Herz Fürst oder Herrscher im Leib, Ursprung des Bewusstseins und der höheren Intelligenz, der Einsicht, Triebkraft der ganzen Person, Spender der geistigen Produktivität. Es ist Zentrum des emotionalen Lebens, Sitz der Gedanken, der Absichten und der Güte; durch kritisches Abwägen beeinflusst es die Willensrichtung, es verwaltet das Korrekte. Das Herz ist ein Erster unter Gleichen (Leber, Magen, Lunge und Niere): zusammen bestimmen sie das seelische und geistige Leben des Menschen. Die Niere ist Sitz und Ursprung der Sinnlichkeit, die Leber ist Organ der Gemütsstimmung, Zorn und Trauer. Alle Vorgänge im Körper hängen vom Herzen ab – und nicht vom Hirn.

Weitere östliche Kulturen beschreiben 8 Schätze: Herz, Galle, Milz, Lunge, Leber, Magen, Niere, Eingeweide – aber kein Hirn.

Im Taoismus herrscht das Herz im Körper, wenn das Herz in Ordnung und in Ruhe ist, so sind es auch die Sinne.

In den Lebensregeln des Ptahhotep, des Weisen aus dem 3. Jahrtausend v.Chr. können wir lesen, dass man sein Herz nicht vernachlässigen dürfe, man solle dem Herzen folgen, solange man lebt.

In allen älteren Kulturen finden wir die verbreitete Vorstellung, dass ein Feind erst dann richtig tot ist, wenn sein Zentrum, das Herz, ans Licht gebracht wurde. Daher rührt es, das Herz eines Feindes oder eines starken Tiers zu verspeisen, um sich seine Kraft anzueignen.

In früheren Mayakulturen waren Menschenopfer selten: Tieropfer waren die Regel. Gegen Ende des ersten Jahrtausend breiteten sich die Tolketen von Zentralmexiko nach Süden aus, sehr schlagkräftig in Kriegerbünden organisiert, welche auch Kriegsgefangene und Sklaven als ‚Spender' für Herzopfer aufzutreiben hatten. Die neu eingeführten Menschenopfer galten primär dem Sonnenkult, aber auch um andere Götter zu besänftigen.

Von den Azteken im Altmexico (etwa 1300 bis 1500 n.Chr.) wurde das Herzopfer praktiziert: Das Herz wurde zeremoniell bei lebendigem Leib den Feinden sowie Kriegern herausgeschnitten und den Göttern, der Sonne hingehalten. Kinderherzen wurden an Regengötter geopfert, um Regen zu erbitten. Alle Opfer bekamen meist einen das Bewusstsein eintrübenden Rauschtrank (Pulquw aus Agaven, Haschisch und Tabak). Insgesamt scheinen bis zu 40000 Menschen geopfert worden zu sein. Besonders ausgesuchte und geschulte Jünglinge wurde quasi als Gottesbilder ein Jahr lang geehrt und mit schönen Frauen umgeben, die als Abbilder von vier Gottheiten ausgesucht wurden. Jedes Jahr zum Fest der Gottheit Tezcatlipoca wurde ein Jüngling auf den Opferstein gebunden und so das Herzopfer vollzogen. Die Jahresfeste dienten dazu, den Jahresrhythmus aufrecht zu erhalten; so fanden viele Herzopfer in den Morgenstunden statt, da man der Sonne Kraft geben musste, damit sie am Himmel steigen konnte. Jedes Fest hatte etwas andere rituelle Gepflogenheiten: Das Volk musste immer anwesend sein. Dem Opfer folgte dann ein kultischer Kannibalismus: gekochtes Menschenfleisch wurde in kleinen Stücken mit Maiskörnen gemischt und den Blutsverwandten verteilt. Herz und Blut gaben der Sonne Lebenskraft, galten als Trank und Speise für die Sonne, die Sonne wurde mit menschlichen Herzen gestärkt; das Herzopfer hielt die Welt in ihrer Ordnung. Das Herz war innere Bewegung, die Leben spendet; es war Synonym für Seele, Leben, Bewegung, Wille, Zielstrebigkeit, für das innere Suchen. Das Herz hatte einen direkten Bezug zur Sonne, es war Sinnbild für das Lebensprinzip. Später waren Kriege z.T. ritualisierte Kämpfe, um Gefangene als Opfer zu haben.

In der ägyptischen Kultur nahm das Herz eine besondere Rolle ein. Das Herz ‚spricht' in den Gefäßen des Körpers, dieses Sprechen – der Pulsschlag – kündet das Leben. Das Herz ist Sitz der Vernunft, des Denkens, des Überlegens, der Erinnerung, wobei der Ägypter mit dem Herzen überlegt, nicht mit dem Kopf. Das Herz denkt, die Zunge befiehlt. Alle Sinnesorgane erstatten Meldung an das Herz, dieses ist Sitz der Erkenntnis. Das gesprochene Wort ruft den Gegenstand ins Leben. Die Sinne sind ‚Zubringer', Zunge und Gliedmaßen sind ausführende Organe: das Herz ist das Zentrum des Vorganges. Das Herz ist das Zentrum eines jeden Lebewesens, Sitz des Gefühlslebens, der Trauer, der Liebe; im Herzen liegen das seelische Gleichgewicht, die Ruhe, das Zutrauen, der Wünsche aber auch Verschlagenheit, Übelwollen; ebenso wie Tapferkeit, Ausdauer, Standfestigkeit und Selbstbeherrschung. Das Herz ist der Kern der Persönlichkeit, ist Sitz des Lebensgeheimnisses des Einzelnen, der Erinnerungen; Gott wohnt im Menschen, im Herzen. Das Leben hängt am Herzen. Das Heil und das Wohlergehen bedeuten sein Herz, auch das rechte Verhalten. Von einem Menschen der auf den falschen Weg ist sagte man: sein Herz war nicht bei ihm. Mit dem Herzen erkennt der Mensch den Willen Gottes, die Erkenntnis Gottes liegt im Herzen des Menschen. Das Herz ist Sitz des Lebens und Kern der Persönlichkeit, ist Ort der sittlichen Entscheidung, Gewissen des Menschen. Das Herz ist auch Sitz des Gedächtnisses: der Lehrer sagt dem Schüler: „Gib die Schriften in dein Herz" – damit ist das Auswendiglernen gemeint. Das Herz ist Sitz von Schicksaal, des Unterbewusstsein, des Willens, des moralischen Bewusstseins, der Scham. Das Herz ist Orakel Gottes im Menschen: wir würden heute sagen, die Stimme des Gewissens.

Der Ägypter hat mehrere Worte für Herz: das Hati-Herz verkörpert das Vergangenheitskarma; das IB-Herz trägt Keime des Zukünftigen; Ba, die Seele, ist mit dem Herz verbunden.

Das Herz solle beim Totengericht im Jenseits nicht gegen „mich als Zeugen" sprechen. Wenn er recht handelte, ging der Ägypter „mit seinem Herzen zu Rate"; das Herz steht auch für das Wohlergehen, das Leben und das Heil des Menschen.

Bei den Balsamierungen wurde in einer ersten Phase das Herz mit herausgenommen; später wurde es separat mit Leinenstreifen gefüllt wieder in den Brustkorb gelegt; etwa ab 1500 v.Chr. wurde das Herz im Körper gelassen. Bei vielen Mumien findet man entweder im Brustkorb oder außerhalb den steinernen Skarabäus in Herzform.

Beim Totengericht wird das Herz gegen die Ma'at, die Ordnung, die Gerechtigkeit gewogen: erst wenn das Herz des Verstorbenen, seine Taten, seine Persönlichkeit für gut und gerecht gewogen wurden, konnte die Reise im Reich der Toten weitergehen. (Abb. 3). Das Herz trägt den bleibenden Persönlichkeitskern nach dem Tode ins Jenseits, ist Repräsentant der individuellen Entwicklung.

An vielen Stellen des Totenbuches wird die Gottheit angebetet, dem Menschen Luft zum Leben zu verleihen: ‚Gewähr meiner Nase deinen erquickenden Hauch' oder Luft verleiht Leben, der Atem sei belebend. Viele Gebete beziehen sich darauf, dass des Herz des Verstorbenen nicht geraubt werde, dass es nicht vom Verstorbenen getrennt werde, dass es am rechten Ort verbleibe, dass ihm die geistige Nahrung nicht verweigert werde; der Verstorbene bittet die Götter, dass er die Herrschaft über sein Herz behalten möge.

> Dein Herz wird dir in deinen Leib gegeben,
> damit du erinnern kannst, was du vergessen hast.
> Mein Herz, erhebe dich auf deinen Platz,
> damit du erinnerst, was in dir ist.
> Mein Herz vergisst seinen Platz nicht, es bleibt auf seiner Stelle.
> Ich kenne meinen Namen und vergesse ihn nicht.

Das Herz wird auch benötigt, um zu erinnern wer man ist, wie man heißt. In den Riten am Grabeingang wurde die Mundöffnung (nach der Mumifizierung) zelebriert, und dabei dem Verstorbenen sein Herz wieder in den Leib gegeben: es handelt sich um eine Beseelung für das Leben nach dem Tod.

> Möge dein Mund durch den Vorlesepriester geöffnet werden
> ....
> Dein ib-Herz sei bei dir in richtiger Weise,
> und dein hati-Herz deines Erdendaseins,
> indem du in deiner früheren Gestalt wiedergekommen bist
> wie an dem Tage, an dem du geboren bist.
> ....
> Ich will dir dein Herz in deinen Leib geben,
> damit du dich erinnern kannst an das, was du vergessen hast.

Das Herz als Zentrum der Persönlichkeit musste dem Verstorbenen mit auf den Weg gegeben werden, er durfte seine Persönlichkeit, sein Erinnerungsvermögen, seine Identität nicht vergessen, sei Herz durfte ihn also nicht verlassen.

Man kann nicht sagen, dass die Ägypter das Gehirn nicht gekannt hätten, es wurde bei Einbalsamierung sorgfältig aus dem knöchernen Schädel entfernt.

Im Folgenden folge ich gerne den Ausführungen von Schipperges, die er in seinem kleinen Büchlein: Die Welt des Herzens niedergeschrieben hat.

Im arabischen Mittelalter war mit dem Herzen das wahre Wesen des Menschen gemeint, Geist und Seele. Die Zunge, das Sprechen, seien lediglich „Dolmetscher" des Herzens. „Jedes Wort, das nicht der Weisheit des Herzens entspricht, ist eine Schande" (al-Basri). Das Herz ist die Sinngebende Mitte des Menschen, der Kern, das Zentrum. Laut Koran (Sure 33,10 und 11) lässt die Angst das Herz in die Kehle steigen. Die Religion kann nur vom Herzen ausgehen. Dichter und Sänger haben das Herz in den verschiedensten Tönen besungen. Im 9. Jahrhundert n.Chr. (Rhazes) finden wir in der Arabischen Welt die erste anatomische Beschreibung des Herzens, das Herz wurde nicht als isoliertes Ogan betrachtet, sondern als das Zentrum der Lebenswärme und der Bewegung. Das Blut würde in der Leber gebildet und erneuert, die Lunge würde das Blut vor Überhitzung schützen, Herzporen würden den Übertritt des Blutes vom rechten zum linken Herzen ermöglichen. Bei Rhazes war es eher das Bild von Ebbe und Flut. Erst an-Nafis (1210–1288) zweifelte diese Vorstellung an, er fand die Poren nicht, wie später auch Vesal (1514–1564). Er zog daraus die Folge, dass das Blut über die Lunge vom rechten zum linken Herzen fließen müsse, um dort sich mit Luft zu vermischen.

Im alten Israel ist das Herz Sitz des Bewusstseins, Hort der Frömmigkeit, Sitz des Gemüts und des Denkens, Kern des Ich's. Gott prüft die Herzen; ‚Der Herr ist's, der die Herzen wägt" (Spr 21,1). Wer kann das Herz, ‚ein trotzig und verzagt Ding', ergründen? Bis ins Neue Testament zieht sich dieser Gedanke: das unverständige Herz der Römer sei verfinstert, Gott habe sie der Lasterhaftigkeit preisgegeben, „entsprechend den bösen Lüsten ihres Herzens" (Röm 1,2). Wenn das Herz verstockt ist, kann man mit den Augen sehen, aber nicht vernehmen, mit den Ohren hören, aber nicht verstehen (Joh. 12,40).

„Man hat lange Zeit glauben wollen, das Herz sei Symbol lediglich der Hochreligionen des Alten Orients gewesen und habe nur schwer Zugang zu helleren, wacheren Formen der Religion gefunden" (Schipperges). Im Alten Testament finden wir das Wort Herz (900 mal) wesentlich häufiger als im Neuen (160 mal), aber immer ist das Herz die Mitte des Menschen, ist sein Wesen. Im Alten Testament ist das Herz Mittelpunkt des menschlichen Innenlebens, Sitz der Gefühle, der Liebe, Trauer, Schmerz, Furcht; es drückt das Verhältnis des Menschen zu Gott aus. Gott würde Herz und Niere prüfen. Das Gewissen ist noch keine Stimme des Inneren, sondern das Herz ist die Stimme Gottes zum Inneren des Menschen. Der Glaube ist nach dem Römerbrief nicht Sache des Kopfes, sondern des Herzens. Das Herz ist im Alten sowie im Neuen Testament das von Gott gebildete Zentrum des Menschen, es ist Verstand und Gemüt zugleich, immer der ganze Mensch: es ist die Gesamtheit der geistigen Disposition des Menschen. Im Neuen Testament ist das Herz die innere Gesinnung, im Unterschied zur äußerlichen Gesetzestreue. Im Herzen verinnerlicht sich die Gesetzes- zur Gewissens-Moral.

So lässt sich diese Sicht bis ins späte Mittelalter finden, bis die Trennung von Leib und Seele auftrat, von Kopf und Herz.

Im orphischen Hymnus werden die Erzeugung und die Geburt des Dionysos geschildert. Der erste Dionysos wurde von den Titanen ermordet und in Stücke zerrissen: nur ein Organ blieb intakt, das Herz – der göttliche Ursprung kann nicht zerstört werden. An dieser Stelle sind zwei Versionen Überliefert: Zeus verschluckte das Herz und zeugte abermals seinen Sohn. Die zweite lautet: Zeus mischte aus dem Herzen des Verstorbenen ein Getränk, das er Semele zu trinken gab, die davon schwanger wurde.

Im Mittelalter war der Tausch der Herzen ein beliebtes Bild für innige Liebe: der Mensch mit Gott, aber auch Liebende untereinander.

In den Naturphilosophie ist das ‚centrum naturae' im Herzen lokalisiert.

Aristoteles (384–322 v.Chr.): das Herz ist Ursprung (arche) der Organe und der Leibesentwicklung, der Bewegung, der Wahrnehmung, ist Angelpunkt des Lebens und der seelischen Einwirkung auf die Organe. Das Herz ist Anfang und Quelle des Blutes. Das Herz ist Sitz des Denkens, Zentrum des Bewusstseins; es ist Anfang und Ursprung des Lebens, es bleibt bis zum Ende des Lebens verantwortlich für Ernährung, Wärme und Versorgung des Körpers mit Pneuma, mit dem lebenserhaltenden Spiritus, es ist das Zentralorgan der Sinnesorgane.

In der Schrift ‚De motu animalibus' vergleicht Aristoteles Lebewesen mit einer geordneten Stadt, in der jeder Bürger allgemein und speziell seinen Dienst verrichtet; die Seele als Beherrscher des Staatsgebildes wohnt im Herzen. Das Herz ist Anfang und Ursprung des Lebens: es beginnt mit dem ersten Schlag, dem ‚punctum saliens', der das Wachstum des gesamten Körper aufbaut. Das Herz bleibt verantwortlich für die Wärme und die Versorgung der Organe mit Lebenskraft, mit ‚pneuma'. Es ist bei ihm das Zentralorgan der Sinnesorgane.

In der alten griechischen Kultur ist das Herz Organ des inneren Selbst, des ‚autos', des Wohlgeordnetseins; es ist Weltinnenraum, in dem sich der Mensch rhythmisch ereignet. Alle seelischen Schwingungen des Innenlebens werden auf das Herz bezogen. Das Herz ist Ursprung und Samen, Lebenszentrum und Angelpunkt menschlicher Existenz; es übernimmt die Führung im Organismus, ist Fürst des Leibes. Die Seele regiert den Körper vom Herzen aus, das Herz ist die Akropolis des Leibes.

Plato (427–348 v.Chr.) stellt das Herz unter den Kopf; seit einigen Jahrzehnten merkt man die verhängnisvolle Simplifizierung: moralisch eingekleidete Kopfbefehle können das Herz funktionell und organisch krank machen.

Empedokles (483–430 v.Chr.) begründet die 4 Elementenlehre: Feuer, Wasser, Luft und Erde. Das Herz-umströmende Blut verleiht dem Menschen die Denkkraft, das Herz ist Sitz des Denkens, Quelle der eingeborenen Wärme, Kern der frühesten Keimbildung.

Demokrit (460–ca. 379 v.Chr.) und Epikur (341–271 v.Chr.) differenzierten zwei Seelenarten: die vernunftlose Seele über den ganzen Körper diffus verstreut und die vernünftige, die im Brustkorb ihren Sitz hat.

Pythagoras (570–ca. 500 v.Chr.) stellte im sechsten Jahrhundert die Hypothese auf, dass der Sitz der Gedanken im Gehirn sei.

Für Hippokrates (460–370 v.Chr.) zügelt das Herz den ganzen so wild belebten Leib. Erst in der hippokratischen Medizin erscheint das Herz als umschriebenes Organ.

Für Caius Plinius Secundus (23–79 n.Chr.) ist das Herz Ursprung und Grund für das Leben.

Tertullian (160–220) sprach von der Schatzkammer des Herzens; vom Herzen strömen Schätze in die Seele, auf den Leib, in den Geist.

Augustinus (354–430) sagte, Gott senke Gaben in die Herzen der Gläubigen ein. Das Herz sei die Spannungsmitte zwischen Seele und Leib, die Mitte der Welt, es ist die strebende Mitte, das empfindende Zentrum. Gott hat die lex naturalis ins Herz des Menschen geschrieben. Das reine Gewissen ist die Ruhe des Herzens, die tranquillitas cordis.

Meister Eckhart (1260–1328) spricht von Gott-Werden in des himmlischen Vaters Schoß und Herzen.

A. von Canterbury (1033–1109) sprach: Gott habe „filum suum de corde suo genitum“

H. von Bingen (1098–1179) schrieb, dass das Herz domus animae sei, das Haus der Seele. „Das Herz des Menschen schließt die Vernunft in sich ein ordnet jedes tönende Wort, ehe es laut wird“. Das Herz des Menschen sei die Mitte der Welt, das Fundament des Lebens, es schließt die Vernunft in sich ein.

H. von St. Viktor, Zeitgenosse von Hildegard von Bingen, spricht von der lebendigen Wesensmitte des Herzens, dies sei die Liebe; das Herz ist das Vollbild des Menschen und so Wurzel für das Wirken der Erkenntniskraft.

Die Minnesänger besangen das Herz in den verschiedensten Formen.

K. von Magdeburg im 14. Jahrhundert sagte, das Herz sei Ursprung der Kräfte aller anderen Glieder, das Schatzlädlein des Lebens, Laterne des Leibes.

A. Magnus (1200–1280) schreibt: „So liegt das Herz im Zentrum des Lebewesens wie ein Fürst in seinem Reiche, und wie ein Fürst seine Befehle den Teilen seines Reiches durch Diener übermittelt, so schickt das

Herz den Gliedern Leben und Kraft, und es gibt keine Schädigung in irgendeinem Teil des Leibes, der nicht zurückwirke auf das Herz, weshalb das Herz mit den kranken Gliedern leidet, sich mit den fröhlichen aber freut“

Thomas von Aquin (1225–1274): Meditieren bedeutet ‚etwas im Herzen bewegen‘, und nicht im Kopf rumoren lassen. Das Gehirn ist Organ der Sinneserkenntnis, das Herz Sitz der Affekte und Emotionen. Sowohl bei Aristoteles als auch bei Thomas von Aquin ist das Herz die Akropolis des Organismus.

Die Herz-Jesu-Mystik hat eine lange Tradition.

M. von Magdeburg (1212–1277) beschreibt das Herz wie rotes Gold, die Gottheit sei Sturm ihres Herzens.

K. von Siena (1347–1380) beschreibt, wie ihr das Herz von Gott gegeben worden sei.

In dieser Tradition brannte das Herz, es loderte, es ergoss sich auf die Gläubigen.

Im 17. Jahrhundert wurde oft das Herz in Wallfahrtsstätten begraben, der Leib des Verstorbenen in der Heimatkirche, auch als Zeichen der Verehrung gegenüber Maria, Mutter Gottes.

Die Herz-Jesu-Verehrung und der dazugehörige Kult wurden 1765 anerkannt und genehmigt, der Kult wurde 1900 institutionalisiert; noch 1932 kam es in Mailand zur Gründung der Herz-Jesu-Universität.

In der Barockzeit nahm diese Verehrung zum Teil bizarre Züge an: das Herz muss gekocht, gequetscht, geröstet, eingesperrt, gestoßen werden (Angelus Silesius).

Für Paracelsus (1493–154) ist das Herz der Samen des Menschen. Der Mensch solle mit seinen Künsten das ins Werk setzten, was im Herzen des ewigen Ratschlusses beschlossen war. „Das Herz gibt seinen Geist durch den ganzen Leib wie die Sonne über alle Gestirne und die Erde ... Das Hirn geht allein zum Herzen und vom Herzen zurück auf sein geistiges Zentrum, und es hat weiter keinen anderen Gang“. Geistige Ordnung und Entwicklung werden von der Herzensordnung getragen. Die geistige Mitte, die Lebensordnung liegen am Herzen; die Erkenntnis würde man im Herzen finden. Das Herz ist das belebende Prinzip. „Das Herz in der Substanz ist wie die Sonne im Geist, und das Herz im Geist ist wie die Sonne im Lauf“. Das Herz ist die Mitte der irdischen Existenz, das Wesentliche an dieser Welt.

Erst für Descartes (1596–1650) hat die Seele nur über das Gehirn Verbindung zum Körper: die elementare Erfahrung des Gefühlslebens ist für ihn eine Illusion, eine Täuschung.

Pascal (1623–1662) schrieb: „Das Herz hat seine Gründe, die die Vernunft nicht kennt“.

La Mettrie (1709–1751) definiert den Menschen als eine Maschine, so auch sein Herz.

Bei der Entdeckung und Beschreibung des Blutkreislaufes und der Herzfunktion bezieht sich W. Harvey (1578–1657) deutlich auf Aristoteles: „Es sei gestattet, diese Bewegung im selben Sinne einen Kreislauf zu nennen, wie Aristoteles das Wetter und den Regen mit einer Kreisbewegung der oberen Regionen verglichen hat ... So dürfte es wahrscheinlich auch im Körper zustande kommen, dass alle Teile durch die Blutbewegung mittels eines erwärmten, vollkommenen, dunstigen, geistigen und (um es so auszudrücken) nähr-kräftigen Blutes genährt, durchwärmt und belebt werden, dass das Blut hingegen in den Körperteilen abkühlt, verdichtet und geschwächt wird, bis es zu seinem Ursprung, und zwar zum Herzen, geichsam zu seiner Quelle, bzw. zum Hausaltar des Körpers, zurückkehrt, um seine Vollkommenheit wiederzuerlangen ... So ist das Herz der Urquell des Lebens und die Sonne der kleinen Welt, so wie die Sonne im gleichen Verhältnis den Namen Herz der Welt verdient ... Des Herz der Lebewesen ist der Grundstock ihres Lebens, der Fürst ihrer aller, der kleinen Welt Sonne, von der alles Leben abhängt, alle Frische und Kraft ausstrahlt". Vom Herzen als Pumpe, gar vom Gehirn koordiniert und gesteuert: kein Wort.

A. von Haller hatte 1777 geschrieben: Nur Töne, die vom Herzen kommen, werden zu Herzen gehen.

Goethe (1749–1832) beschrieb das Herz als den jüngsten, mannigfaltigsten, beweglichsten, veränderlichsten erschütterlichsten Teil der Schöpfung. Das Herz sei ein trotziges und verzagtes Wesen, der menschliche Geist ebenso. Goethe, der wohl vom Gott im Herzen mehr wusste als er bekannte (so Schipperges), ist allem bloßen verstandesmäßige Spekulieren aus dem Wege gegangen; er schrieb an Schiller: „ Es ist hohe Zeit, dass ich für eine Weile die philosophische Bude schließe, das Herz schmachtet nach einem betastlichen Objekt". Später: „Wahre Überzeugung geht vom Herzen aus, das Gemüt, der eigentliche Sitz des Gewissens, richtet über das Zulässige und Unzulässige weit sicherer als der Verstand, der gar manches einsehen und bestimmen wird, ohne den rechten Punkt zu treffen". „Das Herz ist für sich eine Welt" (6.11.1827). „Das Liebste wird vom Herzen weggescholten" (Orphische Urworte). „Doch ein gekränktes Herz erholt sich schwer" (Tasso). Oder: „Denn es muss vom Herzen gehen, was auf Herzen wirken soll ... doch werdet ihr nie Herz zu Herzen schaffen, wenn es euch nicht von Herzen geht".

Schiller (1759–1805) sagte: „Der Kopf muss das Herz bilden" und später: „Stimme des Ganzen ist deine Vernunft, dein Herz bist du selber, wohl dir, wenn die Vernunft immer im Herzen dir wohnt".

Hölderlin (1770–1843) besingt fast in jeder Strophe seiner Gedichte das Herz in allen denkbaren Formulierungen.

A. Schopenhauer (1788–1860) betont, im Herzen stecke der Mensch, nicht im Kopf; „Die Philosophie muss, so gut wie Kunst und Poesie, ihre Quelle in der anschaulichen Auffassung der Welt haben: auch darf es dabei, so sehr auch der Kopf oben zu bleiben hat, doch nicht so kaltblütig hergehen dass nicht am Ende der ganze Mensch, mit Herz und Kopf, zur Aktion käme und durch und durch erschüttert würde"

I. Kant (1724–1804) hatte sich lustig gemacht über die Eitelkeit der Wissenschaft; das Herz müsse dem Verstand die Vorschriften geben.

F. Nietzsche (1844–1900): Man dürfe sich Freude versprechen und beschwören, „wenn Herz und Kopf so nah bei einander zu wohnen gelernt haben, wie sie jetzt noch einander ferne stehen", er spricht vom dankenden Herzen; „Durch den Glauben selig werden heißt, dass nur das Herz, nicht das Wissen glücklich machen kann".

In der Physiologie wird die erstaunliche Leistung des Herzens gewürdigt, das Herz schlägt, solange der Mensch lebt. Es ist das einzige Organ das nie ruht; gesund schlägt es nicht im Takt sondern schwankt rhythmisch, man nennt es die Herzfrequenzvariabilität. Ein starrer Pulsschlag, wie ein mechanischer Takt, ist immer ein prognostisch ungünstiges Zeichen, in Hinblick auf Erkrankungen und Tod. „Das gesunde Herz tanzt, ein Leben lang. Erst das sterbende Herz marschiert, im Gleichschritt marsch ... und stillgestanden ... stille, stille ..." (Schipperges).

Die Beziehungen zwischen Lebensweise, Charakter und Herz sind heute gut bekannt.

1949 schrieb R. Siebeck: „Das Herz ist nicht nur ein zentrales Organ unseres Lebens, es ist *unser* Herz; wir haben und sind zugleich unser Herz, und wir sind es nicht nur in den natürlichen Bedingungen in uns und um uns, sondern auch verflochten in das Netz der unsichtbaren Fäden, im Geheimnis der Schöpfung, die uns hält, trägt und ruft".

Auch wenn in der Neuzeit seelische und geistige Funktionen immer deutlicher dem Gehirn zugeschrieben wurden und werden – ohne freilich Beweise vorlegen zu können, wo diese lokalisiert sind –, blieb die Seele im ganzen Körper und in jedem seiner Teile gegenwärtig. Dies wurde im Konzil von Wien 1311 verbindlich festgelegt.

Das Herz ist in allen Kulturen nicht nur Organ des Da-Seins, sondern auch des Mit-Seins, des Mit-Einander-Sein, wie es Schipperges formuliert. Weber sagt, die Menschen seien in unserem durchökonomisierten Zeitalter, „Fachmenschen ohne Geist, Genussmenschen ohne Herz".

Mit dem Herzen sind verbunden: zum einen die Liebe, die Beziehung zu anderen Menschen, aber auch das Gewissen, als die Empfindung für den Wert des guten Handelns und des Seins. Gewissen stammt von conscientia, das Mit-Wissen: es ist ein auf die eigene Person gerichtetes Wissen, das quasi als Stimme das Selbst spüren lässt, ob eine Handlung, ein Wort gut war oder nicht. Der Stimme des Gewissens hat man eine

Antwort zu geben: man muss sich ver-antworten. Das Gewissen, früher quasi als Gebot von der Gottheit dem Menschen ‚gegeben', ist gleichsam ein inneres Erkenntnisorgan. Es handelt sich um eine andere Form der Wirklichkeitserkenntnis, die in der Orientierung eine größere Bedeutung hat als die Verstandeserkenntnis. Die Identitätsbildung geschieht im Herzen ganzheitlich, intuitiv, als Organ des inneren Menschen, im ‚Hirn' als kühles, bedenkendes Verstandesorgan, quasi als äußeres Organ. Ohne die innere Orientierung des Gewissens, des Gefühls, der ‚Herz-Erkenntnis' fehlt der ‚Gehirn-Erkenntnis' die Orientierung für das Handeln im Leben. So können Gewissensbisse als bohrende Schmerzen im Brustkorb oder im Herzen empfunden werden, erzeugen Beklemmungen – vom Alten Testament bis heute eine gebräuchliche Ausdrucksweise. Trotz der ‚Verstandeserkenntnis', der Überbetonung der Gehirnfunktionen bleibt das Herz das Zentrum der Vitalität, seiner Person, seines Mensch-Seins. Im Gewissen verantwortet der Mensch vor sich selbst und vor einer transzendentalen Größe, vor Gott. Was früher durch die Gottheit an Regeln gegeben wurde (die Gebote: Du sollst ...) wird in der Griechischen Kultur (Demokrit, Plato, Sokrates) als Gewissensinstanz internalisiert, verinnerlicht, liegt so als Last auf dem Herzen. So ist die conscientia eines Cicero (106–43 v.Chr.) oder Seneca (4 v.Ch.–65 n.Chr.) ein Gott in uns, eine übernatürliche Autorität, ein innerer Zeuge, dem man Antwort geben müsse. Der Begriff Gewissensbiss stammt von Cicero (morderi conscientia).

Die Stellung des Herzens in der Literatur, in der Kunst und in der Märchenwelt kann hier nicht untersucht werden: in diesen Bereichen werden das Herz und seine Bedeutung für den Menschen überdeutlich geschildert, das Gehirn ist hingegen kaum präsent.

Kapitel 30

Werbung oder Aufklärung?

> Man kann ein Teil des Volkes die ganze Zeit täuschen und das ganze Volk einen Teil der Zeit. Aber man kann nicht das ganze Volk die ganze Zeit täuschen
>
> Abraham Lincoln

Im Transplantations-Gesetz lesen wir folgende Formulierungen: Es soll die „informierte und unabhängige Entscheidung jedes Einzelnen“ ermöglicht werden; das Gesetz sieht daher „eine breite Aufklärung der Bevölkerung“ vor (Art 1).

„Die nach Landesrecht zuständigen Stellen, die Bundesbehörden im Rahmen ihrer Zuständigkeit, insbesondere die Bundeszentrale für gesundheitliche Aufklärung, sowie die Krankenkassen sollen auf der Grundlage dieses Gesetzes die Bevölkerung aufklären über

1. die Möglichkeiten der Organ- und Gewebespende,
2. die Voraussetzungen der Organ- und Gewebeentnahme bei toten Spendern einschließlich der Bedeutung einer zu Lebzeiten abgegebenen Erklärung zur Organ- und Gewebespende, auch im Verhältnis zu einer Patientenverfügung, und der Rechtsfolge einer unterlassenen Erklärung im Hinblick auf das Entscheidungsrecht der nächsten Angehörigen ...

Die Aufklärung hat die gesamte Tragweite der Entscheidung zu umfassen und muss ergebnisoffen sein.“ (in kursiv vom Autor gesetzt) ... es sollen „geeignete Aufklärungsunterlagen“ bereitgestellt werden ... Niemand kann verpflichtet werden, eine Erklärung zur Organ- und Gewebespende abzugeben“ (Art. 2).

Wenn man von Aufklärung spricht, so denkt man unweigerlich an die Sätze von I. Kant, die er bereits im Dezember 1783 geschrieben hat, und die nach wie vor aktuell sind: „Aufklärung ist der Ausgang des Menschen aus seiner selbst verschuldeten Unmündigkeit. Unmündigkeit ist das Unvermögen, sich seines Verstandes ohne Leitung eines anderen zu bedienen. Selbstverschuldet ist die Unmündigkeit, wenn die Ursache derselben nicht am Mangel des Verstandes, sondern der Entschließung und des Mutes liegt, sich seiner ohne Leitung eines anderen zu bedienen. Sapere aude! Habe Mut dich deines eigenen Verstandes zu bedienen! ist also der Wahlspruch der Aufklärung. Faulheit und Feigheit sind die Ursachen, warum ein so großer Teil der Menschen ... dennoch gerne zeitlebens unmündig bleiben; und warum es anderen so leicht wird, sich zu deren Vormündern aufzuwerfen. Es ist so bequem, unmündig zu sein. Habe ich ein Buch, das für mich Verstand hat, einen Seelsorger, der für mich Gewissen hat, einen Arzt, der für mich die Diät beurteilt usw., so brauche ich mich ja nicht selbst zu bemühen". Viele Menschen fühlen sich frei, obwohl sie über sich bestimmen lassen, ohne genauere Prüfung von irgendwelchen Dogmen oder überkommenen Denkmustern.

Die Aufklärungspflicht des Arztes ergibt sich aus dem Selbstbestimmungsrecht des Patienten: Sie ist eine Haupt-Pflicht des Arztes, sowohl standesrechtlich als auch zivil- und strafrechtlich, sie ist vom Arzt sebst zu erbringen. Verletzung dieser Pflicht zieht Konsequenzen nach sich. Da es sich um einen medizinischen Bereich handelt, müssen für die Aufklärung die strengen Regeln gelten, die in der Medizin Standard sind. Es muss jeder einzelne, als Betroffener so aufgeklärt werden, dass er eine bewusste Entscheidung treffen kann. Es müssen auch die seltenen Komplikationen erwähnt werden, die auftreten könnten. Jeder kennt die Aufklärungsbögen, die man vor einer Narkose, vor jeder Operation durchlesen und unterschreiben muss.

Aufklärung ist eine ärztliche Aufgabe; eine Verletzung der Aufklärungspflicht führt zwangsläufig zu einer Bestrafung. Im Patientenrechtegesetz wird zur Aufklärung bzw. *Informationspflichten* folgendes ausgeführt: „Der Behandelnde ist verpflichtet, den Patienten über sämtliche für die Einwilligung wesentlichen Umstände aufzuklären. Dazu gehören insbesondere Art, Umfang, Durchführung, zu erwartende Folgen und Risiken der Maßnahme sowie ihre Notwendigkeit, Dringlichkeit, Eignung und Erfolgsaussichten im Hinblick auf die Diagnose oder die Therapie. Bei der Aufklärung ist auch auf Alternativen zur Maßnahme hinzuweisen ... *Die Aufklärung muss mündlich durch den Behandelnden oder durch eine Person erfolgen, die über die zur Durchführung der Maßnahme notwendige Ausbildung verfügt; ergänzend kann auch auf Unterlagen Bezug genommen werden, die der Patient in Textform erhält*" (§ 630 BGB). Zunächst ist deutlich, dass schriftliche Unterlagen nur *ergänzend* hinzugezogen werden können, aber keineswegs die mündliche Aufklärung ersetzen. Also, Briefe der Krankenkassen, Unterlagen der BzgA sind völlig ungenügend!

Die Aufklärung muss durch denjenigen erfolgen, der über die Qualifikation verfügt, die Maßnahme auch durchzuführen, man nennt dies den Facharzt-Standard. Das bedeutet: Über den sog. „Hirntod" kann nur derjenige aufklären, der auf Intensivstation die Hirntod-Diagnostik durchführen kann und darf, dies sind nur Intensivmediziner oder Neurologen mit Erfahrung. Zur Hirntod-Diagnostik muss derjenige, der sich für eine Organspende entscheidet nach Aufklärung seine Einwilligung per Unterschrift geben, da es sich um eine invasive und gefährliche Maßnahme handelt. Dies hat mindestens für Angiographie und Apnoe-Test zu gelten. Über die Organentnahme darf nur derjenige aufklären, der befähigt ist, als Chirurg Organe zu entnehmen. Über die Aufklärung ist ein Protokoll zu führen und aufzubewahren. Die Beweislast für eine korrekte Aufklärung liegt beim Arzt.

In der Ärztlichen Berufsordnung heißt es in § 8: „Die Aufklärung hat den Patienten ... Wesen, Bedeutung und Tragweite der Behandlung einschließlich Behandlungsalternativen und die mit ihnen verbundenen Risiken in verständlicher und angemessener Weise zu verdeutlichen ... Je weniger eine Maßnahme medizinisch geboten oder je größer ihre Tragweite ist, umso ausführlicher und eindrücklicher sind“ Patienten „über erreichbare Ergebnisse und Risiken aufzuklären“. Je fragwürdiger die Indikation, desto strenger müssen also die angelegten Maßstäbe sein! Bei Organentnahme und bei Lebendspende fehlt die patientenbezogene Indikation, da es fremdnützige Eingriffe sind. Laut einem Urteil (Landgericht München, 31.7.2013) ist es Sinn und Zweck der Aufklärung, dem Patienten der selbst entscheiden soll, alle für seine Entscheidung erforderlichen Fakten verständlich mitzuteilen: dies habe *‚schonungslos‘* zu erfolgen!

Es muss primär der Mensch als potenzieller Spender aufgeklärt werden, nicht die Angehörigen des Patienten im Hirnversagen! Es reicht nicht aus, nur *willentlich* in die Organentnahme einzuwilligen; man muss auch die Tragweite einer solchen Zustimmung überschauen – die Zustimmung muss auch *wissentlich* sein!

Der Europäische Gerichtshof für Menschenrechte hat in einem Urteil im Januar 2015 entschieden (AZ 61243/08), dass eine Information so gestaltet werden muss, dass sie den Spender von Organen oder Geweben vor Willkür schützt. Eine Regelung müsse das Recht auf Zustimmung oder Widerspruch sichern. Unzureichende Information wird als entwürdigende Behandlung gewertet, und verstößt somit gegen die Menschenrechte.

„Ohne verlässliche Informationen über Nutzen und Gefahren ist eine Diskussion leer, ohne die Einbeziehung des kritischen Patienten wird medizinisches Wissen zum autoritären Programm“ (Donner-Banzhoff, Marburg).

Pauschale Aufklärung vor einer Operation reicht nicht aus; im Rahmen der Aufklärung müsse dem Patienten ein zutreffender Eindruck von der Schwere des Eingriffs und der Art der Belastung vermittelt werden, so ein Urteil des Oberlandesgericht Brandenburg. Ein Urteil des BGH (VIZR467/14) sagt deutlich, dass ein Eingriff ohne wirksame Einwilligung rechtswidrig ist. Um wirksam zu sein, muss die Aufklärung allen standesrechtlichen und rechtlichen Anforderungen genügen. Die Regelungen zur Information und zur Aufklärung sind klar und streng: Jeder, auch die Transplantationsmedizin, hat sich in einem Rechtsstaat daran zu halten.

Die Bundesärztekammer schrieb 2010 dazu: „Jede medizinische Maßnahme setzt ... die Einwilligung des Patienten nach angemessener Aufklärung voraus“. Da Transplantationsmedizin ohne Zweifel zu den medizinischen Maßnahmen gehört, muss eine angemessene Aufklärung gefordert werden; von der Bundesärztekammer kann nichts anderes erwartete werden, als dass sie das einfordert und überprüft, was sie in der Berufsordnung selber formuliert.

Die Aufklärung muss grundsätzlich mündlich im persönlichen, individuellen Gespräch stattfinden: Aufklärung durch nicht-ärztliches Personal (Kassen, BZgA oder andere) ist nach Gesetz unzulässig und damit ungültig. Verletzt man die Regeln grob-fahrlässig, macht man sich schuldig: Die praktizierte ‚Aufklärung‘ der BZgA und der Kassen ist unverantwortlich und gesetzeswidrig. Fahrlässig ist der Hinweis von Vertretern der DSO man könne sich heute im Internet kundig machen: Das ist keine medizinische Aufklärung. Würde ein Patient z.B. vor einem Blinddarm-Eingriff statt Aufklärung auf das Internet verwiesen, macht sich der Arzt strafbar.

Propaganda ist hingegen der absichtliche und systematische Versuch, Sichtweisen zu formen und das Verhalten in eine gewünschte Richtung zu lenken. Entscheidend ist nicht der Wahrheitscharakter, sondern die mehr oder weniger geschickte Auswahl der Mitteilung, um das Verhalten von Menschen zu manipulieren. Es handelt sich um die gezielt einseitige Darstellung von Informationen, um die öffentliche Meinung zu beeinflussen. Propaganda wird oft in Diktaturen verwendet. Oft werden Menschen extra dafür geschult, um die Meinung bzw. das Verhalten der anderen Menschen in die gewünschte Richtung zu lenken. DSO Mitarbeiter werden für das Angehörigengespräch geschult.

Unter Werbung versteht man den Impuls Informationen so zu verbreiten, um spezifische Handlungen oder bestimmte Gedanken bei anderen Menschen zu erzeugen. Es ist ein Bestandteil der menschlichen Kommunikation, um Entscheidungen bewusst zu beeinflussen. Reklame will anpreisen, mit Reklame verkauft man Produkte. Manipulative Werbung in der Politik wird Propaganda genannt, in der Religion spricht man von Mission. Man wirbt Mitglieder an, man wirbt Soldaten an.

Im Gesetz gegen den unlauteren Wettbewerb ist es verboten Informationen zu verbreiten, die geeignet sind das Verhalten spürbar zu beeinträchtigen und den Menschen zu Entscheidungen zu veranlassen, die er sonst nicht getroffen hätte. Speziell sind unsachliche Beeinflussung, irreführende Werbung sowie unzumutbare Belästigungen, z.B. unaufgeforderte Briefsendungen, verboten (§ 4,5 und 7 UWG).

Der Jurist Nickel aus dem Gesundheitsministerium (DSO-Kongress 2008) ‚erweitert' den Begriff Aufklärung: Staatliche Stellen sollen die positiven Erfolge der Transplantation zum Ausdruck bringen. Merkwürdig ist nur, daß im Gesetz davon nichts steht! Da es sich um einen ‚postmortalen Eingriff' handele, würden die allgemeinen Grundsätze der Aufklärung nicht gelten: Diese seien nur bei Eingriffen bei Lebenden gültig. Die individuelle Aufklärungspflicht würde auch deshalb nicht bestehen, da es sich bei der Organspende um eine ethische Grundeinstellung handeln würde, eine Einwilligung sei daher auch ohne Information gültig. Mit solchen Pseudo-Argumentationen kann man versuchen die Realität auszuhebeln: Zweifel am Hirntod-Konzept scheinen ihm fremd, ebenso die Tatsache, dass die gesamte Transplantation einen Bereich der Medizin darstellt. Versuche die Komplexität der Materie zu vereinfachen, und so die Vorgaben des Gesetzes zu hintergehen, tragen nicht dazu bei, Vertrauen zu generieren. Dieser Vorgang ist deshalb so bedenklich, weil er aus dem Gesundheitsministerium stammt!

In Bezug auf Reklame oder Werbung z.B. von großen Kaufhausketten, Supermärkten, Ferienorten, bis hin zu einzelnen Arztpraxen u.a. kann man im täglichen Leben immer wieder spöttische Kommentare hören wie etwa: „Der hat es wohl nötig"! Es erzeugt beim wachen Bürger eine negative Reaktion.

Dass Werbung lästig ist und deren Missbrauch höchst gefährlich sein kann und nicht auf die Zustimmung des mündigen Bürger trifft, merkt man an den zunehmenden Aufklebern am Briefkasten: Bitte keine Reklame. Spam-Filter, Verbraucherschutzgesetze sowie Gesetze zu Schutz der Privatsphäre, Datenschutzgesetze sollen den Menschen davor schützen.

Betrachtet man die „Informationen" die man von DSO, BZgA oder Krankenkassen bekommt, so erfüllen sie alle die Merkmale der Werbung bzw. der Propaganda; die strengen Kriterien der Aufklärung, die in der Medizin und im Gesetz gefordert werden, werden nicht im Ansatz erfüllt. Der Bürger soll sich möglichst Pro Spende entscheiden. Von Seiten dieser Einrichtungen wird im Wesentlichen mit den Zahlen des Organbedarfs argumentiert, alle Probleme werden verschwiegen. Die Kirchen üben mit dem Argument der Nächstenliebe moralischen Druck aus. Der Bürger wird mit Briefen der Kassen genötigt sich möglichst für das ‚Ja' zur Spende zu entscheiden. Es wird oft auf das Info Telefon von BZgA und DSO verwiesen ... als ob diese Einrichtungen Aufklärung betreiben würden! Im besten Fall werden Krankengeschichten publiziert, die suggestiv Mitleid erheischen ...

„Das Problem der Werbung liegt in ihrer bewussten Komplexitätsreduktion. Die Werbung macht Realität einfacher, als sie ist. Sie suggeriert, es wäre eine Bagatelle und eine Selbstverständlichkeit, sich für die Spende zu entscheiden. Gerade diese Suggestion läuft aber den Intuitionen der

Bürger zuwider und schreckt sie zu recht ab ... Die Werbung verfolgt einen bestimmten Zweck und ist dadurch per se manipulativ" (Maio). Werbung bagatellisiert Risiken und Probleme. „Das überredende Moment ist fester Bestandteil der Werbung, sonst wäre es überhaupt keine Werbung „(Maio). In der Werbung wir das dornige Problem der Wahrheit umgangen, so die kanadischen Medizinhistoriker Duffin und Hayter. Fachleute sprechen vom ‚fundamentalen Attributionsirrtum' der Werbung: Schöne positiv konnotierte Dinge werden mit beworbenen Gegenständen zusammengespannt, obwohl sie miteinander nichts zu tun haben. Unter dem Aspekt der Vertrauensbildung ist Werbung daher geradezu kontraproduktiv. Appelle sind nach Maio Gift für das Vertrauensverhältnis, auch weil sie bereits verdeckt vorschreiben, welche Entscheidung die richtige zu sein habe. Differenzierte und hoch komplexe Themen, wie die Transplantationsmedizin oder die Organspende, werden oft zur Seite geschoben, weil es anstrengend ist, sich mit ihnen zu beschäftigen, sie lassen sich mit einfachen Antworten nicht adäquat behandeln. Die Mehrheit der Bevölkerung ist aber an einfache Antworten ‚gewöhnt' worden. Vereinfachung führt unweigerlich zu Verharmlosung der Probleme. Verharmlosung wird eingesetzt, um sich vor kritischen Abwägungen zu schützen; sie dient dazu kritische Stimmen lächerlich und mundtod zu machen.

Wenn im Organspendeausweis der BZgA (Abb. 20) die Formulierung verwendet wird: „nach meinem Tod", so handelt es sich um eine bewusst vereinfachende Irreführung: Jeder denkt, dass damit der bisher ‚übliche', der ‚richtige' Tod gemeint ist: Bevor man in den Sarg gelegt wird, werden Organe entnommen. Die Probleme und die Unglaubwürdigkeit des ‚Hirntod-Konzeptes' selbst werden mit keinem Wort erwähnt oder angesprochen. Es sei nur ein Stück Papier: Dieses auszufüllen sei ein ‚völlig unbürokratischer Vorgang, der kaum Mühe erfordert', so die BZgA. Wie nebenbei wird die Frage nach Gewebespende ‚erledigt', ohne ein einziges Wort über die gravierenden Unterschiede beider ‚Spendenarten' zu erwähnen – eine arglistige Bürger-Täuschung. Platz um persönliche Bemerkungen zu formulieren ist nicht vorgesehen. Gewebe und Organspende zusammenzunehmen, ohne ausreichende Information und Aufklärung, sei unredlich, so Kalitzkus. Da eine Gewebespende nach dem tatsächlichen Tod des Menschen möglich ist, die ethischen Probleme die durch das ‚Hirntod-Konzept' entstehen nicht berührt, und daher ganz andere Fragen aufwirft, habe ich bewusst darauf verzichtet in diesem Buch das Thema Gewebespende zu behandeln.

Moralische Appelle sind Gift für das Erreichen eines Vertrauensverhältnisses; die Transplantationsmedizin offenbart Hilflosigkeit, wenn immer wieder die Widerspruchslösung gefordert wird. Neuerdings werden Appelle durch ein neues zynisches Element erweitert, und baut so mehr Druck auf: mit der Entscheidung zur Spende würde man die Angehörigen von einer schweren Entscheidung entlasten ... da sie nun nicht mehr gefragt werden müssten.

Nötigung bezeichnet allgemein eine unzulässige Handlung, die den anderen zu Handlungen zwingt, zu denen er nicht bereit war. Sie kann durch physische Gewalt geschehen, aber auch durch vis compulsiva, also durch beugende Gewalt, durch psychisch-sozialen Zwang. Nötigung ist als Strafbestandteil in §240 StGB geregelt. Die Formulierungen, wie z.B. Spende rettet Leben, sie ist ein Akt der Solidarität, usw. – unterstellen, dass derjenige der nicht spendet, nicht bereit ist Leben zu retten, nicht solidarisch ist usw. Es handelt sich um Formulierungen die im Sinne einer psychischen-sozialen Nötigung zu deuten sind – und das auch noch von staatlichen Stellen!!!

Unsicherheiten, Fragen sowie Sorgen der Menschen werden nicht ernst genommen, da sie als rein emotional und nicht rational abgestempelt werden. Wenn statt Aufklärung versteckte moralische Appelle lanciert werden, und dadurch ein schlechtes Gewissen den Bürgern eingeimpft wird, so verspielt die Transplantationsmedizin systematisch seit Jahrzehnten das Vertrauen. Falsche Scheinargumente verschlimmern das Ganze nur noch. Das ständige Erwähnen der Menschen auf der Warteliste soll Betroffenheit erzeugen, führt aber zu einer Art ‚Übertölpelung' des Bürgers. Es wird immer nur Empfängerorientiert argumentiert, es seien so viele Menschen auf der Warteliste denen man helfen könnte, es würde 3 Menschen pro Tag am Organmangel sterben. Falsche Kausalitätskette unterstellen, dass das Spenden der eigenen Organe eigentlich normal wäre. Man spricht von einer zu niedrigen Spendebereitschaft – ab wann ist eine solche überhaupt niedrig? Man übergeht die Tatsache, dass Spende immer etwas Besonderes, nichts Selbstverständliches ist. Wenn der „Organbedarf" betont wird – so widerspricht diese Formulierung dem Inhalt der Spende bzw. des Geschenks. Geschenke können nie etwas normales sein, sie können nicht erwartet oder gar eingefordert werden. Der Begriff *Bedarf* suggeriert die Kommerzialisierung, als ob Organe nach den Begriffen von Bedarf und Nachfrage gehandelt werden könnten. Man verlässt so unbemerkt den Bereich der Spende, und platziert die Spende in den Bereich der Pflichten des guten Bürgers. Völlig absurd wird der Begriff Spende, bedenkt man, dass ca. 80 % der Organe entnommen werden nach Einwilligung durch die Angehörigen, also gerade nicht durch höchst persönliche Entscheidung, eben keine Spende sind. Angehörige bekommen oft das Gefühl, als bloße ‚Einwilligungsgeber' (Maio) gesehen zu werden. Es wird zudem suggeriert, dass, wenn alle Bürger sich zur Spende bereit erklären würden, die Warteliste verschwinden würde. Dieses Argument stimmt von den Zahlen her nicht wie die Erfahrungen aus dem Ausland zeigen. Auch der Nationale Ethikrat 2007 macht Druck: „Die Bereitschaft zur postmortalen Organspende ist ethisch als die objektiv vorzugswürdige Alternative anzusehen".

Verbraucherorganisationen kritisieren die Werbung für harmlose Vitamine, die Werbung für Organspende aber nicht.

Die bewusste Vereinfachung komplexer Probleme, die Schilderung falscher Tatsachen ist keine Aufklärung – sie ist eine arglistige Täuschung, nach §123 BGB strafbar.

Bereits 1996 hatte die BZgA eine Informationsmappe mit ‚schönen Bildern' aufgelegt, um mit suggestiven Motiven und Texten für Organspende zu motivieren – einige Bilder habe ich beispielhaft ausgesucht, s. Anhang.

Verbände von Organempfängern gehen in Schulen, und werben mit Materialien von DSO und BZgA für Organspende. Untersucht man die Materialien, ist es fast militante Werbung, die ganz bewusst das Alter der Schüler ausnutzt, beispielsweise mit Rapper-Liedern. Die Probleme des sog. „Hirntodes" werden gar nicht berührt: Jugendliche werden ganz bewusst manipuliert und missbraucht. Da keine Aufklärung in Schulen stattfindet, sind evtl. ausgefüllte Spende-Erklärungen rechtlich betrachtet ungültig. Warum werden solche Werbe-Aktivitäten nicht unterbunden?

Das Aktionsbündnis Organspende Baden-Württemberg, dem u.a. AOK, DSO, die Transplantationszentren, diverse Ministerien angehören, hat zu einem Schülerwettbewerb Organspende aufgerufen. Schüler sollen öffentlichkeitswirksame Aktionen veranstalten zum Thema Organspende und dafür werben. In einer Einführungsveranstaltung sollen die Schüler von Experten informiert werden: Welche Experten, informieren oder ‚briefen'? Wieder werden Minderjährige für Propagandazwecke instrumentalisiert und missbraucht.

Im Ärzteblatt vom 10.6.2013 wurde mehrfach von ‚Werbung' für Organspende gesprochen: Man wolle für Organspende ‚werben'. Gerade die Ärztekammer, die in der Musterberufsordnung die Regeln für medizinische Aufklärung festschreibt, betreibt Werbung! (im Anhang, Abb. 9, Titelbild des Ärzteblattes). Zum Tag der Organspende 2016 sagte Montgomery, Präsident der Bundesärztekammer, man müsse für das Thema Organspende werben. Verbände plädierten dafür, Vertrauen wieder herzustellen

Zum Tag der Organspende am 1.6.2013, hat das Gesundheitsministerium in Zusammenarbeit mit der BZgA eine Kampagne gestartet, mit dem Titel: „Das trägt man heute: den Organspendeausweis." Kostenpunkt: etwa 8 Millionen Euro, bezahlt von Steuergeldern! Prominente aus Sport, Funk und Fernsehen wurden mit dem Organspendeausweis in Zeitschriften immer wieder abgebildet (Wilhelm, Behrendt, Steiner). In den Gesundheitspolitische Informationen, herausgegeben vom Gesundheitsministerium, steht der Text: ‚Mit Prominenten ... *wirbt* die Bundesregierung ...'.

Die Bundeszentrale für gesundheitliche *Aufklärung* betreibt also ganz offiziell Werbung!

Der banale Titel erstaunt: die Assoziation zu einem Modeartikel, den „man“ trägt ist offensichtlich. (Abb. 19) Zu diesem schwierigen und sensiblen Thema passen die Plattitüden aus der Sprache der Werbung nicht. Nach den Skandalen wirkt die Aussage, dass „man“ heute einen solchen Ausweis trage, sehr befremdlich und fehl am Pltze. „Immerhin verbirgt sich dahinter unausgesprochen eine moralische Wertung, eine Art erhobener Zeigefinger – und zwar in dem Sinne, dass *man* einen Ausweis bei sich tragen solle und dass es falsch sei, wenn *man* das nicht tue. Solche Appelle sind typisch für die vielen Organspendenkampagnen der vergangenen Jahre.“ (Walker). Einen Anstieg der Spenden bewirkte keine der Kampagne. Bereitschaft zur Organspende ist eben kein Modeartikel. Im September 2013 hat die BZgA einen Kinospot mit dem Comedian Schmitz mit dem Titel „Kein Witz“ gedreht, der mit Humor für Organspende werben soll. Kosten? Steuergelder? Aufklärung? Erreicht wurde nichts!

Der Verein „Junger Helden“ geht auf Partys, zu Sportveranstaltungen, in Schulen, in Universitäten, in Kinos und wirbt für Organspende; der Verein wurde begründet von C. Kotter, Lungentransplantierte, die 2011 verstarb. Selbst die Namensgebung erzeugt Druck: Wer nicht spendet ist kein Held ... Der Schauspieler Vogel wirbt auf einem Plakat für Organspende mit dem Satz: ‚Ja zum Leben‘ – wer nicht spendet sagt ‚nein‘ zum Leben ...

Die Stiftung ‚Fürs Leben‘ (eine Gründung der DSO) hat eine Aktion gestartet: Dialyse-Patienten werden live an Bahnsteigen ihrer Dialyse unterzogen, um die Bevölkerung auf ihr Warten auf ein Organ aufmerksam zu machen (Abb. 15). Andere warten demonstrativ am Flughafen ... auf ihr Organ. Viele sind von dieser Geschmackslosigkeit abgestoßen! Diese Stiftung *wirbt* mit den Sätzen: ‚Wer sich für eine Organspende entscheidet, entscheidet sich fürs Leben‘ sowie mit dem Hinweis auf Solidarität und Nächstenliebe – die moralische Botschaft ist glasklar: wer nicht spendet ... praktiziert das Gegenteil. Bürger werden gar aufgefordert ‚Botschafter fürs Leben‘ zu werden!

Eine makabre Aktion ließ sich Schauer für das Oktoberfest einfallen: Sich ‚köpfen‘ zu lassen, um Leben zu retten, angeblich ein Geck um für Organspende zu werben. (Abb. 16)

Der Verein Sportler für das Leben wirbt mit prominenten Sportlern für Organspende, mit den Begriffen Humanität, Solidarität sowie Leben weitergeben (Abb. 17). Auch hier: Wer nicht spendet gibt kein Leben weiter, verhält sich unsolidarisch, verwirft die Idee der Humanität.

Im Jahre 1998 schon wurde der Verein Sportler für Organspende gegründet: bekannte Sportler (Klinsmann, Beckenbauer, Messner, van

Almsik) wollen Organspende ‚positiv diskutieren', auch wieder mit dem Hinweis auf die Menschen auf der Warteliste, aber auch mit dem Hinweis dem Ende des Lebens mit einer Spende ‚einen besonderen Sinn geben' ...

Im Oktober 2009 platzierte das Deutsche Herzzentrum Berlin eine Kampagne mit Superhelden, um Organspende zu bewerben (Abb. 18). An Bussen und großen Werbetafeln finden sich diese Motive wieder. Ähnlich wie Batman, der durch Überziehen einer Maske zum Superhelden wird, könne jeder Bürger zum Superhelden werden, in dem er einen Spenden-Ausweis ausfüllt. Zustimmung zur Spende ist durch diese Figuren quasi demokratisiert, vergesellschaftet, entfernt sich von der individuellen Spendengabe. Die Helden suggerieren, dass man den Bedürftigen mit einer Spende heilen könne. Bei der Transplantation von Heilung zu sprechen ist ein völlig falscher Zusammenhang. Nicht Heilungsprozesse werden angeregt oder Krankheitsprozesse behandelt – es wird ‚nur' ein Organ ausgewechselt. Oft genug wird auch das transplantierte Organ von den Krankheitsprozessen befallen, die das erste Organ zum Versagen gebracht hatten. Die Figuren der Superhelden suggerieren, dass ‚Gutes getan werden *muss*, wenn es getan werden *kann*'. Gutes bedeutet hier Organe zu spenden. In den Bildern der Kampagne wird das ‚Böse' mit natürlichen Ereignissen, mit bedrohenden Naturgewalten assoziiert – der Mensch wird durch den Superhelden gerettet, den Organspender. Die Transplantationsmedizin wird heroisiert. Das Versprechen mutet nahezu übermenschlich an, nämlich, dass sie in der Lage sei, den menschlichen Tod zu verhindern. Sublim werden Menschen, die nicht spenden wollen, bezichtigt, den Tod bedürftiger Menschen in Kauf zu nehmen. Hier wird die moralische Aufladung der Spende überdeutlich – mit den Worten des Sozialphilosophen Foucault kann von einer Form des biopolitischen Regierens gesprochen werden; man versucht die Entscheidungsrichtung der Bevölkerung vor zu strukturieren.

Der Begriff des ‚Organmangels' ist eine scheinbar neutrale Feststellung. Er enthält aber bereits die Wertentscheidung, dass die Nachfrage darüber bestimmen sollte, wie viel gespendet und transplantieret werden soll. Menschen sterben somit, weil andere nicht bereit sind ihre Organe herzugeben; Organmangel wird quasi als Naturkatastrophe verstanden, aus der man mit einer Spende gerettet werden könne. Die Botschaft der Kampagne ist höchst problematisch (M. Motakef): Die Heroisierung suggeriert, dass es über Organspende nichts mehr zu verhandeln oder diskutieren gibt. Zweitens werden viele Probleme auf Seiten des Spenders sowie des Empfängers verschleiert; drittens wird die Entscheidung gegen eine Spende, von Seiten der Spender oder der Angehörigen, delegitimiert, also gerade nicht frei gelassen. Mit Aufklärung hat das nichts zu tun!

Trotz aller Kampagnen sinkt in Deutschland die Spendebereitschaft kontinuierlich. Ähnliche Erfahrungen wurden in der Schweiz gemacht:

2008 war die Ablehnungsrate bei 42 %. 2011 war sie trotz finanziell aufwendiger Kampagnen sogar bei 52 %.

Umfragen der BZgA besagen, dass etwa 80 % der Bevölkerung positiv zur Organspende eingestellt sind, dass nur etwa 30 % einen Spenderausweis besitzen– wie er ausgefüllt ist, wurde nicht gefragt. 27 % lehnen eine Spende ab, entweder aus Angst oder Unsicherheit oder weil das Vertrauen in das Organspendesystem fehlt.

Wenn in Zeitungsartikeln immer wieder die Schicksale von betroffenen Empfängern oder Menschen auf der Warteliste berichtet werden, ohne auch nur mit einem einzigen Wort die ethischen Problemen der Transplantationsmedizin zu erwähnen, so handelt es sich um Werbung, transportiert durch Mitgefühl erzeugende Berichte.

Bei näherer Untersuchung des Online ‚Informations'-Angebots der BZgA zeigt sich deutlich der internalisierte Verkürzungsfaktor medialer Vermittlungsarbeit, die Reduktion zu Lasten der Komplexität: Die ‚moralische oder ethische Dimension' jeglicher Problematik wird bewusst ausgeklammert. Qualität und Überprüfbarkeit sind nicht gegeben. Bereits die Überschrift: ‚Organspende schenkt Leben' hintergeht Aufklärungsarbeit, ist ein auffordernder Aufruf. Die enge Zusammenarbeit mit der DSO ist per se unausgewogen, angesichts der Zielsetzung der DSO, möglichst viele Organe bereit zu stellen. Die Links, die zur Verfügung gestellt werden, sind alle ausnahmslos Verbände, Vereine oder Organisationen die pro Spende werben. Große Problemkomplexe werden nicht einmal erwähnt, in vielen Bereichen werden historische Entwicklungen falsch dargestellt oder verschwiegen. Selbst die Stellung der Religionen wird vereinfacht und so verkürzt dargestellt, als ob alle Konfessionen pro Spende wären.

Eine Studie der Universitäten Göttingen und Erlangen zeigte, dass die Organspenden-Kampagnen den Bürger subtil unter Druck setzen würden; viele Befragte, gaben an, dass man den ‚Hirntod' nicht mit dem Tod des Menschen gleichsetzen könne.

Die BZgA geht nicht neutral, sondern manipulativ vor. Sie will mit einseitigen Informationen überreden – von informieren oder aufklären kann nicht die Rede sein. Der gesetzliche Auftrag für eine Aufklärung, ‚die die gesamte Tragweite der Entscheidung' umfassen **muss** und ‚ergebnisoffen' sein ‚**muss**' (laut Gesetz) wird von der Bundesbehörde ignoriert.

Untersucht man die GZgA-Broschüren der letzten Jahre, so tragen fast alle auf dem Cover quasi als Logo den Schriftsatz: ‚Organspende retten Leben', oder ‚wie ein zweites Leben', oder ‚Gemeinschaftsaufgabe Organspende'. Immer wieder werden auf den ersten Seiten die Leiden der Patienten auf der Warteliste geschildert sowie die viel zu hohe Zahl, die Dankbarkeit der Transplantierten. Auffallend werden alle Probleme die bei den Empfängern auftreten oder auftreten können verschwiegen; ebenso liest man kein Wort zu den Fragen des Hirntodes, zu der diagnostischen Unsicherheit. Fragen zu Lebendspende, zu Organhandel werden ignoriert. Geschichtliche Hintergründe werden falsch und tendenziös dargestellt, als ob der Hirntod (als Tod des Menschen) mit der Transplantation nichts zu tun hätte. Hirntod sei wissenschaftlich zweifelsohne der Tod des Menschen, die Diagnostik absolut sicher, ‚da sie von 2 Ärzten durchgeführt wird'. Über bekannte Fehler verliert die BZgA kein Wort. Es wird sogar noch der Konziliardienst der DSO genannt, obwohl es diesen seit vielen Jahren nicht mehr gibt. Das Gehirn wird immer noch als die Zentrale der Selbststeuerung und Koordinierung dargestellt. Das cartesianische, bioethische Verständnis des Menschen wird völlig unkritisch weiter propagiert, die Position der sog. Kritiker wird als unwissenschaftlich und weltanschaulich geprägt dargestellt. Hirntod sei sicher der Tod und die Diagnostik sicher, weil es im Gesetz und in den Richtlinien so festgelegt sei: Es sind viele Zirkelschlüsse. Man bekommt den Eindruck, dass so getan wird als ob alles in Ordnung wäre; es wird eine ‚heile Welt' vermittelt, damit sich die Menschen pro Organspende entscheiden. Schöne Bilder, Berichte von erfolgreichen Transplantationen, beschönigende Texte wirken suggestiv. Unter der Rubrik ‚die wichtigsten Fragen' werden am Ende dieser Heftchen meist die gewollt wirkenden Fragen der DSO weitergegeben, die lediglich suggestiven Charakter haben: Die Antworten darauf sind beschämend vereinfachend, eines mündigen Bürgers unwürdig, beleidigend. (s. Internetseiten der BZgA und der DSO).

Eine Expertentagung der BZgA am 6.10.2012 mit dem Titel: „Aufklärung zur Organ- und Gewebespende in Deutschland: neue Wege in der Gesundheitskommunikation" beschäftigt sich ausschließlich damit, wie man die Bevölkerung und die Angehörigen zur Organspende motivieren könne. So wird die Spende als solidarisches Verhalten dargestellt: nur so könne Hightech-Medizin weiter praktizieren werden, und Fortschritt ermöglicht werden: Spende sei ein verantwortliches und solidarisches ‚Muss' gegenüber der Zivilgesellschaft. Zum Zweiten wird argumentiert, dass viele Menschen durch Patientenverfügung nicht bis zum Erreichen des Hirntodes weiterbehandelt werden könnten, und so als Spender ‚verloren' gehen würden. Es sei daher geboten, über das Kriterium des Non-Heart-Beating-Donor nachzudenken. Wieder ist von Aufklärung keine Spur!

Hess von der DSO hat einmal formuliert: „Kampagnen können auch Gegenreaktionen auslösen", sie können kontraproduktiv wirken. Die BZgA hat 2013 8,8 Millionen, 2014 7,5 Millionen Euro für Werbung ausgegeben. Zuletzt mit dem Gesundheitsministerium zusammen, die Kampagne „Ich entscheide", mit den folgenden Begründungsvariationen: aus Verantwortung – denn Reden alleine ist zu wenig – das soll mir niemand abnehmen – mit Herz und Hirn – es tut gut etwas geklärt zu haben. Immer im Hintergrund die Unterstellung: wer nicht entscheide, handele nicht aus Verantwortung, etc. ...

Kampagnen und Werbung der BZgA und DSO werden als Öffentlichkeitsarbeit deklariert, der gesetzliche Aufklärungs-Auftrag wird so nicht erfüllt. Die BZgA scheint eine Art Propaganda-Ministerium für die Organspende zu sein. Will sich die Bevölkerung für dumm halten lassen? Trifft der sarkastisch klingende römische Spruch zu: mundus vult decipi, ergo decipiatur (die Welt will betrogen werden, also werde sie betrogen)?

Auch Krankenkassen, DSO, Bundesländer werden aus den gleichen Gründen dem Gesetzesauftrag ebenso wenig gerecht.

Der Transplantationschirurg Gubernatis hat einmal formuliert: „Ich möchte wahrhaftige und gute Aufklärung, wir brauchen keine Hochglanzbroschüren, keine Werbekampagnen".

Die Fachzeitschrift Lancet zeigte 2015 in einer Studie, dass über Nebenwirkungen aufgeklärte Frauen seltener bereit waren, sich einem Mammographiescreening zu unterziehen: Sie hatten eine mündige und begründete Entscheidung getroffen. Jeder Bürger hat das Recht auf bestmögliche Information und Aufklärung. Für die Ärzte bedeutet das die Pflicht aufzuklären. In der neuen Broschüre zur Mammographie wird ausdrücklich auf das gesetzlich verankerte Recht hingewiesen, eine *persönliche* Aufklärung in Anspruch zu nehmen. Was für die Mammographie selbstverständlich ist, soll im Bereich der Transplantationsmedizin nicht gelten? Sachliche Hinweise auf die Durchführung einer Abtreibung werden bestraft – Werbung für Organspende hingegen nicht: ein Skandal!!

Selbst die Wettbewerbszentrale moniert die irreführende Werbung der Krankenkassen – wer prüft das Verhalten der BZgA, der DSO sowie anderer Einrichtungen, ob sie Aufklärung gesetzeskonform betreiben? Das ist eine der Aufgabe eines unabhängigen Instituts.

Die sogenannten Dankesbriefe der DSO oder der BZgA von Empfängern an die anonymen Spender wirken wie schablonenhaft, sind alle nach dem gleichen Muster mit fast identischen Sätzen geschrieben, als ob sie vorgegeben, vorformuliert wären: Muster sind im Netz abzurufen! Es fehlt die individuell-persönliche Note. Sie sind daher nicht authentisch, nicht glaubhaft, wirken oberflächlich, banal.

2016 hat der Philosoph Kersting von der Universität Jena in seiner Arbeit: ‚Tod des Körpers oder Tod der Person' Aufklärung gefordert, die das Thema Tod nicht ausklammern dürfe; die derzeitigen Kampagnen würden moralischen Druck erzeugen. Die BZgA hat 2016 eine erneute Kampagne gestartet, mit Anzeigen in diversen Magazinen, mit dem Text: „Egal wie sie ihn tragen, Hauptsache sie haben ihn". Damit wird suggeriert, dass man einen Spendeausweis wie ein Kleidungsstück selbstverständlich bei sich zu tragen habe. Die dazu gemachte Broschüre folgt leider dem üblichen Schema der beschönigenden und vereinfachenden Propaganda.

Wer überwacht die Einhaltung des Gesetzes? Warum wird keine Aufklärung betrieben? Die Antwort hat der Transplantationschirurg Pichelmair schon vor Jahren gegeben: „Wenn wir die Gesellschaft über die Organspende aufklären, bekommen wir keine Organe mehr".

Kapitel 31

Kosten und Geldströme

Die Transplantationsmedizin gilt als eine der kostspieligsten Behandlungsmethoden in der Medizin. Die genauen Kosten sind schwer zu ermitteln, da viele Positionen sich ständig ändern, zum Teil nicht transparent kommuniziert werden, zum Teil unter anderen Namen ‚versteckt' sind. Die nachfolgenden Ausführungen sollen einen Einblick geben, damit sich der Leser eine Vorstellung machen kann. Ich habe nach bestem Wissen und Gewissen versucht die Zahlen zu eruieren: Auch wenn sie nicht immer aktuell sind, vermitteln sie dennoch einen Eindruck über die relevanten Größenordnungen.

Die Kosten bis zur Feststellung des ‚Hirntodes' werden durch Fallpauschalen (DRG) von der Kasse des bis dahin ‚nicht Spenders' an das Krankenhaus gezahlt.

Die weitere Behandlung nach ‚Hirntod-Feststellung' sowie die Kosten für die Organisation der Organverteilung, der Koordination mit Eurotransplant werden von der DSO dem Krankenhaus vergütet, dafür bekommt die DSO von den Kassen der Empfänger eine Pauschale.

Die Kosten für die Organ-Implantation beim Empfänger werden im Rahmen der DRG's von der Kasse des Empfängers übernommen.

In Verhandlungen zwischen DSO, GKV-Spitzenverband und Deutsche Krankenhausgesellschaft bekommt die DSO folgende Summen:

	2012	2014	2015
Organisationspauschale je transplantiertes Organ:	9.179 €	9.986 €	10.806 €

(aufgeteilt in Organisationspauschale von 8043 € und Aufwandserstattung von 1136 €)

Gesamtbudget in Millionen	37.653.540 €		35.119.500 €
Flugtransportkosten pro Organ	6.994 €	7.348 €	7.801 €
Jahresbudget für Flugkosten	5.937.597 €		

Für die Finanzierung der Transplantationsbeauftragten wird die Summe von 18.000.000 € bereitgestellt: je transplantiertem Organ ergibt sich eine Summe von 5787 €; für den Betrieb der DSO Geschäftsstelle bekam die DSO 2015 eine Pauschale von 334 €.

Für die Finanzierung des Organ Care System (ein besonderes Perfusionsystem um den Zustand des Herzens nach der Entnahme besser zu erhalten) bekommt die DSO einen Betrag von 43881 €, je transplantiertes Herz.

Die DSO hat mit diesen Geldern leider nicht nur ihre Aufgaben finanziert (Kapitel 27). Aufwandserstattung für die Entnahmekrankenhäuser: Es handelt sich um Vereinbarungen zwischen Deutscher Krankenhausgesellschaft, GKV Spitzenverband, DSO und Bundesärztekammer.

	2011	2012	2013	2014	2015
Entnahme eines Organs	2226 €	2907 €	3146 €	3356 €	3459 €
Multiorganentnahme	3587 €	3879 €	3900 €	4039 €	4216 €
Abbruch während der Intensivbehandlung wegen Ablehnung					
	213 €	259 €	450 €	439 €	452 €
Abbruch n. Zustimmung	1351 €	795 €	933 €	953 €	1053 €
Abbruch im OP	2226 €	2907 €	3146 €	335 €	3459 €

Für die Aufrechterhaltung der Homöostase für die ‚postmortale Spende' kam im Jahr 2015 eine Pauschale von 1351 € hinzu.

Im Jahr 2011 waren es insgesamt für die Spenderkrankenhäuser 4.860.157 €, für 2015 findet man einen Betrag von 4.130.561 €; dazu eine pauschale Aufwandserstattung vom 1160 € je transplantiertes Organ.

Wird die ‚Hirntod-Diagnostik' durch einen Klinikarzt durchgeführt, so ist diese Leistung Bestandteil der Fallpauschale, weder Arzt noch Krankenhaus bekommen eine zusätzliche Vergütung. Werden Konziliardienste in Anspruch genommen, so werden diese einzelvertraglich von der DSO vergütet.

2007 sagte Gubernatis (früher DSO) im Bundestag, dass die DSO den Zweituntersucher nur dann mit etwa 1000 € vergüten würde, wenn dieser den ‚Hirntod' bestätigen würde: dies sei ein „skandalöser Anreiz". Es folgten juristische Auseinandersetzungen, die unklar zu Ende gingen. Bis heute hat sich die DSO zu diesem Vorwurf nicht eindeutig geäußert oder den Sachverhalt unmissverständlich geschildert.

Eurotransplant: Im Jahre 2012 bekam Eurotransplant für die Registrierung eines Spenders eine Pauschale von 734 € bei 6903 Registrierungen, es ergeben sich 5.066.802 €. Das Budget stellt sich zusammen aus einem Basisbudget für die länderübergreifenden Aufgaben und einem Länderbudget für die länderspezifischen Aufgaben.

Basisbudget:	3.748.370 €
Länderbudget:	1.413.233 €
Gesamt für Deutschland:	5.066.413 €
Gesamtbudget von Eurotransplant:	7.360.012 €

Vergleich zwischen ‚Behandlung' und Transplantation:

Kosten einer Dialyse:	Heimdialyse	ca. 20–30.000 € jährlich
	Zentrumsdialyse	ca. 30.000 € jährlich
	Klinikdialyse	ca. 45.000 € jährlich
Nierentransplantation:	ca. 50–65.000 € einmalig	

Die notwendige laufende Medikation kommt bei beiden hinzu.

Nur bei der Nierentransplantation lässt sich eine Kalkulation in Euro-Werten anstellen. Eine Transplantation ist trotz der jährlichen Folgekosten spätestens im 3. Jahr günstiger als die Weiterführung der Dialyse. Bei anderen Organen ist eine solche Kalkulation nicht machbar, da eine Nicht-Transplantation den Tod des Patienten bedeuten würde. Das Leben eines Menschen ist in Euro nicht zu bewerten!

Insgesamt bewegen sich die Ein-Jahres-Kosten einer Nierentransplantation in der BRD bei 52.000 €, in Belgien bei 38.000 €, in Holland bei 26.000€.

Im Vergleich dazu liegen die Kosten einer Bypass-Operation am Herzen bei ca. 18.000 €, ein Behandlungstag auf der Intensivstation (z.B. nach einem Herzinfarkt) kann 5.000 € und mehr kosten.

Jährliche Kosten 1998:	Nieren ca. 107,2 Millionen €
	Herz ca. 24,3 Millionen €
	Leber ca. 68 Millionen €

Gesamtkosten für die Transplantation ca. 200 Millionen € jährlich, auch abhängig davon wie viele Organe transplantiert werden, 2011 gaben die gesetzlichen Kassen 138 Millionen Euro dafür aus.

Kosten nach einzelnen Organen aufgeschlüsselt:

Nierentransplantation: 18.700 € bis 31.000 €,
dazu Voruntersuchungen ca. 8.000 €
bei Komplikationen, wie z.B. Beatmung
erheblich höhere Summen

Lebertransplantation: 44.000 € bis 103.000 €
dazu die Voruntersuchungen
Bei Komplikationen, wie z.B. lange Beatmung. Bis zu über 200.000 €

Lungentransplantation: 43.000 € bis 140.000 €
dazu die Voruntersuchungen
bei Komplikationen erheblich mehr

Herztransplantation: € 66.000 bis € 160.000
dazu die Voruntersuchungen
bei Komplikationen können die Beträge
erheblich höher sein

Nieren- und Pankreas-transplantation: € 35.357

Diese Summen werden jährlich im Rahmen der Fallpauschalen mit den Krankenkassen verhandelt und vom InEK (Institut für das Entgeltsystem im Krankenhaus) neu kalkuliert.

Folgekosten

Die Behandlungskosten *einer* akuten Abstoßungsreaktion (fast jeder Transplantierte erleidet mindestens eine Abstoßungsreaktion in den ersten Wochen) mit Antithymozytenglobulin oder monoklonalen Antikörpern betragen mindestens 5.200 €; dazu kommen meist mehrere weitere Medikamente, oft bis zu 10.000 €. Nach einer amerikanischen Arbeit von 1996 kann die Behandlung einer Abstoßungsreaktion bis zu 80.000 US Dollar kosten. Die Kosten der Immunsuppression betragen je nach auftretenden Problemen jährlich 10.000 € bis 20.000.

Die notwendige Behandlung der auftretenden Infektionen sowie der Stoffwechselstörungen und des Blutdrucks müssen hinzugerechnet werden, etwa 4.000 € bis 10.000 € pro Jahr. Entsteht ein Tumor, so steigen die Kosten weiter. Bei einem Transplantatversagen entstehen zusätzliche Kosten von etwa 36.300 €. Die Kosten einer eventuell nötigen Retransplantation müssen hinzugerechnet werden.

Alleine mit Immunsuppressiva machten die Pharmaunternehmen 2011 einen Umsatz von rund 2 Milliarden €, mit jährlichen Wachstumsraten in 2-stelliger Höhe. Je mehr transplantiert wird, desto mehr Immunsuppressiva werden benötigt. Dagegen muss man die Kosten für die Entwicklung neuer Immunsuppressiva rechnen, die auch hoch sind. Trotzdem ist es für die Unternehmen ein sehr interessanter Markt. Zunächst ist es in Ordnung, dass ein pharmazeutisches Unternehmen mit seinen Produkten Gewinne macht. Bedenklich wird das Verhalten solcher Unternehmen, wenn sie die DSO sowie Schulungen der DSO unterstützen: Schulungen der DSO dienen dazu, das Gespräch mit den Angehörigen so gezielt zu führen, dass sie ihre Zustimmung zur Organspende geben, dadurch wird mehr transplantiert, damit werden mehr Immunsuppressiva benötigt.

Um die Kosten zu reduzieren hat man Vergleiche angestellt zwischen Originalpräparaten und billigeren Generica. Da die Bioäquivalenzen nicht übereinstimmen, sind bei Generica schlechtere Ergebnisse zu registrieren und höhere Gesamtkosten.

Die ‚normale' Nachsorge des Empfängers kostet jedes Jahr zwischen 8.000 € und über 15.000 €, wenn keine besonderen Komplikationen auftreten. Bei Abstoßungsreaktionen, Infekten, Retransplantation oder anderen Problemen können die Kosten erheblich höher sein. Die Vergütung der speziellen Ambulanzen beträgt 40 bis 110 € im Quartal: Auch wenn die Kassen die Kosten für Medikamente übernehmen, bleibt die ärztliche Versorgung (Ambulanzen und Personal) erheblich unterfinanziert.

Alleine für die Einführung des MELD-Systems für die Leber Allokation – ein höchst umstrittenes und manipulationsanfälliges System – wurde eine halbe Million Euro von den Krankenkassen ausgegeben.

Die ‚Informationslösung' die im neuen Gesetz festgeschrieben ist, kostet den Kassen und den Versicherungen einen Betrag von etwa 2 Millionen Euro alle 2 bis 3 Jahre. Wenn vielleicht später einmal Spenderinformationen in die Gesundheitskarte eingetragen werden sollen, werden die Kosten steigen. Diese Kosten zahlt letztlich jeder Versicherte mit seinem Beitrag.

Die Bundeszentrale für gesundheitliche Aufklärung (BZgA) hatte folgende Summen aus Steuergeldern für die ‚Aufklärung der Bevölkerung' ausgegeben (dazu kommen Spenden, Schenkungen und andere Zuwendungen):

2011	€ 2,5 Millionen
2012	€ 2,5 Millionen
2013	€ 8,8 Millionen
2014	€ 7,5 Millionen

Wir haben im Kapitel ‚Werbung oder Aufklärung?' bereits untersucht, dass die BZgA ihrem Auftrag nicht gerecht wird, da sie keine ergebnisoffene Aufklärung im Sinne des Gesetzes betreibt: sie verhält sich gesetzeswidrig. Es handelt sich um Steuergelder, die Zweckentfremdet werden: Der Bundestag hat den klaren Auftrag per Gesetz formuliert, keine Exekutive schreitet ein: ein Skandal.

Das Deutsche Herzzentrum hat eine Kampagne mit Hilfe der Werbeagentur Mooz durchgeführt mit dem Motto: ‚Du bekommst alles von mir, Ich auch von Dir?' mit sogenannten ‚Promis'. Gesponsert wurde das Ganze von Deutsche Telekom, Deutsche Bahn, TKK, Air Berlin, Piepenbrock, Deutsche Annington und Pfizer. Im Gesetz ist mehrfach die Rede von Aufklärung – niemand ist zu Propaganda oder Reklame aufgefordert, erst recht nicht Telekom, Bahn und TKK.

Sicher ist die Transplantation für die Zentren lohnend, da mit jeder Transplantation der Umsatz steigt. Man darf aber nicht vergessen, dass auch ein erhebliches finanzielles Risiko damit verbunden ist. Da die Vergütung im Rahmen der DRG budgetiert ist, werden bei Komplikationen die Kosten nicht oder nur zum Teil erstattet. Organe sind nur Teil einer Wertschöpfungskette.

Kapitel 32

Fiktion: künstliche Organe und Xenotransplantation

Das ‚enorme' Potenzial der Transplantationsmedizin könne nicht ausgeschöpft werden, da es eine Kluft gäbe zwischen Angebot und Nachfrage. Selbst die generelle Einführung der Widerspruchslösung würde keine Probleme lösen. Die Schere zwischen ‚Bedarf' und ‚Angebot' wird systemimmanent immer weiter auseinander gehen. Mit dem Argument der Organknappheit wird die Vision bzw. die Hoffnung aufgebaut, mit Organen von Tieren oder mit künstlichen Organen sei es möglich, allen Bedürftigen ein Organ zu geben.

Weitere ‚Visionen' werden formuliert: Selbst Patienten, die nach den heute gültigen strengen Regeln nicht auf die Warteliste aufgenommen werden, könnten später transplantiert werden, da es dann genügend Organe gäbe. Der ‚Notfall-Charakter' der heutigen Transplantation würde entfallen, da die Transplantationen planbar werden würden. Es gibt auch Hinweise, dass der ‚Hirntod' selbst die Organe schädigt, besonders das Herz, dass ein primäres Versagen des Organs im Empfänger begünstigt wird – dieses Phänomen sei mit der Xenotransplantation zu vermeiden.

Es wird auch formuliert, dass dadurch die Lebendspende und der Organhandel überflüssig werden würden. Einige sprechen von einer biomedizinischen Revolution, von regenerativer Medizin, andere vom Schöpfermythos; andere beklagen die restriktiven Maßstäbe einer ‚traditionellen' Ethik, die im Sinne moderner Bioethik permissiver sein müssten, sich dem Fortschritt anpassen und diesen ermöglichen müssten. Habermas sprach von ‚transhumanistischen Zukunftsphantasien': „Das beunruhigende Phänomen ist das Verschwinden der Grenzen zwischen der Natur, die wir sind, und der organischen Ausstattung, die wir uns geben".

Futuristische Szenarien werden aufgebaut, die nicht auf dem Boden der Realität stehen – um Forschungsgelder frei zu machen? Es scheint sich hier eine ähnliche positivistische ‚Heilsversprechung' wie in den 60er Jahren des letzten Jahrhunderts zu wiederhohlen.

Seit Jahren werden im Wesentlichen zwei Stränge verfolgt: die Xenotransplantation und die Erzeugung künstlicher Organe. Es werden neue Kunstherzen entwickelt, die als überbrückende Unterstützung für ein krankes Herz verwendet werden, bis ein passendes Organ zur Verfügung steht. Solche ‚Blutpumpen' werden auch als Dauerlösung versuchsweise angewandt. Ob sie auf Dauer erfolgversprechend sind, kann heute nicht beurteilt werden.

Künstliche Organe oder Tissue Engineering: Es geht um die Herstellung von Gewebe und Organen, die aus Stammzellen erzeugt werden. Der Vorteil wäre eine weitgehende immunologische Übereinstimmung mit dem Empfänger, sodass die Immunsuppression so gut wie überflüssig werden würde; man hätte über diesen Weg den ‚Organmangel' ein Stück weit behoben. Bis heute ist es lediglich gelungen Gewebe, die aus einer einzigen Zellart bestehen zu züchten, wie z.B. Knorpelgewebe oder teilweise Hautstrukturen. Komplizierte Gewebe oder gar Organe wie z.B. Niere oder Leber, die aus vielen Zellarten bestehen und die hochkomplexe Stoffwechselfunktionen ausführen müssen, sind nicht in Sicht.

In USA sei es gelungen, aus veränderten Hautzellen ein menschliches Gehirn zu züchten mit dem Reifegrad eines 5 Wochen alten Fötus. Es hat diverse Nerven-Zell-Typen. Blutgefäße sind aber nicht mit gebildet worden, sodass dieses Organoid sich Sauerstoff aus der Umgebung passiv besorgen muss. Unklar ist inwieweit solche Gewebe durch Sauerstoffmangel, Genschäden oder Fehlprogrammierungen, beschädigt sind. Sie wachsen langsamer als normales Gewebe und überleben maximal ein Jahr. Aus Stammzellen wurde eine „Niere" gezüchtet, die aber aus nur 2 Zelltypen besteht, statt aus über 20 wie eine normale Niere: Ob eine solche „Niere" alleine zu Experimenten taugt ist völlig offen – für Transplantationen taugt sie sicher nicht.

Es handelt sich bisher um illusionäre Hoffnungserwartungen: Ob es überhaupt gelingen wird, und wenn ja wann, Organe in der entsprechenden Zahl, Größe, Funktion und Haltbarkeit sowie mit passenden immunologischen Eigenschaften zu züchten ist völlig offen. Man wird unwillkürlich an die Versprechungen der Gentherapie erinnert, die bisher so gut wie keines ihrer Versprechen hat realisieren können. Zu Beginn des 21. Jahrhundert wurden Prognosen erstellt, dass man bereits im Jahr 2010 300000 tierische Organe verpflanzen würde, und so das Thema ‚Organmangel' aus der Welt schaffen würde. Im Jahre 2015 haben sich diese Versprechungen als schlichte Illusion herausgestellt: Keine einziges tierisches Organ wurde auf den Menschen transplantiert.

Xenotransplantation(vom griechischen *Xenos* = fremd): Es handelt sich um die Übertragung von artfremden Organen zwischen verschiedenen Spezies, hier: von Tieren auf Menschen. Xenotransplantationen fingen 1905 an: Organe von Kaninchen, Affen, Schafen wurden transplantiert. 1984 bekam die Neugeborene S.F. Beauclair in Los Angeles, die unter einem schweren angeborenen Herzleiden litt, das Herz eines Pavians. Dieses Kind starb 20 Tage nach der Transplantation. Der Fall löste eine breite Diskussion aus. Alle bisher durchgeführten Xenotransplantationen überlebten nur wenige Stunden bis Tage; erfolgreich war in den letzten 100 Jahren keine einzige.

Die Xenotransplantation zeigt diverse Probleme.

Die Tierspezies: Menschenaffen (Schimpansen, Bonobos, Gorillas und Orang-Utan) wären am besten als Organlieferant geeignet. Das Erbgut ist zu etwa 98 % mit dem Menschen identisch, so dass die nicht bewiesene Hoffnung besteht, die Organabstoßung in den Griff bekommen zu können. Menschenaffen sind vom Aussterben bedroht und kommen daher nicht in Betracht. Paviane gibt es in großer Zahl, aber sie sind immunologisch ‚weiter weg' vom Menschen. Primaten pflanzen sich langsam fort: Ein Weibchen hat nur alle 15 Monate ein Junges – damit sind sie zur ‚Herstellung' von Organen für den Menschen nicht geeignet. Paviane sind nur 25 kg schwer, sodass ihr Herz für den Menschen zu schwach ist. Tiere als ‚Organquelle' müssten in großer Zahl züchtbar sein, ihre Organe von der Größe her zum Menschen passen.

Schweine bieten sich als Alternative an: Sie sind in großer Zahl züchtbar, haben eine hohe Reproduktionsrate, ihre Anatomie und Physiologie weisen eine erstaunliche große ‚Ähnlichkeit' mit der des Menschen auf.

Die Anwendung beim Menschen von Schweineherzklappen sei akzeptiert und bereite keine psychischen oder anderen Probleme. Es handelt sich jedoch nicht um lebendes Gewebe, sondern um chemisch denaturiertes Gewebe. Es ist keine Xenotransplantation.

Aber Schweine sind stammesgeschichtlich sehr entfernt mit dem Menschen verwandt, sodass die Abstoßung heftiger ausfällt. Man nennt die Xenotransplantation zwischen phylogenetisch nahe verwandten Spezies konkordant, die zwischen weit entfernten Spezies diskordant. Der Organismus ist darauf spezialisiert, Organe und Gewebe fremder Spezies mit vorgebildeten Antikörpern zu erkennen und innerhalb von Minuten (!) in einer ‚hyperakuten Rejektion' irreversibel zu zerstören.

Größe und Funktion des Organs muss passen. Die Funktion von Niere und Leber unterscheidet sich in vielen wesentlichen Punkten. Die Nieren unterscheiden sich in der unterschiedlichen Menge der Harnausscheidung sowie in der Regulierung der Elektrolyte und des Phosphat, Harnsäure scheidet die Schweineniere nicht aus; die Niere des Schweines bildet kein für den Menschen wirksames Erythropoietin, notwendig für die Bildung roter Blutkörperchen. Die Menschen müssten lebenslänglich das Hormon ersetzt bekommen. Das Parathormon unterscheidet sich ebenfalls stark.

Über die Leber werden weit mehr als 2500 Moleküle gebildet, darunter Enzyme, Gerinnungsfaktoren, Hormone, Transportproteine, das Komplementsystem sowie das Cholesterin. Auch hier gibt es gravierende Unterschiede. Albumin, von der Leber gebildet, ist ein zentrales Transport- und Bindungs-Element für sehr viele Stoffe. Das Schweinealbumin unterscheidet sich erheblich vom menschlichen: kann das Schweinealbumin seine Aufgaben im Menschen erfüllen? Unklar ist, ob die gebildeten Hormone auf den Menschen die gleiche Wirkung haben, aber auch, ob menschliche Hormone die Organe vom Schwein so steuern und integrieren können, wie es für das Leben notwendig ist. Menschliches Wachstumshormon wird von Organen des Schweines nicht gegen reguliert, sodass transplantierte Organe unverhältnismäßig rasch wachsen – das ist von Transplantationen in Primaten bekannt. Es müssten umfangreiche und entscheidende Veränderungen am Stoffwechsel der Schweineleber gentechnisch vorgenommen werden. Ob dies je gelingen wird, ist völlig offen; ob dann ein so veränderter Organismus als Schwein noch überlebensfähig bleibt (der Schweinestoffwechsel würde in vielen entscheidenden Bereichen ‚menschlich' werden), ist ebenso völlig offen. Wird das Herz vom Schwein die notwendige Leistung ermöglichen, wird es sich hormonell wie notwendig steuern lassen? Wird es das Hormon natriuretisches Peptid so bilden, dass es Gefäßtonus und Ausscheidung regelt? Wird das Gesamtorgan Herz dem „vertikalen" Kreislauf des Menschen gerecht, da es beim Schwein ein „horizontaler" Kreislauf ist?

Die Lunge vom Menschen ist ‚vertikal': der Gasaustausch findet in den unteren Partien der Lunge statt. Aus der Klinik ist bekannt, dass die menschliche Lunge eine dauerhafte horizontale Position nicht verträgt. Würde die Schweinelunge (die von Anatomie und Funktion für eine ‚horizontale' Lage konzipiert ist) eine dauerhafte ‚vertikale' Position vertragen?

Nach einer Xenotransplantation wird es notwendig sein lebenslang Medikamente sowie Hormone zu geben, um das zu ersetzten, was das transplantierte Organ nicht kann. Wie umfangreich und inwieweit eine solche Substitution überhaupt durchführbar sein wird, kann nicht abgeschätzt werden. Völlig offen, da noch nicht untersucht, ist die Frage ob Medikamente von der Schweine-Leber und der Schweine-Niere ähnlich verstoffwechselt werden, da Transplantierte viele andere Medikamente benötigen. Die meisten transplantierten Patienten benötigen Blutdruck-Medikamente: Das Schwein hat per se einen höheren Blutdruck als der Mensch – wie wird sich die Niere verhalten, ist sie doch u.a. ein zentrales Organ in der Blutdruckregulierung?

Über gentechnische Veränderungen soll versucht werden, das Schweine-Organ in seiner Funktion ‚menschen-ähnlich' und damit verträglich zu machen. Ob die Evolution, die sich vor ca. 90 Mio. Jahre getrennt hat, überbrückt werden kann ist völlig offen; ebenso unbekannt sind die Folgen sowie die Probleme, die bei solchen umfangreichen gentechnischen Veränderungen auftreten werden. Es müssten in mehreren Schritten Veränderungen an der Gensequenz vorgenommen werden: Wie werden die Veränderungen sich gegenseitig beeinflussen? Die Erfolgsquote der bisher vorgenommenen Genveränderungen liegt bei 1 bis max. 5 %, ist also extrem niedrig.

Immunologie und Abstoßung: Wir haben bereits besprochen, welche Nebenwirkungen die Immunsuppression hat. Im Falle der Xenotransplantation muss die Immunsuppression viel stärker sein, um die Abstoßung zu unterdrücken. Gleichzeitig sollte die Immunkompetenz erhalten bleiben, wegen der Gefahr, dass pathogene Keime übertragen werden.

Die Hoffnung wird formuliert, es könne in Zukunft gelingen, die Immunabwehr so zu schwächen, dass die Abstoßung kontrollierbar bleibt, bei erhaltener Immunkompetenz – es ist ein sich widersprechendes Unterfangen, das bisher nicht annähernd in Sicht ist.

Spezielle Formen der Abstoßung: Die hyperakute Abstoßung (HAR) beginnt innerhalb von Sekunden bis Minuten und kann das transplantierte Organ in kürzester Zeit völlig zerstören. Tätig werden bereits vorhandene Antikörper, die sich gegen Oberflächenstrukturen der Zellen und der Gefäßwände richten (u.a. gegen Kohlenhydratketten an der Zelloberfläche der Organe). Das Komplementsystem (ein System von Eiweißspaltenden Enzymen, das zum Schutz gegen Fremdes sehr schnell reagieren kann) wird aktiviert und führt zu mikrovaskulären Thrombosen, zu Blutungen, zur Auflösung der Blutbahn und so zur Zerstörung des Organs.

Die akute Gefäßabstoßung (AVR) beginnt innerhalb weniger Tage und zerstört das Organ in Tagen bis wenigen Wochen. Sie verläuft der HAR ähnlich: Neben dem Komplementsystem sind auch immunologisch aktive Zellen beteiligt. Diese beiden Abstoßungsformen lassen sich durch Immunsuppression kaum beeinflussen.

Die akute humorale (zelluläre) Xenotransplantatabstoßung (AHXR) läuft über neu gebildete Antikörper, betrifft sowohl das Komplementsystem als auch die Blutgerinnung. Über diese Form der Abstoßung ist sehr wenig bekannt, da die xenogen auf Primaten transplantierten Organe, selbst nach Ausschaltung der hyperakuten Abstoßung, maximal 30 bis 90 Tage überlebt haben.

Die chronische Abstoßung bewirkt im Laufe der Zeit eine Gerinnungsbildung in den mikroskopisch kleinen Gefäßen. Insgesamt verläuft die Abstoßung bei Spezies-Fremden stärker und heftiger als bei der der Verpflanzung von menschlichen Organen. Da die bisherigen Xenotransplantation an der Hyperakuten Abstoßung gescheitert sind, weiß man wenig über die weiteren Phasen: Insbesondere ist nicht abschätzbar, ob und wann es gelingen wird, diese zu beherrschen.

Es wird die Hoffnung formuliert, man könne mittels Plasmapherese die Antikörper aus dem Blut des Empfängers entfernen: Da diese aber nachgebildet werden, müsste die sehr aufwendige Prozedur alle paar Wochen wiederholt werden oder/und frühzeitig mit Immunsuppressiva-Kombinationen begonnen werden. Oder man versucht die Oberflächenstruktur der Schweinezellen so zu ändern, dass die hyperakute Abstoßung ausbleibt: Bisher sind aber nicht einmal alle Moleküle bekannt, die eine solche Reaktion hervorrufen. Ebenso unbekannt sind die Folgen die solche Manipulationen auf den Stoffwechsel des Tieres hätten.

Gentechnische Manipulationen werden seit vielen Jahren an Schweinen durchgeführt (von der Einschleusung menschlicher Gene bis hin zum Klonen), um die Organe immunologisch dem Menschen ähnlich und kompatibel zu ‚machen'.

Außer Versprechungen und Hoffnungen sind bisher kaum klinisch relevante Fortschritte erzielt worden. Dies gilt auch wenn kürzlich berichtet wurde, dass ein Verfahren entwickelt wurde, um gezielt die betroffenen Genabschnitte quasi chirurgisch zu entfernen. Welche Auswirkungen aber die Entfernung einzelner Gene oder Gensequenzen über längere Zeit auf den Organismus haben, kann nicht abgeschätzt werden, da Gene je nach Situation interreagieren. Bei einzelnen Zellen oder Organen ist eine solche „Erbgut-Chirurgie" gelungen – aber bei einem gesamten Organismus? Ein Organismus mit ‚präparierten' Keimzellen müsste künstlich gezeugt werden oder sofort nach der Befruchtung behandelt werden. Oder aber durch Klonen würde ein Organismus entstehen – wobei dann wieder die Probleme des geklonten Organismus auftreten würden: Geklonte Lebewesen leben kürzer, altern schneller; das Schwein hat eine kürzere Lebenserwartung als der Mensch – welche Auswirkungen sind zu erwarten? Es ist bekannt, dass bei künstlich erzeugten Tieren und Menschen, ungewöhnliche Gefäßschäden schon sehr bald auftreten: Verdickungen der Halsschlagader, Verminderung der Gefäßelastizität, starker Druckanstieg in den Gefäßen bei Sauerstoffmangel. Das sind frühe Zeichen in Richtung arteriosklerotische Vorgänge. Klonschäden, höhere Blutdruckwerte beim Schwein, hoher Blutdruck durch aggressive Immunsuppression – Eine unübersehbare Fülle von Problemen tritt auf: Ob sie gelöst werden können bis zu einer möglichen Transplantation von Schweine-Organen ist zur Zeit nicht absehbar.

Bisher galt das ‚Dogma', dass jede Zelle eines Organismus die gleichen Gene hat. Dies scheint aber so nicht zu stimmen, denn jede Zelle ändert nach jeder Teilung ihr ‚Gen-Kostüm', ein einheitliches Erbgut ist nicht vorhanden. Diese Erkenntnisse lassen prinzipielle Zweifel aufkommen, ob sich transgene Tiere ‚züchten' lassen.

Übertragung von Krankheiten (Xenozoonosen): Es sind Mikroorganismen, die mit dem Organ übertragbar sind. Es geht insbesondere um Viren, die ernste Probleme bereiten können:, wie z.B. Ebola und Marburg-Fieber. Wir wissen z.B, dass das Herpesvirus beim Makaken nur eine Koniunktivitis verursacht, beim Menschen aber eine tödliche Encephalomyelitis. Einige Viren sind bekannt, von anderen wissen wir nichts. Beim Schwein sind sie harmlos, sind im Erbgut ‚versteckt' (bekannt sind mindestens 2 Typen), können aber menschliche Zellen infizieren. Die Gefahr besteht erst recht, da der Empfänger medikamentös immungeschwächt sein muss. Bei Retroviren kann es bis zu 10 Jahre und länger dauern, bis die Erkrankung sich ausbreitet. Es könnten bisher unbekannte Krankheiten beim Empfänger auftreten, die aber wegen der möglicherweise sehr langen Inkubationszeit bereits zu Pandemien führen, also zu unkontrollierter Ausbreitung in die Bevölkerung, über Infektion von Mensch zu Mensch – auch weil Viren die Eigenschaft haben sich zu ändern und erst über diesen Weg vielleicht pathogen werden.

Beschwichtigend wird argumentiert, dass der Mensch seit Jahrtausenden Schweine züchten würde und daher gegen Keime immun sei. Man übersieht dabei, dass zwischen alleinigem Kontakt und Transplantation ein erheblicher Unterschied besteht; hinzu kommen die Immunsuppression des Empfängers und die Genmanipulation des Spender-Tieres. Ein Beispiel zeigt das Problem: Katzen tragen ein Virus für Leukämie. Hunde, die in engem Kontakt zu Katzen leben infizieren sich nicht; wenn aber Hunde immunsupprimiert sind und ihnen infiziertes Gewebe transplantiert wird, entwickeln sie Tumore.

Das Komplementsystem sei ein wichtiges Element in der Abwehr von Viruserkrankungen, wird immer wieder betont, um das Risiko des Auftretens einer Erkrankung klein zu reden. Aber gerade das Komplementsystem muss beim Empfänger ‚ausgeschaltet' werden, um die starke Abstoßung zu unterdrücken, damit wird jedoch die notwendige Infektionsabwehr ausgeschaltet – ein Widerspruch in sich!

Das Problem ist also keineswegs harmlos und bis heute ist keine Lösung in Sicht.

Ökonomische Aspekte: Mit der Versprechung, mit Xenotransplantation die Probleme der Transplantation bzw. die angebliche ‚Organknappheit' lösen zu können, sind bisher Millionen-Summen an Forschungsgeldern ausgegeben worden. Wenn es einmal zu Xenotransplantationen kommen sollte, so werden die Kosten alleine für Züchtung, Haltung und Vermehrung der Tiere enorm sein; hinzu kommen die deutlich erhöhten Kosten für die Unterdrückung der Abstoßung sowie Behandlung der erheblichen Nebenwirkungen. Wenn es zu einer erhöhten Zahl von Retransplantationen kommen sollte, werden die Kosten erheblich steigen. Die Kosten für Infektionsschutz, Vermeidung der Ausbreitung von möglichen Erkrankungen in die Bevölkerung, Registrierung und Beobachtung kommen noch hinzu.

Schon die bestehende Allotransplantation ist eine der kostspieligsten Behandlungen in der Medizin. Vorsichtige Schätzungen gehen davon aus, dass die Xenotransplantation 3,5 bis über 6 Milliarden Euro pro Jahr kosten dürfte. Die Ausgaben sind um Faktor 20 bis 30 mal höher als die Allotransplantation.

Rechtliche Aspekte: Zur rechtlichen Situation gibt es umfangreiche Literatur, die mehr Fragen aufwirft als Klarstellungen. Kontrovers wird diskutiert, ob Organe zur Xenotransplantation unter dem Arzneimittelgesetz, unter dem Transplantationsgesetz oder unter dem Medizinproduktegesetz zu führen sind. Organe sind jedenfalls etwas anderes als Arzneimittel! Zu berücksichtigen sind auch das Gentechnikgesetz sowie das Infektionsschutzgesetz; Tierschutzgesetze sind ebenfalls zu respektieren.

Die Bundesärztekammer formuliert: Das Arzneimittelgesetz sei der „angemessene rechtliche Rahmen". Ob diese Aussage haltbar sein wird, wird sich zeigen – erhebliche Zweifel sind jedenfalls berechtigt. Eine Prüfung der biologischen Sicherheit der Xenotransplantation ist bisher in keinem Gesetz ausreichend vorgesehen.

Es wird von allen Seiten gefordert, dass bei Xenotransplantationen eine sorgfältige Aufklärung stattfinden soll. Wenn man aber weiß, wie Aufklärung bei Transplantationen von Mensch zu Mensch praktiziert wird, wie Mindeststandards und medizinische Richtlinien einfach übergangen werden, so müssen größte Zweifel angemeldet werden.

Ethische Fragen. Drei Fragenkomplexe müssen u.a. beantwortet werden: Sind die Ziele legitim? Sind die dafür erforderlichen Mittel vertretbar? Sind die bisher noch nicht bekannten Folgen dieses Verfahrens hinnehmbar?

Wenn die allogene Transplantation ein etabliertes Verfahren ist, wie immer behauptet wird, so muss wie bei jeder anderen, neuen Behandlungsart, auch bei der Xenotransplantation, durch Studien nachgewiesen werden, dass sie erhebliche Vorteile gegenüber der Transplantation von Mensch zu Mensch vorweist. Dies müsste zum Beispiel durch Studien an transplantierten Primaten erfolgen. Es müsste nachgewiesen werden, dass die Organe länger halten als menschliche und weniger Komplikationen auftreten. Ob solche Studien von den Ethikkommissionen befürwortet werden dürfen, ist sehr fraglich.

Sind die Ziele, die man durch Xenotransplantation erreichen will (Behebung des ‚Organmangels', Lebensverlängerung und Verbesserung der Lebensqualität des Patienten), realisierbar? Oder handelt es sich um illusorische Versprechen?

Ist Xenotransplantation ein vertretbares Mittel in Hinblick auf die gesetzten Ziele?

Es werden Befürchtungen formuliert, dass durch die Xenotransplantation die Spendenbereitschaft in der Bevölkerung noch weiter sinken würde.

Da die Xenotransplantation sehr aufwendig ist und ein hohes Know-How erfordert, würde eine Trennung eintreten zwischen einer Medizin der Reichen und einer der Armen: Arme Länder könnten sich eine solche Form der Transplantation nicht leisten.

Wenn sie einmal etabliert wäre, so könnte das Problem der gerechten Organverteilung (Allokation) gelöst werden, weil genügend Organe zur

Verfügung stünden. Stimmen aber die Prämissen? Gäbe es dann genügend Organe? Würde dann nicht die Indikation zur Transplantation viel großzügiger gestellt werden, und dadurch der ‚Bedarf' wieder steigen? Was heißt in diesem Zusammenhang ‚gerecht'?

Es wird die Hoffnung formuliert, dass dadurch der Organhandel verschwinden würde – ist eine solche Hoffnung realistisch?

Probleme der Wahrnehmung bzw. Definition des Hirntodes könnten verschwinden – dieses Argument zeigt wieder, dass die ‚Hirntod-Definition' ein ethisches Problem darstellt.

Die Diskussionen der letzten Jahrzehnte über den moralischen Status nicht menschlicher Lebewesen haben eine Sensibilisierung gegenüber der Tierwelt hervorgerufen. Ab wann handelt es sich nicht mehr um eine tiergerechte Haltung? Wie einschneidend dürfen Tiere (genetisch) verändert werden? Bis zu welchem Punkt bleibt ein Schwein ein Schwein, wenn es immunologisch so weit wie möglich dem Menschen ähnlich und kompatibel ‚gemacht' wurde? Ist es lebensfähig, wenn die Stoffwechselfunktionen so gravierend verändert wurden, ist es noch reproduktionsfähig?

Tierschutzorganisationen lehnen die Verwendung von Tieren zu Transplantationszwecken ab, da es kein tiergerechter Umgang sei. Lässt man extreme Argumentationen wie Singer bei Seite, ergeben sich selbst unter anthropozentrischen Aspekten Fragen zur Instrumentalisierung der Tiere für Xenotransplantationen. Selbst unter tierethischen Aspekten müssen mögliche Alternativen zur Xenotransplantation sorgfältig geprüft werden. Die ethische Begründungslast muss jedenfalls bei denen liegen, die Xenotransplantationen befürworten, mit all den Schritten die dafür beim Tier ‚notwendig' werden. Sie müssen beweisen, dass es ethisch vertretbar wäre, Tiere auf diese Art zu instrumentalisieren und zu verändern; dass es für den Menschen reale Vorteile gäbe (nicht nur erhoffte) gegenüber der Allotransplantation; dass es keine Alternativen gäbe.

Das Risiko von Krankheitsübertragungen: Es geht in ethischer Hinsicht nicht nur um die Frage der möglichen Infektionen des Empfängers. Diese sind gravierend genug. Es geht auch ganz konkret um die Frage, ob es gerechtfertigt sein kann bzw. darf, das vermeintliche Wohl des Einzelnen im Blick zu haben, aber dabei die durchaus reelle Gefahr der Ausbreitung von Krankheiten auf die gesunde Bevölkerung zu riskieren.

Von vielen Autoren wird gefordert, dass Xenotransplantationen wegen der unklaren Krankheitsübertragungen nur dann erlaubt seien, wenn der Empfänger sich bereit erklärt, lebenslang sich engmaschig kontrollieren zu lassen. Andere haben vorgeschlagen, dass Spendertier und Empfänger einige Zeit in geschlossenen Systemen leben müssten. Dieser Vorschlag ist unlogisch, da Übertragungen erst durch die Immunsuppression möglich werden. Der Empfänger müsste einige Zeit Kontakt mit Mitmenschen vermeiden. Juristisch kann jedoch niemand dazu gezwungen werden! Falls beim Empfänger oder bei anderen Menschen Erkrankungen auftreten sollten: sollten/könnten/dürften oder müssten sie isoliert werden, zum Schutz der Bevölkerung? Könnten Ämter für große Bevölkerungsgruppen eine Quarantäne verhängen? Im Moment scheint der individuelle Benefit für den Empfänger äußerst fraglich, das kollektive Risiko hingegen durchaus real. Es würden wesentlich mehr Menschen durch eine vielleicht viele Jahre später auftretende Pandemie geschädigt, und ihr Recht auf Gesundheit verletzt, als das mögliche Versterben Einzelner, bei einem Verzicht auf Xenotransplantation.

Das Risiko der Zellschädigung durch Reprogrammierung, bei Züchtung von Stammzellen zu organspezifischen Zellen ist ebenso real; jede Manipulation der Gene kann Schäden hervorrufen, die im Empfänger sich ausbreiten können mit unbekannten Folgen.

Die engmaschigen Kontrollen der Patienten müssten im Rahmen geltender Gesetze an diverse Ämter übermittelt werden: Das Arztgeheimnis wird dadurch nicht einzuhalten sein, es wird verletzt werden müssen. Wäre das vertretbar?

Es wird argumentiert, die Xenotransplantation sei aufgrund der Patientenautonomie geboten. Wie autonom ist ein Patient in der existenziellen Lage, auf ein artfremdes Organ ‚angewiesen' zu sein? Darf die Autonomie des Einzelnen alle Überlegungen, Bedenken und Risiken aushebeln?

Welche Fragen stellen sich bei der Verpflanzung veränderter Tierorgane? Wie wird sich das Organ im Menschen verhalten? Werden die Genveränderungen überspringen im Organismus? Was könnte geschehen, wenn diese Menschen Nachkommen bekämen? Können wir ausschließen, dass Probleme erst bei späteren Generationen auftreten? Die Problem-Erfahrungen bei Zelltransplantationen müssen uns zur Vorsicht mahnen.

Bei geklonten Tieren treten diverse Erkrankungen auf, es tritt eine vorzeitige Alterung auf. Was geschieht wenn das Organ eines geklonten Tieres verpflanzt wird: altert es ebenso vorzeitig? Müssen dann immer wieder Retransplantationen stattfinden?

Die natürliche Lebenserwartung eines Schweines liegt bei etwa 15 Jahren – kann das Organ im Menschen trotz chronischer Abstoßung länger ‚leben'? ‚Lebt' das verpflanzte Organ noch kürzer, wenn es aus einem geklonten Tier stammt? Wer soll dann das tierische, wer das menschliche Organ bekommen?

Die deutlich stärkere Abstoßungsreaktion erfordert eine tiefgreifendere medikamentöse Unterdrückung, mit Schädigungsfolgen für andere Organe, und erheblichen Nebenwirkungen für den transplantierten Patienten.

Wenn einmal die Xenotransplantation die Allotransplantation ersetzen sollte (von Einigen als Ziel formuliert), so könnten Patienten aus diversen Gründen tierische Organe ablehnen: Würden dann die Patientenautonomie und die Gerechtigkeit verletzt werden?

Mit der Xenotransplantation werden Artschranken überschritten, ein Chimerismus Mensch-Tier tritt auf. Entstehen dann Persönlichkeitsveränderungen ganz neuer Art? An dieser Stelle tritt das bekannte Argumentations-Muster auf: Da die Persönlichkeit alleine am Gehirn festgemacht wird, gibt es keine Persönlichkeitsveränderungen, sondern nur Veränderungen der Selbstdeutung bzw. Selbstzuschreibung. Ganz in diesem Sinne äußert sich die Bundesärztekammer: „Eine Xenotransplantation kann dem Menschen daher nicht seine Identität als Mensch nehmen, sondern sie kann im Prinzip in diese integriert werden".

Müssten dann solche Chimerismus-Patienten nicht viel intensiver psychologisch betreut werde, im Rahmen von Studien, die dann veröffentlicht werden müssten?

Zusammenfassend kommt sogar die Bundes-Ärztekammer zu dem Schluss, dass die Risiken „nicht annähernd abschätzbar" seien; daher seien „derzeit die Voraussetzungen für eine hinreichend risikoarme Durchführung von Xenotransplantationen noch nicht gegeben".

Der Europarat hatte 1999 festgestellt, dass die Risiken einer Xenotransplantation unkontrollierbar seien, und sprach sich daher für ein Moratorium für alle klinischen Xenotransplantationen aus.

Wir haben im Kapitel Persönlichkeitsveränderungen gesehen, dass Gewohnheiten und Persönlichkeitsmerkmale des Spenders auf den Empfänger übergehen können. Es bestehen keine seriösen Zweifel an der Ernsthaftigkeit solcher empirischen Phänomene. Könnten dann Gewohnheiten und Verhaltensmerkmale des Spender-Tieres auf den Menschen übergehen? Solange auf diesem Gebiet keine seriösen Studien von unabhängiger Seite durchgeführt werden, darf eine Xenotransplantation nicht durchgeführt werden.

Fasst man zusammen, so mag die Xenotransplantation wissenschaftlich interessant sein; es sind aber wesentlich mehr Fragen, Gefahren sowie ethische Probleme offen als Antworten am Horizont zu sehen sind. Zum heutigen Zeitpunkt ist es sicher unredlich sowie unverantwortlich mit der Xenotransplantation Hoffnungen wecken zu wollen und Versprechungen zu formulieren.

Künstliche Organe und/oder Xenotransplantationen sind Fiktionen, etwas das nur in der Vorstellung existiert, etwas Erdachtes, Eingebildetes, das eine Faszination, allenfalls eine vage Hoffnung, und somit eine normative Kraft entwickelt.

Kapitel 33

Die Gesetzgebung und ihre Probleme

Die ersten Versuche, ein Transplantationsgesetz zu verabschieden, stammen aus den 70er Jahren des letzten Jahrhunderts. Eine Bund-Länder-Arbeitsgruppe sprach sich für die enge Widerspruchslösung aus, um den „Widerwillen" der Angehörigen, sich entscheiden zu müssen, zu überwinden. Eine Organentnahme könne so von den Angehörigen nicht verhindert werden, es käme alleine auf den formulierten Widerspruch des Einzelnen an. Liegt ein solcher nicht vor, könne man Organe entnehmen. Diese Lösung könne „die bestehende Rechtsunsicherheit" beseitigen: Man würde so die meisten Organe bekommen. Das Schweigen des Bürgers sollte als Einverständnis interpretiert werden.

In einem ersten Entwurf wurde formuliert, dass die Entnahme „medizinisch indiziert" sein müsse: Eine selbstverständliche Banalität, die aber prinzipiell nicht zutrifft, da es für den Spender keine Indikation gibt! Es sollte die Widerspruchslösung gelten, mit Eintrag in den Personalausweis, nach Belehrung – nota bene, nicht nach Aufklärung! Im Text findet sich der Begriff Hirntod nicht, nur in den Begründungen. Die Kriterien des Todes würden sich einer gesetzlichen Festlegung entziehen, sie zu bestimmen sei Aufgabe der medizinischen Wissenschaften. Der damalige Bundesjustizminister Vogel sagte am 26. April 1979 im Bundestag: Es sei „unstrittig, dass der für den Tod maßgebende Zeitpunkt keinesfalls vor Eintritt des Hirntodes, d.h. des irreversiblen Verlustes aller Funktionen von Hirnrinde und Hirnstamm" liege; diese sei keine „kontroverse Rechtsfrage". Diskussionswürdig sei die Sicherheit bei der Todesfeststellung, es seien lediglich Detailprobleme zu klären, man werde sich darüber verständigen: „Dies ist ein... nicht besonders kompliziertes Problem". Das Hirntodkriterium sei „erfolgsversprechender". Letztlich blieb aber unklar, ob der Hirntod oder der Herz-Kreislauf-Stillstand maßgeblich sein sollten. Jedenfalls war es deklariertes Ziel lediglich die Organentnahme zu ermöglichen, nicht aber die Suche nach einer korrekten Lösung.

Dieser Entwurf wurde dem Bundesrat zur Beratung vorgelegt. Da das Schweigen nach allgemeinen Rechtsgrundsätzen nicht als Zustimmung gewertet werden dürfe, sprach sich der Bundesrat für eine Einwilligungslösung aus, d.h. der potenzielle Spender muss eingewilligt haben. Das Problem des Hirntodes wurde kaum erwähnt. Man müsse nur verhindern, dass Menschen in ihrer Geschäftsunfähigkeit „von Amts wegen zur Organspende verpflichtet werden". In einer ersten Anhörung sprach man sich dafür aus, eine Lösung nicht gegen Widerstände durchzusetzen, dies würde der Transplantationsmedizin schaden. Es wurde eine Überlegungspause empfohlen, das Vorhaben wurde nicht weiter verfolgt. Die Frage nach der grundrechtlichen Tragfähigkeit des Hirntodkonzeptes wurde nicht aufgegriffen; es sei ein medizinisch-naturwissenschaftliches Faktum, das rechtlichen lediglich anerkannt werden müsse.

In einem Artikel der Süddeutschen Zeitung schrieb Leicht 1979: „Beide Gesetzesmodelle bergen ... noch ein weiteres brisantes Problem. Sie wollen nämlich per Gesetz den Zeitpunkt des Todes, also jenen Zeitpunkt definieren, zu dem ein Organ entnommen werden darf. Doch damit würde ... die Quadratur des Kreises versucht, geht es doch darum, den Zeitpunkt zu definieren, zu dem ein Mensch zwar tot (zu weiterem Leben nicht mehr fähig), aber eben – sehr umgangssprachlich – noch nicht ‚mausetot' ist, weil die zu entnehmenden Organe noch lebensfähig sein müssen. Die Probleme vor denen die Medizin in ihren Grenzbereichen steht, lassen sich nicht derart einfach durch Gesetzesbeschluss wegrationalisieren". Dennoch wurde genau dies versucht. Ein Armutszeugnis für Bundesrat, Bundestag und Bundesregierung!

Rheinland-Pfalz formulierte im Jahre 1994 ein Transplantations-Gesetz.

Nach langen, heftigen Diskussionen, wurde im Bundestag 1997 das erste Transplantationsgesetz verabschiedet. Mehrere Optionen wurden diskutiert: die enge und die erweiterte Zustimmungslösung, die Widerspruchslösung oder die Clublösung, d.h. wer sich zur Spende bereit erklärt, wird bevorzugt, falls er selber ein Organ benötigen sollte. Die Widerspruchslösung wurde von der Bundesärztekammer auch damit begründet, dass man für eine forensischen Obduktion auch nicht nach der Zustimmung des Verstorbenen fragen würde. Welch eine zynische Verdrehung der Tatsachen! Bei einer forensisch angeordneten Obduktion gibt es ein kriminologisches Interesse, die Todesursache zu finden; der zu Obduzierende ist tot, sein Herz schlägt nicht. Im Gegensatz dazu sind ‚Hirntote' Lebende!

Selbst über den sog. ‚Hirntod' war man sich nicht einig. Abgeordnete aus den Fraktionen CDU/CSU, SPD und FDP wollten den Hirntod als Tod des Menschen und so die Organentnahme ermöglichen. Die Fraktion der Grünen, unterstützt von vielen aus der SPD, legte einen Entwurf vor, nachdem ‚Hirntote' Sterbende sind und nur unter strengen Bedingungen eine Organentnahme möglich sei. Der damalige Justizminister Prof. Schmidt-Jortzig äußerte in seinem Redebeitrag im Bundestag am 19.4.1996 Zweifel an der Tragfähigkeit des ‚Hirntod-Konzeptes', zugleich lehnte er es auch ab, die Organentnahme nach vorheriger Einwilligung als strafbare Tötungshandlung zu werten.

Unterschiedlicher hätten die Ausgangspositionen nicht sein können.

Die Widerspruchslösung wurde nicht weiter verfolgt, da sie mehrere Rechtsgrundsätze verletzt hätte. Das Schweigen des Spenders oder der Angehörigen ist nach deutschem Recht als Zustimmungsverweigerung zu interpretieren. Sie wird aber immer wieder neu vorgeschlagen, mit dem Argument, man würde über diesen Weg genügend Organe bekommen: Auch das ist eine Fiktion, die Druck ausübt – in keinem Land mit Widerspruchslösung stehen genügend Organe zur Verfügung!

Ebenso wurde das Argument des rechtfertigenden Notstandes nach §34 StGB fallengelassen. Einige hatten dafür argumentiert, da der Bedarf an Organen einen Notstand begründen würde. Es muss nach dieser Figur „eine gegenwärtige, nicht anders abwendbare Gefahr" für Leib und Leben des Betroffenen im Hirnversagen vorliegen – eine Gefahr liegt vielleicht für den Empfänger vor, sicher aber nicht für das gemeinte Subjekt in § 34: Es ist eine reine fremdnützige Rechtfertigung. Beiden Argumenten liegt die selbe Zielsetzung zugrunde: Welcher Weg muss eingeschlagen werden, um möglichst viele Organe zu bekommen? Das ist reines Nützlichkeitsdenken, purer Utilitarismus.

Der Gesetzgebung waren Diskussionen im Vorrechtlichen Raum voraus gegangen, im Wesentlichen auf medizinischem Felde. Richtlinien der Bundesärztekammer legten schon lange den ‚Hirntod' als Bedingung einer Organentnahme fest.

Die Diskussion um den ‚Hirntod' war die entscheidende Thematik: Sind ‚Hirntote' Lebende, so ist die Möglichkeit der Organgewinnung stark eingeschränkt, ist hingegen der ‚Hirntote' tot, so kann eine Regelung ‚liberaler' sein, in der Hoffnung auf mehr Organe. Es wird selten zugegeben, dass das Thema ‚Hirntod' „Komplex und kontrovers" sei, so z.B. im Ärzteblatt Baden Württemberg 1.2016.

In den 80er Jahren blieb jedoch die Legislative abstinent; auf Anfragen gab es von der Bundesregierung ausweichende Antworten: Es sei nicht ersichtlich welche Vorteile ein Gesetz gegenüber dem praktizierten Verfahren bringen würde; es sei fraglich ob die Widerspruchslösung „die allgemeine Bereitschaft zur Organspende zusätzlich fördern würde"; sie sei nicht davon überzeugt, „dass eine gesetzliche Regelung zu einer Erhöhung der Transplantationsfrequenz führen würde". Diese Formulierungen verdeutlichen den Nützlichkeitsgedanken: Es ging nicht um eine in sich tragfähige konsistente Lösung, sondern nur um das Ziel, mehr Organe zu bekommen. Private Organisationen, so beispielweise die Arbeitsgemeinschaft der deutschen Transplantationszentren, formulierten Verhaltens-Regeln im Wege der Selbstverpflichtung.

Im Jahre 1994 wurde das Grundgesetz dahingehend geändert, dass der Bund die Kompetenz bekam, Regelungen zur Transplantation zu erlassen (Art. 74, Nr. 26 GG).

In der medizinischen Literatur ‚etablierte' sich inzwischen immer mehr der ‚Hirntod' als der Tod des Menschen, auch um bei Organentnahme keine Tötung zu begehen. Markante Punkte hierzu waren die erste Herztransplantation in Kappstatt 1967, die Harvard-Erklärung 1968. Die Bundesärztekammer veröffentlichte immer wieder aktualisierte Richtlinien für die Feststellung des Hirntodes.

Erst 1993 gab es den ersten Versuch von Seiten der Bundesärztekammer eine Begründung des ‚Hirntod-Konzeptes' zu formulieren: Der Tod könne zweifelsfrei nach Stillstand von Herz und Kreislauf sowie Atmung festgestellt werden, dieser würde nach außen *verborgen* bleiben, wenn die Herzaktion und der Kreislauf durch intensivmedizinische Maßnahmen erhalten bleiben. Dies ist zunächst ein logischer Widerspruch in sich. Weiter heißt es: „Der Organismus ist tot, wenn die Einzelfunktionen seiner Organe und Systeme sowie ihre Wechselbeziehungen unwiderruflich nicht mehr zur übergeordneten Einheit des Lebewesens in seiner funktionellen Ganzheit zusammengefasst und unwiderruflich nicht mehr von ihr gesteuert werden. Dieser Zustand ist mit dem Tod des gesamten Gehirns eingetreten." Autonomie, Spontaneität, Steuerung, Anpassung, Abgrenzung und Integration seien nicht mehr vorhanden. „Beim Menschen bedeutet dieser Ausfall schließlich den Verlust der unersetzlichen physischen Grundlage seines leiblich-geistigen Daseins in dieser Welt. Darum ist der nachgewiesene irreversible Ausfall der gesamtem Hirnfunktion („Hirntod) auch beim Menschen ein sicheres Todeszeichen ... Nach Feststellung des Todes durch vollständigen und endgültigen Ausfall der gesamten Hirnfunktionen sind Überlegungen des Lebensschutzes nicht mehr relevant". Das ‚Geistigkeitsargument' (das typisch Menschliche ist alleine am Gehirn festgemacht), das ‚Koordination- und Steuerungs-Argument' (alles wird ausschließlich vom Gehirn gesteuert) werden erstmalig festgelegt. Diese werden aber nicht hergeleitet oder begründet, sondern behauptet. Das Grundrecht auf Leben wird als hinfällig deklariert. Es ist eine maßlose Kompetenzüberschreitung von Seiten der Bundesärztekammer.

Die rechtliche und die verfassungsrechtliche Rezeption waren und sind auffällig dünn. Im Wesentlichen begnügte man sich mit folgenden Argumenten bzw. Feststellungen: Die Bedürfnisse der Organtransplantation seien anzuerkennen, der Hirntod sei als Tod zu qualifizieren, wenn hinter der Todesfeststellung Explantationsinteressen stehen würden, da Organentnahmen bei lebenden Patienten schwer zu begründen seien. Um Missverständnissen vorzubeugen, wurde von Seiten der Strafrechtslehre behauptet, der Hirntod sei eine medizinische Vorgegebenheit, eine normative Konvention; die Medizin habe das Hirntodkonzept eigenständig entwickelt, es sei eine gesellschaftliche Übereinkunft. In der rechtswissenschaftlichen Rezeption wurden sowohl das ‚Geistigkeits-' als auch das

‚Koordinierungs-Argument' kommentarlos übernommen; Einige Autoren gingen soweit, dass sie bereits den Ausfall von bewusstseinsrelevanten Teilen des Gehirns als Entnahmekriterium akzeptierten (sog. Teilhirntod).

Wissenschaftlicher Fortschritt bedeutet immanent Veränderungen in der Gesellschaft. In diesem Zusammenhang werden Begriffe quasi ‚funktionalisiert', damit aber relativiert; sie gleiten in die Beliebigkeit, so speziell in der Frage der Todesfestlegung. Der Schutz menschlichen Lebens, zentrales Postulat jeglicher Verfassungsstaatlichkeit, wird allzu leicht dem Urteil sog. naturwissenschaftlicher Experten überlassen, wenn sich die Verfassungswissenschaft ‚abstinent' verhält. Weder neue medizinische Erkenntnisse, noch Definitionen bedeuten einen Verweisungsautomatismus im Recht. „Wer im Sinne von Art. 2 Abs. 2 S. 1 GG lebt oder nicht mehr lebt (also tot ist), vermag kein Theologe oder Bioethiker zu präjudizieren. Auch Transplantationsmediziner, Neurologen oder Standesvertreter der Ärzteschaft fehlt dazu – mag ihr Beitrag zur Diskussion auch noch so wertvoll sein – die Kompetenz" (Höflin/Rixen). Die Verfassungsrechtswissenschaft hat die Aufgabe die Schutzdimension des Art. 2 GG auf das Lebensende hin zu untersuchen. Die Rechtswissenschaft darf sich nicht in die Rolle des ‚kritiklosen Rezipienten" (Höflin/Rixen) drängen lassen, mit dem Hinweis, der Hirntod sei lediglich ein weiteres Kriterium für den Tod des Menschen, zudem sei er wissenschaftlich erwiesen. „Mit der Fixierung auf das Hirntodkonzept wird nämlich ein ganz bestimmtes, reduziertes Bild vom Menschen festgeschrieben. Damit werden nicht nur zentrale Vorstellungen der psychologisch-ethologischen Anthropologie vom Menschen als einem ‚unfestgestellten Wesen' geleugnet, sondern auch verfassungsrechtlich nicht hinnehmbare Weichenstellungen vorgenommen" (Höflin/Rixen). Das offene Menschenbild des Grundgesetzes verlangt, bei „der Bestimmung des Menschseins vom biologischen Existieren" (Rixen) auszugehen. Es verlangt den Verzicht auf wie auch immer geartete materielle Wesenskriterien zu definieren, an denen sich die Menschlichkeit eines Menschen ablesen lasse. Jede andere Bestimmung würde die Garantie der Schutzrechte aushebeln. Die Instrumentalisierung sowohl eines Sterbenden als auch eines Toten als ‚Organbank' ist ein Verstoß gegen das Grundgesetz.

Die bisher angeführten Begründungsansätze für die Richtigkeit des ‚Hirntodkonzeptes' gründen auf zwei Argumenten: das ‚Geistigkeitsargument' und das ‚Koordinations- oder Steuerungs-Argument'. Das erste ist eine empirisch nicht beweisbare Behauptung, die eine unhaltbare mentalistische Position darstellt, das zweite ist empirisch und phänomenologisch widerlegt.

Das Recht auf Leben und körperlicher Unversehrtheit ist in Grundgesetz geschützt. Der Begriff Leben ist nicht definiert, er wird zum Zwecke des Schutzes vor externer Verfügbarkeit konstituiert, er ist somit offen und weit zugleich. Je höher der Grad der normativen Offenheit ist, desto umfassender ist der Schutzbereich.

Die Transplantationsproblematik bietet, wie vor vielen Jahren die Diskussion zum Thema Abtreibung, Anschauungsmaterial für eine „problemverdrängende, begriffsmanipulatorische Schutzbereichsreduktion" (Höflin/Rixen). Eine verfassungsrechtliche Erwägung wird beendet, bevor sie beginnen konnte, weil mit der Setzung ‚Hirntod ist gleich Tod' dezisionistisch ein Problem für nicht existent deklariert wurde.

Leben entzieht sich laut Verfassung einer einschränkenden Wertung. Das Recht auf Leben schützt das körperliche Dasein, unabhängig vom Vorhandensein von Kognitivität, Selbstbewusstsein, unabhängig davon, welche Fähigkeiten durch Krankheit evtl. verloren gegangen sind: es ist ein Recht auf bloße biologische Existenz. Das offene Menschenbild des Grundgesetztes schützt seine unbewertete lebendige Körperlichkeit, und sei sie noch so gebrochen. Der Mensch büßt seine Schutzwürdigkeit nicht ein, wenn er über wie auch immer definierte Fähigkeiten noch nicht oder nicht mehr verfügt. Jede Definition menschlichen Lebens, erst recht eine, die sich an der ‚Geistigkeit' alleine orientiert, ist verfassungsrechtlich nicht haltbar.

Das Bundesverfassungsgericht hat mit Blick auf den Lebensanfang die Auslegungsregel formuliert, wonach im Zweifel die Auslegung zu wählen sei, die die juristische Wirkungskraft der Grundrechtsnorm des Lebensschutzes am stärksten zur Geltung bringt, also: In dubio pro vita. Grund und Zweck der Grundrechtsbestimmung des Grundgesetzes ist es, den Lebensschutz auch auf verlöschendes menschliches Leben auszudehnen. Dies kann nur mit einer extensiven Auslegung des Lebensgrundrechtes geschehen. Die Frage, dass Schutzrechte (des Spenders) prinzipiell vor Anspruchsrechten (des Empfängers und der Transplantationsmedizin) stehen, und ob diese verletzt würden, wurde nicht diskutiert.

All diese Überlegungen sind bei der ersten aber auch bei der zweiten Gesetzgebung übergangen worden: Fragen des Menschenbildes und deren Verfassungsmäßigkeit haben im Bundestag leider so gut wie keine Rolle gespielt. Eine Klage vor dem Bundesverfassungsgericht wurde zur Entscheidung nicht angenommen, da jeder einer Organentnahme widersprechen könne und so eine Grundrechtsverletzung nicht zu befürchten sei. Das BVG selbst hat seine Aufgabe, die Prüfung der Grundrechtsfrage des Hirntodkonzeptes, im Unterschied zur damaligen Debatte um die Abtreibung, nicht wahrgenommen. Eine verfassungsrechtliche Analyse muss in sich schlüssig sein, muss auf dem Boden der Verfassung bleiben. Verweise jedweder Art auf die Vertretbarkeit des Hirntodkonzeptes, da sonst die Organentnahme eine Tötung darstelle und daher das Ende der Transplantation bedeute, versuchen die Verfassungsmäßigkeit mit Interessen die außerhalb des Grundgesetzes liegen zu begründen: Es ist ein utilitaristisches und interessengeleitetes, unzulässiges Vorgehen. Damit werden Neu-Definitionen konstruiert, um ethische Grenzen im Dienste eines zu ermöglichenden Ziels zu überwinden. Wenn die Transplantationsmedizin weiter bestehen soll, müsse das Hirntodkonzept akzeptiert werden: Es ist ein Droh- oder Erpressungs-Argument, das mit einer wissenschaftlichen und verfassungsrechtlichen Diskussion nichts zu tun hat. Die Geschichte der rechtswissenschaftliche Auseinandersetzung mit dem Todesbegriff ist, im Unterschied zur Diskussion zum Lebensanfang, eine Geschichte ahnungslos-naiver Rezeption medizinischer Vorgaben; unkritisch wurden als naturwissenschaftlich begründet deklarierte Behauptungen übernommen.

Die Sitzungs-Protokolle zeigen folgende Argumentationsstränge: Was ist der Mensch? Ist der ‚Hirntod' der Tod des Menschen und welche Modalität eignet sich am besten? Es sollte viertens für Rechtssicherheit gesorgt werden: Der potenzielle Spender bedürfe der Klarheit, dass Organe erst nach dem ‚wirklichen Tod' (also dem Hirntod) entnommen werden dürfen. Man erhoffte sich so eine deutliche Steigerung der Spendenbereitschaft; diese trat aber nicht ein, da das Problem im inkonsistenten ‚Hirntod-Konzept' selbst liegt. Rechtssicherheit sollte insbesondere für die Ärzte hergestellt werden, damit diese ohne sich durch Tötung strafbar zu machen Organe entnehmen können; aber auch, damit sie das Tabu, dass Ärzte nicht töten, nicht brechen müssten.

Von vielen Sachverständigen wurde unmissverständlich folgender Inhalt betont: Wenn der Hirntod nicht als den Tod des Menschen im Gesetz verankert werden sollte, würde dies das Ende der Transplantationsmedizin bedeuten, denn kein Arzt würde einem noch Lebenden Organe entnehmen, da dies eine Tötung sei. So Prof. Bauer; Dr. Vilmar, Präsident der Bundesärztekammer; Prof. Gubernatis; Prof. Schreiber; Prof. Angstwurm; Prof. Haverich; Prof. Pichlmayr. Die enge Zustimmungslösung wurde abgelehnt, da sie zu wenig Organe ‚bringen' würde, dann würden viele Patienten sterben. Sie würde auch die Organentnahme bei Säuglingen und Kindern unmöglich machen. So Prof. Neuhaus; Prof. Angstwurm; Prof. Haverich; Dr. Vilmar. Die Abgeordneten wurden damit unter Druck gesetzt.

Die anwesenden Kritiker argumentierten, dass der ‚Hirntod' nicht der Tod des Menschen sei, dass man vom irreversiblen Hirnversagen sprechen müsse, und dass nur die enge Zustimmungslösung vertretbar sei; eine Stellvertretung durch die Angehörigen könne es nicht geben. So Prof. Dörner; Prof. Höfling; Prof. Gallwas; Prof. Geisler; Dr. Bavastro; Prof. Mieth; Dr. Zieger; Prof. Jörns; Prof. Roth.

Der Deutsche Verband für Pflegeberufe hatte in einer Stellungnahme seine Positionen fixiert: Er sprach sich für die enge Zustimmungslösung aus, da nur jeder einzelne für sich eine solch schwere Entscheidung treffen könne. Das Wort ‚Hirntod' sei ein Kunstwort, habe nichts mit dem Tod des Menschen zu tun, seine Einführung 1968 sei eine rein pragmatische gewesen. Eine gesetzliche Festschreibung der Hirntod-Definition sei nicht zu rechtfertigen.

Es wurde von vielen Abgeordneten einfach bestritten, dass es sich in den Fällen Filderklinik und Erlangen um Hirntote gehandelt habe – man hätte sonst das Hirntod Konzept nicht weiter verteidigen können. Die Diskussionen zu den diagnostischen Schritten, die durchgeführt wurden, zeigen leider überdeutlich, dass die meisten Abgeordneten nicht wussten, von was sie reden.

Das Grundgesetz sowie Entscheidungen des Bundesverfassungsgericht wurden nur vereinzelt angeführt, wonach es bei dem Grundrechtsstatus des Menschen alleine auf seine Existenz ankommt. Die schriftliche, enge Zustimmungslösung wurde abgelehnt, da die Hürden dadurch so groß wären und es viel zu wenig Spender gäbe: Sie würde eine intensive Beschäftigung mit dem eigenen Tod voraussetzen, das würden viel zu wenig Menschen tun.

Kein Mensch dürfe zugunsten eines Empfängers frühzeitig für tot erklärt werden, dies würde im Hirntod-Konzept aber nicht geschehen, da es eine wissenschaftliche Erkenntnis sei. Den Hirntod nicht als Tod anzuerkennen würde die Transplantation zum Erliegen bringen, da man den Ärzten Ungeheures zumuten würde (so Seehofer), nämlich einen Sterbenden zu töten. Diese Argumentation ist von vielen Abgeordneten vorgebracht worden. Es handelt sich wieder um die schon bekannte Zirkelargumentation.

Nur Vereinzelte (so Schmidt-Jortzig) formulierten das Problem, dass man weder der Ärztekammer noch der Medizin die Monopolkompetenz zusprechen dürfe, zu entscheiden, wann der Mensch tot sei. Die Frage, wie sicher die Feststellung des Hirnversagens sei, wurde nicht berührt.

In der amtlichen Begründung zum Gesetz liest man, dass der Begriff Leben extensiv auszulegen sei; mit dem irreversiblen Hirnversagen müsse der Arzt den ‚natürlichen Sterbeprozess' nicht weiter aufhalten – also sind es logischerweise lebende Menschen! Man könne in den natürlichen Sterbeprozess verlängernd eingreifen, um Organe zugunsten anderer zu entnehmen. „Durch die zweifelsfreie und sichere Diagnose von irreversiblem Hirnversagen ist nachweisbar eine Schwelle erreicht, von der an der Prozess des Sterbens unumkehrbar geworden ist und der Tod unmittelbar bevorsteht" – aus dieser Formulierung geht hervor, dass der Hirntod nicht der Tod des Menschen ist.

Um aus dem Dilemma herauszukommen, hat der Bundestag mehrere ‚Umgehungs-Tricks' beschlossen: Das irreversible Hirnversagen ist der Zeitpunkt ab dem Organe entnommen werden dürfen; die Bundes-

Ärztekammer hat das Monopol bekommen, den Stand der Erkenntnisse der medizinischen Wissenschaften festzulegen; sie hat das Monopol bekommen, die Richtlinien für die Feststellung des Todes festzulegen, und diese auch zu überprüfen. Da es aufgrund der bis dahin vorliegenden Publikationen der Bundesärztekammer klar war, welche Position diese vertritt, war es lediglich eine scheinbare ‚nicht Festlegung'. Das Wesentlichkeitsprinzip, wonach der Bundestag wesentliche Entscheidungen selber treffen und verantworten muss, wurde eklatant verletzt, Der Bundestag hat sich um die Entscheidung was der Hirntod sei herumgedrückt und ist so seiner Verantwortung nicht nachgekommen. De facto ist laut Gesetz der Ganz-Hirntod der Tod des Menschen. Die Verfassungsdiskussion über das dahinter stehende Menschenbild, obwohl im Kommentar erwähnt, wurde nicht adäquat aufgegriffen. Als Kompromiss zwischen ausreichender Organgewinnung und ‚autonomen' Bürgern wurde die erweiterte Zustimmungslösung beschlossen. Als Grundlage für die Zuteilung der Organe wurden zwei Prinzipien festgelegt: Dringlichkeit und Erfolgsaussicht, die sich zum Teil widersprechen: Die Erfolgsaussicht ist am besten, wenn der ‚Empfänger' so bald wie möglich das ‚neue' Organ bekommt: Je länger man wartet, desto dringlicher wird die Transplantation, die Erfolgsaussicht verschlechtert sich aber. Die sog. ‚Organknappheit' war damals gut bekannt: Es hätte also jedem Abgeordneten klar sein müssen, dass letztlich die Dringlichkeit weit im Vordergrund stehen würde – und so ist es bis heute, weshalb die Erfolge in der BRD etwas schlechter sind als im internationalen Vergleich. Selbst die zunehmende Zahl der Re-Transplantationen wirft Zuteilungsfragen auf: Der entsprechende Patient hatte bereits eine Chance bzw. schon ein Organ bekommen; hat er das gleiche Recht auf ein erneutes Organ wie derjenige, der auf der Warteliste noch nicht zugeteilt wurde, also noch kein Organ bekommen hat? Solchen Fragen muss sich der Bundestag stellen.

Obwohl schon damals die Notwendigkeit einer lückenlosen Dokumentation verbalisiert wurde, ist bis heute weder freiwillig noch per Gesetz ein Register eingerichtet worden. In einem solchen müssen alle Daten eingegeben werden, um Probleme und Erfolge dokumentieren und beobachten zu können: Die Gesundheit der Lebendspender, die Probleme der Empfänger, die Fragen der Medikamente und der Abstoßungen, die Zahl der Retransplantationen, die Lebensqualität, die Überlebensjahre, nur um einige Beispiele zu nennen. ‚Schon' Mitte 2012 beabsichtigte das Gesundheitsministerium die Einrichtung eines Registers, 2013 wurde ein Gutachten in Auftrag gegeben, im gleichen Jahr monierte der Bundestag dessen Einrichtung, im Oktober 2014 versprach der Gesundheitsminister die Einrichtung des Registers ‚voranzutreiben'. 2016 sollte ein Gesetzesentwurf vorgelegt werden ... Es ist kein Zeichen der Verantwortung und des so oft eingeforderten Vertrauens, dass die Transplantationsmedizin bis heute von sich aus kein solches Register eingerichtet hat.

In einer Ausarbeitung des wissenschaftlichen Dienstes des Bundestages von 2012 wird die Rechtsnatur der Richtlinien der Bundesärztekammer angezweifelt: Sind sie Ausfluss einer Beleihung mit hoheitlichen Normsetzungsbefugnissen, eine Rechtsetzung in Form einer normkonkretisierenden Verweisung oder lediglich als antizipiertes Sachverständigengutachten zu sehen? Insgesamt sind von rechtlicher Seite viele Fragen offen und nicht geklärt – wieder ein Versäumnis des Bundestages.

Das System ist in sich höchst unglaubwürdig.

Nach dem Verfassungsrechtler Höfling handelt es sich um ein Musterbeispiel der juristisch-moralischen unverantwortlichen Trickserei...

Das 1997 verabschiedete Gesetz vermochte nicht die Spenderzahlen zu erhöhen; von europäischer Seite kamen Qualitätssicherungsanforderungen dazu; die Niere-Lebendspende von Steinmeier, sowie die Unregelmäßigkeiten, die nach 2012 in vielen Transplantationszentren bekannt wurden, machten einige Änderungen des Gesetzes notwendig.

Schon früh versuchte die DSO einige Dinge im neuen Gesetz zu implementieren. So wurde die Organspende zur ‚Gemeinschaftsaufgabe' deklariert – damit wurde sie zur sozialen Pflicht erhoben. Alle Krankenhäuser mit Intensivstation wurden zu ‚Entnahmekrankenhäusern' umfunktioniert: Sie behandeln nicht mehr nur schwerstkranke Menschen, sondern sind für Organentnahme bzw. -gewinnung verantwortlich. Die DSO forderte das Recht sich in die Krankenhäuser einzumischen, über die Transplantationsbeauftragten, die potenzielle Spender auf den Intensivstationen an den behandelnden Ärzten vorbei aufspüren sollen. Die Zahl der Spender solle durch enge Kooperation zwischen DSO und Krankenhaus erhöht werden: „Nur dann nämlich, wenn man kooperativ vorgeht, kann man erreichen, dass mehr Organe zur Verfügung stehen, mehr Leute zur Organspende bereit sind ... das heißt aber für die DSO auch, dass sie sich sehr intensiv in den Bereich der Intensivtherapie einmischen muss" (Kirste, damals Vorstand der DSO). Die Neutralität der behandelnden Ärzte wird aufgehoben, der Patient hat nicht länger die Sicherheit, dass für ihn alles Notwendige gemacht wird, da ‚DSO-Spione' neben dem Arzt stehen, und an diesem vorbei Meldung an die DSO machen. Das neue Gesetz wird so über strukturell erscheinende Maßnahmen zur reinen Organbeschaffungspolitik.

In allen Bundesdrucksachen wird die Freiwilligkeit betont: „Niemand kann verpflichtet werden, eine Erklärung zur Organ- und Gewebespende abzugeben"; der Grundsatz der „Freiwilligkeit der Organspende" soll beachtet werden; die „Entscheidungsfreiheit des Einzelnen" soll nicht eingeschränkt werden; es wird klargestellt, „dass es jedem Bürger und jeder Bürgerin freigestellt ist, eine Erklärung zur Organ- und Gewebespende abzugeben und dass auch solche individuellen Beweggründe respektiert werden, die dazu führen, sich nicht erklären zu wollen."

Die Freiwilligkeit wird allerdings relativiert: „Die Erklärungslösung bietet gute Voraussetzungen für eine hohe gesellschaftliche Akzeptanz, indem sie einerseits alle Bürgerinnen und Bürger *in die Pflicht nimmt,* sich zur Organspende zu verhalten, andererseits aber dem Selbstbestimmungsrecht der Menschen *hinreichend* Rechnung trägt."

Die Freiheit wird sofort zu Druck umgewandelt, wenn zu lesen ist, dass der Bürger „ausdrücklich aufgefordert" wird, sich zu entscheiden; das Gesetz soll „jeden Menschen in die Lage versetzten", sich mit dem Thema Organspende zu befassen – als ob ein Gesetz nötig wäre, um den mündigen Bürgern die Möglichkeit zu geben, sich mit einem Thema zu beschäftigen.

Die Redebeiträge zeigen die wahre Absicht. So sagte Steinmeier (SPD) zunächst harmlos: „Es geht nicht darum, dass wir alle Menschen zu Organspendern machen wollen, sondern es geht darum, dass wir Menschen auffordern, sich ihre eigene Überlegungen zu machen", „Wir halten die Frage, ob Menschen Organe spenden wollen oder nicht, für zumutbar", um aber dann deutlicher zu werden: „Wir wollen den Menschen etwas mehr auf die Pelle rücken, indem wir fragen und nachfragen". Die Frage, ob der Staat die Bürger so bedrängen dürfe, beantwortete Steinmeier selbst mit Ja: ‚Es gibt kein Recht auf Gleichgültigkeit'. „Es geht um die Verantwortung, für die Menschen, die Hilfe brauchen", so Steinmeiers moralischer Druck.

Nach dem Willen der federführenden Autoren des Gesetzes soll der Druck auf die Bürger erhöht werden. Das Gesetzt, das massiv in das Leben eines jeden Bürgers eingreift, soll ohne vertiefende Diskussionen durchgewinkt werden; kritische Stimmen sollten schweigen, die Patienten, die auf ein Organ warten, hätten mehr verdient als reine Symbolpolitik; der Bundestag habe die Chance verpasst, das wichtige Thema mit Tiefgang und Ernst zu behandeln. (Süddeutsche Zeitung).

Gesundheitsminister Bahr (FDP) beruhigt zunächst: „Die Regelung akzeptiert, wenn Menschen sich zu einem bestimmten Zeitpunkt nicht entscheiden wollen", um dann deutlich zu werden: „Aber es wird nicht locker gelassen", „Unser Ziel ist es, die Anzahl der Organspender zu erhöhen". Von allen Parteisprechern wird die Freiwilligkeit der Entscheidung hervorgehoben, um aber gleich nachzuschieben: „Nachdruck darf sein", „Wir wollen nicht überreden, sondern überzeugen – das aber vielleicht etwas penetranter", „Wir wollen penetranter dafür werben, dass sich Menschen für die Organspende entscheiden" (Spahn, CDU). Es gäbe kein Recht, von einem anderen ein Organ zu bekommen.

„Organspende ist Spende zum Leben" so Montgomery, Präsident der Bundesärztekammer, „Jeder Organspender ist ein Lebensretter", „Organspende ist ein Akt der Nächstenliebe" so Gesundheitsminister Bahr – wer nicht bereit ist zu spenden, stellt sich nicht auf die Seite des Lebens, praktiziert keine Nächstenliebe. Diese Beispiele zeigen erneut den Stil der Vorgehensweise; oder geschmackloser: „Es ist verwerflich, mögliche Organspender nicht zu melden. Wir beerdigen hier Lebenschancen", dies sei unvertretbar, so Klusen.

Es sollen die Bürger mit Nachdruck, aber ohne Druck gefragt werden – wie geht das?

Insgesamt soll also der Bürger behelligt und genötigt werden, möglichst sich zum Spender zu erklären. Es geht um penetrante Werbung, an keinem Punkt geht es um Aufklärung.

In allen Drucksachen des Bundestages wird das Ziel des Gesetztes klar angegeben: „ Ziel des Gesetzes ist es, die Bereitschaft zur Organspende in Deutschland zu fördern", „Ziel ... ist die Förderung der Organspendebereitschaft", es „soll der bestehende Abstand zwischen der hohen Organspendebereitschaft in der Bevölkerung (rund 75 %) und dem tatsächlich dokumentierten Willen zur Organspende (rund 25 %) verringert werden". Entgegen dem erklärten Ziel geht es also nicht darum, dass die Menschen sich mit dem Thema befassen und Ergebnisoffen entscheiden, sondern man will dezidiert die Zahl der Spender erhöhen. „Die Förderung der Organspendebereitschaft soll dazu führen, dass mehr schwerkranke Menschen die Chance auf ein lebensrettendes Organ erhalten". „Mit der Reform des Transplantationsgesetzes soll die Spendenbereitschaft der Deutschen erhöht werden", so der Gesundheitsminister.

Die Bundesregierung sah keinen Anlass die Hirntoddiagnostik in Frage zu stellen. Sowohl Montgomery als auch Angstwurm negierten die Existenz neuer Erkenntnisse: In der ‚*seriösen, vorherrschenden Mehrheitsmeinung*' gebe es ‚*keine nachgewiesenen Änderungen zum Hirntodkonzept*'; das Weißbuch des President's Council habe das Konzept ‚nicht relativiert'. Laut DSO habe das President's Council dieses Konzept sogar bestätigt. Wir haben oben gesehen, dass die Realität sehr viel anders und differenzierter aussieht. Eine Politik der Halbwahrheiten, der Lügen, der Beschwichtigungen und des moralischen Drucks schadet auf Dauer der Transplantationsmedizin.

Dieser Druck soll über verschiedene Wege erzeugt werden: Die Krankenkassen sollen in regelmäßigen Abständen Briefe an die Versicherten verschicken; bei der Ausgabe von Gesundheitskarte, Führerschein oder Personalausweis soll entsprechendes Informationsmaterial ausgegeben werden.

Es soll die Stelle eines qualifizierten Ansprechpartners bei den Krankenkassen in Kooperation von BZgA und DSO eingerichtet werden.

Der „Widerspruch zwischen der Erklärung zur Organ- und Gewebespende und einer Festlegung in einer Patientenverfügung" soll durch

Aufklärung gelöst werden. Gemeint ist folgender Sachverhalt: Die Zahl der Organspender ist in den letzten Jahren zurückgegangen, daran soll die Patientenverfügung schuld sein; wenn ein Mensch formuliert, er lehne lebensverlängernde Maßnahmen ab, so sei eine Organspende ausgeschlossen. Wenn ein Mensch nach der Feststellung des sog. ‚Hirntodes' Organspender wird, so wird er weiterbehandelt, durch Beatmung weiter am Leben gehalten, um die Organe im guten Zustand zu erhalten, bis alle Maßnahmen und Abklärungen stattgefunden haben, die vor der Organentnahme notwendig sind. Hat ein Mensch früher lebenserhaltende Maßnahmen abgelehnt, dürfte er nicht weiterbehandelt werden. Wir haben bereits oben gesehen, dass diese Argumentation logisch dem ‚Hirntod-Konzept' widerspricht.

Wer sich für Organspende ausspricht, lässt eine Gewebespende ebenfalls zu. Zur Organspende kommen die etwa 3 bis 4000 ‚Hirntoten' pro Jahr in Frage, zur Gewebespende (Haut, Knochen, Herzklappen, Hornhaut) eignet sich jeder tatsächlich Verstorbene, das sind etwa 850000 im Jahr. Gewebespende wird dann kommerziell weiterverarbeitet, und rechtlich als Arznei weiter vermarktet. Die Gewebespende hat eine viel größere Relevanz, auch unter ökonomischen Aspekten. Darüber wird gar keine Aufklärung betrieben.

Das zentrale ethische Thema wird im gesamten Gesetzestext nicht erwähnt: Die Frage, ob der ‚Hirntod' der Tod des Menschen ist oder nicht. Diese Frage wird aber weltweit wieder erneut diskutiert: Der Hirntod als Tod des Menschen wird fundiert in Frage gestellt. Diese Frage wurde fallen gelassen, da viele Parlamentarier gegen die Gleichsetzung Hirntod ist gleich tot des Menschen waren und sind. Stattdessen liest man nur folgende Formulierungen: Der „Wille des Verstorbenen", „verstorbene Spender", „bei toten Spendern", „im Todesfall", „postmortale Organ- und Gewebespende". Dies ist bewusste Desinformation, eine Irreführung der Bürger, ist arglistige Täuschung.

Die Entscheidungslösung wird als „Meilenstein" gefeiert – in Wahrheit ist es Augenwischerei, Aktionismus: Sie stellt einen enormen bürokratischen Aufwand dar und erzeugt erhebliche Kosten (etwa 2 Millionen Euro pro Aussendung). Dieser Begriff beschreibt lediglich den vermeintlichen „Informations"-Weg, mit dem die Bürger unter Druck gesetzt werden sollen, statt sie redlich zu informieren. Die Modalitäten der Zustimmung bleiben unverändert: Hat der Betreffende, der nun im Hirnversagen auf Intensiv liegt, früher in eine Organentnahme zugestimmt, gilt er als Spender (enge Zustimmungslösung); liegt keine eigene Zustimmung vor, so müssen die Angehörigen entscheiden; sie sollen den mutmaßlichen Willen des im Hirnversagen liegenden weitergeben (erweiterte Zustimmungslösung), ein Verfahren, das sehr umstritten ist, auch weil die Angehörigen in einer Schocksituation sind, und von den Transplantationsbeauftragten mit Suggestivfragen „bearbeitet“ werden. Insoweit hat sich im neuen Gesetz von 2012 nichts Entscheidendes geändert.

Nach Vorgaben der EU (Richtlinie 2010/53/EU) sind einheitliche Standards für Qualität, Sicherheit, Dokumentation, Charakterisierung des Spenderorgans, System der Rückverfolgbarkeit und Meldung schwerwiegender Zwischenfälle und unerwünschter Reaktionen, sowie Abläufe festgeschrieben worden.

Jedes Entnahmekrankenhaus muss einen Transplantationsbeauftragten haben, wobei nicht definiert wird, welche Qualifikationen dieser haben muss: Sie werden bereits Kommissare, Spione ‚KGB-Agenten‘ oder Schnüffler genannt, oder auch Drückerkolonnen. Sie können und sollen an der Verantwortung des Abteilungsleiters vorbei handeln. Sie sollen das ethische Konflikt-Potenzial, die Aporie der Transplantationsmedizin auf institutioneller und organisatorischen Ebene einfach um- und übergehen. Es wurden keine Angaben gemacht, welche Kosten entstehen und wer diese übernimmt! Bisher werden von Seiten der Kassen etwa 2 Mill. Euro zur Verfügung gestellt, das ermöglicht etwa 20 Oberärzte: Bei über 1100 Krankenhäusern mit Intensivstation ist eine solche Summe unzureichend. Der Streit über die adäquate Finanzierung wird weitergehen. Auch hier ist der Bundestag seiner Verantwortung nicht nachgekommen: Er hat etwas entschieden, sich aber keine Gedanken gemacht über die Folgekosten seiner Entscheidung. Jeder Patient, der als Spender in Frage kommt, muss gemeldet werden: Eine Einzelfall-Entscheidung aufgrund der individuellen Situation des Patienten und seiner Angehörigen ist so nicht mehr möglich. Durch die Meldepflicht können die Transplantationsbeauftragten die Angehörigen in Hinblick auf eine Zustimmung zur Organentnahme besser „beeinflussen“ oder gar umgehen. Die DSO mischt sich in Abteilungsstrukturen und in Krankenhäuser ein. Das Vertrauensverhältnis Arzt-Patient wird ausgehebelt.

Eine positive Seite hat das neue Gesetz: Die Situation der Lebendspender wird verbessert, die bisherigen Unklarheiten sind nun geregelt. Die Kosten einer Lebendspende trägt die Kasse des Empfängers, ebenso den evtl. Gehaltsausfall, sowie Rehabilitationsmaßnahmen; der Versicherungsschutz für später auftretende Gesundheitsschäden nach Lebendspende trägt die gesetzliche Unfallversicherung.

Eine neu eingeführte Regelung wird verschwiegen: die Forschungsklausel. Sie besagt, dass persönliche Daten von Spender und Empfänger nicht anonymisiert weitergegeben werden können, auch ohne Zustimmung des Betroffenen, auch zu kommerziellen Forschungszwecken. Sie ist aus zweierlei Gründen höchst brisant und problematisch. Zum einen können so auch ohne Zustimmung und Wissen des Betroffenen Daten weitergegeben werden, es handelt sich um sensible, persönliche Daten. Der sonst so hoch gehaltene Datenschutz wird ausgehöhlt. Die Begründung ist ethischer ‚Sprengstoff‘: Die Weitergabe soll möglich sein, wenn „das öffentliche Interesse an der Durchführung des Forschungsvorhabens die schützenswerten Interessen der betroffenen Person überwiegt“. Wer bestimmt das Überwiegen des öffentlichen Interesses? Diese Argumentation stellt zweifelsohne eine schiefe Ebene dar: Wenn es einmal etabliert ist, dass öffentliches Interesse über den Schutz des Individuums zu stellen, so ist der Schritt zur Pflicht Organe zu spenden nicht mehr groß – im Namen des öffentlichen und übergeordneten Interesses (angeblicher Organmangel, Nächstenliebe ...) könnte jeder gezwungen werden, Organe zu spenden. Der Weg zur „Sozialpflichtigkeit“ der Organe, also die Pflicht eines jeden Bürgers seine Organe zu spenden, ist argumentativ geöffnet!

Das neue Transplantationsgesetz wird die Spende Bereitschaft nicht entscheidend ändern, da es eine Vergesellschaftung einer höchst persönlichen Entscheidung bedeutet, die an Nötigung grenzt; Zwangsbefragung und Propaganda erzeugen Skepsis und Ablehnung. Die Grundprobleme sind ungelöst, neue Probleme sind in das Gesetz geschrieben worden.

Kapitel 34

Das perfekt organisierte intransparente System

Will man den Sumpf austrocknen, lässt man nicht die Frösche darüber abstimmen
B. Schönlank, 9.2.1894

Von Seiten der Transplantationsmedizin wird immer wieder betont, es handele sich um das transparenteste System in der Medizin, so Nagel bei einer TV Sendung in Köln, oder Hess von der DSO im Spiegel 2014. Die BZgA schildert in einem Flyer ohne Datum, die Maßnahmen, die „das System der Organvergabe noch transparenter als bisher" gestalten. Im Folgenden werde ich analysieren, wie die Strukturen sind, welche Aufgaben wie verteilt sind, welche personelle sowie strukturelle Verflechtungen im System dafür sorgen, dass es sich um einen völlig ‚intransparenten Klüngelzirkel' (Haarhoff) handelt, mit vielfachen Interessenkonflikten.

– Der **Bundestag** hat die Zuteilung der Organe nach Erfolgsaussichten und Dringlichkeit definiert, diese widersprechen sich aber. Der definitionsimmanente Widerspruch verschiebt sich immer mehr in Richtung Dringlichkeit durch die ‚Knappheit der Organe'. Oft sind die entnommenen Organe in ihrer biologischen Qualität ‚minderwertig', ‚marginaler', auch weil immer älteren Menschen Organe entnommen werden, so dass die Erfolgsaussichten schlechter werden. Der Bundestag muss, laut ständiger Rechtsprechung des Bundeverfassungsgerichts, grundlegende Entscheidungen, die in den Grundrechtsbereich eingreifen, selbst treffen. Wenn es heißt, die Zuteilung der Organe habe ‚nach Regeln, die dem Stand der Erkenntnisse der medizinischen Wissenschaften entsprechen' so wird übersehen, dass Medizin als Wissenschaft zunächst einmal eine deskriptive Unternehmung ist, keine normative. Wer definiert den Stand der medizinischen Wissenschaften? Die Zuteilung der knappen Organe ist ethischer, rechtlicher und politischer Natur. Die Medizin liefert Gesichtspunkte dazu, da es aber auch um Leben und Tod geht, also Grundrechtsbereich ist, muss der Bundestag entscheiden. Medizin ist nicht wertneutral, die Zuteilung geschieht nach ethischen Prinzipien. Der Gesetzgeber, der Normatives zu verantworten hat, kann und darf sich nicht damit begnügen, lediglich Zielkonflikte zu benennen, und damit die Verantwortung an andere delegieren.

Die Bundesärztekammer hat nicht nur den Stand der Erkenntnisse der medizinischen Wissenschaften festzulegen, sondern hat auch viele Richtlinien zu erlassen.

Der Bundestag hat nur ‚indirekt' festgelegt, dass das Hirnversagen der Tod des Menschen ist, da die Todesdefinition der Bundesärztekammer delegiert wurde.

Er hat außerdem die strukturellen Aspekte der gesamten Transplantationsmedizin zu verantworten.

Dies sind die drei Ursünden des Transplantationsgesetzes; seiner Verantwortung ist der Bundestag keineswegs nachgekommen. Es ist daher nur ‚scheinheilig' wenn Politiker sich über Missstände empören: die Strukturen, die diese Missstände ermöglichen, haben sie selbst geschaffen!

– Die **Bundesärztekammer** hat das Monopol bekommen, den Stand der Erkenntnisse der medizinischen Wissenschaften zu bestimmen, und demzufolge u.A. die Richtlinien für die Feststellung des irreversiblen Hirnfunktionsausfall (Hirntod) zu formulieren. Sie soll Kontroll- und Überwachungsfunktionen ausüben. Sie ist eine privatrechtliche Organisation, die keinerlei parlamentarischer Kontrolle unterliegt. Sie ist die Standes- und Interessen-Vertretung der Ärzteschaft, sie ist keine wissenschaftliche Organisation, auch wenn ein wissenschaftlicher Beirat eingerichtet wurde. Dadurch fehlt ihr sowohl die Qualifikation als auch die Legitimation den Stand der medizinischen Wissenschaften festzulegen. Da sie Mitglied im Stiftungsrat der DSO ist, die die Aufgabe hat, die Patienten ‚mit lebenswichtigen Organen zu versorgen', ist sie Partei, kann nicht wissenschaftlich Objektivität ausüben.

1994 wurde die **Ständige Kommission Organtransplantation (StäKO)** von der Bundesärztekammer eingerichtet. Bis 2013 waren nicht einmal die Namen der Mitglieder bekannt; erst im März 2013 wurden konkretisierende Regelungen gefasst. Die Aufgaben der StäKO: Ausarbeitung von Empfehlungen zu Grundsätzen und Richtlinien für die Organspende, die Organvermittlung und die Verteilung zu formulieren, diese zu beobachten und zu bewerten, Kriterien zu erarbeiten für die Transplantationszentren, Parlament, Regierung, Gesundheitsverwaltungen, Kostenträger, und andere medizinische Einrichtungen zu beraten, Qualitätssicherung zu fördern sowie Öffentlichkeitsarbeit zu machen. Die Mitglieder werden vom Vorstand berufen, unklar bleibt nach welchen Kriterien. Die Richtlinien werden vom Vorstand beschlossen und im Ärzteblatt veröffentlicht. Neu seit 2013 ist, dass das Bundesgesundheitsministerium zustimmen muss. Wer konkrete Frage zu dieser StäKO stellt, wird allgemein auf die Transparenz im Internet verwiesen. Um die Interessen der Transplantationschirurgie angemessen zu bewahren, werden Transplanteure berufen, so z.B. Prof. Nagel, der auch im Ethikrat Mitglied ist. Die Chefs der DSO und von ET sind Mitglieder bei der StäKO: Diejenigen, die die Regeln später anwenden sollen, entwickeln also diese Regeln selbst. Der Vorsitzende der StäKO ist Vize-Vorsitzender des Stiftungsrates der DSO. Missbrauchist so institutionalisiert. Es gibt gut dokumentierte Fälle, z.B. ein italienischer Junge, der entgegen den Regeln im italienischen Krankenhaus bleiben durfte bis zur Transplantation in Deutschland; eine Dialyse-pflichtige Frau die ihren Mann zur Organentnahme frei gab, nur wenn sie eine Niere von ihm bekommen würde. Die Regeln änderte man in diesen Fällen kurzerhand. Die Fälle sowie die Skandale (Kapitel 27) hat erst die Presse publik gemacht, nicht die Gremien der Bundesärztekammer. Erst 2001 wurden die **Prüfungs-** und die **Überwachungskommissionen** bei der Bundesärztekammer eingerichtet. Die Überwachungskommission wird bei Auffälligkeiten bei der Organspende aktiv, die Prüfkommission bei Auffälligkeiten bei der Organvergabe.

Der Vorsitzende der einen Kommission ist zugleich stellvertretender Vorsitzender der anderen Kommission und vice versa; die Mitglieder der einen Kommission sind in Personalunion Mitglieder der anderen. Vertreter von DSO und ET, deren Arbeit die Kommissionen überwachen sollen, sind seit 2010 Gäste beider Kommissionen, und nehmen auch an den Sitzungen teil. „Das ist so, als lade die Staatsanwaltschaft Beschuldigte ein, an behördeninternen Gesprächen zu gegen sie laufenden Ermittlungen teilzunehmen" (Haarhoff). Auch Mitglieder der StäKO, die die Richtlinien erstellen, gehören der Kommissionen an, die die Einhaltung eben dieser Richtlinien prüfen sollen. Der Geschäftsführer der StäKO ist gleichzeitig Geschäftsführer der Überwachungs- und Prüfkommission!

Einige Beispiele sollen die ‚Transparenz'-Politik der Bundesärztekammer und ihrer Gremien verdeutlichen. Im Jahre 2005 wurde in Düsseldorf eine Organentnahme vorgenommen, obwohl die Kriterien der Bundesärztekammer nicht korrekt erfüllt waren: Der Hirntod lag nicht vor. Erst im November 2012, 7 Jahre später, wurde der Bericht zur Verfügung gestellt, auf Druck der Öffentlichkeit. Die Ärztekammer hatte sich juristische Kompetenzen angemaßt: Der Vorgang wurde nicht an die Staatsanwaltschaft gemeldet, weil bereits verjährt und sich keine Anhaltspunkte ergeben hätten für vorsätzliche Verstöße. Bei dem jüngsten Fall nahe Bremen wurde der Apnoe-Test nicht korrekt durchgeführt. Obwohl die Durchführung als obligat für die Hirntod-Diagnostik von der Bundesärztekammer definiert wird, behauptet diese der Hirntod sei trotzdem ohne Zweifel festgestellt worden (Kapitel 27). Der Bericht darüber wurde sehr spät und in wesentlichen Teilen geschwärzt veröffentlicht. 2011 ging bei der DSO eine erste telefonische Meldung über Unregelmäßigkeiten in Göttingen ein. Die DSO beschloss, den Vorgang nicht an die Staatsanwaltschaft weiterzuleiten, sondern lediglich die Überwachungskommission zu informieren.

2005 wurde bekannt, dass ein norddeutsches Transplantationszentrum Spenderlungen aus Polen importiert hatte, ‚im Rahmen eines Ausbildungsabkommens' und an der vorgeschriebenen Vermittlung von ET vorbei, was ein Verstoß gegen das Transplantationsgesetz ist. Eine notwendige Vereinbarung der Transplantationszentren lag nicht vor. Das betroffene norddeutsche Zentrum fragte nach, ob eine befristete Regelung getroffen werden könne. Die Prüfkommission erklärte sich für nicht befugt und wertete den Vorgang als Verstoß gegen das Transplantationsgesetz, sie ‚informierte' lediglich die Landesärztekammer. Pikant sind die Verquickungen von Personen und Ämtern: Der damalige Direktor des beteiligten Zentrums hatte im Jahr 2000 als Mitglied der StäKO an der Erstellung der Richtlinien mitgearbeitet; in den 90.er Jahren war er Präsident der Deutschen Transplantationsgesellschaft; zum Zeitpunkt der gesetzeswidrigen Aktivitäten war er Vorsitzender des DSO Stiftungsrates. Anschließend stieg er zum Ärztlichen Direktor der dortigen Hochschule auf.

Dieses Verhalten gleicht einer Abschottungs-Paranoia. Verstöße sowie Unregelmäßigkeiten werden verharmlost, verschwiegen oder einfach ad acta gelegt.

- Die **Deutsche Stiftung Organtransplantation (DSO)** wurde 1984 aus dem Kuratorium für Dialyse und Nierentransplantation als private Stiftung gegründet. Mit dem ersten Transplantationsgesetz 1997 hat sie Zuständigkeit für die Vorbereitung und Organisation einschließlich Transport der Organe bekommen. Sie hat damit nicht nur eine Monopolstellung, sondern sie nimmt auch hoheitliche Aufgaben wahr. Seit 2012 hat sie auch die Vorschriften zu erlassen, wie Kliniken mit Spendern verfahren müssen und unter welchen Bedingungen Entnahmen stattfinden dürfen. Öffentliche Auskunft und Rechenschaft muss sie nach dem Stiftungsrecht nur begrenzt geben. Die Umwandlung in eine Körperschaft des öffentlichen Rechts und damit die Unterstellung unter staatliche Kontrolle war politisch nicht gewollt: Die öffentliche Hand hätte direkt die Verantwortung für das Handeln übernommen. Nach diversen Protesten und Unregelmäßigkeiten, die nur teilweise veröffentlicht wurden, auch nach Skandalen, wurden 2013 Änderungen vorgenommen: Vertreter von Bund und Ländern gehören nun dem Stiftungsrat an. Das sollte ein aktionistisches Signal nach außen sein. Nach Angaben des damaligen Vorsitzenden würde sich dadurch nichts ändern, denn Vertreter von Bund und Ländern waren vorher schon dabei, nun aber per Statuts-Änderung – sie haben weder Majorität noch Vetorecht. DSO Verantwortliche sind Mitglieder in der StäKO, in der Prüf- und in der Überwachungs-Kommission, und bei ET. Die meisten Mitglieder in den Überwachungsgremien der DSO sind Tranplantationschirurgen oder Transplantierte. Der frühere langjährige Vorstand der DSO, Kirste, wurde in dieses Amt gewählt, obwohl er eine Crossover-Transplantation durchgeführt hatte – in der Schweiz, weil dies in Deutschland verboten war und ist (Kapitel 27).

Im Bundesfachbeirat der DSO sind Transplantationschirurgen, die Bundesärztekammer, aber auch einige Transplantationsbeauftragte von Kliniken, die von der DSO geschult oder eng mit ihr zusammenarbeiten, vertreten. Der Vorsitzende des Bundesfachbeirates ist Prof. Lippert, Vorsitzender der Überwachungskommission der Bundesärztekammer ...

– Die Vermittlungsstelle **Eurotransplant** in Leiden (ET) ist eine private Stiftung nach holländischem Recht. Sie ist zuständig für die Zuteilung der Organe, für folgende Länder: Belgien, Deutschland, Kroatien, Luxemburg, Niederlanden, Österreich, Slowenien, Ungarn.

Im Zusammenhang mit den Skandalen ist bemerkenswert, dass Falschaussagen oder Datenfälschung gegenüber privaten Stiftungen nicht strafbar sind. Verantwortliche der Bundesärztekammer sind Mitglieder von ET, ebenso wie Vertreter aus der DSO und vice versa.

Im Rahmen von ET wurde ein Programm entwickelt, Nieren von ‚Spendern' die älter als 65 Jahre sind, für Empfänger älter als 65 zuzuteilen. Zum einen aus Gründen der ‚Organknappheit', aber auch aus nachvollziehbaren medizinischen Gründen: Nieren verlieren mit zunehmenden Alter ihre Clearance-Funktion; eine ‚ältere Niere' in einem jüngeren Empfänger implantiert, müsste dann länger als bisher biologisch möglich funktionieren, müsste quasi ein ‚zweites Leben' zeitlich durchstehen. Die Folge wäre sicher eine deutlich höhere Zahl an Retransplantationen. Das Problem ist ein anderes: Das Gesetz besagt, dass eine einheitliche Warteliste geführt werden muss, die älteren Nieren werden aber in einem gesonderten Programm zugeteilt. Die Bundesärztekammer hat lediglich marginale Änderungen der Richtlinien vorgenommen, um dem Gesetz etwas näher zu kommen.

Es gibt weitere Beispiele wie Lebendspende, Dominotransplantationen, cross-over-Transplantationen, Organentnahme nach Herz-Kreislauf-Stillstand, die nicht eindeutig geregelt sind. Der Bundestag hat es versäumt klare Regelungen zu erlassen, die Bundesärztekammer hat diese erlassen. Dem ersten muss man vorwerfen, die gesetzgeberischen Aufgaben nicht ausreichend erledigt zu haben (direkt oder indirekt über ein Institut), der Bundesärztekammer kann man vorwerfen Unklarheiten eigenmächtig zu regeln. Korrekt wäre die Benennung der Unklarheiten, und diese mit Vorschlägen an das Bundesgesundheitsministerium oder/und den Bundestag zur Entscheidung zurückzugeben. Ein vom Bundestag kontrolliertes Institut wäre für solche Fragen, die immer wieder auftreten werden, die richtige Adresse. Dort könnten dann Juristen und *unabhängige* Ärzte, Ethiker, Philosophen die berechtigterweise differierenden Sichtweisen diskutieren und tragfähige Vorschläge sowie Richtlinien formulieren.

Das **Bundes-Gesundheitsministerium** hat es von Anfang an versäumt, in Sachen Transplantation einen eigenen Sachverstand aufzubauen; es hat sich immer auf die Vorgaben der beteiligten Ärzte verlassen. Die neu eingeführte Vorgabe, dass Richtlinien vor Inkrafttreten vom Bundesgesundheitsministerium genehmigt werden müssen, soll eine bessere Überprüfung signalisieren. Aber: Wie soll das Ministerium in der Lage sein zu überprüfen, wenn es keine Expertise aufgebaut hat, wenn es bisher das Monopol der Bundesärztekammer unterstützt hat? Das Ministerium wird nur durchwinken können.

Ein Gerichtsurteil im Januar 2013 hat die Frage der Verfassungsmäßigkeit der Richtlinienkompetenz der Bundesärztekammer aufgeworfen. Selbst dieses Urteil hat kein Umdenken bewirkt, es hat bisher keine Konsequenzen gehabt.

Die Lernfähigkeit des Systems ist durch die strukturelle Gliederung und die Verantwortungs-Delegation erheblich eingeschränkt. Die systembedingte Fragmentierung der Aufgaben führt dazu, dass keiner verantwortlich ist und dass es für den Bürger/Patienten unmöglich ist, über den Klageweg seine Rechte klären zu lassen oder einzufordern. Die Strukturen des Systems schützen sich selbst.

Die Beurteilungsmaßstäbe sowie die Richtlinien seien nicht eindeutig. Obwohl die Bundesärztekammer die Richtlinien erstellt, wurden sie nie in Richtung Eindeutigkeit, Klarheit und Strenge geändert!

Der Herzchirurg Meiser, Leiter des Transplantationszentrums am Klinikum München, ist Präsident von Eurotransplant. Die Mehrheit der deutschen Transplantationszentren hatte ihm nahegelegt, sein Amt bei ET ruhen zu lassen. Die Prüf- und Überwachungskommission der Bundesärztekammer hatte 2015 Verstöße gegen die Richtlinien sowohl der Bundesärztekammer als auch von ET festgestellt, bei der Vergabe von Organen, insbesondere im Zusammenhang mit der Vergabe von Herzen zum Herzzentrum München. Statt Konsequenzen zu ziehen, wurde Meiser von den Verantwortlichen von ET für weitere 3 Jahre im Amt bestätigt. Unabhängig davon, ob die Vorwürfe gegen Meiser sich bestätigen werden oder nicht, solange systembedingt solche Interessenkonflikte bestehen, ist die Transplantationsmedizin weder sicher noch vertrauenswürdig.

Die Probleme der Transplantationsmedizin, von Anfang an bekannt und durch die Skandale öffentlich geworden, sind keineswegs nur personeller Natur, sondern sind strukturelle. Personelle und strukturelle Verflechtungen der Akteure und Institutionen untereinander führen zwangsläufig zu Interessenkollisionen, Mauscheleien und Unregelmäßigkeiten. Es ist das intransparenteste System im Bereich der gesamten Medizin. Ein korruptes System kann sich nicht selber abschaffen, weil Menschen und Einrichtungen selbst als Verursacher und Gewinner in Personalunion Teil des Problems sind; es fehlen das Bewusstsein und der politische Wille, etwas zu ändern.

Wenn Prof. Montgomery, Präsident der Bundesärztekammer formuliert: „Die Transplantationsmedizin in Deutschland war noch nie sicherer als heute", sind das nur täuschende Worte, die nicht glaubwürdig sind. Es liegt ein strukturelles Systemversagen vor!

Kapitel 35

Kritische Zusammenfassung – Tabubrüche – Enormer Rechtfertigungsdruck – Forderungen

Die Transplantationsmedizin steht vor mehreren Grund-Dilemmata, vor unlösbaren Problemen, die sie mit Tabubrüchen zu überbrücken versucht. Mit fragwürdigen Argumentationsmustern täuscht sie sich selber und die Bevölkerung. Es gibt keinen anderen Bereich in der Medizin, der mit so vielen Tabubrüchen, falschen Aussagen, Lügen, Verheißungen, Fiktionen, der mit so starkem moralischem, politischem Druck und Nötigungen bis hin zu Erpressungsargumenten arbeitet wie die Transplantationsmedizin. Ein Medizinbereich, der auf solch tönernen Füßen steht, kann keine Zukunft haben, verdient kein Vertrauen, keine Wertschätzung, keine gesellschaftliche Anerkennung, ist nicht zukunftsfähig – muss abgelehnt werden. Der ständig wiederholte Hinweis, es handele sich um eine „gesamtgesellschaftliche Aufgabe" kann die systembedingten Grundsatzprobleme nicht kaschieren, sondern übt erneut Druck aus. Diesem Rechtfertigungsdruck kann sie nicht gerecht werden.

– Das ärztliche Handeln ist geprägt von einem *Tötungs-* und *Schädigungsverbot*; Ärzte dürfen den Patienten nicht als Mittel für fremde Zwecke ‚gebrauchen', fremdnützige ‚Verwendung' oder Behandlung sind verboten. Diese ethische Haltung gilt seit dem Hippokratischen Eid. Rechtlich stehen Schutzrechte vor Anspruchsrechten. Die strenge Einhaltung dieser Prinzipien ist die unverzichtbare Grundlage für das Vertrauen der Patienten in die Ärzteschaft.

  Der ‚Hirntod' – definiert als der Tod des Menschen – ist ein ‚genialer Trick', um im Sinne einer teleologisch-utilitaristischen Ethik Tötungs- und Schädigungsverbot zu umgehen. Organentnahme bei einem ‚Für -Tot-Erklärten' könne diesen weder töten noch schädigen.

  Die Faszination des Machbaren führt auf dem Boden der teleologisch-utilitaristischen Haltung zu ethischen *Relativierungen*: die Bedürfnisse sowie die Vorteile eines Organ-Empfängers werden höher eingestuft als die fremdnützige Körperverletzung des Lebend-Spenders. Die möglichen Nachteile für den Lebend-Spender werden, entgegen besseren Wissens, als gering und somit hinnehmbar relativiert. Mit dem ‚Hirntod-Konzept' sind diese Prinzipien umgangen und scheinbar außer Kraft gesetzt.

- Die Transplantationsmedizin steht vor einer unlösbaren Aporie zwischen der Schutzbedürftigkeit des Sterbenden, ‚Spender' genannt, und dem Schwerkranken, der auf ein Organ hofft, aber selbst danach ein Schwerkranker bleibt. Es gibt den Wunsch nach einem Organ, um weiterleben zu können – und selbst dieser ist in Hinblick auf die Herkunft der Organe zu hinterfragen. Es kann aber keinen Anspruch oder Recht auf Organe geben, da diese nur auf Kosten der Verdinglichung anderer Menschen zu realisieren sind. Würde und Leben eines Menschen sind unantastbare Güter, die sich einer Abwägungsdiskussion prinzipiell entziehen. Mit der ‚Für-Tot-Erklärung' im Hirntod-Konzept ist der Sterbende aus der Schutzbedürftigkeit vermeintlich herausgenommen, sind alle diese Hürden mit einer dogmatischen Setzung überwunden und beiseite geschoben.

  Es muss gesellschaftlich und ethisch neu und grundlegend geklärt werden, ob man diese Schritte bereit ist weiter zu gehen, ob Würde und Leben relativierbare Güter sind, ob alle diese Tabus weiterhin gebrochen werden dürfen; über die Folgen muss ebenso diskutiert werden und Klarheit hergestellt werden. Erst wenn diese Überschreitungen bewusst akzeptiert werden, wenn deutlich akzeptiert wird, dass Organentnahme Tötung eines Sterbenden ist, erst dann könnte die Organ-Transplantation gesellschaftlich akzeptiert werden – Ärzteschaft und Gesellschaft müssen die Verantwortung dafür übernehmen. Ethisch sowie verfassungsrechtlich ist und bleibt die Tötung eines Sterbenden zugunsten eines anderen eine nicht akzeptable Handlung.

- Die Verdinglichung des Menschen und seiner Teile ist zweckrational begründet. Vom ‚postzivilisatorischen Kannibalismus' spricht Anders: „Da die Welt prinzipiell als Rohstoff gilt, muss auch das Weltstück Mensch als solcher behandelt werden".

- In einem Gebiet der Ungenauigkeiten, des prinzipiellen nicht sicher Wissen-Könnens (Leben-Tod, mögliche Wahrnehmungen im Zustand des Hirnversagens) mit vermeintlichen sicheren Definitionen bzw. Setzungen zu operieren, und das entgegen deutlicher Phänomenologie, ist weder korrektes naturwissenschaftliches noch philosophisches Vorgehen.

- Dass die Fortschritte der Intensivmedizin, insbesondere die Wiederbelebung, den Herz-Kreislauf-Tod unsicher und ‚obsolet' gemacht hätten, ist weder medizinisch noch geschichtlich erwiesen. Es handelt sich um eine zweckgerichtete Behauptung, um daraus die Notwendigkeit einer neuen Todesdefinition zu statuieren. Weder aus der Medizingeschichte noch aus der Entwicklung der Intensivmedizin lässt sich die Notwendigkeit des ‚Hirntod-Konzeptes' herleiten.

- Wenn das ‚Hirntod-Konzept' mit dem Argument begründet wird, man könne so den Abbruch der Beatmung rechtfertigen, so handelt es sich um eine Denkverwirrung, die unlauter und in sich unbegründet ist. Denn die Einführung dieses Konzeptes zielte gerade *nicht* auf den Abbruch, sondern auf die Weiterführung der Beatmung, um ‚Vitalfunktionen' zu erhalten, um ‚lebensfrische Organe' entnehmen zu können.

- Sowohl in den Arbeiten vor Harvard 1968 als überdeutlich auch in der Harvard-Erklärung selbst ist die Notwendigkeit des ‚Hirntod-Konzeptes' ausschließlich aus der Transplantationsmedizin, Organspende soll und darf keine Tötung sein, abgeleitet.

- Was Ende des 19. und Anfang des 20. Jahrhunderts in Europa, zuerst im angelsächsischen Bereich, gedacht wurde und in Deutschland als Ideologie zu einer furchtbaren Realität wurde (ich erinnere nur an die Formulierung ‚lebensunwertes Leben'), findet eine neue biologisch pseudo-begründete Ausprägung im ‚Hirntod-Konzept', in der Formulierung „es sei kein menschenwürdiges Leben" mehr. Der Mensch sei ja nur am Leben, weil seine Vitalfunktionen künstlich-maschinell erhalten werden; das so erhaltene Leben sei kein lebenswertes Leben mehr. Da der so behandelte Mensch sofort sterben würde, wenn man die maschinellen-therapeutischen Maßnahmen abbrechen würde, könne man das noch vorhandene ‚Restleben' in Form von ‚lebensfähigen' Organen zu Gunsten anderer verwenden bzw. einsetzen.

  Diese Argumentation beweist erstens, dass diese Patienten *am Leben* gehalten werden, also nicht tot sind, letztlich die Nicht-Haltbarkeit des ‚Hirntod-Konzeptes'. Zweitens: Auch die fremdnützige Beendigung (durch Organentnahme) von durch externe Maßnahmen erhaltenem Leben ist und bleibt eine Tötung.

- Um dieses ethisch und rechtlich nicht lösbare Dilemma zu umgehen, wurde das Hirntod-Konzept erfunden, um bei Organentnahme nicht zu töten. Es ist naturwissenschaftlich und ethisch unseriös, da es zielorientiert, vom Ergebnis her begründet und nicht aus sich heraus argumentativ hergeleitet ist. Der ‚Hirntod' ist aus den unerwünschten Folgen seiner möglichen Nicht-Akzeptanz begründet: Das ist eine Indienstnahme, eine klare Drohung. Mit Wissenschaft hat so ein Vorgehen nichts zu tun!

- Das Harvard Komitee hat eine Definition des Todes gegeben: eine Definition entzieht sich als solche der wissenschaftlichen Diskussion, hat dogmatischen Charakter, ist axiomatisch, will den Charakter einer grundsätzlichen Aussagen haben, benötigt daher keine Begründung. Eine Definition immunisiert geradezu gegen Diskussionen, ein Dogma verbietet ohne Begründung das Denken. Beide stützen sich auf Autoritäten. So heißt es: Alle Fachgesellschaften seien dafür, selbst der Papst hätte zugestimmt, nur wird dieser falsch zitiert; katholische und evangelische Kirche seien ebenso dafür, zwei Ärzte stellen den Hirntod fest – wer dann an der Richtigkeit noch zweifelt, stellt die Autorität der Ärzte in Frage. Dass zwei Ärzte die Diagnostik durchführen, ist eine Vorgehensfrage, die nichts mit der Richtigkeit der Diagnose zu tun hat. Auch das ist eine Verdrehung: Beide Ärzte können nur aufgrund eines Konzeptes und der entwickelten Tests eine Diagnose stellen. Ist das Konzept falsch, sind in der Folge die Tests inadäquat und somit die Diagnose selbst falsch.

- Mit der Harvard-Erklärung ist der Tod des Menschen zu einer interessengeleiteten Verhandlungssache geworden. Er ist zur utilitaristischen Ansichtssache, zu einer Vereinbarungsangelegenheit gemacht worden. Mit Biologie, Wissenschaft und Phänomenologie hat es nichts mehr zu tun. Der biologische Todesbegriff wurde aufgegeben. Der Tod muss als Endpunkt des biologischen Lebens eine biologische Größe bleiben. Zwischen Leben und Tod gibt es keinen dritten Zustand: tertium non datur.

- Der irreversible Hirnfunktionsausfall ist zunächst die Beschreibung einer Erkrankung. Wie bei anderen Organen auch (Leber, Niere, Lunge, Herz) handelt es sich um den Ausfall der Funktionen, um ein Organversagen. Funktionsverlust und Tod eines Organs, geschweige des ganzen Organismus, sind zwei gänzlich unterschiedliche Zustände. Ein Funktionsverlust kann nicht dem Tod gleichgesetzt werden. Es wäre absurd und willkürlich beispielsweise die Versteifung eines Kniegelenkes (endgültiger Verlust der Funktion) als biologischen Tod des Knies definieren zu wollen.

  Schon die Harvard-Erklärung basierte alleine auf funktionellen Kriterien. Einen Funktionsausfall dem Tod gleichzusetzen ist zum einen ein Denkfehler, zum zweiten eine nicht bewiesene Annahme, damit aber eine leere Behauptung. Es gibt in der Literatur Hinweise darauf, dass manche Funktionstests fallengelassen wurden, da sie die klinisch als sicher geltende ‚Hirntod-Diagnose' in Frage gestellt hätten.

– Die Medizin folgt naturwissenschaftlichen Annahmen und Erkenntnismethodiken. Um etwas festzustellen, um es erkennen zu können, um es wahrzunehmen, muss es vorhanden sein, muss es bestehen, muss es existieren, muss es eingetreten sein. Erst dann kann es durch geeignete Tests und systematisierte Beobachtung wahrgenommen oder festgestellt werden. Anders herum formuliert: Das, was festgestellt wird, kann nicht erst durch den Akt des Feststellens erzeugt werden. Bei der üblichen Diagnosestellung entsteht zunächst zum Zeitpunkt X ein Verdacht, diesem wird mit diversen Untersuchungen nachgegangen; wenn sich der Verdacht zur Gewissheit bestätigen lässt, so gilt die Erkrankung als zum Zeitpunkt X bereits Seiend, auch wenn die Bestätigung einige Zeit später geschieht. „Die Interpretation des körperlichen Zeichens, die am Ende der sequenziellen Synthese den Zustand des Körpers beschreibt, beschreibt den Zustand, der schon bestanden hat, als die ersten Zeichen auftraten“ (Lindemann). Es findet eine rückwirkende Ausdehnung des festgestellten Sachverhaltes statt.

Bei der „Hirntod“ Diagnostik wird aufgrund fehlender und vorhandener Zeichen und Funktionen, die außerhalb der „Hirntod“ Diagnostik als Krankheits- bzw. Lebenszeichen gesehen werden, etwas per Definitionem statuiert, was nicht ist (nämlich der Tod) – und dies noch vom Ergebnis her begründet, nämlich um Organe entnehmen zu können, ohne zu töten. Während die Logik einer Diagnose oder einer wissenschaftlichen Erkenntnis der Logik folgt, etwas Seiendes festzustellen, der „festgestellte Sachverhalt sich also in der Vergangenheit ausweist, trifft dies bei der am Hirntodkriterium orientieren Feststellung nicht zu. In diesem Fall wird den beteiligten ÄrztInnen institutionell zugemutet, den Tod durch ihre Diagnose eintreten zu lassen ... Nur die Feststellung des Todes im Rahmen der Hirntoddiagnostik ... gerät in einen Widerspruch“ mit elementaren naturwissenschaftlichen Erkenntnismethoden. „Den Tod von Toten festzustellen ist etwas anderes, als einen/eine PatientIn durch die Feststellung des Todes zu einem/einer Toten zu machen“ (Lindenmann). Nur im Kontext der „Hirntod“-Diagnostik „muss das Wissen um sonst gültige sichere Lebenszeichen suspendiert werden: bis zu dem Zeitpunkt, als die Hirntoddiagnostik bei diesem/dieser PatientIn eingeleitet wurde, galt es noch, und in den anderen Zimmern, bei den anderen PatientInnen gilt es auch weiterhin“ (ebenda). Das Auftreten der ersten Verdachtszeichen kann daher nicht mit der abgeschlossenen Diagnostik gleichgesetzt werden: der Patient gilt zu dem Zeitpunkt als tot, zu dem die Tests abgeschlossen wurden – eine rückwirkende Ausdehnung wie sonst in der Medizin üblich findet daher nicht statt. Die Feststellung schafft erst das Sein, das Sollen schafft erst das Sein; das, was ich feststelle – den Tod – wird erst durch meine Feststellung erzeugt, hergestellt: Ein solches Vorgehen ist mit naturwissenschaftlicher Erkenntnis nicht vereinbar, es ist naturwissenschaftlich eine Absurdität! Im Hirntod-Konzept bestimmt das Sollen (der Spender *soll* tot sein) das Sein: Es ist eine umgekehrter naturalistischer Fehlschluss.

- Der Todeszeitpunkt hängt im Zusammenhang mit dem „Hirntod" nicht vom Verlauf der Erkrankung, vom Zustand, vom Sterbeprozess des Patienten ab; der Eintritt des Todes hängt von den außerhalb des Patientenkörpers liegenden Bedingungen ab. U.a. von den Gesprächen und Zustimmungen der Angehörigen, vom Vorhandensein oder Fehlen von qualifiziertem Personal, das die Diagnostik durchführen kann und darf, von der Ankunft bzw. Verfügbarkeit dieser Personen, die u.U. von Auswärts kommen müssen, und schließlich von apparativen Möglichkeiten, die notwendig sind, um die Zeitspanne bis zur zweiten Untersuchung zu verkürzen.

- Die Behauptung, der Hirntod sei wissenschaftlich eindeutig als Tod des Menschen erwiesen, offenbart ein merkwürdiges Verständnis von Naturwissenschaftlichkeit und eine eigenartige Blindheit für methodische Fragen und deren Begrenztheit. Die angebliche Wahrheit dieser Gleichsetzung erweist sich als methodisch nichtig. Sie ist bereits das Ergebnis sowohl einer nicht haltbaren Methodik als auch eines längst überholten Menschenbildes aus dem 19. Jh. mit starker Beharrungstendenz.

- „Den Hirntod gibt es überhaupt nicht. Er ist eine Erfindung der Transplantationsmedizin" (Rest). Es ist eine clear fiction (Truog/Robinson), eine klare, offensichtliche Fiktion. Es handelt sich um eine erfundene und ausgedachte Welt, die nur in der Vorstellung, aber nicht in der Realität existiert.

  Mieth formuliert das Problem der Verantwortung sehr deutlich: „Lieber halte ich jemanden für tot als für lebend, wenn ich lebensbeendend in ihn eingreifen soll. Denn dann ist die Definition an allem Schuld, nicht aber ich bin verantwortlich".

- Das Hirnversagen wurde *als Erkrankung* diskutiert und eingeführt als Zeitpunkt ab dem intensivmedizinische Bemühungen eingestellt werden können, weil die Prognose infaust ist.

  Das Hirntod-Kriterium ist durch die Transplantationsmedizin und ihre Bedürfnisse motiviert, hergeleitet und mittels des Arguments ‚Ärzte-töten-nicht' erpresst worden. Die Anforderungen an die Hirntod-Diagnostik müssen erheblich strenger werden, bildgebende Verfahren müssen obligatorisch werden (Wuermeling).

- Die Widerspruchslösung kann u.a. deshalb nicht akzeptiert werden, weil sie eine zwanghafte Sozialpflichtigkeit des Sterbenden impliziert. Kein Staat darf Organentnahmen zulassen, bei Menschen, die nicht ausdrücklich und aufgeklärt zugestimmt haben. Eine Zustimmung durch Angehörige ist nicht vertretbar (Wuermeling).

- In Umfragen äußern sich etwa 70% der befragten Bevölkerung positiv zur Transplantationsmedizin. Aus dieser hohen Akzeptanz leiten einige Autoren sowie Politiker ab, dass die Widerspruchslösung der einzige Weg sei, diesen Umfrage-Willen zu realisieren. Die Kluft zur „qualifizierten Entscheidung" (BzgA: gemeint ist der Organspendeausweis in dem das Ja zur Spende angekreuzt wurde) müsse verringert werden. Eine solche Argumentation ist zynische Arroganz, ignoriert den prinzipiell-gravierenden Unterschied zwischen allgemeiner Aussage und persönlicher Entscheidung. Es ist die unredliche Unterstellung, die allgemeine, vage, kaum informierte Äußerung dem persönlichen Willen gleich zu setzen.

- Der sog. ‚Hirntod' ist definiert als der „nicht behebbare Ausfall der *Gesamt*-funktion des Großhirns, des Kleinhirns und des Hirnstamms". Wir haben gesehen, dass, bedingt durch die Grenzen der einzelnen Tests, diese Voraussetzung nicht diagnostizierbar ist. Es handelt sich bestenfalls um eine unsichere Teil-Hirntod-Diagnose.

- Irreversibilität (Unwiederbringlichkeit) ist eine Prognose, keine Diagnose. Wie alle Prognosen bzw. Vorrausagen birgt sie prinzipielle Unsicherheiten. Es ist zudem kein empirisches Kriterium, da es immer erst nachträglich sicher festgestellt werden kann. Die sichere Irreversibilität wäre dann gegeben, wenn *zum Zeitpunkt* der ‚Hirntod-Diagnose' (nicht erst Stunden oder Tage danach) die Nekrose des gesamten Gehirns feststellbar wäre. Die vorliegenden Untersuchungen konnten diese Bedingung nicht bestätigen!!

- Die Diagnose ist also keineswegs so sicher, wie behauptet wird. Die vielen besprochenen Einschränkungen und Probleme machen sie zu einer sehr unsicheren und in sich fragwürdigen, für den Patienten schädlichen Prozedur. Die zahlreichen bekannten und dokumentierten Fehldiagnosen geben Anlass zu begründetem Zweifel. Die Dunkelziffer ist ohne Zweifel wesentlich höher. Fehldiagnosen in bis zu etwa 30% der Fälle sind inakzeptabel, sind ein Skandal. Ein Vorgehen mit solchen Fehlerquoten muss verboten werden.

– Die behauptete Sicherheit ist eine sich selbst erfüllende Prophezeiung. Wenn der ‚Hirntod' festgestellt wurde, werden entweder Organe explantiert, oder aber die Beatmung eingestellt. In beiden Fällen ist der Patient dann sicher tot. Wenn als Beweis für die Korrektheit der Diagnostik gesagt wird, dass niemand bisher nach der ‚Hirntod-Feststellung' überlebt hätte, so handelt es sich um einen der vielen Zirkelschlüsse, die das ‚Hirntod-Konzept' stützen sollen.

– Die Organentnahme ist phänomenologisch und biologisch die fremdnützige Tötung eines noch Lebenden.

– Die Begründungen für das ‚Hirntod-Konzept', die bezeichnenderweise erst deutlich nach Harvard 1968 formuliert wurden, sind in sich nicht schlüssig. Es handelt sich um Argumentationsstränge, die unter drei Haupttiteln zusammengefasst werden können: das Biologische- oder Koordinationsargument, das Geistigkeitsargument und das ‚Um-nicht-zu-töten-Argument' bzw. die Erpressung. Die Presidents Commission on Bioethics der USA hat 2008 diese oben angeführten und bislang benutzten Begründungen zurückgewiesen.

Das ‚*Koordinationsargument*': Diese Theorie besagt, dass das Gehirn *das* zentrale und wichtigste Koordinationsorgan des Menschen sei, die einzelnen Körperorgane seien demnach quasi ‚ferngesteuert' austauschbare Teile. Daher sei der Mensch tot, wenn dieses zentrale Organ ausfalle, weil sich der Organismus desintegriere. Wir haben bereits gesehen, wie viele Koordinationsfunktionen es im Körper gibt, wie viele Organe und Systeme daran beteiligt sind, wie sie oft mehrfach miteinander reguliert und gegenreguliert sind. Denken wir an die Schwangerschaft, die eine der komplexesten, koordinierten biologischen Leistungen des Organismus darstellt. Es gibt also unzählige Koordinationsorgansysteme im Menschen, die alle für die Aufrechterhaltung des Lebens notwendig sind. Davon zu sprechen, dass nur *eines* das wichtigste sei, ist biologisch unsinnig, entspricht nicht der Phänomenologie.

Der Hirntod als Tod des Menschen sei naturgegeben (Angstwurm, 1996) weil Desintegration eintrete. Dass dem so sei, ist empirisch widerlegt. Es können Tage, Wochen, Monate, sogar Jahre zwischen ‚Hirntod-Feststellung' und körperlicher Desintegration liegen. Die Schwangerschaftsverläufe beweisen geradezu die Unhaltbarkeit dieses Begründungsversuchs.

Dass die Teile nicht einfach austauschbar sind, zeigt die lebenslange Abstoßung, die lebenslang unterdrückt werden muss; Die Persönlichkeitsveränderungen zeigen zudem, dass Organe weit mehr als nur austauschbare Teile sind.

– Das Integrationsargument hat sich als falsch und nicht haltbar erwiesen.

Das ‚*Geistigkeitsargument*': Das typisch Menschliche, das, was den Menschen zum Menschen mache, seien seine wie auch immer definierten intellektiven Fähigkeiten (Bewusstsein, Rationalität usw.) in all seinen Äußerungsformen. Die körperliche Voraussetzung für das Geistige im Menschen sei das Gehirn, es wird alleine an der Großhirnrinde festgemacht. Diese radikal reduktionistischen, mentalistischen Positionen basieren auf einen cartesianischen Dualismus. Der Mensch sei tot, es sei ein ‚pflanzenartiges Vegetieren', ein ‚Menschen-unwertes-Leben' bei Hirnfunktionsausfall. Die Befunde der Hirnforschung belegen aber keineswegs, dass Gehirnfunktion und Geist gleichzusetzen seien: Sie zeigen nur, was im Gehirn bei einer geistigen Aktivität geschieht. Dass der Geist das Produkt von Gehirnaktivitäten sei, ist eine wissenschaftlich nicht bewiesene Behauptung.

Der britische Neurophysiologe und Nobelpreisträger Eccles formuliert: „... daß die wichtigste Realität meines erfahrenden Selbst *nicht* identifiziert werden kann mit Gehirn und Neuronen und Nervenimpulsen. Ich glaube, daß in meiner Existenz ein fundamentales Geheimnis liegt, das jede biologische Erklärung übertrifft."

Ganzheit an einem Teil festmachen zu wollen ist ein Wiederspruch in sich.

Bewusstsein lässt sich empirisch, naturwissenschaftlich nicht beweisen, demnach auch nicht im Bereich der Großhirnrinde lokalisieren.

Ordnet man Bewusstsein der Großhirnrinde zu, so eröffnet sich eine schiefe Ebene: Die logische Konsequenz sind die Teil-Hirntod-Konzepte. Schon das Ausfallen des Großhirns ermöglicht die Todesfeststellung und die Organentnahme. Anencephal Geborene wären demnach bereits tot, ebenso wie Embrionen, Apalliker, Looked-in-Patienten, Demente, sowie Menschen mit diversen Behinderungen: sie alle könnten nach diesem Konzept explantiert werden. Es wurde in der Literatur gefordert, man möge diese Menschen als Organquelle nutzen, denn ihr Dasein habe keine Lebensqualität mehr, hingegen würden andere mehr von ihren Organen Profitieren.

Folgt man diesem Argument, so sind Tiere, Pflanzen, Einzeller, einfache Lebewesen ebenfalls tot, da sie keine Bewusstseinsäußerungen haben. Es wäre dann notwendig, für jedes Lebewesen auf Erden eine je andere Definition des Lebens zu formulieren.

Diese Argumente ignorieren die biologischen Phänomene und verdrängen die Lebenserscheinungen, die wir bisher ausführlich besprochen haben. Letztlich basieren die Argumentationsmuster für das ‚Hirntod-Konzept' auf einer Petitio principii: Die Ganzheit bestehe nur wenn das Organ der Ganzheit, das Gehirn, funktionsfähig sei, also sei das Gehirn das Zentralorgan. „Das ist aber ein Zirkelschluss, der als bewiesen behauptet, was er unbegründet voraussetzt.“ (Lutz)

- *Die Erpressung* oder das *Ärzte-töten-nicht-Argument*: Wie ein Mantra wird diese Aussage wiederholt. Das Hirnversagen müsse als Tod des Menschen definiert werden und bleiben, denn sonst würden Ärzte durch die Organentnahme den sterbenden Patienten töten – und das widerspricht dem ärztlichen Ethos. Diese Argumentationslinie entpuppt sich als rein utilitaristisch, *um* Organe entnehmen *zu* können und ist gleichzeitig eine offen ausgesprochene Drohung: Ist der Hirntod nicht der Tod, so bedeutet das das Ende der Transplantationsmedizin. Eine axiomatische Definition, die ‚unwissenschaftlich‘ auf ‚reiner Zweckmäßigkeit‘ beruht (Würmeling), kann prinzipiell weder die phänomenologische Realität außer Kraft setzen, noch die Tatsache aus der Welt schaffen, dass Organentnahme die Tötung eines Sterbenden ist und bleibt. Im Übrigen stimmt die Behauptung, Ärzte würden nicht töten, nicht: Jeder Schwangerschaftsabbruch ist eine Tötung, die unter bestimmten Umständen straffrei gestellt wird.

- Das Argument Hirn„tote“ könnten noch „Vital“funktionen haben, man könne aus Hirn„toten“ „Lebens“fähige Organe entnehmen, ist eine contradictio in adiecto, in sich nicht haltbar, weil unlogisch, eine sich widersprechende Behauptung. Manipulatorische Begriffsakrobatik kann Probleme nicht lösen.

- Die Bundes-Ärztekammer behauptet immer, der Hirntod sei naturwissenschaftlich-medizinisch der Tod des Menschen. Nun, selbst Herr Angstwurm, ein Befürworter des ‚Hirntod-Konzeptes‘ schreibt: „Der Todesbegriff, das Todesverständnis und das Menschenbild beschäftigen mehr die Geisteswissenschaften als die naturwissenschaftliche Medizin ...“. Man muss fragen, woher die Bundes-Ärztekammer die Begründung und die Legitimation hernimmt, um die implizite Behauptung aufzustellen, sie sei alleine für das Menschenbild und demnach für die naturwissenschaftliche Festlegung des Todesbegriffs zuständig.

- Die ‚Hirntod-Definition‘ ist keineswegs wertneutral. Sie eröffnet eine schiefe Ebene, ‚Teil-Hirntod-Konzepte‘ und Anencephale als ‚Organquelle‘ werden bereits praktiziert oder/und gefordert. Viele andere Zustände sind als ‚Organquelle‘ in der Literatur bereits gefordert worden. Würde man die Begründungen des ‚Hirntod-Konzeptes‘ akzeptieren, so ließen sich spätere ‚Nutzungen‘ nicht mehr argumentativ verhindern. So ist es in vielen Bereichen bereits geschehen. Zuletzt sind Genveränderungen an der Keimbahn von Embryonen-Erbgut in England zugelassen worden.

- Der Tod ist das Ende des Sterbeprozesses, dieser wird zunehmend verdrängt. Das Sterben wird immer mehr medikalisiert: Die meisten Menschen sterben in Krankenhäusern, nicht mehr zu Hause. Aufbahrungen und Verabschiedungen finden kaum noch zu Hause statt. In vielen Krankenhäusern werden Sterbende in ‚Besenkammern' oder in Abstellräume gebracht, um das Sterben nicht sichtbar werden zu lassen: Der Verstorbene wird möglichst unauffällig weggebracht, in Aufbahrungsräume, die, wenn vorhanden, alles andere als freundlich sind. Man kann den Eindruck bekommen, dass Sterben und Tod eine vermeidbare ansteckende Erkrankung seien, die aus der Gesellschaft marginalisiert werden müssen.

  Im „Hirntod-Konzept" ist die Verdrängung des Sterbeprozesses gleichsam perfektioniert: Der Beginn des Sterbeprozesses wird als Tod erklärt; mit dieser Ausgrenzung aus der Gemeinschaft der Lebenden wird der für verstorben Deklarierte als Organquelle nützlich gemacht.

- Das „Hirntod-Konzept" stellt eine Entmündigung der Wahrnehmung (Spaemann) dar. Entgegen der wahrzunehmenden Phänomene wird ein Sterbender aufgrund einer Definition für tot erklärt, um zu Organen zu kommen. Am Hirntod-Konzept festhalten zu wollen zeugt von kognitiver Dissonanz, da man widersprechende Phänomene und Fakten ausblenden, verdrängen und umdeuten muss.

- Es ist auch insofern eine zweifache Entmündigung, da es gleichzeitig ein Verrat an der Professionalität des Arztberufes ist. Diese beruht wesentlich darauf, die Schilderungen des Patienten, seine Beschwerden, sein Befinden zusammen zu bringen mit den feststellbaren Phänomenen: Daraus wird ein Krankheitsbild, eine Diagnose. Wenn der Arzt die Wahrnehmung zugunsten oder aufgrund einer utilitaristischen Definition aufgibt, so entmündigt er sich selbst und übt Verrat an seinem Beruf. Er entzieht durch sein Verhalten sich selber die elementare Grundlage des Vertrauens, das der Patient ihm entgegen bringt. Im „Hirntod-Konzept" werden Phänomene aufgrund einer neuen Definition umgedeutet, einer anderen Zugehörigkeit, nämlich dem Tode, zugeordnet.

- Die Wahrnehmung wurde in der Geschichte der Medizin schon einige Male entmündigt. Ich nenne nur wenige Beispiele: Im 17 Jahrhundert bestritt die cartesianische Wissenschaft, dass Tiere bei Experimenten Schmerzen empfinden würden, obwohl jedermann die Reaktionen dieser Tiere sehen konnte. Im 18. Jahrhundert gab es Stimmen, die Vivisektion frei zu geben: Um sich wenigstens noch ‚nützlich zu machen' sollten zum Tode verurteile Menschen zu experimentellen Zwecken verwendet werden.

Noch im 20. Jahrhundert hatte man bei Neugeborenen Operationen ohne Narkose durchgeführt, weil man zu glauben meinte, dass sie keine Schmerzen empfinden würden, entgegen der unmittelbaren Wahrnehmung von Schmerzschreien. So ist es beim ‚Hirntod-Konzept': Entgegen der Wahrnehmung und Beobachtung der Phänomene werden diese ausgeblendet, es wird so getan ‚als ob' sie zum Tode dazu gehören würden, es werden die Augen gegenüber der Realität verschlossen.

- Weder das Prinzip des Hirntodes noch das des Herztodes sind imstande, die Transplantationsmedizin von ihrem Fundamentaldilemma zu befreien, dass sie lebenswichtige und lebensfähige Organe nur Menschen entnehmen kann, die noch lebendig sind, aber als tot definiert werden (Geisler). Das „Hirntod-Konzept" ist ein massiver Verstoß gegen die menschliche Intuition (ebenda).

- Das Transplantationsgesetz schützt allein die Ärzte vor dem Tötungsverbot. Das Hirntod-Konzept selbst nimmt den Transplanteuren die rechtliche Verantwortung für das Töten. Die moralisch-individuelle Verantwortung kann aber durch kein Gesetz, durch kein Konzept, durch keine Definition genommen werden

- Die Inkonsistenz des ‚Hirntod-Konzeptes' wird durch folgende Fragen deutlich: Könnte man einen beatmeten ‚Hirntoten' mit schlagendem Herzen einer Erd- oder Feuer-Bestattung zuführen? Könnte man einen solchen Menschen sezieren? Organe werden *vor* dem Tod des Menschen entnommen, daher kann die Bereitschaft zur Organspende nicht in einem Testament niedergeschrieben werden, da dieses *nach* dem Tod eröffnet wird.

- Entgegen den Verheißungen werden Empfänger nicht gesund: sie bleiben Hoch-Risiko-Patienten (Kapitel 17).

- Transplantationsmedizin suggeriert, man könne die Endlichkeit des Menschen überwinden. Dies geschieht mittels einer Art Säkularisierung des christlichen Menschenbildes in Verbindung mit dem materialistischen, cartesianischen Maschinenmodell des Menschen, durch eine Verbrämung in Form eines Aktes der christlichen Nächstenliebe.

  Es wird so suggeriert, dass es ein Recht auf Organe gäbe, dass es demnach eine Pflicht wäre, Organe zu spenden. Es ist der einzige Ort im Bereich der High-Tech-Medizin wo Nächstenliebe zitiert wird. Mit dieser Argumentation banalisiert sich die Transplantationsmedizin selbst. „Sie ist geschenktes Leben, an dem ein Mensch wachsen kann, weil er zuvor die Endlichkeit erfahren hat ...“ (Wellendorf). Der Stress und die gesamte Behandlungsprozedur auf dem Boden eines fragmentierten Menschenbildes machen aber eine solche Entwicklung schier unmöglich. In der Transplantationsmedizin fallen High-Tech-Medizin und Psychologie noch weiter auseinander.

- Zum ersten Mal in der Geschichte der Medizin der zivilisierten Welt führen Ärzte den Tod eines Menschen herbei, um ihn zur Therapie eines anderen Menschen zu instrumentalisieren (Geisler). Der eine zieht einen Nutzen aus dem Tod eines anderen. Es ist der einzige Bereich in der Medizin, der direkt abhängig ist vom Tod. Der Sterbende wird zum ‚Heilmittel‘ für einen anderen.

- Jede Gesellschaft hat die Medizin, die sie sich schafft, die sie verdient. Gesellschaft und Medizin müssen das verantworten, was sie ‚geschaffen‘ haben.

- Es ergeben sich zwei Möglichkeiten:

  a) Der Sterbende ist als Toter definiert. Dann ist die Weiterbehandlung Störung der Totenruhe (Art. 168 SGB), oder umgangssprachlich Leichenschändung.

  b) Der Patient ist ein Lebender, wenn auch schwerst krank. Dann ist die Weiterbehandlung ohne Indikation für ihn selbst, weder auf seine Krankheit noch auf seine mögliche Genesung bezogen; die Prognose ist infaust. Die für eine ethische Beurteilung so entscheidende Absicht ist eindeutig auf den fremdnützigen Organerhalt gerichtet, somit ethisch nicht zu rechtfertigen.

  In beiden Fällen handelt es sich um eine fremdnützige Weiterbehandlung, der Patient wird zum Objekt gemacht zugunsten anderer. Das ist eine klare Verletzung seiner Würde nach Art. 1 Grundgesetz, zudem ein ärztlicher Tabubruch.

- Es ist der einzige Bereich in der Medizin, in dem eine Operation den Tod des Patienten planmäßig intendiert. Die vielen Chirurgen-Teams, die jeweils ein Organ entnehmen, sind nicht heilend für den auf dem Operationstisch liegenden Patienten tätig. Der Chirurg beabsichtigt bei einer ‚normalen‘ Operation, Gesundes im Körper zu belassen und nur das Kranke zu entfernen. Bei der Organentnahme bleibt Krankes im Körper, gesunde Organe werden entnommen. Die Behauptung, die

Organentnahme sei eine ganz normale Operation, wie jede andere, ist daher falsch. Sie hat Alibifunktion, soll den Tabubruch verharmlosen.

- Es ist der einzige Bereich in der Medizin, bei dem Werbung statt Aufklärung praktiziert wird; keine Institution greift ein, um diesen Missstand zu korrigieren bzw. zu bestrafen, wie es sonst in der Medizin praktiziert wird.

- Wenn der Patient (der Spender) Schmerzen empfindet, ob bewusst oder unterbewusst – und angesichts der Phänomene bei der Organentnahme spricht deutlich mehr dafür als dagegen – so ist das Vorgehen bei der Organentnahme ohne Narkose als Verbrechen gegen die Menschlichkeit zu deuten. Vergleiche zu den Verhandlungen in Nürnberg bei den Ärzte-Prozessen nach der Nazi-Zeit drängen sich dem wachen Zeitgenossen auf.

- In der Medizin versucht man einen Verantwortlichen für den Patienten zu haben, um einen Ansprechpartner zu haben: So will man z.B. den Hausarzt als Lotsen installieren. Der Chirurg selber muss die Aufklärung durchführen, als derjenige, der später operiert. Die Transplantationsmedizin verhindert systembedingt die Gesamtverantwortung des Einzelnen, Aufklärung findet nicht statt.

- Unabdingbare Voraussetzung für das gesamte Transplantationsgeschehen sind neben den vielen Tabubrüchen die hohe Arbeitsteilung und die Zergliederung. Verantwortung wird nicht von dem einzelnen Handelnden übernommen. Dies bedeutet Entfremdung von sich selbst aber auch von den Folgen des eigenen Handelns. So behandelt einer den Spender, der andere den Empfänger, zwei weitere stellen den „Hirntod" fest, andere von der DSO übernehmen die Koordinierung, die Zuteilung der Organe erfolgt über Eurotransplant in Holland, die Chirurgen kommen und entnehmen die ihnen zugeordneten Organe. Nur so kann man verstehen, dass der entnehmende Chirurg behaupten kann, er habe mit dem Problem „Hirntod" nichts zu tun, denn er würde nur in Erscheinung treten, wenn der „Hirntod" zweifelsfrei festgestellt worden sei; ähnlich äußern sich die Implanteure ... usw. ...

  Eine solche perfekte Fragmentierung, diese Entpersonalisierung, fast schon eine Ritualisierung, bedeuten eine Zerlegung der Arbeitsgänge bis zur Unkenntlichkeit der Verantwortung. Nach Weber bedeutet dies eine Erledigung ohne Ansehen der Person, sie wird „umso vollkommener, je mehr sie sich entmenschlicht". Anders schreibt: „Sobald wir dazu angestellt werden, einen der zahllosen Einzeleingriffe ... durchzuführen, dann verlieren wir nicht nur das Interesse am Mechanismus als Ganzem ..., vielmehr sind wir dann auch der Fähigkeit beraubt, uns darüber ein Bild zu machen". Der extrem hohe und perfektionierte Grad der Arbeitsteilung im Transplantationsgeschehen sei zwingende sozialpsychologische Voraussetzung, um die vielen Tabuüberschreitungen zu verdrängen und damit akzeptierbar zu machen (Bergmann).

- Das Kannibalismustabu wird empfindlich berührt (Bergmann). Es handelt sich um eines der stärksten Tabus in jeder Kultur. Anthropophagie – die Einverleibung des Fleisches eines anderen Menschen – gilt als das Böse schlechthin, grenzt den anderen als den „Barbaren" ab. „Ausgerechnet die Hightech-Medizin hat eine Heilmethode entwickelt, die anthropophagische Vorstellungen bei ihren Patienten wachruft" (Bergmann). Ihre Behandlung beruht tatsächlich auf der Einverleibung von Organen anderer; der Rechtfertigungszwang ist damit enorm hoch. Mit Hilfe pseudoreligiöser Argumentationen versucht sie diesen Tabubruch aus dem Bewusstsein zu verdrängen. Der Mensch nimmt Kraft für ein neues Leben dank des neuen Organs: „Er isst sie nicht selber auf, der moderne Mensch macht die Augen zu und lässt einverleiben" (Greinert); s. auch Kapitel 17).

Kapitel 36

Ausblick

Der Begriff ‚Hirntod‘ ist eine Erfindung der Transplantationsmedizin, es ist eine unwissenschaftliche Rhetorik, logisch und physiologisch inkohärent, ist eine konzeptionelle Manipulation zu rein utilitaristischen Zwecken (Shewmon). Laut Pendl ist das ‚Hirntod-Konzept‘ von der Organtransplantation „erzwungen“.

Nach allen geschilderten Phänomenen ist die Organtransplantation kein zukunftsweisender Bereich der Medizin: Sie ist ein Irrweg des Zeitgeistes, muss daher abgelehnt werden.

Wenn man Organentnahmen von Menschen im Hirnversagen sowie Transplantationen dennoch zulassen will, so muss das nach all den geschilderten Phänomenen nur nach geltendem Recht geschehen: Die Maßstäbe, die in der Medizin tag täglich bei der Aufklärung des Patienten angelegt werden, müssen uneingeschränkt auch für die Transplantationsmedizin gelten. Da es um fremdnützige Handlungen geht, muss die individuelle Aufklärung sehr strenge Kriterien erfüllen.

Lebendspenden sind aus ethischen Gründen abzulehnen. Es handelt sich um eine fremdnützige Körperverletzung, die aktuell und möglicherweise später dem Spender Schaden zufügt: Eine solche Handlung ist ärztlich nicht vertretbar. Mit dem Prinzip: primum non nocere ist die Lebendspende nicht vereinbar.

Folgende strukturelle und individuelle Schritte sind unerlässlich und notwendig.

1. Der Bundestag muss selber oder über ein von ihm kontrolliertes Institut seine hoheitliche Verantwortung übernehmen, und die Frage Hirnversagen, Zuteilung sowie Strukturen festlegen und verantworten. Diese Aufgaben an private Institutionen abzugeben, ist nicht möglich.

2. Wer Teil des Systems ist, kann weder kontrollieren noch aufklären. DSO, Bundesärztekammer, Krankenkassen, Deutsche Transplantationsgesellschaft und Bundeszentrale für gesundheitliche Aufklärung müssen entflochten und von nicht beteiligten Stellen kontrolliert werden.

   Auch wenn es im Gesetz so formuliert ist, muss die Ärztekammer von sich aus aus der DSO austreten, um Interessenkonflikte zu vermeiden. Sie darf keine Richtlinien erlassen. Sie kann Aspekte zum Stand der Erkenntnisse der medizinischen Wissenschaft schildern, mit Diskussion des Pro und Contra der verschiedenen Aspekte, die dann in die Entscheidungen des unabhängigen Instituts mit-einfließen. Das Monopol dazu muss sie abgeben. Normativ-rechtliche Konsequenzen müssen anderen überlassen werden, dem Bundestag zurückgegeben werden.

Dies wäre eine Tat von hohem ethischem und moralischem Wert, die ihre Unabhängigkeit zeigen würde und ihre Glaubwürdigkeit wieder herstellen könnte.

3. Es muss ein Facharzt für Transplantationschirurgie als Zusatzqualifikation zum Facharzt für allgemeine Chirurgie mit verbindlichem Curriculum eingeführt werden, getrennt nach Bauchorganen (Leber, Niere, Pankreas, Darm) und Brustorganen (Herz und Lunge).

4. Das Aufstellen von Richtlinien muss eine unabhängige Einrichtung übernehmen, analog z.B. zum Robert Koch oder Paul-Ehrlich Institut. Bei den Richtlinien zur Diagnostik des Hirnversagens müssen die Tests u.a. nach Aussagefähigkeit, Sicherheit, Zuverlässigkeit kritisch analysiert werden; es kann und darf nur die maximal mögliche Sicherheit Maßstab sein. Es darf nicht zugelassen werden, dass Testverfahren nicht zwingend vorgeschrieben werden, nur damit auch in kleineren Häusern der „Hirntod“ rein klinisch festgestellt werden kann, um mehr Organe zu bekommen (Kapitel 13). Die Richtlinien müssen vor Inkrafttreten vom Bundestag und vom Gesundheitsministerium genehmigt werden.

   Transplantationschirurgen, Mitglieder der Bundesärztekammer, der DSO, von ET, der Krankenkassen, der Krankenhausgesellschaft dürfen weder Mitglieder noch Gäste eines solchen Instituts sein, können aber bei Anhörungen geladen werden. Auch kritisch eingestellte Ärzte, Juristen, Philosophen, Ethiker müssen Mitglieder sein.

   Da der Stand der medizinischen Wissenschaften sich ständig ändert, ist es selbstverständlich, dass bei der Formulierung von Richtlinien im Rahmen des kritischen Literaturstudiums dieser berücksichtigt wird. Eingaben von Fachgesellschaften und Einzelpersonen müssen Berücksichtigung finden.

   Das umfassende Transplantationsregister könnte bei diesem Institut angesiedelt werden. Alle Daten zu Spende nach Hirnversagen, zu Lebendspende (sie müssen jährlich untersucht werden), Empfänger, Überlebensraten, Komplikationen, Sterblichkeit, Abstoßung, Retransplantationen, Lebensqualität müssen jährlich dem Institut gemeldet werden (auch retrospektiv seit 1997): Diese Daten müssen jährlich aufgearbeitet und veröffentlicht werden. Wenn das von der Bundesregierung vorgesehene Register nur die Datensammlung auf freiwilliger Basis und anonymisiert, aber keine Datensammlung der alten Fälle vorsieht, so ist das Register nur Augenwischerei; vielleicht in 10 Jahren wird man daraus Schlüsse ziehen können. Ein so amputiertes Register kann seine Aufgabe nicht erfüllen! Alle bisher von den einzelnen Transplantationszentren gesammelten Daten müssen dort einfließen, ebenso alle Daten der Spender, der DSO und von ET, nicht anonymisiert, damit verfolgbar ist, wer welches Organ bekommen hat. Wie will man Daten über sog. ‚Hirntod-Spender' sammeln, wenn man diese nach ihrer Zustimmung nicht mehr fragen kann? Politischer, inhaltsleerer Aktionismus ist sinnlos. Wenn man bedenkt, dass es von Beginn an eine Aufgabe der Zentren, von DSO, ET, sowie der Bundes-Ärztekammer gewesen wäre, so sind die Versäumnisse offenbar: Scheinheilig ist es, wenn die Transplantationsmediziner sagen, sie hätten seit langem ein solches Register gefordert – warum haben sie nicht gehandelt?

5. Die Überprüfung sowie das Einhalten der Richtlinien muss einer wiederum anderen Einrichtung übertragen werden, beispielsweise einer extra dafür eingerichteten Staatsanwaltschaft. Einrichtungen, die im Transplantationssystem aktiv sind, dürfen sich nicht gegenseitig kontrollieren.

Dorthin müssen die Protokolle der Gespräche mit den Angehörigen geschickt werden, wenn man bei der erweiterten Zustimmungslösung bleiben will. Entnahmekrankenhäuser und Transplantationszentren müssen jährliche Berichte an diese Staatsanwaltschaft senden. Sie kann, außer den regelmäßigen Überprüfungen, unangemeldete Kontrollen durchführen. Sie muss BZgA, Kassen, DSO, Bundesärztekammer und andere Einrichtungen überprüfen, ob sie die Aufklärungs-Kriterien des Gesetzes und der Medizin einhalten. Bei Verstößen muss sie Anzeige erstatten. Jedes ‚Hirntod-Protokoll' muss von dieser Einrichtung geprüft werden: Erst nach ihrem Placet kann eine Organentnahme durchgeführt werden.

Die umgewandelten DSO und ET werden selbstverständlich auch überprüft.

Die Lebendspende, die in manchen Zentren bereits häufiger durchgeführt wird als die sog. ‚postmortale Spende', muss ebenfalls überprüft werden.

Diese Staatsanwaltschaft kann und soll Rügen, Mahnungen, Verbote aussprechen können, oder Anzeige erstatten, wenn die Richtlinien nicht eingehalten werden, oder wenn Druck auf Angehörige ausgeübt wird.

6. Die irreführende Propaganda der DSO, der Kassen, der BzgA, der Bundesärztekammer sowie anderer Einrichtungen muss beendet werden. Sie grenzt an arglistige Täuschung, ein Strafbestandteil nach § 123 BGB. Es können durchaus schriftliche Unterlagen erarbeitet werden, die aber die Kriterien einer seriösen Aufklärung erfüllen müssen. Bei der Ausarbeitung solcher Unterlagen müssen auch Kritiker des „Hirntod-Konzeptes“ gleichberechtigt mitarbeiten. Diese müssen mit dem unabhängigen Institut abgesprochen werden.

7. Die Aufgaben von DSO und ET müssen von unabhängigen Instituten, die unter der Verantwortung der Politik stehen, übernommen werden. Alternativ könnten DSO und ET in Anstalten des öffentlichen Rechts überführt werden.

8. Das Gerede vom Organmangel muss eingestellt werden, da es nicht stimmt, eine Erfindung der Transplantationsmedizin ist, und nur deshalb immer wieder verwendet wird, um moralischen Druck auszuüben.

9. Die Kommissionen, die die Freiwilligkeit der Lebendspende überprüfen, müssen einheitliche, sehr strenge Beurteilungsmaßstäbe entwickeln, wenn man Lebendspenden zulassen will. Die erstellten Gutachten müssen verbindlich sein.

10. Mitglieder der einen Kommission dürfen nicht in anderen Kommissionen aktiv sein, Transplantationschirurgen oder Koordinatoren dürfen in all diesen Gremien nicht aktiv sein, um Interessenkonflikte strukturell zu vermeiden. Mitglieder in diesen Gremien dürfen selbstredend auch nicht im Ethikrat sein.

11. Die Regelungen des beschleunigten Verfahrens, der Non-Residents, die Handhabung der Lebendspende sind als Ausnahmen eingeführt worden; sie müssen manipulationssicher gemacht werden oder abgeschafft werden.

12. Da die Kriterien Dringlichkeit und Erfolgsaussicht sich zum Teil widersprechen, muss der Bundestag in Zusammenarbeit mit dem unabhängigen Institut klare Regeln für die Aufnahme auf die Warteliste erarbeiten. Das Mehr-Augen-Prinzip muss für jede Aufnahme auf die Warteliste eingeführt werden; mindestens ein Mitglied dieser Kommission muss ein Arzt sein, der mit der Transplantation nichts zu tun hat.

13. Eine deutliche Verringerung der Transplantationszentren (bisher 47 auf vielleicht die Hälfte?) würde viel Konkurrenzdruck aus dem System nehmen. Transplantationsmedizin muss nicht flächendeckend organisiert sein, da sie keine Grundversorgung darstellt. Der Druck der Mindestmengen (z.Z. bei der Leber 10 pro Jahr) würde verschwinden. Denkbar wären ein bis zwei Zentren je größeres Bundesland, kleinere müssten mit benachbarten Größeren zusammenarbeiten.

Die individuelle Aufklärung muss wie folgt strukturiert sein:

- Im Kommentar zum dritten Gesetz zur Änderung des Betreuungsrechts vom 29.7.2009 (Patientenverfügung) lesen wir: „Als Einwilligungsfähig ist der Betroffene anzusehen, wenn er Art, Bedeutung, Tragweite und auch die Risiken der Maßnahme zu erfassen und seinen Willen hiernach zu bestimmen vermag".

- Die Aufklärung hat die Kriterien des Transplantationsgesetzes zu erfüllen: dort wird immer nur von Aufklärung gesprochen, kein einziges Mal von Werbe-Aktionen oder -Kampagnen. *Die Aufklärung hat die gesamte Tragweite der Entscheidung zu umfassen und muss ergebnisoffen sein.*

- Sie hat die Bedingungen der Berufsordnung der Ärzte zu respektieren: die Aufklärung hat dem Patienten Wesen, Bedeutung und Tragweite der Behandlung einschließlich möglicher Behandlungsalternativen und damit verbundener Risiken in verständlicher und angemessener Weise zu verdeutlichen. Je weniger eine Maßnahme medizinisch geboten, umso ausführlicher und eindrücklicher muss aufgeklärt werden. Je fragwürdiger eine Maßnahme ist – und bei Organentnahme nach irreversiblen Hirnfunktionsausfall oder bei Lebendspende fehlt die Patientenbezogene Indikation komplett – desto strenger müssen die angelegten Maßstäbe sein. Eine Aufklärung hat „schonungslos" zu erfolgen, damit der Patient die notwendigen Informationen bekommt, um frei entscheiden zu können (Landgericht München 31.7.13).

- Laut einem Urteil des Europäischen Gerichts für Menschenrechte (Januar 2015, AZ 61243/08) muss die Information so gestaltet werden, dass der Spender vor Willkür geschützt wird, dass sein Recht auf Zustimmung oder Ablehnung gesichert wird; unzureichende Informationen würden einer entwürdigenden Behandlung entsprechen, und verletzen somit seine Menschenrechte.

- Sie muss ebenso dem PatientenRechteGesetz vom 26.2.2013 Rechnung tragen. Dort heißt es in § 630a: Der Patient müsse aufgeklärt werden

„über sämtliche für die Einwilligung wesentliche Umstände. Dazu gehören insbesondere Art, Umfang, zu erwartende Folgen und Risiken der Maßnahme sowie ihre Notwendigkeit, Dringlichkeit, Eignung und Erfolgsaussichten in Hinblick auf die Diagnose oder die Therapie". Da die Organentnahme eine fremdnützige Handlung ist, muss die Aufklärung besonders umfassend und sorgfältig sein. So muss dem Bürger bzw. potenziellen Spender deutlich erklärt werden, dass er als Spender im irreversiblen Hirnfunktionsausfall nicht tot ist, auch dass dieses Konzept weltweit sehr umstritten ist; dass man nicht sagen kann, ob und was er evtl. wahrnimmt und spürt; dass die Phänomene dafür sprechen, dass er sehr viel wahrnimmt.

- Die Aufklärung muss durch eine Person erfolgen, „die über die zur Durchführung der Maßnahme notwendige Ausbildung verfügt"; man nennt das ‚Facharztstandard'. „Ergänzend", so wörtlich, könne man auf Unterlagen Bezug nehmen, die der Patient in Textform erhält. Demnach sind die Unterlagen die heute verteilt werden (DSO, BZgA, Kassen) absolut nicht ausreichend.

1. Jeder einzelne Bürger, also der vielleicht spätere Spender, muss umfassend, mündlich und persönlich über den ‚Hirntod' informiert und aufgeklärt werden, von einem Arzt, der über die Ausbildung verfügt, den irreversiblen Hirnfunktionsausfall zu diagnostizieren. Diese Aufklärung muss per Unterschrift dokumentiert sein.

2. Jeder Bürger, wenn er Organspender werden will, muss, nach umfassender Aufklärung, seine Einwilligung schriftlich geben, dass er in die Diagnostik des irreversiblen Hirnfunktionsausfall einwilligt, da diese eine invasive Maßnahme ist, die erhebliche Risiken mit sich bringt und alleine fremdnützig erfolgt.

3. Jeder Bürger muss schriftlich einwilligen, nach der Diagnostik des irreversiblen Hirnfunktionsausfalls fremdnützig weiterbehandelt zu werden.

4. Der Bürger muss, nach umfassender Aufklärung, in die Organentnahme schriftlich einwilligen. Diese Aufklärung darf nur durch denjenigen Chirurgen erfolgen, der auch über die Befähigung verfügt, Organe zu entnehmen. All diese Schritte müssen in einem ‚Spenderausweis' klar und deutlich vermerkt und per Unterschrift bestätigt werden.

5. Niemand darf genötigt oder gar gezwungen werden einen Spendeausweis auszufüllen. Ein Ausweis ist aber nur dann gültig, wenn alle bisher genannten Punkte erfüllt sind.

   Alle diese Aufklärungspunkte gelten selbstredend auch für die Gewebespende.

6. Die Organentnahme muss in einer lege artis durchgeführten Vollnarkose erfolgen.

   Es ist eine Regelung im Sinne einer strengen Zustimmungslösung: Nur diese ist mit dem Bild des mündigen und aufgeklärten Bürgers vereinbar. Angehörige müssen darüber hinaus ein Widerspruchsrecht bekommen. Zur Verdeutlichung: Kein Mensch würde akzeptieren, dass Angehörige ein Testament an Stelle des Verstorbenen nach seinem mutmaßlichen Willen verfassen – eine juristisch absurde Vorstellung. Die erweiterte Zustimmungslösung, die in der BRD gilt, entspricht einer solchen ‚Testament-Schreibung'.

   Die Organentnahme könnte dann juristisch als straffrei gestellt werden.

   Die Ärzteschaft sowie die Befürworter des „Hirntod-Konzeptes" empören sich über eine solche Regelung, da sie die Anerkennung beinhaltet, dass die Organentnahme die Tötung eines Sterbenden darstellt. Diese juristische Figur existiert aber bereits bei der Abtreibung: Es besteht kein Zweifel, dass Abtreibung die Tötung eines Embryo darstellt; wenn die vorgeschriebenen Bedingungen erfüllt sind (Beratung), so ist die Abtreibung straffrei gestellt. Insofern wäre die Tötung durch Organentnahme kein juristischer Tabubruch.

   Wie bei der Abtreibung muss selbstverständlich die Gewissensfreiheit der Beteiligten respektiert werden, ohne dass sie Mobbing oder Schwierigkeiten am Arbeitsplatz befürchten müssen.

   Wer sich nach reiflicher Überlegung, in Kenntnis der geschilderten Phänomene, für eine Organspende entscheidet, möge den Spendeausweis von der BZgA verwenden. (Abb. 20) Wer sich hingegen gegen eine Organspende entscheidet, möge besser den Ausweis von KAO verwenden, der sich deutlich vom BZgA Ausweis abhebt, damit keine Verwechselungen auftreten. Im KAO Ausweis ist auch klar die Ablehnung der ‚Hirntod'-Diagnostik formuliert, in mehreren Sprachen. Ich selber führe einen Ablehnungsausweis von KAO bei mir. (Abb. 21)

   Empfehlenswert ist das zusätzliche Ausfüllen einer Vorsorgevollmacht, mit der klaren Ablehnung der ‚Hirntod'-Diagnostik.

Anhang

Gehirntod und menschliche Organbank: zur pragmatischen Umdefinierung des Todes.

Hans Jonas, 1969

Das Folgende ist eine Streitschrift ... und allem Anschein nach eine in verlorener Sache ...

Die Empfehlung der Harvard-Kommission, „irreversibles Koma als neue Definition des Todes“ anzuerkennen, fordert zum Widerspruch heraus ... Solange es sich nur darum handelt, wann es erlaubt sein soll, die künstliche Verlängerung gewisser Funktionen ... welche traditionell als Lebenszeichen gelten, einzustellen – und das ist das *eine* der beiden erklärten Anliegen, denen die Kommission dienen wollte – sehe ich nichts ominöses im Begriff des ‚Gehirntodes‘. In der Tat, es bedarf keiner neuen Definition des Todes, um in diesem Punkt dasselbe praktische Ergebnis wie dieses zu legitimieren ... Aber ein beunruhigend entgegengesetzter Zweck verbindet sich mit diesem in der Suche nach einer neuen Definition des Todes – d.h. in dem Ziel, den Zeitpunkt der Todeserklärung *vor*zuverlegen: die Erlaubnis nicht nur, die Lungenmaschine abzustellen, sondern nach Wahl auch umgekehrt sie (und andere ‚Lebenshilfen‘) weiter anzuwenden und so den Körper in einem Zustand zu erhalten, der nach älterer Definition ‚Leben‘ gewesen wäre (nach der neuen aber nur dessen Vortäuschung ist) – damit man an seine Organe und Gewebe unter den Idealbedingungen herankann, die früher den Tatbestand der ‚Vivisektion‘ gebildet hätten. Dies nun, ob für Forschungs- oder Transplantationszwecke getan, scheint mir über das hinauszugehen, was eine Definition ... rechtfertigen kann ... Für das Zweite (gemeint ist die Organentnahme, P.B.) müssen wir die Grenzlinie mit absoluter Sicherheit kennen; und eine weniger als Maximale Todesdefinition zu benutzen, um an einem *möglicherweise* vorletzten Zustand zu begehen, was nur der letzte erlauben würde, heißt sich ein Wissen anmaßen, das wir ... nicht haben können. Da wir die genaue Grenzlinie zwischen Leben und Tod nicht kennen, genügt nichts Geringeres als die maximale ‚Definition‘ (besser: Merkmalsbestimmung) des Todes – Hirntod plus Herztod plus jeder sonstigen Indikation, die von Belang sein mag -, bevor endgültige Gewalt stattfinden darf ... Wer kann wissen, wenn jetzt das Seziermesser zu schneiden beginnt, ob nicht ein Schock, ein letztes Trauma einem nichtzerebralen, diffus ausgebreiteten Empfinden zugefügt wird, das noch leidensfähig ist ...? Kein Dekret der Definition kann diese Frage entscheiden ...

Der Patient muss unbedingt sicher sein, dass sein Arzt nicht sein Henker wird und keine Definition ihn ermächtigt, es je zu werden. Sein Recht zu dieser Sicherheit ist unbedingt; und ebenso unbedingt ist sein Recht auf seinen eigenen Leib mit all seinen Organen. Unbedingte Achtung dieses Rechtes verletzt keines anderen Recht. Denn niemand hat das Recht auf eines anderen Leib. – Und noch in einem anderen, religiösen Geist zu sprechen: Das Verscheiden eines Menschen sollte von Pietät umhegt und von Ausbeutung geschützt sein.

Gegen den Strom, 1974

Der Bericht (der Harvard Bericht) lässt keinen Zweifel über die praktischen (d.h. zweckhaften) Gründe dafür, warum eine neue Definition benötigt wird ... Aber der andere Grund – Freiheit für Organbenutzung – hat mögliche Implikationen, die nicht gleicherweise durch den Primärgrund gedeckt sind, welcher der Patient selbst ist ... Meine ursprüngliche Einwendung gegen den Harvard-Bericht hat Widerspruch von medizinischer Seite gefunden, und zwar genau in Verbindung mit dem zweiten ‚Grund', dem Transplantationsinteresse ... Darf ich das als Bekräftigung meines anfänglichen Verdachtes ansehen, dass eben dieses *Interesse,* trotz seiner recht gedämpften Stimme im Kommissionsbericht, eine Haupt-Triebfeder bei der definitorischen Bemühung war und ist? Grund zu diesem Verdacht gab schon Dr. Henry K. Beecher, wenn er anderwärts versicherte, die Gesellschaft könne es sich schlecht leisten, die Gewebe und Organe unheilbar bewusstloser Patienten ‚wegzuwerfen' (discard), da diese dringend für Studium und Versuche benötigt würden, um andere, sonst hoffnungslos Kranke damit retten zu können. Jedenfalls ließ die Richtung und Leidenschaft der nun sich entspinnendeb Debatte seitens meiner kundigen Herausforderer ... keinen Zweifel daran, *wo* das Interesse des Chirurgen an der Definition liegt. Ich behaupte nun: So rein dies Interesse , nämlich anderes Leben zu retten, *an sich* ist, so beeinträchtigt doch sein Mitsprechenlassen den *theoretischen* Versuch einer Definition des Todes; und die Harvard-Kommission hätte sich nie erlauben dürfen, die Reinheit ihres wissenschaftlichen Befundes durch den Köder dieses externen ... Gewissens zu kontaminieren.

Ich hatte drei Vorwürfe im Hinblick auf meine erste Polemik zu beantworten: daß mein Argument in Sachen „Kadaverspender" ernsthafte ärztliche Bemühungen um Lebensrettung behindere; daß ich präzise wissenschaftliche Tatsachen mit wagen philosophischen Erwägungen begegne; und daß ich den Unterschied zwischen Tod des ‚Organismus als ganzen' und den Tod des ‚ganzen Organismus' verkenne, zugleich mit dem Unterschied zwischen spontaner und von außen indizierter Atmung und sonstiger Körperbewegung ... Der vorentscheidende Ausdruck ‚Kadaverspender' ist hier einfach eine petitio principii ...

... Aristoteles bemerkte einmal, es sei das Zeichen eines gebildeten Geistes, keine größere Genauigkeit des Wissens zu verlangen, als der Gegenstand zulässt ... Gewisse Formen des Wirklichen – wovon das Leben-Tod-Spektrum ... eine ist – mögen in sich selbst ‚ungenau' sein, oder das darüber erlangte Wissen mag es sein. Einen solchen Stand der Dinge aber anzuerkennen, wird ihm gerechter als eine präzise Definition, die ihm Gewalt antut. Was ich angriff, war eben die unpassende Genauigkeit einer Definition und ihrer praktischen Anwendung in einem an sich ungenauen Gebiet.

a) ... so nehme ich die Gelegenheit wahr, um zu erklären, daß ich stets den „Tod des Organismus als ganzem" und nicht „des ganzen Organismus" meinte ... Aber Atmung und Blutkreislauf fallen nicht in diese Klasse *(der örtlichen Sub-*

systeme), denn die Wirkung ihrer Tätigkeit ... erstreckt sich durch das ganze System und sichert sowohl die funktionelle wie auch die substanzielle Erhaltung seiner übrigen Teile. Warum sonst hält man sie bei vorgesehenen ‚Kadaverspendern' künstlich im Gange, außer um alle übrigen Teile, darunter die gewünschten Organe, in ‚gutem Zustand' – nämlich lebend – zu erhalten für schließliche Transplantation? ... Die Metapher vom ‚menschlichen Pflanzenwesen' (human vegetable) erscheint häufig in der Diskussion – seltsamerweise oft zugunsten einer Neudefinition des Todes (als ob ‚pflanzlich' nicht auch ein Fall von Leben wäre) ...

b) Auch spezifiziert die ältere Auffassung ... keineswegs, dass die Organtätigkeit, deren irreversibles Aufhören den Tod darstellt, *spontan* sein muss und nicht als Leben zu rechnen ist, wenn sie künstlich induziert und aufrechterhalten wird (die Folgerungen für Therapie wären verheerend). Um hier genau zu sein: das ‚Irreversible' des Aufhörens kann zweifachen Bezug haben: auf die Funktion selbst oder nur auf die Spontaneität. Ein Aufhören kann irreversibel hinsichtlich der Spontaneität sein, aber noch reversibel hinsichtlich der Tätigkeit selbst – in welchem Fall ein äußerer Aktivator laufend an die Stelle des inneren, d.h. der verlorenen Spontaneität treten muss. Das ist der Fall bei Atmungsbewegungen und Herzkontraktionen des komatösen Patienten ... Die Unterscheidung ist nicht unwichtig: Denn wenn wir für das Hirn, das ausgesetzt hat ... tun könnten, was wir jetzt für Herz und Lunge tun können, nämlich es arbeiten *machen* durch laufende Aktivierung von außen ... so würden wir es gewiss tun und nicht darüber rechten, daß die resultierende Tätigkeit der Spontaneität mangelt: auf die Tätigkeit als solche käme es an. Dann könnten Lungenmaschine und sonstige Stimulatoren abgestellt werden ... Dies ist eine rein hypothetische und wohl für immer unrealistische Spekulation; aber ich bezweifle, daß ein Arzt sich berechtigt fühlen würde, einen Patienten für tot zu erklären wegen Nichtspontaneität an der zerebralen Quelle, wenn diese durch künstliches Hilfsmittel zum Tätigsein gebracht werden kann.

Der Zweck des Gedankenexperiments war, die scheinbare Einfachheit des Spontaneitätskriteriums etwas in Zweifel zu ziehen ...

c) ... Und hier ist meinem Dafürhalten nach die richtige Frage nicht: Ist der Patient gestorben?, sondern: Was soll mit ihm – immer noch ein Patient – geschehen? *Diese* Frage nun kann gewiss nicht durch eine Definition des Todes, sondern muss mit einer ‚Definition' des Menschen und dessen, was ein menschliches Leben ist, beantwortet werden. Mit anderen Worten, die Frage kann nicht einfach umgangen werden, indem man dekretiert, der Tod sei bereits eingetreten und der Körper daher im Bereich bloßer Dinge; sondern die Antwort, die sie heischt, kann etwa die sein, daß es menschlich nicht recht – geschweige denn, geboten – ist, das Leben eines hirnlosen Leibes künstlich zu verlängern. Das würde meine Antwort sein. Ist sie richtig, dann ist sie auch zum Besten des Patienten, das ja des Arztes erste Pflicht ist. Mit diesem philosophischen Grund, der kaum bestritten werden kann – der Sinnwidrigkeit bewußtlosen Fortwegetierens für ein Menschenwesen – darf, ja soll der Arzt das Atemgerät abstellen und es dem Tod überlassen, sich selbst zu definieren durch das, was dann unweigerlich geschieht ... Die zu treffende Entscheidung ist axiologisch und nicht schon durch das klinische Faktum des Gehirntodes gegeben. Sie beginnt, wenn die Diagnose des Zustandes gesprochen hat: Sie ist nicht selber diagnostisch. Demnach ist, wie früher ausgeführt, eine Neudefinition des Todes nicht nötig ...

d) ... Die Todesdefinition sanktioniert unbestimmt mehr und anderes: Sie öffnet das Tor zu einem ganzen Bündel weiterer Folgerungen, deren Ausmaß noch nicht abzusehen ist, wovon einige aber schon beunruhigend nahe sind. Der entscheidende Punkt ist dieser: Wenn der komatöse Patient kraft Definition tot ist, dann ist er kein Patient mehr, sondern ein Leichnam, mit dem man anstellen darf, was immer Gesetz oder Brauch oder Testament oder Angehörige mit einem Leichnam zu tun erlauben und wozu diese oder jene Interessen im besonderen drängen. Das schließt ein – warum nicht – das *Hinausziehen* des Zwischenzustandes (für den wir einen neuen Namen finden müssen – ‚Lebenssimulierung'?, da der des ‚Lebens' durch die neue Definierung des Todes unanwendbar geworden ist), um aus ihm alle Vorteile herauszuschlagen, die wir können. Es gibt deren viele. Bis jetzt (das war 1970!) sprechen die Neudefinierer nur davon, die Lungenmaschine weiterlaufen zu lassen, bis das Transplantorgan angefordert wird ... sie dann abzustellen und zu schneiden beginnen, womit alles zu Ende wäre – und das klingt harmlos genug. Aber warum muß es damit zu Ende sein? Warum die Maschine abstellen? Sind wir erst einmal versichert, dass wir es mit einem Leichnam zu tun haben, dann sprechen keine logischen Gründe dagegen und starke pragmatische dafür, die künstliche Durchblutung (Lebenssimulierung) fortzusetzen und den Leib des Verschiedenen zur Verfügung zu halten – als eine Bank für lebensfrische Organe, möglicherweise auch als eine Fabrik für Hormone und andere biochemische Substanzen, nach denen Bedarf besteht. Ich zweifle nicht, daß einem solchen Leibe auch die natürliche Fähigkeit zu Narbenbildung und Heilung von Operationswunden erhalten werden kann, so daß er mehr als einen Eingriff überstehen könnte. Verlockend ist auch die Idee einer sich selbst regenerierenden Blutbank. Künstliche Nährstoffzufuhr wäre kein Problem. Und das ist noch nicht alles. Vergessen wir nicht die Forschung. Warum sollten nicht die wundervollsten Transplantexperimente an dem gefälligen Subjekt-Nichtsubjekt vorgenommen werden, wo der Kühnheit keine Schranken gesetzt sind? Warum nicht immunologische und toxikologische Untersuchungen, Infektionen mit Krankheiten, alten und neuen, Ausprobieren von Drogen? Wir haben die ‚aktive' Kooperation eines funktionierenden Organismus, der für tot erklärt ist und deshalb keinen Schaden leiden kann: das heißt, wir haben die Vorteile des lebenden Spenders ohne die Nachteile, die dessen Rechte und Interessen auferlegen (denn ein Leichnam hat keine). Welch ein Segen für die medizinische Ausbildung, für anatomische und physiologische Demonstrationen und Übung an so viel besserem Material, als sonst der Seziersaal bietet! Welche Chance für den Anfänger, gleichsam ‚in vivo' amputieren zu lernen, ohne daß seine Fehler etwas ausmachen! (Und so fort – in den weit offenen Raum der Möglichkeiten ...) Befürwortet wird ja ‚die volle Ausnutzung moderner Mittel, den Wert von Kadaverorganen zu maximieren'. Wohlan, hier hätten wir die Maximierung.

Aber nein, so werden die Berufsvertreter protestieren, an so etwas denkt doch niemand! Vielleicht nicht. Aber ich habe gerade gezeigt, dass man daran denken *kann*, und mein Argument ist, dass die vorgeschlagene Definition des Todes jeden Grund beseitigt, nicht daran zu denken, und, einmal gedacht, es nicht zu tun, wenn als wünschenswert befunden (und die Angehörigen zustimmen). Erinnern wir uns, daß die Harvard-Gruppe im Ergebnis nicht etwa eine Definition irreversiblen Komas als Grund für den Abbruch erhaltender Maßnahmen angeboten hat, sondern eine Definition des *Todes* durch das Kriterium irreversiblen Komas als Grund für die begriffliche Versetzung des Patientenleibes in die Klasse lebloser Dinge, *gleichviel* ob erhaltende Maßnahmen fortgesetzt oder abgebrochen werden. Es wäre unaufrichtig zu leugnen, daß die Neudefinition auf eine *Vor*datierung des fait accompli hinausläuft, verglichen mit den Kriterien nach konventionellen Lebenszeichen, die noch dauern können; daß sie nicht durch das ausschließliche Interesse am Patienten motiviert ist, sondern auch durch gewisse ihm äußere Interessen (Organspende das vorherrschende davon); und daß eben die Bedienung dieser Interessen, d.h. der tätliche Gebrauch der Freiheit, die die Definition theoretisch verschafft, bei ihrem diagnostischen Gebrauch schon typisch vorgesehen sein wird. Das letzte allein birgt gefährliche Versuchungen in sich für den diagnostischen Vorgang selbst ... es wäre naiv zu glauben, daß *irgendwo* eine Linie zwischen erlaubten und unerlaubten Gebrauch gezogen werden kann, wenn genügend starke Interessen sprechen: Die Definition, die absolut, nicht graduell ist, versagt jedes Prinzip für das Ziehen einer solchen Linie.

e) ... Die Grenzlinie zwischen Leben und Tod ist nicht mit Sicherheit bekannt, und eine Definition kann Wissen nicht ersetzen. Der Verdacht ist nicht grundlos, daß der künstlich unterstützte Zustand des komatösen Patienten immer noch ein Restzustand von Leben ist (wie er bis vor kurzem auch medizinisch allgemein angesehen wurde). D.h., es besteht Grund zum *Zweifel* daran, daß selbst ohne Gehirnfunktion der atmende Patient vollständig tot ist. In dieser Lage unauffhebbaren Nichtwissens und vernünftigen Zweifels besteht die einzig richtige Maxime für das Handeln darin, nach der Seite vermutlichen Lebens hinüberzulehnen. Daraus folgt, daß Eingriffe, wie ich sie beschrieb, der Vivisektion gleichzuachten sind und unter keinen Umständen an einem menschlichen Körper stattfinden dürfen, der sich in diesem äquivoken oder Schwellen-Zustand befindet. Eine Definition, die solche Eingriffe dadurch autorisiert, daß sie als unäquivok stempelt, was bestenfalls äquivok ist, muß abgelehnt werden. Aber bloße Ablehnung im theoretischen Disput ist nicht genug. Bei dem Druck der ... medizinischen Interessen ... lässt sich mit Sicherheit sagen, daß die generelle Erlaubnis, die die Theorie erteilt, in der Praxis unwiderstehlich sein wird, wenn die Definition erst einmal öffentlich-rechtlich anerkannt ist ... Ist die Straße zu den praktischen Folgerungen erst offen, ist es dafür zu spät. Es ist ein klarer Fall von ‚principiis obsta'.

Es seien noch ... zwei philosophische Bemerkungen angefügt.

1. Hinter der vorgeschlagenen Definition mit ihrer offenkundigen pragmatischen Motivierung sehe ich eine seltsame Wiederkehr – die naturalistische Reinkarnation sozusagen – des alten Leib-Seele-Dualismus. Seine neue Gestalt ist der Dualismus von Körper und Gehirn. In einer gewissen Analogie zu dem frühe-

ren transnaturalen Dualismus hält er dafür, daß die wahre menschliche Person im Gehirn sitzt (oder dadurch repräsentiert wird), und der übrige Körper dazu nur im Verhältnis des dienstbaren Werkzeugs steht. Wenn daher das Gehirn stirbt, ist es so, wie wenn die Seele entfloh: was bleibt, sind die ‚sterblichen Überreste'. Nun wird niemand leugnen, daß der zerebrale Aspekt entscheidend ist für die menschliche Qualität des Lebens jenes Organismus, der ‚Mensch' heißt ... Aber es ist nicht weniger eine Übertreibung des zerebralen Aspekts, als es eine der ‚bewußten Seele' war, dem extrazerebralen Leibe seinen wesenhaften Anteil an der Identität der Person abzusprechen. Der Leib ist so einzig der Leib dieses Hirns und keines anderen, wie das Hirn einzig das Hirn dieses Leibes und keines anderen ist. (Dasselbe galt eigentlich auch für das Verhältnis der unkörperlichen Seele zu ‚ihrem' Leib). Das, was unter der zentralen Kontrolle des Gehirns steht, das leiblichen Ganze, ist so individuell, so sehr ‚ich selbst', so einmalig zu meiner Identität gehörig (Fingerabdrücke! Immunreaktion!), so unaustauschbar, wie das kontrollierende (und reziprok von ihm kontrollierte) Gehirn selbst. Meine Identität ist die Identität das ganzen und gänzlich individuellen Organismus, auch wenn die höheren Funktionen des Personseins ihren Sitz im Gehirn haben. Wie sonst könnte ein Mann eine Frau lieben und nicht nur ihr Gehirn? Wie sonst könnten wir uns im Anblick eines Gesichtes verlieben? Angerührt werden vom Zauber einer Gestalt? Es ist das Gesicht, es ist die Gestalt dieser Person und keiner anderen auf der Welt. Darum: Solange der komatöse Körper – selbst nur mit Hilfe der ‚Kunst' – noch atmet, pulsiert und sonstwie organisch am Werke ist, muss er immer noch als restliche Fortdauer des Subjektes angesehen werden, das geliebt hat und geliebt wurde, und das hat als solches immer Anspruch auf jene Sakrosanktheit, die einem solchen Subjekt nach menschlichem und göttlichen Recht gebührt. Diese Sakrosanktheit gebietet, dass es nicht als bloßes Mittel benutzt wird.

2. Meine zweite Bemerkung betrifft die Moral unserer Zeit im wunden Punkt ihres Verhältnisses zum Tode ... Der zitierte päpstliche Bescheid fürchtet sich nicht zu sagen: Unter bestimmten Umständen laßt den Patienten sterben; er sprach vom Patienten allein und nicht von Außeninteressen wie denen der Gesellschaft, der Medizin oder anderen. Die Feigheit der modernen Säkulargesellschaft, die vorm Tode als dem unbedingten Übel zurückschreckt, braucht die Versicherung (oder Fiktion), dass er schon eingetreten ist, wenn die Entscheidung zu treffen ist. Die Verantwortung wertbeladener Entscheidung wird ersetzt durch die Mechanik wertfreier Routine. Insofern als die Neudefinierer des Todes, indem sie sagen ‚er ist schon tot', die Skrupel über die Abstellung des Atemgeräts zu beheben suchen, kommen sie einer zeitgenössischen Feigheit entgegen, die vergessen hat, daß der Tod seine eigene Richtigkeit und Würde haben kann und der Mensch ein Recht darauf, daß man ihn sterben lässt. Insofern sie durch eben diesen Spruch ein noch besseres Gewissen dafür zu verschaffen suchen, das Gerät angestellt zu lassen und den so auf der Schwelle von Leben und Tod festgehaltenen Leib ungehindert zu nutzen, dienen sie dem herrschenden Pragmatismus unserer Zeit, der kein altertümliches ‚Furcht und Zittern' einer immer weiteren Ausdehnung des Reiches purer Dingheit und unbeschränkter Nutzung im Wege stehen läßt ...

Postskript vom Dezember 1976

Die Vorhersage oder Vorahnung, die 1970 in der hier wiedergegebenen Abhandlung zu Wort kamen, haben inzwischen begonnen, im grellen Licht des Operationssaales Wahrheit zu werden. Am 5. Dezember 1976 berichtete die New York Times unter der Überschrift ‚Künstlich beatmetes Mädchen wird für tot erklärt':

> „Eine 17jährige Schülerin ... wurde ... während sie mit Hilfe eines Atmungsgerätes *(am Leben)* erhalten wurde, für tot erklärt ... Innerhalb einer Stunde entfernte man die Augen und die Nieren des Mädchens für Transplantationszwecke. Das Atmungsgerät blieb nach Angaben des Arztes in Gang, um die Lebensfähigkeit der Organe zu erhalten, und wurde dann ... abgeschaltet und die erzwungene Atmung eingestellt"

Man beachte, daß hier die neue Definition des Todes tatsächlich dafür benutzt wurde, die Organexzision zu erlauben, währen sich die ‚Spenderin' dank der Lungenmaschine noch in dem ‚äquivoken oder Schwellen-Zustand' ... des Komas befand ... Der Anfang ist gemacht: Fiktion weicht der Unternehmung, und das Ende ist nirgends in Sicht ...

Post – Postskript 1985

... Routinemässig werden Organe für Transplantation allenthalben bei atmenden und durchbluteten ‚Leichnamspendern' (cadaver donors) entfernt. Vielfach werden die strengen Harvard-Kriterien für die Feststellung des ‚Gehirntods' gelockert ... Die Mindestfrist für Beobachtung und Testwiederholung wird herabgesetzt ... Schon vor ihrem Ablauf wird, in Voraussicht der schließlichen Spenderrolle, die Behandlung (z.B. Hydrierung) von gehirn- auf organgünstige Rücksicht umgestellt. Mancherorts gibt es zwei Todesfeststellungen: die ärztliche vor der Organentnahme, die rechtliche (für Erbschaftsfragen gültige) danach. Die Wartelisten für Transplantorgane, mit ihrem Druck auf die Ärzte an den ‚Lieferquellen', sind lang; Nachfrage übersteigt jederzeit das Angebot ... Nichts davon scheint strittig zu sein; von öffentlicher Diskussion ist mir nichts bekannt ...

Doch im Prinzip ist die Schlacht verloren. Praktisch lief meine Gegenwehr darauf hinaus, daß man zunächst die künstliche Atmung einstellt, dann die Zeit läßt, um die endgültige Abwesenheit aller Lebenszeichen festzustellen, und danach erst mit der Organentfernung beginnt ...

Aber als Schulbeispiel eines Syndroms ist der Sonderfall *(gemeint ist die Transplantationsmedizin)* lehrreich. Er exemplifiziert das Zusammenwirken all jener Faktoren, die uns willig machen, neuen Errungenschaften der Technik der handgreiflichen Gewinne wegen ihren Lauf zu lassen, dem technologischen Diktat die Verdinglichung auch unserer selbst uns zu beugen, ja sogar unser irrationales Empfinden tiefsitzender Sensibilität dem einmal machbar Gewordenen anzupassen. Damit beleuchtet das Beispiel – ein Exerzitium in Vergeblichkeit – auch den schweren, oft hoffnungslosen Stand, den die unabhängige ethische Einsprache dagegen auch bei den Wohlmeinendsten hat.

Bilder

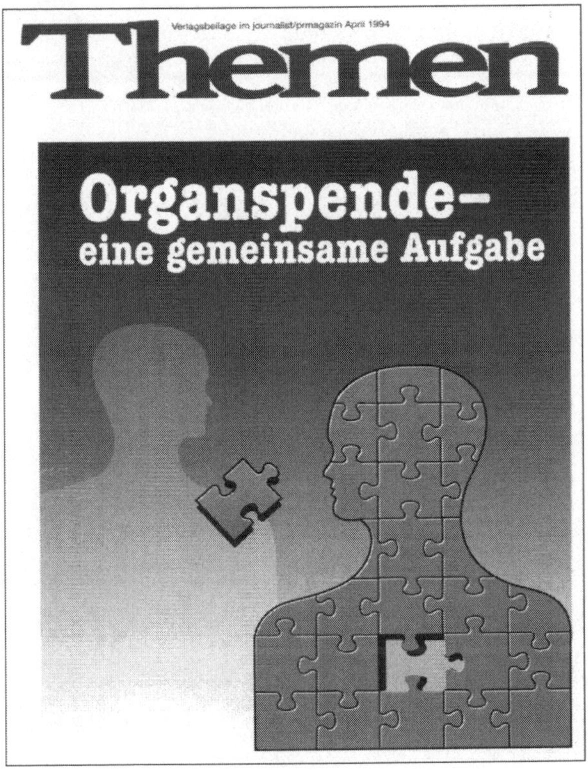
Verlagsbeilage im journalist/prmagazin April 1994
Themen
Organspende–
eine gemeinsame Aufgabe

Abb. 1

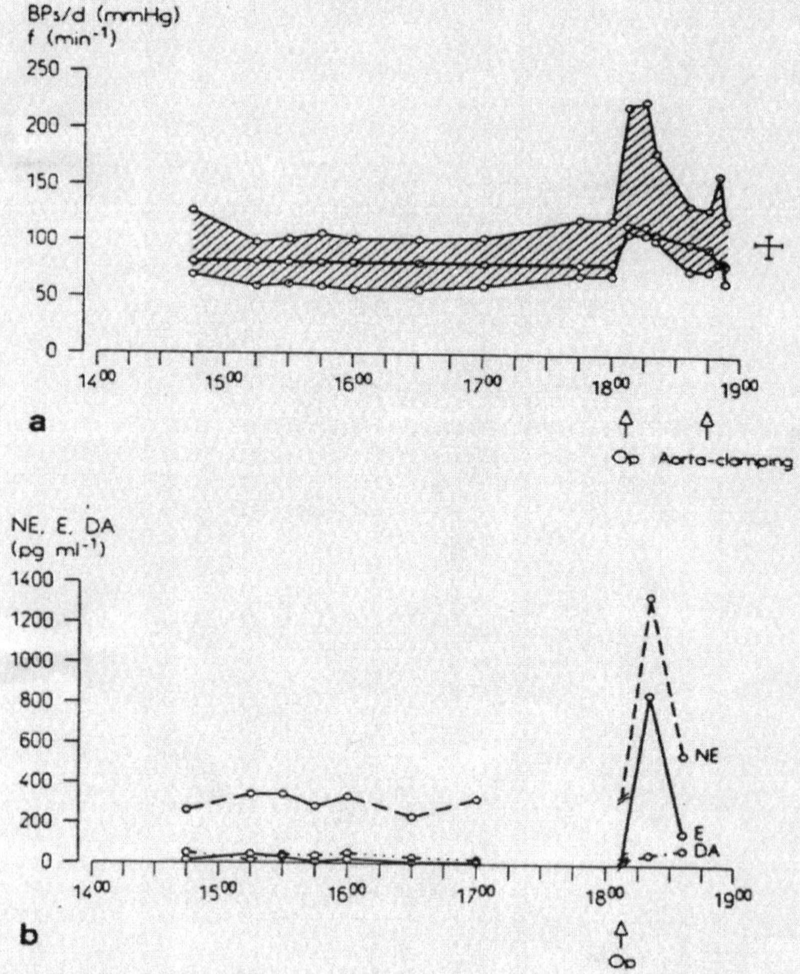

Fig. 1. **a** Systolic and diastolic arterial blood pressure (*BPs/d*) and heart rate (*f*) of patient 1 during intensive care and organ harvesting. **b** Plasma catecholamine concentrations during the study period: *NE* = norepinephrine, *E* = epinephrine, *DA* = dopamine

Abb. 2

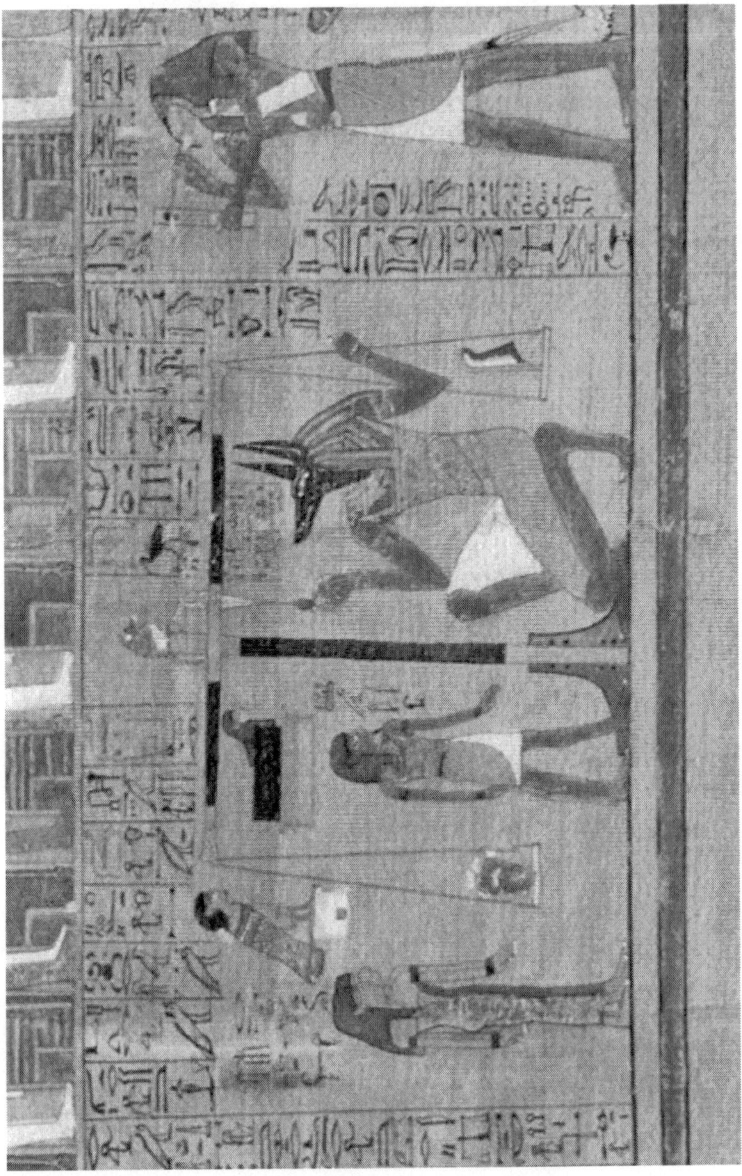

Abb. 3

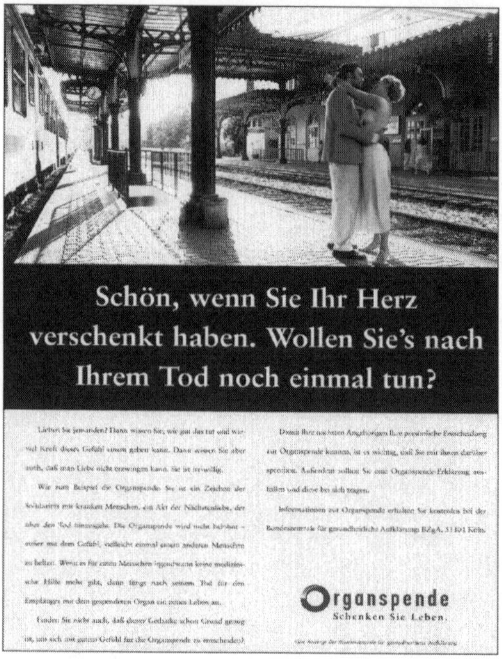

Schön, wenn Sie Ihr Herz verschenkt haben. Wollen Sie's nach Ihrem Tod noch einmal tun?
Organspende
Schenken Sie Leben.

Abb. 4

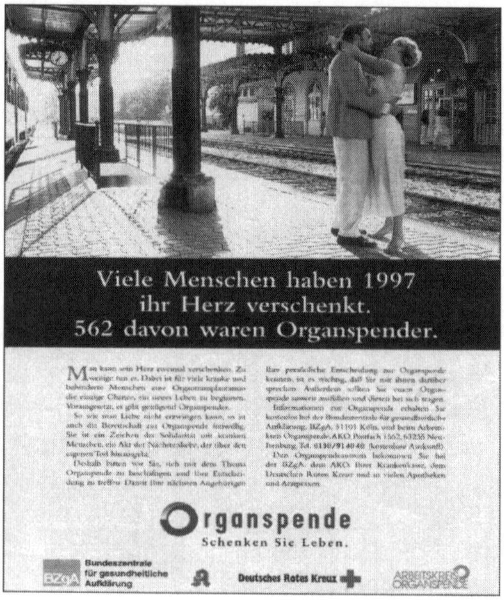

Viele Menschen haben 1997 ihr Herz verschenkt. 562 davon waren Organspender.
Organspende
Schenken Sie Leben.
Bundeszentrale für gesundheitliche Aufklärung
Deutsches Rotes Kreuz

Abb. 5

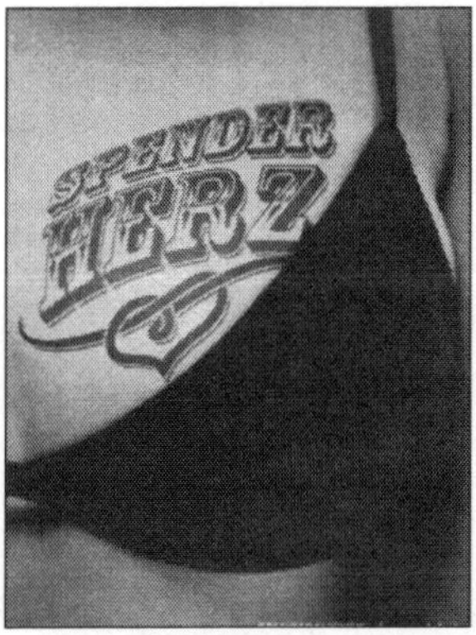

Abb. 6

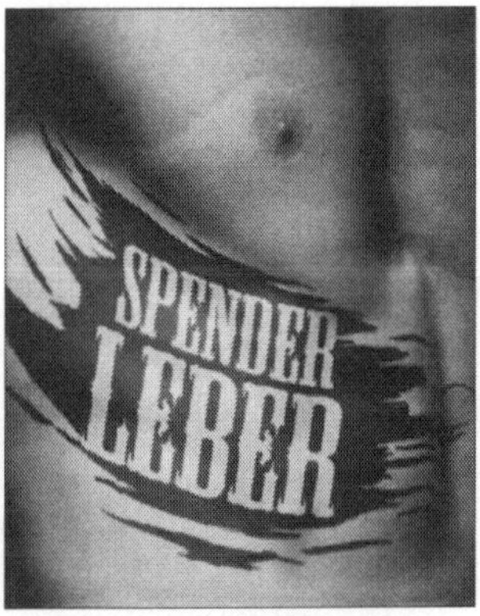

Abb. 7

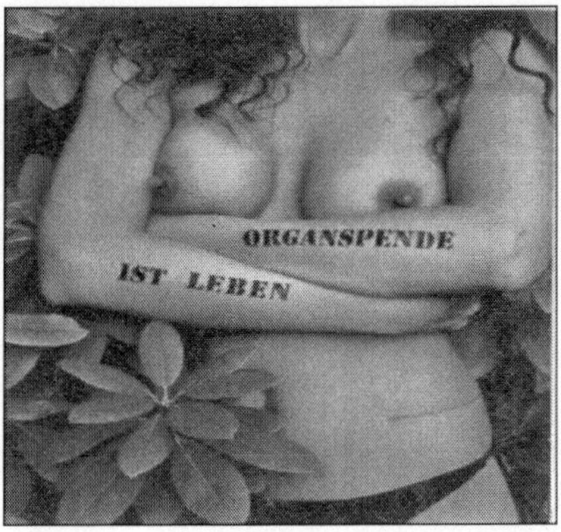

Abb. 8

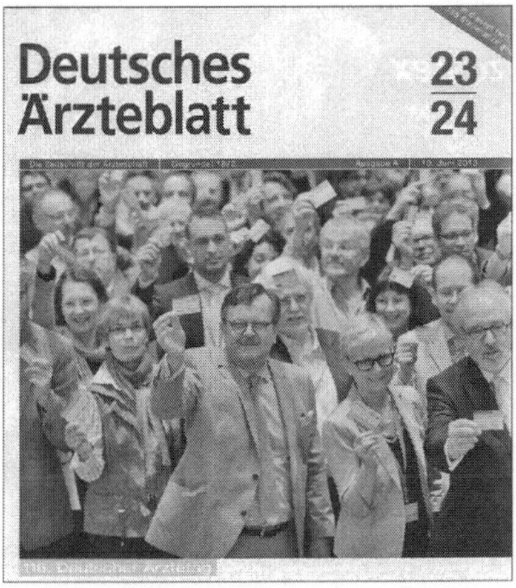

Abb. 9

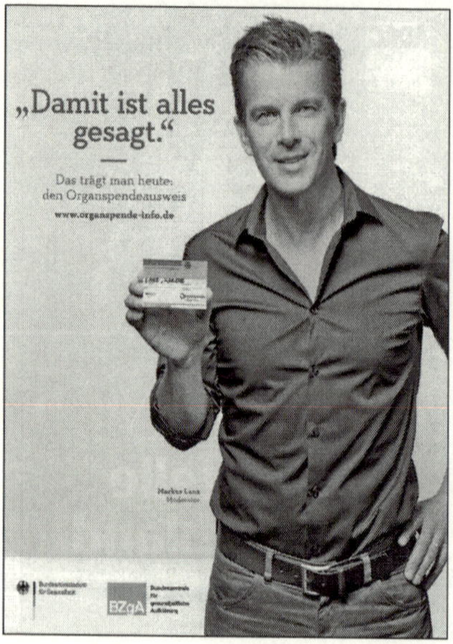

Abb. 10

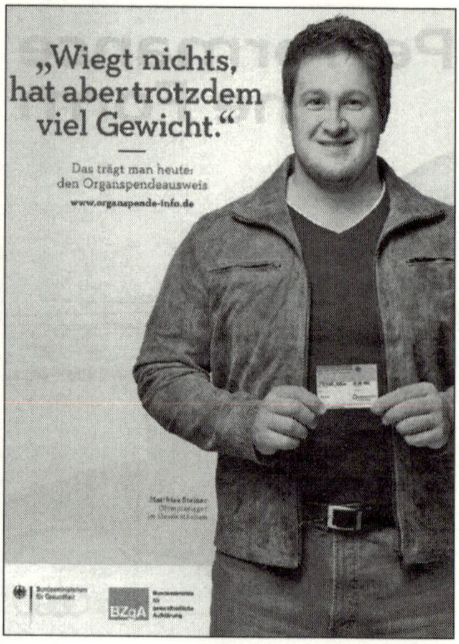

Abb. 11

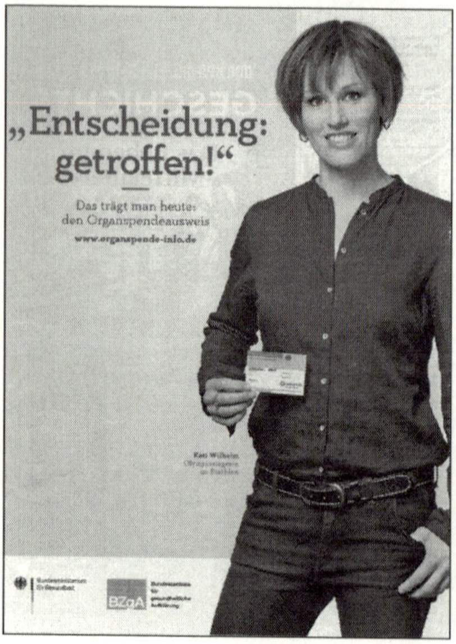

Abb. 12

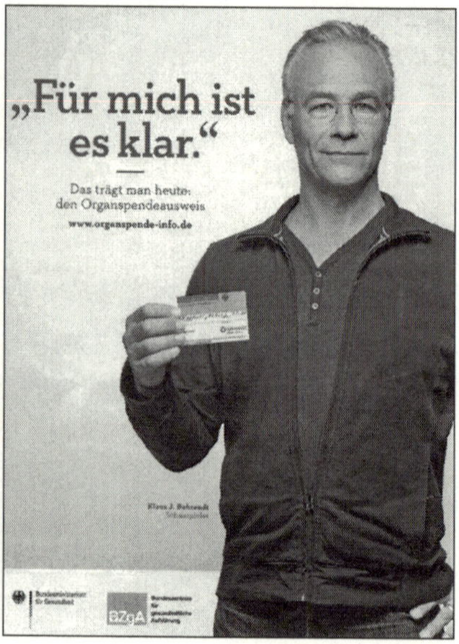

Abb. 13

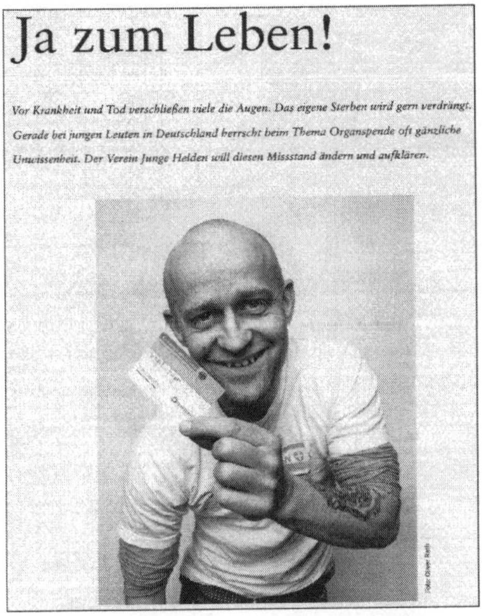

Ja zum Leben!

Vor Krankheit und Tod verschließen viele die Augen. Das eigene Sterben wird gern verdrängt. Gerade bei jungen Leuten in Deutschland herrscht beim Thema Organspende oft gänzliche Unwissenheit. Der Verein Junge Helden will diesen Missstand ändern und aufklären.

Abb. 14

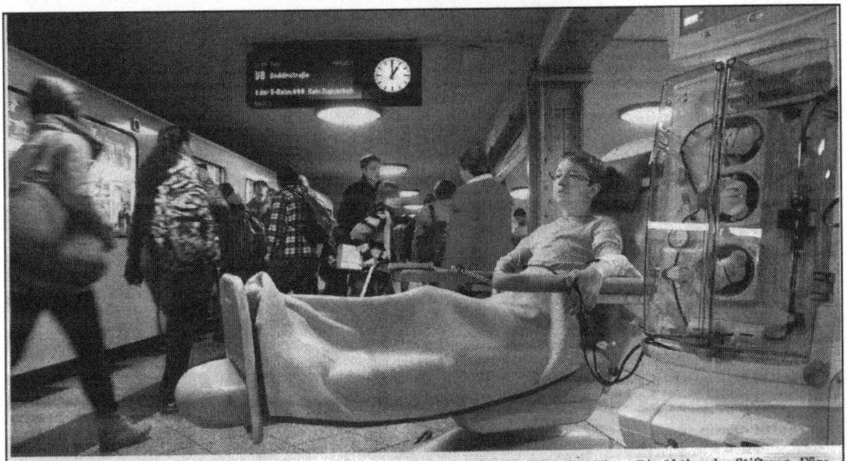

Der Zug fährt ohne ihn ab: Der 28-jährige Michael Stapf wartet seit acht Jahren auf eine Niere. Die Aktion der Stiftung „Fürs Leben“ machte vergangene Woche in einem Berliner Bahnhof auf das Schicksal der Betroffenen aufmerksam. © IMAGO / EPD

Abb. 15

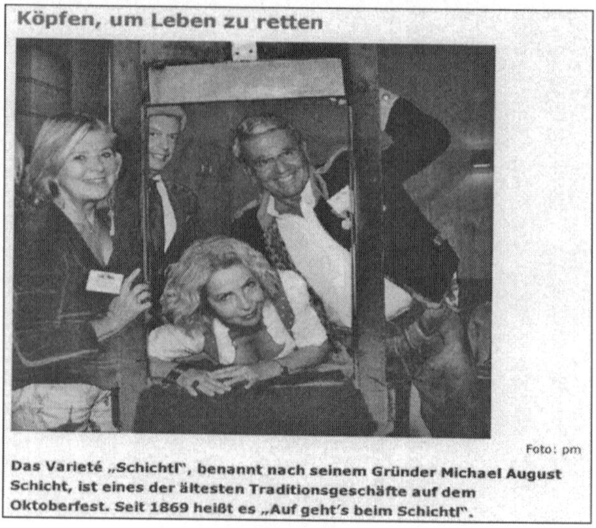

Abb. 16: Manfred Schauer, Michaela Mey, Jutta Speidel, Bruno Meiser, Leiter des Transplantationszentrum München und Präsident von Eurotransplant

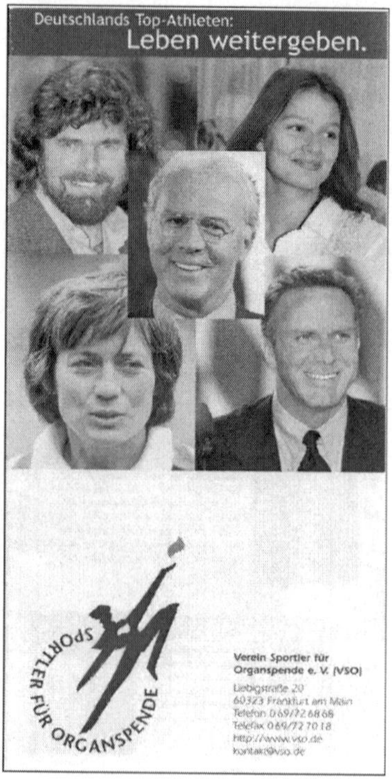

Abb. 17

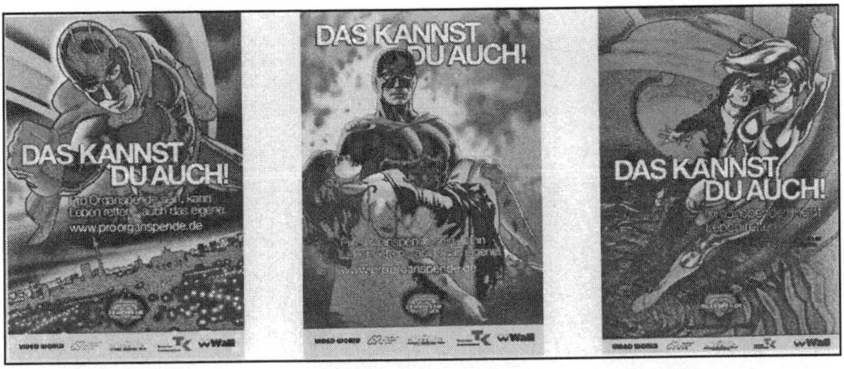
DAS KANNST DU AUCH!
www.proorganspende.de
DAS KANNST DU AUCH!
DAS KANNST DU AUCH!

Abb. 18

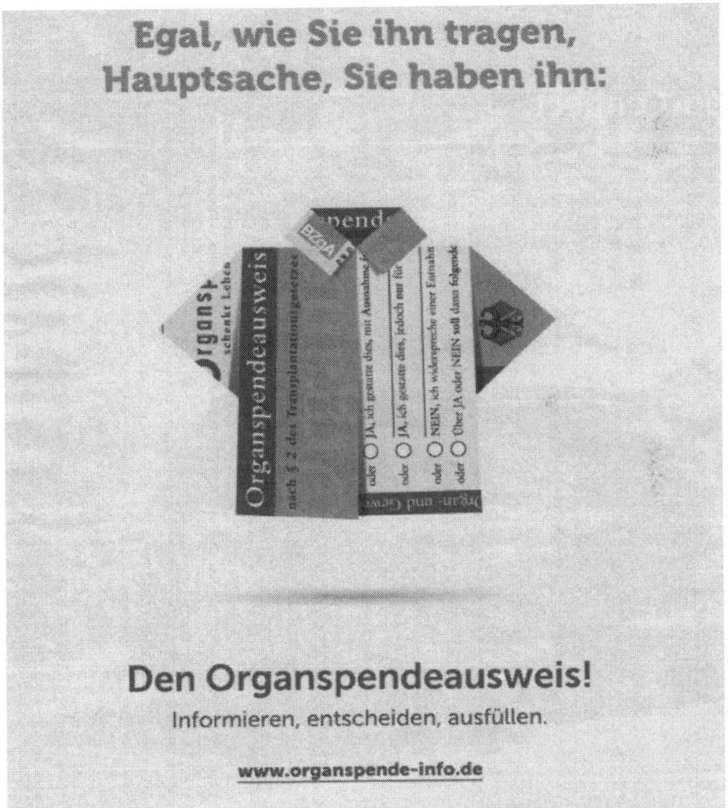
Egal, wie Sie ihn tragen,
Hauptsache, Sie haben ihn:
Organspendeausweis
nach § 2 des Transplantationsgesetzes
Den Organspendeausweis!
Informieren, entscheiden, ausfüllen.
www.organspende-info.de
Bundesministerium für Gesundheit
BZgA
INFOTELEFON ORGANSPENDE
ORGAN SPENDE

Abb. 19

Organspendeausweis

nach § 2 des Transplantationsgesetzes

Organspende

Name, Vorname — Geburtsdatum

Straße — PLZ, Wohnort

BZgA Bundeszentrale für gesundheitliche Aufklärung

Organspende schenkt Leben.

Antwort auf Ihre persönlichen Fragen erhalten Sie beim Infotelefon Organspende unter der gebührenfreien Rufnummer **0800 / 90 40 400.**

Erklärung zur Organ- und Gewebespende

Für den Fall, dass **nach meinem Tod** eine **Spende von Organen/Geweben zur Transplantation** in Frage kommt, erkläre ich:

◯ **JA**, ich gestatte, dass nach der ärztlichen Feststellung meines Todes meinem Körper Organe und Gewebe entnommen werden.

oder ◯ **JA**, ich gestatte dies, mit **Ausnahme** folgender Organe/Gewebe:

oder ◯ **JA**, ich gestatte dies, jedoch **nur** für folgende Organe/Gewebe:

oder ◯ **NEIN**, ich widerspreche einer Entnahme von Organen oder Geweben.

oder ◯ Über JA oder NEIN **soll** dann **folgende Person entscheiden:**

Name, Vorname — Telefon

Straße — PLZ, Wohnort

Platz für **Anmerkungen/Besondere Hinweise**

DATUM — UNTERSCHRIFT

Ich bin KEIN/E Organspender/in-empfänger/in!
Je ne suis pas donneur/recepteur d'organe!
I am no organ donor/recipient!

Weitere Infos unter: **www.initiative-KAO.de**

Name, Vorname:

Straße, Haus-Nr.:

PLZ, Ort:

Geburtsdatum:

Datum, Unterschrift:

KAO Kritische Aufklärung über Organtransplantation e.V.

Erklärung zur Organspende

- **Ich widerspreche jeglicher Hirntoddiagnostik**
- **Ich widerspreche der Entnahme von Organen, Geweben und Knochen**

Zur Durchsetzung meines Willens soll folgende Person benachrichtigt werden:

Name, Vorname — Telefon

Straße — PLZ, Ort

Datum — Unterschrift

Das Gesetz

Gesetz über die Spende, Entnahme und Übertragung von Organen und Geweben (Transplantationsgesetz – TPG)
Ausfertigungsdatum: 05.11.1997
Vollzitat:
„Transplantationsgesetz in der Fassung der Bekanntmachung vom 4. September 2007 (BGBl. I S. 2206), das zuletzt durch Artikel 5d des Gesetzes vom 15. Juli 2013 (BGBl. I S. 2423) geändert worden ist"
Stand: Neugefasst durch Bek. v. 4.9.2007 I 2206
zuletzt geändert durch Art. 5d G v. 15.7.2013 I 2423
Überschrift: IdF d. Art 1 Nr. 1 G v. 20.7.2007 I 1574 mWv 1.8.2007

Eingangsformel

Der Bundestag hat mit Zustimmung des Bundesrates das folgende Gesetzt beschlossen:

Inhaltsübersicht

Abschnitt 7
Straf- und Bußgeldvorschriften

Abschnitt 8
Schlussvorschriften

Abschnitt 1
Allgemeine Vorschriften

§ 1 Ziel und Anwendungsbereich des Gesetzes

(1) Ziel des Gesetzes ist es, die Bereitschaft zur Organspende in Deutschland zu fördern. Hierzu soll jede Bürgerin und jeder Bürger regelmäßig im Leben in die Lage versetzt werden, sich mit der Frage seiner eigenen Spendebereitschaft ernsthaft zu befassen und aufgefordert werden, die jeweilige Erklärung auch zu dokumentieren. Um eine informierte und unabhängige Entscheidung jedes Einzelnen zu ermöglichen, sieht dieses Gesetz eine breite Aufklärung der Bevölkerung zu den Möglichkeiten der Organ- und Gewebespende vor.

(2) Dieses Gesetz gilt für die Spende und die Entnahme von menschlichen Organen oder Geweben zum Zwecke der Übertragung sowie für die Übertragung der Organe oder der Gewebe einschließlich der Vorbereitung dieser Maßnahmen. Es gilt ferner für das Verbot des Handels mit menschlichen Organen oder Geweben.

(3) Dieses Gesetz gilt nicht für
1. Gewebe, die innerhalb ein und desselben chirurgischen Eingriffs einer Person entnommen werden, um auf diese rückübertragen zu werden,
2. Blut und Blutbestandteile.

§ 1a Begriffsbestimmungen

Im Sinne dieses Gesetzes

1. sind Organe, mit Ausnahme der Haut, alle aus verschiedenen Geweben bestehenden, differenzierten Teile des menschlichen Körpers, die in Bezug auf Struktur, Blutgefäßversorgung und Fähigkeit zum Vollzug physiologischer Funktionen eine funktionale Einheit bilden, einschließlich der Organteile und einzelnen Gewebe eines Organs, die unter Aufrechterhaltung der Anforderungen an Struktur und Blutgefäßversorgung zum gleichen Zweck wie das ganze Organ im menschlichen Körper verwendet werden können, mit Ausnahme solcher Gewebe, die zur Herstellung von Arzneimitteln für neuartige Therapien im Sinne des § 4 Absatz 9 des Arzneimittelgesetzes bestimmt sind;

2. sind vermittlungspflichtige Organe die Organe Herz, Lunge, Leber, Niere, Bauchspeicheldrüse und Darm im Sinne der Nummer 1, die nach § 3 oder § 4 entnommen worden sind;
3. sind nicht regenerierungsfähige Organe alle Organe, die sich beim Spender nach der Entnahme nicht wieder bilden können;
4. sind Gewebe alle aus Zellen bestehenden Bestandteile des menschlichen Körpers, die keine Organe nach Nummer 1 sind, einschließlich einzelner menschlicher Zellen;
5. sind nächste Angehörige in der Rangfolge ihrer Aufzählung
   a) der Ehegatte oder der eingetragene Lebenspartner,
   b) die volljährigen Kinder,
   c) die Eltern oder, sofern der mögliche Organ- oder Gewebespender zur Todeszeit minderjährig war und die Sorge für seine Person zu dieser Zeit nur einem Elternteil, einem Vormund oder einem Pfleger zustand, dieser Sorgeinhaber,
   d) die volljährigen Geschwister,
   e) die Großeltern;
6. ist Entnahme die Gewinnung von Organen oder Geweben;
7. ist Übertragung die Verwendung von Organen oder Geweben in oder an einem menschlichen Empfänger sowie die Anwendung beim Menschen außerhalb des Körpers;
8. ist Gewebeeinrichtung eine Einrichtung, die Gewebe zum Zwecke der Übertragung entnimmt, untersucht, aufbereitet, be- oder verarbeitet, konserviert, kennzeichnet, verpackt, aufbewahrt oder an andere abgibt;
9. ist Einrichtung der medizinischen Versorgung ein Krankenhaus oder eine andere Einrichtung mit unmittelbarer Patientenbetreuung, die fachlich-medizinisch unter ständiger ärztlicher Leitung steht und in der ärztliche medizinische Leistungen erbracht werden;
10. sind Verfahrensanweisungen schriftliche Anweisungen, die die Schritte eines spezifischen Verfahrens beschreiben, einschließlich der zu verwendenden Materialien und Methoden und des erwarteten Ergebnisses;
11. ist Rückverfolgbarkeit die Möglichkeit, das Organ in jeder Phase von der Spende bis zur Übertragung oder Verwerfung zu verfolgen und zu identifizieren; dies umfasst auch die Möglichkeit, den Spender, das Entnahmekrankenhaus und den Empfänger im Transplantationszentrum zu identifizieren sowie alle sachdienlichen, nicht personenbezogenen Daten über Produkte und Materialien, mit denen das Organ in Berührung kommt, zu ermitteln und zu identifizieren.

§ 2 Aufklärung der Bevölkerung, Erklärung zur Organ- und Gewebespende, Organ- und Gewebespenderegister, Organ- und Gewebespendeausweise

(1) Die nach Landesrecht zuständigen Stellen, die Bundesbehörden im Rahmen ihrer Zuständigkeit, insbesondere die Bundeszentrale für gesundheitliche Aufklärung, sowie die Krankenkassen sollen auf der Grundlage dieses Gesetzes die Bevölkerung aufklären über

1. die Möglichkeiten der Organ- und Gewebespende,
2. die Voraussetzungen der Organ- und Gewebeentnahme bei toten Spendern einschließlich der Bedeutung einer zu Lebzeiten abgegebenen Erklärung

zur Organ- und Gewebespende, auch im Verhältnis zu einer Patientenverfügung, und der Rechtsfolge einer unterlassenen Erklärung im Hinblick auf das Entscheidungsrecht der nächsten Angehörigen nach § 4 sowie

3. die Bedeutung der Organ- und Gewebeübertragung im Hinblick auf den für kranke Menschen möglichen Nutzen einer medizinischen Anwendung von Organen und Geweben einschließlich von aus Geweben hergestellten Arzneimitteln.

Die Aufklärung hat die gesamte Tragweite der Entscheidung zu umfassen und muss ergebnisoffen sein.

Die in Satz 1 benannten Stellen sollen auch Ausweise für die Erklärung zur Organ- und Gewebespende (Organspendeausweis) zusammen mit geeigneten Aufklärungsunterlagen bereithalten und der Bevölkerung zur Verfügung stellen. Bund und Länder stellen sicher, dass den für die Ausstellung und die Ausgabe von amtlichen Ausweisdokumenten zuständigen Stellen des Bundes und der Länder Organspendeausweise zusammen mit geeigneten Aufklärungsunterlagen zur Verfügung stehen und dass diese bei der Ausgabe der Ausweisdokumente dem Empfänger des Ausweisdokuments einen Organspendeausweis zusammen mit geeigneten Aufklärungsunterlagen aushändigen.

(1a) Die Krankenkassen haben, unbeschadet ihrer Pflichten nach Absatz 1, die in Absatz 1 Satz 3 genannten Unterlagen ihren Versicherten, die das 16. Lebensjahr vollendet haben, zur Verfügung zu stellen, wenn ihnen die elektronische Gesundheitskarte nach § 291a des Fünften Buches Sozialgesetzbuch ausgestellt wird. Die privaten Krankenversicherungsunternehmen haben die in Absatz 1 Satz 3 genannten Unterlagen ihren Versicherten, die das 16. Lebensjahr vollendet haben, alle fünf Jahre zusammen mit der Beitragsmitteilung nach § 10 Absatz 2a Satz 9 des Einkommensteuergesetzes zur Verfügung zu stellen. Ist den Krankenkassen und den privaten Krankenversicherungsunternehmen ein erstmaliges Erfüllen der Verpflichtungen nach den Sätzen 1 und 2 innerhalb von zwölf Monaten nach Inkrafttreten dieses Gesetzes nicht möglich, haben sie die Unterlagen nach Absatz 1 Satz 3 ihren Versicherten innerhalb des vorgenannten Zeitraums in anderer geeigneter Weise zur Verfügung zu stellen. Solange die Möglichkeit zur Speicherung der Erklärungen der Versicherten zur Organ- und Gewebespende nach § 291a Absatz 3 Satz 1 Nummer 7 des Fünften Buches Sozialgesetzbuch nicht zur Verfügung steht, haben die Krankenkassen und die privaten Krankenversicherungsunternehmen die in Absatz 1 Satz 3 genannten Unterlagen ihren Versicherten alle zwei Jahre zu übersenden. Mit der Zurverfügungstellung der Unterlagen fordern die Krankenkassen und die privaten Krankenversicherungsunternehmen die Versicherten auf, eine Erklärung zur Organ- und Gewebespende zu dokumentieren und benennen ihnen gegenüber fachlich qualifizierte Ansprechpartner für Fragen zur Organ- und Gewebespende sowie zur Bedeutung einer zu Lebzeiten abgegebenen Erklärung zur Organ- und Gewebespende, auch im Verhältnis zu einer Patientenverfügung.

(2) Wer eine Erklärung zur Organ- und Gewebespende abgibt, kann in eine Organ- und Gewebeentnahme nach § 3 einwilligen, ihr widersprechen oder die Entscheidung einer namentlich benannten Person seines Vertrauens übertragen (Erklärung zur Organ- und Gewebespende). Die Erklärung kann auf be-

stimmte Organe oder Gewebe beschränkt werden. Die Einwilligung und die Übertragung der Entscheidung können vom vollendeten sechzehnten, der Widerspruch kann vom vollendeten vierzehnten Lebensjahr an erklärt werden.

(2a) Niemand kann verpflichtet werden, eine Erklärung zur Organ- und Gewebespende abzugeben.

(3) Das Bundesministerium für Gesundheit kann durch Rechtsverordnung mit Zustimmung des Bundesrates einer Stelle die Aufgabe übertragen, die Erklärungen zur Organ- oder Gewebespende auf Wunsch der Erklärenden zu speichern und darüber berechtigten Personen Auskunft zu erteilen (Organ- und Gewebespenderegister). Die gespeicherten personenbezogenen Daten dürfen nur zum Zwecke der Feststellung verwendet werden, ob bei demjenigen, der die Erklärung abgegeben hatte, eine Organ- oder Gewebeentnahme nach § 3 oder § 4 zulässig ist. Die Rechtsverordnung regelt insbesondere

1. die für die Entgegennahme einer Erklärung zur Organ- oder Gewebespende oder für deren Änderung zuständigen öffentlichen Stellen (Anlaufstellen), die Verwendung eines Vordrucks, die Art der darauf anzugebenden Daten und die Prüfung der Identität des Erklärenden,
2. die Übermittlung der Erklärung durch die Anlaufstellen an das Register sowie die Speicherung der Erklärung und der darin enthaltenen Daten bei den Anlaufstellen und dem Register,
3. die Aufzeichnung aller Abrufe im automatisierten Verfahren nach § 10 des Bundesdatenschutzgesetzes sowie der sonstigen Auskünfte aus dem Register zum Zwecke der Prüfung der Zulässigkeit der Anfragen und Auskünfte,
4. die Speicherung der Personendaten der nach Absatz 4 Satz 1 auskunftsberechtigten Ärzte bei dem Register sowie die Vergabe, Speicherung und Zusammensetzung der Benutzerkennungen und Passwörter für ihre Auskunftsberechtigung,
5. die Löschung der gespeicherten Daten und
6. die Finanzierung des Registers.

(4) Die Auskunft aus dem Register darf ausschließlich an den Erklärenden sowie an einen von einem Krankenhaus dem Register als auskunftsberechtigt benannten Arzt erteilt werden, der weder an der Entnahme noch an der Übertragung der Organe oder Gewebe des möglichen Organ- oder Gewebespenders beteiligt ist und auch nicht Weisungen eines Arztes untersteht, der an diesen Maßnahmen beteiligt ist. Die Anfrage darf erst nach der Feststellung des Todes gemäß § 3 Abs. 1 Satz 1 Nr. 2 erfolgen. Die Auskunft darf nur an den Arzt weitergegeben werden, der die Organ- oder Gewebeentnahme vornehmen oder unter dessen Verantwortung die Gewebeentnahme nach § 3 Abs. 1 Satz 2 vorgenommen werden soll, und an die Person, die nach § 3 Abs. 3 Satz 1 über die beabsichtigte oder nach § 4 über eine in Frage kommende Organ- oder Gewebeentnahme zu unterrichten ist.

(5) Die Bundesregierung kann durch allgemeine Verwaltungsvorschrift mit Zustimmung des Bundesrates ein Muster für den Organ- und Gewebespendeausweis festlegen und im Bundesanzeiger bekannt machen.

Abschnitt 2
Entnahme von Organen und Geweben bei toten Spendern

§ 3 Entnahme mit Einwilligung des Spenders

(1) Die Entnahme von Organen oder Geweben ist, soweit in § 4 oder § 4a nichts Abweichendes bestimmt ist, nur zulässig, wenn
   1. der Organ- oder Gewebespender in die Entnahme eingewilligt hatte,
   2. der Tod des Organ- oder Gewebespenders nach Regeln, die dem Stand der Erkenntnisse der medizinischen Wissenschaft entsprechen, festgestellt ist und
   3. der Eingriff durch einen Arzt vorgenommen wird.

   Abweichend von Satz 1 Nr. 3 darf die Entnahme von Geweben auch durch andere dafür qualifizierte Personen unter der Verantwortung und nach fachlicher Weisung eines Arztes vorgenommen werden.

(2) Die Entnahme von Organen oder Geweben ist unzulässig, wenn
   1. die Person, deren Tod festgestellt ist, der Organ- oder Gewebeentnahme widersprochen hatte,
   2. nicht vor der Entnahme bei dem Organ- oder Gewebespender der endgültige, nicht behebbare Ausfall der Gesamtfunktion des Großhirns, des Kleinhirns und des Hirnstamms nach Verfahrensregeln, die dem Stand der Erkenntnisse der medizinischen Wissenschaft entsprechen, festgestellt ist.

(3) Der Arzt hat den nächsten Angehörigen des Organ- oder Gewebespenders über die beabsichtigte Organ oder Gewebeentnahme zu unterrichten. Die entnehmende Person hat Ablauf und Umfang der Organ- oder Gewebeentnahme aufzuzeichnen. Der nächste Angehörige hat das Recht auf Einsichtnahme. Er kann eine Person seines Vertrauens hinzuziehen.

§ 4 Entnahme mit Zustimmung anderer Personen

(1) Liegt dem Arzt, der die Organ- oder Gewebeentnahme vornehmen oder unter dessen Verantwortung die *Gewebeentnahme nach § 3 Abs. 1 Satz 2 vorgenommen werden soll, weder eine schriftliche Einwilligung noch* ein schriftlicher Widerspruch des möglichen Organ- oder Gewebespenders vor, ist dessen nächster Angehöriger zu befragen, ob ihm von diesem eine Erklärung zur Organ- oder Gewebespende bekannt ist. Ist auch dem nächsten Angehörigen eine solche Erklärung nicht bekannt, so ist die Entnahme unter den Voraussetzungen des § 3 Abs. 1 Satz 1 Nr. 2 und 3, Satz 2 und Abs. 2 Nr. 2 nur zulässig, wenn ein Arzt den nächsten Angehörigen über eine in Frage kommende Organ- oder Gewebeentnahme unterrichtet und dieser ihr zugestimmt hat. Kommt eine Entnahme mehrerer Organe oder Gewebe in Betracht, soll die Einholung der Zustimmung zusammen erfolgen. Der nächste Angehörige hat bei seiner Entscheidung einen mutmaßlichen Willen des möglichen Organ oder Gewebespenders zu beachten. Der Arzt hat den nächsten Angehörigen hierauf hinzuweisen. Der nächste Angehörige kann mit dem Arzt vereinbaren, dass er seine Erklärung innerhalb einer bestimmten, vereinbarten Frist widerrufen kann; die Vereinbarung bedarf der Schriftform.

(2) Der nächste Angehörige ist nur dann zu einer Entscheidung nach Absatz 1 befugt, wenn er in den letzten zwei Jahren vor dem Tod des möglichen Organ- oder Gewebespenders zu diesem persönlichen Kontakt hatte. Der Arzt

hat dies durch Befragung des nächsten Angehörigen festzustellen. Bei mehreren gleichrangigen nächsten Angehörigen genügt es, wenn einer von ihnen nach Absatz 1 beteiligt wird und eine Entscheidung trifft; es ist jedoch der Widerspruch eines jeden von ihnen beachtlich. Ist ein vorrangiger nächster Angehöriger innerhalb angemessener Zeit nicht erreichbar, genügt die Beteiligung und Entscheidung des zuerst erreichbaren nächsten Angehörigen. Dem nächsten Angehörigen steht eine volljährige Person gleich, die dem möglichen Organ- oder Gewebespender bis zu seinem Tode in besonderer persönlicher Verbundenheit offenkundig nahegestanden hat; sie tritt neben den nächsten Angehörigen.

(3) Hatte der mögliche Organ- oder Gewebespender die Entscheidung über eine Organ- oder Gewebeentnahme einer bestimmten Person übertragen, tritt diese an die Stelle des nächsten Angehörigen.

(4) Der Arzt hat Ablauf, Inhalt und Ergebnis der Beteiligung der nächsten Angehörigen sowie der Personen nach Absatz 2 Satz 5 und Absatz 3 aufzuzeichnen. Die nächsten Angehörigen sowie die Personen nach Absatz 2 Satz 5 und Absatz 3 haben das Recht auf Einsichtnahme.

§ 4a Entnahme bei toten Embryonen und Föten

(1) Die Entnahme von Organen oder Geweben bei einem toten Embryo oder Fötus ist nur zulässig, wenn
   1. der Tod des Embryos oder Fötus nach Regeln, die dem Stand der Erkenntnisse der medizinischen Wissenschaft entsprechen, festgestellt ist,
   2. die Frau, die mit dem Embryo oder Fötus schwanger war, durch einen Arzt über eine in Frage kommende Organ- oder Gewebeentnahme aufgeklärt worden ist und in die Entnahme der Organe oder Gewebe schriftlich eingewilligt hat und
   3. der Eingriff durch einen Arzt vorgenommen wird.

In den Fällen des Satzes 1 Nr. 3 gilt § 3 Abs. 1 Satz 2 entsprechend. Die Aufklärung und die Einholung der Einwilligung dürfen erst nach der Feststellung des Todes erfolgen.

(2) Der Arzt hat Ablauf, Inhalt und Ergebnis der Aufklärung und der Einwilligung nach Absatz 1 Satz 1 Nr. 2 aufzuzeichnen. Die entnehmende Person hat Ablauf und Umfang der Organ- oder Gewebeentnahme aufzuzeichnen. Die Frau, die mit dem Embryo oder Fötus schwanger war, hat das Recht auf Einsichtnahme. Sie kann eine Person ihres Vertrauens hinzuziehen. Die Einwilligung kann schriftlich oder mündlich widerrufen werden.

(3) In den Fällen des Absatzes 1 gilt die Frau, die mit dem Embryo oder Fötus schwanger war, nur für die Zwecke der Dokumentation, der Rückverfolgung und des Datenschutzes als Spenderin.

§ 5 Nachweisverfahren

(1) Die Feststellungen nach § 3 Abs. 1 Satz 1 Nr. 2 und Abs. 2 Nr. 2 sind jeweils durch zwei dafür qualifizierte Ärzte zu treffen, die den Organ- oder Gewebespender unabhängig voneinander untersucht haben. Abweichend von Satz 1 genügt zur Feststellung nach § 3 Abs. 1 Satz 1 Nr. 2 die Untersuchung und Feststellung durch einen Arzt, wenn der endgültige, nicht behebbare Still-

stand von Herz und Kreislauf eingetreten ist und seitdem mehr als drei Stunden vergangen sind.

(2) Die an den Untersuchungen nach Absatz 1 beteiligten Ärzte dürfen weder an der Entnahme noch an der Übertragung der Organe oder Gewebe des Spenders beteiligt sein. Sie dürfen auch nicht Weisungen eines Arztes unterstehen, der an diesen Maßnahmen beteiligt ist. Die Feststellung der Untersuchungsergebnisse und ihr Zeitpunkt sind von den Ärzten unter Angabe der zugrunde liegenden Untersuchungsbefunde unverzüglich jeweils in einer Niederschrift aufzuzeichnen und zu unterschreiben. Dem nächsten Angehörigen sowie den Personen nach § 4 Abs. 2 Satz 5 und Abs. 3 ist Gelegenheit zur Einsichtnahme zu geben. Sie können eine Person ihres Vertrauens hinzuziehen.

(3) Die Feststellung nach § 4a Abs. 1 Satz 1 Nr. 1 ist durch einen Arzt zu treffen, der weder an der Entnahme noch an der Übertragung der Organe oder Gewebe des Embryos oder Fötus beteiligt sein darf. Er darf auch nicht Weisungen eines Arztes unterstehen, der an diesen Maßnahmen beteiligt ist. Die Untersuchungsergebnisse und der Zeitpunkt ihrer Feststellung sind von den Ärzten unter Angabe der zugrunde liegenden Untersuchungsbefunde unverzüglich jeweils in einer gesonderten Niederschrift aufzuzeichnen und zu unterschreiben. Der Frau, die mit dem Embryo oder Fötus schwanger war, ist Gelegenheit zur Einsichtnahme zu geben. Sie kann eine Person ihres Vertrauens hinzuziehen.

§ 6 Achtung der Würde des Organ- und Gewebespenders

(1) Die Organ- oder Gewebeentnahme bei verstorbenen Personen und alle mit ihr zusammenhängenden Maßnahmen müssen unter Achtung der Würde des Organ- oder Gewebespenders in einer der ärztlichen Sorgfaltspflicht entsprechenden Weise durchgeführt werden.

(2) Der Leichnam des Organ- oder Gewebespenders muss in würdigem Zustand zur Bestattung übergeben werden. Zuvor ist dem nächsten Angehörigen Gelegenheit zu geben, den Leichnam zu sehen.

(3) Die Absätze 1 und 2 gelten entsprechend für tote Embryonen und Föten.

§ 7 Datenerhebung und -verwendung; Auskunftspflicht

(1) Die Erhebung und Verwendung personenbezogener Daten eines möglichen Organ- oder Gewebespenders, eines nächsten Angehörigen oder einer Person nach § 4 Absatz 2 Satz 5 oder Absatz 3 und die Übermittlung dieser Daten an die nach Absatz 3 Satz 1 auskunftsberechtigten Personen ist zulässig, soweit dies erforderlich ist

1. zur Klärung, ob eine Organ- oder Gewebeentnahme nach § 3 Absatz 1 und 2, § 4 Absatz 1 bis 3 sowie § 9 Absatz 3 Satz 2 zulässig ist und ob ihr medizinische Gründe entgegenstehen,
2. zur Unterrichtung der nächsten Angehörigen nach § 3 Absatz 3 Satz 1,
3. zur Organ- und Spendercharakterisierung nach § 10a,
4. zur Rückverfolgung nach § 13 Absatz 1 oder
5. zur Meldung schwerwiegender Zwischenfälle und schwerwiegender unerwünschter Reaktionen auf der Grundlage der Rechtsverordnung nach § 13 Absatz 4.

(2) Zur unverzüglichen Auskunft über die nach Absatz 1 erforderlichen Daten sind verpflichtet:

1. Ärzte, die den möglichen Organ- oder Gewebespender wegen einer dem Tode vorausgegangenen Erkrankung behandelt hatten,
2. Ärzte, die über den möglichen Organ- oder Gewebespender eine Auskunft aus dem Organ- und Gewebespenderegister nach § 2 Abs. 4 erhalten haben,
3. die Einrichtung der medizinischen Versorgung, in der der Tod des möglichen Organ- oder Gewebespenders nach § 3 Abs. 1 Satz 1 Nr. 2 festgestellt worden ist,
4. Ärzte, die bei dem möglichen Organ- oder Gewebespender die Leichenschau vorgenommen haben,
5. die Behörden, in deren Gewahrsam oder Mitgewahrsam sich der Leichnam des möglichen Organ- oder Gewebespenders befindet oder befunden hat,
6. der Transplantationsbeauftragte des Entnahmekrankenhauses,
7. der verantwortliche Arzt des Transplantationszentrums, in dem das Organ übertragen werden soll oder übertragen worden ist, und
8. die von der Koordinierungsstelle (§ 11) oder einer gewebeentnehmenden Gewebeeinrichtung beauftragte Person, soweit sie Auskunft über nach Absatz 1 erforderliche Daten erhalten hat. Die Pflicht zur unverzüglichen Auskunft besteht erst, nachdem der Tod des möglichen Organ- oder Gewebespenders nach § 3 Abs. 1 Satz 1 Nr. 2 festgestellt ist.

(3) Ein Recht auf Auskunft über die nach Absatz 1 erforderlichen Daten haben

1. Ärzte, die die Entnahme von Organen nach § 3 oder § 4 beabsichtigen und in einem Krankenhaus tätig sind, das nach § 108 des Fünften Buches Sozialgesetzbuch oder nach anderen gesetzlichen Bestimmungen für die Übertragung solcher Organe zugelassen ist oder mit einem solchen Krankenhaus zum Zwecke der Entnahme solcher Organe zusammenarbeitet, sowie der Transplantationsbeauftragte des Entnahmekrankenhauses und der verantwortliche Arzt des Transplantationszentrums, in dem das Organ übertragen werden soll oder übertragen worden ist,
2. Ärzte, die die Entnahme von Geweben nach § 3 oder § 4 beabsichtigen oder unter deren Verantwortung Gewebe nach § 3 Abs. 1 Satz 2 entnommen werden sollen und in einer Einrichtung der medizinischen Versorgung tätig sind, die solche Gewebe entnimmt oder mit einer solchen Einrichtung zum Zwecke der Entnahme solcher Gewebe zusammenarbeitet, und
3. die von der Koordinierungsstelle beauftragte Person.

   Die Auskunft soll für alle Organe oder Gewebe, deren Entnahme beabsichtigt ist, zusammen eingeholt werden. Sie darf erst eingeholt werden, nachdem der Tod des möglichen Organ- oder Gewebespenders nach § 3 Abs. 1 Satz 1 Nr. 2 festgestellt ist.

Abschnitt 3
Entnahme von Organen und Geweben bei lebenden Spendern

§ 8 Entnahme von Organen und Geweben

(1) Die Entnahme von Organen oder Geweben zum Zwecke der Übertragung auf andere ist bei einer lebenden Person, soweit in § 8a nichts Abweichendes bestimmt ist, nur zulässig, wenn

1. die Person
   a) volljährig und einwilligungsfähig ist,
   b) nach Absatz 2 Satz 1 und 2 aufgeklärt worden ist und in die Entnahme eingewilligt hat,
   c) nach ärztlicher Beurteilung als Spender geeignet ist und voraussichtlich nicht über das Operationsrisiko hinaus gefährdet oder über die unmittelbaren Folgen der Entnahme hinaus gesundheitlich schwer beeinträchtigt wird,
2. die Übertragung des Organs oder Gewebes auf den vorgesehenen Empfänger nach ärztlicher Beurteilung geeignet ist, das Lebens dieses Menschen zu erhalten oder bei ihm eine schwerwiegende Krankheit zu heilen, ihre Verschlimmerung zu verhüten oder ihre Beschwerden zu lindern,
3. im Fall der Organentnahme ein geeignetes Organ eines Spenders nach § 3 oder § 4 im Zeitpunkt der Organentnahme nicht zur Verfügung steht und
4. der Eingriff durch einen Arzt vorgenommen wird.

   Die Entnahme einer Niere, des Teils einer Leber oder anderer nicht regenerierungsfähiger Organe ist darüber hinaus nur zulässig zum Zwecke der Übertragung auf Verwandte ersten oder zweiten Grades, Ehegatten, eingetragene Lebenspartner, Verlobte oder andere Personen, die dem Spender in besonderer persönlicher Verbundenheit offenkundig nahestehen.

(2) Der Spender ist durch einen Arzt in verständlicher Form aufzuklären über

1. den Zweck und die Art des Eingriffs,
2. die Untersuchungen sowie das Recht, über die Ergebnisse der Untersuchungen unterrichtet zu werden,
3. die Maßnahmen, die dem Schutz des Spenders dienen, sowie den Umfang und mögliche, auch mittelbare Folgen und Spätfolgen der beabsichtigten Organ- oder Gewebeentnahme für seine Gesundheit,
4. die ärztliche Schweigepflicht,
5. die zu erwartende Erfolgsaussicht der Organ- oder Gewebeübertragung und die Folgen für den Empfänger sowie sonstige Umstände, denen er erkennbar eine Bedeutung für die Spende beimisst, sowie über
6. die Erhebung und Verwendung personenbezogener Daten.

   Der Spender ist darüber zu informieren, dass seine Einwilligung Voraussetzung für die Organ- oder Gewebeentnahme ist. Die Aufklärung hat in Anwesenheit eines weiteren Arztes, für den § 5 Abs. 2 Satz 1 und 2 entsprechend gilt, und, soweit erforderlich, anderer sachverständiger Personen zu erfolgen. Der Inhalt der Aufklärung und die Einwilligungserklärung des Spenders sind in einer Niederschrift aufzuzeichnen, die von den aufklärenden Personen, dem weiteren Arzt und dem Spender zu unterschreiben ist. Die Niederschrift muss auch eine Angabe über die versicherungsrechtliche Absicherung der gesundheitlichen Risiken nach Satz 1 enthalten.

Die Einwilligung kann schriftlich oder mündlich widerrufen werden. Satz 3 gilt nicht im Fall der beabsichtigten Entnahme von Knochenmark.

(3) Bei einem Lebenden darf die Entnahme von Organen erst durchgeführt werden, nachdem sich der Spender und der Empfänger, die Entnahme von Geweben erst, nachdem sich der Spender zur Teilnahme an einer ärztlich empfohlenen Nachbetreuung bereit erklärt hat. Weitere Voraussetzung für die Entnahme von Organen bei einem Lebenden ist, dass die nach Landesrecht zuständige Kommission gutachtlich dazu Stellung genommen hat, ob begründete tatsächliche Anhaltspunkte dafür vorliegen, dass die Einwilligung in die Organspende nicht freiwillig erfolgt oder das Organ Gegenstand verbotenen Handeltreibens nach § 17 ist. Der Kommission muss ein Arzt, der weder an der Entnahme noch an der Übertragung von Organen beteiligt ist, noch Weisungen eines Arztes untersteht, der an solchen Maßnahmen beteiligt ist, eine Person mit der Befähigung zum Richteramt und eine in psychologischen Fragen erfahrene Person angehören. Das Nähere, insbesondere zur Zusammensetzung der Kommission, zum Verfahren und zur Finanzierung, wird durch Landesrecht bestimmt.

§ 8a Entnahme von Knochenmark bei minderjährigen Personen

Die Entnahme von Knochenmark bei einer minderjährigen Person zum Zwecke der Übertragung ist abweichend von § 8 Abs. 1 Satz 1 Nr. 1 Buchstabe a und b sowie Nr. 2 mit folgender Maßgabe zulässig:

1. Die Verwendung des Knochenmarks ist für Verwandte ersten Grades oder Geschwister der minderjährigen Person vorgesehen.
2. Die Übertragung des Knochenmarks auf den vorgesehenen Empfänger ist nach ärztlicher Beurteilung geeignet, bei ihm eine lebensbedrohende Krankheit zu heilen.
3. Ein geeigneter Spender nach § 8 Abs. 1 Satz 1 Nr. 1 steht im Zeitpunkt der Entnahme des Knochenmarks nicht zur Verfügung.
4. Der gesetzliche Vertreter ist entsprechend § 8 Abs. 2 aufgeklärt worden und hat in die Entnahme und die Verwendung des Knochenmarks eingewilligt. § 1627 des Bürgerlichen Gesetzbuchs ist anzuwenden. Die minderjährige Person ist durch einen Arzt entsprechend § 8 Abs. 2 aufzuklären, oweit dies im Hinblick auf ihr Alter und ihre geistige Reife möglich ist. Lehnt die minderjährige Person die beabsichtigte Entnahme oder Verwendung ab oder bringt sie dies in sonstiger Weise zum Ausdruck, so ist dies zu beachten.
5. Ist die minderjährige Person in der Lage, Wesen, Bedeutung und Tragweite der Entnahme zu erkennen und ihren Willen hiernach auszurichten, so ist auch ihre Einwilligung erforderlich. Soll das Knochenmark der minderjährigen Person für Verwandte ersten Grades verwendet werden, hat der gesetzliche Vertreter dies dem Familiengericht unverzüglich anzuzeigen, um eine Entscheidung nach 1629 Abs. 2 Satz 3 in Verbindung mit § 1796 des Bürgerlichen Gesetzbuchs herbeizuführen.

§ 8b Entnahme von Organen und Geweben in besonderen Fällen

(1) Sind Organe oder Gewebe bei einer lebenden Person im Rahmen einer medizinischen Behandlung dieser Person entnommen worden, ist ihre Übertragung nur zulässig, wenn die Person einwilligungsfähig und entsprechend § 8

Abs. 2 Satz 1 und 2 aufgeklärt worden ist und in diese Übertragung der Organe oder Gewebe eingewilligt hat. Für die Aufzeichnung der Aufklärung und der Einwilligung gilt § 8 Abs. 2 Satz 4 entsprechend.

(2) Absatz 1 gilt entsprechend für die Gewinnung von menschlichen Samenzellen, die für eine medizinisch unterstützte Befruchtung bestimmt sind

(3) Für einen Widerruf der Einwilligung gilt § 8 Abs. 2 Satz 6 entsprechend.

§ 8c Entnahme von Organen und Geweben zur Rückübertragung

(1) Die Entnahme von Organen oder Geweben zum Zwecke der Rückübertragung ist bei einer lebenden Person nur zulässig, wenn

1. die Person
   a) einwilligungsfähig ist,
   b) entsprechend § 8 Abs. 2 Satz 1 und 2 aufgeklärt worden ist und in die Entnahme und die Rückübertragung des Organs oder Gewebes eingewilligt hat,
2. die Entnahme und die Rückübertragung des Organs oder Gewebes im Rahmen einer medizinischen Behandlung erfolgen und nach dem allgemein anerkannten Stand der medizinischen Wissenschaft für diese Behandlung erforderlich sind und
3. die Entnahme und die Rückübertragung durch einen Arzt vorgenommen werden.

(2) Die Entnahme von Organen oder Geweben zum Zwecke der Rückübertragung bei einer Person, die nicht in der Lage ist, Wesen, Bedeutung und Tragweite der vorgesehenen Entnahme zu erkennen und ihren Willen hiernach auszurichten, ist abweichend von Absatz 1 Nr. 1 nur zulässig, wenn der gesetzliche Vertreter oder ein Bevollmächtigter entsprechend § 8 Abs. 2 Satz 1 und 2 aufgeklärt worden ist und in die Entnahme und die Rückübertragung des Organs oder Gewebes eingewilligt hat. Die §§ 1627, 1901 Abs. 2 und 3 sowie § 1904 des Bürgerlichen Gesetzbuchs sind anzuwenden.

(3) Die Entnahme von Organen oder Geweben zum Zwecke der Rückübertragung bei einem lebenden Embryo oder Fötus ist unter den Voraussetzungen des Absatzes 1 Nr. 2 und 3 nur zulässig, wenn die Frau, die mit dem Embryo oder Fötus schwanger ist, entsprechend § 8 Abs. 2 Satz 1 und 2 aufgeklärt worden ist und in die Entnahme und die Rückübertragung des Organs oder Gewebes eingewilligt hat. Ist diese Frau nicht in der Lage, Wesen, Bedeutung und Tragweite der vorgesehenen Entnahme zu erkennen und ihren Willen hiernach auszurichten, gilt Absatz 2 entsprechend.

(4) Für die Aufzeichnung der Aufklärung und der Einwilligung gilt § 8 Abs. 2 Satz 4 entsprechend.

(5) Für einen Widerruf der Einwilligung gilt § 8 Abs. 2 Satz 6 entsprechend.

Abschnitt 3a
Gewebeeinrichtungen, Untersuchungslabore, Register

§ 8d Besondere Pflichten der Gewebeeinrichtungen

(1) Eine Gewebeeinrichtung, die Gewebe entnimmt oder untersucht, darf unbeschadet der Vorschriften des Arzneimittelrechts nur betrieben werden, wenn sie einen Arzt bestellt hat, der die erforderliche Sachkunde nach dem Stand

der medizinischen Wissenschaft besitzt. Die Gewebeeinrichtung ist verpflichtet,

1. die Anforderungen an die Entnahme von Geweben nach dem Stand der medizinischen Wissenschaft und Technik einzuhalten, insbesondere an die Spenderidentifikation, das Entnahmeverfahren und die Spenderdokumentation,
2. sicherzustellen, dass nur Gewebe von Spendern entnommen werden, bei denen eine ärztliche Beurteilung nach dem Stand der medizinischen Wissenschaft und Technik ergeben hat, dass der Spender dafür medizinisch geeignet ist,
3. sicherzustellen, dass die für Gewebespender nach dem Stand der medizinischen Wissenschaft und Technik erforderlichen Laboruntersuchungen in einem Untersuchungslabor nach § 8e durchgeführt werden,
4. sicherzustellen, dass die Gewebe für die Aufbereitung, Be- oder Verarbeitung, Konservierung oder Aufbewahrung nur freigegeben werden, wenn die ärztliche Beurteilung nach Nummer 2 und die Laboruntersuchungen nach Nummer 3 ergeben haben, dass die Gewebe für diese Zwecke geeignet sind,
5. vor und nach einer Gewebeentnahme bei lebenden Spendern Maßnahmen für eine erforderliche medizinische Versorgung der Spender sicherzustellen und
6. eine Qualitätssicherung für die Maßnahmen nach den Nummern 2 bis 5 sicherzustellen.

Das Nähere regelt eine Rechtsverordnung nach § 16a.

(2) Eine Gewebeeinrichtung hat unbeschadet ärztlicher Dokumentationspflichten jede Gewebeentnahme und -abgabe und die damit verbundenen Maßnahmen sowie die Angaben über Produkte und Materialien, die mit den entnommenen oder abgegebenen Geweben in Berührung kommen, für die in diesem Gesetz geregelten Zwecke, für Zwecke der Rückverfolgung, für Zwecke einer medizinischen Versorgung des Spenders und für Zwecke der Risikoerfassung und Überwachung nach den Vorschriften des Arzneimittelgesetzes oder anderen Rechtsvorschriften nach Maßgabe einer Rechtsverordnung nach § 16a zu dokumentieren.

(3) Jede Gewebeeinrichtung führt eine Dokumentation über ihre Tätigkeit einschließlich der Angaben zu Art und Menge der entnommenen, untersuchten, aufbereiteten, be- oder verarbeiteten, konservierten, aufbewahrten, abgegebenen oder anderweitig verwendeten, eingeführten und ausgeführten Gewebe sowie des Ursprungsund des Bestimmungsortes der Gewebe und macht eine Darstellung ihrer Tätigkeit öffentlich zugänglich. Sie übermittelt der zuständigen Bundesoberbehörde jährlich einen Bericht mit den Angaben zu Art und Menge der entnommenen, aufbereiteten, be- oder verarbeiteten, aufbewahrten, abgegebenen oder anderweitig verwendeten, eingeführten und ausgeführten Gewebe. Der Bericht erfolgt auf einem Formblatt, das die Bundesoberbehörde herausgegeben und im Bundesanzeiger bekannt gemacht hat. Das Formblatt kann auch elektronisch zur Verfügung gestellt und genutzt werden. Der Bericht ist nach Ablauf des Kalenderjahres, spätestens bis zum 1. März des folgenden Jahres zu übermitteln. Die zuständige Bundesoberbehörde stellt die von den Gewebeeinrichtungen übermittelten Angaben anonymi-

siert in einem Gesamtbericht zusammen und macht diesen öffentlich bekannt. Ist der Bericht einer Gewebeeinrichtung unvollständig oder liegt er bis zum Ablauf der Frist nach Satz 5 nicht vor, unterrichtet die zuständige Bundesoberbehörde die für die Überwachung zuständige Behörde. Die Gewebeeinrichtungen übersenden der zuständigen Behörde mindestens alle zwei Jahre oder auf Anforderung eine Liste der belieferten Einrichtungen der medizinischen Versorgung.

§ 8e Untersuchungslabore

Die für Gewebespender nach § 8d Abs. 1 Satz 2 Nr. 3 vorgeschriebenen Laboruntersuchungen dürfen nur von einem Untersuchungslabor vorgenommen werden, für das eine Erlaubnis nach den Vorschriften des Arzneimittelgesetzes erteilt worden ist. Das Untersuchungslabor ist verpflichtet, eine Qualitätssicherung für die nach § 8d Abs. 1 Satz 2 Nr. 3 vorgeschriebenen Laboruntersuchungen sicher zustellen.

§ 8f Register über Gewebeeinrichtungen

(1) Das Deutsche Institut für Medizinische Dokumentation und Information führt ein öffentlich zugängliches Register über die im Geltungsbereich dieses Gesetzes tätigen Gewebeeinrichtungen und stellt seinen laufenden Betrieb sicher. Das Register enthält Angaben zu den Gewebeeinrichtungen und ihrer Erreichbarkeit sowie zu den Tätigkeiten, für die jeweils die Herstellungserlaubnis, die Erlaubnis für die Be- oder Verarbeitung, Konservierung, Lagerung oder das Inverkehrbringen oder die Einfuhrerlaubnis nach den Vorschriften des Arzneimittelgesetzes erteilt worden ist. Die zuständigen Behörden der Länder übermitteln dem Deutschen Institut für Medizinische Dokumentation und Information die Angaben nach Satz 2. Das Deutsche Institut für Medizinische Dokumentation und Information kann für die Benutzung des Registers Entgelte verlangen. Der Entgeltkatalog bedarf der Zustimmung des Bundesministeriums für Gesundheit im Benehmen mit dem Bundesministerium der Finanzen. Von der Zahlung von Entgelten sind die zuständigen Behörden der Länder und die Europäische Kommission befreit.

(2) Das Bundesministerium für Gesundheit kann durch Rechtsverordnung mit Zustimmung des Bundesrates die in das Register aufzunehmenden Angaben nach Absatz 1 Satz 2 im Einzelnen bestimmen sowie Näheres zu ihrer Übermittlung durch die zuständigen Behörden der Länder und der Benutzung des Registers regeln. In der Rechtsverordnung kann auch eine Übermittlung der Angaben an Einrichtungen und Behörden innerhalb und außerhalb des Geltungsbereichs dieses Gesetzes vorgesehen werden.

Abschnitt 4
Entnahme, Vermittlung und Übertragung von Organen, Zusammenarbeit bei der Entnahme von Organen und Geweben

§ 9 Zulässigkeit der Organentnahme und -übertragung, Vorrang der Organspende

(1) Die Entnahme von Organen bei verstorbenen Spendern darf nur in Entnahmekrankenhäusern nach § 9a durchgeführt werden.

(2) Die Übertragung von Organen verstorbener Spender sowie die Entnahme und Übertragung von Organen lebender Spender darf nur in Transplantationszentren nach § 10 vorgenommen werden. Sind Organe im Geltungsbereich dieses Gesetzes entnommen worden, ist ihre Übertragung nur zulässig, wenn die Organentnahme nach § 11 Absatz 4 Satz 5 durch die Koordinierungsstelle organisiert und unter Beachtung der weiteren Regelungen nach § 11 durchgeführt worden ist. Die Übertragung vermittlungspflichtiger Organe ist darüber hinaus nur zulässig, wenn die Organe durch die Vermittlungsstelle unter Beachtung der Regelungen nach § 12 Absatz 3 Satz 1 vermittelt worden sind.

(3) Die mögliche Entnahme und Übertragung eines Organs hat Vorrang vor der Entnahme von Geweben; sie darf nicht durch eine Gewebeentnahme beeinträchtigt werden. Die Entnahme von Geweben bei einem möglichen Spender von Organen nach § 9a Absatz 2 Nummer 1 ist erst dann zulässig, wenn eine von der Koordinierungsstelle beauftragte Person dokumentiert hat, dass die Entnahme oder Übertragung von Organen nicht möglich ist oder durch die Gewebeentnahme nicht beeinträchtigt wird.

§ 9a Entnahmekrankenhäuser

(1) Entnahmekrankenhäuser sind die nach § 108 des Fünften Buches Sozialgesetzbuch oder nach anderen gesetzlichen Bestimmungen zugelassenen Krankenhäuser, die nach ihrer räumlichen und personellen Ausstattung in der Lage sind, Organentnahmen von möglichen Spendern nach § 3 oder § 4 nach Maßgabe des § 11 Absatz 4 Satz 5 zu ermöglichen. Die zuständige Behörde benennt gegenüber der Koordinierungsstelle die Entnahmekrankenhäuser, die die Voraussetzungen nach Satz 1 erfüllen, und unterrichtet die Entnahmekrankenhäuser schriftlich über diese Benennung.

(2) Die Entnahmekrankenhäuser sind verpflichtet,
1. den endgültigen, nicht behebbaren Ausfall der Gesamtfunktion des Großhirns, des Kleinhirns und des Hirnstamms von Patienten, die nach ärztlicher Beurteilung als Organspender nach § 3 oder § 4 in Betracht kommen, nach § 5 festzustellen und der Koordinierungsstelle nach § 11 unverzüglich mitzuteilen; kommen diese Patienten zugleich als Gewebespender nach § 3 oder § 4 in Betracht, ist dies gleichzeitig mitzuteilen,
2. sicherzustellen, dass die Entnahme in einem Operationssaal durchgeführt wird, der dem Stand der medizinischen Wissenschaft und Technik entspricht, um die Qualität und Sicherheit der entnommenen Organe zu gewährleisten,
3. sicherzustellen, dass das von ihnen eingesetzte medizinische Personal für seine Aufgaben qualifiziert ist, und
4. die auf Grund des § 11 getroffenen Regelungen zur Organentnahme einzuhalten.

§ 9b Transplantationsbeauftragte

(1) Die Entnahmekrankenhäuser bestellen mindestens einen Transplantationsbeauftragten, der für die Erfüllung seiner Aufgaben fachlich qualifiziert ist. Der Transplantationsbeauftragte ist in Erfüllung seiner Aufgaben unmittelbar der ärztlichen Leitung des Entnahmekrankenhauses unterstellt. Er ist bei der Wahrnehmung seiner Aufgaben unabhängig und unterliegt keinen Weisun-

gen. Der Transplantationsbeauftragte ist soweit freizustellen, wie es zur ordnungsgemäßen Durchführung seiner Aufgaben erforderlich ist; die Entnahmekrankenhäuser stellen organisatorisch sicher, dass der Transplantationsbeauftragte seine Aufgaben ordnungsgemäß wahrnehmen kann und unterstützen ihn dabei.

(2) Transplantationsbeauftragte sind insbesondere dafür verantwortlich, dass

1. die Entnahmekrankenhäuser ihrer Verpflichtung nach § 9a Absatz 2 Nummer 1 nachkommen,
2. die Angehörigen von Spendern nach § 3 oder § 4 in angemessener Weise begleitet werden,
3. die Zuständigkeiten und Handlungsabläufe in den Entnahmekrankenhäusern zur Erfüllung der Verpflichtungen aus diesem Gesetz festgelegt werden sowie
4. das ärztliche und pflegerische Personal im Entnahmekrankenhaus über die Bedeutung und den Prozess der Organspende regelmäßig informiert wird.

(3) Das Nähere, insbesondere zu der erforderlichen Qualifikation und organisationsrechtlichen Stellung der Transplantationsbeauftragten sowie deren Freistellung von ihren sonstigen Tätigkeiten im Entnahmekrankenhaus, wird durch Landesrecht bestimmt. Durch Landesrecht können die Voraussetzungen festgelegt werden, nach denen mehrere Entnahmekrankenhäuser zur Erfüllung ihrer Verpflichtung nach Absatz 1 die Bestellung eines gemeinsamen Transplantationsbeauftragten schriftlich vereinbaren können. Dabei ist sicherzustellen, dass der Transplantationsbeauftragte seine Aufgaben in jedem der Entnahmekrankenhäuser ordnungsgemäß wahrnehmen kann. Im Landesrecht können auch Ausnahmen von der Verpflichtung zur Bestellung eines Transplantationsbeauftragten vorgesehen werden, soweit und solange die Realisierung einer Organentnahme in begründeten Ausnahmefällen wegen der Besonderheiten des Entnahmekrankenhauses ausgeschlossen ist. Die Ausnahmen können einer Genehmigung durch die zuständige Behörde unterworfen werden.

§ 10 Transplantationszentren

(1) Transplantationszentren sind Krankenhäuser oder Einrichtungen an Krankenhäusern, die nach § 108 des Fünften Buches Sozialgesetzbuch oder nach anderen gesetzlichen Bestimmungen für die Übertragung von Organen verstorbener Spender sowie für die Entnahme und Übertragung von Organen lebender Spender zugelassen sind. Bei der Zulassung nach § 108 des Fünften Buches Sozialgesetzbuch sind Schwerpunkte für die Übertragung dieser Organe zu bilden, um eine bedarfsgerechte, leistungsfähige und wirtschaftliche Versorgung zu gewährleisten und die erforderliche Qualität der Organübertragung zu sichern.

(2) Die Transplantationszentren sind verpflichtet,

1. Wartelisten der zur Übertragung von vermittlungspflichtigen Organen angenommenen Patienten mit den für die Organvermittlung nach § 12 erforderlichen Angaben zu führen sowie unverzüglich über die Annahme eines Patienten zur Organübertragung und seine Aufnahme in die Warteliste zu entscheiden und den behandelnden Arzt darüber zu unterrichten, ebenso über die Herausnahme eines Patienten aus der Warteliste,

2. über die Aufnahme in die Warteliste nach Regeln zu entscheiden, die dem Stand der Erkenntnisse der medizinischen Wissenschaft entsprechen, insbesondere nach Notwendigkeit und Erfolgsaussicht einer Organübertragung,
3. die auf Grund des § 11 getroffenen Regelungen zur Organentnahme sowie bei vermittlungspflichtigen Organen die auf Grund des § 12 getroffenen Regelungen zur Organvermittlung einzuhalten,
4. vor der Organübertragung festzustellen, dass die Organ- und Spendercharakterisierung nach § 10a abgeschlossen und dokumentiert ist und die Bedingungen für die Konservierung und den Transport eingehalten worden sind,
5. jede Organübertragung unverzüglich so zu dokumentieren, dass eine lückenlose Rückverfolgung der Organe vom Empfänger zum Spender ermöglicht wird; bei der Übertragung von Organen verstorbener Spender ist die Kenn-Nummer (§ 13 Abs. 1 Satz 1) anzugeben, um eine Rückverfolgung durch die Koordinierungsstelle zu ermöglichen,
6. die durchgeführten Lebendorganspenden aufzuzeichnen,
7. vor und nach einer Organübertragung Maßnahmen für eine erforderliche psychische Betreuung der Patienten im Krankenhaus sicherzustellen und
8. nach Maßgabe der Vorschriften des Fünften Buches Sozialgesetzbuch Maßnahmen zur Qualitätssicherung, die auch einen Vergleich mit anderen Transplantationszentren ermöglichen, im Rahmen ihrer Tätigkeit nach diesem Gesetz durchzuführen; dies gilt für die Nachbetreuung von Organspendern nach § 8 Abs. 3 Satz 1 entsprechend.

§ 9a Absatz 2 Nummer 2 und 3 gilt entsprechend.

§ 10a Organ- und Spendercharakterisierung, Transport von Organen, Verordnungsermächtigung zur Organ- und Spendercharakterisierung und zum Transport

(1) Die von der Koordinierungsstelle beauftragte Person stellt unter ärztlicher Beratung und Anleitung sicher, dass die Organe für eine Übertragung nur freigegeben werden, wenn nach ärztlicher Beurteilung die Organ und Spendercharakterisierung nach dem Stand der medizinischen Wissenschaft und Technik ergeben hat, dass das Organ für eine Übertragung geeignet ist. Die sachdienlichen Angaben über den Spender, die zur Bewertung seiner Eignung zur Organspende erforderlich sind, und die sachdienlichen Angaben über die Merkmale des Organs, die zur Beurteilung nach Satz 1 erforderlich sind, werden nach Maßgabe einer Rechtsverordnung nach Absatz 4 erhoben, um eine ordnungsgemäße Risikobewertung vorzunehmen, die Risiken für den Organempfänger so gering wie möglich zu halten und die Organvermittlung zu optimieren. Bei der Erhebung dieser Angaben werden, soweit dies möglich und angemessen ist, auch die nächsten Angehörigen im Rahmen der Unterrichtung nach § 3 Absatz 3 Satz 1 oder der Befragung nach § 4 Absatz 1 Satz 1 oder weitere Personen, die Angaben zum Organspender machen können, befragt. Die Sätze 1 und 2 gelten entsprechend für die Erhebung der sachdienlichen Angaben vor der Entnahme und Übertragung eines Organs eines lebenden Spenders durch den verantwortlichen Arzt des Transplantationszentrums.

2) Die Koordinierungsstelle stellt sicher, dass die für die Organ- und Spendercharakterisierung nach Absatz 1 erforderlichen Laboruntersuchungen in Laboren durchgeführt werden, die über qualifiziertes Personal und geeignete Einrichtungen und Ausrüstungen verfügen. Die Labore verfügen über geeignete Verfahrensanweisungen, die gewährleisten, dass die Angaben zur Organ- und Spendercharakterisierung der Koordinierungsstelle unverzüglich übermittelt werden.

(3) Der Transport von Organen erfolgt unter Beachtung der Verfahrensanweisung der Koordinierungsstelle nach § 11 Absatz 1a Satz 2 Nummer 7. Das Nähere zur Kennzeichnung der Behältnisse für den Transport von Organen regelt eine Rechtsverordnung nach Absatz 4.

(4) Das Bundesministerium für Gesundheit kann durch Rechtsverordnung mit Zustimmung des Bundesrates nach Anhörung der Bundesärztekammer und weiterer Sachverständiger Regelungen zur Organ- und Spendercharakterisierung und zum Transport von Organen treffen. In der Rechtsverordnung können insbesondere Regelungen getroffen werden über die Anforderungen an

1. die Angaben, die nach dem Stand der medizinischen Wissenschaft und Technik bei jeder Organspende erhoben werden müssen,
2. die Angaben, die nach ärztlicher Beurteilung unter Berücksichtigung der Verfügbarkeit der entsprechenden Angaben und der besonderen Umstände des jeweiligen Falles nach dem Stand der medizinischen Wissenschaft und Technik zusätzlich erhoben werden müssen,
3. das Verfahren für die Übermittlung von Angaben über die Organ- und Spendercharakterisierung und
4. die Kennzeichnung der Behältnisse für den Transport von Organen.

Wenn in einem besonderen Fall, einschließlich einem lebensbedrohlichen Notfall, eine Risiko-Nutzen-Analyse ergibt, dass der erwartete Nutzen für den Organempfänger größer ist als die Risiken auf Grund unvollständiger Daten, kann ein Organ auch dann übertragen werden, wenn nicht alle in der Rechtsverordnung nach Satz 2 Nummer 1 festgelegten Mindestangaben vor der Übertragung vorliegen.

§ 11 Zusammenarbeit bei der Entnahme von Organen und Geweben, Koordinierungsstelle

(1) Die Entnahme von Organen verstorbener Spender einschließlich der Vorbereitung von Entnahme, Vermittlung und Übertragung ist gemeinschaftliche Aufgabe der Transplantationszentren und der Entnahmekrankenhäuser in regionaler Zusammenarbeit. Zur Organisation dieser Aufgabe errichten oder beauftragen der Spitzenverband Bund der Krankenkassen, die Bundesärztekammer und die Deutsche Krankenhausgesellschaft oder die Bundesverbände der Krankenhausträger gemeinsam eine geeignete Einrichtung (Koordinierungsstelle).

Sie muß auf Grund einer finanziell und organisatorisch eigenständigen Trägerschaft, der Zahl und Qualifikation ihrer Mitarbeiter, ihrer betrieblichen Organisation sowie ihrer sachlichen Ausstattung die Gewähr dafür bieten, daß die Maßnahmen nach Satz 1 in Zusammenarbeit mit den Transplantationszentren und den Entnahmekrankenhäusern nach den Vorschriften dieses Gesetzes durchgeführt werden. Die Transplantationszentren müssen in der Koordinierungsstelle angemessen vertreten sein. Der Spitzenverband Bund der Krankenkassen, die Bundesärztekammer und die Deutsche Krankenhausgesellschaft oder die Bundesverbände der Krankenhausträger gemeinsam haben darauf zu achten, dass die Koordinierungsstelle die Voraussetzungen des Satzes 3 erfüllt und dabei nach den Grundsätzen der Wirtschaftlichkeit arbeitet. Die Koordinierungsstelle hat die grundsätzlichen finanziellen und organisatorischen Entscheidungen dem Spitzenverband Bund der Krankenkassen, der Bundesärztekammer und der Deutschen Krankenhausgesellschaft oder den Bundesverbänden der Krankenhausträger gemeinsam unverzüglich vorzulegen. Die Haushaltslegung und die finanzielle Eigenständigkeit kann auf Veranlassung des Spitzenverbandes Bund der Krankenkassen, der Bundesärztekammer und der Deutschen Krankenhausgesellschaft oder der Bundesverbände der Krankenhausträger gemeinsam durch unabhängige Sachverständige geprüft werden. Die Koordinierungsstelle hat jährlich einen Geschäftsbericht zu veröffentlichen. Der Spitzenverband Bund der Krankenkassen, die Bundesärztekammer und die Deutsche Krankenhausgesellschaft oder die Bundesverbände der Krankenhausträger gemeinsam haben sicherzustellen, dass die Koordinierungsstelle die Veröffentlichungspflicht erfüllt.

(1a) Die Koordinierungsstelle hat die Zusammenarbeit zur Organentnahme bei verstorbenen Spendern und die Durchführung aller bis zur Übertragung erforderlichen Maßnahmen mit Ausnahme der Vermittlung von Organen durch die Vermittlungsstelle nach § 12 unter Beachtung der Richtlinien nach § 16 zu organisieren, um die vorhandenen Möglichkeiten der Organspende wahrzunehmen und durch die Entnahme und Bereitstellung geeigneter Spenderorgane die gesundheitlichen Risiken der Organempfänger so gering wie möglich zu halten. Hierzu erstellt die Koordinierungsstelle geeignete Verfahrensanweisungen unter Beachtung der Richtlinien nach § 16, insbesondere

1. zur Meldung nach § 9a Absatz 2 Nummer 1,
2. zur Überprüfung der Spenderidentität,
3. zur Überprüfung der Einzelheiten der Einwilligung des Spenders nach § 3 oder der Zustimmung anderer Personen nach § 4,
4. zur Überprüfung des Abschlusses der Organ- und Spendercharakterisierung nach § 10a Absatz 1,
5. zur Sicherstellung, dass die Angaben zur Organ- und Spendercharakterisierung das Transplantationszentrum, bei vermittlungspflichtigen Organen die Vermittlungsstelle nach § 12, rechtzeitig erreichen,
6. für die Entnahme, Konservierung, Verpackung und Kennzeichnung von Organen,
7. für den Transport der Organe, um ihre Unversehrtheit während des Transports und eine angemessene Transportdauer sicherzustellen,
8. zur Sicherstellung der Rückverfolgung nach § 13 Absatz 1,
9. zur Sicherstellung der unverzüglichen Meldung schwerwiegender Zwischenfälle und schwerwiegender unerwünschter Reaktionen und der in diesem Zusammenhang getroffenen Maßnahmen auf der Grundlage der Rechtsverordnung nach § 13 Absatz 4.

Die Koordinierungsstelle stellt sicher, dass das von ihr eingesetzte medizinische Personal für seine Aufgaben qualifiziert ist. Das Nähere zur Erstellung der Verfahrensanweisungen nach Satz 2 regelt der Vertrag nach Absatz 2.

(2) Der Spitzenverband Bund der Krankenkassen, die Bundesärztekammer, die Deutsche Krankenhausgesellschaft oder die Bundesverbände der Krankenhausträger gemeinsam und die Koordinierungsstelle regeln durch Vertrag das Nähere zu den Aufgaben der Koordinierungsstelle mit Wirkung für die Transplantationscentren und die Entnahmekrankenhäuser. Der Vertrag regelt insbesondere
1. die Anforderungen an die im Zusammenhang mit einer Organentnahme zum Schutz der Organempfänger erforderlichen Maßnahmen sowie die Rahmenregelungen für die Zusammenarbeit der Beteiligten,
2. die Zusammenarbeit und den Erfahrungsaustausch mit der Vermittlungsstelle,
3. die Unterstützung der Transplantationszentren bei Maßnahmen zur Qualitätssicherung,
4. den Ersatz angemessener Aufwendungen der Koordinierungsstelle für die Erfüllung ihrer Aufgaben nach diesen Gesetz einschließlich der Abgeltung von Leistungen, die Entnahmekrankenhäuser im Rahmen der Organentnahme erbringen,
5. einen angemessenen pauschalen Zuschlag an die Entnahmekrankenhäuser für die Bestellung von Transplantationsbeauftragten und
6. ein Schlichtungsverfahren bei einer fehlenden Einigung über den Ersatz angemessener Aufwendungen nach Nummer 4.

Der Vertrag nach Satz 1 bedarf des Einvernehmens mit dem Verband der privaten Krankenversicherung.

(3) Der Vertrag nach den Absätzen 1 und 2 sowie seine Änderung bedarf der Genehmigung durch das Bundesministerium für Gesundheit und ist im Bundesanzeiger bekanntzumachen. Die Genehmigung ist zu erteilen, wenn der Vertrag oder seine Änderung den Vorschriften dieses Gesetzes und sonstigem Recht entspricht. Der Spitzenverband Bund der Krankenkassen, die Bundesärztekammer und die Deutsche Krankenhausgesellschaft oder die Bundesverbände der Krankenhausträger gemeinsam überwachen die Einhaltung der Vertragsbestimmungen. Zur Erfüllung ihrer Verpflichtung nach Satz 3 setzen sie eine Kommission ein, die jeweils aus mindestens einem Vertreter des Spitzenverbandes Bund der Krankenkassen, der Bundesärztekammer und der Deutschen Krankenhausgesellschaft oder der Bundesverbände der Krankenhausträger gemeinsam und zwei Vertretern der Länder zusammengesetzt ist. Die Koordinierungsstelle, die Transplantationszentren und die Entnahmekrankenhäuser sind verpflichtet, der Kommission die erforderlichen Unterlagen zur Verfügung zu stellen und die erforderlichen Auskünfte zu erteilen. Die Kommission ist verpflichtet, Erkenntnisse über Verstöße gegen dieses Gesetz oder gegen auf Grund dieses Gesetzes erlassene Rechtsverordnungen an die zuständigen Behörden der Länder weiterzuleiten. Das Nähere zur Zusammensetzung der Kommission, zur Arbeitsweise und zum Verfahren regelt der Vertrag nach Absatz 2.

(4) Die Transplantationszentren und die Entnahmekrankenhäuser sind verpflichtet, untereinander und mit der Koordinierungsstelle zur Entnahme von Organen sowie zur Entnahme von Geweben bei möglichen Organspendern nach § 3 oder § 4 zusammenzuarbeiten. Die Koordinierungsstelle klärt, ob die Voraussetzungen für eine Organentnahme vorliegen. Hierzu erhebt sie die Per-

sonalien dieser möglichen Organspender und weitere für die Durchführung der Organentnahme und -vermittlung erforderliche personenbezogene Daten. Die Entnahmekrankenhäuser sind verpflichtet, diese Daten an die Koordinierungsstelle zu übermitteln. Die Organentnahme wird durch die Koordinierungsstelle organisiert und erfolgt durch die von ihr beauftragten Ärzte.

(5) Die Koordinierungsstelle führt ein Verzeichnis über die Entnahmekrankenhäuser nach § 9a und über die Transplantationszentren nach § 10. Sie dokumentiert die Tätigkeiten der Entnahmekrankenhäuser und der Transplantationszentren und veröffentlicht jährlich einen Bericht, der die Tätigkeiten der Entnahmekrankenhäuser und der Transplantationszentren im vergangenen Kalenderjahr nach einheitlichen Vorgaben darstellt und insbesondere folgende, nicht personenbezogene Daten enthält:

1. Zahl und Art der durchgeführten Organentnahmen nach § 9 Absatz 1, getrennt nach Organen von Spendern nach den §§ 3 und 4, einschließlich der Zahl und Art der nach der Entnahme verworfenen Organe,
2. Zahl und Art der durchgeführten Organübertragungen nach § 9 Absatz 2 und ihre Ergebnisse, getrennt nach Organen von Spendern nach den §§ 3 und 4 sowie nach § 8,
3. die Entwicklung der Warteliste nach § 10 Absatz 2 Satz 1 Nummer 1, insbesondere aufgenommene, transplantierte, aus anderen Gründen ausgeschiedene sowie verstorbene Patienten,
4. die Gründe für die Aufnahme oder Nichtaufnahme in die Warteliste nach § 10 Absatz 2 Satz 1 Nummer 2,
5. Altersgruppe, Geschlecht, Familienstand und Versichertenstatus der zu den Nummern 2 bis 4 betroffenen Patienten,
6. die Nachbetreuung der Spender nach § 8 Absatz 3 Satz 1 und die Dokumentation ihrer durch die Organspende bedingten gesundheitlichen Risiken,
7. die durchgeführten Maßnahmen zur Qualitätssicherung nach § 10 Absatz 2 Nummer 8.

In dem Vertrag nach Absatz 2 können einheitliche Vorgaben für den Tätigkeitsbericht und die ihm zugrunde liegenden Angaben der Entnahmekrankenhäuser und der Transplantationszentren vereinbart werden.

(6) (weggefallen)

§ 12 Organvermittlung, Vermittlungsstelle

(1) Zur Vermittlung der vermittlungspflichtigen Organe errichten oder beauftragen der Spitzenverband Bund der Krankenkassen, die Bundesärztekammer und die Deutsche Krankenhausgesellschaft oder die Bundesverbände der Krankenhausträger gemeinsam eine geeignete Einrichtung (Vermittlungsstelle). Sie muß auf Grund einer finanziell und organisatorisch eigenständigen Trägerschaft, der Zahl und Qualifikation ihrer Mitarbeiter, ihrer betrieblichen Organisation sowie ihrer sachlichen Ausstattung die Gewähr dafür bieten, daß die Organvermittlung nach den Vorschriften dieses Gesetzes erfolgt. Soweit sie Organe vermittelt, die in Ländern entnommen werden, die nicht Mitgliedstaaten der Europäischen Union oder andere Vertragsstaaten des Abkommens über den Europäischen Wirtschaftsraum sind, um die Organe im Geltungsbereich dieses Gesetzes zu übertragen, oder die im Geltungsbereich dieses Ge-

setzes entnommen werden, um die Organe in Ländern zu übertragen, die nicht Mitgliedstaaten der Europäischen Union oder andere Vertragsstaaten des Abkommens über den Europäischen Wirtschaftsraum sind, muss sie auch gewährleisten, dass die zum Schutz der Organempfänger erforderlichen Maßnahmen nach dem Stand der Erkenntnisse der medizinischen Wissenschaft durchgeführt und die Qualitäts- und Sicherheitsanforderungen erfüllt werden, die den in diesem Gesetz und auf Grund dieses Gesetzes erlassener Rechtsverordnungen festgelegten Anforderungen gleichwertig sind, und dass eine lückenlose Rückverfolgung der Organe sichergestellt ist. Es dürfen nur Organe vermittelt werden, die im Einklang mit den am Ort der Entnahme geltenden Rechtsvorschriften entnommen worden sind, soweit deren Anwendung nicht zu einem Ergebnis führt, das mit wesentlichen Grundsätzen des deutschen Rechts, insbesondere mit den Grundrechten, offensichtlich unvereinbar ist.

(2) Als Vermittlungsstelle kann auch eine geeignete Einrichtung beauftragt werden, die ihren Sitz außerhalb des Geltungsbereichs dieses Gesetzes hat und die Organe im Rahmen eines internationalen Organaustausches unter Anwendung der Vorschriften dieses Gesetzes für die Organvermittlung vermittelt. Dabei ist sicherzustellen, daß die Vorschriften der §§ 14 und 15 sinngemäß Anwendung finden; eine angemessene Datenschutzaufsicht muß gewährleistet sein.

(3) Die vermittlungspflichtigen Organe sind von der Vermittlungsstelle nach Regeln, die dem Stand der Erkenntnisse der medizinischen Wissenschaft entsprechen, insbesondere nach Erfolgsaussicht und Dringlichkeit für geeignete Patienten zu vermitteln. Die Wartelisten der Transplantationszentren sind dabei als eine einheitliche Warteliste zu behandeln. Die Vermittlungsentscheidung ist für jedes Organ unter Angabe der Gründe zu dokumentieren und unter Verwendung der Kenn-Nummer dem Transplantationszentrum und der Koordinierungsstelle zu übermitteln, um eine lückenlose Rückverfolgung der Organe zu ermöglichen.

(4) Der Spitzenverband Bund der Krankenkassen, die Bundesärztekammer, die Deutsche Krankenhausgesellschaft oder die Bundesverbände der Krankenhausträger gemeinsam und die Vermittlungsstelle regeln durch Vertrag die Aufgaben der Vermittlungsstelle mit Wirkung für die Transplantationszentren. Der Vertrag regelt insbesondere

1. die Art der von den Transplantationszentren nach § 13 Abs. 3 Satz 3 zu meldenden Angaben über die Patienten sowie die Verwendung dieser Angaben durch die Vermittlungsstelle in einheitlichen Wartelisten für die jeweiligen Arten der durchzuführenden Organübertragungen,
2. die Erfassung der von der Koordinierungsstelle nach § 13 Abs. 1 Satz 4 gemeldeten Organe,
3. die Vermittlung der Organe nach den Vorschriften des Absatzes 3 sowie Verfahren zur Einhaltung der Vorschriften des Absatzes 1 Satz 3 und 4,

3a. für .Organe, die in einem anderen Mitgliedstaat der Europäischen Union oder anderen Vertragsstaat des Abkommens über den Europäischen Wirtschaftsraum entnommen werden, um die Organe im Geltungsbereich dieses Gesetzes zu übertragen, oder die im Geltungsbereich dieses Gesetzes entnommen werden, um diese Organe in diesen Staaten zu übertragen, die

Anforderungen an die Vermittlung dieser Organe unter Einhaltung der Regelungen dieses Gesetzes und der auf Grund dieses Gesetzes erlassenen Rechtsverordnungen,
4. die Überprüfung von Vermittlungsentscheidungen in regelmäßigen Abständen,
5. die Zusammenarbeit und den Erfahrungsaustausch mit der Koordinierungsstelle und den Transplantationszentren,
6. eine regelmäßige Berichterstattung der Vermittlungsstelle an die anderen Vertragspartner,
7. den Ersatz angemessener Aufwendungen der Vermittlungsstelle für die Erfüllung ihrer Aufgaben nach diesem Gesetz,
8. eine vertragliche Kündigungsmöglichkeit bei Vertragsverletzungen der Vermittlungsstelle.

Der Vertrag nach Satz 1 bedarf des Einvernehmens mit dem Verband der privaten Krankenversicherung.

(5) Der Vertrag nach den Absätzen 1 und 4 sowie seine Änderung bedarf der Genehmigung durch das Bundesministerium für Gesundheit und ist im Bundesanzeiger bekanntzumachen. Die Genehmigung ist zu erteilen, wenn der Vertrag oder seine Änderung den Vorschriften dieses Gesetzes und sonstigem Recht entspricht. Der Spitzenverband Bund der Krankenkassen, die Bundesärztekammer und die Deutsche Krankenhausgesellschaft oder die Bundesverbände der Krankenhausträger gemeinsam überwachen die Einhaltung der Vertragsbestimmungen. Zur Erfüllung ihrer Verpflichtung nach Satz 3 setzen sie eine Kommission ein, die jeweils aus mindestens einem Vertreter des Spitzenverbandes Bund der Krankenkassen, der Bundesärztekammer und der Deutschen Krankenhausgesellschaft oder der Bundesverbände der Krankenhausträger gemeinsam und zwei Vertretern der Länder zusammengesetzt ist. Die Vermittlungsstelle und die Transplantationszentren sind verpflichtet, der Kommission die erforderlichen Unterlagen zur Verfügung zu stellen und die erforderlichen Auskünfte zu erteilen. Die Kommission ist verpflichtet, Erkenntnisse über Verstöße gegen dieses Gesetz und auf Grund dieses Gesetzes erlassene Rechtsverordnungen an die zuständigen Behörden der Länder weiterzuleiten. Das Nähere zur Zusammensetzung der Kommission, zur Arbeitsweise und zum Verfahren regelt der Vertrag nach Absatz 4.

(6) (weggefallen)

Abschnitt 5
Meldungen, Dokumentation, Rückverfolgung, Datenschutz, Fristen

§ 13 Dokumentation, Rückverfolgung, Verordnungsermächtigung zur Meldung schwerwiegender Zwischenfälle und schwerwiegender unerwünschter Reaktionen

(1) Die Koordinierungsstelle verschlüsselt in einem mit den Transplantationszentren abgestimmten Verfahren die personenbezogenen Daten des Organspenders und bildet eine Kenn-Nummer, die ausschließlich der Koordinierungsstelle einen Rückschluss auf die Person des Organspenders zulässt, um eine lückenlose Rückverfolgung der Organe zu ermöglichen. Die Kenn-Nummer ist in die Begleitpapiere für das entnommene Organ aufzunehmen. Die Be-

gleitpapiere enthalten daneben alle für die Organübertragung erforderlichen medizinischen Angaben, einschließlich der Angaben zur Organ- und Spendercharakterisierung nach § 10a. Die Koordinierungsstelle meldet das Organ, die Kenn-Nummer und die für die Organvermittlung erforderlichen medizinischen Angaben an die Vermittlungsstelle und übermittelt nach Entscheidung der Vermittlungsstelle die Begleitpapiere an das Transplantationszentrum, in dem das Organ auf den Empfänger übertragen werden soll. Das Nähere wird im Vertrag nach § 11 Abs. 2 geregelt.

(2) Die Koordinierungsstelle darf Angaben aus den Begleitpapieren mit den personenbezogenen Daten des Organspenders zur weiteren Information über diesen nur gemeinsam verwenden, insbesondere zusammenführen und an die Transplantationszentren weitergeben, in denen Organe des Spenders übertragen worden sind, soweit dies zur Abwehr einer zu befürchtenden gesundheitlichen Gefährdung der Organempfänger erforderlich ist.

(3) Der behandelnde Arzt hat Patienten, bei denen die Übertragung vermittlungspflichtiger Organe medizinisch angezeigt ist, mit deren schriftlicher Einwilligung unverzüglich an das Transplantationszentrum zu melden, in dem die Organübertragung vorgenommen werden soll. Die Meldung hat auch dann zu erfolgen, wenn eine Ersatztherapie durchgeführt wird. Die Transplantationszentren melden die für die Organvermittlung erforderlichen Angaben über die in die Wartelisten aufgenommenen Patienten nach deren schriftlicher Einwilligung an die Vermittlungsstelle. Der Patient ist vor der Einwilligung darüber zu unterrichten, an welche Stellen seine personenbezogenen Daten übermittelt werden. Duldet die Meldung nach Satz 1 oder 3 wegen der Gefahr des Todes oder einer schweren Gesundheitsschädigung des Patienten keinen Aufschub, kann sie auch ohne seine vorherige Einwilligung erfolgen; die Einwilligung ist unverzüglich nachträglich einzuholen.

(4) Das Bundesministerium für Gesundheit kann durch Rechtsverordnung mit Zustimmung des Bundesrates das Verfahren regeln

1. für die Übermittlung der Angaben, die für die Sicherstellung der Rückverfolgbarkeit der Organe nach Absatz 1 notwendig sind,
2. für die Meldung, Dokumentation, Untersuchung und Bewertung schwerwiegender Zwischenfälle und schwerwiegender unerwünschter Reaktionen und, soweit beim Organspender gleichzeitig Gewebe entnommen wurde, für die Meldung an die Gewebeeinrichtung, die das Gewebe entgegengenommen hat, sowie
3. zur Sicherstellung der Meldung von Vorfällen bei einer Lebendorganspende, die mit der Qualität und Sicherheit des gespendeten Organs zusammenhängen können, und von schwerwiegenden unerwünschten Reaktionen beim lebenden Spender.

§ 13a Dokumentation übertragener Gewebe durch Einrichtungen der medizinischen Versorgung

Die Einrichtungen der medizinischen Versorgung haben dafür zu sorgen, dass für Zwecke der Rückverfolgung oder für Zwecke der Risikoerfassung nach den Vorschriften des Arzneimittelgesetzes oder anderen Rechtsvorschriften jedes übertragene Gewebe von dem behandelnden Arzt oder unter dessen Verantwortung nach Maßgabe einer Rechtsverordnung nach § 16a dokumentiert wird.

§ 13b Meldung schwerwiegender Zwischenfälle und schwerwiegender unerwünschter Reaktionen bei Geweben

Die Einrichtungen der medizinischen Versorgung haben

1. jeden schwerwiegenden Zwischenfall im Sinne des § 63i Absatz 6 des Arzneimittelgesetzes und
2. jede schwerwiegende unerwünschte Reaktion im Sinne des § 63i Absatz 7 des Arzneimittelgesetzes, die bei oder nach der Übertragung der Gewebe beobachtet wurde und mit der Qualität und Sicherheit der Gewebe im Zusammenhang stehen kann, unverzüglich nach deren Feststellung zu dokumentieren und der Gewebeeinrichtung, von der sie das Gewebe erhalten haben, unverzüglich nach Satz 2 zu melden. Dabei haben sie alle Angaben, die für die Rückverfolgbarkeit und für die Qualitäts- und Sicherheitskontrolle erforderlich sind, nach Maßgabe einer Rechtsverordnung nach § 16a mitzuteilen.

§ 13c Rückverfolgungsverfahren bei Geweben

(1) Jede Gewebeeinrichtung legt ein Verfahren fest, mit dem sie jedes Gewebe, das durch einen schwerwiegenden Zwischenfall im Sinne des § 63i Absatz 6 des Arzneimittelgesetzes oder eine schwerwiegende unerwünschte Reaktion im Sinne des § 63i Absatz 7 des Arzneimittelgesetzes beeinträchtigt sein könnte, unverzüglich aussondern, von der Abgabe ausschließen und die belieferten Einrichtungen der medizinischen Versorgung unterrichten kann.

(2) Hat eine Gewebeeinrichtung oder eine Einrichtung der medizinischen Versorgung den begründeten Verdacht, dass Gewebe eine schwerwiegende Krankheit auslösen kann, so hat sie der Ursache unverzüglich nachzugehen und das Gewebe von dem Spender zu dem Empfänger oder umgekehrt zurückzuverfolgen. Sie hat ferner vorangegangene Gewebespenden des Spenders zu ermitteln, zu untersuchen und zu sperren, wenn sich der Verdacht bestätigt.

§ 14 Datenschutz

(1) Ist die Koordinierungsstelle, die Vermittlungsstelle oder die Gewebeeinrichtung eine nichtöffentliche Stelle im Geltungsbereich dieses Gesetzes, findet § 38 des Bundesdatenschutzgesetzes mit der Maßgabe Anwendung, dass die Aufsichtsbehörde die Ausführung der Vorschriften über den Datenschutz auch insoweit kontrolliert, als deren Anwendungsbereich weiter ist, als in § 38 Abs. 1 Satz 1 des Bundesdatenschutzgesetzes vorausgesetzt. Dies gilt auch für die Verwendung personenbezogener Daten durch Personen mit Ausnahme des Erklärenden, an die nach § 2 Abs. 4 Auskunft aus dem Organ- und Gewebespenderegister erteilt oder an die die Auskunft weitergegeben worden ist.

(2) Die an der Erteilung oder Weitergabe der Auskunft nach § 2 Abs. 4 beteiligten Personen mit Ausnahme des Erklärenden, die an der Stellungnahme nach § 8 Abs. 3 Satz 2, die an der Mitteilung, Unterrichtung oder Übermittlung nach § 9a Absatz 2 Nummer 1 und § 11 Abs. 4 sowie die an der Organ- oder Gewebeentnahme, der Organvermittlung oder -übertragung oder der Gewebeabgabe oder -übertragung beteiligten Personen dürfen personenbezogene Daten der Spender und der Empfänger nicht offenbaren. Dies gilt auch für personenbezogene Daten von Personen, die nach § 3 Abs. 3 Satz 1 über die

beabsichtigte oder nach § 4 oder § 4a über eine in Frage kommende Organ- oder Gewebeentnahme unterrichtet worden sind. Die im Rahmen dieses Gesetzes erhobenen personenbezogenen Daten dürfen für andere als in diesem Gesetz genannte Zwecke nicht verwendet werden. Sie dürfen für gerichtliche Verfahren verwendet werden, deren Gegenstand die Verletzung des Offenbarungsverbots nach Satz 1 oder 2 ist. Die in Absatz 1 Satz 1 genannten Stellen haben technische und organisatorische Maßnahmen zu treffen, damit die Daten gegen unbefugtes Hinzufügen, Löschen oder Verändern geschützt sind und keine unbefugte Weitergabe erfolgt.

(2a) Ärzte und anderes wissenschaftliches Personal des Entnahmekrankenhauses, des Transplantationszentrums, der Koordinierungsstelle nach § 11 und der Vermittlungsstelle nach § 12 dürfen personenbezogene Daten, die im Rahmen der Organ- und Spendercharakterisierung beim Organ- oder Gewebespender oder im Rahmen der Organ- oder Gewebeübertragung beim Organ- oder Gewebeempfänger erhoben worden sind, abweichend von Absatz 2 Satz 3 für eigene wissenschaftliche Forschungsvorhaben verwenden. Diese Daten dürfen für ein bestimmtes Forschungsvorhaben an Dritte und andere als die in Satz 1 genannten Personen übermittelt und von diesen verwendet werden, wenn

1. die Daten der betroffenen Person nicht mehr zugeordnet werden können,
2. im Falle, dass der Forschungszweck die Möglichkeit der Zuordnung erfordert, die betroffene Person eingewilligt hat oder
3. im Falle, dass weder auf die Zuordnungsmöglichkeit verzichtet noch die Einwilligung mit verhältnismäßigem Aufwand eingeholt werden kann, das öffentliche Interesse an der Durchführung des Forschungsvorhabens die schützenswerten Interessen der betroffenen Person überwiegt und der Forschungszweck nicht auf andere Weise zu erreichen ist.

Die personenbezogenen Daten sind, soweit dies nach dem Forschungszweck möglich ist und keinen im Verhältnis zu dem angestrebten Schutzzweck unverhältnismäßigen Aufwand erfordert, zu anonymisieren oder, solange eine Anonymisierung noch nicht möglich ist, zu pseudonymisieren.

(3) Von diesen Vorschriften unberührt bleibt im Falle der Samenspende das Recht des Kindes auf Kenntnis der eigenen Abstammung. Im Falle der Knochenmarkspende darf abweichend von Absatz 2 die Identität des Gewebespenders und des Gewebeempfängers gegenseitig oder den jeweiligen Verwandten bekannt gegeben werden, wenn der Gewebespender und der Gewebeempfänger oder ihre gesetzlichen Vertreter darin ausdrücklich eingewilligt haben.

§ 15 Aufbewahrungs- und Löschungsfristen

(1) Die Aufzeichnungen über die Beteiligung nach § 4 Abs. 4, über die Aufklärung nach § 4a Abs. 2, zur Feststellung der Untersuchungsergebnisse nach § 5 Abs. 2 Satz 3 und Abs. 3 Satz 3, zur Aufklärung nach § 8 Abs. 2 Satz 4, auch in Verbindung mit § 8a Satz 1 Nr. 4, § 8b Abs. 1 und 2, § 8c Abs. 1 Nr. 1 Buchstabe b und Abs. 2 und 3 und zur gutachtlichen Stellungnahme nach § 8 Abs. 3 Satz 2 sowie die Dokumentationen der Organentnahme, -vermittlung und -übertragung und die nach § 10a erhobenen Angaben zur Organ- und Spendercharakterisierung sind mindestens 30 Jahre aufzubewahren, um eine lückenlose Rückverfolgung der Organe zu ermöglichen.

(2) Die nach § 8d Absatz 2 zu dokumentierenden Angaben müssen mindestens 30 Jahre lang nach Ablauf des Verfalldatums des Gewebes und die nach § 13a zu dokumentierenden Daten mindestens 30 Jahre lang nach der Übertragung des Gewebes aufbewahrt werden und unverzüglich verfügbar sein.
(3) Nach Ablauf der Aufbewahrungsfrist nach den Absätzen 1 und 2 sind die Angaben zu löschen oder zu anonymisieren.

Abschnitt 5a
Richtlinien zum Stand der Erkenntnisse der medizinischen Wissenschaft, Verordnungsermächtigung

§ 16 Richtlinien zum Stand der Erkenntnisse der medizinischen Wissenschaft bei Organen

(1) Die Bundesärztekammer stellt den Stand der Erkenntnisse der medizinischen Wissenschaft in Richtlinien fest für
1. die Regeln zur Feststellung des Todes nach § 3 Abs. 1 Satz 1 Nr. 2 und die Verfahrensregeln zur Feststellung des endgültigen, nicht behebbaren Ausfalls der Gesamtfunktion des Großhirns, des Kleinhirns und des Hirnstamms nach § 3 Abs. 2 Nr. 2 einschließlich der dazu jeweils erforderlichen ärztlichen Qualifikation,
1a. die Regeln zur Feststellung des Todes nach § 4a Abs. 1 Satz 1 Nr. 1,
2. die Regeln zur Aufnahme in die Warteliste nach § 10 Abs. 2 Nr. 2 einschließlich der Dokumentation der Gründe für die Aufnahme oder die Ablehnung der Aufnahme,
3. die ärztliche Beurteilung nach § 9a Absatz 2 Nummer 1,
4. die Anforderungen an die im Zusammenhang mit einer Organentnahme zum Schutz der Organempfänger erforderlichen Maßnahmen einschließlich ihrer Dokumentation ergänzend zu der Organ- und Spendercharakterisierung nach § 10a, insbesondere an
   a) die Untersuchung des Organspenders, der entnommenen Organe und der Organempfänger, um die gesundheitlichen Risiken für die Organempfänger, insbesondere das Risiko der Übertragung von Krankheiten, so gering wie möglich zu halten,
   b) die Konservierung, Aufbereitung, Aufbewahrung und Beförderung der Organe, um diese in einer zur Übertragung oder zur weiteren Aufbereitung und Aufbewahrung vor einer Übertragung geeigneten Beschaffenheit zu erhalten,
   c) die Erkennung und Behandlung von Vorfällen bei einer Lebendorganspende, die mit der Qualität und Sicherheit des gespendeten Organs zusammenhängen können, oder von schwerwiegenden unerwünschten Reaktionen beim lebenden Spender, die im Rahmen seiner Nachbetreuung festgestellt werden,
5. die Regeln zur Organvermittlung nach § 12 Abs. 3 Satz 1,
6. die Anforderungen an die im Zusammenhang mit einer Organentnahme und -übertragung erforderlichen Maßnahmen zur Qualitätssicherung und
7. die Anforderungen an die Aufzeichnung der Lebendorganspenden nach § 10 Absatz 2 Nummer 6.

Die Einhaltung des Standes der Erkenntnisse der medizinischen Wissenschaft wird vermutet, wenn die Richtlinien der Bundesärztekammer beachtet worden sind.

(2) Die Bundesärztekammer legt das Verfahren für die Erarbeitung der Richtlinien nach Absatz 1 und für die Beschlussfassung fest. Die Richtlinien nach Absatz 1 sind zu begründen; dabei ist insbesondere die Feststellung des Standes der Erkenntnisse der medizinischen Wissenschaft nachvollziehbar darzulegen. Bei der Erarbeitung der Richtlinien ist die angemessene Beteiligung von Sachverständigen der betroffenen Fach- und Verkehrskreise, einschließlich des Spitzenverbandes Bund der Krankenkassen, der Deutschen Krankenhausgesellschaft, der Deutschen Transplantationsgesellschaft, der Koordinierungsstelle nach § 11, der Vermittlungsstelle nach § 12 und der zuständigen Behörden der Länder vorzusehen. Darüber hinaus sollen bei der Erarbeitung der Richtlinien nach Absatz 1 Satz 1 Nr. 1, 1a und 5 Ärzte, die weder an der Entnahme noch an der Übertragung von Organen beteiligt sind, noch Weisungen eines Arztes unterstehen, der an solchen Maßnahmen beteiligt ist, bei der Erarbeitung der Richtlinien nach Absatz 1 Satz 1 Nr. 2 und 5 Personen mit der Befähigung zum Richteramt und Personen aus dem Kreis der Patienten, bei der Erarbeitung von Richtlinien nach Absatz 1 Satz 1 Nr. 5 ferner Personen aus dem Kreis der Angehörigen von Organspendern nach § 3 oder § 4 angemessen vertreten sein.

(3) Die Richtlinien nach Absatz 1 sowie deren Änderungen sind dem Bundesministerium für Gesundheit zur Genehmigung vorzulegen. Das Bundesministerium für Gesundheit kann von der Bundesärztekammer im Rahmen des Genehmigungsverfahrens zusätzliche Informationen und ergänzende Stellungnahmen anfordern.

§ 16a Verordnungsermächtigung

Das Bundesministerium für Gesundheit kann durch Rechtsverordnung mit Zustimmung des Bundesrates nach Anhörung der Bundesärztekammer und weiterer Sachverständiger die Anforderungen an Qualität und Sicherheit der Entnahme von Geweben und deren Übertragung regeln, sofern dies zur Abwehr von Gefahren für die Gesundheit von Menschen oder zur Risikovorsorge erforderlich ist. In der Rechtsverordnung kann insbesondere das Nähere zu den Anforderungen an

1. die Entnahme und Übertragung von Geweben einschließlich ihrer Dokumentation und an den Schutz der dokumentierten Daten,
2. die ärztliche Beurteilung der medizinischen Eignung als Gewebespender,
3. die Untersuchung der Gewebespender,
4. die Meldung von Qualitäts- und Sicherheitsmängeln und schwerwiegenden unerwünschten Reaktionen durch Einrichtungen der medizinischen Versorgung und
5. die Aufklärung und die Einholung der Einwilligung der Gewebespender oder der Zustimmung zu einer Gewebeentnahme geregelt werden. Das Bundesministerium für Gesundheit kann die Ermächtigung nach Satz 1 durch Rechtsverordnung ohne Zustimmung des Bundesrates auf die zuständige Bundesoberbehörde übertragen.

§ 16b Richtlinien zum Stand der Erkenntnisse der medizinischen Wissenschaft zur Entnahme von Geweben und deren Übertragung

(1) Die Bundesärztekammer kann ergänzend zu den Vorschriften der Rechtsverordnung nach § 16a in Richtlinien den allgemein anerkannten Stand der Erkenntnisse der medizinischen Wissenschaft im Einvernehmen mit der zuständigen Bundesoberbehörde zur Entnahme von Geweben und deren Übertragung feststellen, insbesondere zu den Anforderungen an
1. die ärztliche Beurteilung der medizinischen Eignung als Gewebespender,
2. die Untersuchung der Gewebespender und
3. die Entnahme, Übertragung und Anwendung von menschlichen Geweben.

Bei der Erarbeitung der Richtlinien ist die angemessene Beteiligung von Sachverständigen der betroffenen Fach- und Verkehrskreise einschließlich der zuständigen Behörden von Bund und Ländern sicherzustellen. Die Richtlinien werden von der zuständigen Bundesoberbehörde im Bundesanzeiger bekannt gemacht.

(2) Die Einhaltung des Standes der Erkenntnisse der medizinischen Wissenschaft wird vermutet, wenn die Richtlinien der Bundesärztekammer nach Absatz 1 beachtet worden sind.

Abschnitt 6
Verbotsvorschriften

§ 17 Verbot des Organ- und Gewebehandels

(1) Es ist verboten, mit Organen oder Geweben, die einer Heilbehandlung eines anderen zu dienen bestimmt sind, Handel zu treiben. Satz 1 gilt nicht für
1. die Gewährung oder Annahme eines angemessenen Entgelts für die zur Erreichung des Ziels der Heilbehandlung gebotenen Maßnahmen, insbesondere für die Entnahme, die Konservierung, die weitere Aufbereitung einschließlich der Maßnahmen zum Infektionsschutz, die Aufbewahrung und die Beförderung der Organe oder Gewebe, sowie
2. Arzneimittel, die aus oder unter Verwendung von Organen oder Geweben hergestellt sind und den Vorschriften über die Zulassung nach § 21 des Arzneimittelgesetzes, auch in Verbindung mit § 37 des Arzneimittelgesetzes, oder der Registrierung nach § 38 oder § 39a des Arzneimittelgesetzes unterliegen oder durch Rechtsverordnung nach § 36 des Arzneimittelgesetzes von der Zulassung oder nach § 39 Abs. 3 des Arzneimittelgesetzes von der Registrierung freigestellt sind, oder Wirkstoffe im Sinne des § 4 Abs. 19 des Arzneimittelgesetzes, die aus oder unter Verwendung von Zellen hergestellt sind.

(2) Ebenso ist verboten, Organe oder Gewebe, die nach Absatz 1 Satz 1 Gegenstand verbotenen Handeltreibens sind, zu entnehmen, auf einen anderen Menschen zu übertragen oder sich übertragen zu lassen.

Abschnitt 7
Straf- und Bußgeldvorschriften

§ 18 Organ- und Gewebehandel

(1) Wer entgegen § 17 Abs. 1 Satz 1 mit einem Organ oder Gewebe Handel treibt oder entgegen § 17 Abs. 2 ein Organ oder Gewebe entnimmt, überträgt oder

sich übertragen lässt, wird mit Freiheitsstrafe bis zu fünf Jahren oder mit Geldstrafe bestraft.

(2) Handelt der Täter in den Fällen des Absatzes 1 gewerbsmäßig, ist die Strafe Freiheitsstrafe von einem Jahr bis zu fünf Jahren.

(3) Der Versuch ist strafbar.

(4) Das Gericht kann bei Organ- oder Gewebespendern, deren Organe oder Gewebe Gegenstand verbotenen Handeltreibens waren, und bei Organ- oder Gewebeempfängern von einer Bestrafung nach Absatz 1 absehen oder die Strafe nach seinem Ermessen mildern (§ 49 Abs. 2 des Strafgesetzbuchs).

§ 19 Weitere Strafvorschriften

(1) Wer

1. entgegen § 8 Abs. 1 Satz 1 Nr. 1 Buchstabe a oder Buchstabe b oder Nr. 4 oder § 8c Abs. 1 Nr. 1 oder Nr. 3, Abs. 2 Satz 1, auch in Verbindung mit Abs. 3 Satz 2, oder § 8c Abs. 3 Satz 1 ein Organ oder Gewebe entnimmt,
2. entgegen § 8 Abs. 1 Satz 2 ein Organ entnimmt oder
3. entgegen § 8b Abs. 1 Satz 1, auch in Verbindung mit Abs. 2, ein Organ oder Gewebe zur Übertragung auf eine andere Person verwendet oder menschliche Samenzellen gewinnt, wird mit Freiheitsstrafe bis zu fünf Jahren oder mit Geldstrafe bestraft.

(2) Wer entgegen § 3 Abs. 1 Satz 1 oder Abs. 2, § 4 Abs. 1 Satz 2 oder § 4a Abs. 1 Satz 1 ein Organ oder Gewebe entnimmt, wird mit Freiheitsstrafe bis zu drei Jahren oder mit Geldstrafe bestraft.

(2a) Mit Freiheitsstrafe bis zu 2 Jahren oder mit Geldstrafe wird bestraft, wer absichtlich entgegen §10 Absatz 3 Satz 2 den Gesundheitszustand eines Patienten erhebt, dokumentiert oder übermittelt.

(3) Wer

1. entgegen § 2 Abs. 4 Satz 1 oder Satz 3 eine Auskunft erteilt oder weitergibt,
2. entgegen § 13 Abs. 2 eine Angabe verwendet oder
3. entgegen § 14 Abs. 2 Satz 1, auch in Verbindung mit Satz 2, oder Satz 3 personenbezogene Daten offenbart oder verwendet,

wird mit Freiheitsstrafe bis zu einem Jahr oder mit Geldstrafe bestraft.

(4) In den Fällen der Absätze 1, 2 und 2a ist der Versuch strafbar.

(5) Handelt der Täter in den Fällen des Absatzes 2 fahrlässig, ist die Strafe Freiheitsstrafe bis zu einem Jahr oder Geldstrafe.

§ 20 Bußgeldvorschriften

(1) Ordnungswidrig handelt, wer vorsätzlich oder fahrlässig

1. entgegen § 5 Abs. 2 Satz 3 oder Abs. 3 Satz 3 eine Aufzeichnung nicht, nicht richtig, nicht vollständig oder nicht rechtzeitig macht,
2. entgegen § 8d Abs. 1 Satz 2 Nr. 3 in Verbindung mit einer Rechtsverordnung nach § 16a Satz 2 Nr. 3 nicht sicherstellt, dass eine Laboruntersuchung durchgeführt wird,
3. entgegen § 8d Abs. 2 in Verbindung mit einer Rechtsverordnung nach § 16a Satz 2 Nr. 1 eine Gewebeentnahme, eine Gewebeabgabe, eine damit verbundene Maßnahme oder eine dort genannte Angabe nicht, nicht richtig, nicht vollständig oder nicht rechtzeitig dokumentiert,

4. entgegen § 9 Absatz 1 oder Absatz 2 Satz 1 oder Satz 3 ein Organ entnimmt oder überträgt,
5. entgegen § 9 Absatz 2 Satz 2 ein Organ überträgt, ohne dass die Entnahme des Organs durch die Koordinierungsstelle organisiert wurde,
6. entgegen § 10 Absatz 2 Nummer 4 nicht, nicht richtig, nicht vollständig oder nicht rechtzeitig feststellt, dass die Organ- und Spendercharakterisierung nach § 10a Absatz 1 abgeschlossen ist oder die Bedingungen für den Transport nach § 10a Absatz 3 Satz 1 eingehalten sind,
7. entgegen § 10 Absatz 2 Nummer 5 die Organübertragung nicht, nicht richtig, nicht vollständig oder nicht rechtzeitig dokumentiert,
8. entgegen § 10a Absatz 1 Satz 1 nicht sicherstellt, dass ein Organ nur unter den dort genannten Voraussetzungen für eine Übertragung freigegeben wird,
9. entgegen § 13a in Verbindung mit einer Rechtsverordnung nach § 16a Satz 2 Nr. 1 nicht dafür sorgt, dass ein übertragenes Gewebe dokumentiert wird,
10. entgegen § 13b Satz 1 in Verbindung mit einer Rechtsverordnung nach § 16a Satz 2 Nr. 4 einen Qualitäts oder Sicherheitsmangel oder eine schwerwiegende unerwünschte Reaktion nicht, nicht richtig, nicht rechtzeitig oder nicht vollständig dokumentiert oder eine Meldung nicht, nicht richtig, nicht vollständig oder nicht rechtzeitig macht oder
11. einer Rechtsverordnung nach § 10a Absatz 4 Satz 1, § 13 Absatz 4 oder § 16a Satz 1 oder einer vollziehbaren Anordnung auf Grund einer solchen Rechtsverordnung zuwiderhandelt, soweit die Rechtsverordnung für einen bestimmten Tatbestand auf diese Bußgeldvorschrift verweist.

(2) Die Ordnungswidrigkeit kann mit einer Geldbuße bis zu dreißigtausend Euro geahndet werden.

Abschnitt 8
Schlussvorschriften

§ 21 Zuständige Bundesoberbehörde

Zuständige Bundesoberbehörde im Sinne dieses Gesetzes ist das Paul-Ehrlich-Institut.

§ 22 Verhältnis zu anderen Rechtsbereichen

Die Vorschriften des Embryonenschutzgesetzes und des Stammzellgesetzes bleiben unberührt.

§ 23 Bundeswehr

Im Geschäftsbereich des Bundesministeriums der Verteidigung obliegt der Vollzug dieses Gesetzes bei der Überwachung den zuständigen Stellen und Sachverständigen der Bundeswehr.

§ 24
(Änderung des Strafgesetzbuchs)

§ 25 Übergangsregelungen

(1) Bei Inkrafttreten dieses Gesetzes bestehende Verträge über Regelungsgegenstände nach § 11 gelten weiter, bis sie durch Vertrag nach § 11 Abs. 1 und 2 abgelöst oder durch Rechtsverordnung nach § 11 Abs. 6 ersetzt werden.
(2) Bei Inkrafttreten dieses Gesetzes bestehende Verträge über Regelungsgegenstände nach § 12 gelten weiter, bis sie durch Vertrag nach § 12 Abs. 1 und 4 abgelöst oder durch Rechtsverordnung nach § 12 Abs. 6 ersetzt werden.

§ 26 (Inkrafttreten, Außerkrafttreten)

BUNDESÄRZTEKAMMER
Bekanntmachungen
Der Vorstand der Bundesärztekammer hat in seiner Sitzung vom 30.01.2015 auf Empfehlung des Wissenschaftlichen Beirats folgende, vom Bundesministerium für Gesundheit am 30.03.2015 gemäß § 16 Abs. 3 des Transplantationsgesetzes (TPG) genehmigte Richtlinie beschlossen:

Richtlinie

gemäß § 16 Abs. 1 S. 1 Nr. 1 TPG für die Regeln zur Feststellung des Todes nach § 3 Abs. 1 S. 1 Nr. 2 TPG und die Verfahrensregeln zur Feststellung des endgültigen, nicht behebbaren Ausfalls der Gesamtfunktion des Großhirns, des Kleinhirns und des Hirnstamms nach § 3 Abs. 2 Nr. 2 TPG,

Vierte Fortschreibung
Vorwort

Die Fähigkeit zur Feststellung, ob ein Patient lebt oder verstorben ist, ist Grundlage ärztlichen Handelns und somit eine wesentliche Qualifikation zur ärztlichen Berufsausübung, die von jeder Ärztin/jedem Arzt mit der Approbation erworben wird. Ein spezielles Verfahren zur Feststellung des Todes ist die Diagnostik des irreversiblen Hirnfunktionsausfalls (sog. „Hirntoddiagnostik“). Die Frage nach dem eingetretenen irreversiblen Hirnfunktionsausfall stellt sich insbesondere in der Intensivmedizin.

Die Diagnostik des irreversiblen Hirnfunktionsausfalls stellt ein für die Intensivmedizin unverzichtbares Instrument der Prognoseeinschätzung für weitere Therapieentscheidungen dar, unabhängig von der Frage einer Organ- oder Gewebespende. Es ist davon auszugehen, dass in Deutschland nur etwa jede zweite Diagnostik im Kontext einer postmortalen Organ- oder Gewebespende erfolgt.

Gemäß § 3 Abs. 1 Nr. 2 TPG ist Voraussetzung für die Zulässigkeit der Entnahme von Organen oder Geweben, dass der Tod des Organ- oder Gewebespenders nach Regeln, die dem Stand der Erkenntnisse der medizinischen Wissenschaft entsprechen, festgestellt ist. Nach Maßgabe von § 3

Abs. 2 Nr. 2 TPG ist die Entnahme von Organen oder Geweben unzulässig, wenn nicht vor der Entnahme bei dem Organ- oder Gewebespender der endgültige, nicht behebbare Ausfall der Gesamtfunktion des Großhirns, des Kleinhirns und des Hirnstamms nach Verfahrensregeln, die dem Stand der Erkenntnisse der medizinischen Wissenschaft entsprechen, festgestellt ist. Somit hat der Gesetzgeber wesentliche Vorgaben gemacht und den Rahmen normiert für die Feststellung des Standes der Erkenntnisse der medizinischen Wissenschaft gemäß § 16 Abs. 1 S. 1 Nr. 1 TPG.

Mit der vorliegenden Vierten Fortschreibung der Richtlinie gemäß § 16 Abs. 1 S. 1 Nr. 1 TPG stellt die Bundesärztekammer in Erfüllung dieses gesetzlichen Auftrages den Stand der Erkenntnisse der medizinischen Wissenschaft fest. Die Richtlinie wurde vom Arbeitskreis „Fortschreibung der Richtlinien zur Feststellung des Hirntodes" des Wissenschaftlichen Beirats der Bundesärztekammer unter Beteiligung und Anhörung u.a. von Sachverständigen der betroffenen Fach- und Verkehrskreise, der zuständigen Behörden von Bund und Ländern so-wie Mitgliedern der Zentralen Ethikkommission bei der Bundesärztekammer innerhalb von zwei Jahren erstellt, vom Vorstand und vom Plenum des Beirats im Dezember 2014 beschlossen und vom Vorstand der Bundesärztekammer im Januar 2015 verabschiedet. Im Ergebnis ist ein Regelwerk entstanden, das gemäß § 16 Abs. 3 TPG durch das Bundesministerium für Gesundheit genehmigt wurde. Für die engagierten und stets konstruktiven Diskussionen ebenso wie für ihr vielfach ehrenamtliches Engagement sei allen Beteiligten an dieser Stelle ausdrücklich gedankt!

Diese Vierte Fortschreibung der Richtlinie kombiniert Bekanntes und Bewährtes mit aktuellen Erkenntnissen der medizinisch-wissenschaftlichen Forschung sowie der klinisch-praktischen Tätigkeit, wobei zu unterstreichen ist, dass die Grundlagen der Feststellung des irreversiblen Hirnfunktionsausfalls seit mehr als 30 Jahren unverändert sind: So wurde u.a. im Ergebnis einer strukturierten Befragung der Fachkreise zum Novellierungsbedarf der Richtlinie von 1997/98 im Jahr 2011 bestätigt, dass die Feststellung des irreversiblen Hirnfunktionsausfalls obligat die Erfüllung der Voraussetzungen, die Feststellung der Bewusstlosigkeit (Koma), der Hirnstamm-Areflexie und des Atemstillstandes (Apnoe) sowie deren Irreversibilität durch die klinischen Verlaufsuntersuchungen nach den vorgeschriebenen Wartezeiten und/oder durch ergänzende Untersuchungen erfordert und dass der irreversible Hirnfunktionsausfall und somit der Tod nach den Maßgaben der Richtlinie sicher und unzweifelhaft diagnostiziert werden kann.

Als apparative Methoden für den Nachweis des zerebralen Zirkulationsstillstandes haben die in der klinischen Praxis etablierten Verfahren der Duplexsonographie und Computertomographie-Angiographie Eingang in die Vierte Fortschreibung der Richtlinie gefunden. Die formalen und praktischen Anforderungen an die ärztliche Qualifikation wurden präzisiert, wobei die den irreversiblen Hirnfunktionsausfall feststellenden und dokumentierenden Ärztinnen und Ärzte neben der Facharztanerkennung weiterhin über eine mehrjährige Erfahrung in der Intensivbehandlung von Patienten mit akuten schweren Hirnschädigungen verfügen müssen. Insbesondere mit Blick auf Einrichtungen der Krankenversorgung, in denen die Diagnostik des irreversiblen Hirnfunktionsausfalls nicht zur Routine gehört, wurde die Anforderung neu aufgenommen, dass jede Einrichtung, in deren Auftrag die den irreversiblen Hirnfunktionsausfall feststellenden und protokollierenden Ärztinnen und Ärzte tätig werden, in einer Arbeitsanweisung festlegt, wann und wie die Diagnostik veranlasst wird und dass deren Durchführung gemäß dieser Richtlinie erfolgt. Darüber hinaus wird Ärztinnen und Ärzten, die die Diagnostik zur Feststellung des irreversiblen Hirnfunktionsausfalls durchführen, die regelmäßige Teilnahme an qualitätsfördernden Maßnahmen empfohlen. Im Interesse der Anwenderfreundlichkeit wurde der gesamte Richtlinientext samt Abbildungen und Protokollbögen redaktionell überarbeitet sowie um einen ausführlichen Begründungstext gemäß §16 Abs. 2 S. 2 TPG ergänzt, um den Stand der Erkenntnisse der medizinischen Wissenschaften nachvollziehbar darzulegen.

Mit der Veröffentlichung dieser vierten Fortschreibung der Richtlinie wird die Hoffnung verbunden, möglichen Unsicherheiten und Ängsten in diesem sensiblen Feld entgegenzutreten und so das Vertrauen in die richtlinienkonforme durchgeführte sichere Todesfeststellung weiter zu stärken.

Prof. Dr. med. F.U. Montgomery – Präsident der Bundesärztekammer und des Deutschen Ärztetages

Prof. Dr. med.J.C. Tonn – Vorsitzender des Arbeitskreises

Prof. Dr. med. Dr. h.c. P.C. Scriba – Vorsitzender des Wissenschaftlichen Beirates der Bundesärztekammer

Prof. Dr. med. H. Angstwurm – Stellv. Vorsitzender des Arbeitskreises

Regeln zur Feststellung des Todes

Auftrag, Definition und Anwendungsbereich

Diese Richtlinie legt in Erfüllung des gesetzlichen Auftrags nach § 16 Abs. 1 S. 1 Nr. 1 TPG den Stand der Erkenntnisse der medizinischen Wissenschaft für die Regeln zur Feststellung des Todes

nach § 3 Abs. 1 S. 1 Nr. 2 TPG und die Verfahrensregeln zur Feststellung des endgültigen, nicht behebbaren Ausfalls der Gesamtfunktion des Großhirns, des Kleinhirns und des Hirnstamms

nach § 3 Abs. 2 Nr. 2 TPG einschließlich der dazu jeweils erforderlichen ärztlichen Qualifikation fest.

Die vorliegende Vierte Fortschreibung der Richtlinie entspricht dem Stand der Erkenntnisse der medizinischen Wissenschaft vom Oktober 2014.

Mit der Feststellung des endgültigen, nicht behebbaren Ausfalls der Gesamtfunktion des Großhirns, des Kleinhirns und des Hirnstamms (irreversibler Hirnfunktionsausfall) ist naturwissenschaftlich-medizinisch der Tod des Menschen festgestellt. Das unwiderrufliche Erlöschen der Gehirnfunktion wird entweder durch die in dieser Richtlinie dargestellten Verfahrensregeln oder durch das Vorliegen anderer sicherer Todeszeichen, wie Totenflecke oder Leichenstarre, nachgewiesen. Liegt ein anderes sicheres Todeszeichen vor, so ist damit auch der irreversible Hirnfunktionsausfall eingetreten und nachgewiesen.

Die in dieser Richtlinie dargestellten Verfahrensregeln zur Feststellung des irreversiblen Hirnfunktionsausfalls, einschließlich der dazu jeweils erforderlichen ärztlichen Qualifikation, dienen der Todesfeststellung in der Intensivmedizin. Die Frage nach dem eingetretenen irreversiblen Hirnfunktionsausfall stellt sich, wenn die während der Intensivbehandlung regelmäßig überprüften Hirnfunktionen erloschen sind, während durch kontrollierte Beatmung (oder extrakorporale Oxygenierung, z.B. extrakorporale Membranoxygenierung (ECMO)) der Gasaustausch sowie die Herz- und Kreislauffunktion noch künstlich aufrechterhalten werden.

Der irreversible Hirnfunktionsausfall kann bei Patienten ab Beginn des dritten Lebensjahres bei primären supratentoriellen und bei sekundären Hirnschädigungen auf jeder Intensivstation auch ohne ergänzende apparative Diagnostik festgestellt werden. Auf die diagnostischen Besonderheiten bis zum vollendeten zweiten Lebensjahr sowie bei primären infratentoriellen Hirnschädigungen wird jeweils gesondert eingegangen.

Bei Frühgeborenen (unter 37 Schwangerschaftswochen postmenstruell) und bei Anenzephalie ist das der Richtlinie zugrunde liegende Konzept der Feststellung des irreversiblen Hirnfunktionsausfalls nicht anwendbar.

Verfahrensregeln zur Feststellung des endgültigen, nicht behebbaren Ausfalls der Gesamtfunktion des Großhirns, des Kleinhirns und des Hirnstamms

Die Diagnose des irreversiblen Ausfalls der Hirnfunktion erfordert zwingend die Erfüllung der Voraussetzungen (siehe 1.), die Feststellung der Bewusstlosigkeit (Koma), der Hirnstamm-Areflexie und des Atemstillstandes (Apnoe) (siehe 2.)sowie den Nachweis der Irreversibilität durch die klinischen Verlaufsuntersuchungen nach den vorgesehenen Wartezeiten oder durch ergänzende Untersuchungen (siehe 3.). Auf diesem Vorgehen beruht die Sicherheit der Todesfeststellung.

Die Feststellung des irreversiblen Hirnfunktionsausfalls erfolgt nach einem dreistufigen Schema (vgl. Abbildung 1). Voraussetzung für die Feststellung des irreversiblen Hirnfunktionsausfalls ist der zweifelsfreie Nachweis einer akuten schweren primären oder sekundären Hirnschädigung sowie der Ausschluss reversibler Ursachen.

Wenn der zweifelsfreie Nachweis einer akuten schweren primären oder sekundären Hirnschädigung erfolgt ist und alle anderen Ursachen ausgeschlossen wurden, müssen alle geforderten klinischen Ausfallsymptome nachgewiesen werden. Danach muss abschließend die Irreversibilität der klinischen Ausfallsymptome bestätigt werden.

Die Erfüllung der Voraussetzungen (siehe 1.) und das Vorliegen aller geforderten klinischen Ausfallsymptome (siehe 2.) sowie der Nachweis der Irreversibilität der klinischen Ausfallsymptome mittels klinischer Verlaufsuntersuchungen nach den vorgesehenen Wartezeiten oder mittels ergänzender Untersuchung (siehe 3.) müssen von (mindestens) zwei dafür qualifizierten Ärzten[1] 1 (siehe 5.) unabhängig voneinander und übereinstimmend festgestellt (vgl. § 5 Abs. 1 S. 1 TPG) und dokumentiert (siehe Anlagen 1 und 2) werden. Für den Irreversibilitätsnachweis mittels ergänzender Untersuchung genügt deren einmalige Durchführung (außer bei Kindern bis zum vollendeten zweiten Lebensjahr; siehe 4.).

Wird der Tod durch das Vorliegen anderer sicherer Todeszeichen, wie Totenflecke oder Leichenstarre, festgestellt, liegt damit auch ein irreversibler Hirnfunktionsausfall vor. Infolge von § 3 Abs. 2 Nr. 2 TPG in Verbindung mit § 5 Abs. 1 S. 1 TPG ist auch der auf diese Weise festgestellte irreversible Hirnfunktionsausfall durch zwei Ärzte unabhängig voneinander und übereinstimmend festzustellen, wenn Organe oder Gewebe zur Transplantation entnommen werden sollen.

Die an den Untersuchungen beteiligten Ärzte dürfen im Falle einer Organ- oder Gewebespende weder an der Entnahme noch an der Übertragung der Organe oder Gewebe des Spenders beteiligt sein. Sie dürfen auch nicht Weisungen eines

---

[1] Ausschließlich aus Gründen der vereinfachten Lesbarkeit werden in diesem Text alle Bezeichnungen nur in der männlichen Form aufgeführt.

Arztes unterstehen, der an diesen Maßnahmen beteiligt ist (vgl. § 5 Abs. 2 S. 1 und 2 TPG).

1. Voraussetzungen der Feststellung des irreversiblen Hirnfunktionsausfalls

1.1. Vorliegen einer akuten schweren primären oder sekundären Hirnschädigung

Die Ursache und die Schwere der zum Tod führenden Hirnschädigung müssen zweifelsfrei belegt sein. Bei den primären Hirnschädigungen ist zwischen supratentoriellen und infratentoriellen Schädigungen zu unterscheiden. Wegen der unterschiedlichen Verfahren zum Nachweis der Irreversibilität der klinischen Ausfallsymptome sind kombinierte primäre supra- und infratentorielle sowie primäre und zusätzliche sekundäre Hirnschädigungen zu beachten und zu protokollieren (Definitionen siehe Anmerkung 1).

1.2. Ausschluss reversibler Ursachen der klinischen Symptome des Hirnfunktionsausfalls

Im Untersuchungszeitraum dürfen die klinischen Symptome des Hirnfunktionsausfalls nicht durch reversible Einflüsse überlagert sein. Dazu gehören u.a. Intoxikationen, dämpfende Medikamente, neuromuskuläre Blockade, reversible Erkrankungen des Hirnstamms oder des peripheren Nervensys- tems, primäre oder therapeutische Hypothermie, Kreislaufschock, Koma bei endokriner, metabolischer oder entzündlicher Erkrankung. Bei Kindern bis zum vollendeten ersten Lebensjahr liegen Besonderheiten im Metabolismus und im Arzneimittelstoffwechsel vor, die eine Spiegelbestimmung der Antikonvulsiva, Sedativa und Analgetika erforderlich machen können.

Im Zweifelsfall muss der zerebrale Zirkulationsstillstand nachgewiesen werden (siehe Anmerkung 2).

2. Klinische Symptome des Ausfalls der Hirnfunktion

Die folgenden klinischen Symptome des Ausfalls der Hirnfunktion sind zu prüfen (siehe Anmerkung 3):

2.1. Bewusstlosigkeit (Koma);
2.2. Lichtstarre beider ohne Mydriatikum mittel- bis maximal weiten Pupillen;
2.3. Beidseitiges Fehlen des okulo-zephalen bzw. des vestibulo-okulären Reflexes;
2.4. Beidseitiges Fehlen des Kornealreflexes;
2.5. Fehlen von Reaktionen auf Schmerzreize beidseits im Trigeminusbereich und von zerebralen Reaktionen auf Schmerzreize außerhalb des Trigeminusbereichs;
2.6. Fehlen des Pharyngeal- und Trachealreflexes;
2.7. Ausfall der Spontanatmung.

Wenn nicht alle klinischen Ausfallsymptome geprüft werden können, ist eine ergänzende apparative Untersuchung erforderlich (siehe 3.2.).

Die übrige neurologische und vegetative Symptomatik ist zu berücksichtigen (siehe Anmerkung 4).

3. Nachweis der Irreversibilität der klinischen Ausfallsymptome bei Erwachsenen und bei Kindern ab Beginn des dritten Lebensjahres

Die Irreversibilität der klinischen Ausfallsymptome wird bei primären supratentoriellen oder bei sekundären Hirnschädigungen entweder durch
- erneute klinische Untersuchungen nach angemessener Zeit (siehe 3.1.) oder
- eine ergänzende Untersuchung (siehe 3.2.) nachgewiesen (siehe Anmerkung 5).

Bei primären infratentoriellen Hirnschädigungen (siehe Anmerkung 1) kann der irreversible Hirnfunktionsausfall erst beim Vorliegen eines isoelektrischen EEGs oder bei nachgewiesenem zerebralem Zirkulationsstillstand festgestellt werden.

Bei kombinierten primären supra- und infratentoriellen Hirnschädigungen ist wie bei isolierten primären infratentoriellen Hirnschädigungen vorzugehen.

Bei primären supratentoriellen und zusätzlichen sekundären Hirnschädigungen ist wie bei isolierten sekundären Hirnschädigungen zu verfahren.

Bei primären infratentoriellen und zusätzlichen sekundären Hirnschädigungen ist wie bei primären infratentoriellen Hirnschädigungen vorzugehen.

Vorgehen bei Kindern bis zum vollendeten zweiten Lebensjahr: siehe 4.

3.1. Mindestdauer der Wartezeit bis zu den erneuten klinischen Untersuchungen

Die Irreversibilität des Hirnfunktionsausfalls, und damit der Tod, ist erst dann nachgewiesen, wenn die klinischen Ausfallsymptome (siehe 2.)
- bei primärer supratentorieller Hirnschädigung nach mindestens 12 Stunden oder[1]
- bei sekundärer Hirnschädigung nach mindestens 72 Stunden erneut übereinstimmend nachgewiesen worden sind.

Vorgehen bei primären infratentoriellen Hirnschädigungen: siehe 3.2.
Vorgehen bei Kindern bis zum vollendeten zweiten Lebensjahr: siehe 4.

3.2. Ergänzende Untersuchungen

Die Irreversibilität des Hirnfunktionsausfalls (siehe 2.) kann – außer durch die nach der Wartezeit erneuten klinischen Untersuchungen – alternativ (ohne Wartezeit und ohne klinische Verlaufs- untersuchungen) nachgewiesen werden durch:
- das isoelektrische EEG (siehe Anmerkung 7) oder
- das Erlöschen oder den Ausfall evozierter Potentiale (siehe Anmerkung 8) oder
- den zerebralen Zirkulationsstillstand (siehe Anmerkung 9).

Bei primären infratentoriellen Hirnschädigungen muss ein apparatives Verfahren (Nachweis des zerebralen Zirkulationsstillstandes oder isoelektrisches EEG) angewendet werden.

Diese ergänzenden apparativen Untersuchungen müssen gemäß den im Folgenden aufgeführten Kriterien zur Diagnostik angefordert, durchgeführt und befundet werden.

3.2.1. EEG

Bei Vorliegen der klinischen Ausfallsymptome der Hirnfunktion wird durch eine hirnelektrische Stille (isoelektrisches EEG) in einer standardisierten EEG-Ableitung die Irreversibilität des Hirnfunktionsausfalls ohne Wartezeit und ohne klinische Verlaufsuntersuchungen festgestellt (siehe Anmerkung 7).

3.2.2. Evozierte Potentiale

Bei Vorliegen der klinischen Ausfallsymptome der Hirnfunktion bei primären supratentoriellen und bei sekundären Hirnschädigungen wird durch das Erlöschen oder den Ausfall der intrazerebralen Komponenten der frühen akustisch evozierten Potentiale (FAEP) oder der zerebralen und der hochzervikalen Komponenten der somatosensibel evozierten Potentiale (SEP) die Irreversibilität des Hirnfunktionsausfalls ohne Wartezeit und ohne klinische Verlaufsuntersuchungen festgestellt(siehe Anmerkung 8).

3.2.3. Darstellung der Hirndurchblutung

Ein Stillstand der Hirndurchblutung tritt bei regelrechter Herz- und Kreislauffunktion ein, wenn der intrakranielle Druck den arteriellen Mitteldruck übersteigt.

Der zerebrale Zirkulationsstillstand kann bei ausreichendem Systemblutdruck mittels Doppler-/Duplexsonographie, zerebraler Perfusionsszintigraphie oder CT-Angiographie nachgewiesen werden (siehe Anmerkung 9).

Bei zerebralem Zirkulationsstillstand kann die Irreversibilität des Hirnfunktionsausfalls ohne Wartezeit und ohne klinische Verlaufsuntersuchungen festgestellt werden.

Wurde bei einer zur Klärung der Art der Hirnschädigung oder zur Therapieentscheidung durchgeführten selektiven Angiographie (siehe Anmerkung 9) ein zerebraler Zirkulationsstillstand nachgewiesen, so kann die Irreversibilität des Hirnfunktionsausfalls ohne Wartezeit und ohne klinische Verlaufsuntersuchungen festgestellt werden.

Trotz irreversibel erloschener Gesamtfunktion des Gehirns kann die Blutzirkulation teilweise erhalten sein, wenn der intrakranielle Druck nicht über den arteriellen Mitteldruck ansteigen kann, z.B. bei großen offenen Schädel-Hirnverletzungen, nach Dekompressions-Kraniotomien, als Folge einer Hypoxie oder bei offener Fontanelle. In diesen Fällen ist die Verwendung der Doppler-/Duplexsonographie eingeschränkt (siehe Anmerkung 9).

Zudem kann ein den irreversiblen Hirnfunktionsausfall verursachender intrakranieller Druck im Verlauf unter den arteriellen Mitteldruck fallen und dadurch bedingt die Durchblutung der Hirngefäße wieder einsetzen. Ergebnisse der Messungen zur Hirndurchblutung sind nur dann als Irreversibilitätsnachweis des Hirnfunktionsausfalls zu werten, wenn ein Stillstand nachgewiesen wird.

4. Besonderheiten bei Kindern bis zum vollendeten zweiten Lebensjahr

Bei Frühgeborenen (unter 37 Schwangerschaftswochen post-menstruell) und bei Anenzephalie ist das der Richtlinie zugrunde liegende Konzept der Feststellung des irreversiblen Hirnfunktionsausfalls nicht anwendbar.

Bei Kindern bis zum vollendeten zweiten Lebensjahr gelten die unter 1. Genannten Voraussetzungen und die unter 2. beschriebenen klinischen Ausfallsymptome. Ihre Überprüfung erfordert jedoch wegen der reifungsbedingten Umstände besondere Kenntnisse und Erfahrungen, insbesondere bei Neugeborenen, bei denen die Hirnaktivität bereits physiologischerweise vermindert sein kann und erhöhte Sauerstoffkonzentrationen in der Einatemluft den Atemantrieb hemmen können (siehe Anmerkung 6).

Die Wartezeit bis zu der obligaten klinischen Verlaufsuntersuchung beträgt unabhängig von der Art der Hirnschädigung

- bei reifen Neugeborenen (≥ 37 Schwangerschaftswochen post-menstruell und im Lebensalter von 0 – 28 Tagen) mindestens 72 Stunden oder
- bei Kindern ab dem Lebensalter von 29 Tagen bis zum vollendeten zweiten Lebensjahr mindestens 24 Stunden.

Die Irreversibilität des Hirnfunktionsausfalls ist nur dann nachgewiesen, wenn jeweils zusätzlich zur klinischen Untersuchung

- entweder ein isoelektrisches EEG (siehe Anmerkung 7) oder
- das Erlöschen oder der Ausfall der intrazerebralen Komponenten der frühen akustisch evozierten Potentiale (FAEP) (siehe Anmerkung 8) oder
- der zerebrale Zirkulationsstillstand (siehe Anmerkungen 6 und 9) festgestellt worden ist.

5. Qualifikationsanforderungen an die untersuchenden Ärzte

Die Feststellung des Todes gehört zu den grundlegenden ärztlichen Aufgaben und ist somit Bestandteil der ärztlichen Berufsausübung. Die zur Feststellung von Todeszeichen, wie Totenflecke oder Leichenstarre, notwendigen Kenntnisse und Kompetenzen werden von jedem Arzt während der Ausbildung erworben. Die Feststellung des irreversiblen Hirnfunktionsausfalls in der Intensivmedizin stellt dagegen ein spezielles Verfahren zur Todesfeststellung dar und hat in die Weiterbildungsordnungen der Landesärztekammern Eingang gefunden.

Die den irreversiblen Hirnfunktionsausfall in der Intensivmedizin feststellenden und protokollierenden Ärzte müssen Fachärzte sein und über eine mehrjährige Erfahrung in der Intensivbehandlung von Patienten mit akuten schweren Hirnschädigungen verfügen. Sie müssen die Kenntnisse, Fähigkeiten und Fertigkeiten besitzen, um die Indikation zur Diagnostik des irreversiblen Hirnfunktionsausfalls zu prüfen, die klinischen Untersuchungen durchzuführen und die Ergebnisse der angewandten apparativen Zusatzdiagnostik im Kontext der hier beschriebenen diagnostischen Maßnahmen beurteilen zu können.

Dies beinhaltet unter Berücksichtigung des Lebensalters des Patienten insbesondere

- die Fähigkeit, zerebrale von spinalen und von peripher neurogenen Reaktionen zu unterscheiden,
- die Erfahrung bei der Beurteilung von Medikamenteneffekten auf den klinischen und auf den neurophysiologischen Befund,
- die Erfahrung bei der Beurteilung der Pharmakokinetik zentral dämpfender Medikamente unter Beachtung potentieller Interaktionen sowie der Körpertemperatur des Patienten,
- die Erfahrung bei der Beurteilung der Auswirkungen von Vorerkrankungen, aktuellen Organschäden, metabolischen Störungen etc. auf die klinischen Symptome,
- die Kenntnis der Indikationen und der Limitationen der ergänzenden Untersuchungen.

Mindestens einer der den irreversiblen Hirnfunktionsausfall feststellenden Ärzte muss ein den obigen Anforderungen entsprechender Facharzt für Neurologie oder Neurochirurgie sein.

Bei der Feststellung des irreversiblen Hirnfunktionsausfalls von Kindern bis zum vollendeten 14. Lebensjahr muss zusätzlich einer der Ärzte ein den obigen Anforderungen entsprechender Facharzt für Kinder- und Jugendmedizin sein. Nimmt diese Funktion ein Facharzt für Kinder- und Jugendmedizin mit dem Schwerpunkt Neuropädiatrie (Neuropädiater) wahr, muss der zweite untersuchende Arzt kein Facharzt für Neurologie oder Neurochirurgie sein.

Die Qualifikationsanforderungen für die Durchführung und die Ergebnisbeurteilung ergänzender Untersuchungen zur Feststellung des irreversiblen Hirnfunktionsausfalls richten sich nach den jeweiligen Weiterbildungsordnungen der Landesärztekammern (siehe Anmerkungen 7, 8, 9).

Die Einrichtung, in deren Auftrag die den irreversiblen Hirnfunktionsausfall feststellenden und protokollierenden Ärzte tätig werden, etabliert ein geeignetes Verfahren zur Qualitätssicherung der Todesfeststellung in einer Arbeitsanweisung und überprüft dieses regelmäßig auf Weiterentwicklungsbedarf.

6. Todeszeitpunkt

Festgestellt wird nicht der Zeitpunkt des eintretenden, sondern der Zustand des bereits eingetretenen Todes. Als Todeszeit wird die Uhrzeit registriert, zu der die Diagnose und die Dokumentation des irreversiblen Hirnfunktionsausfalls abgeschlossen sind.

7. Dokumentation

Der Nachweis des irreversiblen Hirnfunktionsausfalls erfolgt stets unabhängig von einer danach medizinisch möglichen Organ- oder Gewebeentnahme.

Die diagnostischen Voraussetzungen sowie die klinischen und die ergänzenden apparativen Untersuchungsbefunde müssen mit Datum und Uhrzeit sowie den Namen der untersuchenden Ärzte dokumentiert werden.

Die abschließende Feststellung des irreversiblen Hirnfunktionsausfalls muss immer durch zwei Ärzte dokumentiert werden. Für die Todesfeststellung sind die Unterschriften beider Ärzte auf dem abschließenden Protokollbogen zu leisten. Die Dokumentation des irreversiblen Hirnfunktionsausfalls ist mit der zweiten Unterschrift des letzten Untersuchungsganges abge-schlossen. Diese Aufzeichnung ist auf den jeweiligen Protokollbögen (siehe Anlagen 1 und 2) unverzüglich vorzunehmen und zu unterschreiben (vgl. § 5 Abs. 2 S. 3 TPG); die Protokollbögen sind in der Patientenakte zu archivieren.

Im Falle einer Organ- oder Gewebeentnahme müssen die Protokollbögen (siehe Anlagen 1 und 2) entsprechend der in § 15 TPG geregelten Aufbewahrungspflicht und Aufbewahrungsfrist mindestens 30 Jahre archiviert werden. Auch der Nachweis des Todes durch andere sichere Todeszeichen ist im Falle einer Organ- oder Gewebeentnahme zu dokumentieren (siehe Anlage 3) und entsprechend der in § 15 TPG geregelten Aufbewahrungspflicht und Aufbewahrungsfrist mindestens 30 Jahre zu archivieren.

Die Anlagen 1–3 ersetzen in keinem Fall die amtliche Todesbescheinigung (Leichenschauschein).

8. Spezielle Anmerkungen

Anmerkung 1: Art der Hirnschädigung

Primäre Hirnschädigungen, z.B. Hirnverletzungen, intrakranielle Blutungen, Hirninfarkte, Hirntumore oder ein akuter Verschluss-Hydrozephalus, betreffen das Gehirn unmittelbar und strukturell.

Die Besonderheiten der Symptomfolge bei primären infratentoriellen Prozessen machen den Nachweis eines isoelektrischen EEGs (Anmerkung 7)oder des zerebralen Zirkulationsstillstandes (Anmerkung 9)zwingend erforderlich.

Sekundäre Hirnschädigungen betreffen das Gehirn mittelbar über den Stoffwechsel und können Folge z.B. von Hypoxie, Kreislaufstillstand oder langdauerndem Schock sein.

Anmerkung 2: Einschränkende Voraussetzungen

Die Bedeutung zentral dämpfender Medikamente für die Ausfallsymptome lässt sich unabhängig von der Körpertemperatur des Patienten beurteilen durch
- die Wirkung von Antidota,
- die Untersuchung der medikamentös nicht unterdrückbaren neurophysiologischen Signale des Gehirns (FAEP/SEP; nicht bei infratentoriellen Läsionen),
- die Untersuchung der Hirndurchblutung.

Bei Körpertemperaturen ≥35 °C zum Untersuchungszeitpunkt kann die Bedeutung zentral dämpfender Medikamente für die Ausfallsymptome zusätzlich beurteilt werden durch
- die Synopse der Anamnese, ggf. des Protokolls notärztlicher Maßnahmen, sowie der bei der Aufnahme auf die Intensivstation dokumentierten Befunde und deren Entwicklung seither,
- die Zuordnung der verabreichten Medikamente zur dokumentierten Befundentwicklung.

Bei Hypothermie < 35 °C zum Untersuchungszeitpunkt müssen die davon unabhängigen Verfahren (siehe oben) eingesetzt werden.

Bei den hier diskutierten Hirnschädigungen gibt es derzeit für die Beurteilung medikamentöser Einflüsse auf bestimmte Befunde keine gesicherten Konzentrations-Wirkungsbeziehungen. Bei

Verdacht auf eine zum Zeitpunkt der Diagnostik des irreversiblen Hirnfunktionsausfalls noch relevante Intoxikation ist eine gezielte toxikologische Analytik erforderlich. Die Interpretation ihrer Befunde und die Bewertung eventuell gemessener Serum- oder Plasmaspiegel müssen durch die für die Diagnostik verantwortlichen Ärzte, ggf. gemeinsam mit entsprechend erfahrenen Toxikologen, Anästhesisten und/oder Pharmakologen, erfolgen. Serum- oder Plasmaspiegel können einen wertvollen Beitrag zur Beurteilung liefern, sind aber grundsätzlich keine unverzichtbare und definitiv nicht die einzige Beurteilungsgrundlage, zumal nicht für alle für die klinische Beurteilung relevanten Substanzen quantitative Bestimmungen möglich sind.

Genetische Polymorphismen können die Pharmakokinetik erheblich verändern. Die derzeit zur Analgosedierung bei akuten schweren Hirnschädigungen gebräuchlichen Wirkstoffe (z.B. Midazolam, Opioide, Propofol) stellen in dieser

Hinsicht nach dem gegenwärtigen Wissensstand kein Problem dar. Bei eingeschränkter Leber- oder Nierenfunktion muss mit einer verzögerten Elimination applizierter Substanzen gerechnet werden. Dabei sind deren Anwendungsdauer und die kumulative Dosis zu beachten.

Bei Kindern bis zum vollendeten ersten Lebensjahr liegen Besonderheiten im Metabolismus und im Arzneimittelstoffwechsel vor, die eine Spiegelbestimmung der Antikonvulsiva, Sedativa und Analgetika erforderlich machen können.

Im Zweifelsfall muss die Irreversibilität des Hirnfunktionsausfalls durch den zerebralen Zirkulationsstillstand nachgewiesen werden.

Anmerkung 3:
Untersuchung von Koma und Hirnstamm-Areflexie

Der hier zu fordernde Koma-Grad ist als Bewusstlosigkeit ohne Augenöffnung und ohne andere zerebrale Reaktion auf wiederholten adäquaten Schmerzreiz definiert.

Starker Druck auf die supraorbitalen Nervenaustrittspunkte oder Schmerzreize an der Nasenschleimhaut dürfen keine motorische und keine vegetative Reaktion auslösen (Cave: Gesichtsschädelverletzungen).

Beim okulo-zephalen Reflex fehlt bei plötzlicher, passiver Kopf-Seitwärtsdrehung (Cave: HWS-Instabilität) die normale Bulbus-Abweichung zur Gegenseite (Puppenkopfphänomen) und jede andere Augenbewegung. Alternativ kann zur Überprüfung des vestibulo-okulären Reflexes eine beiderseitige kalt-kalorische Vestibularisprüfung vorgenommen werden; auch dabei muss jede Augenbewegung fehlen (Wartezeit zwischen den Spülungen beider Seiten: 5 Minuten).

Prüfung des Pharyngealreflexes durch mehrfache Spatelberührung im Rachen, des Trachealreflexes durch Reiz mit einem in den Trachealtubus bis zur Carina eingeführten Katheter.

Prüfung des Atemstillstandes

Der Apnoe-Test ist für die Feststellung der klinischen Symptome des Hirnfunktionsausfalls obligat. Er soll wegen der physiologischen Wirkungen der Hyperkapnie erst als letzte klinische Untersuchung des Hirnfunktionsausfalls durchgeführt werden. Bei korrekter Durchführung führt er nicht zu einer Hypoxie.

Ein zentraler Atemstillstand liegt dann vor, wenn bei einem paCO2von mindestens 60 mmHg (entspricht 8 kPa, Temperatur-korrigierte Messung) keine Eigenatmung einsetzt. Bei Patienten mit extrakorporaler Oxygenierung (z.B. ECMO) muss ebenfalls ein $paCO_2$ von mindestens 60 mmHg (entspricht 8 kPa, Temperatur-korrigierte Messung) eingestellt sein.

Die Durchführung des Apnoe-Tests muss an die klinische Ausgangssituation (Oxygenierung, Kreislauf) angepasst und unter kontinuierlicher pulsoxymetrischer Kontrolle der Sauerstoff Sättigung und des arteriellen Blutdrucks erfolgen. Voraussetzungen sind die Präoxygenierung mit 100% Sauerstoff und ein Ausgangs- paCO2 im Normbereich von 35 mmHg bis 45 mmHg (entspricht 4,7 kPa bis 6 kPa, Temperatur-korrigierte Messung). Vorgehen bei einem Ausgangs-paCO2 über 45 mmHg: siehe unten.

Die Hyperkapnie muss durch akute Hypoventilation bis zum Erreichen eines paCO2 von mindestens 60 mmHg (entspricht 8 kPa, Temperatur-korrigierte Messung) unter ständiger Kontrolle, ob Atemexkursionen bzw. spontane Atemanstrengungen des Patienten erkannt werden können, herbeigeführt werden. Das Fehlen des Atemantriebs muss im Zweifelsfall bei Diskonnektion des Patienten vom Respirator sicher beurteilt werden, da Apnoe-Programme oder das Triggern des Respirators durch pulssynchrone Luftbewegungen im Tubus fälschlicherweise einen Atemantrieb suggerieren können. Eine hinreichende Oxygenierung ist durch intratracheale O2-Insufflation (apnoische Oxygenation), durch niederfrequente manuelle Beatmung mit reinem Sauerstoff (z.B. zwei Atemzüge/Minute) oder reduzierte maschinelle Beatmung mit reinem Sauerstoff sicherzustellen.

Für Patienten, deren Eigenatmung chronisch an einen paCO2von mehr als 45 mmHg (entspricht 6 kPa, Temperatur-korrigierte Messung) adaptiert ist, gibt es keine allgemein anerkannten Werte des paCO2 für den Apnoe-Test. In diesen Fällen ist der Funktionsausfall des Hirnstamms zusätzlich durch den Nachweis des zerebralen Zirkulationsstillstandes zu belegen(siehe 3.2.3.). Dies gilt auch, wenn der Apnoe-Test aus anderen Ursachen (zum Beispiel Thorax-Verletzungen oder Gasaustauschstörung) nicht durchgeführt werden kann oder bei einem Ausgangs-paCO2 über 45 mmHg (entspricht 6 kPa, Temperatur-korrigierte Messung).

Anmerkung 4:
Konstellationen, die die Diagnose des irreversiblen Hirnfunktionsausfalls nicht ausschließen

Folgende Konstellationen schließen die Diagnose des irreversiblen Hirnfunktionsausfalls nicht aus: Beim Hirnfunktionsausfall können spinale Reflexe, Extremitäten-Bewegungen (z.B. Lazarus-Zeichen) und vegetative Symptome (z.B. Schwitzen) sowie die Leitfähigkeit des peripheren Abschnittes von Hirnnerven, die periphere Erregbarkeit und spontane Entladungen im Elektromyogramm der Gesichtsmuskeln vorübergehend noch erhalten bleiben oder wiederkehren, solange der Körper-Kreislauf und die Beatmung aufrechterhalten werden. Diagnostische Einschränkungen durch Blutdruckschwankungen oder Fieber sind nicht bekannt. Schon während der Entwicklung des irreversiblen Hirnfunktionsausfalls kann, je nach Temperatur von Umgebung und Beatmungsluft, die Körperkerntemperatur abfallen. Der Zeitpunkt des Auftretens eines Diabetes insipidus variiert. Das Fortbestehen einer Schwangerschaft widerspricht nicht dem eingetretenen irreversiblen Hirnfunktionsausfall der Mutter. Eine Schwangerschaft wird endokrinologisch von der Plazenta aufrechterhalten.

Anmerkung 5:

Gleichwertigkeit der Methoden zum Nachweis der Irreversibilität des Hirnfunktionsausfalls bei primären supratentoriellen und bei sekundären Hirnschädigungen von Patienten ab Beginn des dritten Lebensjahres

Bei primären supratentoriellen und bei sekundären Hirnschädigungen von Patienten ab Beginn des dritten Lebensjahres belegen die Ergebnisse der klinischen Verlaufsuntersuchungen nach den normierten Wartezeiten die Irreversibilität des Hirnfunktionsausfalls. Zur Abkürzung der Wartezeit können bei diesen Patienten ergänzende apparative Untersuchungen durchgeführt werden. Wenn das Ergebnis der ergänzenden Untersuchung nicht dem für den Irreversibilitätsnachweis geforderten Befund entspricht, kann die Wartezeit nicht abgekürzt werden. In diesem

Fall muss entweder eine weitere apparative Untersuchung durchgeführt oder auf das Verfahren der zweiten klinischen Verlaufsuntersuchungen nach den vorgeschriebenen Wartezeiten übergegangen werden.

Anmerkung 6:

Besonderheiten bei Kindern bis zum vollendeten zweiten Lebensjahr
Prüfung des Atemstillstandes

Es gibt sehr wenige Daten zum Apnoe-Test in dieser Altersgruppe. Der Apnoe-Test im Neugeborenenalter ist dadurch kompliziert, dass eine Hemmung des Atemantriebs bei einer FiO_2 von 1.0 bestehen kann und Neugeborene unter Hyperkapnie rasch mit Bradykardie reagieren können.

Während des Apnoe-Tests muss ein paCO2von mindestens 60 mmHg (entspricht 8 kPa, Temperatur-korrigierte Messung) erreicht werden und eine Körperkerntemperatur von > 35 °C vorliegen. Aufgrund der Besonderheiten der Pharmakokinetik bei Kindern bis zum vollendeten ersten Lebensjahr (siehe 1.2.)sollten die Blutspiegel von Antikonvulsiva, Sedativa und Analgetika zum Zeitpunkt der Feststellung der klinischen Ausfallsymptome des Gehirns (also vor ergänzenden Untersuchungen) unterhalb des therapeutischen Bereichs liegen. Ggf. ist eine ergänzende diesbezügliche Diagnostik erforderlich.

Ergänzende Untersuchungen

EEG und FAEP sind bei Kindern bis zum vollendeten zweiten Lebensjahr als ergänzende Untersuchungen validiert.

Das Perfusionsszintigramm muss nur einmal, und zwar nach der zweiten Untersuchung, mit erneut übereinstimmender Feststellung der klinischen Ausfallsymptome durchgeführt werden.

Anmerkung 7:

EEG-Untersuchung

Das EEG muss wie folgt abgeleitet werden:

- Die Beurteilung muss sich auf eine mindestens 30 Minuten einwandfrei auswertbare, artefaktarme EEG-Registrierung stützen.
- Den jeweiligen Umständen entsprechend kann mit gesinterten Ag/AgCl-Elektroden oder mit Platin- bzw. Stahlnadelelektroden abgeleitet werden. Stahlnadelelektroden zeigen bei ungünstigen Verstärkereigenschaften Polarisationseffekte. Daher muss für die gewählte Kombination aus Verstärker und Elektrode vorher sichergestellt sein, dass eine technisch stabile EEG-Ableitung über entsprechend lange Zeiten gewährleistet ist.
- Die Elektroden sind nach dem 10–20-System zu setzen. Die Ableitprogramme sollen auch Abgriffe mit doppelten Elektrodenabständen beinhalten, z.B. Fp1-C3, F3-P3 usw. Bei der heutigen digitalen EEG-Technik sind für die Auswertung Montagen zu verwenden, die obige Empfehlungen berücksichtigen. Als Beispiel kann folgendes Acht-Kanal-Ableite-schema verwendet werden: Fp2-C4, C4-O2, Fp1-C3, C3-O1, Fp2-T4, T4-O2, Fp1-T3, T3-O1.
- Die Elektrodenübergangswiderstände sollen zwischen 1 und 10 Kiloohm liegen und untereinander möglichst gleich niedrig sein. Widerstände unter 1 Kiloohm können durch Flüssigkeits- oder Elektroden-Gel-Brücken verursacht werden.

Die Messun-gen der Übergangswiderstände sollen die Erdungselektrode(n) sowie bei referentieller Registrierung die Referenzelektrode(n) mit einschließen. Die Werte der Widerstände müssen zu Beginn und am Ende der Aufzeichnung dokumentiert werden.

- Die Registrierung und Auswertung sollen mit Standard-Filtereinstellungen erfolgen: Zeitkonstante 0,3 s (d.h. untere Grenzfrequenz 0,53 Hz); obere Grenzfrequenz 70 Hz. Zur Er- fassung auch sehr langsamer Frequenzen ist das EEG über mindestens 10 Minuten einwandfrei auswertbar und artefaktarm mit einer Zeitkonstante von 1 s oder länger (untere Grenzfrequenz 0,16 Hz oder darunter) zu registrieren bzw. darzustellen.
- Die Registrierung soll mit Standard-Verstärkereinstellungen begonnen werden (5 bzw. 7 µV/mm). Die der Beurteilung zugrundeliegenden EEG-Abschnitte (= 30 Minuten) müssen mit höherer Verstärkung, teilweise mit einer Empfindlichkeit von wenigstens 2 µV/mm aufgezeichnet werden. Bei der digitalen EEG-Technik muss die Aufzeichnung in der Weise erfolgen, dass eine Auswertung mit einer Auflösung von 2 µV/mm möglich ist. Die Geräteeichung soll mit einem Signal erfolgen, dessen Höhe der Amplitude des zu erwartenden Signals entspricht, z.B. 20 µV bei einer Empfindlichkeit von 2 µV/mm. Eichsignale müssen am Beginn, bei jeder Änderung und am Ende der Registrierung aufgezeichnet werden. Steht kein entsprechend kleines Eichsignal zur Verfügung, muss das Eichsignal mit der Standardeinstellung aufgezeichnet und jede Verstärkeränderung dokumentiert werden.
- Der Rauschpegel des EEG-Gerätes sollte beachtet werden. Er muss so gering sein, dass eine sichere Abgrenzung von EEG-Potentialen um 2 µV möglich ist. Das Geräterauschen sowie auch externe Einstreuungen können überprüft werden, indem man die beiden Elektroden eines dargestellten Kanals mit einer Brücke verbindet und sie überdies gegen den Masse- und bei referentieller Messung zusätzlich gegen den Referenzeingang kurzschließt.
- Die Anzahl der EEG-Kanäle darf acht nicht unterschreiten. Unverzichtbar zur Erkennung von nicht zu beseitigenden Artefakten ist die kontinuierliche Mitregistrierung des EKGs. Andere Artefakte müssen sicher identifiziert und vom EEG abgegrenzt werden. Zur Differenzierung rascher β-Aktivität von EMG-Aktivität können kurz wirkende Muskelrelaxantien gegeben werden. Dies darf jedoch nur nach der Feststellung der klinischen Kriterien zur Feststellung des irreversiblen Hirnfunktionsausfalls erfolgen.
- Zu Beginn der Ableitung soll durch willentlich ausgelöste Artefakte, z.B. durch Berühren der Elektroden, die Funktionstüchtigkeit der einzelnen Verstärker überprüft werden.
- Während der EEG-Registrierung müssen mehrfach Schmerzreize im Gesicht gesetzt werden.

Die EEG-Registrierung muss von einem darin erfahrenen Arzt kontrolliert und beurteilt werden.

Anmerkung 8:
Multimodal evozierte Potentiale
Frühe akustisch evozierte Potentiale (FAEP)

Für die Ableitung der frühen akustisch evozierten Potentiale muss eine Schädigung des Nervus cochlearis, z.B. durch ototoxische Substanzen, ausgeschlossen werden.

Die Ableitung der FAEP ist als Irreversibilitätsnachweis des Hirnfunktionsausfalls bei primären supratentoriellen und sekundären Hirnschädigungen geeignet und kann bei Säuglingen, Kleinkindern und Erwachsenen gleichermaßen angewendet werden. Die Ableitung der FAEP bietet sich vor allem dann an, wenn Probleme bei der Elektrodenplatzierung für das EEG durch Kopf- und Gesichtsverletzungen bestehen. Bei primären infratentoriellen Schädigungen sind die FA-EP nicht als ergänzende Untersuchung geeignet.

Der Nachweis eines bilateralen Ausfalls aller im Hirnstamm generierten FA EP-Komponenten erlaubt den Rückschluss auf einen generellen Funktionsausfall des Hirnstamms, da die akustische Leitungsbahn hierbei parallel zu den übrigen Hirnstamm-strukturen funktionslos wird.

Damit sind folgende FAEP-Muster mit der Irreversibilität des Hirnfunktionsausfalls vereinbar:

- der progrediente, konsekutive Verlust der Wellen mit schließlich bilateralem Ausfall aller Komponenten,
- der progrediente, konsekutive Ausfall der Wellen mit Erhaltenbleiben der Wellen I oder I und II ein- und beidseitig,
- das isolierte Erhaltensein der Wellen I oder I und II.

Der primäre bilaterale Ausfall aller FAEP-Wellen schon bei der Erstuntersuchung ist nicht als Irreversibilitätsnachweis geeignet.

Stimulation: Geschirmte Kopfhörer mit überprüfter Reizpolarität und bekanntem, vom Hersteller belegtem Frequenzgang (alternativ pneumatisch arbeitende Kopfhörer, wobei die Latenzen um die Laufzeit im Schlauch zu korrigieren sind).
Klickreize: 100 µs Dauer; Reizfrequenz zwischen 10 und 15 Hz; ungerade Wiederholungsrate (z.B. 11,11 Hz) wird empfohlen. Sog- und Druckreize müssen getrennt gemittelt und gespeichert werden; falls technisch nicht möglich, sollen nur Sogpulse verwendet werden.

Schalldruck: 95 dB HL; kontralaterales Ohr mit 30 dB unter Klick-Schalldruck verrauschen.

Analysezeit: Zur Standarduntersuchung 10 ms; 20 ms werden zur besseren Artefakt-Abgrenzung (50 Hz) empfohlen.

Filtereinstellung: (bei 6 dB/Oktave Filter); untere Grenzfrequenz 100–150 Hz; obere Grenzfrequenz 3000 Hz.

Elektrodenposition: Vertex (Cz); Referenz am ipsilateralen Ohrläppchen oder Mastoid. Zur besseren Identifikation der Welle I wird eine Ableitung mit einer Nadelelektrode aus dem Gehörgang empfohlen.

Elektrodenarten: Es können sowohl Nadel- als auch Klebe-Elektroden verwendet werden. Der Elektrodenwiderstand soll 5 Kiloohm nicht überschreiten.

Mittelungsschritte: 1000–2000. Jede Messung muss mindestens einmal wiederholt werden, um die Reproduzierbarkeit der Wellen zu belegen. Überdies ist auf eine wirksame Unterdrückung von Artefakten zu achten.

Somatosensorisch evozierte Potentiale (SEP)

Voraussetzung für den Einsatz dieser Methode ist der Ausschluss einer Halsmarkschädigung.

Die Ableitung der SEP nach bilateraler Medianusstimulation ist als Irreversibilitätsnachweis des Hirnfunktionsverlustes bei primären supratentoriellen und sekundären Hirnschädigungen jenseits des zweiten Lebensjahres geeignet. Bei primären infratentoriellen Schädigungen sind die SEP nicht als ergänzende Untersuchung geeignet.

Folgende SEP-Muster belegen die Irreversibilität des klinischen Hirnfunktionsverlustes:

Bei der Wahl einer Fz-Referenzentspricht ein Ausfall der in der kaudalen Medulla oblongata generierten – und über den Halswirbelkörper 2 (HWK 2) ableitbaren – Komponente N13b bei Fehlen des kortikalen Primärkomplexes einem Abbrechen der Impulswelle am zerviko-kranialen Übergang. N13a kann im weiteren Verlauf auch erlöschen.

Bei der Wahl einer extrakranialen Referenz(Hand/Arm/Schulter) und Ableitung über der sensiblen Hirnrinde (C3' und C4') bricht die Kette der Farfield-Potentiale mindestens nach der Komponente P11 ab.

Der isolierte bilaterale Ausfall der kortikalen SEP ohne Registrierung der subkortikalen Komponenten ist nicht als Irreversibilitätsnachweis ausreichend.

Stimulation: Rechteckimpulse; Dauer 0,1–0,2 ms; Frequenz 3–5 Hz; Reizstärke 2–3 mA über der motorischen Schwelle; Ka-thode proximal.

Analysezeit (bei fehlender Reizantwort verdoppeln): Armner-ven-Stimulation 40–50 ms.

Filtereinstellung (bezieht sich auf 6 dB/Oktave Filter): Untere Grenzfrequenz 5–10 Hz (kortikales SEP) bzw. 20–50 Hz (spinales SEP); obere Grenzfrequenz 1000–2000 Hz.

Elektrodenposition: Referenz Fz: Erb'scher Punkt, Dornfortsätze C7 und C2, kortikale C3', C4'.

Elektrodenarten: Es können sowohl Nadel- als auch Klebe-Elektroden verwendet werden. Der Elektrodenwiderstand soll 5 Kiloohm nicht überschreiten.

Mittelungsschritte: 512–2048; das Potential muss mindestens einmal reproduziert werden. Überdies ist auf eine wirksame Unterdrückung von Artefakten zu achten.

Die Untersuchungen (FAEP, SEP) müssen von einem in der Methode erfahrenen Arzt kontrolliert und beurteilt werden.

Anmerkung 9:
Zerebraler Zirkulationsstillstand

Der irreversible Hirnfunktionsausfall ist meistens Folge eines zerebralen Zirkulationsstillstandes.

Verfahren wie die Doppler-/Duplexsonographie, die Perfusionsszintigraphie, die CTAngiographie oder die konventionelle Angiographie stellen die zerebralen

Gefäße respektive die Hirn -durchblutung dar, nicht aber die Hirnfunktion. Beim Nachweis des zerebralen Durchblutungsstillstandes sind potentiell reversible Ursachen der klinischen Ausfallsymptome ausgeschlossen und es kann die Irreversibilität des Hirnfunktionsausfalls ohne Wartezeit und klinische Verlaufsuntersuchungen festgestellt werden (siehe 3.2.).

Bei offenen Schädel-Hirn-Verletzungen und bei Dekompressions-Kraniotomien kann eine regional begrenzte zerebrale Zirkulation, z.B. in Folge extra-intrakranieller Anastomosen, auftreten, so dass der zerebrale Zirkulationsstillstand durch die Doppler-/Duplexsonographie der Hirnbasisarterien nicht ausgeschlossen werden kann und durch andere Perfusionsuntersuchungen nachzuweisen ist.

Bei großen offenen Schädel-Hirn-Verletzungen und vereinzelt bei sekundären Hirnschädigungen kommt es, wenn der intrakranielle Druck nicht über den mittleren arteriellen Druck ansteigen kann, nicht zu einem zerebralen Zirkulationsstillstand. In diesen Fällen ist die Irreversibilität des Hirnfunktionsausfalls entweder durch klinische Verlaufsuntersuchungen nach den normierten Wartezeiten oder durch neurophysiologische Befunde nachzuweisen.

Doppler-/Duplexsonographie

Der zerebrale Zirkulationsstillstand kann mit der Doppler-/Duplexsonographie durch Beschallung der hirnversorgenden Arterien bewiesen werden.

Dazu müssen bei Erwachsenen bei einem arteriellen Mitteldruck von mehr als 60 mmHg im Abstand von mindestens 30 Minuten– mittels Dopplersonographieintrakraniell die Aa. cerebri mediae, Aa. carotides internae und eventuell detektierbare weitere Hirnbasisarterien, extrakraniell die Aa. vertebrales und, wenn die korrespondierenden intrakraniellen Gefäßsegmente nicht darstellbar sind, die Aa. carotides internae,

oder

- mittels Duplexsonographie
  intrakraniell die M1-Segmente der Aa. cerebri mediae, die Aa. carotides internae, die V4-Segmente der Aa. vertebrales und die A. basilaris sowie eventuell detektierbare weitere Hirnbasisarterien untersucht werden und dabei folgende Befunde nachweisbar sein:
- Biphasische Strömungssignale (oszillierende Strömungssignale) mit gleich ausgeprägtem Integral der antero- und retrograden Komponente

oder

- frühsystolische Spitzen, die kleiner als 50 cm/s sind und unter 200 ms anhalten, wobei kein weiteres Strömungssignal im verbleibenden Herzzyklus detektierbar sein darf.

Ein Fehlen der Strömungssignale bei transkranieller Beschallung der Hirnbasisarterien kann nur dann als sicheres Zeichen eines zerebralen Kreislaufstillstandes gewertet werden, wenn derselbe Untersucher bei gleicher Geräteeinstellung bei einer früheren Untersuchung eindeutig ableitbare intrakranielle Strömungssignale dokumentiert hat oder wenn an den extrakraniellen hirnversorgenden Arterien die Zeichen des zerebralen Kreislaufstillstandes nachweisbar sind. Als Signalverstärker eingesetzte Ultraschallkontrastmittel erhöhen die Sensitivität der Duplexsonographie, um die für einen zerebralen Zirkulationsstillstand charakteristischen Strömungssignale an den intrakraniellen Arterien nachzuweisen.

Die Untersuchung muss durch einen in dieser Methode speziell erfahrenen Arzt durchgeführt werden.

Perfusionsszintigraphie

Statische Szintigraphien erfassen die Gewebedurchblutung durch den über viele Stunden in nahezu unveränderter Konzentration metabolisch aktiv aufgenommenen und gebundenen („getrappten") hydrophilen Tracer.

Die fehlende Aufnahme des Radiopharmakons kann nicht medikamentös oder stoffwechselbedingt sein.

Hierbei müssen Radiopharmaka verwendet werden, deren diagnostische Sicherheit validiert worden ist, wie das Tc-99m-Ethylcysteinatdimer (ECD) und das Tc-99m-Hexamethylpropylenaminoxim (HMPAO).

Die Szintigraphie muss in verschiedenen Ansichten dokumentiert werden und kann auch in tomographischer Technik (SPECT) erfolgen. Nach Bolusinjektion des Radiopharmakons erfolgt zunächst die Darstellung der großen kranialen Gefäße von ventral, anschließend erfolgen statische Szintigraphien zur Erfassung der Gewebeperfusion.

Für die Zuverlässigkeit der Perfusionsuntersuchungen im vertebrobasilären Bereich ist der Einsatz lateraler Projektionen erforderlich. Sollten durch Überlagerung mit Weichteilstrukturen Zweifel bleiben, so ist die überlagerungsfreie Darstellung mit der SPECT erforderlich.

Szintigraphische Kriterien des irreversiblen Hirnfunktionsausfalls sind die fehlende Darstellung der zerebralen Gefäße, der zerebralen Perfusion und der Anreicherung des Radiopharmakons im Hirngewebe.

Eine Qualitätskontrolle soll in vitro durch die Bestimmung der Markierungsausbeute (möglichst größer als 90%) mittels Dünnschichtchromatographie erfolgen. Zusätzlich muss durch Szintigraphien von Thorax und Abdomen die Prüfung der physiologischen Verteilung des Radiopharmakons als in vivo Qualitätskontrolle vorgenommen werden.

Die Perfusionsszintigraphie muss von einem Facharzt für Nuklearmedizin kontrolliert und beurteilt werden.

CT-Angiographie

Die CT-Angiographie (CTA) wird in Deutschland flächendeckend für die Diagnostik zerebrovaskulärer Erkrankungen eingesetzt. Die Indikation zur CTA ist gerechtfertigt, wenn diese zur Klärung der Qualität der zerebralen Durchblutung durchgeführt wird. Die Risiken, u.a. einer kontrastmittelinduzierten Beeinträchtigung der Nierenfunktion bei vorbestehender Nierenschädigung, Hyperthyreose (thyreotoxische Krise), Überempfindlichkeitsreaktion auf jodhaltige Kontrastmittel, Therapie mit Metformin-haltigen Antidiabetika, sind zu berücksichtigen.

Basierend auf den Ergebnissen früherer Studien ist die CTA als Verfahren zur Erfassung des Durchblutungsstillstandes im Rahmen der Feststellung eines irreversiblen Hirnfunktionsausfalls zunächst in Frankreich, nachfolgend auch in Kanada, Österreich und der Schweiz eingesetzt worden. Weitere Studien zeigten, dass die zusätzliche Beurteilung der venösen Phase der CTA im Vergleich zur arteriellen Phase der CTA keine darüber hinausgehenden Informationen erbrachte. Ist mittels CTA ein Durchblutungsstillstand nachgewiesen worden, so war der irreversible Hirnfunktionsausfall bereits eingetreten. Die CTA ist nur bei Erwachsenen validiert und unter standardisierten Bedingungen durchzuführen.

Das CTA-Protokoll umfasst

- Voraussetzungen: Im Rahmen der Feststellung des irreversiblen Hirnfunktionsausfalls protokollierte klinische Ausfallsymptome; mittlerer arterieller Blutdruck über 60 mmHg; Berücksichtigung einer eventuell reduzierten Blutflussgeschwindigkeit.
- Nativ-Scan: Gantry parallel zur Orbitomeatallinie gekippt. Spiral-Scan von Schädelbasis bis Vertex 120 kV, 170 mA. Rekonstruierte axiale Aufnahmen in 5 mm-Schichtdicke.
- CTA: Bolus-Applikation von 65 ml hochkonzentriertem nichtionischem Kontrastmittel, gefolgt von 30 ml isotonischer Kochsalzlösung durch eine Druckinfusionsspritze in eine venöse Verweilkanüle oder einen zentralen Venenkatheter. Förderrate 3,5 ml/s. Automatischer Start des Spiral Scan von HWK 6 bis Vertex über Bolus-Tracking 5 Sekunden nachdem in der A. carotis communis eine Kontrastierung von mindestens 150 Hounsfield Einheiten (HU) erreicht sind. 120 kV; 200 mA; Tischvorschub: 4 cm/s. Rekonstruierte axiale Aufnahmen in 2 mm-Schicht dicke. Bei ultraschnellen CT-Geräten mit simultaner Aufnahme großer Körperbereiche ist der sogenannte Volumen-Scan von HWK 6 bis Vertex automatisch über Bolus-Tracking mit einer Zeitverzögerung von 15 Sekunden auszulösen.

Folgende Befunde belegen den Zirkulationsstillstand:
Eine fehlende Kontrastierung der A. basilaris, beider M1-Segmente der Aa. cerebri mediae, der A1-Abschnitte der Aa. cerebri anteriores, der P1-Abschnitte der Aa. cerebri posteriores, bei erhaltener Kontrastierung beider Aa. carotides communes, der Aa. carotides externae und ihrer Äste, insbesondere der Aa. temporales superficiales (Darstellung der korrekten Kontrastmittelapplikation [Qualitätskontrolle]), belegt den zerebralen Zirkulationsstillstand.

Steigt der intrakranielle Druck über den arteriellen Druck, tritt ein zerebraler Zirkulationsstillstand ein. Am Übergang von extra- nach intradural kann durch arterielle Pulsationen auch bei zerebralem Zirkulationsstillstand eine geringe Kontrastierung der angrenzenden intraduralen Arterienabschnitte und übergangsnah davon abgehender intraduraler Arterien erfolgen („stasis filling"). Dieses von der Digitalen Subtraktionsangiographie (DSA) respektive der konventionellen Angiographie bekannte Phänomen kann auch bei der CTA auftreten und ist im Befund zu beschreiben und zu bewerten. So können bei fehlender zerebraler Zirkulation sowohl die intraduralen Aa. carotides internae, die V4-Segmente als auch Teile der Aa. inferiores posteriores cerebelli (PICA) derartig gering kontrastiert sein. Wird eine Kontrastierung anderer als der V4-Segmente, der PICA oder der intraduralen Aa. carotides internae detektiert, ist der zerebrale Zirkulationsstillstand nicht zweifelsfrei festgestellt. In diesem Fall muss entweder eine weitere apparative Untersuchung durchgeführt oder auf das Verfahren der zweiten klinischen Verlaufsuntersuchung nach den vorgeschriebenen Wartezeiten übergegangen werden

(siehe Anmerkung 5).

Die CTA-Untersuchung muss von einem Facharzt für Radiologie mit mehrjähriger Erfahrung in der neuroradiologischen Diagnostik, möglichst einem Facharzt für Radiologie mit Schwerpunkt Neuroradiologie (Neuroradiologe), kontrolliert und beurteilt werden.

Angiographie

Die Indikationsstellung zur selektiven arteriellen Angiographie setzt Möglichkeiten therapeutischer Konsequenzen voraus. Bei einer selektiven arteriellen Angiographie entsprechend 3.2.3. muss eine Darstellung beider Karotiden und des vertebrobasilären Kreislaufs erfolgen.

Wenn dabei ein eindeutiger Stillstand des injizierten Kontrastmittels an der Hirnbasis oder im Anfangsteil der großen Hirnarterien erkennbar ist, liegt ein zerebraler Zirkulationsstillstand vor.

Dabei muss die Lage des Katheters dokumentiert sein und bei der Untersuchung von Erwachsenen ein ausreichender arterieller Mitteldruck größer 80 mmHg bestanden haben.

Die Angiographie muss von einem Facharzt für Radiologie kontrolliert und beurteilt worden sein.

Begründung gemäß § 16 Abs. 2 S. 2 TPG

I. Rechtsgrundlagen

Die Feststellung des Todes gehört zu den grundlegenden ärztlichen Aufgaben. Die dafür notwendigen Kenntnisse und Kompetenzen werden von jedem Arzt während der Ausbildung erworben. Regelungen zur Leichenschau und damit insbesondere zur Feststellung des Todes, des Todeszeitpunkts, der Todesart und der Todesursache finden sich insbesondere in den Bestattungsgesetzen der Länder. Die Feststellung des irreversiblen Hirnfunktionsausfalls stellt dagegen ein spezielles Verfahren zur Todesfeststellung dar und hat auch in die Weiterbildungsordnungen der Landesärztekammern Eingang gefunden.

Gemäß § 3 Abs. 1 Nr. 2 TPG ist Voraussetzung für die Zulässigkeit der Entnahme von Organen oder Geweben, dass der Tod des Organ- oder Gewebespenders nach Regeln, die dem Stand der Erkenntnisse der medizinischen Wissenschaft entsprechen, festgestellt ist. Nach Maßgabe von § 3 Abs. 2 Nr. 2 TPG ist die Entnahme von Organen oder Geweben unzulässig, wenn nicht vor der Entnahme bei dem Organ- oder Gewebespender der endgültige, nicht behebbare Ausfall der Gesamtfunktion des Großhirns, des Kleinhirns und des Hirnstamms nach Verfahrensregeln, die dem Stand der Erkenntnisse der medizinischen Wissenschaft entsprechen, festgestellt ist.

Somit hat der Gesetzgeber wesentliche Vorgaben gemacht und den Rahmen normiert für die Feststellung des Standes der Erkenntnisse der medizinischen Wissenschaft gemäß § 16 Abs. 1 S. 1 Nr. 1 TPG. Danach stellt die Bundesärztekammer den Stand dieser Erkenntnisse in Richtlinien fest für

- die Regeln zur Feststellung des Todes nach § 3 Abs. 1 Satz 1 Nr. 2 TPG,
- die Verfahrensregeln zur Feststellung des endgültigen, nicht behebbaren Ausfalls der Gesamtfunktion des Großhirns, des Kleinhirns und des Hirnstamms nach § 3 Abs. 2 Nr. 2 TPG,
- und die dazu jeweils erforderliche ärztliche Qualifikation. Gemäß § 16 Abs. 1 S. 2 TPG wird die Einhaltung des Standes der Erkenntnisse der medizinischen Wissenschaft vermutet, wenn die Richtlinien der Bundesärztekammer beachtet

worden sind. Die vorliegende Richtlinie ist insofern als antizipiertes Sachverständigengutachten zu charakterisieren.
Infolge der am 01.08.2013 in Kraft getretenen Novelle des TPG legt die Bundesärztekammer gemäß § 16 Abs. 2 S. 1 TPG das Verfahren für die Erarbeitung der vorliegenden Richtlinie und für die Beschlussfassung fest. Dieses Verfahren ist im Statut des Wissenschaftlichen Beirats der Bundesärztekammer in der vom Vorstand der Bundesärztekammer am 20.09.2013 verabschiedeten Fassung geregelt (http://www.bundesaerztekammer.de/page.asp?his=1. 6.38.3310.3803).

Die vorliegende Richtlinie sowie deren Änderungen sind infolge der am 01.08.2013 in Kraft getretenen Änderung des TPG

- gemäß § 16 Abs. 2 S. 2 TPG zu begründen; dabei ist insbesondere die Feststellung des Standes der Erkenntnisse der medizinischen Wissenschaft nachvollziehbar darzulegen und
- gemäß § 16 Abs. 3 TPG dem Bundesministerium für Gesundheit zur Genehmigung vorzulegen, wobei das Bundesministerium für Gesundheit von der Bundesärztekammer im Rahmen des Genehmigungsverfahrens zusätzliche Informationen und ergänzende Stellungnahmen anfordern kann.

II. Eckpunkte der Entscheidung zur Richtlinienfortschreibung

II.1. Verfahren und Zielsetzung

II.1.1. Einleitung

Die Kriterien zur Feststellung des irreversiblen Hirnfunktionsausfalls wurden erstmals im Jahr 1982 in der „Stellungnahme des Wissenschaftlichen Beirats der Bundesärztekammer zur Frage der Kriterien des Hirntodes – Entscheidungshilfen zu seiner Feststellung“ standardisiert und im Deutschen Ärzteblatt veröffentlicht.[2] Die Erfahrung, dass ein wesentlicher diagnostischer Unterschied zwischen primären supratentoriellen und infratentoriellen Hirnschädigungen gemacht werden muss, führte 1986 zu der Ersten Fortschreibung[3] dieses Kriterienkataloges. Der medizinisch-technische Fortschritt, insbesondere bei den neurophysiologischen und nuklearmedizinischen Verfahren, und die Einführung der transkraniellen Dopplersonographie führten in den Jahren 1991 zur Zweiten Fortschreibung[4] und 1997 zur Dritten Fortschreibung[5] der Richtlinien. Bei der Dritten Fortschreibung der Richtlinien im Jahr 1997 mit formalen Ergänzungen gemäß TPG im Jahr 1998[6] wurden im Wesentlichen die speziellen Empfehlungen für das altersdifferenzierte diagnostische Vorgehen bei Kindern bis zum vollendeten zweiten Lebensjahr in einem eigenen Abschnitt zusammengefasst und Fragen aus der Praxis berücksichtigt.

II.1.2. Verfahren zur Feststellung des Novellierungsbedarfs

Angesichts der mittlerweile mehr als 15 Jahre zurückliegenden dritten Fortschreibung hat der Wissenschaftliche Beirat der Bundesärztekammer im Januar 2011

2 DÄB 1982 79, Heft 14: S. 45–55
3 DÄB 1986 83, Heft 43: S. 2940–2946
4 DÄB 1991 88, Heft 49: S. 4396–4407
5 DÄB 1997 94, Heft 19: S. A1296–1303
6 DÄB 1998 95, Heft 30: A 1861–1868

eine strukturierte Befragung der Fachkreise zum Novellierungsbedarf der Richtlinie aus dem Jahr 1997/1998 durchgeführt und die folgenden medizinisch-wissenschaftlichen Fachgesellschaften um eine schriftliche Stellungnahme dazu gebeten, ob die Verfahrensbestimmungen der „Richtlinien zur Feststellung des Hirntodes" dem aktuellen Stand der Erkenntnisse der medizinischen Wissenschaft unverändert entsprechen oder ergänzt bzw. fortgeschrieben werden sollten:

- Deutsche Gesellschaft für Anästhesiologie und Intensivmedizin e.V. (DGAI)
- Deutsche Gesellschaft für Chirurgie e.V. (DGCH)
- Deutsche Gesellschaft für Endokrinologie e.V. (DGE)
- Deutsche Gesellschaft für Innere Medizin e.V. (DGIM)
- Deutsche Gesellschaft für Kinder- und Jugendmedizin e.V. (DGKJ)
- Deutsche Gesellschaft für Klinische Neurophysiologie und Funktionelle Bildgebung e.V. (DGKN)
- Deutsche Gesellschaft für Neurochirurgie e.V. (DGNC)
- Deutsche Gesellschaft für Neurologie e.V. (DGN)
- Deutsche Gesellschaft für Neuroradiologie e.V. (DGNR)
- Deutsche Gesellschaft für Nuklearmedizin e.V. (DGN)
- Deutsche Gesellschaft für Rechtsmedizin e.V. (DGRM)
- Deutsche Gesellschaft für Ultraschall in der Medizin e.V. (DEGUM)
- Deutsche Interdisziplinäre Vereinigung für Intensiv- und Notfallmedizin e.V. (DIVI)
- Gesellschaft für Neonatologie und pädiatrische Intensivmedizin e.V. (GNPI)
- Gesellschaft für Neuropädiatrie e.V. (GNP)
- Gesellschaft für Toxikologische und Forensische Chemie e.V. (GTFCh)

Im Rahmen dieser Fachanhörung wurden darüber hinaus Stellungnahmen der Deutschen Gesellschaft für Neurointensiv- und Notfallmedizin e.V. (DGNI), einzelner Landesärztekammern, einzelner regionaler Fachbeiräte der Deutschen Stiftung Organtransplantation sowie Erfahrungen aus Anfragen zum Richtlinientext berücksichtigt.

II.1.3. Festlegung des Umfangs der Richtlinienüberarbeitung

Der Wissenschaftliche Beirat der Bundesärztekammer hat im Ergebnis der fachlichen Auswertung der Stellungnahmen aus dieser Fachanhörung durch seine Mitglieder und unter Mitwirkung von Prof. Dr. Angstwurm aus medizinisch-wissenschaftlicher Sicht keinen grundlegenden inhaltlichen Änderungsbedarf der „Richtlinien zur Feststellung des Hirntodes" festgestellt. So wurde insbesondere bestätigt, dass die Feststellung des irreversiblen Hirnfunktionsausfalls obligat die Erfüllung der Voraussetzungen, die Feststellung der Bewusstlosigkeit (Koma), der Hirnstamm-Areflexie und des Atemstillstandes (Apnoe) sowie deren Irreversibilität durch die klinischen Verlaufsuntersuchungen nach den vor-gesehenen Wartezeiten oder durchergänzende Untersuchungen erfordert und dass der irreversible Hirnfunktionsausfall und somit der Tod nach den Maßgaben der Richtlinie sicher diagnostiziert werden kann.

In den folgenden Themenbereichen wurde nach Auswertung der Fachanhörung Aktualisierungs- bzw. Überarbeitungsbedarf identifiziert:

- die Diagnostik des irreversiblen Hirnfunktionsausfalls einschränkende Voraussetzungen (z.B. Auswirkungen u.a. zentral dämpfender Medikamente, Hypo-

thermie, metabolischer und toxikologischer Aspekte auf die klinischen Ausfallsymptome),
- neuropädiatrische einschließlich neonatologischer Besonderheiten der Diagnostik des irreversiblen Hirnfunktionsausfalls,
- Apnoe-Testung bei Kindern und Erwachsenen,
- Methoden zum Nachweis der Irreversibilität der klinischen Ausfallsymptome (klinische Verlaufsuntersuchungen nach definierter Wartezeit, neurophysiologische Untersuchungen, zerebrale Perfusionsuntersuchungen) und die Möglichkeit, die Methode zum Nachweis der Irreversibilität zu wechseln,
- Anforderungen an die ärztliche Qualifikation,
- Protokollbogen „Feststellung des irreversiblen Hirnfunktionsausfalls" getrennt für Patienten ab Beginn des dritten Lebensjahres und bis zum vollendeten zweiten Lebensjahr (Anlagen 1 und 2),
- Schaubild für den Ablauf der Diagnose des irreversiblen Hirnfunktionsausfalls ab Beginn des dritten Lebensjahres und bis zum vollendeten zweiten Lebensjahr (Abbildung 1).

Vor diesem Hintergrund hat der Wissenschaftliche Beirat dem Vorstand der Bundesärztekammer eine umschriebene Fortschreibung der „Richtlinien zur Feststellung des Hirntodes" in diesen Themenbereichen sowie – aus Gründen der besseren Lesbarkeit und Verständlichkeit – eine durchgängige redaktionelle Fortschreibung empfohlen.

II.1.4. Ziel der Richtlinienüberarbeitung

Es ist hervorzuheben, dass Diagnostik und Dokumentation des irreversiblen Hirnfunktionsausfalls für die Intensivmedizin unverzichtbare Instrumente darstellen. Dies gilt unabhängig von der Frage, ob der betreffende Patient als Organ- oder Gewebespender in Frage kommt.

Die vorliegende Fortschreibung der Richtlinie gemäß § 16 Abs. 1 S. 1. Nr. 1 TPG hat zum Ziel, den in der Intensivmedizin mit der Feststellung und Dokumentation des irreversiblen Hirnfunktionsausfalls befassten Ärzten auf der Basis des aktuellen Standes der Erkenntnisse der medizinischen Wissenschaft ein übersichtliches Regelwerk zu bieten und die in diesem Kontext verpflichtenden Entscheidungsgrundlagen sowie den nun seit mehr als drei Jahrzehnten gewährleisteten hohen Qualitätsstandard der lege artis durchgeführten Diagnostik des irreversiblen Hirnfunktionsausfalls abzubilden. Die Einhaltung des Standes der Erkenntnisse der medizinischen Wissenschaft wird vermutet, wenn die Richtlinien der Bundesärztekammer beachtet worden sind.

II.2. Darstellung der aktuellen wissenschaftlichen Erkenntnisse

II.2.1. Einschränkende Voraussetzungen der Diagnostik des irreversiblen Hirnfunktionsausfalls

Die Diagnostik des irreversiblen Hirnfunktionsausfalls einschränkende Voraussetzungen, beispielsweise die Auswirkungen u.a. zentral dämpfender Medikamente, Hypothermie, metabolischer und toxikologischer Aspekte etc. auf die klinischen Ausfallsymptome unter Mitberücksichtigung therapeutisch bedingter Schwankungen der Körpertemperatur, sowie neuropädiatrischer und neonatologischer Besonderheiten wurden präzisiert.

Eine mögliche Intoxikation gehört zur Differentialdiagnose jeder ursächlich unklaren Bewusstlosigkeit sowohl mit als auch ohne andere Ausfallsymptome des Gehirns. Eine entsprechende Anamneseerhebung ist grundsätzlich durchzuführen. Bei gesicherter Diagnose der akuten schweren Hirnschädigung kann der Einfluss der intensivmedizinisch verwendeten Medikamente auf den klinischen Befund durch verschiedene Methoden beurteilt werden. Serum- oder Plasmaspiegelbestimmungen von in Betracht kommenden Substanzen sind ein wertvoller, aber kein unverzichtbarer und nicht der einzige zu erhebende Parameter. Zielkriterium ist nicht, ob eine bestimmte Substanz noch nachweisbar ist und ob sie noch irgendeine Wirkung haben kann, sondern ob die Medikation in der Zusammenschau aller Beurteilungskriterien die klinischen Ausfallsymptome des Gehirns erklären kann und damit den eingetretenen Tod ausschließt. Serum- oder Plasmaspiegelbestimmungen sollen nicht für sich allein zur Überprüfung der „Voraussetzungen" herangezogen werden, da keine Evidenz für normierte Grenzwerte der einzelnen Substanzen im Rahmen der Feststellung des irreversiblen Hirnfunktionsausfalls besteht.

Einzelne Substanzen können die klinischen Befunde und den EEG-Befund in unterschiedlicher Weise beeinflussen, sie können jedoch nicht die evozierten Potenziale und die Hirnperfusion aufheben.

Die Prüfung der diagnostischen Voraussetzungen erfordert die zusammenfassende und vergleichende Übersicht über den klinischen Befund im Verlauf unter Berücksichtigung der Leber- und Nierenfunktion, der Temperatur, aller im Rahmen der Intensivtherapie verabreichten Medikamente und der Ergebnisse der in der Richtlinie beschriebenen Untersuchungen.

Im Zweifelsfall kann der irreversible Hirnfunktionsausfall durch den Nachweis des Perfusionsstillstandes festgestellt werden. Liegt kein Perfusionsstillstand vor, muss auch überprüft werden, ob besondere Umstände keinen Perfusionsstillstand erwarten lassen. Jedenfalls muss die Therapie zunächst fortgesetzt werden.

II.2.2. Diagnostische Besonderheiten im Kindesalter

Die bisherige Grenze des Kindesalters für Besonderheiten der Feststellung des irreversiblen Hirnfunktionsausfalls wurde nach erneuter Bewertung der wissenschaftlichen Erkenntnisse beibehalten. Für die Sicherheit der Feststellung des irreversiblen Hirnfunktionsausfalls sind entwicklungsanatomische und entwicklungsphysiologische Grundlagen von Belang. Eine Zäsur in der überwiegend kontinuierlichen anatomischen und physiologischen Hirnreifung lässt sich am Ende des zweiten Lebensjahres erkennen. Zu diesem Zeitpunkt findet mit dem Spracherwerb ein erkennbarer Sprung in der neurophysiologischen Entwicklung statt. Als entscheidend für die Pathophysiologie hat der Arbeitskreis insbesondere die entwicklungsanatomischen Argumente bewertet: So beendet das menschliche Gehirn seine Phase raschen Wachstums nicht am Ende des ersten, sondern am Ende des zweiten Lebensjahres. Dies wird auch darin deutlich, dass sich die Schädelnähte und die Fontanellen erst im zweiten Lebensjahr endgültig verschließen. Der Verschluss der Schädelnähte ist wesentlich für die Senkung der Schädelcompliance, welche Voraussetzung für den Durchblutungsstopp beim Hirnödem als pathophysiologische Endstrecke des irreversiblen Hirnfunktionsausfalls beim Erwachsenen ist. In den Richtlinien anderer Länder ist die Grenze des Kindesalters, bis zu der Besonderheiten der Feststellung des irreversiblen Hirnfunktionsausfalls zu beachten sind, nicht einheitlich festgelegt.

Bei den Aussagen zu Arzneimittelwirkungen beim Neugeborenen wurde auf die postnatale Zufuhr abgestellt, nicht auf einen möglichen Transfer über die Placenta. Ein derartiger Effekt ist bei den langen Beobachtungszeiten zur Feststellung des irreversiblen Hirnfunktionsausfalls bei Neugeborenen nicht zu erwarten. Auswirkungen einer maternalen Narkose bei einer Sectio caesarea auf das Neugeborene sind zwar möglich, aber von kurzer Dauer. Dieser Sachverhalt wurde daher im Richtlinientext nicht gesondert berücksichtigt.

Es wurde neu festgelegt, dass jeweils einer der beiden Untersucher ein die Qualifikationsanforderungen erfüllender Facharzt für Kinder- und Jugendmedizin bzw. Facharzt für Kinder- und Jugendmedizin mit dem Schwerpunkt Neuropädiatrie (Neuropädiater) sein muss (siehe 5.). Bis zum vollendeten 14. Lebensjahr erfordern die medizinischen Begleitumstände besondere pädiatrische Kenntnisse und Erfahrungen. Auch sollte bis zur Vollendung des 14. Lebensjahres den Eltern des Kindes ein Facharzt für Kinder- und Jugendmedizin als Ansprechpartner zur Verfügung stehen.

Neugeborene mit Anenzephalie haben schwere strukturelle Hirnfehlbildungen, die eine dieser Richtlinie folgende Feststellung des irreversiblen Hirnfunktionsausfalls unmöglich machen.

Bei einer Anenzephalie kann daher die vorliegende Richtlinie nicht angewandt werden.

Auch bei Frühgeborenen (unter 37 Schwangerschaftswochen postmenstruell) verhindert die Unreife des zentralen Nervensystems eine der Richtlinie gemäße Diagnostik. Der Stand der wissenschaftlichen Erkenntnisse in diesem Kontext ist derzeit unzureichend.

II.2.3. Durchführung des Apnoe-Tests bei Kindern und Erwachsenen

Die Besonderheiten des Apnoe-Tests bis zum vollendeten zweiten Lebensjahr sind bekannt. Der ausdrückliche Hinweis auf die physiologischen Besonderheiten im jetzigen Text erfolgt im Sinne der Präzisierung (siehe Anmerkung 6, „Prüfung des Atemstill-standes"). Dies gilt auch für die Forderung einer Körpertemperatur > 35 °C beim Apnoe-Test.

Vereinzelte Kasuistiken aus den Jahren 1990 bis 1998 berichten über ein Einsetzen der Eigenatmung bei Kindern im Rahmen des Apnoe-Tests bei $paCO_2$-Werten weit über 60 mmHg7. Die Analyse der mitgeteilten Einzelfälle macht es nicht erforderlich, die Schwelle für den $paCO_2$ im Apnoe-Test grundsätzlich zu erhöhen.

Denn bei keinem der Fälle wäre gemäß der in Deutschland geltenden Richtlinie der irreversible Hirnfunktionsausfall festgestellt worden: Teilweise waren Medikamenteneffekte nicht ausgeschlossen bzw. die klinische Verlaufsuntersuchung nicht erfolgt oder es können rückschauend spinale Phänomene nicht ausgeschlossen werden. In der neueren Literatur finden sich keine vergleich baren Mitteilungen mehr. Auch die American Academy of Pediatrics kommt im Jahr 2011 zur selben Bewertung dieser Kasuistiken.

Die Regeln zur Durchführung des Apnoe-Tests ab dem dritten Lebensjahr (siehe Anmerkung 3, „Prüfung des Atemstillstandes") wurden detaillierter dargestellt, inhaltlich jedoch nicht geändert. Es wurde ausgeführt, wie zu verfahren ist, wenn die Apnoe-Testung nicht durchführbar oder nicht validiert ist. Alle paCO2-Werte wurden nun auch in der international gebräuchlichen SI-Einheit angegeben. Es wurde auf die Notwendigkeit der

Temperatur-korrigierten Messung hingewiesen, da je nach Körpertemperatur falsche paCO2 Werte ermittelt würden. Die Körpertemperatur muss nun auf dem Protokoll vermerkt werden. Zu-

dem wurde der praktische Ablauf der Testung bei konventionell beatmeten Patienten und solchen mit ECMO detaillierter als bisher beschrieben (Notwendigkeit der Dokumentation eines normalen Ausgangs-paCO2-Wertes, kontinuierliche Überwachung von arteriellem Blutdruck und Sauerstoffsättigung, mögliche Techniken der Hypoventilation).

II.2.4. Apparative Untersuchungsmethoden

Apparative Untersuchungen dienen außer der Überprüfung der diagnostischen Voraussetzungen dem Nachweis der Irreversibilität der klinischen Ausfallsymptome, soweit sie nicht wie bei Kindern und primären infratentoriellen Hirnschädigungen ohnehin erforderlich sind. Ein apparatives Verfahren wird ergänzend auch dann gefordert, wenn die klinische Untersuchung eines Patienten nicht vollständig möglich ist.

II.2.5. Neurophysiologische Untersuchungen

Die Textabschnitte zu den neurophysiologischen Untersuchungen wurden überarbeitet. Es gibt keine neuen wissenschaftlichen Erkenntnisse zum Irreversibilitätsnachweis der klinischen Ausfallsymptome des Gehirns mittels Ableitung des EEGs oder evozierter Potentiale. Die bisherigen Textpassagen wurden den derzeit geltenden Empfehlungen der Deutschen Gesellschaft für Klinische Neurophysiologie und Funktionelle Bildgebung (DGKN) angeglichen. Ergänzend wurde die ableitetechnische Anforderung an die digitale EEG-Aufzeichnung aufgenommen.

II.2.6. Perfusionsuntersuchungen

Der irreversible Hirnfunktionsausfall ist in der Regel Folge eines zerebralen Kreislaufstillstandes. Zum Nachweis dieses zerebralen Zirkulationsstillstandes bei ausreichendem Systemblutdruck wurden als zusätzliche apparative Untersuchungsmethoden die Duplexsonographie sowie die Computertomographie-Angiographie (CTA) aufgenommen.

Neben der Dopplersonographie wurde die Duplexsonographie als mittlerweile etablierte apparative Untersuchungsmethode in die Richtlinie integriert. Doppler- und Duplexsonographie sind spezielle Ultraschallverfahren, die einen diagnostisch sicheren und wertvollen Einblick in die Durchblutung der extra- und intrakraniellen hirnversorgenden Arterien ermöglichen, schmerz- und risikofrei sind und ohne großen Aufwand durchgeführt werden können. Zudem erlauben die Doppler- und Duplexsonographie, durch wiederholte Untersuchungen im zeitlichen Verlauf, die dem zerebralen Perfusionsstillstand vorangehenden Veränderungen des Blutflusses in den hirnversorgenden Arterien sowie den Eintritt des zerebralen Perfusionsstillstandes zu erfassen. Bei der reinen Dopplersonographie können der Blutfluss innerhalb der Blutgefäße beurteilt und Einengungen (Stenosen) ab ca. 40 – 50 % erkannt sowie deren Ausmaß genau bestimmt werden.

Die Duplexsonographie (Kombination aus Dopplersonographie und B-Mode-Verfahren) ermöglicht es, zusätzlich den Verlauf der Blutgefäße innerhalb des umgebenden Gewebes zu beurteilen. An den extrakraniellen Arterien erlaubt sie damit eine Identifizierung der Arterien unabhängig vom Vorliegen eines Blutflusses. Im Gegensatz zur Dopplersonographie ermöglicht die transkranielle Duplexsonographie durch die Darstellung des Hirngewebes, das die intrakraniellen Arterien umgibt, den Nachweis der Penetration des Ultraschalls durch den Schädelknochen und die Lokalisation der intrakraniellen Arterien jeweils unabhängig vom Vorliegen eines Blutflusses in diesen Arterien. Die zusätzliche Farbkodierung des dopplersonographisch detektierten Blutflusses (farbkodierte Duplexsonographie) dient an den extrakraniellen Arterien einer besseren Beurteilung von Strömungshindernissen wie Stenosen und Verschlüssen; in dieser Kombination besitzt sie hier eine vergleichbare Messgenauigkeit wie das Kontrastmittel-Röntgen (Angiographie). An den intrakraniellen Arterien lässt die farbkodierte Duplexsonographie einen fehlenden Blutfluss in diesen Arterien erkennen, z.B. als Folge einer pendelnden Blutsäule.

In Anmerkung 9 wird die Untersuchungstechnik im Detail ausgeführt. Bei der Dopplersonographie wird die Darstellung der Aa. carotides internae in ihren extrakraniellen Abschnitten nur noch dann gefordert, wenn sie intrakraniell nicht darstellbar ist. Bei der duplexsonographischen Technik ist ausschließlich die Untersuchung der intrakraniellen Gefäße gefordert. Die Untersuchung der Aa. carotides internae und der Aa. vertebrales in den extra- und intrakraniellen Abschnitten wird nicht gefordert, da prinzipiell keine Notwendigkeit besteht, eine Arterie an mehreren Stellen abzuleiten. Voraussetzung dafür ist allerdings, dass jede einzelne Ableitung technisch suffizient möglich ist und deren Untersuchungsergebnis für sich alleine eine eindeutige Schlussfolgerung erlaubt. Dies ist bei Ableitung der Aa. carotides internae intrakraniell und extrakraniell jeweils der Fall.

Konsequenterweise kann, wenn die Ableitung an einer Stelle technisch nicht möglich ist, die Aussage durch Ableitung an einer anderen Stelle getroffen werden. Praktisch könnte die Forderung, trotz intrakranieller Signale des zerebralen Kreislaufstillstandes in den Aa. carotides internae, diese auch extrakraniell abzuleiten, bei technischen Hindernissen (z.B. zentraler Venenkatheter) sogar unnötigerweise die Diagnose doppler-/duplexsonographisch nicht erlauben. Bei duplexsonographischem Nachweis der für einen zerebralen Kreislaufstillstand charakteristischen Signale in der A. basilaris und beiden V4-Segmenten, von denen die Aa. cerebelli inferiores posteriores (sog. PICA) abgehen, besteht aus oben genannten Gründen ebenfalls keine Notwendigkeit, diese Signale auch in der extrakraniellen Aa. vertebrales abzuleiten. Die Forderung, diese Signale auch extrakraniell abzuleiten, könnte, aufgrund der Kollateralverbindungen der Aa. vertebrales zur jeweiligen A. carotis externa, extrakraniell unter Umständen zu Strömungssignalen führen, die unnötigerweise die Diagnose des zerebralen Kreislaufstillstandes duplexsonographisch nicht erlauben würden.

Die zu fordernden Signale für die Feststellung eines Perfusionsstillstandes werden im Detail aufgeführt. Die missverständliche Forderung nach einer „biphasischen Strömung [...] mit gleich ausgeprägter antero- und retrograder Komponente [...]“ wurde präzisiert: Zu fordern ist, dass das Integral (Fläche) der anterograden und retrograden Anteile des Dopplerfrequenzzeitspektrums innerhalb eines Herzzyklus gleich ausgeprägt ist. Es wird nicht gefordert, dass hier eine

Messung durch das Ultraschallgerät erfolgen soll, in der Praxis wird das durch den Untersucher abgeschätzt.

Die charakteristischen doppler-/duplexsonographischen Signale eines zerebralen Zirkulationsstillstandes sind Folge eines pathologischen Anstiegs des intrakraniellen Drucks über den arteriellen Mitteldruck. Da die gleichen Signale auch bei einem Abfall des arteriellen Mitteldrucks unter einen nicht pathologisch erhöhten intrakraniellen Druck auftreten, z.B. als Folge einer rasch reversiblen arteriellen Hypotension, muss diese bei der Durchführung der Doppler-/Duplexsonographie ausgeschlossen sein. Dies war bei einem systolischen arteriellen Blutdruck von über 70 mmHg der Fall und wurde bei einem mittleren arteriellen Blutdruck von über 60 mmHg nicht beobachtet (Welschehold 2012 inkl. persönlicher Mitteilung des Studienleiters). Da ein mittlerer arterieller Blutdruck von mindestens 60 mmHg in der Regel mit einem systolischen arteriellen Blutdruck von mindestens 70 mmHg assoziiert ist, wird im Richtlinientext ein mittlerer arterieller Blutdruck von mehr als 60 mmHg gefordert. Dieser Grenzwert gilt auch für die CTA.

Die CTA ist ein bildgebendes Verfahren zur Darstellung der Blutgefäße. Wie bei der klassischen Angiographie ist auch für die CTA die Gabe von jodhaltigem Röntgenkontrastmittel erforderlich, um die Blutgefäße gegenüber dem Umgebungsgewebe darstellen zu können. Die Substanz muss jedoch im Unterschied zur konventionellen Angiographie nicht direkt in die darzustellenden Gefäße injiziert werden, sondern beispielsweise in eine Armvene. Die Aufnahmesequenz dauert in der Regel weniger als eine Minute. CTA-Untersuchungen sind technisch einfacher und risikoärmer als die konventionelle Angiographie und in wissenschaftlichen Studien bezüglich ihres Wertes zum Nachweis einer fehlenden Hirndurchblutung validiert.

Ebenso wie die Doppler-/Duplexsonographie und die Perfusionsszintigraphie stellt die CTA die zerebralen Gefäße respektive die Hirndurchblutung dar, nicht aber die Hirnfunktion. Steigt der intrakranielle Druck über den intraarteriellen Druck, tritt ein zerebraler Zirkulationsstillstand ein, die für die Hirnversorgung relevanten Gefäße werden in der CTA nicht mehr adäquat kontrastiert. Der arterielle Mitteldruck von 60 mmHg wird analog wie bei der Doppler-/Duplexsonographie verwendet und ist in der Untersuchung von Welschehold et al. 2012 validiert. Basierend auf den Ergebnissen der Studien von Dupas ist die CTA als Verfahren zur Erfassung des Durchblutungsstillstandes im Rahmen der Diagnostik des irreversiblen Hirnfunktionsausfalls zunächst in Frankreich, nachfolgend auch in Kanada, Österreich und der Schweiz eingesetzt worden. Weitere Studien zeigten, dass die zusätzliche Beurteilung der venösen Phase der CTA im Vergleich zur arteriellen Phase der CTA keine darüber hinaus gehenden Informationen erbrachte. War mittels CTA im Rahmen der Diagnostik ein Zirkulationsstillstand nachgewiesen worden, so war in allen Fällen der irreversible Hirnfunktionsausfall bereits eingetreten.

Laut einer Cochrane-Analyse aus dem Jahr 2014 ist die CTA als zusätzliches apparatives Verfahren zum Nachweis des zerebralen Zirkulationsstillstandes geeignet. Deren Sensitivität, im Falle eines klinisch festgestellten Hirnfunktionsausfalls einen zerebralen Zirkulationsstillstand und damit die Irreversibilität des Hirnfunktionsausfalls nachzuweisen, wird hierbei mit 85 % angegeben.

Am Übergang von den extra- zu den intraduralen Abschnitten der hirnversorgenden Arterien kann – wie von der Kontrastmittel-Angiographie bekannt und auch in dieser Form in Studien von Welschehold et al. (2013) und Sawicki et al. (2013 und 2014) dargestellt – durch Pulsationen eine geringgradige Kontrastierung intraduraler Arterienabschnitte (Aa. carotides internae, Aa. vertebrales) sowie übergangsnah von diesen Abschnitten abgehender intraduraler Arterien (PICA) auftreten (stasis filling), ohne dass dies als Flusssignal zu interpretieren ist. Im Interesse der Verfahrenssicherheit und –akzeptanz wird für die Implementierung der CTA als neue Methode zur Feststellung des zerebralen Zirkulationsstillstandes in der vorliegenden Richtlinie bewusst ein konservativer Ansatz verfolgt, der „stasis filling" im Sinne dieses aus der Katheter-Angiographie bekannten Phänomens definiert. Liegt eine über die oben genannten Gefäßabschnitte und Gefäße am extra-/intraduralen Übergang hinausgehende Kontrastmittelausbreitung in intradurale Arterien vor, muss daher entweder eine weitere apparative Untersuchung durchgeführt oder auf das Verfahren der zweiten klinischen Verlaufsuntersuchungen nach den vorgeschriebenen Wartezeiten übergegangen werden.

Die in der vorliegenden Richtlinie für die CTA vorgegebenen Messparameter wurden in der bisher größten deutschen Studie zum Einsatz der CTA zur Feststellung des irreversiblen Hirnfunktionsausfalls verwendet. Der Tischvorschub erfolgte mit 4 cm/sek. (persönliche Mitteilung des Studienleiters). Da CT-Geräte der neuesten Generation die simultane Aufnahme großer Körperabschnitte (Volumen-Scan) ermöglichen, wird abgeleitet aus der o.g. Aufnahmegeschwindigkeit nach Bolus-Tracking mit Spiral-CT eine Zeitverzögerung beim Volumen-Scan von 15 Sekunden festgelegt. Entsprechend soll die Untersuchung 15 Sekunden nach Kontrastierung der A. carotis communis mit mindestens 150 HU bei ansonsten gleichen Aufnahmeparametern erfolgen.

Die Kontrastierung der A. temporalis superficialis während der CTA zur Diagnostik des irreversiblen Hirnfunktionsausfalls dokumentiert den zeitgerechten Ablauf der CTA und ist damit als interne Qualitätskontrolle erforderlich. Damit wird für die Durchführung der CTA bei der Diagnostik des irreversiblen Hirnfunktionsausfalls ein standardisiertes Protokoll vorgegeben. Die auf dieser Grundlage digital erzeugten Bilddaten können für eine vom Untersucher unabhängige Beurteilung verwendet werden.

Bei Patienten zur Feststellung des irreversiblen Hirnfunktionsausfalls liegt regelmäßig ein intravenöser Zugang vor, der nach Prüfung der Durchgängigkeit zur Kontrastmittelgabe für die CTA genutzt werden kann. Im Gegensatz zur DSA sind damit keine zusätzlichen Punktionen und Katheterplatzierungen erforderlich.

II.2.7. Anforderungen an die ärztliche Qualifikation

Die Diagnostik des irreversiblen Hirnfunktionsausfalls stellt ein spezielles Verfahren zur Feststellung des Todes im Kontext des TPG dar. Die ärztliche (Muster-Weiterbildungsordnung schreibt die „Hirntoddiagnostik" als Inhalt für bestimmte Weiterbildungen vor, so zum Facharzt für Neurologie, Neurochirurgie, Kinder- und Jugendmedizin mit dem Schwerpunkt Neuropädiatrie (Neuropädiater) sowie für Fachärzte mit der Zusatz-Weiterbildung Intensivmedizin (Fachärzte für Anästhesiologie, Kinder- und Jugendmedizin oder Facharztanerkennung in den Gebieten Chirurgie, Innere Medizin). Diese Qualifikationsanforderungen zur Feststellung des irreversiblen Hirnfunktionsausfalls sind in den Weiterbildungsordnungen der Landesärztekammern entsprechend verankert.

Die den irreversiblen Hirnfunktionsausfall feststellenden und dokumentierenden Ärzte müssen wie bisher über eine mehrjährige Erfahrung in der Intensivbehandlung von Patienten mit akuten schweren Hirnschädigungen verfügen. Durch diese Regelung soll die Basis der praktischen Erfahrung in der Diagnostik sichergestellt werden. Die formalen und praktischen Anforderungen an die ärztliche Qualifikation wurden präzisiert; so müssen die den irreversiblen Hirnfunktionsausfall feststellenden und dokumentierenden Ärzte

- Fachärzte sein,
- die Kenntnisse, Fähigkeiten und Fertigkeiten aufweisen, um
  - die Indikation zur Diagnostik eines irreversiblen Hirnfunktionsausfalls zu prüfen,
  - die klinischen Untersuchungen durchzuführen und
  - die angewandte apparative Zusatzdiagnostik im Kontext der diagnostischen Maßnahmen beurteilen zu können.

Die schon bisher geforderte mehrjährige Erfahrung in der Intensivbehandlung von Patienten mit (akuten) schweren Hirnschädigungen ist damit inhaltlich präzisiert.

Darüber hinaus wurde festgelegt, dass mindestens einer der den irreversiblen Hirnfunktionsausfall feststellenden und dokumentierenden Ärzte Facharzt für Neurologie oder Neurochirurgie sein muss.

Bei der Diagnostik bei Kindern bis zum vollendeten 14. Lebensjahr muss mindestens einer der die Untersuchungen durchführenden und dokumentierenden Ärzte Facharzt für Kinder- und Jugendmedizin sein. Nimmt diese Funktion ein Facharzt für Kinder- und Jugendmedizin mit dem Schwerpunkt Neuropädiatrie (Neuropädiater) wahr, muss der zweite Untersucher kein Facharzt für Neurologie oder Neurochirurgie sein. Die Festlegung der oberen Altersgrenze (vollendetes 14. Lebensjahr) ist angelehnt an die Einteilung in der Entwicklungsphysiologie und -psychologie, die sich am Stand der biologischen, psychischen und sozialen Entwicklung orientiert. Nach dem vollendeten 14. Lebensjahr folgt in der Entwicklungsphysiologie und -psychologie die Phase der Adoleszenz.

Auch die Anforderungen an die ärztliche Qualifikation der die ergänzenden (apparativen) Zusatzuntersuchungen erbringenden Ärzte wurden präzisiert. Die Qualifikationsanforderungen an diese die ergänzenden (apparativen) Untersuchungen erbringenden und befundenden Ärzte sind in den jeweiligen Anmerkungen spezifiziert.

Die richtliniengemäße ärztliche Qualifikation ist von den Ärzten, die den irreversiblen Hirnfunktionsausfall feststellen und dokumentieren, auf dem Protokollbogen zu bestätigen. Dort muss auch der Name des Arztes dokumentiert werden, der den Bericht über den Befund der ergänzenden Untersuchung und die Beurteilung dieses Befundes unterschrieben und damit die Verantwortung dafür übernommen hat. Durch diese Präzisierung der ärztlichen Qualifikation und die Verpflichtung zu deren Bestätigung soll sichergestellt werden, dass nur entsprechend der Richtlinie qualifizierte Ärzte den irreversiblen Hirnfunktionsausfall feststellen und dokumentieren.

Neu aufgenommen wurde die Anforderung an jede Einrichtung, in deren Auftrag die den irreversiblen Hirnfunktionsausfall feststellenden und protokollierenden Ärzte tätig werden, in einer Arbeitsanweisung (standard operating procedure, SOP) festzulegen, wann und wie die Diagnostik veranlasst wird und dass deren Durchführung gemäß dieser Richtlinie erfolgt. Dies gilt insbesondere für ein Entnahmekrankenhaus gemäß § 9a TPG.

Nach § 135a Abs. 1 SGB-V sind Ärzte „zur Sicherung und Weiterentwicklung der Qualität der von ihnen erbrachten Leistungen verpflichtet. Die Leistungen müssen dem jeweiligen Stand der wissenschaftlichen Erkenntnisse entsprechen und in der fachlich gebotenen Qualität erbracht werden." Auch die (Muster-) Berufsordnung sieht in § 2 Abs. 3 vor: „Eine gewissenhafte Ausübung des Berufs erfordert insbesondere die notwendige fachliche Qualifikation und die Beachtung des anerkannten Standes der medizinischen Erkenntnisse." Demnach sind Ärzte verpflichtet, den anerkannten Stand der medizinisch-wissenschaftlichen Erkenntnisse zu beachten und die Qualität ihres Handelns entsprechend auszurichten.

Dabei ist den Ärzten freigestellt, welche Verfahren sie auswählen. Geeignet sind z.B. freiwillige Peer-Review-Verfahren, ärztliche Qualitätszirkel oder Audits. Diese dialogbasierten Verfahren eröffnen die Möglichkeit, Qualitätssicherung bei gleichzeitigem Wissenstransfer stärker an die ärztliche Praxis zu koppeln. Ziel ist ein offener Informationsaustausch mit Fachkollegen über konkrete klinische Fragen und das gegenseitige Lernen auf systematischer Basis.

Ärzten, welche die Diagnostik zur Feststellung des irreversiblen Hirnfunktionsausfalls durchführen, wird die regelmäßige Teilnahme an qualitätsfördernden Maßnahmen empfohlen.

II.2.8. Gleichwertigkeit der Methoden zum Nachweis der Irreversibilität des Hirnfunktionsausfalls bei primären supratentoriellen und bei sekundären Hirnschädigungen von Patienten ab Beginn des dritten Lebensjahres

Die neu eingeführte Anmerkung 5 beantwortet Anfragen aus der Praxis und stellt klar, dass die Methoden unter den angegebenen Bedingungen die Irreversibilität der klinischen Ausfallsymptome gleich sicher belegen. Wenn das Ergebnis der ergänzenden Untersuchung nicht dem für den Irreversibilitätsnachweis geforderten Befund entspricht, kann die Irreversibilität des Hirnfunktionsausfalls zu diesem Zeitpunkt nicht festgestellt werden. In diesem Fall muss entweder auf das Verfahren der klinischen Verlaufsuntersuchung nach den vorgeschriebenen Wartezeiten übergegangen oder eine weitere apparative Untersuchung durchgeführt werden.

Diese Konstellation beruht auf den pathophysiologischen Gegebenheiten der sequentiellen Entwicklung des irreversiblen Hirnfunktionsausfalls. In der klinischen Praxis kann es notwendig sein zu erläutern, dass der Wechsel der Methode nicht die Sicherheit der Feststellung des irreversiblen Hirnfunktionsausfalls beeinträchtigt. Aus der Literatur ist keine Erholung vom Ausfall der Hirnfunktion bekannt, wenn über die klinische Verlaufsuntersuchung hinaus auch das Erlöschen des entsprechenden apparativ festgestellten Hirnbefundes verfolgt wurde.

II.2.9. Protokollbögen „Feststellung des irreversiblen Hirnfunktionsausfalls", „Bestätigung des Todes gemäß § 3 Abs. 2 Nr. 2 TPG i.V.m. § 5 Abs. 1 TPG" und Schaubild für den Ablauf der Diagnose des irreversiblen Hirnfunktionsausfalls

Infolge der dargestellten diagnostischen Besonderheiten wurden mit Blick auf die unterschiedliche diagnostische Vorgehensweise zur Feststellung des irreversiblen

Hirnfunktionsausfalls in Abhängigkeit vom Lebensalter (bis zum vollendeten zweiten Lebensjahr und ab dem dritten Lebensjahr) eingeführt:
- zwei Muster-Protokollbögen (Anlagen 1 und 2) und
- Schaubild für den Ablauf der Diagnose des irreversiblen Hirnfunktionsausfalls ab Beginn des dritten Lebensjahres und bis zum vollendeten zweiten Lebensjahr (Abbildung 1).

Die richtliniengemäße ärztliche Qualifikation ist von den Ärzten, die den irreversiblen Hirnfunktionsausfall feststellen und dokumentieren, auf dem Protokollbogen zu bestätigen. Dort muss auch der Name des Arztes dokumentiert werden, der den Bericht über den Befund der ergänzenden Untersuchung und die Beurteilung dieses Befundes unterschrieben und damit die Verantwortung dafür übernommen hat. Durch diese Präzisierung der ärztlichen Qualifikation und die Verpflichtung zu deren Bestätigung soll sichergestellt werden, dass nur entsprechend der Richtlinie qualifizierte Ärzte den irreversiblen Hirnfunktionsausfall feststellen und dokumentieren. Die „Bestätigung des Todes bei Vorliegen eines anderen sicheren Todeszeichens gemäß § 3 Abs. 2 Nr. 2 TPG i.V.m. § 5 Abs. 1 TPG" (Anlage 3) wurde an die Regelungen des Gewebegesetzes sowie die aktuelle Nomenklatur der Richtlinie angepasst.

Darüber hinaus wurde in der Anlage 3 der Hinweis aufgenommen, dass die Bestätigung nicht die amtliche Todesbescheinigung ersetzt.

Die Leichenschau unterliegt landesrechtlichen Re gelungen; sie wird vom Richtlinienauftrag nach § 16 Abs. 1. S. 1 Nr. 1 TPG nicht erfasst und ist daher nicht Gegenstand dieser Richtlinie.

II.3. Redaktionelle Anpassungen

Der Titel „Richtlinien zur Feststellung des Hirntodes" wurde geändert in „Richtlinie für die Regeln zur Feststellung des Todes nach § 3 Abs. 1 S. 1 Nr. 2 TPG und die Verfahrensregeln zur Feststellung des endgültigen, nicht behebbaren Ausfalls der Gesamtfunktion des Großhirns, des Kleinhirns und des Hirnstamms nach § 3 Abs. 2 Nr. 2 TPG."

Der umgangssprachliche Begriff „Hirntod" wurde durchgehend ersetzt durch die naturwissenschaftlich-medizinisch korrekte Bezeichnung „irreversibler Hirnfunktionsausfall".

Der Begriff „Organspende" wurde zur Umsetzung der Begriffsdefinitionen des im Jahr 2007 in Kraft getretenen Gewebegesetzes durch den Begriff „Organ- oder Gewebespende" ersetzt.

Aus Gründen der Konsistenz wurde im Gesamttext der Singular „Richtlinie" angewendet.

Im Interesse der Anwenderfreundlichkeit wurden Schlüsselwörter (Todesfeststellung, Bestätigung des Todes, irreversibler Hirnfunktionsausfall, Hirntod) für die Literatursuche eingeführt.

II.4. Literatur

Das Literaturverzeichnis wurde um aktuelle Publikationen erweitert und führt die entscheidenden Arbeiten zum Stand der medizinischen Wissenschaft auf. Es soll die vertiefte Beschäftigung mit der Thematik ermöglichen.

III. Verfahrensablauf

Der Vorstand der Bundesärztekammer hat im Oktober 2011 auf der Basis der Ergebnisse der Umfrage zum Novellierungsbedarf (vgl. II) der vom Vorstand des Wissenschaftlichen Beirats der Bundesärztekammer empfohlenen, umschriebenen Fortschreibung der Richtlinie und der Einsetzung eines entsprechenden Arbeitskreises des Wissenschaftlichen Beirats zugestimmt.

Die Erarbeitung und Beschlussfassung der Richtlinie erfolgte gemäß im Statut des Wissenschaftlichen Beirats der Bundesärztekammer geregelten Verfahren.

Das Statut des Beirats wurde infolge der am 01.08.2013 in Kraft getretenen Änderung des TPG auf Beschluss des Vorstandes der Bundesärztekammer vom 19./20.09.2013 auf der Basis einer vom Wissenschaftlichen Beirat beschlossenen Empfehlung ergänzt. Im Ergebnis wurden die im Wesentlichen bereits in der Praxis umgesetzten Vorschläge zur Offenlegungspflicht für Interessenkonflikte (vgl. § 5a des geltenden Statuts) und zu den Verfahrensregelungen für die Anhörungen der Fachkreise (vgl. § 6a des geltenden Statuts) für alle vom Beirat erarbeiteten Richtlinien im Interesse der Verfahrenstransparenz im Statut des Wissenschaftlichen Beirats festgeschrieben.

III.1. Beratungsablauf

III.1.1. Beratungsablauf im Arbeitskreis

Der im Oktober 2012 konstituierte Arbeitskreis des Wissenschaftlichen Beirats der Bundesärztekammer trat in insgesamt sieben Arbeitssitzungen (am 08.10.2012, 28.01.2013, 15.04.2013, 24.07.2013, 04.11.2013, 17.03.2014 und 06./07.10.2014) zusammen und konsentierte in seiner Sitzung vom 17.03.2014 eine Entwurfsfassung der Fortschreibung der vorliegenden Richtlinie als Grundlage für die anschließende Anhörung der betroffenen Fachkreise und Verbände. Die in Abstimmung mit dem Bundesministerium für Gesundheit in die Fachanhörung einzubringenden Teile „I. Rechtsgrundlage“ und „II. Eckpunkte der Entscheidung zur Richtlinienfortschreibung“ des Begründungstextes gemäß § 16 Abs. 2 S. 2 TPG wurden im Nachgang zu dieser Sitzung erstellt und im schriftlichen Umlaufverfahren im Arbeitskreis im Mai 2014 abgestimmt.

Auf der Grundlage der schriftlichen Stellungnahmen (s. III.3.) der befragten Fachkreise und Verbände hat der Arbeitskreis in einer zweitägigen Sitzung am 06./07.10.2014 abschließend beraten und den Entwurf der vorliegenden Richtlinie inklusive der ausstehenden Teile des Begründungstextes (Teile „III Verfahrensablauf“ und „IV Fazit“) konsentiert. Zu diesem Richtlinienentwurf samt Begründungstext und Literaturverzeichnis (Stand 07.10.2014) wurde im Nachgang zu der zweitägigen Sitzung im schriftlichen Umlaufverfahren ein Votum des Arbeitskreises eingeholt. Alle Mitglieder des Arbeitskreises haben dem Richtlinienentwurf (Stand 07.10.2014) zugestimmt. Der im Arbeitskreis final konsentierte Entwurf wurde dem Vorstand und dem Plenum des Wissenschaftlichen Beirats der Bundesärztekammer gemäß § 6a Abs. 1 seines Statuts am 07.11.2014 zur Beratung und Beschlussfassung zugeleitet.

III.1.2. Beratungsablauf im Wissenschaftlichen Beirat der Bundesärztekammer

Der Wissenschaftliche Beirat hat gemäß § 6a Abs. 2 seines Statuts den Entwurf der vorliegenden Richtlinie (Stand 07.10.2014) samt Begründungstext nach Vorstellung durch Prof. Dr. Tonn, Vorsitzender des Arbeitskreises, in seinem Vorstand am 12.12.2014 sowie in seinem Plenum am 13.12.2014 beraten.

Im Zuge seiner Beratungen hat der Wissenschaftliche Beirat eine Präzisierung der Regelungen zur Qualitätssicherung im Abschnitt 5 vorgenommen. Klargestellt wurde, dass jede Einrichtung, in deren Auftrag die den irreversiblen Hirnfunktionsausfall feststellenden und protokollierenden Ärzte tätig werden, in einer Arbeitsanweisung (standard operating procedure, SOP) festlegt, wann und wie die Diagnostik veranlasst wird und dass deren Durchführung gemäß der Richtlinie erfolgt. Darüber hinaus hat der Wissenschaftliche Beirat die Begründung zu Abschnitt 5 an den Rechtsgrundlagen ausgerichtet. Eine spezielle Regelung zur Qualitätssicherung der Feststellung des endgültigen, nicht behebbaren Ausfalls der Gesamtfunktion des Großhirns, des Kleinhirns und des Hirnstamms ist in § 16 TPG nicht verankert; § 16 Abs. 1. S. 1 Nr. 6 TPG gilt für „die Anforderungen an die im Zusammenhang mit einer Organentnahme und -übertragung erfor- derlichen Maßnahmen zur Qualitätssicherung". Vor diesem Hintergrund wurde im Begründungstext auf § 135a Abs. 1 SGB V sowie auf die berufsrechtlichen Regelungen Bezug genommen. Demnach sind Ärzte verpflichtet, den anerkannten Stand der medizinisch-wissenschaftlichen Erkenntnisse zu beachten und die Qualität ihres Handelns entsprechend auszurichten. So wird den Ärzten, die den irreversiblen Hirnfunktionsausfall feststellen und protokollieren, die regelmäßige Teilnahme an qualitätsfördernden Maßnahmen empfohlen.

Vorstand und Plenum des Wissenschaftlichen Beirats haben den geänderten Richtlinien- und Begründungstext einstimmig verabschiedet und dem Vorstand der Bundesärztekammer zur Beratung und Beschussfassung empfohlen.

Die Richtlinie wird nach ihrer Beschlussfassung durch den Vorstand der Bundesärztekammer und die Genehmigung durch das Bundesministerium für Gesundheit vom Wissenschaftlichen Beirat regelmäßig evaluiert. Der Vorstand der Bundesärztekammer hat in seiner Sitzung vom 17.01.2014 die vom Vorstand des Wissenschaftlichen Beirats vorgeschlagene Verfahrensweise, die Veröffentlichungen, so auch die vorliegende Richtlinie, im Bei-ratsvorstand unter der Federführung des Beiratsvorsitzenden spätestens alle zwei Jahre bezüglich ihres Aktualitätsgrades prüfen zu lassen, zustimmend zur Kenntnis genommen.

III.1.3. Beratungsablauf im Vorstand der Bundesärztekammer

Der Vorstand der Bundesärztekammer hat in seiner Sitzung vom 30.01.2015 die Fortschreibung der „Richtlinien zur Feststellung des Hirntodes" durch den vom Wissenschaftlichen Beirat vorge-legten Richtlinienentwurf samt Begründungstext (Stand 13.12.2014) nach Vorstellung durch Prof. Dr. Dr. Scriba, Vorsitzender des Wissenschaftlichen Beirats, beraten.

Im Zuge seiner Beratungen hat der Vorstand der Bundesärztekammer die Abbildung 1präzisiert, indem aus dem Richtlinientext die beiden folgenden, mit Sternchen gekennzeichneten Hinweise zu „II Klinische Symptome" in das Schaubild übernommen wurden: „wenn nicht alle klinischen Ausfallsymptome geprüft werden können, ist eine ergänzende apparative Untersuchung erforderlich" und „wenn der Apnoe-Test nicht durchgeführt werden kann oder bei Ausgangs-paCO2 über 45 mmHg ist der Funktionsausfall des Hirnstamms zusätzlich durch den Nachweis des zerebralen Zirkulationsstillstandes zu belegen".

Der Vorstand der Bundesärztekammer hat den Richtlinienentwurf samt Begründungstext mit der präzisierten Abbildung 1einstimmig beschlossen, der Veröffentlichung/Bekanntmachung der Richtlinie im Deutschen Ärzteblatt sowie auf der Homepage der Bundesärztekammer vorbehaltlich der Erteilung der Genehmigung durch das Bundesministerium für Gesundheit gemäß § 16 Abs. 3 TPG einstimmig zugestimmt und parallel damit die Außerkraftsetzung der „Richtlinien zur Feststellung des Hirntodes. Dritte Fortschreibung 1997 mit Ergänzungen gemäß Transplantationsgesetz (TPG)“ der Bundesärztekammer vom 24.07.1998 ebenfalls einstimmig beschlossen.

III.2. An den Beratungen beteiligte Experten

Am 08.10.2012 konstituierte sich in Berlin der Arbeitskreis „Fortschreibung der Richtlinien zur Feststellung des Hirntodes“ des Wissenschaftlichen Beirats der Bundesärztekammer unter dem Vorsitz von Prof. Dr. med. Jörg-Christian Tonn, München, und dem stellvertretenden Vorsitz von Prof. Dr. med. Heinz Angstwurm, München (s. Zusammenstellung „Mitglieder des Arbeitskreises und weitere, gemäß § 16 Abs. 2 TPG zu beteiligende Sachverständige sowie Ständige Gäste und Berater des Arbeitskreises“). Die ordentlichen Mitglieder des Arbeitskreises wurden ad personam berufen. Im Arbeitskreis war die Zentrale Ethikkommission bei der Bundesärztekammer mit mehreren Experten vertreten. Gemäß § 5a des Statuts des Wissenschaftlichen Beirats wurden im Sinne der Verfahrenstrans parenz mögliche Interessenkonflikte schriftlich abgefragt; bei der Auswertung wurden keine Ausschlussgründe festgestellt. Mit Blick auf die gemäß § 16 Abs. 2 TPG „angemessen zu beteiligenden Sachverständigen der betroffenen Fach- und Verkehrskreise“ hat jeweils ein Vertreter des Spitzenverbandes Bund der Krankenkassen, der Deutschen Krankenhausgesellschaft, der Deutschen Transplantationsgesellschaft, der Koordinierungsstelle nach § 11 TPG, der Vermittlungsstelle nach § 12 TPG und der zuständigen Behörden der Länder an den Beratungen des Arbeitskreises teilgenommen. Das Bundesministerium für Gesundheit war als Gast zu den Beratungen des Arbeitskreises geladen.

III.3. Beteiligung der Fachöffentlichkeit in schriftlichen Stellungnahme verfahren

Der vom Arbeitskreis konsentierte Entwurf der Fortschreibung der vorliegenden Richtlinie einschließlich des Begründungstextes wurde am 21.05.2014 den betroffenen Fachkreisen und Verbänden schriftlich zugeleitet mit einer Frist zur schriftlichen Stellungnahme bis zum 21.07.2014. Die Angehörten wurden gebeten, ihre Änderungs- und Ergänzungswünsche zum Entwurf der Fortschreibung der Richtlinie in einer auf der Homepage der Bundesärztekammer abrufbaren Tabelle möglichst als Word-Dokumente bei der Geschäftsführung des Wissenschaftlichen Beirats der Bundesärztekammer einzureichen.

Auf Beschluss des Arbeitskreises wurden angehört (in alphabetischer Reihenfolge):

- Arbeitsgemeinschaft der Obersten Landesgesundheitsbehörden (AOLG)
- Arbeitsgemeinschaft der Wissenschaftlichen Medizinischen Fachgesellschaften e.V. (AWMF)
- Ärztekammer Berlin
- Ärztekammer Bremen
- Ärztekammer des Saarlandes
- Ärztekammer Hamburg
- Ärztekammer Mecklenburg-Vorpommern

- Ärztekammer Niedersachsen
- Ärztekammer Nordrhein
- Ärztekammer Sachsen-Anhalt
- Ärztekammer Schleswig-Holstein
- Ärztekammer Westfalen-Lippe
- Bayerische Landesärztekammer
- Berufsverband der Deutschen Chirurgen e.V. (BDC)
- Berufsverband der Deutschen Radiologen e.V. (BDR)
- Berufsverband der Kinder- und Jugendärzte e.V. (BVKJ)
- Berufsverband Deutscher Anästhesisten e.V. (BDA)
- Berufsverband Deutscher Internisten e.V. (BDI)
- Berufsverband Deutscher Nervenärzte (BVDN)
- Berufsverband Deutscher Neurochirurgen e.V. (BDNC)
- Berufsverband Deutscher Neurologen e.V. (BDN)
- Berufsverband Deutscher Neuroradiologen e.V. (BDNR)
- Berufsverband Deutscher Nuklearmediziner e.V. (BDN)
- Berufsverband Deutscher Rechtsmediziner e.V. (BDRM)
- Bundesverband der Organtransplantierten e.V. (BDO)
- Der Deutsche Facharztverband e.V. (DFV)
- Deutsche Gesellschaft für Anästhesiologie und Intensivmedizin e.V. (DGAI)
- Deutsche Gesellschaft für Chirurgie e.V. (DGCH)
- Deutsche Gesellschaft für Endokrinologie e.V. (DGE)
- Deutsche Gesellschaft für Fachkrankenpflege und Funktionsdienste e.V. (DGF)
- Deutsche Gesellschaft für Gewebetransplantation mbH (DGFG)
- Deutsche Gesellschaft für Innere Medizin e.V. (DGIM)
- Deutsche Gesellschaft für Internistische Intensivmedizin und Notfallmedizin e.V. (DGIIN)
- Deutsche Gesellschaft für Kinder- und Jugendmedizin e.V. (DGKJ)
- Deutsche Gesellschaft für Kinderchirurgie e.V. (DGKCH)
- Deutsche Gesellschaft für Klinische Neurophysiologie und Funktionelle Bildgebung e.V. (DGKN)
- Deutsche Gesellschaft für Neurochirurgie e.V. (DGNC)
- Deutsche Gesellschaft für Neurointensiv- und Notfallmedizin (DGNI)
- Deutsche Gesellschaft für Neurologie e.V. (DGN)
- Deutsche Gesellschaft für Neuroradiologie e.V. (DGNR)
- Deutsche Gesellschaft für Nuklearmedizin e.V. (DGN)
- Deutsche Gesellschaft für Rechtsmedizin e.V. (DGRM)
- Deutsche Gesellschaft für Ultraschall in der Medizin e.V. (DEGUM)
- Deutsche Interdisziplinäre Vereinigung für Intensiv- und Notfallmedizin e.V. (DIVI)
- Deutsche Krankenhausgesellschaft e.V. (DKG)
- Deutsche Röntgengesellschaft e.V. (DRG)
- Deutsche Schlaganfall-Gesellschaft (DSG)
- Deutsche Stiftung Organtransplantation (DSO)
- Deutsche Transplantationsgesellschaft e.V. (DTG)
- Deutscher Berufsverband für Pflegeberufe – Bundesverband e.V. (DBfK)
- Gemeinschaft Fachärztlicher Berufsverbände e.V. (GFB)

- Gesellschaft für Neonatologie und pädiatrische Intensivmedizin e.V. (GNPI)
- Gesellschaft für Neuropädiatrie e.V. (GNP)
- Gesellschaft für Toxikologie e.V. (GT)
- Gesellschaft für Toxikologische und Forensische Chemie e.V. (GTFCh)
- Gesundheitsministerkonferenz der Länder (GMK)
- GKV-Spitzenverband
- Landesärztekammer Baden-Württemberg
- Landesärztekammer Brandenburg
- Landesärztekammer Hessen
- Landesärztekammer Rheinland-Pfalz
- Landesärztekammer Thüringen
- Lebertransplantierte Deutschland e.V.
- Prof. Dr. jur. Hans Lilie, Vorsitzender der Ständigen Kommission Organtransplantation der Bundesärztekammer
- Sächsische Landesärztekammer
- Stiftung Europäische Gewebebanken
- Stiftung Eurotransplant
- Verband der Leitenden Krankenhausärzte Deutschlands e.V. (VLK)
- Verband Organtransplantierter Deutschlands e.V. (VOD)

Im Rahmen der Fachanhörung gingen Stellungnahmen folgender Institutionen und Verbände ein (in alphabetischer Reihenfolge; Eingangsdatum der Stellungnahmen in Klammern):
- Ärztekammer Mecklenburg-Vorpommern (21.07.2014)
- Ärztekammer Nordrhein (17.07.2014)
- Ärztekammer Sachsen-Anhalt (25.07.2014)
- Bayerische Landesärztekammer (15.07.2014)
- Deutsche Gesellschaft für Anästhesiologie und Intensivmedizin e.V. (DGAI) und Berufsverband Deutscher Anästhesisten e.V. (BDA) (21.07.2014)
- Deutsche Gesellschaft für Kinder- und Jugendmedizin e.V. (DGKJ) (21.07.2014)
- Deutsche Gesellschaft für Klinische Neurophysiologie und Funktionelle Bildgebung e.V. (DGKN) (16.07.2014)
- Deutsche Gesellschaft für Neurochirurgie e.V. (DGNC) (15.07.2014)
- Deutsche Gesellschaft für Neurointensiv- und Notfallmedizin e.V. (DGNI) (11.08.2014)
- Deutsche Gesellschaft für Neurologie e.V. (DGN) (11.08.2014)
- Deutsche Gesellschaft für Neuroradiologie e.V. (DGNR) (01.09.2014)
- Deutsche Gesellschaft für Rechtsmedizin e.V. (DGRM) (16.07.2014)
- Deutsche Gesellschaft für Ultraschall in der Medizin e.V. (DEGUM) (18.07.2014)
- Deutsche Krankenhausgesellschaft e.V. (DKG) (16.07.2014)
- Gesellschaft für Neonatologie und pädiatrische Intensivmedizin e.V. (GNPI) (05.09.2014)
- Gesellschaft für Toxikologische und Forensische Chemie e.V. (GTFCh) (07.07.2014)
- GKV-Spitzenverband (21.07.2014
- Landesärztekammer Baden-Württemberg (18.07.2014)
- Lebertransplantierte Deutschland e.V. (16.07.2014)

- Sächsische Landesärztekammer (21.07.2014)

III.4. Allgemeine Bewertung eingegangener Stellungnahmen

Aufgrund der eingegangenen Stellungnahmen wurden folgende Punkte als relevant für die Fortschreibung der Richtlinie identifiziert:
- die Diagnostik des irreversiblen Hirnfunktionsausfalls einschränkende Voraussetzungen, z.B. Auswirkungen u.a. zentral dämpfender Medikamente, Hypothermie, metabolischer und toxikologischer Aspekte auf die klinischen Ausfallsymptome (infolge der Anhörung wurde präzisiert, dass für die Beurteilung medikamentöser Einflüsse Serum- oder Plamaspiegel bestimmt werden; darüber hinaus wurden Literaturzitate zu den Eliminationskinetiken bei eingeschränkter Nieren- und Leberfunktion ergänzt),
- Altersgrenze/neuropädiatrische einschließlich neonatologischer Besonderheiten der Diagnostik des irreversiblen Hirnfunktionsausfalls (infolge der Anhörung wurde die bisherige Grenze des Kindesalters für Besonderheiten der Feststellung des irreversiblen Hirnfunktionsausfalls nach erneuter Bewertung der wissenschaftlichen Erkenntnisse beibehalten),
- Apnoe-Testung bei Kindern und Erwachsenen, insbesondere unter ECMO (infolge der Anhörung wurde der zeitliche Ablauf der Feststellung des irreversiblen Hirnfunktionsausfalls präzisiert und Literatur zum Stellenwert und zur Sicherheit der Durchführung der Apnoe-Testung im Rahmen der Feststellung des irreversiblen Hirnfunktionsausfalls ergänzt),
- Anforderungen an die ärztliche Qualifikation (infolge der Anhörung wurde festgeschrieben, dass die den irreversiblen Hirnfunktionsausfall feststellenden und dokumentierenden Ärzte Fachärzte sein müssen und dass mindestens einer davon Facharzt für Neurologie oder Neurochirurgie und – bei Kindern bis zum vollendeten 14. Lebensjahr – Facharzt für Kinder- und Jugendmedizin sein muss),
- Perfusionsuntersuchungen (infolge der Anhörung wurden die Untersuchungsmodalitäten im Begründungstext präzisiert),
- Möglichkeit, die Methode zum Nachweis der Irreversibilität zu wechseln (infolge der Fachanhörung wurde Anmerkung 5 präzisiert).

IV. Fazit der im Rahmen dieser Vierten Fortschreibung vorgenommenen Änderungen

Die im Folgenden dargestellten Änderungen der Richtlinie erfolgten gemäß dem vom Arbeitskreis festgestellten Stand der Erkenntnisse der medizinischen Wissenschaft auf Beschluss des Wissenschaftlichen Beirats und des Vorstands der Bundesärztekammer (detaillierte Aufstellung des Beratungsverlaufs vgl. III.).

IV.1. Inhaltliche Änderungen

Für eine detaillierte Darstellung der inhaltlichen Änderungen vgl. II.; inhaltliche Änderungen wurden insbesondere in folgenden Bereichen vorgenommen:
- Einschränkende Voraussetzungen der Diagnostik des irreversiblen Hirnfunktionsausfalls (vgl. II.2.1.)
- Diagnostische Besonderheiten im Kindesalter (vgl. II.2.2.)
- Durchführung des Apnoe-Tests bei Kindern und Erwachsenen (vgl. II.2.3.)

- Apparative Untersuchungsmethoden (vgl. II.2.4.)
- Neurophysiologische Untersuchungen (vgl. II.2.5.)
- Perfusionsuntersuchungen (vgl. II.2.6.)
- Anforderungen an die ärztliche Qualifikation (vgl. II.2.7.)
- Gleichwertigkeit der Methodensicherheit zum Nachweis der Irreversibilität des Hirnfunktionsausfalls bei primär supratentoriellen und bei sekundären Hirnschädigungen von Patienten ab Beginn des dritten Lebensjahres (vgl. II.2.8.)
- Protokollbögen „Feststellung des irreversiblen Hirnfunktionsausfalls", „Bestätigung des Todes gemäß § 3 Abs. 2 Nr. 2 TPG i.V.m. § 5 Abs. 1 TPG" und Schaubilder für den Ablauf der Feststellung des irreversiblen Hirnfunktionsausfalls (vgl. II.2.9.)

IV.2. Änderungen im Aufbau der Richtlinie

Zudem erfolgten mit Blick auf die im TPG angelegte Struktur der in der Richtlinie zu regelnden Inhalte die folgenden – abschnittsweise aufgelisteten – Änderungen im Aufbau der Richtlinie:

- *Abschnitt „Vorspann"* der bisherigen Richtlinie: Dieser Abschnitt wurde gestrichen; die entsprechenden Inhalte sind im Wesentlichen im Begründungstext der überarbeiteten Richtlinie abgebildet.
- *Abschnitt „Einleitung"* der bisherigen Richtlinie: Dieser Abschnitt wurde überarbeitet, umbenannt in „Auftrag, Definition und Anwendungsbereich" und als erster Unterabschnitt unter der neuen Überschrift „Regeln zur Feststellung des Todes" aufgeführt.
- *Abschnitt „Definition, Diagnose"* der bisherigen Richtlinie: Die in diesem Abschnitt aufgeführten Angaben zu den rechtlichen Rahmenbedingungen wurden in den Begründungstext der überarbeiteten Richtlinie verschoben.
- *„Praktische Entscheidungsgrundlagen":* Dieser Abschnitt wurde umbenannt in „Verfahrensregeln zur Feststellung des endgültigen, nicht behebbaren Ausfalls der Ge-samtfunktion des Großhirns, des Kleinhirns und des Hirnstamms."
- *Flussdiagramm „Diagnose des irreversiblen Hirnfunktionsausfalls":* Unter Berücksichtigung der unterschiedlichen diagnostischen Vorgehensweise in Abhängigkeit vom Lebensalter enthält die überarbeitete Richtlinie zwei Flussdiagramme (neu Abbildung 1:„Ablauf der Diagnose des irreversiblen Hirnfunktionsausfalls ab Beginn des dritten Lebensjahres" und „Ablauf der Diagnose des irreversiblen Hirnfunktionsausfalls bis zum vollendeten zweiten Lebensjahr").
- *„Anmerkungen"* der bisherigen Richtlinie: Dieser Abschnitt wurde umbenannt in „Spezielle Anmerkungen" und als neuer Abschnitt „8. Spezielle Anmerkungen" in die überarbeitete Richtlinie integriert.
- *„Anmerkung 5: Qualifikationsanforderungen an die zwei Untersucher"* der bisherigen Richtlinie: Dieser Abschnitt wurde umbenannt und als neuer Abschnitt „5. Qualifikationsanforderungen an die untersuchenden Ärzte" in die überarbeitete Richtlinie integriert.
- In einer neuen *„Anmerkung 5: Gleichwertigkeit der Methoden zum Nachweis der Irreversibilität des Hirnfunktionsausfalls bei primären supratentoriellen und bei sekundären Hirnschädigungen von Patienten ab Beginn des dritten Lebensjahres"* wurde die Vorgehensweise beim Wechsel der Untersuchungsmethode zum Nachweis des Hirnfunktionsausfalls dargestellt.

- Die bei Kindern bis zum vollendeten zweiten Lebensjahr zu beachtenden diagnostischen Besonderheiten wurden in einer neuen *„Anmerkung 6: Besonderheiten bei Kindern bis zum vollendeten zweiten Lebensjahr"* detailliert dargestellt.
- *Abschnitt „Kommentar"* der bisherigen Richtlinie: Dieser Abschnitt wurde gestrichen, da die Inhalte im Ergebnis der Überarbeitung der Richtlinie wie im Folgenden detailliert dargestellt in den vorderen Abschnitten der Richtlinie abgebildet sind:
- *Unterabschnitt „Todeszeitpunkt" des Abschnittes „Kommentar"*der bisherigen Richtlinie: Dieser Unterabschnitt wurde in die überarbeitete Richtlinie als neuer Abschnitt „6. Todeszeitpunkt" integriert.
- Unterabschnitt *„Geltungsbereich und Protokollierung" des Abschnittes „Kommentar"* der bisherigen Richtlinie: Dieser Unterabschnitt wurde umbenannt und in den vorderen Richtlinienteil als Abschnitt „7. Dokumentation" integriert. In diesen neuen Abschnitt wurden Angaben zur Dokumentation und zu Aufbewahrungspflichten und -fristen gemäß § 15 TPG aufgenommen.
- *„Hinweise zu Organ- und Gewebeentnahmen bei toten Spendern gemäß Transplantationsgesetz"* der bisherigen Richtlinie: Im Ergebnis der Überarbeitung der Richtlinie sind die Inhalte insbesondere in Abschnitt „7. Dokumentation" und in der Anlage „Bestätigung des Todes (gemäß § 3 Abs. 2 Nr. 2 TPG i.V.m. § 5 Abs. 1 S. 1 TPG)" sowie im Begründungstext abgebildet.
- *Abschnitt „Muster"* der bisherigen Richtlinie: Die „Muster" wurden als Anlagen zur Richtlinie umbenannt.
- *Muster „Protokoll zur Feststellung des irreversiblen Hirnfunktionsausfalls":* Unter Berücksichtigung der in der überarbeiteten Richtlinie festgelegten unterschiedlichen diagnostischen Vorgehensweise zur Feststellung des irreversiblen Hirnfunktionsausfalls in Abhängigkeit von Lebensalter enthält die überarbeitete Richtlinie zwei Anlagen für zwei getrennte Protokollbögen (neu Anlage 1: „Protokoll zur Feststellung des irreversiblen Hirnfunktionsausfalls ab Beginn des dritten Lebensjahres" und neu Anlage 2: „Protokoll zur Feststellung des irreversiblen Hirnfunktionsausfalls bis zum vollendeten zweiten Lebensjahr").
- *Muster „Bestätigung"* der bisherigen Richtlinie: Das bisherige Muster für die „Bestätigung" wurde umbenannt in Anlage 3: „Bestätigung des Todes (gemäß § 3 Abs. 2 Nr. 2 TPG i.V.m. § 5 Abs. 1 S. 1 TPG)".

Abbildung Nr. 1

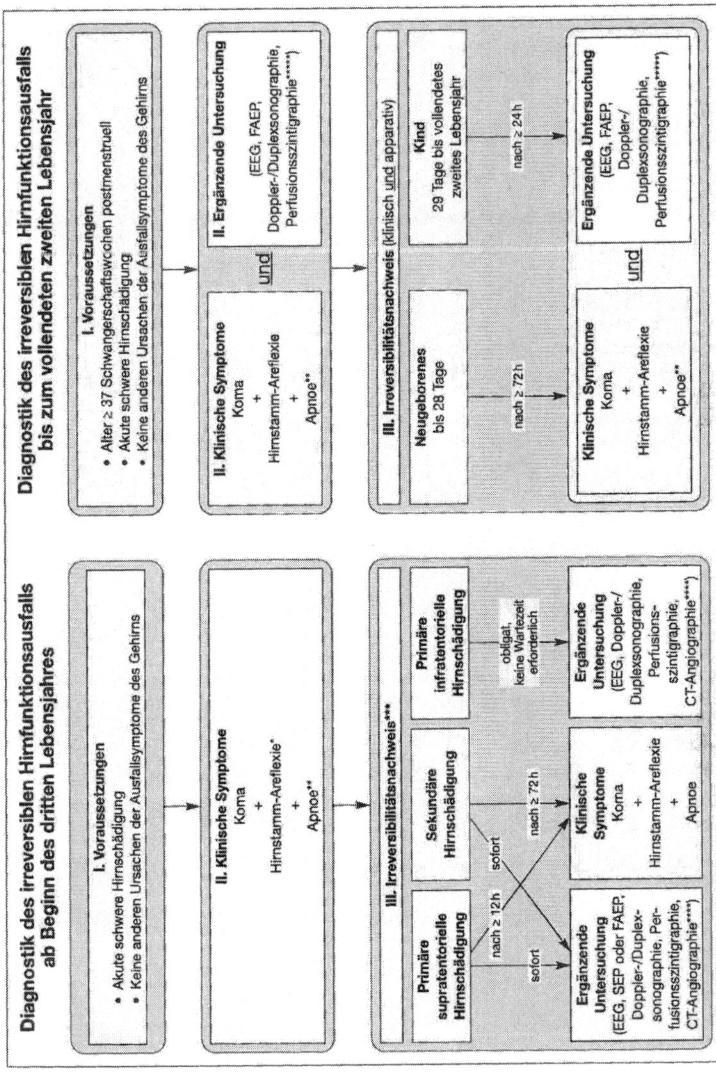

* wenn nicht alle klinischen Ausfallsymptome geprüft werden können, ist eine ergänzende apparative Untersuchung erforderlich
** wenn der Apnoe-Test nicht durchgeführt werden kann oder bei Ausgangs-p_aCO_2 über 45 mmHg ist der Funktionsausfall des Hirnstamms zusätzlich durch den Nachweis des zerebralen Zirkulationsstillstandes zu belegen
*** zum Vorgehen bei kombinierten Hirnschädigungen siehe *Abschnitt 3* der Richtlinie
**** siehe *Anmerkung 9* der Richtlinie (CT-Angiographie erst ab dem vollendeten 18. Lebensjahr validiert)
***** siehe *Anmerkungen 6 und 9* der Richtlinie (Perfusionsszintigraphie ist nach der zweiten klinischen Untersuchung nach der vorgesehenen Wartezeit erforderlich)

Anlage 1

A. Protokollbogen Nr. ☐1 ☐2 ☐3 ☐4

zur Feststellung des irreversiblen Hirnfunktionsausfalls ab Beginn des dritten Lebensjahres

Patient Name ______ Vorname ______ geb. ______ Alter ______

Klinik ______

Untersucher Name ______ Vorname ______

Facharztbezeichnung ______

Richtliniengemäße Qualifikation erfüllt ja ☐

(bitte in Druckschrift ausfüllen)

1. Voraussetzungen

Diagnose ______

Primäre Hirnschädigung ______ supratentoriell ______ infratentoriell ______

Sekundäre Hirnschädigung ______

Zeitpunkt des Unfalls/Krankheitsbeginns ______

Als Ursache der aktuellen und unten protokollierten Untersuchungsbefunde sind ausgeschlossen

Intoxikation	ja ☐
Dämpfende Medikamente	ja ☐
Relaxation	ja ☐
Primäre/therapeutische Hypothermie	ja ☐
Metabolisches oder endokrines Koma	ja ☐
Kreislaufschock	ja ☐

Systolischer Blutdruck ______ mmHg

Temperatur ______ °C

2. Klinische Symptome des Ausfalls der Hirnfunktion

Bewusstlosigkeit (Koma) ja ☐

	rechts	links	nicht prüfbar
Pupillen weit/mittelweit	☐	☐	☐
Lichtreflex fehlt	☐	☐	☐
Okulo-zephaler/vestibulo-okulärer Reflex fehlt	☐	☐	☐
Korneal-Reflex fehlt	☐	☐	☐
Trigeminus-Schmerz-Reaktion fehlt	☐	☐	☐
Pharyngeal-/Tracheal-Reflex fehlt	☐		☐

Apnoe-Test Ausgangs-p_aCO_2 (Temperatur-korrigiert) ______ mmHg/kPa

Apnoe bei p_aCO_2 (Temperatur-korrigiert) ______ mmHg/kPa ja ☐ nein ☐

Apnoe-Test nicht möglich, weil ______

Datum und Uhrzeit der unter 1. und 2. dokumentierten Feststellungen: ______ ______

Name *(Druckschrift)* ______ Unterschrift ______

Bei den hier dokumentierten Feststellungen und Befunden handelt es sich um den <u>ersten</u> Untersuchungsgang.

Für den Irreversibilitätsnachweis sind weitere Untersuchungen erforderlich, nämlich

- klinische Untersuchungen nach mindestens ☐ 12 Stunden / ☐ 72 Stunden (siehe 3.1.) oder
- ergänzende Untersuchungen (siehe 3.2.).

______ ______ ______

Name *(Druckschrift)* Unterschrift Datum/Uhrzeit

Deutsches Ärzteblatt | 30. März 2015 | DOI: 10.3238/arztebl.2015.rl_hirnfunktionsausfall_01

3. Irreversibilitätsnachweis

3.1. Zweiter Untersuchungsgang nach Wartezeit

Übereinstimmende Befunde wurden bereits vor _____ Stunden von 2 Untersuchern protokolliert ja ☐ nein ☐

Es liegt eine zweite Untersuchung nach der geforderten Wartezeit vor, die den hier protokollierten Befund bestätigt.

Name *(Druckschrift)* ________ Unterschrift ________ Datum/Uhrzeit ________

3.2. Ergänzende Untersuchung (Befund und Beurteilung gemäß beigefügtem unterschriebenen Befundbericht)

☐ EEG
Isoelektrisches (Null-Linien-)EEG,
30 Minuten abgeleitet ja ☐ nein ☐

☐ FAEP
Frühe akustisch evozierte Hirnstamm-
potentiale Welle III–V beidseits erloschen ja ☐ nein ☐

☐ SEP
Medianus-SEP beidseits erloschen ja ☐ nein ☐

☐ Zerebraler Zirkulationsstillstand untersucht mittels
☐ Perfusionsszintigraphie
☐ Doppler-/Duplexsonographie von ________ bis ________
☐ CT-Angiographie
☐ selektive zerebrale Angiographie

Zerebraler Zirkulationsstillstand festgestellt ja ☐ nein ☐

Name des Arztes* ________ Datum ________ Uhrzeit ________

* Einzutragen *(in Druckschrift)* ist der Name des Arztes, der den Befund und die Beurteilung unterschrieben hat.

4. Feststellung des Todes *(auszufüllen nach dem letzten und abschließenden Untersuchungsgang; ersetzt nicht die amtliche Todesbescheinigung [Leichenschauschein])*

Hiermit wird bestätigt, dass obige Feststellungen und Befunde/Befundberichte mit denen von Protokollbogen Nr. ________ übereinstimmen und den irreversiblen Hirnfunktionsausfall als sicheres Todeszeichen belegen.

Damit ist der Tod des Patienten festgestellt am ________ um ________ Uhr.

Name *(Druckschrift)* ________ **Unterschrift** ________

Name *(Druckschrift)* ________ **Unterschrift** ________

Anlage 2

B. Protokollbogen Nr. ☐ 1 ☐ 2 ☐ 3 ☐ 4

zur Feststellung des irreversiblen Hirnfunktionsausfalls bis zum vollendeten zweiten Lebensjahr

Patient Name ______ Vorname ______ geb. ______ Alter ______

Klinik ______

Untersucher Name ______ Vorname ______

Facharztbezeichnung ______

Richtliniengemäße Qualifikation erfüllt ja ☐

(bitte in Druckschrift ausfüllen)

1. Voraussetzungen

Diagnose ______

Primäre Hirnschädigung ______ supratentoriell ______ infratentoriell ______

Sekundäre Hirnschädigung ______

Zeitpunkt des Unfalls/Krankheitsbeginns ______

Als Ursache der aktuellen und unten protokollierten Untersuchungsbefunde sind ausgeschlossen

Intoxikation	ja ☐
Dämpfende Medikamente	ja ☐
Relaxation	ja ☐
Primäre/therapeutische Hypothermie	ja ☐
Metabolisches oder endokrines Koma	ja ☐
Kreislaufschock	ja ☐

Systolischer Blutdruck ______ mmHg

Temperatur ______ °C

2. Klinische Symptome des Ausfalls der Hirnfunktion

Bewusstlosigkeit (Koma) ja ☐

	rechts	links	nicht prüfbar
Pupillen weit/mittelweit	☐	☐	☐
Lichtreflex fehlt	☐	☐	☐
Okulo-zephaler/vestibulo-okulärer Reflex fehlt	☐	☐	☐
Korneal-Reflex fehlt	☐	☐	☐
Trigeminus-Schmerz-Reaktion fehlt	☐	☐	☐
Pharyngeal-/Tracheal-Reflex fehlt	☐		☐

Apnoe-Test Ausgangs-p_aCO_2 (Temperatur-korrigiert) ______ mmHg/kPa

Apnoe bei p_aCO_2 (Temperatur-korrigiert) ______ mmHg/kPa ja ☐ nein ☐

Apnoe-Test nicht möglich, weil ______

Datum und Uhrzeit der unter 1. und 2. dokumentierten Feststellungen: ______ ______

______ ______

Name *(Druckschrift)* Unterschrift

Deutsches Ärzteblatt | 30. März 2015 | DOI: 10.3238/arztebl.2015.rl_hirnfunktionsausfall_01

3. Ergänzende Untersuchung (Befund und Beurteilung gemäß beigefügtem unterschriebenen Befundbericht)

☐ EEG
Isoelektrisches (Null-Linien-)EEG,
30 Minuten abgeleitet ja ☐ nein ☐

☐ FAEP
Frühe akustisch evozierte Hirnstamm-
potentiale Welle III–V beidseits erloschen ja ☐ nein ☐

☐ Zerebraler Zirkulationsstillstand untersucht mittels
☐ Perfusionsszintigraphie
☐ Doppler-/Duplexsonographie von ________ bis ________
☐ selektive zerebrale Angiographie

Zerebraler Zirkulationsstillstand festgestellt ja ☐ nein ☐

Name des Arztes* ______________________ Datum __________ Uhrzeit __________

* Einzutragen *(in Druckschrift)* ist der Name des Arztes, der den Befund und die Beurteilung unterschrieben hat.

Bei den hier dokumentierten Feststellungen und Befunden handelt es sich um den ersten Untersuchungsgang.

Es sind erneute Untersuchungen erforderlich
☐ nach mindestens 72 Stunden (Alter bis 28 Tage)
☐ nach mindestens 24 Stunden (Alter 29 Tage bis zum vollendeten zweiten Lebensjahr).
Die Diagnostik kann erst nach dieser Wartezeit abgeschlossen werden.

________________ ________________ ________________
Name *(Druckschrift)* Unterschrift Datum

4. Irreversibilitätsnachweis

Bei den hier dokumentierten Feststellungen und Befunden handelt es sich um den zweiten Untersuchungsgang.

________________ ________________ ________________
Name *(Druckschrift)* Unterschrift Datum

5. Feststellung des Todes *(auszufüllen nach dem letzten und abschließenden Untersuchungsgang; ersetzt nicht die amtliche Todesbescheinigung [Leichenschauschein])*

Hiermit wird bestätigt, dass obige Feststellungen und Befunde bei mindestens 4 klinischen Untersuchungen (je 2 beim ersten und je 2 beim zweiten Untersuchungsgang) und die Befunde/Befundberichte der ergänzenden Untersuchungen mit denen von Protokollbögen Nrn. ________________ übereinstimmen und den irreversiblen Hirnfunktionsausfall als sicheres Todeszeichen belegen.

Damit ist der Tod des Patienten festgestellt am ____________ um ____________ Uhr.

________________ ________________
Name *(Druckschrift)* **Unterschrift**

________________ ________________
Name *(Druckschrift)* **Unterschrift**

Anlage 3

Bestätigung* des Todes gemäß § 3 Abs. 2 Nr. 2 TPG i. V. m. § 5 Abs. 1 S. 1 TPG

Bei Frau/Herrn ______________________________ geb. ________________

habe ich am ______________ um ____________ Uhr als sicheres Todeszeichen

____

festgestellt.

Damit ist auch der endgültige, nicht behebbare Ausfall der Gesamtfunktion des Großhirns, des Kleinhirns und des Hirnstamms eingetreten und nachgewiesen.

____________________	____________________	____________________
Name (in Druckschrift)	Unterschrift	Ort, Datum
____________________	____________________	____________________
Name (in Druckschrift)	Unterschrift	Ort, Datum

Unabhängig hiervon gelten die Vorschriften des Transplantationsgesetzes beispielsweise über die Entnahme von Organen und/oder Geweben bei toten Spendern einschließlich der Vorschriften über die Information oder die Befragung von Angehörigen sowie der damit verbundenen Dokumentationspflichten.

* *Diese Bestätigung ersetzt nicht die amtliche Todesbescheinigung (Leichenschauschein).*

Literatur

Auf die Literatur in den vorausgehenden Veröffentlichungen der Bundesärztekammer wird verwiesen.

1. A Code of Practice for the Diagnosis and Confirmation of Death [database on the Internet]. Academy of Medical Royal Colleges 2008. Available from: www.aomrc.org.uk/doc_view/42-a-code-of-practice-for-the-diagnosis-and-confirmation-of-death.
2. A definition of irreversible coma. Report of the Ad Hoc Committee of the Harvard Medical School to Examine the Definition of Brain Death. JAMA 1968; 205: 337–40.
3. ACR Practice Guideline for the performance of single photon emission computed tomography (SPECT) brain perfusion and brain death studies. ACR Practice Guidelines and Technical Standards. Res 2007; 21: 823–8.
4. Ad Hoc Committee of the Harvard Medical School to examine the definition of brain death: a definition of irreversible coma. JAMA 1968; 205: 337–40.
5. Albanese J, Martin C, Lacarelle B, Saux P, Durand A, Gouin F: Pharmacokinetics of long-term propofol infusion used for sedation in ICU patients. Anesthesiology 1990; 73: 214–7.
6. Angstwurm H: CT angiography in the diagnosis of brain death. Dtsch Arztebl Int 2012; 109(39): 623.
7. Ashwal S, Schneider S: Brain death in the newborn. Pediatrics 1989; 84: 429–37.
8. Ashwal S: Brain death in early infancy. J. Heart Lung Transplant 1993; 12 (Suppl.): 176–8.
9. Bailie GR, Cockshott ID, Douglas EJ, Bowles BJ: Pharmacokinetics of propofol during and after long-term continuous infusion for maintenance of sedation in ICU patients. Br J Anaesth 1992; 68: 486–91.
10. Berenguer CM, Davis FE, Howington JU: Brain death confirmation: comparison of computed tomographic angiography with nuclear medicine perfusion scan. J Trauma 2010; 68: 553–9.
11. Bertagna F, Barozzi O, Puta E, Lucchini S, Paghera B, Savelli G, Panarotto B, Rodella CA, Rebuffoni L, Bosio G, Terzi A, Giubbini R: Residual brain viability, evaluated by (99m)Tc-ECD SPECT, in patients with suspected brain death and with confounding clinical factors. Nucl Med Commun 2009; 30: 815–21.
12. Besser R, Ferbert A, Hinrichs H, Kaps M, Lücking CH, Müllges W, Rappelsberger P, Stöhr M: Empfehlungen der Deutschen Gesellschaft für klinische Neurophysiologie (Deutsche EEG-Gesellschaft) zur Bestimmung des Hirntodes. Klin Neurophysiol 2001; 32: 39–41. (Stand März 2014: http://www.dgkn.de/fileadmin/user_upload/pdfs/Richtlinien/Verschiedenes/RL_35_DGKN_Hirntod_2014.pdf)
13. Bohatyrewicz R, Sawicki M, Walecka A, et al.: Computed tomographic angiography and perfusion in the diagnosis of brain death. Transplant Proc 2010; 42: 3941–6.
14. Brilli RJ, Bigos D: Altered apnea threshold in a child with suspected brain death. J Child Neurol 1995; 10: 245–6.

15. Buchner H, Ferbert A, Hacke W: Serial recording of median nerve stimulated subcortical somatosensory evoked potentials (SEPs) in developing brain death. EEG Clin Neurophysiol 1988; 69: 14–23.
16. Bundesärztekammer 2013 (Hrsg): Curriculum Ärztliches Peer Review, www.bundesaerztekammer.de/downloads/CurrAerztlPeerReview2013.pdf.
17. Bundesärztekammer 2014 (Hrsg): Leitfaden Ärztliches Peer Review, www.bundesaerztekammer.de/downloads/Leitfaden_Aerztliches-Peer-Review_2014.pdf.
18. Bundesärztekammer/Wissenschaftlicher Beirat: Der endgültige Ausfall der gesamten Hirnfunktion („Hirntod") als sicheres Todeszeichen. Dtsch Arztebl 1993; 90(44): A2933–5.
19. Bundesärztekammer/Wissenschaftlicher Beirat: Stellungnahme des Wissenschaftlichen Beirates der Bundesärztekammer: Kriterien des Hirntodes – Entscheidungshilfen zur Feststellung des Hirntodes. Dtsch Arztebl 1991; 88(49): A4396–407.
20. Bushuven S, Heise D: [Propofol up2date. Part 1: history and pharmacological characteristics]. Anasthesiol Intensivmed Notfallmed Schmerzther. 2013; 48: 378–85.
21. Busl MK, Greer DM: Pitfalls in the Diagnosis of Brain Death. Neurocrit Care 2009; 11: 276–87.
22. Chatziioannidis I, Chouchou P, Nikolaidis N: Is brain death diagnosis in newborns feasible? Hippokratia 2012; 16: 308–11.
23. Chern CH, Chern TL, Hu SC, Lee CH, Deng JF: Complete and partial response to flumazenil in patients with suspected benzodiazepine overdose. Am J Emerg Med 1995; 13: 372–5.
24. Chiu NC, Shen EY, Lee BS: Reversal of diastolic cerebral blood flow in infants without brain death. Pediatr Neurol 1994; 11: 337–40.
25. Citerio G, Crippa IA, Bronco A, Vargiolu A, Smith M: Variability in Brain Death Determination in Europe: Looking for a Solution. Neurocrit Care 2014; 21: 376–82.
26. Combes JC, Chomel A, Ricolfi F, d'Athis P, Freysz M: Reliability of computed tomographic angiography in the diagnosis of brain death. Transplant Proc 2007; 39: 16–20.
27. Conci F, Procaccio F, Arosio M: Viscerosomatic and viscero-visceral reflexes in brain death. J Neurol Neurosurg Psychiat 1986; 49: 695–8.
28. Datar S, Fugate J, Rabinstein A, Couillard P, Wijdicks EF: Completing the Apnea Test: Decline in Complications. Neurocrit Care 2014; 21: 392–6.
29. de Freitas GR, André C: Sensitivity of transcranial Doppler for confirming brain death: a prospective study of 270 cases. Acta Neurol Scand 2006; 113: 426–32.
30. de Wildt SN, Tibboel D, Leeder JS: Drug metabolism for the paediatrician. Arch Dis Child 2014; 99: 1137–42.
31. Deutsche Gesellschaft für Chirurgie, Kommission für Reanimation und Organtransplantation: Todeszeichen und Todeszeitbestimmung. Chirurg 1968; 39: 196–7.
32. DiCocco JM, Emmett KP, Fabian TC, Zarzaur BL, Williams JS, Croce MA: Blunt cerebrovascular injury screening with 32-channel multidetector computed tomography: more slices still don't cut it. Ann Surg 2011; 253: 444–50.

33. Donohoe KJ, Agrawal G, Frey KA, Gerbaudo VH, Mariani G, Nagel JS, Shulkin BL, Stabin MG, Stokes MK: SNM practice guideline for brain death scintigraphy 2.0. J Nucl Med Technol 2012; 40: 198–203.
34. Downman CBB, McSwiney BA: Reflexes elicited by visceral stimulation in the acute spinal animal. J Physiol 1946; 105: 80–94.
35. Drummond JC, Todd MM, Schubert A, Sang H: Effect of the acute administration of high dose pentobarbital on human brain stem auditory and median nerve somatosensory evoked responses. Neurosurgery 1987; 20: 830–5.
36. Drummond JC, Todd MM, U HS: The effect of high dose sodium thiopental on brain stem auditory and median nerve somatosensory evoked responses in humans. Anesthesiology 1985; 63: 249–54.
37. Ducrocq X, Braun M, Debouverie M, Junges C, Hummer M, Vespignani H: Brain death and transcranial Doppler: experience in 130 cases of brain dead patients. J Neurol Sci 1998; 160: 41–6.
38. Ducrocq X, Hassler W, Moritake K, Newell DW, von Reutern GM, Shiogai T, et al.: Consensus opinion on diagnosis of cerebral circulatory arrest using Doppler-sonography: Task Force Group on cerebral death of the Neurosonology Research Group of the World Federation of Neurology. J Neurol Sci 1998; 159: 145–50.
39. Dupas B, Gayet-Delacroix M, Villers D, Antonioli D, Veccherini MF, Soulillou JP: Diagnosis of brain death using two-phase spiral CT. AJNR Am J Neuroradiol 1998; 19: 641–7.
40. Empfehlungen zur Durchführung der Hirntoddiagnostik bei einer geplanten Organentnahme [database on the Internet]. Österreichisches Bundesinstitut für Gesundheitswesen. 2005. www.austrotransplant.at/download/Hirntod_2005.pdf.
41. Escudero D, Otero J, Marques L, et al.: Diagnosing brain death by CT perfusion and multislice CT angiography. Neurocrit Care 2009; 11: 261–71.
42. Evans LE, Swainson CP, Roscoe P, Prescott LF: Treatment of drug overdosage with naloxone, a specific narcotic antagonist. Lancet 1973; 1: 452–5.
43. Facco E, Munari M, Gallo F, Volpin SM, Behr AU, Baratto F, Giron GP: Role of short latency evoked potentials in the diagnosis of brain death. Clin Neurophysiol 2002; 113: 1855–66.
44. Farrell MM, Levin DL: Brain death in the pediatric patient: historical, sociological, medical, religious, cultural, legal, and ethical considerations. Crit Care Med 1993; 21: 951–65.
45. Ferbert A, Buchner H, Ringelstein EB, Hacke W: Isolated brain-stem death. Case report with demonstration of preserved visual evoked potentials (VEPs). EEG Clin Neurophysiol 1986; 65: 157–60.
46. Feststellung des Todes mit Bezug auf Organtransplantationen. Medizinethische Richtlinien. 2011. www.samw.ch/dms/de/Ethik/RL/AG/d_RL_FeststellungTod.pdf.
47. Firsching R, Frowein RA, Wilhelms S, Buchholz F: Brain death. Practicability of evoked potentials. Neurosurg Rev 1992; 15: 249–54.
48. Fishman MA: Validity of brain death criteria in infants. Pediatrics 1995; 96: 513–5.

49. Förderreuther S, Angstwurm H, Hacke W: Zum Problem „Serumspiegelbestimmungen von Medikamenten im Zusammenhang der Hirntodfeststellung". Akt Neurol 2002; 29: 471–2.
50. Förderreuther S, Angstwurm H: Notwendigkeit und Bedeutung toxikologischer Untersuchungen für die Hirntoddiagnostik aus neurologischer Sicht. Toxichem Krimtech 2002; 69: 121–3.
51. Frampas E, Videcoq M, de Kerviler E, et al.: CT angiography for brain death diagnosis. AJNR Am J Neuroradiol 2009; 30: 1566–70.
52. Frowein RA, Ganshirt H, Hamel E, Haupt WF, Firsching R: Hirntod-Diagnostik bei primärer infratentorieller Hirnschädigung. Nervenarzt 1987; 58: 165–70.
53. Galaske RG, Schober O, Heyer R: Tc-99m-HM-PAO and I-123-amphetamine cerebral scintigraphy: a new non invasive method in determination of brain death in children. Eur J Nucl Med 1988; 14: 446–52.
54. Ganes T, Lundar T: EEG and evoked potentials in comatose patients with severe brain damage. Electroencephalogr Clin Neurophysiol 1988; 69: 6–13.
55. Ganes T, Lundar T: The effect of thiopentone on somatosensory evoked responses and EEGs in comatose patients. J Neurol Neurosurg Psychiat 1983; 46: 509–14.
56. Gardiner D, Shemie S, Manara A, Opdam H: International perspective on the diagnosis of death. British journal of anaesthesia 2012; 108 Suppl 1: i14–28.
57. Goudreau JL, Wijdicks EF, et al.: Complications during apnea testing in the determination of brain death: predisposing factors. Neurology 2000; 55: 1045–8.
58. Gramm HJ, Zimmermann J, Meinhold H et al.: Hemodynamic responses to noxious stimuli in brain-dead organ donors. Int Care Med 1992; 18: 493–5.
59. Grattan-Smith PJ, Butt W: Suppression of brainstem reflexes in barbiturate coma. Arch Dis Child 1993; 69: 151–2.
60. Greer DM, Strozyk D, Schwamm LH: False positive CT angiography in brain death. Neurocrit Care 2009;11:272–275.
61. Guérit JM, Amantini A, Amodio P, Andersen KV, Butler S, De Weerd A, Facco E, Fischer C, Hantson P, Jäntti V: Consensus on the use of neurophysiological tests in the intensive care unit (ICU): electroencephalogram (EEG), evoked potentials (EP), and electroneuromyography (ENMG). In: Neurophysiol Clin 2009; 39: 71–83.
62. Guidelines for the diagnosis of brain death. Canadian Neurocritical Care Group. Can J Neurol Sci 1999; 26: 64–6.
63. Hadani M, Bruk B, Ram Z, Knoller N, Spiegelmann R, Segal E: Application of transcranial doppler ultrasonography for the diagnosis of brain death. Intens Care Med 1999; 25: 822–8.
64. Hallbach J, von Meyer L, Maurer HH: Empfehlungen des Arbeitskreises Klinische Toxikologie der GTFCh für die toxikologische Analytik im Rahmen der Hirntodfeststellung. Toxichem Krimtech 2002; 69: 124–6.
65. Handal KA, Schauben JL, Salamone FR: Naloxone. Ann Emerg Med 1983; 12: 438–45.
66. Haun SE, Tobias JD, Deshpande JK: Apnoea testing in the determination of brain death: is it reliable? Clin Intens Care 1991;2:182–184.

67. Haupt WF, Schober O, Angstwurm H, Kunze K: Die Feststellung des Todes durch den irreversiblen Ausfall des gesamten Gehirns – („Hirntod"). Dtsch Arztebl 1993; 90(45): A3004–8.
68. Heinbecker P, White HL: Hypothalamicohypophysial system and its relation to water balance in the dog. Am J Physiol 1941; 133: 582–93.
69. Hohenegger M, Vermes M, Mauritz W, et al.: Serum Vasopressin (AVP) levels in brain-dead organ donors. Europ Arch Psychiat Neurol Sci 1990; 239: 267–9.
70. Hollinshead WH: The interphase of diabetes insipidus. Mayo Clin Proc 1964; 39: 92–100.
71. Hughes MA, Glass PS, Jacobs JR: Context-sensitive half-time in multicompartment pharmacokinetic models for intravenous anesthetic drugs. Anesthesiology 1992; 76: 334–41.
72. Hummerich W: Die Vasopressinregulation. Stuttgart: Thieme, 1985.
73. Hutchison AA: Recovery from Hypopnea in Preterm Lambs: Effects of Breathing Air or Oxygen. Pediatr Pulmonol 1987; 3: 317–23.
74. Hwang DY, Gilmore EJ, Greer DM: The assessment of brain death in the Neurocritical Care Unit. In: Neurosurgery Clinics of North America 2013; 24: 469–82.
75. ICH Topic E11: Clinical Investigation of Medicinal Products in the Pediatric Populations. CMP/ICH/2711/99. ema, January 2011.
76. Jacobsen D: The relative efficacy of antidotes. J Toxicol Clin Toxicol 1995; 33: 705–8.
77. Jalili M, Crade M, Davis AL: Carotid blood-flow velocity changes detected by Doppler ultrasound in determination of brain death in children. A preliminary report. Clin Pediatr Phila 1994; 33: 669–74.
78. Jarrah RJ, Ajizian SJ, Agarwal S, Copus SC, Nakagawa TA: Developing a standard method for apnea testing in the determination of brain death for patients on venoarterial extracorporeal membrane oxygenation: a pediatric case series. Pediatric critical care medicine: A journal of the Society of Critical Care Medicine and the World Federation of Pediatric Intensive and Critical Care Societies 2014; 15: e38–43.
79. Jefferys DB, Volans GN: An investigation of the role of the specific opioid antagonist naloxone in clinical toxicology. Hum Toxicol 1983; 2: 227–31.
80. Joffe AR, Shemie SD, Farrell C, Hutchison J, McCarthy-Tamblyn L: Brain death in Canadian PICUs: Demographics, timing, and irreversibility. Pediatr Crit Care Med 2013; 14: 1–9.
81. Kearns GL, Abdel-Rahman SM, Alander SW, Blowery DL, Leeder JS, Kaufman RE:Developmental Pharmacology – Drug Disposition, Action, and Therapy in Infants and Children. New England J Med 2003; 349: 1157–67.
82. Kim AC, Colletti PM: Perfusion „brain death" scintigraphy in traumatic and hypoxic cerebral insults: correlation with CT. Clin Nucl Med 2012; 37: 880–8.
83. Kohrman MH, Spivack BS: Brain death in infants: sensitivity and specificity of current criteria. Pediat Neurol 1990; 6: 47–50.
84. Kudo K, Sasaki M, Ogasawara K, Terae S, Ehara S, Shirato H: Difference in tracer delay-induced effect among deconvolution algorithms in CT perfusion

analysis: quantitative evaluation with digital phantoms. Radiology 2009; 251: 241–9.
85. Kuo JR, Chen CF, Chio CC, Chang CH, Wang CC, Yang CM, Lin KC: Time dependent validity in the diagnosis of brain death using transcranial Doppler sonography. J Neurol Neurosurg Psychiatry 2006; 77: 646–9.
86. Laureys S: Science and society: death, unconsciousness and the brain. Nat Rev Neurosci 2005; 6: 899–909.
87. Leclerc X, Taschner CA, Vidal A, et al.: The role of spiral CT for the assessment of the intracranial circulation in suspected brain-death. J Neuroradiol 2006; 33: 90–5.
88. Lipsett MB, Mac Lean JP, West CD, et al.: An analysis of the polyuria induced by hypophysectomy in man. J Clin Endocrin Metabol 1956; 16: 183–5.
89. Löfstedt S, v Reis G: Intracraniella laesioner med bilateral upphävd kontrastpassage i a carotis interna. Opuscula Medica 1956; 8: 199–202.
90. Lundar T, Ganes T, Lindegaard KF: Induced barbiturate coma: methods for evaluation of patients. Crit Care Med 1983; 11: 559–62.
91. Lynch J, Eldadah MK: Brain-death criteria currently used by pediatric intensivists. Clin Pediatr Phila 1992; 31: 457–60.
92. Machado C, Pérez-Nellar J, Estevez M, Gonzalez E, et al.: Evidence-based guideline update: Determining brain death in adults: Report of the Quality Standards Subcommittee of the American Academy of Neurology. Neurology 2011; 76: 307.
93. Marinoni M, Alari F, Mastronardi V, Peris A, Innocenti P: The relevance of early TCD monitoring in the intensive care units for the confirming of brain death diagnosis. Neurol Sci 2011; 32: 73–7.
94. Mollaret P, Bertrand I, Mollaret H: Coma dépassé et nécroses nerveuses centrales massives. Rev Neurol 1959; 101: 116–39.
95. Mollaret P, Goulon M: Le coma dépassé. Rev Neurol 1959; 101: 5–15.
96. Morenski JD, Oro JJ, Tobias JD, Singh A: Determination of death by neurological criteria. J Intens Care Med 2003; 18: 211–21.
97. Nakagawa TA, Ashwal S, Mathur M, et al.: Guidelines for the Determination of Brain Death in Infants and Children: An Update of the 1987 Task Force Recommendations – Executive Summary. Ann Neurol 2012; 71: 573–85.
98. Nakagawa TA, Ashwal S, Mathur M, Mysore M, the Society of Critical Care Medicine, Section on Critical Care and Section on Neurology of the American Academy of Pediatrics, and the Child Neurology Society: Guidelines for the Determination of Brain Death in Infants and Cildren: An Update of the 1987 Task Force Recommendations. Pediatrics 2011; 128: e720–40.
99. Norman E, Malmqvist U, Westrin P, Fellman V: Thiopental pharmacokinetics in newborn infants: a case report of overdose. Acta Paediatr 2009; 98: 1680–2.
100. Park GR, Navapurkar V, Ferenci P: The role of flumazenil in the critically ill. Acta Anaesthesiol Scand Suppl 1995; 108: 23–34.
101. Pellon R, de Lucas EM, Fernandez CG, et al.: Usefulness of addition of CT perfusion to CT angiography for brain death diagnosis in a child. Neuropediatrics 2010; 41: 189–92.
102. Pessah-Pollack R: Endocrine Disorders During Pregnancy Endocrinology and Metabolism Clinics of North America, 2011; 40: xv–xvi.

103. Pickford M, Ritchie AE: Experiments on the hypothalamic pituitary control of water excretion in dogs. J Physiol 1945; 104: 105–28.
104. Poularas J, Karakitsos D, Kouraklis G, Kostakis A, De Groot E, Kalogeromitros A, Bilalis D, Boletis J, Karabinis A: Comparison between transcranial color Doppler ultrasonography and angiography in the confirmation of brain death. Transplant Proc 2006; 38: 1213–7.
105. Qureshi AI, Kirmani JF, Xavier AR, Siddiqui AM: Computed tomographic angiography for diagnosis of brain death. Neurology 2004; 62: 652–3.
106. Ragosta K: Miller Fisher syndrome, a brainstem encephalitis, mimics brain death. Clin Pediatr Phila 1993; 32: 685–7.
107. Rasmussen AT: Effects of hypophysectomy and hypophysial stalk resection on the hypothalamic nuclei of animals and man. A Res Nerv Ment Dis 1940; 20: 245–69.
108. Reutern GM von, Goertler MW, Bornstein NM, Del Sette M, Evans DH, Hetzel A, Kaps M, Perren F, Razumovky A, Shiogai T, Titianova E, Traubner P, Venketa-subramanian N, Wong LKS, Yasaka M on behalf of the Neurosonology Research Group of the World Federation of Neurology: Grading carotid stenosis using ultrasonic methods. Stroke 2012; 43: 916–21.
109. Rieke A, Regli B, Mattle HP, et al.: Computed tomography angiography (CTA) to prove circulatory arrest for the diagnosis of brain death in the context of organ transplantation. Swiss Med Wkly 2011; 141: w13261.
110. Ropper AH: Unusual spontaneous movements in brain dead patient. Neurology 1984; 34: 1089–92. www.austrotransplant.at/download/Hirntod_2005.pdf
111. Said A, Amer A, Ur Rahman M, Dirar A, Faris C: A brain-dead pregnant woman with prolonged somatic support and successful neonatal outcome: A grand rounds case with a detailed review of literature and ethical considerations. Int J Crit Illn Inj Sci 2013; 3: 220–4.
112. Sanker P, Roth B, Frowein RA, Firsching R: Cerebral reperfusion in brain death of a newborn. Case report. Neurosurg Rev 1992; 15: 315–7.
113. Saposnik G, Basile VS, Young B: Movements in Brain Death: A Systematic Review. Can J Neurol Sci 2009; 36: 154–60.
114. Saposnik G, Bueri JA, Mauriño J, Saizar R, Garretto NS: Spontaneous and reflex movements in brain death. Neurology 2000; 54: 221–3.
115. Sawicki M, Bohatyrewicz R, Safranow K, Walecka A, Walecki J, Rowinski O, Solek-Pastuszka J, Czajkowski Z, Marzec-Lewenstein E, Motyl K, Przybyl W, Czarnecka A: Dynamic evaluation of stasis filling phenomenon with computed tomography in diagnosis of brain death. Neuroradiology 2013; 55: 1061–9.
116. Sawicki M, Bohatyrewicz R, Safranow K, Walecka A, Walecki J, Rowinski O, Solek-Pastuszka J, Czajkowski Z, Guzinski M, Burzynska M, Wojczal J: Computed tomographic angiography criteria in the diagnosis of brain death-comparison of sensitivity and interobserver reliability of different evaluation scales. Neuroradiology 2014; 56: 609–20.
117. Schlake HP, Böttger IG, Grotemeyer KH, Husstedt IW, Brandau W, Schober O: Determination of cerebral perfusion by means of planar brain scintigraphy and 99mTc-HMPAO in brain death, persistent vegetative state and severe coma. Intens Care Med 1992; 18: 76–81.

118. Schmitt B, Simma B, Burger R, Dumermuth G: Resuscitation after severe hypoxia in a young child: temporary isoelectric EEG and loss of BAEP components. Intens Care Med 1993; 19: 420–2.
119. Schober O, Galaske RG, Heyer R: Determination of brain death with 123IMP and 99mTc-HMPAO. Neurosurg Rev 1987;10:19–22.
120. Schulz M, Iwersen-Bergmann S, Andresen H, Schmoldt A: Therapeutic and toxic blood concentrations of nearly 1,000 drugs and other xenobiotics. Crit Care (London, England) 2012; 16: R136.
121. Scott JB, Gentile MA, Bennett SN, Couture MA, McIntyre NR: Apnea testing during brain death assessment: A review of clinical practice and published literature. Respir Care 2013; 58: 532–8.
122. Scripko PD, Greer DM: An update on brain death criteria: A simple algorithm with complex questions. Neurologist 2011; 17: 237–40.
123. Shafer Sl, Varvel JR: Pharmacokinetics, pharmacodynamics, and rational opioid selection. Anesthesiology 1991; 74: 53–63.
124. Shammas A, Vali R, Charron M: Pediatric nuclear medicine in acute care. Semin Nucl Med 2013; 43: 139–56.
125. Sharpe MD, Young GB, Harris C: The apnea test for brain determination. An alternative approach. Neurocrit Care 2004; 3: 363–6.
126. Shemie S, et al.: Severe brain injury to neurological determination of death: Canadian forum recommendations. CMAJ 2006; 174: Suppl. S1–30.
127. Shenfield GM: Genetic polymorphisms, drug metabolism and drug concentrations. The Clinical biochemist Reviews / Australian Association of Clinical Biochemists 2004; 25: 203–6.
128. Silver JR: Vascular reflexes in spine shock. Paraplegia 1970; 8: 231–42.
129. Sinha P, Conrad GR: Scintigraphic confirmation of brain death. Semin Nucl Med 2012; 42: 27–32.
130. Smilevitch P, Lonjaret L, Fourcade O, Geeraerts T: Apnea test for brain death determination in a patient on extracorporeal membrane oxygenation. Neurocrit Care 2013; 19: 217–9.
131. Smit EJ, Vonken EJ, van der Schaaf IC, Mendrik AM, Dankbaar JW, Horsch AD, van Seeters T, van Ginneken B, Prokop M: Timing-invariant reconstruction for deriving high-quality CT angiographic data from cerebral CT perfusion data. Radiology 2012; 263: 216–25.
132. Stanski DR, Mihm FG, Rosenthal MH, Kalman SM: Pharmacokinetics of highdose thiopental used in cerebral resuscitation. Anesthesiology 1980; 53: 169–71.
133. Stead AH, Moffat AC: A collection of therapeutic, toxic and fatal blood drug concentrations in man. Hum Toxicol 1983; 2: 437–64.
134. Stöhr M, Riffel B, Pfadenhauer K: Neurophysiologische Untersuchungsmethoden in der Intensivmedizin. Berlin, Heidelberg, New York, Tokyo: Springer, 1990.
135. Stöhr M, Wagner W, Pfadenhauer K, Scheglmann K (Hrsg): Neuromonitoring. Steinkopff Verlag. Darmstadt 1999.
136. Taylor T, Dineen RA, Gardiner DC, Buss CH, Howatson A, Pace NL: Computed tomography (CT) angiography for confirmation of the clinical diagnosis of brain death. The Cochrane database of systematic reviews. 2014;3:CD009694. doi: 10.1002/14651858.CD009694.pub2.

137. The ANZICS Statement On Death And Organ Donation [database on the Internet]. Australian and New Zealand Intensive Care Society (ANZICS). 2013. Available from: www.anzics.com.au/Pages/DaOD.aspx
138. Todd MM, Drummond JC, U HS: The hemodynamic consequences of high-dose thiopental anesthesia. Anesth Analg 1985; 64: 681–7.
139. Todd MM, Drummond JC, U HS: The hemodynamic consequences of high-dose methohexital anesthesia in humans. Anesthesiology 1984; 61: 495–501.
140. Trojaborg W, Jorgensen EO: Evoked cortical potentials in patients with „isoelectric“ EEGs. Electroencephalogr Clin Neurophysiol 1973; 35: 301–9.
141. van den Ancker JN, Schwab M, Kearns GL: Developmental Pharmacokinetics. in: Seyberth HJ, Rane A, Schwab M (eds.): Pediatric Clinical Pharmacology. Springer, Berlin-Heidelberg, 2011: 51–76.
142. van den Broek MP, Groenendaal F, Egberts AC, Rademaker CM: Effects of hypothermia on pharmacokinetics and pharmacodynamics: a systematic review of preclinical and clinical studies. Clin Pharmacokin 2010; 49: 277–94.
143. Vardis R, Pollack MM: Increased apnea threshold in a pediatric patient with suspected brain death. Crit Care Med 1998; 26: 1917–9.
144. Webb A, Samuels O: Brain death dilemmas and the use of ancillary testing. Continuum (Minneap Minn) 2012; 18: 659–68.
145. Webb AC, Samuels OB: Reversible brain death after cardiopulmonary arrest and induced hypothermia. Crit Care Med 2011; 39: 1538–42.
146. Weckesser M, Schober O: Brain death revisited: utility confirmed for nuclear medicine. Eur J Nucl Med 1999; 26: 1387–91.
147. Weinbroum A, Rudick V, Sorkine P, Nevo Y, Halpern P, Geller E, et al.: Use of flumazenil in the treatment of drug overdose: a double-blind and open clinical study in 110 patients. Crit Care Med 1996; 24: 199–206.
148. Weiss G: Endocrinology of parturition. J Clin Endocrinol Metab 2000; 85: 4421–5.
149. Welschehold S, Boor S, Reuland K, Thömke F, Kerz T, Reuland A, Beyer C, Gartenschläger M, Wagner W, Giese A, Müller-Forell W: Technical aids in the diagnosis of brain death—a comparison of SEP, AEP, EEG, TCD and CT angiography. Dtsch Arztebl Int 2012; 109(39): 624–30.
150. Welschehold S, Geisel F, Beyer C, Reuland A, Kerz T: Contrast-enhanced transcranial Doppler ultrasonography in the diagnosis of brain death. J Neurol Neurosurg Psychiatry 2013;84:939–940.
151. Welschehold S, Kerz T, Boor S, Reuland K, Thömke F, Reuland A, Beyer C, Wagner W, Müller-Forell W, Giese A: Detection of intracranial circulatory arrest in brain death using cranial CT-angiography. Eur J Neurol 2013; 20: 173–9.
152. Welschehold S, Kerz T, Boor S, Reuland K, Thömke F, Reuland A, Beyer C, Tschan C, Wagner W, Müller-Forell W, Giese A: Computed tomographic angiography as a useful adjunct in the diagnosis of brain death. J Trauma Acute Care Surg 2013; 74: 1279–85.
153. Weltärztebund: Deklaration von Sydney: Definition des Todes. Verabschiedet von der 22. Generalversammlung in Sydney, August 1968, überarbeitet von der 35. Generalversammlung in Venedig, Oktober 1983.
154. Wetzel RC, Setzer N, Stiff JL, Rogers MC: Hemodynamic responses in brain dead organ donor patients. Anest Analg 1985; 64: 125–8.

155. Whitwam JG, Amrein R: Pharmacology of flumazenil. Acta Anaesthesiol Scand Suppl 1995; 108: 3–14.
156. Wijdicks EF, Rabinstein AA, Manno EM, Atkinson JD: Pronouncing brain death: Contemporary practice and safety of the apnea test. Neurology 2008; 71: 1240–4.
157. Wijdicks EF, Smith WS: Brain Death in Children: Why does it have to be so complicated? Ann Neurol 2012; 71: 442–3.
158. Wijdicks EF, Varelas PN, Gronseth GS, Greer DM: There is no reversible brain death. Crit Care Med 2011; 39: 2204–5.
159. Wijdicks EF: 10 questions about the clinical determination of brain death. Neurologist 2007; 13: 380–1.
160. Wijdicks EF: Brain death worldwide: accepted fact but no global consensus in diagnostic criteria. Neurology 2002; 58: 20–5.
161. Wijdicks EF: Brain Death. 2nd edition. 2nd edition ed. Oxford, New York: Oxford University Press 2011.
162. Wijdicks EF: The case against confirmatory tests for determining brain death in adults. Neurology 2010;75:77–83.
163. Wijdicks EF: The diagnosis of brain death. N Engl J Med 2001; 344: 1215–21.
164. Wijdicks EF, Varelas PN, Gronseth GS, Greer DM: Evidence-based guideline update: Determining brain death in adults Report of the Quality Standards Subcommittee of the American Academy of Neurology. Neurology 2010; 74: 1911–8.
165. Yee AH, Mandrekar J, Rabinstein AA, Wijdicks EFM: Predictors of apnea test failure during brain death determination. Neurocrit Care 2010; 12: 352–5.
166. Young GB, Lee D: A critique of ancillary tests for brain death. Neurocrit Care 2004; 1: 499–508.
167. Young GB, Shemie SD, Doig CJ, Teitelbaum J: Brief review: the role of ancillary tests in the neurological determination of death. Canadian journal of anaesthesia = Journal canadien d'anesthesie 2006; 53: 620–7.

Schlüsselwörter
Todesfeststellung, Bestätigung des Todes, irreversibler Hirnfunktionsaufall, Hirntod

Mitglieder des Arbeitskreises und gemäß §16 Abs. 2 TPG zu beteiligende Sachverständige sowie Ständige Gäste und Berater

Vom Wissenschaftlichen Beirat der Bundesärztekammer benannte Mitglieder

Prof. Dr. med. Heinz Angstwurm (Stellvertretender Vorsitzender) Leiter i.R. des Neurologischen Konsiliardienstes der Innenstadt-Kliniken der Ludwig-Maximilians-Universität München

Prof. Dr. med. Stephan Brandt Stellvertretender Direktor der Klinik und Poliklinik für Neurolo-gie am Campus Mitte (CCM) der Charité – Universitätsmedizin Berlin

Prof. Dr. med. Dipl.-Psych. Andreas Ferbert Direktor der Klinik für Neurologie am Klinikum Kassel

PD Dr. med. Stefanie Förderreuther Oberärztin der Neurologischen Klinik und Poliklinik des Klinikums der Ludwig-Maximilians-Universität München

Prof. Dr. med. Roland Gärtner Oberarzt i.R. der Medizinischen Klinik und Poliklinik IV des Klinikums der Ludwig-Maximilians-Universität München

Prof. Dr. med. Michael-Wolfgang Görtler Geschäftsführender Oberarzt der Klinik für Neurologie und Klinik für Stereotaktische Neurochirurgie des Universitätsklinikums Magdeburg der Otto-von-Guericke-Universität

Prof. Dr. med. Egbert Herting Direktor der Klinik für Kinder- und Jugendmedizin der Universität zu Lübeck am Universitätsklinikum Schleswig-Holstein

Prof. Dr. med. Heinrich Lanfermann Direktor des Instituts für Diagnostische und Interventionelle Neuroradiologie des Zentrums Radiologie der Medizinischen Hochschule Hannover

PD Dr. med. Jochen Machetanz Chefarzt der Neurologischen Klinik am Städtischen Krankenhaus Dresden-Neustad

PD Dr. med. Dr. rer. nat. Harald Mückter Walther-Straub-Institut für Pharmakologie und Toxikologie der Medizinischen Klinik der Ludwig-Maximilians-Universität München

Prof. Dr. med. Michael Quintel Direktor der Klinik für Anästhesiologie der Universitätsmedizin Göttingen

Prof. Dr. med. Bernhard Roth Emeritierter Stellvertretender Direktor der Klinik und Poliklinik für Kinder- und Jugendmedizin und Leiter der Neonatologie und pädiatrischen Intensivstation der Universitätsklinik Köln

Prof. Dr. med. Dr. rer. Nat. Ottmar Schober Emeritierter Direktor der Klinik für Nuklearmedizin, Zentrum für Strahlenmedizin, der Westfälischen Wilhelm-Universität Münster

Prof. Dr. med. Dr. h.c. Peter C. Scriba Vorsitzender des Wissenschaftlichen Beirats der Bundesärztekammer, emeritierter Direktor der Medizinischen Klinik Innenstadt der Ludwig-Maximilians-Universität München

Prof. Dr. med. Jörg-Christian Tonn (Vorsitzender) Direktor der Neurochirurgischen Klinik und Poliklinik am Campus Großhadern des Klinikums der Ludwig-Maximilians-Universität München

Dr. med. Martina Wenker Vizepräsidentin der Bundesärztekammer, Berlin, und Präsidentin der Landesärztekammer Niedersachsen, Hannover

Von der Zentralen Ethikkommission bei der Bundesärztekammer benannte Mitglieder

Prof. Dr. phil. Dieter Birnbacher Emeritierter Lehrstuhlinhaber für Praktische Philosophie am Institut für Philosophie der Heinrich-Heine-Universität DüsseldorfProf. Dr. theol. Franz Josef Bormann Lehrstuhl für Moraltheologie (Theologische Ethik I) an der Katholisch-Theologischen Fakultät der Eberhard-Karls-Universität Tübingen

Prof. Dr. jur. Friedhelm Hufen Lehrstuhl für Öffentliches Recht – Staats- und Verwaltungsrecht an der Johannes Gutenberg-Universität Mainz

Prof. Dr. jur. Jochen Taupitz Lehrstuhl für Bürgerliches Recht, Zivilprozessrecht, internationales Privatrecht und Rechtsvergleichung der Fakultät für Rechtswissenschaft und Volkswirtschaftslehre der Universität Mannheim

Weitere, gemäß § 16 Abs. 2 TPG zu beteiligende Sachverständige

Deutsche Stiftung Organtransplantation
Dr. med. Detlef Bösebeck
Deutsche Transplantationsgesellschaft
Prof. Dr. med. Björn Nashan
Gesundheitsministerkonferenz
Dr. med. Thomas Lamberty (Saarland, bis 31.12.2012);
Petra Untze und vertretungsweise Dr. med. Ulrich Widders (Brandenburg, 01.01.2013–31.12.2013);
Gordon Nelkner (Hamburg, 01.01.2014–15.09.2014);
Dirk Everding (Hamburg, ab 16.09.2014)
GKV-Spitzenverband
Dr. Wulf-Dietrich Leber
Stiftung Eurotransplant
Dr. med. Axel Rahmel (bis 31.03.2014);
Prof. Dr. med. Bruno Meiser (ab 01.04.2014)

Schlüsselwörter

Todesfeststellung, Bestätigung des Todes, irreversibler Hirnfunktionsausfall, Hirntod

Mtglieder des Arbeitskeises und gemäß §16 Ans. 2 TPG zu bestellende Sachverständige sowie Ständige Gäste und Berater

Vom Wissenschaftlichen Beirat der Bundesärztekammer benannte Mitglieder

Prof. Dr. med. Heinz Angstwurm (Stellvertretender Vorsitzender) Leiter i.R. des Neurologischen Konziliardienstes der Innenstadtkliniken der Ludwig-Maximilian-Universität München

Prof. Dr. med. Staphan Brandt Stellvertrender Direktor der Kinik und Poliklinik für Neurologie am Campus Mitte (CCM) der Charité – Universitätsmedizin Berlin

Prof. Dr. med. Dipl.-Psych. Andreas Ferbert Direktor der Klinik für Neurologie am Klinikum Kassel

PD Dr. med. Stefanie Förderreuter Oberärztin der Neurologischen Klinik und Poliklinik des Klinikums der Ludwig-Maximilian-Universität München

Prof. Dr. med. Roland Gärtner Oberarzt i.R. der Medizinischen Klinik und Poliklinik IV des Klinikums der Lunwig-Maximilian-Universität München

Prof. Dr. med. Michael-Wolfgang Görtler Geschäftsführender Oberarzt der Klinik für Neurologie und Klinik für Stereotaktische Neurochirurgie des Universitätsklinikums Magdeburg der Otto-von-Guericke-Universität

Prof. Dr. med. Egbert Herting Direktor der Klinik für Kinder- und Jugendmedizin der Universität zu Lübeck am Universitätsklinikum Schleswig-Holstein

Prof. Dr. med. Heinrich Lanfermann Direktor des Instituts für Diagnostische und Interventionelle Neuroradiologie des Zentrums Radiologie der Medizinischen Hochschule Hannover

PD Dr. med. Jochen Machetanz Chefarzt der Neurologischen Klinik am Städtischen Krankenhaus Dresden-Neustadt

PD Dr. med. Dr. rer. Nat. Harald Mückter Walter-Straub-Institut für Pharmakologie und Toxikologie der Medizinischen Klinik der Ludwig-Maximilian-Universität München

Prof. Dr. med. Michael Quintel Direktor der Klinik für Anästhesiologie der Universitätsmedizin Göttingen

Prof. dr. med. Bernhard Roth Emeritierter Stellvertretender Direktor der Klinik und Poliklinik für Kinder- und Jugendmedizin und Leier der Neonatologie und pädiatrischen Intensivstation der Universität Köln

Prof. Dr. med. Dr. rer. nat. Otmar Schober Emeritierter Direktor der Klink für Nuklearmedizin, Zentrum für Strahlenmedizin, der Westfälischen Wilherl-Universität Münster

Prof. Dr. med. Dr. h.c. Peter C. Scriba Vorsitzender des Wissenschaftlichen Beirats der Bundesärztekammer, emeritierter Direktor der Medizinischen Klinik Innenstadt der Ludwig-Maximilians-Universität München

Prof. Dr. med. Jörg-Christian Tonn (Vorsitzender) Direktor der Neurochirurgischen Klinik und Poliklinik am Campus Großhadern des Klinikums der Ludwig-Maximilians-Universität München

Dr. med. Martina Wenker Vizepräsidentin der Bundesärztekammer, Berlin, und Präsidentin der Landesärztekammer Niedersachsen, Hannover

Von der Zentralen Ethikkommission bei der Bundesärztekammer benannte Mitglieder

Prof. Dr. phil. Dieter Birnbacher Emeritierter Lehrstuhlinhaber für Praktische Philosophie am Institut für Philosophie der Heinrich-Heine-Universität Düsseldorf

Prof. Dr. theol. Franz Josef Bormann Lehrstuhl für Moraltheologie (Theologische Ethik I) an der Katholisch-Theologischen Fakultät der Eberhard-Karls-Universität Tübingen

Prof. Dr. jur. Friedhelm Hufen Lehrstuhl für Öffentliches Recht – Staats- und Verwaltungsrecht an der Johannes Gutenberg-Universität Mainz

Prof. Dr. jur. Jochen Taupitz Lehrstuhl für Bürgerliches Recht, Zivilprozessrecht, internationales Privatrecht und Rechtsvergleichung der Fakultät für Rechtswissenschaft und Volkswirtschaftslehre der Universität Mannheim

Weitere, gemäß § 16 Abs. 2 TPG zu beteiligende Sachverständige

Deutsche Stiftung Organtransplantation
Dr. med. Detlef Bösebeck

Deutsche Transplantationsgesellschaft
Prof. Dr. med. Björn Nashan

Gesundheitsministerkonferenz
Dr. med. Thomas Lamberty (Saarland, bis 31.12.2012);
Petra Untze und vertretungsweise *Dr. med. Ulrich Widders* (Brandenburg, 01.01.2013–31.12.2013);
Gordon Nelkner (Hamburg, 01.01.2014–15.09.2014);
Dirk Everding (Hamburg, ab 16.09.2014)

GKV-Spitzenverband
Dr. Wulf-Dietrich Leber

Stiftung Eurotransplant
Dr. med. Axel Rahmel (bis 31.03.2014);
Prof. Dr. med. Bruno Meiser (ab 01.04.2014)

Deutsche Krankenhausgesellschaft
Dr. med. Bernd Metzinger, MPH (bis 01.11.2012);
Axel Mertens, MBA (02.11.2012 bis 01.04.2013);
Dr. med. Maria Wagner (ab 02.04.2013)

Ständiger Gast

Bundesministerium für Gesundheit, Bonn
Dr. med. Ute Schwartz (ab 28.10.2013)

Beratend mitgewirkt

Manfred Brüggemann Referent des Dezernates Qualitätsmanagement, Qualitätssicherung und Patientensicherheit der Bundesärztekammer, Berlin

Ines Chop Referentin des Dezernates Qualitätsmanagement, Qualitätssicherung und Patientensicherheit der Bundesärztekammer, Berlin

Prof. Dr. med. Florian Eyer Ärztlicher Leiter der Abteilung für Klinische Toxikologie und Giftnotruf München des Klinikums rechts der Isar der Technischen Universität München

Dr. med. Annette Güntert Leiterin des Dezernates Ärztliche Aus- und Weiterbildung der Bundesärztekammer, Berlin

Dr. jur. Marlis Hübner Leiterin der Rechtsabteilung der Bundesärztekammer, Berlin

PD Dr. med. Stephan Schreiber Oberarzt der Klinik für Neurologie mit Experimenteller Neurolo-gie am Campus Mitte (CCM) der Charité – Universitätsmedizin Berlin

Dr. rer. nat. Ulrich Zorn, MPH Leiter des Dezernates Qualitätsmanagement, Qualitätssicherung und Patientensicherheit der Bundesärztekammer, Berlin

Korrespondenzanschrift

Bundesärztekammer
Dezernat Wissenschaft, Forschung und Ethik
Herbert-Lewin-Platz 1, 10623 Berlin
E-Mail: dezernat6@baek.de

Literatur

Allgemeine Literatur

- Tagungsbände bzw. Kongressbände der DSO
  Juni 2006 in Frankfurt
  Juni 2007 in Berlin
  Juni 2008 in Frankfurt
  Juli 2011 in Frankfurt
  November 2012 in Berlin
- L.N. Tolstoj: Der Tod des Iwan Ijitsch, Insel, 1985
- L.N. Tolstoj: Wieviel Erde braucht der Mensch?, Insel, 1989
- P. Aries: Geschichte des Todes, DTV, 1997
- M. Pistorius: Als ich unsichtbar war, Bastei Lübbe, Dezember 2012
- J. Tavalaro/ R. Tayson: Bis auf den Grund des Ozeans, Herder, 1998
- H. Strätling-Tölle: 50 Tage intensiv, Mabuse, 2000
- S. Grof/J. Halifax: Die Begegnung mit dem Tod, Klett/Kotta 1992
- T. Klie/J.C. Student: Die Patientenverfügung, Herder, 2001
- H. Thomas (Hg): Menschlichkeit der Medizin, Herford, 1993
- M. Jung: Verweigertes Leben, verweigerter Tod, Erlangen, 1995
- S. Hahn (Hg): Und der Tod wird nicht mehr sein..., Darmstadt, 1997
- J.C. Eccles: Wie das Selbst das Gehirn steuert, Piper, München, 1994
- K.R. Popper, J.C. Eccles: Das Ich und sein Gehirn, Piper 1987
- E. Alexander: Blick in die Ewigkeit, Ansata, München, 2013
- Jäger U., Klee, B.: Mein unglaubliches Leben mit einem Mann, der sein Gedächtnis verlor und nach 25 Jahren wiederfand, Adeo, 2015
- A.R. Damasio: Descates' Irrtum, München 1997
- A.R. Damasio: Ich fühle, also bin ich, List, Berlin, 2004
- K. Langbein, Ch. Skalnik: Leben verlängern – um jeden Preis?, München, 1996
- A. Huxley: Schöne neue Welt, Fischer, 1996
- E. Alexander: Blick in die Ewigkeit, Ansata, 2012
- R. Hegselmann, R. Merkel (Hrg.): Zur Debatte über Euthanasie, Suhrkamp, 1992
- U. Tröhler, S. Reiter-Theil (Hrg.): Ethik und Medizin, Wallstein,1997
- U. Eibach: Menschenwürde an den Grenzen des Lebens, Neukirchen 2000
- P. Rossi: Die Geburt der modernen Wissenschaft in Europa, C.H. Beck, 1997
- R. Junck, H.J. Mundt (Hrsg.): Das umstrittene Experiment: Der Mensch, J. Schweitzer Verlag, Frankfurt,1988
- E. Wellendorf: Mit dem Herzen eines anderen leben, MayerInfo3 Verlag, Frankfurt a.M. 2014
- M. de Kerangal: Die Lebenden reparieren, Suhrkamp, 2015
- G. Maio: Medizin ohne Maß?, Trias, Stuttgart, 2014
- G. Maio: Medizin in einer Gesellschaft, die kein Schicksal duldet, Zeitschrift für medizinische Ethik, Heft 2, 2011
- P. van Lommel: Endloses Bewusstsein, Patmos, 2011

– G. Feuerstein: Das Transplantationssystem, Weinheim 1995
– J.S. Ach, M. Quante (Hrsg.): Hirntod und Organverpflanzung, Stuttgart, 1999
– J.F. Dumoulin: Organtransplantation in der Schweiz, Stämpfli, 1998
– Transplantationskodex der Deutschen Transplantationsgesellschaft, 2013, auch im Deutschen Ärzteblatt, 23.12.2013
– Largiader, F., Sturm A., Wicki, O.: Organtransplantation, Thieme Verlag 1996
– A.W. Bauer: Hirntod und Transplantationsmedizin: Sterben als soziales Konstrukt?, Vorträge am 15.12.16, UNI Heidelberg, Teil 1 und 2.
– Brenner, P.J.: Menschenwürde, Menschenrechte, Menschenpflichten, Universitas, Nr. 862, April 2018
– Löbbert, R., Diaz L.: Muss sich schämen, wer seine Niere nicht hergeben will?, ZEIT ONLINE, 7.8.2016

Kapitel 1 – Einführung

– A. Piper: Einführung in die Ethik, Tübingen, 1994
– M. Schlick: Fragen der Ethik, Frankfurt, 1984
– O. Höffe: Lexikon der Ethik, München, 1997
– M. Hauskeller: Geschichte der Ethik, München. 1997
– J.P. Wils, D. Mieth: Grundbegriffe der christlichen Ethik, Paderborn, 1992
– R. Spaemann: Grenzen, zur ethischen Dimension des Handelns, Stuttgart, 2001
– P. Singer: Praktische Ethik, Stuttgart, 1984
– N. Hoerster: Sterbehilfe im säkularen Staat, Frankfurt, 1998
– P.U. Unschuld: Ware Gesundheit, München, 2009
– J.S. Ach, A. Gaidt (Hrsg.): Herausforderungen der Bioethik, Stuttgart 1993
– O. Höffe: Einführung in die utilitaristische Ethik, Tübingen, 1992
– J. Bonelli, E.H. Prat (Hrsg.): Leben-Sterben-Euthanasie?, Wien, 2000
– H.M. Sass: Hilflose Helfer, ZEIT-Punkte, Nr.2, 1995
– D. Birnbacher: Der Hirntod – eine pragmatische Verteidigung, in Jahrbuch für Recht und Ethik, Band 15, 2007, S. 459
– K. Jaspers, Der Arzt im technischen Zeitalter, Piper, 1986,1999
– I. Kant: Was ist Aufklärung?, Göttingen, 1994
– Th. Von Uexküll, W. Wesiack: Theorie der Humanmedizin, München 1991
– L. Honnefelder: Der Menschenrechtsgedanke und die Herausforderung durch die moderne Biomedizin, in Hoffmann, Th.S., Schweidler W.: Normenkultur versus Nutzenkultur, Berlin, 2006
– W. Schweidler: Normenkultur versus Nutzenkultur: Worüber streitet die Bioethik?, in Hoffmann, Th.S., Schweidler W.: Normenkultur versus Nutzenkultur, Berlin, 2006
– D. Mieth: Die ungeteilte Menschenwürde. Christliche Bioethik im gesellschaftlichen Diskurs, in Hoffmann, Th.S., Schweidler W.: Normenkultur versus Nutzenkultur, Berlin, 2006
– E. Husserl: Arbeiten an den Phänomenen, Übergänge, Fink Verlag, München, 2003
– E. Husserl: Phänomenologie der Lebenswelt, Ausgewählte Texte, I und II, Reclam 1985 und 1986
– E. Husserl: Die Konstitution der geistigen Welt, Meiner Verlag, Hamburg, 1984

– E. Husserl: Die Idee der Phänomenologie, Meiner Verlag, Hamburg, 1986
– E. Husserl: Ideen zu einer reinen Phänomenologie und phänomenologischen Philosophie, Tübingen, 1993
– M. Buber: Das Problem des Menschen, Heidelberg, 1982
– M. Buber: Gottesfinsternis, Gerlingen, 1994
– A. Hügli/P. Lübke: Philosophie-Lexikon, Rowohlt, 1991
– O. Höffe: Klassiker der Philosophie, Band I und II, Beck, 1995
– W. Röd: Der Weg der Philosophie, Beck, 1996
– W. Röd: Geschichte der Philosophie in 12 Bänden, Beck, München
– Piper, J.: Schriften zur Philosophischen Anthropologie und Ethik, Band 4 und 5, Meiner, Hamburg, 1997
– A. Manzei: Hirntod, Herztod, ganz tot?, Mabuse Verlag, 1997
– Angstwurm, H.: Der vollständige und endgültige Hirnausfall als sicheres Todeszeichen des Menschen, in Hoff, J., In der Schmitten, J.: Wann ist der Mensch tot? Rowohlt, Hamburg, 1994
– M. Wunder, Tz. Neuer-Miebach (Hrsg.): Bio-Ethik und die Zukunft der Medizin, Bonn, 1998
– DSO: Kein Weg mehr zurück
– Habermas, J.: Die Zukunft der menschlichen Natur, Frankfurt 2001
– Quante M.: Personales Leben und menschlicher Tod, Frankfurt, 2002
– Unschuld, P.U.: Ware Gesundheit, München 2009
– Jung M.: Verweigertes Leben, verweigerter Tod, Erlangen 1995
– Philosophisches Jahrbusch 100 Jahrgang, 1993 2. Halbband, Freiburg
– Bauer, M.: Offen bleiben, Stuttgarter Zeitung, 14–15–16 Mai 2016
– Bauer, A.W.: Normative Entgrenzung, Wiesbaden 2017

Kapitel 2 – Objektive Wissenschaft: Paradigmen in der Medizin

– R.F. Feynman: Was soll das alles? Gedanken eines Physikers, München 1999
– I. Lakatos: Die Methodologie der wissenschaftlichen Forschungsprogramme, Vieweg, Braunschweig, 1982.
– W. Röd: Der Weg der Philosophie, Beck, München, 1994
– Deutsches Ärzteblatt, 95, Heft 30, 24.7.1998
– Richtlinien zur Feststellung des Hirntodes, Dritte Fortschreibung 1997, Deutsches Ärzteblatt, 24. Juli. 1998
– Richtlinie für die Regeln zur Feststellung des Todes, Vierte Fortschreibung, Deutsches Ärzteblatt, 30.März. 2015
– P. Strasser: Der Weg nach draußen, Suhrkamp, Frankfurt, 2000
– H.P. Dürr: Ist Biologie nur Physik?, Universitas, Nr. 607, Januar 1997
– H.P. Dürr: Das Netz des Physikers, Hanser, München, 1988
– A. Eddington: The Philosophy of Physical Science, 1939
– Verhoog, H.: Reduktionistisches und organisches Denken, in: Hrsg: Louis Bolk Institut, Driebergen, NL: Genmanipulation an Pflanze, Tier und Mensch, Verlag Freies Geistesleben, Stuttgart, 1994
– W. Heisenberg: Physik und Philosophie, Hirzel, Stuttgart, 2000
– W. Heisenberg: Der Teil und das Ganze, Piper, München, 1969
– K.R. Popper: Logik der Forschung, Mohr, Tübingen, 1984

– C.F. von Weizsäcker: Der Garten des Menschlichen, Hanser, München, 1977
– H. Pietschmann: Das Ende des naturwissenschaftlichen Zeitalters, Stuttgart, 1995
– K. Jaspers: Was ist der Mensch?, Piper, München, 2000
– K. Jaspers: Der Arzt im technischen Zeitalter, Piper, München, 1999
– Th. von Uexküll und W. Wesiack, Theorie der Humanmedizin, München, 1991
– L. Fleck: Entstehung und Entwicklung einer wissenschaftlichen Tatsache, Suhrkamp, Frankfurt 1980
– L. Fleck: Erfahrung und Tatsache, Suhrkamp, Frankfurt, 1983
– Th.S. Kuhn: Die Struktur wissenschaftlicher Revolutionen, Suhrkamp, 1988
– P. Rossi: Die Geburt der modernen Wissenschaft in Europa, Beck, München, 1997
– H.P. Fischer: Die andere Bildung, Ullstein, München, 2001
– W. Harvey: Die Bewegung des Herzens und des Blutes, Leipzig, 1910
– H.C. Kümmell: Die Hetz-Kreislauf-Idee, Stuttgart 1985
– P. Bavastro/H.C. Kümmell (Hrsg.): Das Herz des Menschen, Stuttgart, 1999
– K. Dörner: Der gute Arzt, Schattauer, Stuttgart, 2001

Kapitel 3 – Anfrage an das Menschenbild

– G. Lindemann: Die Interpretation „Hirntod“, in T. Schlich, C. Wiesemann: Hirntod, Frankfurt, 2001
– W. Weischedel: Die philosophische Hintertreppe, München, 1996
– L. Geisler: Ist die Hirntod-Definition aus biologisch-medizinischer Sicht plausibel?, Vortrag 19.1.2008 in Bonn
– R. Specht: Descartes, Rowohlt, April 1992
– W. Röd: Der Weg der Philosophie, Band II, München, 1996
– R. Steiner: Die Rätzel der Philosophie, GA 18
– W. Röd: Geschichte der Philosophie, Band VII, München 1999
– A. Damasio: Descartes Irrtum, München, 1997
– R. Descartes: Philosophische Schriften, Meiner Verlag, 1996
– O. Höffe: Klassiker der Philosophie, Beck Verlag, München, 1994
– E. Böcher: Die Enthumanisierung der Medizin, Warendorf 2010
– A.W. Bauer: Anthropologische Grundlagen der Medizin, Imago Hominis, Band 20, Heft 3, S. 173–184, 2013
– A.W. Bauer: Heilen durch töten?, Universitas, Februar 2007, Nr. 728.
– A.W. Bauer: Wo bleibt die Würde des Menschen?, Universitas, November 2007, Nr. 737
– M. Gronemeyer: Der Tod tanzt aus der Reihe, Universitas, November 2007, Nr. 737
– L.S. Geisler: Das Menschenbild der Transplantationsmedizin, Vortrag am 1.12. 2007
– L.S. Geisler: Zwischen Tun und Lassen, Frankfurt am Main, 2008
– L. Geisler: Organtransplantation aus medizinischer Sicht – ethische, gesundheitspolitische Fragestellungen und gesellschaftlicher Rahmen. In: Wege zum Menschen, Heft 4, 48.Jahrgang, Göttingen, 1996, S. 211–224
– L. Geisler: Das Verschwinden des Leibes, Universitas, Nr. 598, 1996, S. 386

– J. Monod: Zufall und Notwendigkeit, München, 1971
– R. Dawkins: Das egoistische Gen, Berlin, 1978
– J. Weizenbaum: Wer erfindet Computermyten, Freiburg, 1993
– J. Weizenbaum: Die Macht der Computer und die Ohnmacht der Vernunft, Suhrkamp, Frankfurt, 1994
– J. Weizenbaum: Kurs auf den Eisberg, Piper, München, 1987
– Schwartz, S.I./Schires, G.T./Spencer, F.C./Stores, E.H.: Principles of Surgery, New York, 1979
– A. Shewmon: „Hirnstammtod“, „Hirntod“ und Tod: Eine kritische Re-Evaluierung behaupteter Äquivalenzen. In Schwedler W., Neumann H.A., Brysch E:,: Menschenleben-Menschenwürde, Lit Verlag, Münster, 2003
– D. Birnbacher, H. Angstwurm, F.W. Eigler, H.B. Wuermeling: Der vollständige und endgültige Ausfall der Hirntätigkeit als Todeszeichen des Menschen – Anthropologischer Hintergrund, Deutsches Ärzteblatt, 5.11.1993, Heft 44, S. 2170
– D. Birnbacher: Hilft der Personenbegriff bei der Lösung bioethischer Fragestellungen?, in W. Schweidler, H.A. Neumann, E. Brysch: Menschenleben-Menschenwürde, LIT, Münster 2003
– R. Spaemann: Sind alle Menschen Personen?, in W. Schweidler, H.A. Neumann, E. Brysch: Menschenleben-Menschenwürde, LIT, Münster 2003
– R. Stoecker: Metaphysische Personen als moralische Personen, Allg. Zeitschrift für Philosophie, 22(3):245–272 (1997)
– E. Husserl: Die Konstitution der geistigen Welt, F. Meiner Verlag, 1984
– Marion Gräfin Donhoff: Zivilisiert den Kapitalismus, DVA 1997
– J. Hoff, J. In der Schmitten: Wann ist der Mensch Tot?, Rowohlt, 1994, hier besonders der Aufsatz J.P. Wils, Person und Leib
– H. Grewel: Lizenz zum Töten, Klett-Cotta, Stuttgart, 2002
– Gadamer, H.G.: Gesammelte Werke, Hermeneutik 1 und 2, Tübingen, 1990
– Gadamer, H.G.: Über die Verborgenheit der Gesundheit, Suhrkamp, Frankfurt, 1993
– Kessler, H.: Die Welt des Menschen, 1992
– Bergmann, A.: Der entseelte Patient, Aufbau-Verlag, Berlin, 2004
– Viering, K.: Gute Nacht, liebes Gedächtnis, Stuttgarter Zeitung, 9.12.2015
– Grönewald, B.: Biopsychologie: Erinnerungen sind in größter Gefahr, Stuttgarter Zeitung, 23.11.2015
– Gorynia I., Ulrich G.: Bei der Aufklärung zur Oragnspende ist mehr Redlichkeit nötig, Hospizbewegung 5+6, 1996
– Zieger, A.: Personensein, Körperidentität und Beziehungsethik, in Strasser, P./ Starz, E.: Personsein aus bioethischer Sicht, Stuttgart 1997
– A. Zieger: Neuropsychologie und Körpersemantik am Beispiel von Wachkoma-Patienten, Oldenburg
– F.J. Illhardt: Wem gehört der Mensch?, Humanitas, Dortmund, 1996
– Klein, M.: Organspende – Geschenk eines Sterbenden, in Herrmann, U.: Die Seele verpflanzen, Gütersloh 1996
– Hasler, F.: Neuromythologie, Bielefeld, 2012
– Verheerendes Zeugnis für die Hirnforschung, Süddeutsche.de, 11.4.2013
– Schnabel, U.: Die große Neuro-Show, Die ZEIT, 20.2.2014
– Tretter, F.: Brücke zum Bewusstsein, Der Spiegel, 9/2014

- Beckmann J.P. (Hrsg.): Fragen und Probleme einer medizinischen Ethik, de Gruyter, Berlin, 1996
- Hoerster, N.: Definition des Todes und Organtransplantation, in Universitas, Januar 1997
- Hoffmann Th.S., Schweidler W.: Normenkultur vs. Nutzenkultur, De Gruyter, Berlin,2006.
- Hier insbesondere die Arbeiten von D. Mieth und R. Spaemann.
- Quante M.: Personale Leben und menschlicher Tod, Suhrkamp, Frankfurt a.M. 2002
- M. Merleau-Ponty: Phänomenologie der Wahrnehmung, Berlin, 1966, S. 180
- H. Plessner: Lachen und Weinen, Gesammelte Schriften, Band VII, Frankfurt, 1982, S. 247
- A. Brenner: Ich vegetiere, also bin ich, zur Kritik des Hirntodkonzeptes, in O. Müller, G. Maio (Hrsg.): Orientierung am Menschen, Wallenstein Verlag, 2015
- J.P. Beckmann (Hrsg.): Fragen und Probleme einer medizinischen Ethik, de Gruyter, Berlin, 1996
- B. Williams: Problems oft he Self, Cambridge University Press, Cambridge, 1973
- D.B. Linke: Hirnverpflanzung, Rowohlt, Hamburg, 1993
- Gehirntod und Organtransplantation, Eine Anfrage an unser Menschenbild, Wichern-Verlag, Berlin, 1995
- P. Strasser, E. Starz (Hrsg.): Personen aus bioethischer Sicht, Stuttgart, 1997
- M. Quante: Meine Organe und ich, Zeitschrift für medizinische Ethik 42, 1996, S.103
- K. Goldstein: Der Aufbau des Organismus, Fink, Paderborn, 2014
- Geist und Gehirn, Info3 Verlag, 2001
- W. Goetze-Claren: Der Hirntod ist nicht der Tod des Menschen, EthikMed, Heft 1, 1998
- J.F. Spittler: Die Diskussion um den Hirntod-ein Perpetuum mobile, EthikMed, Heft 1, 1998
- O. Tolmein, W. Schweidler (Hg.): Was den Menschen zum Menschen macht, Lit, Münster, 2003
- V. v. Weizäcker: Gesammelte Schriften, Suhrkamp, Frankfurt, 1987
- K. Stapenhorst: Über die biologisch-naturwissenschaftlich unzulässige Gleichsetzung von Hirntod und Individualtod und ihre Folgen für die Medizin, EthikMed(1996) S:79–89
- J. Weizenbaum, Die Verletzbarkeit des Individuums ist groß, Universitas, Nr. 607, Januar 1997
- Th. Fuchs: Die Mechanisierung des Herzens, Suhrkamp, Frankfurt, 1992
- Bauch an Hirn, bitte melden, Interview mit Prof. Holzer, Bauchgefühl, 01/2015
- J. Jordan: Psychokardiologie: wie die Psyche Herzkrankheiten beeinflusst, EHK 2015; 64:140–146
- U. Baureithel/A. Bergmann: Herzloder Tod, Klatt-Kotta, Stuttgart, 1994

Kapitel 4 – Was ist Leben? Wann ist der Mensch tot?

- Bonelli: Der Status des Hirntodes, Wien 1995
- Hinrichsen, K.W.: Die Definition des Lebensendes und die Problematik des Beginns individuellen Lebens, in Ev. Akademie Loccum 63/94, Erzeugung und Beendigung des Lebens?
- Gerthsen-Kneser-Vogel: Physik, 1986
- Dorn: Physik, 1971
- Keller, E.F.: Das Leben neu denken, München 1998
- A. Shewmon: „Hirnstammtod“, „Hirntod“ und Tod: eine kritische Re-Evaluierung behauptet Äquivalez, in Schweidler, W., Neumann, H.A., Brysch, E. Menschenleben – Menschenwürde, Münster, 2003
- Rescher, N.: Die Grenzen der Wissenschaft, Reclam, Stuttgart, 1985
- Schumacher T.: Warum ich nein zur Organspende gesagt habe, München, 2013
- Dürr, H.P., Popp, F.A., Schommers, W.: Elemente des Lebens, Zug, 2000
- Mayr, E.: Das ist Biologie, Heidelberg, 2000
- E. Schrödinger: Mein Leben, meine Weltansicht, Zürich, 1989
- E. Schrödinger: Was ist Leben, München 1989
- E. Schrödinger: Was ist ein Naturgesetz?, München, 1997
- E. Schrödinger: Scienza e umanismo, Sansoni, Firenze, 1970
- Plaxco, K.W., Groß M.: Astrobiologie für Einsteiger, Weinheim, 2012, insbesondere Kapitel: Was ist Leben?
- Borasio, G.D.: Über das Sterben, dtv, München, 2011
- R. Schenk: Kontinuität der Person, Kollegium Philosophicum, Band 2, Frommann-holzboog, Stuttgart 1998

Kapitel 5 – Geschichte der Organverpflanzung

- Zimmer, H.G.: Aufsehenerregende Wunderheilung, Deutsches Ärzteblatt, 17.8.2001
- Gliedmaßen und Gesicht von Selbstmörder verpflanzt, Spiegel online, 23.1.2012
- Welt online: Arme, Bein, Gesicht eines Selbstmörders verpflanzt, 23.1.2012
- Medical Tribune, 1.2.2013: Lebend-Transplantation: je ein Lungenteil von Mutter und Vater
- Ch. Woiesetschläger: Geschichte der Organtransplantation, www.transplant.at
- Die Geschichte der Organtransplantation, www.Organspende-info.de
- Geschichte der Transplantation, www.novartistransplantation.de
- Organtransplantation, www.omeda.de
- Ntv Wissen.de: Gebärmutter von Toten implantiert
- Spiegel Online, 1.8.2008, Ärzte zeigen Bilder von Armtransplantation
- Ärzte Zeitung, 13.9.12: Lebendtransplantation von Lungenlappen geglückt
- ntv Wissen, 19.9.2012: Gebärmutter transplantiert
- Ärzte Zeitung, 19.9.12: Uterus von Müttern an Töchter verpflanzt
- Stuttgarter Zeitung, 19.9.12: Gebärmutter transplantiert
- Baby nach Gebärmutter-Transplantation geboren, Süddeutsche.de, 4.10.2014
- W. Hollersen: Schwedischer Arzt schafft Unfruchtbarkeit ab, Die Welt, 29.12.2015

– N. Weber: Mutter werden mit Mutters Gebärmutter, Spiegel Online, 15.12.2015
– M. Djalali: Gebärmuttertransplantation-ein medizinischs Risiko?, Der Gesundheitsberter, September 2014
– Ärztezeitung, 12.1.2012, S. 8: US Erfolg bei drei Gesichtstransplantationen
– Gesichtstransplantation glückt in Spanien, n-tv, 31.3.2015
– US-Ärzte schenken Mann neues Gesicht, n-tv,16.11.2015
– Aerzteblatt.de vom 26.4.1012
– J. Nephrolog Team, 1–2004
– Welt.de: Britin erhält Raucherlunge und stirbt an Lungenkrebs, 14.1.2013
– n-tv: Junge bekommt mittleren Lungenlappen, 1.7. 2013; Kind erhält sechs neue Organe, 5.2.2012
– AFP,12.4.2013
– dapd, 5.9.2012
– Ch. Berndt: Spender-Lunge dank Gerichtsbeschluss, Süddeutsche.de, 13.7.2013
– Stern.de13.6.2013
– J. Hudec: Baby bekommt neues Herz, NZZ, 2.2.2016
– Kind nach Penistransplantation, Stuttgarter Zeitung, 13.6.2015
– Chirurgen melden erste erfolgreiche Penis-Transplantation, Spiegel online, 13.3.2015
– Organspender war nur 100 Minuten alt, n-tv, 23.4.2015
– Ärzten gelingt Hals-Transplantation, n-tv, 5.5.2015
– Neue Lebenschance durch zweite Lungentransplantation, Schattenblick, 16.12.2009
– R. Bublak: Transplantationsmedizin: Neue Wege in eine bessere Zukunft, ÄrzteZeitung, 1.3.2014
– 28 Gesichter transplantiert – erste Bilanz nach neun Jahren Erfahrung, Medical Tribune, 11.7.2014
– Erste Frau mit Gesichtstransplantation stirbt mit 49 Jahren, Die Welt, 7.9.2016
– Britin erhält Raucherlunge und stirbt an Lungenkrebs, DIE WELT, 19.12.2012
– Frau mit fünf Organen bringt gesundes Kind zur Welt, Süddeutsche.de, 15.3.2013
– Unfruchtbare bringt Baby zur Welt, Spiegel Online, 14.9.2012
– US-Ärzte müssen transplantierte Gebärmutter wieder entfernen, STERN.de, 10.3.2016
– Ch. Berndt: Deutsche Ärzte wollen Gebärmutter verpflanzen, Süddeutsche.de, 20.3.2016
– Wenn das Baby in Omas Gebärmutter heranwächst, Die Welt.de, 13.7.2016
– Schwanger dank gespendeter Gebärmutter, n-tv, 18.7.2016
– Schwanger-dank einer neuen Gebärmutter?, Stuttgarter Zeitung, 1.8.2016
– Bald Babyglück durch fremde Gebärmutter?, Stuttgarter Zeitung, 10.11.2016
– Mit Gebärmuttertransplantation zum Wunschkind, Medical Tribune, 11.11.2016
– Deutsche Ärzte transplantieren erstmals erfolgreich Gebärmutter, Wirtschaftswoche, 25.10.2016
– Weitere Uterustransplantationen geplant, Ärztezeitung, 13–14.1.2017
– Ch. Berndt: Streit um Gebärmutter-Transplantationen, Süddeutsche.de, 25.1.2017
– Hand-Transplantation: SchweizerForschungserfolg, Schattenblick, 23.8.2013

– Ben Chamo S.A.: Körper von Charla Nash stößt transplantiertes Gesicht ab, STERN.de, 5.5.2016
– US-Ärzte müssen transplantierte Gebärmutter wieder entfernen, STERN.de, 5.5.2016
– Ärzte in Boston transplantieren Penis, n-tv, 16.5.2016
– Erster Penis in den USA transplantiert, ÄrzteZeitung, 18.5.2016
– Ebbinghaus, A., Dörner, K.: Vernichten und Heilen, Aufbau Verlag, Berlin 2001
– Sechs Tage ohne Lunge überlebt, Stuttgarter Zeitung, 27.1.2017
– Diese Frau überlebte sechs Tage ohne Lunge, WELT n24, 26.1.2017
– Kanadierin lebt sechs Tage ohne Lunge, ntv, 26.1.2017
– Jay,7, erhält fünf neue Organe in einer Operation, Spiegel online, 25.4.2018
– Erstmals erhält ein Mann zum zweiten Mal ein neues Gesicht, Spiegel Online, 19.4.2018
– Zylka-Menhorn, V.: Es gibt keine wirkliche Alternative zum menschlichen Herzen, Deutsches Ärzteblatt, 8.1.2018
– Reichart, B.: Wir müssen alles versuchen, um die Not der Menschen zu lindern, die verzweifelt auf ein Herz oder andre Organe warten, Die Zeit, 30.11.2017
– Siegmund-Schulze, N.: Transplantationen: Zentrales Ziel nach 20 Jahren verfehlr, ÄrzteZeitung, 8/9.12.2017
– Gravierender Mangel an Organen, Deutsches Ärzteblatt, 8.12.2017
– Die Kontrollen wirken, Tagesschau.de,6.12.2017
– Baby nach Gebärmuttertransplantation geboren, SpiegelOnline, 6.12.2017
– Erster Fall in den USA: Baby nach Gebärmuttertransplantation geboren, Stern.de, 3.12.2017
– Mißlbeck, A.: Zeitreise zur ersten Herztranspantation, ÄrzteZeitung, 1/2.12.2017
– Sensation vor 50 Jahren: die erste Herztransplantation, Stuttgarter Zeitung, 2/3.12.2017
– Armstrong, U.: 50 Jahre Herztransplantation, Der Hausarzt, 19/2017
– Eine Herzensangelegenheit wird 50, Der Allgemeinarzt, 1/2018
– Gerechtere Herzen, Medical Tribune, 24.11.2017 und Dezember 2017
– Hat die Forschung bald alle Probleme gelöst? Möglichkeiten zum Ersatz von Organen, Schattenblick, 26.10.2017
– Zion kann wieder spielen, erste Doppeltransplantation von Händen, Spiegel online, 19.7.2017

Kapitel 6–7 – Einige Zahlen – Modalitäten

– DSO Jahresberichte 2006 bis 2017
– Organspende stabil geblieben, der niedergelassene Arzt, 02/2016
– Mehr Organspenden, Diabetes, Stoffwechsel und Herz, Band 25, 1/2016
– S. Müller: Revival der Hirntod-Debatte: funktionelle Bildgebung für die Hirntod-Diagnostik, Ethik Med, Band 22, Heft 1, 3.2010, S. 1
– www.cts.org sowie www.klinikum.uni-heidelberg.de/Transplantations-Immunologie
– Organtransplantation und Organspende, Gesundheitsberichterstattung des Bundes, Heft 17, Oktober 2003

– Fast jeder zweite ist Organspender, Deutsches Ärzteblatt, Heft 42, 18.10.2013
– Vertrauen ist etwas Zerbrechliches, Deutsches Ärzteblatt, Heft 45, 8. November 2013
– R. Bublak: Organspende in Deutschland, Ärztezeitung, 19/20. Juni 2015
– M. Giacomini: A Change of Heart and a Change of Mind? Technology and the Redefinition of Death in 1968, Soc. Sci. Med. Vol. 44, Nr. 10, pp. 1465–1482, 1997
– Bereitschaft zur Organspende gestiegen, Deutsches Ärzteblatt, 26.2.1999
– Überzeugungsarbeit an der Nahtstelle zwischen Leben und Tod, Deutsches Ärzteblatt, 9.8.1999
– Die Bedenken sind kaum ausgeräumt, Deutsches Ärzteblatt, 7.5.1999
– Längere Wartezeiten, Deutsches Ärzteblatt, 15.12.2000
– Klare Richtlinien, aber zu wenig Spender, CardioNews, 3/2000
– Anzahl der Spenderorgane reicht nicht aus, Deutsches Ärzteblatt, 21.9.2001
– Deutschland könnte mehr Spenderorgane haben, wenn Kliniken ihre Meldepflicht beachten würden, ÄrzteZeitung, Februar 2001, Ausgabe 1
– Der Bedarf an Organen ist immer noch nicht gedeckt, ÄrzteZeitung, Nr.6 September 2002
– Organspende – Note mangelhaft, Cardio News, 7–8/2002
– E. Funke: Sechs Jahre lang warten auf eine Niere, Stuttgarter Nachrichten, 30.3.2002
– Zahl der Organspender stark gestiegen, Stuttgarter Zeitung, 1.6.2002
– Weniger Nieren im Klinikum verpflanzt, Stuttgarter Zeitung, 16.8.2002
– Organtransplantation im europäischen Vergleich, Management und Krankenhaus, 8/2002
– Geld für Organspenden?, Sonnrag Aktuell, 15.12.2002
– Zahl der Organspenden bleibt auf alte Niveau, Cardio News, 3/2005
– Hackenbroch, V., Ludwig U.: Tod auf der Warteliste, Der Spiegel, 11/2005
– Spielberg P.: Tod auf der Warteliste-auch 40 Jahre nach Eurotransplant, Ärzte-Zeitung, 28–29.9.2007
– Mehr Organspender 2007, N-TV, 17.1.2008
– Organspende: Spanier sind sehr spendabel, CME, 9.2007
– Kliniken sind schuld am Organmangel?, Medical Tribune, 8.6.2007
– Organmangel: Klinikärzte kontern Vorwürfe, Ärztliche Praxis, 5.6.2007
– Lautenschläger, S.: Nur eine Organspende kann das Leben anderer Retten, Arzt und Wirtschaft, 9.2007
– Nicht genug Zeit für die Organentnahme?, Ärztliche Praxis, 29.5.2007
– Ärzte Zeitung, 10.6.2008: Thema Organspenden: Es fehlt an Transparenz sowie: Ein neues Herz beschert Wolfgang Prinz zwei Geburtstage
– Kampagne im Norden wirbt für Organspenden, Ärzte Zeitung, 23–24.5.2008
– Mehr Organspenden, mehr Transplantationen, Der Allgemeinarzt, 9/2008
– Organspender sind Mangelware, Sonntag Aktuell, 8.6.2008
– Fast jeder kann nach dem Tod Organe spenden, Ärzte Zeitung, 2.6.2008
– ÄrzteZeitung, 14.7.2008: Abwärtstrend bei Spendern und Organen sowie: Widerspruchslösung in Deutschland ist undenkbar.
– Zahl der Organspender um fast zehn Prozent gesunken, ÄrzteZeitung, 15.1.2009
– Warum gibt es viel zu wenig Organspender?, ÄrzteZeitung, 9–10.1.2009

– Th. Hommel: Beim Thema Organspende sehen Experten vor allem die Krankenhäuser in der Pflicht, ÄrzteZeitung, 23–24.10.2009
– Wartelisten für Organe wachsen seltweit, ÄrzteZeitung, 1.10.2009
– Deutlich weniger Organspender in 2008, Mitteilung der DSO, aus Der Niedergelassenen Arzt, 2/2009
– N. Siegmund-Schulze: Spenderorgan-Mangel: Sind finanzielle Anreize oder mehr Prävention die Lösung?, ÄrzteZeitung, 12.11.2009
– P. Smith: Organspende – das heißt: ein zweites Leben Schenken, ÄrzteZeitung, 5–6.6.2009
– R. Beerheide: BÄK plädiert für Änderungen am Transplantationsgesetz, ÄrzteZeitung, März 2009
– Organspende ist Leben, Der Neidergelassene Arzt, 10/2009
– Otto, G. et al.: Kritische Situation, Deutsches Ärzteblatt, 30.1.2009
– Das Hauptproblem: Jemand muss dran denken!, CME 10.2009
– „Es geht um das Überleben von Menschen-wir müssen aktiv für Organspende werben“, ÄrzteZeitung, 10.12.2009
– Jäger, M.D., Schlitt H.J.: Organmangel limitiert Erfolge der Transplantationsmedizin, Deutsches Ärzteblatt, 8.1.2001
– Organspender dringend gesucht, Süddeutsche.de, 13.4.2015
– Bereitschaft zur Organspende stiegt wieder, faz.net, 1.6.2015
– Organspende: Lost in Transplantation?, DocCheck, 15.6.2015
– Einstellung zur Organspende verbessert sich, Der niedergelassene Arzt, 6.2015
– Auch 2009 kaum mehr Spender, Der niedergelassene Arzt, 2/2010
– Schiner, S.: Fehlende Kommunikation verhindert viele Organspenden, ÄrzteZeitung, 13.4.2010
– Mehr Sicherheit für Arzt und Patient, Deutsches Ärzteblatt, 4.4.2014
– Ch. Fuhr: Organspende: Stabile Zahlen auf niedrigem Niveau, ÄrzteZeitung, 6/7.11.205
– Bonus für Bereitschaft zur Organspende, ÄrzteZeitung, 25.1.2010
– Organspenden mit Bonus und Malus verknüpfen, Medical Tribune, 11.11.2011
– Gesundheitsökonomen für Bonus-Malus-Regelung, Deutsches Ärzteblatt, 11.11.2011
– Wikipedia: Organspende, stand 3.4.2016
– R. Erlinger: Organspenden nur für Organspender?, SüddeutscheZeitungMagazin, Heft 49/2016
– Organspende: Lauterbach für Widerspruchslösung, Stuttgarter Zeitung, 25.10.2016
– J. Haase: Wenn der Tod alle Deutschen automatisch zu Organspendern macht, Welt n24, 6.1.2017
– Zahlen erreichen erneut Tiefstand, Deutsches Ärzteblatt, 20.1.2017
– P. Sörensen, S.J. Kousgard: Barriers toward organ donation in a Danish University Hospital, Acta Anaesthesiologica Scandinavica, 10.1.2017 – sowie R. Bublak: Mangel an Organen: werden möglice Spender einfach übersehen?, ÄrzteZeitung, 1.2.2017
– Zahl der Organspenden weiterhin niedrig, Ärzteblatt Badenwürtteberg, 2/2017
– E. Richter-Kuhlmann: Debatte um Systemwechsel, Deutsches Ärzteblatt, 20.4.18, S. A738
– Spiegel Online, 13.1.18; Zahl der Organspender in Deutschland fällt auf 769

– n-tv: 13.1.18: Kritische Marke unterschritten: Deutsche sind kaum zur Organspende bereit
– Ch. Berndt: Zahl der Orgaspender sinkt auf historisches Tief; Wollen wir Organspende? Dann tut etwas! Süddeutsche.de, 12.1.18
– B. Meiser: Rettet die Organspende!, Süddeutsche.de, 12.1.2018
– M. Dugge: Spanien ganz vorn, Tagesschau.de, 16.1.2018
– H. Le Ker et al.: Wieso werden in Deutschland so wenig Organe gespendet?, Spiegel Online, 12.1.2018
– U. von Leszczynski: Warum es so wenige Organspender gibt, Welt N24, 14.1.2018
– E. Chläfer: Wir brauchen eine Kultur der Organspende, Frankfurter Allgemeine, 14.1.2018
– Rekord bei Organspendern in der Schweiz, NZZ, 15.1.2ß18
– Deutschland wird zum Sonderfall in Europa, Süddeutsche Z. 14.2.2018
– A. Nihm: Wird die Organspende zum Normalfall? Frankfurter Allgemeine, 9.4.2018
– Das wollen ihre Patienten wissen, Arzt und Wirtschaft, 3/2018
– Niedrigster Stand seit 20 Jahren, Deutsches Ärzteblatt, 19.1.2018, S. 56
– Bury, M.: Organspende schenkt 31 Lebensjahre; es geht um Tod-und um Leben, Stuttgarter Zeitung, 31.1.2018
– Die Frage der Organspende muss in Kliniken präsenter werden, Deutsches Ärteblatt, 23.2.2018, S. 312
– Montgomery spricht sich für Widerspruchslösung aus, Deutsches Ärzteblatt, 6.4.2018, S. 620
– Dürr, I.: Organspende in Not: Im Namen unserer Patienten, Der Allgemeinarzt, 9/2018
– Ärzteparlament pldiert für Widerspruchslösung sowie: Größeres Interesse am Organspendeausweis, in Deutsches Ärzteblatt, 21.5.2018
– Opioid-Epidemie in den USA bringen mehr Spenderorgane, n-tv, 17.5.2018
– Siegmund-Schulze, N.: Der Transplantationsmedizin geht es an die Substanz, ÄrzteZeitung, 3.4.11.2017
– Jeder soll zum Organspender werden – ausser er sagt nein dazu, NZZ 17.10.2017
– Berdt, Ch.: Warum in Deutschland so viele Spenderorgane fehlen, Süddeutsche.de, 13.8.2017
– Staeck, F.: Organspendezahlen: hier liegt ein Systemversagen vor, ÄrzteZeitung, 21,22.4.2017
– Zittlau, J.: So lange arbeiten transplantierte Organe, Welt n24, 2.5.2017

Kapitel 8 – Der sog. Hirntod

a) Phänomenologie des Patienten im Hirnversagen

– s. die Arbeiten von Shewmon im Kapitel 10
– P. Bavastro, Anthroposophische Medizin auf der Intensivstation, Verlag am Goetheanum, 1994
– Schlake/Roosen; Der Hirntod als der Tod des Menschen, DSO, Frankfurt

- D. Linke: Hirnverpflanzung, Rohwolt, Reinbeck, 1993
- G. Roth: das Gehirn und seine Wirklichkeit, Suhrkamp, Frankfurt, 1997
- A.W. Bauer: Heilen durch Töten, in Universitas, Februar 2007, 149–161

b) Hirnversagen und Narkose

- Verzicht auf Schmerzbekämpfung bei potenziellen Organspendern zugunsten der Organentnahme, openPR, 2.1.2012
- R. Wetzel et al.: Hämodynamic Responses to Brain Dead Organ Donors, Anest Analg 64, 125–128, 1985.
- M. Balkenohl: Der Hirntod – Zur Problematik einer neuen Todesdefinition, Theologisches, 37 (2007).
  H.J. Gramm, et al.: Hemodynamic responses to nexious stimuli in brain- dead organ donors, IntensivCareMed, 1992, H.18, S.493
- K. Nanassis et al: Autonomic dysfunction and the developement of secundary brain death syndrom, Zentralblatt Neurochir. Februar 1995
- Y. Kuwagata et al: Hemodynamic responses with passive neck Flexion in Brain Death, Neurosurgery, 239, 1991, Vol. 29, N. 2
- R.C. Wetzel et al.: Hemodynamic Responses in Brain Dead Oran Donor Patients, Anest. Analg. 1985;64:125–128
- Prof. W. Lauchart, DSO, Brief vom 25.9.2000
- W. Schöppe: Brief des Arbeitskreises Organspende, 28.2.1996
- Hömme, R, Neeser, G: Organspende. Anaesthesist, 56, 2007, S. 1291
- Kötteritzsch, J. et al.: Praktisches Vorgehen bei Organspende, Anästhesiologie und Intensivmedizin, 2007,48, 615, insbesondere Kapitel: Anästhesieführung zur Organentnahme
- Bundesärztekammer: Erklärung zum Hirntod, Deutsches Ärzteblatt, Heft 21, Mai 2001, A 1417
- B. Sinner, B.M. Graf: Anästhesie zur Organentnahme, Der Anästhesist, 6/2002
- D. Maurer: Der Schlüssel liegt im Krankenhaus, Deutsches Ärzteblatt, 5/2005 und Lesebriefe dazu
- A. Lubitzsch, H. Schweim: Anästhesie zur Multiorganentnahme, Kurs 2005 Universität Basel.
- DSO: Leitfaden für die Organspende, Oktober 2011
- Feststellung des Todes mit Bezug auf Organtransplantationen, Medizin-ethische Richtlinien, SAMW, 24.5.2011

c) Hirnversagen und Schwangerschaft

- L. Geisler: Ist die Hirntod-Definition aus biologischer-medizinischer Sicht plausibel? Vortrag am 11.2.2008
- P. Bavastro, Der Merkurstab, 445; Hinrichsen, K.V. Med. Materialien des Zentrum für med. Ethik, 88
- Dt. Ärzteblatt, 1982, Heft 14, 45; 1986, Heft 43, S. 2940; 1991, Ausgabe A, S. 4396; 1997, Heft 19, S. 1032. Hirntod: Dt. Stiftung Organtransplantation 1994

– P. Bavastro, Anthroposophische Medizin auf der Intensivstation, 1994.
– Schlake/Rosen, Der Hirntod als der Toddes Menschen, DSO 54.
– Schleele: Fallbericht, Hirntod und Schwangerschaft, Hrsg. Bockenheimer-Lucius/Seidler. Kiesecker: Die Schwangerschaft einer Toten. Bavastro, Der Merkurstab, 445.
– P. Bavastro: Wann ist der Mensch tot, in Bavastro, Individualität und Ethik, 1997.
– P. Bavastro/J. Wernicke: Eine besondere Krankengeschichte, Zeitschrift für medizinische Ethik 1997, Heft 1. S. 59
– J.F. Spittler: Auf ein Wort, Zeitschrift für medizinische Ethik, 1997, Heft 2. S. 156
– P. Bavastro: Auf ein Wort, Zeitschrift für medizinische Ethik 1997, Heft 3. S. 253
– P. Bavastro: Widersprüche oder wo bleibt die Redlichkeit? Einige Anmerkungen, Der Merkurstab, 283
– Kiesewetter, R.: Die Schwangerschaft einer Toten, Lang, Frankfurt a.M., 1996
– Dt. Bundestag, Plenarprotokoll, 13/183 vom 25.6.1997
– F. Eder: Als das Baby geboren war, ließen die Ärzte die Mutter sterben, Die Welt.de, 18.6.2006
– E. White: Ärzte entbinden hirntote Frau von Zwillingen, Die Welt.de, 24.4.2012
– Spiegel Online, 27.7.2011
– Ch. Berndt: Ärzte bringen Kind von toter Frau zur Welt, Süddeutsche .de, 14.11.2013
– n-tv: Hirntote bringt gesundes Baby zur Welt, 14.11.2013
– Die Welt.de, 14.11.2013
– Youngner: Arch. Neurol, 1992, 49, 570–572
– Youngner: Brain death and organ transplantation: Confusion and its consequences, Minerva Anestesiol. 611–613
– Gubernatis, G: Tod als Verabredung – eine Provokation oder rein möglicher Weg zum gesellschaftlichen Konsensus in der Hirntoddiskussion? In Medizinische Klinik, 91,1996,47ff.
– Tröndle, H.: FAZ vom 17.5.1997
– H. Jonas, Brief an H.B. Wuermeling vom November 1992, in J. Hoff, in der Schmitten, Wann ist der Mensch tot?
– Würmeling, H.B., in G. Bockenheimer-Lucius/E. Seidler(Hrsg.): Hirntod und Schwangerschaft, 1993, S.21
– H. Thomas: Sind Hirntote Lebende ohne Hirnfunktion oder Tote mit erhaltenen Körperfunktionen? In Ethik. Med. 1994, 6, 189–207
– H. Jonas, Das Prinzip Verantwortung
– Hirntote Frau wird am Leben gehalten, N-tv 9.1.2014
– Hirntote Britin bringt Baby zur Welt, Stuttgarter Zeitung, 14.1.2009
– P. Nonnenmacher: Hirntod und hochschwanger. Stuttgarter Zeitung, 20.12.2014
– Hirntote Schwangere gestorben, Stuttgarter Zeitung, 27.1.2014
– Hirntote Schwangere ist gestorben, n-tv, 27.1.2014
– Hirntote Schwangere in Texas gestorben, Süddeutsche.de, 27.1.2014
– Schwangere Hirntote von Geräten abgekoppelt, STERN.DE,27.1.2014

– M. Heckl: Das Kind aus einer Leiche: Meisterleistung oder Größenwahn?, DocCheck, 8.1.2014
– M. Remke: Ärzte lassen Baby in hirntoter Frau weiter wachsen, DIE WELT, 7.2.2014
– G. Bockenheimer-Licius, E. Seidler (Hrsg): Hirntod und Schwangerschaft. Stuttgart, 1993
– N. Wilbrand-Donzelli: Hirntod während der Schwangerschaft, t-online.de, 2.4.2015
– M. Pitzke: Sterbehilfe-Debatte in den USA, Spiegel online, 15.1.2014
– Baby kommt neun Wochen nach Hirntod der Mutter zur Welt, STERN.de
– Hirntote Kanadierin bringt Baby zur welt, n-tv, 12.2.2014
– Ärzte halten hirntote Frau 55 Tage am Leben – bis sie Baby zur Welt bringt, Stern.de, 24.4.2016
– Baby von hirntoter Mutter geboren, n-tv, 8.6.2016
– Hirntote Mutter bekommt gesundes Baby, Spiegel Online, 8.6.2016
– Mutter entband ein gesundes Baby – als sie schon hirntod war, SternTV, 12.3.2018

Kapitel 9 – Die Geschichte des Hirntodkonzeptes, Harvard Erklärung

– P. Bavastro: Anthroposophische Medizin auf der Intensivstation, hier Kapitel Geschichte der Intensivmedizin, Dornach, 1994
– T. Schlich: Ethik und Geschichte: Die Hirntoddebatte als Streit um die Vergangenheit, in Ethik med, 1999,11:79
– C. Wiesemann: Kontingente Praktiken. Das Hirntod-Konzept aus historischer Perspektive, in Manzei, Schneider: Transplantationsmedizin, Münster 2006
– Manzei, A., Schneider, W.: Transplantationsmedizin, Münster 2006
– Laureys S.: 2005: Death, unconsciousness and the brain. Nat Rev Neurochi. 6:899
– X. Bichat (1800): Physiologische Untersuchungen über den Tod, in Klassiker der Medizin, hg. v. K. Sudhoff, Leibzig, 1912
– Schlake, HP./Roosen, K: Der Hirntod als der Tod des Menschen, DSO, Ohne Datum
– T. Koch: Lebendig begraben, Augsburg, 1996
– Matouschek E (Hrsg) Arzt und Tod. Schattauer, Stuttgart, 1989
– Mende LJC: Ausführliches Handbuch der gerichtlichen Medizin für Gesetzgeber, Rechtsgelehrte, Ärzte und Wundärzte, Leipzig, 1829
– Thomson AT: Vorlesungen über gerichtliche Arzneiwissenschaft, Leipzig, 1840
– Casper JL, Liman C: Handbuch der gerichtlichen Medizin, Berlin, 1889
– Hoffmann E von: Lehrbuch der gerichtlichen Medizin, Wien, 1895
– Hofmann E von, Haberda A: Lehrbuch der gerichtlichen Medizin, Wien, 1927
– W. Eisenmenger: Definition und Feststellung des Todes, Rechtsmedizin, 1991,1:1–7
– Spann, W.: Strafrechtliche Probleme an der Grenze von Leben und Tod. Dtsc Z Ges Gerichtl Med (1966) 57:26–30

- Liebhardt E, Wuermeling H-B (1968): Juristische und medizinisch-naturwissenschaftliche Begriffsbildung und die Feststellung des Todezeitüunktes, MMW 110: 1661–1665
- Mollaret P, Goulon M (1959): Le coma depasse. Revue Neurologique, 101.1, S. 3–15
- Mollaret, P.:Über die äußersten Möglichkeiten der Wiederbelebung. Die Grenzen zwischen Leben und Tod. MMW, 34/1962
- W. Tönnis, R.A. Frowein: Wie lange ist Wiederbelebung bei schweren Hirnverletzungen möglich? Monatsschrift Unfallheilkunde 66(1963), S. 169
- Frowein RA et al: Grenzen der Wiederbelebung bei schweren Hirntraumen, Langenb. Arch. Klein Chirurgie, 1964,308, S.276
- W. Spann, E. Liebhardt: Reanimation und Feststellung des Todeszeitpunkt. MMW, 27/1966
- M. Giacomini: A Change of Heart and a Change of Mind? Technology and the Redefinition of Death in 1968, Soc. Sci. Med. Vol 44, N.10, pp 1465–1482, 1997
- Beecher et al.: A Definition of Irreversible Coma. Report of the Ad Hoc Committee of the Harvard Medical School to Examin the Definition of the Brain Death. JAMA 205(1968),85–88
- Erklärung Deutscher Wissenschaftlicher Gesellschaften zum Tod durch vollständigen und endgültigen Hirnausfall, September 1994, Druck DSO
- A. Fieber: Chancen und Risiken der Organverpflanzung, Wien, 1991
- E. Klee: Auschwitz, die NS-Medizin und ihre Opfer, Frankfurt a M, 1997
- A. Ebbinghaus, K. Dörner: Vernichten und Heilen, Berlin, 2001
- J. Hoff, J. in der Schmitten: Wann ist der Mensch Tot? Organverpflanzung und „Hirntod"-Kriterium, Rowohlt, 1995
- P. Byrne: Der Hirntod ist nicht der Tod! Vortrag der Tagung der Päpstlichen Akademie in Rom, Anfang Februar 2005
- H.M. Sass, Hilflose Helfer, in ZEIT-Punkte, Nr.2, 1995
- Pius XII: The Prolongation of Life, Pope Speaks, 4: 393–398, Nr.4, 1959 sowie B. Haid, Fragen und Antworten, Religiös-sittliche Fragen betreffend die Wiederbelebung, Der Anaesthesist, Heft 8, Band 7, S. 241, 1958
- Belkin GS (2003): Brain death and the historical understanding of boiethics. J Hist Med Allied Sci, 58 (3):325
- S. Müller: Revival der Hirntod-Debatte: Funktionelle Bildgebung für die Hirntod-Diagnostik, Ethik Med (2010) 22:5–17
- Veatch, R.: Abandon the dead donor rule or change the definition of death?, in Kennedy Institut Ethics Journal 14 (2004), S. 267
- Zentrale Ethikkommission: Hirntod-Konzept, Deutsches Ärzteblatt, 20.6.1997
- Tötung durch Organentnahme widerspricht ärztlicher Ethik, Erklärung der zentralen Ethikkommission der Bundesärztekammer, Deutsches Ärzteblatt, 14.7.1997
- C. Wiesemann: Notwendigkeit und Kontingenz. Zur Geschichte der ersten Hirntod-Definition der Deutschen Gesellschaft für Chirurgie von 1968, in Th. Schlich, C. Wiesemann, Hirntod, Frankfurt a.M. 2001
- C. Wiesemann: Instrumentalisierte Instrumente: EEG, zerebrale Angiographie und die Etablierung des Hirntodkonzeptes, in Ch. Meinel: Instrument-Experiment, Historische Studien, Berlin, 2000

- C. Wiesemann: The contribution of medical history to medical ethics, in C. Rehmann-Sutter, M. Düwell, D. Mieth: Bioethics in Cultural Context, Springer New York 2006, S. 187–196
- W. Wachsmuth: Eröffnungsansprache 84 Tagung der Deutschen Gesellschaft für Chirurgie, Langenbecks Archiv für klinische Chirurgie, 319, 1967, S. 3
- W. Wachsmuth, Ein Leben mit dem Jahrhundert, Berlin, Heidelberg 1985
- Todeszeichen und Todeszeitbestimmun, Kommission für Reanimation und Organtransplantation der Deutschen Gesellschaft für Chirurgie, Der Chirurg, J. 39, Heft 4 1968
- E. Nagel: Chancen und Herausforderungen der Transplantationsmedizin in Deutschland, in Newsletter – Professorenforum, 1/2015
- Stellungnahme zur Feststellung des Hirntodes vor Organentnahmen, 5 März 2014
- Neuromedizinische Fachgesellschaften begrüßen die Stellungnahme des Deutschen Ethikrates zur Hirntoddiagnostik, 24.2.15
- Hoffmann X., Masur Y.: Zugang zur Hirntoddiagnostik, Der Nervenarzt 2014:85:1573
- Müller, Th.: Hirntod ist nicht gleich Tod, Ärzte Zeitung online, 24.2.2015
- Müller, Th.: Organentnahme: Hirntod und Tod – da gibt es einen großen Unterschied, Ärzte Zeitung, 23.2.2015
- Kaiser, J.: CIA-Folterer lernten von den Nazis, Die Tageszeitung, Junge Welt, 12.9.2007
- Zitiert nach P. Singer: Leben und Tod, H. Fischer Verlag, 1998, s. 30
- Materialien für den Dienst in der Evangelischen Kirche von Westfalen: Transplantation, Spenden und Empfangen, Heft 10, 1995
- H. Jonas: Technik, Medizin und Ethik, Suhrkamp, Frankfurt aM, 1987
- Ch. Barnard: Das zweite Leben, Piper, München, 1993
- A. Bergmann: Konsequente Medizin: Anatomische Anthropologie und die Zerlegung des Lebendigen, in Domboie et al: Genau, Leicht, Konsequent, Schwabe Verlag, Basel, 2007
- W. Waldstein: Leben retten durch Töten?, Lebensforum, 81, S. 4
- Organtransplantation und Organspende, Gesundheitsberichterstattung des Bundes, Heft 17, Oktober 2003
- Th. Schumacher: Warum ich nein zur Organspende gesagt habe, München, 2013
- Siegmund-Schultze, N.: USA wollen Organentnahme bei Stillstand des Herzens weiter fördern-doch Zweifel bleiben, ÄrzteZeitung, 30.1.2008
- Sein oder Nichtsein – das ist mal wieder die Frage, Ärztliche Praxis, 16.9.2008

Kapitel 10 – Weitere Entwicklungen

- E. Schmidt-Jorzig, E. von Klaeden: Leichen bekommen kein Fieber, FAZ, 13.5.1997
- Shewmon, D.A.: Chronic „brain death“: Meta-analysis and conceptual consequences, Neurology, 1998;51;1538–1545
- Shewmon, D.A.: „Brainstem Deaath“, „Brain Death“ and Death: A Critical Re-Evaluation oft the Purposted Equivalence, Issues in Law &Medicine, Vol. 14, Nr 2, 1998, S. 125.

– In deutscher Übersetzung in: Schweidler W., Neumnn H.A., Brysch E.: Menschenleben-Menschenwürde, LIT, Münster 2003.
– Shewmon, D.A.: The Brain and Somatic Intergration: Insight Into the Standard Biological Rationale for Equating „Brain Death" With Detah, Journal of Medicine and Philosophy, 2001, Vol. 26, No.5, pp 457–478
– Shewmon, D.A.: Hintod. Ist der hirntote Körper ein Organismus? Vortrag am 21.3.2012 beim Forum Bioethik des Deutschen Ethikrates, Berlin
– Shewmon, D.A.: Brain Death: Can It Be Resuscitated?, The Hastings Center Report. 2009;39(2):18–24
– Bericht 004: Hirntod und Organentnahme, Vortrag von Shewmon D.A.. 21.3.2012, MA Verlag, www.schattenblick.de
– Interview am 21.3.2012 in der Berlin-Brandenburg Akademie der Wissenschaften, MA Verlag, www.schattenblick.de
– Sandvoß, G. et al.: Warum fehlen transplantierbare Organe?, niederländisches Ärzteblatt, J. 65, Nr. 6, 20.3.1992
– R. Stoecker: An den Grenzen des Todes-Ein plädoyer für die moralphilosophische Überwindung der Hirntod-Debatte, Ethik Med, 1997, 9, S. 194
– R. Stoecker: Der Hirntod. Ein medizinisch-ethisches Problem und seine moralphilosophische Transformation, Alber, Freiburg, 1999
– Birnbacher, D.: Der Hirntod – eine pragmatische Verteidigung, in Jahrbusch für Recht und Ethik 15 (2007), 459
– Birnbacher, Dieter: Ethische und anthropologische Aspekte des Hirntodes, Vortrag bei den ANIM Berlin, 29–31.1.2015
– Würmeling: Vatikan: Hirntod in der Diskussion, vom 7.11.2008. http://storico.radiovaticana.org/ted/storico/2008–11/243207_vatikan_hirntod_in_der-diskussion.html
– J. Spindelböck: Sittliche Kriterien der Organspende beim Menschen, Studia Moralia, 47/1, (2009), 237–264
– Würmeling, H.B.: Finale Grenzziehung. Eine Debatte über den Hirntod als Voraussetzung für die Transplantationsmedizin zwischen Ethik und Zweckmäßigkeit. Junge Freiheit Verlag, 2010.
– Brief von Prof. Ferber, Chefarzt der Neurologischen Klinik Kassel, 5.2.2013
– J. Gerlach: Gehirntod und totaler Tod, MMW,111(1969), Heft 13, S. 732
– Müller, S.: Revival der Hirntod-Debatte: Funktionelle Bildgebung für die Hirntod-Diagnostik, in Ethik Med (2010) 22:5–17
– Bernat, J.L.: Life or Death for the Dead-Donor Rule?, N Engl J Med, 369;14, Oktober 3,2013
– Robert D. Truog: Brain death – too flawed to endure, too ingrained to abandon, The Journal of Law, Medicine and Ethics 35 (2007), S. 273–281
– Truog RD, Miller FG: The Dead Donor Rule and Organ Transplantation, N Engl. J Med, 359,7,August 14, 2008
– Truog, RD.: Is it time to abandon braindeath?, Hastings Center Report 27, 1997, 29–37
– Truog RD, Miller FG.: Rethinking the Ethics of Vital Organ Donations, Hastings Center Report, 38, 2008, 6, S.41
– Truog RD, Miller FG, Halpern SD: The Deatd-Donor Rule and the Future of Organ Donation, N Engl J Med 369,14 October 3, 2013

– J. in der Schmitten: Organtransplantation ohne „Hirntod"-Konzept?, Ethik Med 2002, 14, S.60
– Interview mit Prof. J. Schumacher, in KATH.NET, 9. Januar 2012
– Geisler, Linus S.: Die Lebenden und die Toten, Universitas, Januar 2010, Nr. 763, S. 5
– L. Geisler: Die Zukunft des Todes – Überlegungen zum Hirntod, Chirurgische Allgemeine 7 Jg., Mai 2006
– L. Geisler: Der Hirntod ist eine Phase im Sterben und damit Teil des Lebens, Franfurter Rundschau, 24.2.1995, S. 16
– Müller, S.: Wie tot sind Hirntote? Alte Fragen-neue Antworten, APuZ 20–21/2011
– Shah SK, Miller FG: Can We Handle the Truth? Legal Fictions in the Determination of Death, Am J of Law and Medicine, 36, 2010, 4, S. 1–56
– Müller S.: Revival der Hirntod-Debatte: Funktionelle Bildgebung für die Hirntod-Diagnostik, Ethik Med(2010)22:5–17
– Müller S.: Hirntod und Organspende: es besteht noch ereblicher Forschungsbedarf, Medica.de, 9.5.2011
– Schumacher Th.: Warum ich nein zur Organspende gesagt habe, Pneuma, München 2013
– J. Schumacher: Organspende: Hat ein Toter lebendige Organe?, KATH:NET, 9.1.2012
– Controversies in the Determination of Death, A White Paper by the Presidents Council on Bioethics, December 2008
– Bergmann A.: Organspende-tödliches Dilemma oder ethische Pflicht? APuz, 20, 2011, S.10
– Bergmann A.: Organspende – tödliches Dilemma oder ethische Pflicht? Universitas, August 2011, Nr. 782, S. 41
– Bergmann A.: Organspende – tödliches Dilemma oder ethische Pflicht? Bpd, 9.5.2011
– A. Bergmann: Organspende: Das Geschäft mit der Nächstenliebe, Raum und Zeit, 31(10/2012), Nr. 179, S. 35
– Stoecker R.: Der Tod als Voraussetzung der Organspende?, Zeitschrift für medizinische Ethik 58, 2012, S. 99
– Die Frage ´Wann ist der Mensch tot?´ beschäftigt den Deutschen Ethikrat, Pressemitteilung, Berlin, 22.3.2012
– Nationaler Ethikrat schlägt Stufenmodell zur Erhöhung der Zahl der Organspenden vor, idv, 24.4.2007
– Forum Bioethik: Äußerungspflicht zur Organspende?, 27.10.2010
– Das funktionelle Nichts, taz, 9.3.2015
– Deutscher Ethikrat: Hirntod und Entscheidung zur Organspende, 24 Februar 2015
– Mader A.: Ethikrat präsentiert Zweifel am Hirntod, Stuttgarter Zeitung, 25.2.2015
– Müller Th.: Organentnahme: Ethikrat plädiert für bessere Aufklärung, Ärzte-Zeitung, 25.2.2015
– Hackenbroch V.: Leitartikel: Wenn sich letzte Fragen stellen, Der Spiegel, 10/2015

– Richter-Kuhlmann, E.: Der Hirntod ist die Zäsur, Deutsches Ärzteblatt, Heft 10, 6.3.2015
– Berndt, Ch.: Der Punkt, an dem das Leben endet, Süddeutsche.de, 24.2.2015
– Kamann M.: Sind hirntote Organspender wirklich schon tot?, Die Welt, 24.2.2015
– Hirntod ist tot genug für Organentnahme, n-tv, 24.2.2015
– Nur Gehirntoten dürfen Organe entnommen werden, faz.net,25.2.2015
– Lederer, E.: Koma: ziemlich sicher wahrscheinlich tot, DocCheck, 25.2.2015
– Schorsch A.: Wann ist ein Mensch hirntod? N-tv, 25.2.2015
– Müller-Lissner A.: Schwierige Schwelle, der Tagesspiegel, 24.2.2015
– Kritik an den Plänen für eine Kopftransplantation, Stuttgarter Zeitung, 23.5.2015
– M. Schmidt, U. Mauder: Italienischer Chirurg will Kopf transplantieren, Spiegel online, 22.5.2015
– Neurochirurg will Kopf transplantieren, n-tv, 11.5.2015
– I. Berres, J. Merlot: Das geht schief, angekündigte Kopftransplantation, Spiegel Online, 13.6.2015
– S. Gerhard: Kopf kühlen, abtrennen, auf neuen Hals setzen, Zeit online, 17.6.2015
– J. Vollmer: Der Mann, der sich den Kopf transplantieren lassen will, Die Welt, 18.1.2016
– V. Pasquet: Körper los, Der Spiegel, 42/2016, S. 106
– Richtlinie gemäß &16 TPG für die Regeln zur Feststellung des Todes.... Vierte Fortschreibung, Deutsches Ärzteblatt, 30. März 2015
– Neuer Titel, präzisierte Regeln, Deutsches Ärzteblatt, 6 Juli 2015
– Hirntod-Diagnostik: die 4 wichtigsten Aspekte der neuen Richtlinie, Colloqio.de, 17.7.15
– BÄK:Spezialist muss immer beteiligt sein, ÄrzteZeitung, 4.5.15
– Ch. Berndt: Bundesärztekammer verschärft Regeln zur Feststellung von Hirntod, Süddeutsche.de, 29.4.2015
– Regeln für Hirntod-Diagnose strenger, STERN.de, 1.5.2015
– M. Kamann: Organspende-Regeln werden strenger – ein bisschen, Welt.de, 30.4.2015
– H. Grewel: Lizenz zum Töten, Klett-Kotta, Stuttgart, 2002
– Sandoe, P./Kappel, S.: Saving the Young bevor the Old –bioethics, 8, Nr.1, 1994
– Patientenrechte müssen gestärkt werden, FAZ.net, 8.6.2ß15
– Leopoldina: Dokumentation eines Symposions am 20.2.2015; Transplantationsmedizin und Organallokation in Deutschland: Probleme und Perspektiven, Diskussion Nr.5, März 2015
– Regeln der Organvergabe, Stuttgarter Zeitung, 26.3.15
– F. Staeck: Experten: Staatliches Institut soll Organverteilung kontrollieren, ÄrzteZeitung, 27/28.3.2015
– A. von Kittlitz: Hirntod, faz.net,18.8.2012
– I. Gutjahr/M.Jung: Sterben auf Bestellung, Emu Verlag, Lahnstein, 1997
– Hirnfunktionsausfall, Deutsches Ärzteblatt, 25.9.2015
– J.F. Childress: Difficulties of Determining Death: Wat Schould We Do About the ‚Dead Donor Rule'?, ZiF Mitteilungen 1/2014
– K. Steigleder: Das deutsche System ist inhuman, Süddeutsche.de, 7.10.2011

– Explantation nicht ohne Nachfrage, ÄrzteZeitung, 25..2014
– Jeder Organempfänger muss mit Krebs rechnen, Interview mit A. Bergmann, Das studentische Journal für Politik und Gesellschaft, 2,2013
– N. Jachertz: Herzstillstand alleine genügt nicht, Deutsches Ärzteblatt, 27.11.1998
– Organspenden: Systemwechsel angesagt, Deutsches Ärzteblatt, 18.4.2014
– Transplantationsmedizin: Bundesregierung sieht Verbesserungen, Deutsches Ärzteblatt, 23.5.2014
– Lässt sich das Hirntodkriterium philosophisch begründen?, Cafe Philosophique am 27.1.2008, Moderation D. Birnbacher
– Forum Bioethik Berlin, 21.3.2012
– Organspende: 112 Kinder warten auf lebensrettendes Organ, Spiegel Online, 29.11.2013
– V. Stollorz: Eine Frage des Überlebens, FAZ, 8.1.2013
– Organspende? Nein, meine Innereien gehören mir, DIE WELT, 9.12.2013
– R. Grötker: Von Toten und Sterbenden, Faz, 25.1.2013
– TD Wager et al.: An fMRI-Based Neurologic Signature of Physical Pain, N Engl J Med, 2013; 38;1388
– C. Berndt:Wann ist der Mensch tot?, Süddeutsche.de, 4.6.2013
– Warum Organe spenden?, Schattenblick, 1..2013
– A. Kissler: Die lästigen reflexe der Toten, Süddeutsche.de, 17.5.2010
– B. vom Lehn: Ungereimtheiten im Hirntod-Konzept, Frankfurter Rundschau, 15.8.2012
– S. Müller: Wie tot sind Hirntote? Alte Fragen – neue Antworten, Aus Politik und Zeitgeschichte, Nr. 20–21, 2011, 16.5.2011
– W. Schneider: Organtransplantation: soziologische Konturen der Transplantationsgesellschaft, bpb.de, 15.5.2013
– A. Bergmann: Organspende – tödliches Dilemma oder ethische Pflicht?, Schattenblick, 4.6.2011
– A. Graf von Wengersky: Die Transplantationsmedizin hat ihre Unschuld verloren, Kirche heute, 3/2013
– A. Zieger: Defizite im wissenschaftlichen Dirkurs,, in Manzei A, Schneider W.: Transplantationsmedizin. Kulturelles Wissen und gesellschaftliche Praxis, Münster 2006
– J. Singhammer: Es gibt Grenzen der Verfügbarkeit, Berliner Zeitung, 29.6.2011
– K. Krogmann: Wir brauchen eine Kultur des sperbens, NWZ online, 19.12.2012
– JL Verheijde et al.: Brain death, states of impaired conciouness, and physician-assisted death for end-of-life organ donation and transplantation, Med Health Care and Philos (2009)12;409
– JL Verheijde et al.: presumed consent for organ preservation in uncontrolled donation after cardiac death in the united States: a public policy with serious consequences, Philosophy Ethics and Humanities in Medicine 2009,4.15
– V. Zylka-Menhorn, N. Siegmund-Schultze: „Herztote" Organspender, Deutsches Ärzteblatt, 18.4.2008
– D. Zeibig: Die Furcht zu geben, Gehirn unf Geist,1–2–2013
– R. Richter: Organspende als schwierige und persönliche Entscheidung, News Network Anthroposophy Limited, 15.2.1013

– R. Richter: Wie kann der einzelne zu einer bewussten Entscheidung hinsichtlich einer Organspende kommen?, News Network Anthroposophy Limited, 2.3.1013
– A. Zucker: Raub oder Spende? Urteilsnebel um die Organtransplantation, Erziehungskunst, November 2012
– C. Berndt: Wir müssen und bemühen, den Bedarf zu senken, Süddeutsche.de, 7.3.2013
– RE Bexten: Hirntod: Lebendiger Körper – tote Person? Vortrag Sommersemester 2009, G. Siewerth Akademie, 6.1.2010
– G. Meinescke: Ist der Hirntote wirklich tot oder ist er ein Sterbender?
– R. Breul: Hirntod im Handel, Schattenblick 14.4.2012
– E. feyerabend: Ersatzteillager Mensch, Schattenblick, 24.5.2012
– M. Keller: Ersatzteillager Mensch, Schattenblick, 24.4.2012
– M. Motakef: Ersatzteillager Mensch, Schattenblick, 22.5.2012
– Tagung Bioskop und Omega: Organpolitik – anders befragt, Essen, März 2012
– Zeichen des Lebens – ist der Hirntod noch Leben? Tagung in Rom, 19.2.2009
– R. Rotondo: Die Untoten, Schattenblick, 31.5.2011
– M. Overdick-Gulden: Hirntod und Organspende, LebensForum, 89, S. 26
– G. Goettle: Ein guter Schnitt, taz.de, 26.9.2011
– S. Wille: Das Recht des Staates zur postmortalen Organspende, MedR(2007)25:91
– M. Merten: Stiftung in der Kritik, Deutsches Ärzteblatt, 12.5.2006
– Sind Hirntote tot genug für die Organentnahme? WELT ONLINE, 22.3.2012
– C. Schüle: Wann ist der Mensch tot?, DIE ZEIT, 4.4.2012
– Hirntod im Handel, Schattenblick, 21.3.2012
– D. Battaglia: Philosoph fordert: Die Leichenspende sollte verboten werden, Aargauer Zeitung, 9.8.2011
– J. Eick: Zur psychischen Verarbeitung einer Organtransplantation, Schattenblick, 29.6.2012
– Zwei unabhängige Stellungnahmen, Dr. D Evans, Dr. D. Hill, KAO, 7.4.2012
– Organspende – wer verteilt die Lebenschancen? Point, Gesundheit aktiv, Nr. 8, Herbst 2012
– Wer noch warm ist, ist nicht tot, Interview mit A. Manzei, fr, 22.5.2012
– L. Nienhaus: Die Gabe, Faz, 3.11.2012
– M. Kamann, P. Heinamann: Was Sie über Organspende wissen müssen, DIE WELT, 1.11.2012
– R. Grötker: Organspende: Für und Wider, FAZ, 15.1.2013
– F. Maysenhölder: Organspende und ihre Kritiker, n-tv, 4.3.2012
– W. Bartens: Wie tot sind Hirntote?, Süddeutsche.de, 3.3.2012
– R. Beckmann: Der Tod des Organ Gehirn ist nicht der Tod des Menschen, Die Tagespost, 10.3.2012
– W. Waldstein: Schleißt Bereitschaft, sich töten zu lassen, ein, Die Tagespost, 11.2.2012
– A. Graf von Wengersky: Hirntod – Organtransplantation – eine Zeitgeistfalle?, Kirche heute, 11/2011
– H. Lang: Ersatzteillager mensch, Schattenblick, 19.4.2012
– H. Huber: Ist das Hirntote wirklich tot?, 8.4.2011, www.huber-tuerkeim.de
– A. Brenner: Kainsmal der Transplantation, Neue Zürcher Zeitung, 23.8.202

– D. Brenner: Leib und Seele, NZZ, 4.9.2012
– J. Bonelli: Zum Streit um den Hirntod, NZZ, 14.8.2012
– C. Schoch: Die Organspende beginnt vor dem Hirntod, NZZ 19.2.2011
– P. Becchi: Der Tod bleibt gleich-oder?,NZZ,24.7.2012
– A. Suarez: Klinische Zeichen des Todes, NZZ, 12.9.2012
– A. von Kittlitz: Nur mit dem neuen Herzen sieht man gut, faz, 31.10.2012
– A. von Kittlitz: Hirntod, faz, 18.8.2012
– A. von Kittlitz: Herztod, faz, 7.10.2012
– A.W. Bauer: Der lebende Mensch ist keine Sache, faz, 27.10.2012
– M. Keller: Carine 43 lässt sich töten, DIE ZEIT, 20.10.2011
– H. Charisius: Der beste Tod, Süddeutsche.de, 2.2.2015
– A. Tuffs: Transplantationen: zu viele scharfe Skalpelle, ÄrzteZeitung, 5/6.12.2014
– DSO Newsletter: Zahl der Organspender stabilisiert sich auf niedrigem Niveau, 20.1.2015
– J. Evers: Hirntod – sind Organspender wirklich tot? Aktion Leben, 19.3.2015
– A.J. McDowell: Organ Donation worldwide: solutions to increase organ donation rates, Master of public Health, Hamburg, Oktober 2012
– M. Klein: Auch die Toten sind nicht mehr sterbenskrank: die Auseinandersetzung um den Hirntod – eine Bilanz, KAO, 1.12.2007
– C. Starostzik: Neues Organ bringt im Mittel vier Jahre, ÄrzteZeitung, 4.3.2015
– A. Mende: Wann ist der Mensch tot?, Pharmazeutische Zeitung, 13/2012
– A. Bender et al.: Wachkoma und minimaler Bewusstseinszustand, Deutsches Ärzteblatt, 3.4.2015
– M. Kamana: Organ-Medizin bleibt ein rechtsfreier Raum, DIE WELT, 6.5.2015
– Anzahl der Organspender steigt wieder, ÄrzteZeitung, 27.4.2015
– Bereitschaft zur Organspende wächst wieder, n-tv, 2.5.2015
– Nierenpatienten fordern bundesweites Qualitätszentrum für Organtransplantation, Schattenblick, 15.2.2014
– Nachsorge in der Nierentransplantation, Schattenblick, 1.4.2014
– B. Banas: Das schwierige Thema Transplantation, Rotary Magazin, 6/2013
– Zahl der Organspender erstmals wieder gestiegen, Deutsches Ärzteblatt, 11.1.2016
– L. Langenau: Ich konnte alles sehen und hören, aber mein Mund bewegte sich nicht, Süddeutsche.de, 19.1.2016
– A. Ludwig: Bitte wach auf!, FAZ, 23.6.2015
– M. Lutz: Interview mit Domradio, 2011
– S. Schäfer: Das bekannte Gesicht, Süddeutsche.de, 28.11.2008
– Dokumente zur Frage der Organspende, www.aktion-Leben.de
– Ch. Beneker: Ohne Deutschkenntnisse kein neues Organ, ÄrzteZeitung, 17.1.2013
– Organspende – wie entscheide ich mich?, Hinweis, Oktober 2012
– Organspendewilligkeit in der Schweizerischen Bevölkerung aus einer gender-Perspektive, Schweizerische Eidgenossenschaft, Department des Inneren, 2010.
– C. Bomsdorf: Warum Norweger mit ihren Organen spendabel sind, Die Welt, 14.10.2012

- U. Groenewold: Immer älrere Organe für imme kränkere Patienten, Schattenblick, 31.12.2010
- Gedankenlosigkeit mit einem Preis versehen, Der Spiegel, 15/2012
- Organspender sollen in Notlagen bevorzugt werden, Welt online, 23.11.2011
- N. Siegmund-Schultze: Zähes Ringen um mehr Organspenden, ÄrzteZeitung, 21.11.2011
- Zuteilung von Spenderlungen neu geregelt, ÄrzteZeitung, 21.11.2011
- T. Puehler et al.: Herztransplantation 2012, Cardiovasc, 4/2012
- M. Spitzer: Groß in Facebook, klein im Gehirn?, Nervenheilkunde, 5/2012
- Der Internist, Heft 5, Mai 2009, S. 551 bis 605
- Neuregelung zur Organtransplantation in Israel wird kritische gesehen, Ärzte Zeitung online, 6.1.2010
- Leben lassen, DIE ZEIT, 6.2.2014
- S. Sahm: Ist die Organspende noch zu retten?, FAZ.NET, 14.9.2010
- A. Bergmann: Tabuverletzungen und Schuldkonflikte in der Transplantationsmedizin, Pabst Verlag, aus http://homepage.uibk.ac.at/homepage/c603/c603 167/
- Organspende, die Verschwiegene Wahrheit, Bericht einer Tagung in Trier, 29.11.2014
- P. Becchi: definizione e accertamento della morte: aspetti normativi. In s. Canestrari:Il governo del corpo, Giuffre editore 2011
- M. Knaup: Organspende als Akt der Nächstenliebe?, kath.net, 11.10.2011
- E. Nagel, K. Alber, B. Bayerl: Transplantationsmedizin zwischen Fortschritt und Organknappheit. Geschichte und aktuelle Fragen der Organspende, www. bpb.de/apuz/33315/transplantationsmedizin-zwischen..., 27.11.2013
- Es gibt Lebenslügen und Sterbenslügen, FAZ, 6.11.2013
- H.B. Wuermeling: Die letzte Scheu, Junge Freiheit, 1.6.2012
- G. Meinecke: Mein Herz gehört mir, Junge Freiheit, 17.8.2012
- Sie glauben, Sie sind dann tot? Irrtum, Junge Freiheit, 1.6.2012
- W. Philipp: Der gebrochene Eid, Junge Freiheit, Nr. 47/2012
- Stuttgarter Leitfaden, Kritische Fragen zur Organentnahme, Ostern 1997
- Kampmann, U.; Pusch, M.; Ritz, J.: Der Hirn´tod´ – realer Tod fataler Irrtum?, offener Brief, 2015.
- Interview mit Prof Höfling: Das Hirntod-Konzept ist paradox, Tagesschau.de, 3.11.2016
- S. Schicktanz et al.: kulturell tief verwurzelt, Deutsches Ärzteblatt, 16.9.2016
- Der Nervenarzt, Ausgabe 02/2016, Schwepunkt „Hirntod"

Kapitel 11–12 – ‚Hirntod'- Feststellung
Nach der ‚Hirntod-Diagnostik' bis zur Organentnahme

- M. Quante, S.G. Tullius: Organqualität lässt sich verbessern, Deutsches Ärzteblatt, 6.2.2015
- So bleiben Organe für die Transplantation länger haltbar, Der niedergelassenen Arzt, 3/2013

– Ex-vivo-Perfusion verbessert die Funktion von Spenderlungen, ÄrzteZeitung, 22.5.2012
– Spenderlunge – MMH entwickelt neues Transportsystem, Schattenblick, 12.10.2012
– Mehr Spenderlungen durch warme Konservierung, Schattenblick, 28.9.2012
– I. Bördlein: Spenderherz bleibt warm und schlägt weiter, ÄrzteZeitung, 12.3.2009
– R. Klemm et al.: Isopierte Organperfusion mit dem Organ Care System – neues Aufgabengebiet der Kardiotechnik?, Kardiotechnik, 1/2012, S. 6
– Extreme Kühlung vervielfacht Haltbarkeit von Spenderlebern, Spiegel Online, 30.6.2014
– Organtransplantation: Abrüsten stett supprimieren, DocCheck, 19.9.2014
– J. Pratschke: Der Zusammenhang zwischen Organqualität und Spenderspezifischen Risikofaktoren, Habilitationsschrift, Uni Berlin, 26.6.2003
– R. Hess in ÄrzteZeitung, 24.11.2013
– PflegeIntensivextra, DSO, Oktober 2014, Nr.8
– DSO: Verfahrensanweisungen, November 2015
– Mauer, D., Gabel, D.: Intensivmedizin und Management bei Organspende und Transplantation, DSO, Steinkopf Darmstadt, 2006
– Intensiv, Sonderdruck: Organspende, DSO, 12 Jahrgang, 2004
– Gerste, R. Science Fiction: Kryokonservierung von Organen, Cardio News, 7.9.2017

Kapitel 13 – Die sicherste Diagnose oder lediglich vorgetäuschte Sicherheit? Wie sicher ist die Feststellung des Hirnversagens?

– Arbeitspapier zum Verhältnis von Patientenverfügung und Organspende Erklärung, Deutsches Ärzteblatt, 22.3.2013
– Binder, H.K., Pinter M.M., Helscher R.J.: Medizinische Aspekte der Hirntod-Diagnostik, in Bonelli, J.: Der Status des Hirntoten, Springer 1995
– Müller, S.: Revival der Hirntod-Debatte: Funktionelle Bildgebung für die Hirntod-Diagnostik, in Ethik Med, 2010,22,5–17
– Müller, S.: Es besteht noch erheblicher Forschungsbedarf, Medica.de, 9.5.2011
– Richtlinien zur Feststellung des Hirntodes, Deutsches Ärzteblatt, 24.7.1998
– Feststellung des Todes mit Bezug auf Organtransplantation, Schweizer Akademie der medizinischen Wissenschaften, 24.5.201
– Empfehlungen zur Durchführung der Hirntoddiagnostik bei einer geplanten Organentnahme, Beschluss es Oberste Sanitätsrates vom 16.11.2013, Österreichisches Bundesinstitut für Gesundheitswesen.
– Leitfaden für die Organspende, DSO, Oktober 2011
– Schmiedek, P., Pohlmann-Eden, B: Zur Problematik des Hirntodes, in Bauer, A.W. (Hrsg.): Medizinische Ethik am Beginn des 21. Jahrhundert, Heidelberg, 1998
– Zieger, A.: „Beziehungsmedizin“-Konsequenzen für die Transplantationsmedizin und Gesellschaft, in Manzei, A., Schneider W.: Transplantationsmedizin, Münster, 2006
– Fuchs, R.: Organspende, Lahnstein, 2012

– Schumacher, Th.: Warum ich nein zur Organspende gesagt habe. München 2013
– Kein Weg mehr zurück, Informationen zum Hirntod, DSO, BZgA, 2009
– H.P. Schlake, K. Roosen: Der Hirntod als der Tod des Menschenrum, DSO, ohne Datum
– S. Rivas et al.: Fulminant Guillain-Barre´ syndrome after closed head injury: a potentially reversible cause of an ominous examination, J. Neurosurg. 108: 595–600, 2008
– M.C. Joshi et al.: Guillain-Barre´ syndrome with absent brainsteam reflexes – a report of two cases, Anaesth Intensive Care, 2008, 36,867–869
– M.E. Ostermann et al.: Coma mimicking brain death following baclofen overdose, Intensive Care Med (200) 26:1144–1146
– C.E. Wates et al.: Difficulty in brainstem death testing in the presence of high spinal cord injury, B Journal of Anaesthesia 92 (5), 760, 2004
– I. Hegemann et al.: Non barbiturate, drug induced reversible loss of brainstem reflexes, Neurology, 51,1998, 639
– J.V. Peter et al.: In law, insecticide-and a mimic of brain death, Lancet, 2008, 371, 622
– K. Motoshi et al.: Extremely prolonged vecuronium Clearance in a brain death case, 2001 am society of anesthesiologist.
– F. Thömke: Beurteilung der Prognose nach kardiopulmunaler Reanimation und therapeutischer Hypothermie, Deutsches Ärzteblatt, 2013 (9) 110.
– Mit Kälte heilen, www.uk-erlangen.de
– Medizinische Anwendung milder Hypertonie, Wikipedia
– S. Stiles: Hypothermie nach Herzstillstand: Wirkungsvoll, aber nicht so sehr wie erhofft, medscapemedizin.de, 21. November 2013
– Therapeutische Hypothermie wird diskutiert, Deutsches Ärzteblatt, Heft 15, 11.4.2014
– Hypothermie – ein Ende der Kühlung?, Ärzte Zeitung, 16.4.2014, Nr. 42
– Nielsen et al.: Targeted Temperature Management at 33C versus 36C after Cardiac Arrest, N Engl J Med 2013; 369(23): 2197
– Notfall Rettungsmed 2010;13(7):559
– Resuscitation 2013;84(12):1734
– Reizh, S., Burgmaier, M.: Renimation, CME, 47,5.2015
– Hypothermie beim akuten Myokardinfarkt, J Am Coll Cardiol, 2014; 63:1857
– Mourvillier B et al.: Induced hypothermia in severe bacterial meningitis: a randomized clinical trial, JAMA, 2013; 310:2174
– N. Siegmund-Schulze: Milde Hypothermie des Spenders schützt Transplantat, ÄrzteZeitung, 7.9.15, aus New England Jaurnal of Medizin, 2015;373:405
– Drinhaus, H. et al.: Klare neue Strategien, aber noch offene Fragen, Perspektiven der Kardiologie 2/2016, Supplement im Deutschen Ärzteblatt, 14.10.2016
– E. Richter-Kuhlmann: Die sicherste Diagnose, Deutsches Ärzteblatt, Heft 9, 28.2.2014
– Vertrauen kann man nur auf der Straße zurückgewinnen, Klinikum Life 1/2014
– Ich bin desillusioniert: Interview mit R. Hess, Der Spiegel 14/2014
– Th. Karow, R. Lang-Roth: Allgemeine und spezielle Pharmakotherapie und Toxikologie, 2012

- T.E. Peck, S.A. Hill, M. Williams: Pharmakology for Anaesthesia and Intensiv Care, Cambridge University Press, 2013
- Prof. W. Lauchart, Brief vom 25.9.2000
- STERN.DE: Ist die Hirntod-Diagnostik sicher genug?, 15.1.15
- Kann man die Gedanken von „Apallikern“ lesen? MMW-Fortschritte der Medizin, Nr. 7/20010, S. 6, Jg 152
- M.M. Monti el al.: Willful Modulation of Brain Activity in Disorders of Conciousness, NEngl J Med 2010;362:579–589
- Ch. Keck:
  Das Gehirn reagiert auch im Wachkoma auf Sprache, Stuttgarter Zeitung, 7.12.2006
  Forscher: Wachkomapatienten nehmen oft viel wahr, Ärzte Zeitung, 18.1.2007
- Komapatient redet im Kernspin, Medical Tribune, 12.3.2010
- N. Siegmund-Schulze: Anlass zu Zweifeln: wie sicher ist die derzeitige Diagnostik des Hirntodes?, Ärzte Zeitung, 24.6.2010
- Zuckier LS, Kolano J (2008) Radionuclide Studies in the determination of brain death: criteria, concepts, and controversies. Semin Nucl Med 38(4):262
- E.F.M. Wijdicks et al.:
  Neuropathology of Brain Death in the modern transplant era, Neurolog, 2008; 70; 1234–1237
  The case against confirmatory tests for determining brain death in adults, Neurology, 2010; 75;77–83
  Brain death worldwide:Accepted fact but no global consensus in diagnostic criteria, Neurologa, 2002;58,20–25
- A. Walker et al.: The neuropathological findings in irreversible coma. A critique of the `respirator`, J Neuropathol Exp Neurol 1975;34:295–323
- A.R. Joffe, et al.: A survery of American neurologists about brain death: understanding the oncetual basis and diagnostic tests for brain death, Annals of Intensiv Care, 2012, 2:4
- R. Rotondo: Messbereiche bei der Hirntoddiaagnostik (EEG-Messung und klinische Diagnostik), www.transplantation-information.de
- Findji et al.: Enregistrements electroencephalographiques corticau, transcorticaux et sous-corticaux dans dix cas de coma profound ou depasse, Minim Invasive Neurosurg, 1970, Vol. 13, S.211
- Kroeger, D., et al.: Human brain activity pattern beyond the isoelectric line of the extreme deep coma, PLoS One, Sept. 2013, 18;8(9) DOI:10.1371/journal.pone.0075257
- Birnbacher, D.: Fünf Bedingungen für ein akzeptables Todeskriterium, in Ach, S.J./Quante M.: Hirntod und Organverpflanzung, Stuttgart, 1999
- A. Bertels: Der Hirntod des Menschen – medizinische und ethische Aspekte, Dissertation an der Uni Düsseldorf, 2002
- Dokumentierte Fälle in Filmen von S. Matthies
  https://www.youtube.com/watch?v=LICsYwLqNbk Intensivschwester Jytte Haupt
  eidesstattliche Versicherung /ARD
  https://www.youtube.com/watch?v=IMYzQzBXvQg Herbert Aussage der Mutter/arte

https://www.youtube.com/results?search_query=eine+fragw%C3%BCrdig e+
hirntoddiagnsoe Fallschilderung MHH Hannover/ARD
https://www.youtube.com/results?search_query=Konfusion+am+sterbebe tt Aussage Dr. Emmerling/ BR
https://www.youtube.com/watch?v=1Ik7zTEbEoM Warum musste Marina sterben/youtube brisanter Fall Spanien
https://www.youtube.com/watch?v=lgaUrBvWEs4 16-minütiges Interview mit Dr. Deutschmann/zitierbar ungeschnitten
https://www.youtube.com/watch?v=v7-mcGzi_g4 11.-minütiges, ungeschnittenes Interview mit Prof Gubernatis
Im Reich der Schatten, 26.11.2012
Fehldiagnose Katharinenhispital tuttgart, ARD 1994
Tabuthema Hirntod, Zweifel an der Qualität der Diagnostik, Report, Das Erste.de 20.11.2012

- Weitere dokumentierte Fälle unter: Lega Antipredazione, Mail vom 13.9.2016
- C. Galli Coimbra: Wie das Leben hirnverletzter Patienten gerettet warden kann, Vortrag am 9.11.2012 in Amersfoort, Niederlande, Kongres: Organspender sind nicht tot., einsehbar bai initiative-KAO.de. Dort auch Literatur zu Fehler bei Hirntod-Diagnostik, zu Apnoe-Test.
- Gespräch mit Prof. R.W. Janzen, in Organspende: sie entscheiden, Gesundheit aktiv, Oktober 2014
- Interview mit Prof. Deutschmann: www.youtube.com/watsch?v=vspv020zyey, s. auch ReportMünchen, 3.3.2014
- N. Siegmund-Schulze: Im Zentrum: der Wille des Patienten, Deutsches Ärzteblatt, 25.11.2016
- A. Lieby: Eine Träne hat mich gerettet, Augsburg, 2014
- Klein, M.: Hirntod: Vollständiger und irreversibler Verlust aller Hirnfunktionen? Ethik in der Medizin, Springer Verlag, 1995, 7:6–15
- Ch. Berndt: Diagnose in der Dämmerung, Süddeutsche.de, 5.3.2014
- K.P. Görlitzer: Streitfall Hirntod-Daíagnostik, taz.de, 31.8.2007
- Fuchs, R.: Die Wertschöpfung einer Organspende, KAO Tagung, Bonn, 1.12.2007
- Rehder, S.: Grauzone Hirntod, Sankt Ulrich Verlag, Augsburg, 2010
- Pallis, C.: ABC of brain death: The argumants about the EEG., Br. Med.J. 1983, 286, S. 284
- Grigg, MM. et al.: Electroencephalographic activity after brain death, Arch. Neurol. 1087, 44, S. 948
- H. Buchner et al.: Elektrophysiologische Methoden in der Diagnose des dissozierten Hirntodes, Teil 2:Wert und Problematik des EEG. Intensivmed und Notfallmed, 25, 1988, 141–146
- J. Carbonell et al: Some electrophysiological observations in a case of dep coma secondary to cardiac arrest, EEG Clin Neurophysiol 15,1963,520–525
- Fuchs R. Das Geschäft mit dem Tod, Patmos, Düsseldorf, 2001
- Deutsches Ärzteblatt, 2006;103(19):A-1268
- Raagaard, I.: In der Klinik wachte Carina plötzlich wieder auf, Bid.de, 29.8.2012
- Isringhaus, J., Koch, J.: 19-Jährige nach Hirntod-Diagnose aufgewacht, RP online, 30.8.2012

– Es war die Hand Gottes: Unglaublich: Hirntote Taylor Hale(14) wieder aufgewacht, Berliner Kurier, 2.6.2015
– Waldstein, W.: Ins Herz geschrieben, Sankt Ulrich Verlag, Augsburg 2010
– Waldstein, W.: Hirntod-Organspende, Media Maria, Illertissen 2013
– P. Byrne: Der ‚Hirntod' ist nicht der Tod, aus: Essay: Das Treffen der Päpstlichen Akademie der Wissenschaften, Februar 2005, per Mail am 29.3.2005
– P.A. Byrne et al.: Hirntod ist nicht Tod, Schriftenreihe der Aktion Leben, 3 Auflage, 2011, Nr 4
– G. Hickok: Warum wir verstehen, was andere fühlen, Hanser, München, 2015
– P.A. Byrne et. Al.: Brain death – an opposing view-point, JAMA, 242 (18), 1979, 1985–1990
– R.D. Truog: Ist das Hirntod-Kriterium obsolet?, in Firnkorn (Hrsg): Hirntod als Todeskriterium, Stuttgart, 2000
– M. Guba: Wie sicher ist das Hirntod-Konzept?, MMW-Fotschr.Med, 2015;157(10)
– R. Stoecker: Ein Plädoyer für die Reanimaation der Hirntoddebatte in Deutschland, in Preuß et al.: Körperteile-Körper teilen, Kritisches Jahrbuch der Philosophie, Beiheft 8/2009, 41,52
– E. Breburda: Forscher zweifeln Vegetativen Status an, Lebensforum, 99, 2011
– Kriterien verschärfen, Deutsches Ärzteblatt, 25.4.2014
– P. Marx: Der dissoziierte Hirntod, AWMF Tagung Ärzte und Juristen, Bremen, 15/16.11.2013
– Janzen RWC et al.: Neurologische Symptome bei Manifestation des Hirntodes, in Gänshirt H, Berlit P, Haag G (Hrsg): Kardiovaskuläre Erkrankungen und Nervensystem, Neurotoxikologie, Probleme des Hirntodes, Berlin, 1985
– Schwarz, G.: Dissoziierter Hirntod: computergestützte Verfahren in Diagnostik und Dokumentation, Berlin, 1990
– R. Wetzel et al.: Hämodynamic Responses to Brain Dead Organ Donors, Anest Analg 64, 125–128, 1985.
– W. Graf, H.M. Hamer: Elektroenzephalographie, Nervenheilkunde, 5/2012
– Schilddrüsenhormone sind für die Gehirnfunktion essenziell, ÄrzteZeitung, 11.3.2015
– Hirntod ist nicht Tod, www.diagnose-hirntod.de/?p=7
– D.W. Evans: Was ist ‚Hirntod'?, www.initiative-kao.de
– H. Kaulen: Delirium it Folgen, Frankfurter Allgemeine, 17.7.2012
– H. Haarhoff: Fehler bei der Feststellung, taz.de, 14.12.2012
– The Multi-Society Task Force on PVS: Medical Aspects of the Persistent Vegetative State, N Engl J Med 1994,330:1572, June,2
– A. Viciano: Wenn das Bewusstsein aufflackert, Spiegel Online, 22.11.2012
– N. Siegmund-Schultze: Diagnose Hirntod – Muskelzuckungen sprechen nicht dagegen, ÄrzteZeitung, Oktober 2000, Nr. 5
– E. Richter-Kuhlmann: Die sicherste Diagnose, Deutsches Ärzteblatt, 28.2.2014
– S. Laureys: Death, unconsciousness and the brain, Nature Reviews/Neuroscience, Vol. 6 Nov. 2005, S. 899
– Auch Fachärzte irren bei Hirntod, n-tv, 18.2.2014
– Patient zu früh für tot erklärt, Spiegel Online, 12.4.2007
– Nach Nullinien EEG wieder quicklebendig, Medical Tribune, 20.4.1999
– Nach zwei Tagen wieder wach, Medival Tribune, 23.4.1999

– D.W. Evans: Zürück von den ‚Hirntoten‘, www.geocities.com/organdonate
– H. Haarhoff: Fehler bei der Hirntod-Feststellung, taz.de, 14.12.2012
– W. Merkel: Experten bezweifeln Skandal um Hirntod-Diagnose, Die Welt, 20.2. 2014
– Mediziner fordern strengere Richtlinien für Hirntoddiagnose, Spiegel online, 25.3.2014
– H. Angstwurm: CT-Angiogrephie im Kontext der Hirntoddiagnostik, Deutsches Ärzteblatt, 28.9.2012
– R. Beckmann: Der ´Hirntod´ – die unsicherste Diagnose der Welt, ZfL, 4/2011
– Organspende trotz Fehler, t-online.de AFP, 16.2.2014
– Fehlerquote von 0,67 Prozent ist ´inakzeptabel´, Biermann Medizin Newsportal, 26.3.2014
– R. Breul: Verzicht auf Schmerzbekämpfung bei potenziellen Organspendern zugunsten der Organentnahme, Medizin, Wissenschaft & Ethik, 22.2.2015
– R.Ch. Renner: Gravierende Fehler bei der Hirntod-Diagnostik, OrgaNOs, 3.3.2014
– Internationale Berichte über Arztfehler und Hirntote, die wieder aufgewacht sind, OgaNOs, 22.2.2015
– DSO: Hirntod und Hirntoddiagnostik, Kompakt-Information
– Ch. Berndt: Exitus, Süddeutsche Zeitung, 18.2.2014
– Ch. Berndt: Warum die Hirntod-Diagnose nicht einfach ist, Süddeutsche.de, 4.3.2014
– Ch. Berndt: Ärzte erklären Patienten oft fälschliche für hirntod, Süddeutsche.de, 18.2.2014
– H. Le Ker: In keinem Fall wurden Lebenden Organe entnommen, Spiegel online, 20.2.2014
– W. Willems: Wenn nur Dringlichkeit die Organvergabe bestimmt, Die Welt, 13.2.2014
– C. Kade: Die Angst vor einer falschen Hirntod-Diagnose, Die Welt, 28.3.2014
– B. von Lehn: Ein angeblich hirntoter Junge erwacht zum Leben, Stuttgarter Zeitung, 2.5.2012
– Zweifel an korrekter Hirntod-Diagnose, Spiegel online, 18.2.2014
– A. Schadwinkel: Wie ein Hirntoter zum Organspender wird, ZEIT Online, 30.8.2012
– Patienten fälschlicherweise für Hirntod erklärt, ZEIT online, 18.2.2014
– R. de Mattei (Hrgs.): Finis Vitae, Rubettino, 2007
– C.G. Coimbra: Der Apnoe-Test: ein tödliches Desaster am Patientenbett um eun rechtliches Desaster im Op zu verhindern, in: R. de Mattei (Hrgs.): Finis Vitae, Rubettino, 2007
– C.G. Coimbra: Implications of ischemic penumbra for the diagnosis of brain death, Brasilian Journal of Medicine and Biological Research; 32,12, 1999, pp.1479–87
– J. Astrup et al.: Thresholds in cerebral ischemia – the ischemic penumbra, Stroke,12,6,1981, pp. 723–725
– J.S.Jeret et al.: Risk of hypotension during apnea testing, Archives of Neurology, 51,6,1994, p. 595–599
– G. Pendl: Der Hirntod, Springer, Wien, 1986

- Ch. Beneken: Hirntod-Diagnostik: Formfehler sind keine Seltenheit, ÄrzteZeitung, 30.3.2016
- Stein, A.: So lässt sich vorhersagen, wer aus dem Koma erwacht, Die Welt.de, 31.5.2016
- Hummel, Ph.: fMRT Messungen massenweise fragwürdig, Spektrum der Wissenschaft, 6.7.2016
- Truscheit, K.: Niemand wird fälschlierweise für Hirntod erklärt, FAZ, 11.10.2017
- I test per la diagnosi di morte cerebrale sono sufficienti? La risposta deve essere no. aus Evans, D. +W.: Catholic Medical Quarterly Volume, 62(2) May 2012, p. 15–20
- Feststellung des irreversiblen Hirnfunktionsausfalls, Ärzteblatt Badenwürttemberg, 9/2017
- Derzeit keine Novellierung der Richtlinie, Deutsche Ärzteblatt, 24.7.2017

Kapitel 14 – Merkwürdige Formulierungen, Widersprüche, Zirkelschlüsse

- J.F. Spittler: Der Hirntod und Tod des Menschen. Grundlagen und medizinische Gesichtspunkte, EthikMed, 1995, 7, S. 128
- Chrismon, Febr. 2013
- Süddeutsche.de: vom 26.11.2014,
- Die Welt, 27.11.2014, 1.12.14, 1.12.14,
- Stuttgarter Zeitung, 28.11.2014
- Spiegel Online, 28.11.2014, 29.11.2014
- n-tv, 29.11.2014, 29.11.2014
- FAZ.net vom 28.11.2014, 30.11.2014, 1.12.14,
- ZEIT ONLINE, 29.11.2014
- Stern.de 229.11.2014
- Sonntag Aktuell, 30.11.2014,
- Neues zum Thema Organspende, www.Organspende-Aufklärung.de, 12.5.2012
- H. Haarhoff: Bertung mit der Moralkeule, taz.de, 29.1.2012
- T. Groll: Rumhantieren mit dem Unterbewusstsein, ZEIT ONLINE, 10.10.2013
- Klinkhammer, G.: Respekt und Fürsorge, Deutsches Ärzteblatt, Heft 40 7.10.201, S. A 2086
- Mohl, A.:der Zauberlehrling, Paderborn, 2010
- Lomg, A., Schweppe, R.: Praxishandbuch NLP, München, 2014
- O'Connor, J., Seymour, J.: Neurolinguistisches Programmieren: gelungene Kommunikation und persönliche Entfaltung, Freiburg, 2013
- Wie es sich mit einem künstlichen Herz lebt, Stern.de
- Übertragung von Nervenzellen in das Gehirn von Menschen, Deutsches Ärzteblatt, 24.7.1998
- Es gibt nur einen Tod, SAMW, aus www.bag.admin.ch, 2011
- Richtlinien zur Verwendung fetaler Zellen und fetaler Gewebe, Deutsches Ärzteblatt, 28.11.1991
- B. Madea, R. Dettmeyer: Ärztliche Leichenschau und Todesbescheinigung, Deutsches Ärzteblatt, Jg.100. 28.11.2003

– Regeln zur Durchführung der ärztlichen Leichenschau, AWMF, 12/2007
– B. Lahusen: Die Freigesprochenen, Die ZEIT, 19.11.2015, N. 47
– Netzwerk für Transplantationsbeauftragte, Ärzteblatt Baden-Württemberg 1.2016
– Hirntod und Organspende, Gespräch mit A. Brenner und A.M. Esser, Information Philosophie, Nr.2/2014, S. 74
– Wann ist der Mensch Tot?, Uni nova, 125/2015, S. 32
– R. Spaemann: Ist der Hirntod der Tod des Menschen?, in Hoffman Th.S., Schweidler W.: Normenkultur vs. Nutzenkultur, Berlin, 2006.
– F. Jimenez: Der erste Eindruck bleibt – weil er stimmt, Die Welt, 15.3.2013
– Neuer medizinischer Vorstand bei der DSO, Deutsches Ärzteblatt, 6.1.2014
– I. Gutjahr/M.Jung: Sterben auf Bestellung, Emu Verlag, Lahnstein, 1997
– Es gibt keinen medizinischen Zweifel, Interview mit Prof. Nagel, Stuttgarter Zeitung, 23.3.2012
– Truog, R./Robinson, W.: Role of brain death and the dead-donor rule in the ethics of organ transplantation, Critical Care Medicine, 31,2003, S. 2391
– Zwölfjähriger stirbt, weil Spenderherz nicht transportiert werden kann, Stern.de, 19.1.2016
– DSO Presseinformation, 7.1.2013
– Kirste, G.: Philosophische Fragen anderswo debattieren, Das Sonntagsblatt, 2.6.1995
– Bachinger, E.M.: Kind auf Bestellung, Wien 2015
– Henzes Organe retten vier Menschenleben, n-tv, 17.8.2016
– Vertorbener Kanu-Trainer: Henzes Organe retten Menschenleben, Süddeutsche.de, 17.8.2016
– Organspenden: Kliniken in der Pflicht, ÄrzteZeitung, 4/5.11.2016
– Ärzte müssen stärker sensibilisiert werden, Deutsches Ärzteblatt, 11.11.2016

Kapitel 15 – Pflegende und Ärzte

– G. Holthaus: Die Pflege von Hirntoten aus der Sicht eines Intensivpflegers, EthikMed, Heft 4, 2000, S.247
– R. Greinert, G. Wuttke (Hrsg.): Organspende, Göttingen, 1993
– I. Gutjahr/M. Jung: Sterben auf Bestellung, Emu Verlag, Lahnstein, 1997
– A. Zieger: Medizinisches Wissen und Deutung in der ´Beziehungsethik´, in P. Bavastro/G.Kollert: Organtransfer, Natura Verlag, Dornach 2014
– M. Wogrolly-Domej: Abbilder Gottes, Styria, 2004
– W. Kalitzkus: Dein Tod, mein Leben, Suhrkamp, Frankfurt, 2009
– W. Kalitzkus: Leben durch den Tod, Campus, 2003
– B. Maoz et al.: Der Zwischenmenschliche Ansatz in der Medizin: Die Arzt-Patienten-Beziehung, Logos, Berlin, 2006
– S. Eisenreich: Heilkunst oder Kundendienst? Integrierte Medizin in der Transplantationsmedizin, Vortrag in Hannover, 11. Tagung Psychosomatik in der Transplantationsmedizin, 20 und 21.6.2008
– J. Conrad/M. Feuerhack: Hirntod, Organtransplantation und Pflege, Mabuse, Frankfurt, 2002

- B. Hauser-Schäublin/V. Kalitzkus/I.Petersen: Der geteilte Leib. Die kulturelle Dimension von Organtransplantation und Reproduktionsmedizin in Deutschland, Frankfurt 2008
- J. Henske, Die Pflege eines potenziellen Organspenders: Hirntod...und nun?, Pflegezeitschrift 3/2002, S. 179
- A. Korn: Erlebnisse und Erfahrungen im Umgang mit hirntoten Patienten, in Striebel, HW, Link, J. (Hrsg.): Ich pflege Tote. Die andere Seite der Transplantationsmedizin, RECOM, Basel, 1991
- Das war ein katastrophaler Ausbau von Ersatzteilen, Frankfurter Allgemeine, 19.8.2013
- Baureithel, U., Bergmann A.: Herzloser Tod, Stuttgart 1999

Kapitel 16 – Die Angehörigen und das Gespräch

- Kiss, A., Bischof, P; Titz, S.; Moos, S.; Schreiber, H-L. in Tagungsband 2006 der DSO
- Schaub, F. et al.: Gespräche mit den Angehörigen zur Organspende, DMW 2013;138(43); S. 2189
- Maio, G.: Moralische Appelle zur Organspende sind Gift für das Vertrauen, DMW 2013; 138(43); S.2187
- Herausforderung und Chance: Das Angehörigengespräch mit der Bitte um eine Organspende, Saarländisches Ärzteblatt, Ausgabe 12/2011.
- Gespräche mit Angehörigen potenzieller Organspender von E. Backhaus, Transplantationskoordinatorin DSO Bonn sowie Hintergrundinformation, DSO Bereich Kommunikation
- Organspende: Angehörige brauchen mehr Zeit und qualifizierte Beratung, Schattenblick 25.11.2013
- W. Höfling, S. Rixen: Verfassungsfragen der Transplantationsmedizin, Tübingen 1996
- H. Tröndle: Keine Organentnahme ohne Einwilligung des Spenders, in H.J. Firnkorn: Hirntod als Todeskriterium, Schattauer Verlag, Stuttgart 2000
- A. Bergmann: Organspende, Raum&Zeit, 179/2012, 35
- Die Entscheidung hängt fast immer an den Angehörigen, Süddeutsche.de, 30.1.2012
- H. Grewel: Organtransplantation, in Materialien für den Dienst in der Evangelischen Kirche von Westphalen, Haft 11, Bielefeld, 1996
- E. Richter-Kuhlmann: Sie verloren einen Menschen, Deutsches Ärzteblatt, 4.4.2014
- A. Berger: Gespräch mit dem Transplanter, Berliner Zeitung, 30.10.2007
- Respekt und Fürsorglichkeit, Deutsches Ärzteblatt, 7.10.2011
- Organspende? Angehörige verweigern oft die Einwilligung, Anhörung der Bundestags-Enquete-Kommission, 2005
- W. Kalitzkus: Leben durch den Tod, Campus, 2003
- Baureithel, U., Bergmann A.: Herzloser Tod, Stuttgart 1999
- DSO: Organspende: eine Entscheidung für das Leben, Mai 2006

– Kesselring, A. et. Al.: Traumatic memories of relatives regarding brain death, request for Organ donation and interactions witch professionals in the ICU, American Journal of Transplantation, 7.1 (2007), S. 211.

Kapitel 17 – Der Empfänger

– D. Wagner: Leben, Rowohlt, 2013
– B. Obermayer: Bis zum letzten Schlag, Süddeutsche Zeitung Magazin, Heft 52/2008
– U. Baureithel/A. Bergmann: Herzloser Tod, Klett-Cotta, 1999
– Dr. O. Decker: Leben mit dem Fremden in sich, Universität Leipzig, uni-protokolle.de
– Sellschopp, in Jetzt ist's ein Stück von mir! Alles über Organtransplantation. Kösel 1997
– Das Herz. Film der Klinik für Herzchirurgie an der Semmelweiß Universität Ungarn, Arte, 26.10.1996
– Dr. W. Albert: Emotional-seelische Folgen der Organtransplantation, Vortag in Kiel 23.9.1995, Deutsches Herzzentrum, Berlin.
– Film S. Matthies: Organspende – der umkämpfte Tod, ARD 7.4.1994
– Film S. Matthies: Wer denkt schon an die Seele. N3 Selbst-Hilfe, 29.6.1994
– H. Seidel: Nierentransplantation, in Jores: Praktische Psychosomatik, Huber, 1996
– E. Wellendorf: Man kann alles auch anders sehen, Mayer, 2003
– E. Wellendorf: Mit dem Herzen eines anderen Leben, Kreuz, 1993
– E. Wellendorf, in P. Bavastro, G. Kollert (Hrsg.): Organtransfer, Natura Verlag, 2014
– Wolcott, D. Organ Transplantation Psychiatry, in Psychosomatics 34, Nr. 2, S. 112ff.
– Koch, U./Neuser, J. (Hrsg):Transplantationsmedizin aus psychologischer Perspektive, Göttingen, 1997
– A. Bergmann: Der entseelte Patient, Aufbau Verlag, 2004
– P.C. Claussen: Herzwechsel, Hanser Verlag, 1996
– H.R. Müller-Nienstedt: Geliehenes Leben, Walter Verlag, 1996
– L. Kober: „Hirntod“ und Transplantation sogenannter ‚Leichen‘-Organe. Ethische Implikationen moderner medizinischer Verfahren. Soziale Medizin, 1:1995
– Niere Im Blick: vom Leben mit einem Spenderorgan bis zum Hypertonus, Med Welt, 6/2014
– NZZ Nr 284 vom 6.12.95
– Frauen brauchen weibliche Nieren, n-tv, 3.7.2008
– Acuna, S.A. et al: JAMA Onkol 2016, online, 7 Jan, aus: P. Leiner: Mit einem Spendeorgan steigt auch das Sterberisiko für Krabs, ÄrzteZeitung, 22.1.2016, S.7
– Th. Lenz: Hypertonie in Klinik und Praxis, Schattauer Verlag, Stuttgart, 2008
– C. Vallbacht, M. Kaltenbach (Hrsg.): Herz Kreislauf Kompakt, Darmstadt, 2006
– H. Grewel: Organtransplantation, in Materialien für den Dienst in der Evangelischen Kirche von Westphalen, Haft 11, Bielefeld, 1996

– Den Hirntod sieht man nicht, Süddeutsche de, 4.10.2009
– Der beste Patient: Zeit Magazin, Nr. 14, 26.3.1998
– Ich werde wieder kämpfen müssen, N-tv, 10.3.2015
– H.H. Lutz et al.: Primär sklerosierende Cholangitis, Deutsches Ärzteblatt, 23.12.2013
– H. Suhling et al.: Berufstätigkeit nach Lungentransplantation-eine monozentrische Querschnittsstudie, Deutsches Ärzteblatt, 27.3.2015
– C. Ulrich et al.: Hautveränderungen nach Organtransplantation, Deutsches Ärzteblatt, Heft 11/2014 und Diskussion in Heft 33–34, 18.8.2014
– T. Puehler et al.: Herz- und Herz-Lungentransplantation, Herz,1.2014
– M. Gartert et al.: Lungentransplantation-Therapieoption bei Lungenerkrankungen im Endstadium, Deutsches Ärzteblatt, 14.2.2014
– Ziel ist eine längere Transplantatfunktion, Deutsches Ärzteblatt, 3.9.2012
– Organtransplantation: Die verschwiegenen Leiden von Organspendern un Organempfängern, Der Theologe, Nr. 17, 2015
– B. Schumacher: Transplantation: Gute Prognose auch bei Nieren zweiter Wahl, ÄrzteZeitung, 2.9.2015
– Transplantation: kein Hindernis für Spitzensport, ÄrzteZeitung, 28/29.8.2015
– JR. Elkinton: Moral problems in the use of borrowed organs, artificial and transplanted, Ann Intern Med 1964, 60(2):309
– N. Siegmund-Schultze: Das Warten auf ei Spendeorgan löst bei vien Ängste und Depressionen aus, ÄrzteZeitung, 2.11.2011
– N. Siegmund-Schultze: Immer mehr Ältere spenden Nieren, ÄrzteZeitung, 19.10.2011
– U. Groenewold: Immer Ältere Organe für immer kränkere Patienten, Schattenblick 31.12.2010
– Blutwäsche kann Abstoßung von Spenderniere verhindern, Schattenblick, 22.5.2014
– T. Krabatsch et al.: Ventrikuläre Langzeitunterstützung mit implantierbarer kontinuierlichen Flusspumpen, Herz, 2.2015, S. 231
– K.H. Schulz: Kind mit Ersatz-Niere: wie bewältigt man die Probleme?, Bundesgesundheitsblatt, 2012;55:543–551
– D. Nössler: Leberspende: Hepatitis C soll vor Abstoßung schützen, ÄrzteZeitung, 8.10.2014
– Virusinfektion unterstützt Organakzeptanz, ÄrzteZeitung, 17.9.2014
– Lebertransplantation zu Recht verweigert, ÄrzteZeitung, 7.7.2014
– D. Mittler: Lieber sterben als warten, Süddeutsche.de, 28.11.2013
– C. Simon: Das lange Warten auf ein Spenderherz, ÄrzteZeitung, 5.5.2014
– IOP, Berlin: Herztransplantation – psychische Probleme, 1.12.2015
– Mögliche Komplikationen in den ersten Wochen, Transplantation verstehen, 20.5.2014
– J. Frisch: Kranker Botschafter in schwerer Not, ÄrzteZeitung, 4.2.2015
– D. von Richthofen: Rettende Insel, DIE ZEIT, Nr. 28, 4.7.2013
– Immunologische Barrieren überwinden, Deutsches Ärzteblatt, 1.3.2013
– Neue Therapie für schwerstkranke Lungenpatienten, Schattenblick, 27.7.2013
– Charité-Direktor: Spendermangel macht Organverteilung ungerecht, Schattenblick, 15.10.2013
– M. Fallet: Trotzdem, chrismon 11.2013

– Spezifische Immunglobuline retten transplantierte Organe vor Viren, Medical Tribune, 28.11.2014
– Kinder nach Nierentransplantation vor Krebs schützen, Schattenblick, 20.7.2013
– M. Remke: Frau erfüllt letzte Wünsche ihres Organspenders, DIE WELT, 25.2.2015
– Biological gegen Oranabstoßung zugelassen, ÄrzteZeitung, 28.9.2011
– A.C. Gruesner et al.: Pankreastransplantation: Erfolge und ungelöste Probleme, Diabetes-Congress-Report, 6/2011, S.8
– Organspende, DIE ZEIT, Nr. 23, 23.8.2012
– M. Dahms: Mit der Lunge eines Fremden, Stuttgarter Zeitung, 27.7.2012
– Organempfänger: Schuldgefühle von Organempfängern, Forum Organspende, R. Rotondo
– Fraktur und Tumorrisiko nach Transplantation ist eng mit der HLA Kompatibilität assoziiert, Ärzteblatt.de, 13.7.2012
– B. Wild: Wenn das Herzklopfen zurück isr, Süddeutsche.de, 21.1.2013
– Dialyse schlecht für Spender-Niere, SAT1 Ratgeber, 3/2001
– N. Siegmund-Schultze: Frühe Transplantation kann das Überleben verlängern, Deutsches Ärzteblatt, 4.5.2012
– T.A. Fuchs et al.: Ursachen und Management von Problemen nach Lungentransplantation im Kindesalter, Klinikum Großhadern, München.
– Auch für marginale Organe geeignet, Deutsches Ärzteblatt, 9.1.2012
– Wenn Stunden zu Tage werden, Stuttgarter Zeitung, 26.10.2011
– Die innere Uhr der Organspender, Der Spiegel, 41/2011
– Ziel ist eine längere Transplantatfunktion, Deutsches Ärzteblatt, 3.9.2012
– A. Pascheret al.: Irreversibles Leberversagen: Transplantation als Behandlungsoption, Deutsches Ärzteblatt, 8.3.2013
– H.L. Tillmann et al.: Donor-assoziierte Infektionen in der Allotransplantation, Minisymposium Xenotransplantation 2001, RKI Berlin
– T.A. Fuchs et al.: Toleranz als Therapieoption in der Transplantationsmedizin – state oft he art, Deutsches Zentrum für herzkranke Kinder, Herbst 2013, S. 12
– M Strüber, H. Reichenspurner: Die Einführung des Lungenallokations-Scores für die Lungentransplantation in Deutschland, Deutsches Ärzteblatt, 11.11.2011
– M.P. Manns: Leberzirrhose und -transplantation: Brennpunkt Organmangel, Deutsches Ärzteblatt, 8.2.2013
– J. Gulden: Alpha-Fetoprotein kann die Mailand Kriterian ergänzen, Deutsches Ärzteblatt, 25.1.2013
– Transplantation bei Leberkrebs: Alpha-Fetoprotein als Prognosefaktor, Medical Tribune 14.12.2012, aus C. Duvoux et al, Gastroenterology 2012,143, 986
– Laborwerte – das Zünglein an der Waage, Deutsches Ärzteblatt, 18.1.2013
– Alkoholhepatitis: neue Leber für nasse Trinker?, Medical Tribune, 13.1.2012
– F. Klein: Nierentransplantation: Was bei der Nachsorge zu beachten ist, Ärzte-Zeitung, 22.4.2015
– Kann Gentherapie die chronische Abstoßung von Spenderherzen verhindern?, Schattenblick, 11.9.2013
– R. Rutta: Krank durch Organtransplantation, dradio.de, 9.2.2010

– Mukoviszidose: Lungentransplantation als Fehlentscheidung, Aezteblatt.de, 22.11.2007
– W. Kalitzkus: Leben durch den Tod, Campus, 2003
– B. Bunzel: Herztransplantation: psychosoziale Grundlagen und Forschungsergebnisse zur Lebensqualität, Stuttgart, 1993
– S. Drakulic: Das Prinzip Sehnsucht, Hamburg, 1989
– Acuna SA et al.: Cancer mortality amog recipients of solid-organ tarsnplantation in Ontario, Canada, JAMA Oncol 2016,2:463
– Schmid M et al.: Targeted cancer Screening after solid-organ transplantation.JAMA Oncol 2016;2:470
– N. Siegmund-Schultze: Sterblichkeit an de-novo-Tumoren verdoppelt sich. Deutsches Ärzteblatt, 29.4.2016
– Wiebel-Fanderl, O.: Herztransplantation als erzählte Erfahrung, Lit Verlag, Münster, 2003
– Niere selbst nach Organversagen transplantierbar, Med. Tribune, 22.4.2016
– Laczkovics, A. Der herzoperierte Patient nach der Herztransplantation, WMW, 140, 1990, S. 282
– Baureithel, U., Bergmann A.: Herzloser Tod, Stuttgart 1999
– Frauenherzen werden häufiger abgestoßen als Männerherzen, ÄrzteZeitung, Klinikreport Nr. 1, Januar 2003
– Frauen schlechtere Organspender, Stuttgarter Zeitung, 8.11.2002
– Zur Not eine nicht kompatible Niere transplantieren, Medical Tribune, 17.6.2016
– Sedelmaier, A.: Sterben verboten, Ficher&Gann, Mundelfing 2016
– Nashan, B., Straßburg, Ch.: Abstinenzdebatte dauert an, Deutsches Ärzteblatt, 24.6.2016
– Diebetes heilen durch Pankreastransplantation?, Diabetes Zeitung 26.10.2016
– A. Habicht: Nierentransplantation: Alles Wichtige zur Nachsorge, MMW Fortschritte der Medizin, 2016.20/158
– Wenn Herz und Niere ramponiert sind, Medical Tribune, 11.11.2016
– N. Siegmund-Schulze: Maschinenperfusion ermöglicht längere Ischämiezeit, Deutsches Ärzteblatt, 16.12.2016
– A. Fuchs: Lungen- und Herz-Lungen-Transplantationen bei Kindern, Deutsches Zentrum für Herzkranke Kinder, 2.2016
– Schlimpert, V.: Nach Herztransplantation: jeder Zehnte erkrankt an Krebs, ÄrzteZeitung, 17.1.2018
– Haefeli, R.: Manche sterben lieber als mit einem neuen Herzen leben zu müssen, NZZ, 25.11.2017
– Fuchs, A.: Sport nach Herztransplantation, Deutsches Zentrum für herzkranke Kinder, 1/2018

Kapitel 18 – Nebenwirkungen der Medikamente

– Apothekenumschau, Myfortic
– Rote Liste, 2018
– Transplantforum.de
– Medikamente: Organspende &Transplantation.de

- Transplantationszentrum München del LMU
- Komplikationen und Nebenwirkungen bei Nierentransplantationen, Medizininfo.de
- Welche Nebenwirkungen können unter Immunsuppression auftreten? Transplantationszentrum Campus Benjamin Franklin Charite´ Universitätsmedizin Berlin
- Lymphoprolipherative Erkrankungen nach Transplantation – Wikipedia
- Claas U. et al.: Hautveränderungen nach Organtransplantation, Deutsches Ärzteblatt, 14.3.2014
- Herzer K., Gerken G.: Nachsorge nach Lebertransplantation. Dr. Falk Pharma, Freiburg, ohne Datum
- Engels EA et al.: Spectrum of cancer risk among US solid organ transplant recipients JAMA 2011; 306:1891
- Walldorf J. et al.: Schwangerschaft unter Immunsuppression, Der Internist, 10.2011
- Altersadaptierte Immunsuppresion, Deutsches Ärzteblatt, 28.2.2014
- Leben mir einem transplantierten Organ, Universitätsklinikum Leipzig, ein kurzer Leitfaden.
- Le Ker, H: Zahl bösartiger Hauttumore nimmt drastisch zu, Spiegel Online, 4.2.2014
- Empfänglicher durch Musik, GEO, 06/Juni 2012
- E.A. Engels et al.: Neues Organ verdoppelt Malignomrisiko, JAMA, 2011:306:1891
- Risiko von Hypogammaglobulinämie und Bronchiektasen unter Gabe von CellSept, Seutsches Ärzteblatt, 22.12.1014

Kapitel 19 – Die Knochenmarkstransplantation – GvHR

- Graft-versus-Host-Reaktion, DocCheckFlexikon, 4.5.2016
- Graft-versus-Host-Reaktion, Wikipedia, 4.52016
- Deutsche Gesellschaft für Hämatologie und medizinische Onkologie: Graftversus-Host Erkrankung, Stand 2015
- Gessner C.: Allogene Transplantation von Stammzellen: Indikation, Abläufe und Neuerungen, Medical Tribune, 15, 15.4.2016
- Sicherheit von Stammzelltransplantation auf dem Prüfstand, Schattenblick, 3.6.2014
- Spenderzellen im Kampf gegen Leukämie, Schattenblick, 26.3.2015
- Stammzellen bei akuter Leukämie. Schattenblick, 9.1.2016
- Endlich Knochenmark – alles Gut?, Medical Tribune, 47, 21.11.2014
- Wolff, D. et al.: Klinische Versorgung der chronischen Graft-versus-Host-Krankheit, Dt. Ärzteblatt, 43, 28.10.2011
- Hilgendorf, I. et al.: Langzeitnachsorge nach allogener Stammzelltransplantation, Dt. Ärzteblatt, 4, 23.1.2015

Kapitel 20 – Persönlichkeitsveränderungen

- P. Pearsall: Heilung aus dem Herzen, München, 1999
- B. Bunzel et al: Does Changing the Heart Mean Changing Personality? A retrospective Inquiry of 47 Heart Transplant Patients. Quality of Life Research, 1992, Nr. 11, S. 251
- E. Kübler-Ross: Reif werden zum Tode, Stuttgart, 1975
- E. Kübler-Ross: Verstehen was Sterbende sagen wollen, Stuttgart, 1982
- E. Kübler-Ross: Was können wir noch tun?, Stuttgart, 1977
- E. Kübler-Ross: Interviews mit Sterbenden, Stuttgart, 1973
- R.A. Moody: Leben nach dem Tod, Hamburg, 1977
- J.C. Hampe: Sterben ist doch ganz anders, Stuttgart, 1977
- J.B. Delacour: Aus dem Jenseits zurück, Düsseldorf, 1974
- K. Brunswig: Das Licht, Rosengarten, 1992
- G. Ritchie, E. Sherill: Rückkehr von Morgen, Marburg, 1990
- C. Roszell: Erlebnisse an der Todesschwelle, Stuttgart, 1991
- Flensburger Hefte: Nah-Todeserfahrungen, Heft 51, Flensburg, 1995
- J. Hemleben: Jenseits, Hamburg, 1975
- C. Sylvia: Herzensfremd, Hamburg, 1998
- Ch. Valandrey: Mein fremdes Herz, München, 2012
- P. Pearsall, G.E. Schwarzt, L.G. Russek: Organtransplantation und das Gedächtnis der Zellen, in Nexus-Magazin.de, November-Dezember 2005
- P. Pearsall, G. Schwartz, L. Russek: Changes in Heart Transplant Recipients that Parallel the Personalities of their Donors, in J. of Near-Death Studies, Vol. 20, Nr. 3, March 2002, S. 191
- J. Scheppach, Wandert die Seele mit?, P.M. Magazin 04/2005
- J. Hornung: Spirituelle Aspekte der Organtransplantation, in Mutualmente.com, 11.2007
- W.J. Baldwin: Healing lost Souls – Releasing Unwanted Spirit From Your Energy Body. Hampton Roads 2003
- K. König, Abwehrmechanismen, Göttingen, 1997
- S. Freud: Gesammelte Werke, Band 1 und 10
- E. Wellendorf: Mit dem Herzen eines anderen Leben, Zürich, 1993
- E. Wellendorf: Man kann alles auch anders sehen, Stuttgart, 2003
- S.B. Nuland: Wie wir sterben, München, 1994
- S.B. Nuland: Wie wir leben, München, 1997
- www.huna-vita.de
- C. Green, G. McCreery: Apparitions, London, 1975
- H. Schreiber: Es spukt in Deutschland, 1975
- B. Gartner: Fenster zu – es spukt, in Bild der Wissenschaft online, Ausgabe 12/2003
- L. Bechler, M. Kichschläger: Der spukende Sarg, 2003
- R.P. Feynmann, Was soll das Alles? Gedanken eines Physikers, München 1999
- Präsidium der Deutschen Forschungsgemeinschaft: Ehrenkodex für gutes wissenschaftliches Verhalten, 1997
- K-M. Dietz: Die Suche nach der Wirklichkeit, Stuttgart, 1988
- D. Chopra: Ageless Body, Timeless Mind, New York, 1993
- R. Steiner, 7.10.1905, in Grundelemente der Esotherik, GA 93A

- R. Steiner, 30. 6.1906, GA 94
- Phänomen Gedächtnistransplantation, www.gral.de
- P. Spork: Geerbte Angst, Bild der Wissenschaft, 2.2016
- P. Spork: Wie sich die Angst vererbt, Stuttgart Zeitung, 26.1.2016
- B. Kegel: Epigenetik, DuMont, 2015
- Spektrum der Wissenschaft, Kompakt: Epigenetik, wie die Umwelt unser Erbgut beeinflusst, 2016
- W. Bartens: Traumatische Erlebnisse prägen das Erbgut, Süddeutsche.de, 14.4.2014
- S. Langemak: Psychische Belastungen wirkt sich auf die Enkel aus, Die WELT, 3.12.2013
- Keine Laune des Schicksals, DIE ZEIT, Nr.22, 27.5.2014
- Grausen für Generationen, Stuttgarter Zeitung, 9.12.2013
- K. Quassowsky, L. Salm: Neues Herz-plötzlich konnte er malen, Bid.de, 15.9.2006
- G. Eisenrieder: Wird mit dem Spender-Herz die Seele verpflanzt?, Bild.de, 2009
- Baureithel, U., Bergmann A.: Herzloser Tod, Stuttgart 1999

Kapitel 21 – Lebendspende

- Empfehlungen zur Lebendorganspende, Bundesärztekammer, Deutsches Ärzteblatt, Heft 48, 1 Dezember 2000, A 3287
- Positionen zur Lebendorganspende, Ständige Kommission Organtransplantation der Bundesärztekammer, Klausurtagung, 8.9.2003
- Höfling (Hrsg.): Transplantationsgesetz, Berlin, 2003
- Organspende und Transplantation in Deutschland, DSO Jahresbericht 2010
- Transplantationszentrum Köln: Informationsschrift Lebendspende, Information und Einverständnis zur Nierenspende
- I. Schneider: Lebendspende: Kommerzialisierung des Unbezahlbaren? GID, 163, April 2004, S. 33
- J. Walter et al.: Chancen und Risiken der Leber-Lebendspende-Transplantation, Dtsches Ärzteblatt, 2008, 105(6), S. 101
- Kritik an der Aufklärung der potenziellen Organ- bzw. Lebenspender. Hamburg 6.3.2005, Informationsstelle Transplantation und Organspende, Roberto Rotondo
- F.W. Eigler, Das Problem der Organspende vom Lebenden. Dtsch.med. Wschr, 122 (1997), S. 1398
- Th. Gutmann, U. Schroth: Organspende in Europa (2001), S. 93
- Th. Gutmann, U. Schroth: Die Lebendspende von Organen und Geweben, rechtliche und ethische Aspekte, in Oduncu, F.S./Schroth, U.: Transplantation, Göttingen 2003
- G. Kirste: Zum Stand der Lebendorganspende. Bundesgesundheitsblatt – Gesundheitsforschung – Gesundheitsschutz, 2002, S. 768
- Ch. Broelsch et al.: Living donor liver transplantation in adults. European Journal of Gastroenterology & Hepatology, 2003, Vol. 15, N. 1, S. 4
- BR Stationen. Riskante Spende, 24.6.2003

– E. Lachmann: Entscheidungsfreiheit bei Lebendspenden, Interdisziplinäre Ansichten, S. 89, 2004
– Schneewind, K.A.: Ist die Lebendspende psychologisch zu verantworten?, in Oduncu, F.S., Schroth, U.: Transplantation, Göttingen, 2003.
– A. Wülker: Wer darf eine Niere spenden, wie hoch ist das Risiko?, Medical Tribune, N. 6, 10.2.12
– Mjoen G et al.: Quality of life in kidney donors, Am J Transplant. 2011;11;1315–1319, sowie jus@puplicum, 22.12.2011
– R. Merkel: Sonderrechte sind ein Sündenfall, Stuttgarter Zeitung, Nr. 194, 22.8.2012
– G. Feuerstein: Das Transplantationssystem, Weinheim und München, 1995
– Fellner C.H., Marschall J.R.: Kidney Donors. The Myth of informed Consent. Am. J. of Psychiatry 126(1970), 1245
– Papst, W.: Psychologische Aspekte bei verwandten Lebendspenden einer Niere. Zeitschrift für Transplantationsmedizin, 2(1990), 68–74
– Niere spenden: Aktuelle Daten zum Risiko, Medical Tribune, 25.10.2013
– Ärzte Zeitung, 18.5.2012, 31.10.2011, 4.7.2012,
– MMW Nr.7/2012, S.8
– A.X. Gard et al. BMJ 2012;344:e 1203
– N. Siegmund-Schultze: Zwischen Nächstenliebe und Geldgier, Süddeutsche.de, 22.5. 2010
– M. Lisson: Lebendspende: Appell an Ärzte zu mehr Aufklärung, Ärztezeitung, 2.12.2013
– H. Beyerle: Organ-Tauschring – ist das in Deutschland möglich?, FAZ Wissen, 24.10.2012
– R. Grötker: Partnertausch mit Niere, in FAZ Wissen, 29.10.2012
– Verantwortung gegenüber Spendern und Empfängern, Deutsches Ärzteblatt, 23.12.2013
– E. Nagel: Die Diskussion zum Transplantationsgesetz: Anmerkungen aus der Sicht des Transplantationsmediziners, in Firnkorn: Hirntod als Todeskriterium, Stuttgart, 2000
– L. Geisler: Organlebendspende. Universitas, Dezember 2004, S.1214
– P. Stiefelhagen: Die Lebendspende ist der beste Nierenersatz, MMW Fortschritte der Medizin, 2016,1,158
– Auch im Alter Nierenspende ohne Reue, CME, 10.2014
– Die fremden Lebensretter, Stern.de, 23.8.2008
– N. Siegmund-Schulze: Wird ein Organ freiwillig gespendet? ÄrzteZeitung, 10.4.2007
– J. Walter et al.: Chancen und Risiken der leber-Lebendspende-Transplantation, Deutsches Ärzteblatt, 8.2.2008
– C. Sommerer: Nutzen für den Empfänger – Risiko für den Spender?, CardioVesc, 2004/7
– S. Schieber: Erleichterung nach der Organspende, Stuttgarter Zeitung, 2.8.2001
– G. Klinkhammer: Eine vernünftige Alternative, Deutsches Ärzteblatt, 4.5.2001
– R. Leinmüller: Immer mehr Lebendspenden, Deutsches Ärzteblatt, 10.11.2000
– V. Zylka-Menhorn: Brisante Forderung, Deutsches Ärzteblatt, 21.6.2002
– Lebenspende der Leber nicht gänzlich ohne Risiken, Praxis Medizin, 1.5.2007

- Sachsen: Lebendspende, Frauen häufiger Spender, Männer häufiger Empfänger, Bundesärztekammer.de, 22.5.2012
- Der Mensch ist keine Handelsware, Leserbrief R. Zietz, Deutsches Ärzteblatt, 30.5.2014
- Nieren-Entnahme mit nur einer Inzision, Medical Tribune, 2.5.2015
- Lebendspende als Unfall und Anspruchsgrundlage für Verletztenrente? Jus@Publicum, 4.8.2015
- Lebendspende von soliden Organen, medizinisch-ethische Richtlinien und Empfehlungen, SAMW, 20.5.2008
- Stellungnahme Prof Höfling Universität Köln, zur Anhörung Organlebendspende der Enquete Kommission Ethik und Recht der modernen Medizin, 1.3.2004, ebenso Stellungnahme I. Schneider, ebenso Prof. Gründel
- I. Schneider: Lebendspende: Kommerzialisierung des Unbezahlbaren? GID, April 2004, S. 33
- E. Lachmann: Entscheidungsfreiheit bei Lebendspenden, Interdisziplinäre Einsichten, S. 89, 2004
- Wortprotokoll, 1.3.2004, Deutscher Bundestag, Enquete Kommission Ethik und Recht der modernen Medizin, 15/14
- A. Barthelemy: Wenn die gute Tat in der Berufsunfähigkeit endet, DIE WELT, 4.4.2014
- Tod nach Transplantation, Stuttgarter Zeitung, 26.6.2014
- J. Andrassy Leberlebendspende: Chancen und Risiken, MMW Fortschr. Med. 2014, 156,13
- Operation fatal, Süddeutsche Zeitung, 25.7.2014
- Ch. Berndt: Geben und Nehmen, Süddeutsche.de, 25.7.2014
- Lebendnierentransplantation in der Diskussion, Schattenblick, 5.8.2014
- Operation fatal, Süddeutsche Zeitung, 25.7.14
- P. Dehli: Erfahrungsbericht Lebendspende,
- E. Renner: Probleme der Lebendspende, in:
- Evangelische Akademie Loccum: Transplantationsgesetzgebung in Deutschland, 1995
- Najarian, J.S. et al.: 20 years or more of follow up living kidney doners, Lancet 807–10,1992, Oct 3
- Auf Leber und Tod, Spiegel Online, 13.2.2015

Kapitel 22–23 – Geregelter und krimineller Organhandel

- M. Keller: Lukrativer Leichenhandel, in Stern.de, 19.10.2008
- M. Keller: Die Leiche als Rohstoff, DIE ZEIT, 6.12.2012;
  Operation Niere, ZEIT-ONLINE, 50/2002;
  Herz auf Bestellung, DIE ZEIT, 7 März 2013;
  Bestattung zahlt Empfänger, ZEIT ONLINE, 13.6.2002
  Operation Niere, DIE ZEIT, Nr. 50, 5.12.2002
  Gib mir deine Niere, Die Zeit, 7.11.2002
  Die Organe der Hingerichteten, Bayern 2 12.5.2016, 18,05
  SWR 2 Feature, 22.3.2016

SWR 2 Wissen: Die Organe der Hingerichteten, Der Westen und die Transplantation in China, 1.2.2016
Herz auf Bestellung, www.bdzv.de/twp/nominierte -texte
- J.P. Beckmann: Ein Markt für Organe? In Zeitschrift für medizinische Ethik, Heft 2, 2012, S. 149
- Friedlaender MM: The Right to sell or buy a kidney: are we failing our patients?, The Lancet, 2002;359(9310):971–3
- P. Sturm: Zu gesund, um zu leben? FAZ.NET, 2.4.2007
- R. Carisch, L. Müller, W. Wüllenweber: Hingerichtet und ausgeschlachtet, Stern, 11/1998
- H. Maass: Eine Hinrichtung bringt zwei Nieren, Stuttgarter Zeitung, 7.7.2001
- M. Grill, M. Keller: Geldübergabe im Hotel, Der Spiegel, 48/2013
- Neue Züricher Zeitung: Peking will Organhandel kontrollieren, 8.4.2007
- Wikipedia: Organhandel, 28.1.13
- F. Spohr: Organhandel benötigt einen freien Markt, Handelsblatt.com, 20.4.2010
- W. Greiner: Organverteilungssysteme im Transplantationswesen aus ökonomischer Sicht, Ethik Med. 1998, 10, S.64
- J. Blech: Spende für die Spender, Der Spiegel, 25/2002
- Ch. Berndt: Innere Werte, in Süddeutsche.de, 8.6.02
- G. Gubernatis: Ein Markt für Organe, Süddeutsche.de, 18.6.2002
- – J. Schmieder: Das Organ als Handelsware, Süddeutsche.de, vom 17.5.2010
- Auf den Spuren der Organmafia, Ein Gespräch mit Nancy Scheper-Hughes, Arte, 2011.
- M. Robertson: Organraub in China, TheEpochTimes.de, 4.8.12
- M. Gehlen: Menschenmaterial aus der ägyptischen Wüste, Stuttgarter Zeitung, 15.1.13
- Th. Fischermann, Ch. Kyriasoglu: Neue Niere vom Volkswirt, DIE ZEIT, 18.10.2012
- www. Tlaxcala-int.org, 28.1.13
- Süddeutsche.de vom 17.5.2010, 10.5.2010, 17.5.2010, 10.5.2010, 14.4.2013,
- Scharfe Kritik an Prager Organhandel, Stuttgarter Zeitung
- S. Drakulic: Warum nicht eine Niere kaufen?, Süddeutsche.de, 30.8.2012
- N. Scharfenberg: Für ein paar Dollar mehr, Süddeutsche.de 19.5.2012
- E. Robelli: Organhandel, Mord und illegale Geschäfte, Süddeutsche.de 31.1.2011
- N. Baumann: Das blutige Geschäft mit Nieren, Herzen und Lebern, Focus.de vom 9.8.2012
- W. Jaschensky: Codename „Big Rig“, Süddeutsche.de 17.5.2010
- N. Scheper-Hughes: Nieren für die reichen Kranken, Welt-sichten.org vom 2/2010
- n-tv vom 11.9.2012
- Bild.de vom 8.8.2012
- H. Wewetzer: Nicht nur China exportiert Organe, ZEIT ONLINE, 28.8.2009
- derhonigmannsagt.wordpress.com 12.2.2012
- Spiegel Online, 5.8.2012, 10.11.2013, 14.11.2013, 4.12.2014,
- J. Erling: Wenn die eigene Niere für ein iPhone verkauft wird, Welt.de 30.5.2012
- P. Isenegger: Nicht die Schuldigen, sondern die Opfer landen im Knast, Stuttgarter Zeitung, 27.1.2003

– Th. Schmitt: Eine Niere für 500 Euro, Spiegel Online, 13.6.2007
– chrismon 6/2012
– G. Lachmann: Das blutige Geschäft mit Organen vor Israels Grenze, Welt Online vom 18.11.11
– Th. Schmitz: Artikel des Anstoßes; Süddeutsche.de, 17.5.2010
– G. Drüe: Nicht um jeden Preis, Süddeutsche.de, 17. Mai 2010
– I. Schneider: Kann ein regulierter Organmarkt den Organhandel beheben – und zu welchem Preis?, Das-parlament.de, 23.5.2012
– S. Pater, A. Raman: Organhandel, Lamuv Verlag, 1991
– Die gekaufte Niere, Der Spiegel, 31/2012
– Carla del Ponte: Im Namen der Anklage, Frankfurt a.M. 2009
– U. Putz: Eine Niere fürs Überleben, Der Spiegel, 46/2013
– n-tv.de vom 10.10.2013
– Die Welt.de vom 11.10.13, 2.12.2013, 4.12.2014,
– Stern.de von V Meinholz: Kindermörder will Organe Spenden
– G. Braune: Gegen Organentnahem bei Exekutierten, Stuttgarter Zeitung, 16.10.1998
– J. Klare: Zahlung nur bei Ware wie versprochen, FAZ, 15.6.2013
– http://criticomblog.wordpress.com, 7.7.2013
– www.faluninfo.de
– www.dafoh.org
– M. Robertson: Transplantationsarzt fordert Bestrafung von „Organ-Touristen“, Epoch Time.de, 9.11.2013
– Entschließung des Europäischen Parlaments vom 12.12.2013 zu Organentnahme in China (2013/2981(RSP)).
– Huige Li: Organspende: China in der Kritik, ÄrzteZeitung, 3.11.2014
– Exekutierte dienen als Organbank, n-tv.de/panorama/Exekutierte-dienen-als-Organbank-article476643.html
– D. Kilgour, P.H.:Le pillage et d´organes du FalunGong en Chine, www.igfm.de, Dez 2009
– Organhandel in China jenseits unseres Vorstellungsvermögens, Schweizerische Ärztezeitung, Nr.4, 24.1.2007, S.141.
– Organhändler in China verurteilt, Sonntag aktuell, 27.7.2014
– Ch. Badenberg, T. Trey: Kanadier prangern Organraub in China an. Ärzte Zeitung, Nr. 17, 1–2 Februar 2008
– Bartsch: Henker arbeiten für Chirurgen, Stuttgarter Zeitung, 27.8.2009
– Sigmund-Schulze, N.: Organtransplantation: Debatte um Situation in China, ÄrzteZeitung, 21.3.18
– M. Keller: Woher stammen die Organe?, Die Zeit, Nr.4, 21.1.2010
– Vorwürfe gegen UCK im Kosovo-Konflikt „Schlüssige Beweise“ für Organhandel, Tagesschau.de, 29.7.2014
– A. Ernst: Eine Niere für 70000 Euro, Neue Zürcher Zeitung, 5.3.2016
– ZEIT ONLINE, vom 4.12.2014
– Tagesschau.de vom 4.12.2014
– Faz vom 4.12.2014
– Die ZZ, T. Cartalucci: Westliche Medien schweigen systematisch erzwungene Organentnahme in der Ukraine tot,15.12.2014, auch in Kopp, 15.12.14
– Student verkauft Niere und stirbt nach Operation, Spiegel Online, 23.6.2018

- W. Germund: Die gekaufte Niere, Stuttgarter Zeitung, 28.1.2015
- S. Bürkle: Jeder einzelne gute Tag ist ein Wunder für uns, Stuttgarter Zeitung, 3.2.2015
- D. Wittek, Ch. Möllhoff: Menschliche Ersatzteile, Stuttgarter Zeitung, 30.1.2015
- -W. Borgmann: Nieren sind keine Handelsware, Stuttgarter Zeitung, 31.1.2015
- B. Albrecht: Darf man Organe verkaufen?, Stern.de, 28.1.2015
- B. Albrecht, D. Stawski: Ich hätte jede Niere angenommen, Stern, 29.1.2015
- W. Germund: Geld gegen Niere – Wie ich mir ein Organ kaufte, Die Welt.de, 29.1.2015
- W. Germund: Niere gegen Geld, Rowohlt, 2015
- ZEIT Online: ‚Islamischer Staat' handelt angeblich mit Organen, 18.2.2015
- IS handelt angeblich mit Organen, n-tv, 18.2.2015
- Handelt der IS mit Organen von Opfern?, Tagesschau.de, 18.2.2015
- Irak wirft IS Organhandel vor, Stuttgarter Zeitung, 19.2.2015
- R. Gast: Abenteuerliche Organhandel-Episoden aus dem Dschihad, Süddeutsche.de, 25.2.15
- Madhav Goyal et al.: Economic and Health Consequences of Selling a Kidney in India, JAMA, 202,288 (13),1589
- Johnson, E. et al.: Long Term Follow up of living Kidney Donors: quality of life aafter donation. Transplantation, March 1999, Vol 67, P. 717
- Zargooshi, J.: Quality of life of iranian kidney „donors", J.Urol. 2001, 166(5),1790
- Griffin, A.: Kidney on Demand, BMJ,334 (2007), S.502
- Cohen, L.: Where It Hurts: Indian Material for an Ethics of Organ Transplantation, Daedalus, 128 (1999) 4, S.135
- Moazam F. et al.: Conversations with Kidne Donors in Pakistan, Hastings Center Report, 39(2009)3, S. 29
- Goyal, M. et al.: Economics and Health Consequences of Selling a Kidney in India, Jurnal of the American Medical Association, 288(2002)13, S. 1589
- Kötter Jana: Organhandel.30000Euro für eine Niere, Ärzte Zeitung, 6–7 März 2015, Nr. 25
- Falsche Versprechungen, Stuttgarter Zeitung, 12.6.2015
- Feyder F.: Schaute die Bundeswehr weg?, Sonntag Aktuell, 3.8.2014
- Zu Nierenspende genötigt, Stuttgarter Zeitung, 21.8.2014
- Organhandel in Bangladesch floriert: n-tv, 27.10.15
- Tausche Niere gegen ein Stück Land, Stern.de, 27.10.15
- Keller, M.: Woher kommen Chinas Nieren?, Die Zeit, 29.10.2015
- Wenn tote Häftlinge als Organspender dienen, DIE WELT, 29.8.2016
- Organverkauf? – darum nicht, Der niedergelassene Arzt, 2/2015
- Export des Mangels, Deutsches Ärzteblatt, 18.4.2008
- B. Dürr: Niere? Gefällt mir!, SPIEGEL ONLINE, 6.5.2015
- M. Schweda: Die Sicht der Betroffenen ernstnehmen, Ärzteblatt Baden Württemberg, 3–2016
- Gestohlen und verschwiegen, Jüdische Zeitung Januar 2010
- Tausende Flüchtlingskinder spurlos verschwunden, Deutsch-türkische Nachrichten, 1.5.2016
- DIE ZEIT, 14, 1996: M. Merz: Keine Fälle, keine Fakten

– Schuh H.: Chirurg und Henker. In China werden Hingerichtete als Organlieferanten missbraucht. DIE ZEIT, 47, 14.11.1997
– Passauer Neue Presse, Berichte vom 12.8.1995 und 11.6.1999
– Notfalls wolle sie ihre Organe verkaufen, Stuttgarter Zeitung, 25.5.2016
– Polizei sprengt internationalen Schleuserring, n-tv, 4.7.2016
– Leber-Studie: Organherkunft ist unklar, ÄrzteZeitung, 13.2.2017
– Wurden Organe von Hingerichteten verpflanzt?, Spiegel Online, 10.2.2017
– Flüchtlinge verkaufen ihre Organe für Reise übers Mittelmeer, Welt n24, 15.11.2017

Kapitel 24 – Die Position der Kirchen und der Religionen

– Organtransplantation. Erklärung der Deutschen Bischofskonferenz und des Rates der Evangelischen Kirche in Deutschland, 1990
– Gott ist ein Freund des Lebens, Gütersloh, 1989
– Kardinal Woelki, Katholische Sonntagszeitung, Berlin, 15.4.2012
– W. Höfling: Frankfurter Rundschau, 10.8.1994
– Bischof Algermissen: Hirntod – Ein irreführender Begriff, Die Tagespost, 5.3.2012
– Pressemitteilung der Deutschen Bischofskonferenz, 6.10.2011; Bischof Fürst sowie Bischof Losinger
– Katechismus der katholischen Kirche, Oldenbourg, München, 2005
– Katholischer Erwachsenen-Katechismus: Leben aus dem Glauben, Bonn, 1995
– L. Scaraffia: I segni della morte, L´Osservatore Romano, 3.9.2008
– S. Magister: Trapianti e morte cerebrale, Chiesa, 5.9.2008
– R. de Mattei: Hirntod. Vatikanische Bedenken gegen Neudefinitiondes Todes, Katholisches Info, 22.9.2008
– C.A. De Fanti, Schwellen, Turin, 2007
– L'Unitá. 3.9.2008
– A. Nenni Costa, La Repubblica, 3.9.2008
– F. D'Agostino, Il Giornale, 3.9.2008
– L. Battaglia, Il Secolo XiV, 4.9.2008
– I. Marino, La Repubblica, 3.9.2008
– P. Becchi: La posizione dela Chiesa cattolica sul trapianto di organi da cadavere, Rivista di teologia Asprenas, Vol. 52, 2005, 389
– P. Becchi: Morte cerebrale e trapianti die Organi, Brescia, 2008
– Evangelische Frauen in Deutschland: Organtransplantation: Positionspapier 2013, Oktober 2013
– Organspende-christliche Sichtweise, von Dr. A. Ruck-Schröder
– A. Schwibach: Hirntod als endgültige Definition des Todes?, Komma Magazin.de
– Der Spiegel, 7(1999), S. 143
– Der XIV Dalai Lama: Logik der Liebe, ISBN 3–442–30558–6
– Der Tod gehört zum Leben, Interview mit Ö. Bünker, in www.finanzen.de/magazin/organspende/buddhismus
– www.organspende-info.de/information/spende-und-transplantation/erfahrungen/religion

- www.glaube-in-berlin.de/goldene-regel-der-religionen
- www.organspende-info.de/infothek/religionen
- www.zentralrat.de, vom 2.7.1997
- B. Krawietz: Grundlagen und Grenzen einer Hirntodkonzeption im Islam, in Hirntod, zur Kulturgeschichte der Todesfeststellung, Hsg. Th. Schlich, C. Wiesemann, Frankfurt, 2001
- Krawietz, B: Die Hurma, Berlin, 1991
- Y. Nordmann: Definition des Todes und Hirntod aus Sicht der jüdischen Medizinethik, in Hirntod, zur Kulturgeschichte der Todesfeststellung, Hsg. Th. Schlich, C. Wiesemann, Frankfurt 2001.
- B. Krawietz: Die Hurma, Duncker & Humblot, Berlin, 1991
- Deutsches Wörterbuch von J. und W. Grimm, DTV, 1984
- Ars moriendi, Manesse Bibiothek, 1996
- A.E. Imhof: Die Kunst des Sterbens, Leipzig, 1998
- H.D. Wille: Das christliche Menschenbild, Vortrag am 21.5.2011
- Ch. Link-Eichhorn: Facharztstandard bei der Patientenaufklärung, Med. Tribune, 12.4.2013
- D. v. Engelhardt: Aufklärung in der Medizin zwischen diagnostischer Information und Wahrheit am Krankenbett
- Gesundheitspolitische Informationen, Nr.3/2013
- C. Kolbeck: Organspende: Wieder Vertrauen gewinnen, Medical Tribune, Nr. 25, 21.6.2013
- Die österreichischen Bischöfe: Leben in Fülle, Österreichische Bischofskonferenz, 2006
- J.P. Wils, D. Mieth: Grundbegriffe der christlichen Ethik, UTB, Paderborn, 1992; hier insbesondere die Artikel Person und Subjekivität sowie Anthropologie
- 3. Akademietag der Pallottiner Vallender, 27.1.2014, in Schattenblick, 29.1.2014
- Und der Fremdling, der in deinen Toren ist, Gemeinsame Texte Nr. 12 EKD und DBK, 1997
- E. Nass: Das Menschenbild des Christentums, Kirche und Gesellschaft, Dez. 2012, Nr. 395
- D. Baker: Giovanni Pico della Mirandola, Dornach, 1983
- Giovanni Pico della Mirandola: Über die Würde des Menschen, Manesse Bücherei, 1988
- E. Schockenhoff: Hirntod, Zeitschrift für medizinische Ethik, 58, 2012, S. 117–134
- E. Schockenhoff: Rechtfertigung der Hirntodkonzeption aus christlicher Sicht, Interview am 21.3.2012, Schattenblick, 2012
- J. Schumacher: Organspende, ein christlicher Liebesdienst?, Vortrag in Kallenhardt, 1.7.2012
- J. Schumacher: Organspende: hat ein Toter lebendige Organe?, in www.kath.net – katholischer Nachrichtendienst, 9.1.2012
- W. Schweidler: Geht über die Pflicht hinaus, in Donaukurier.de, 15.2.2012
- J. Schumacher: Organspende und Organtransplantation. Ihre Wertung im Lichte der christlichen Ethik, in Theologie heute, Sommer 2008
- W. Waldstein: Der Wert des Lebend: Hirntod und Organtransplantation, Schriftenreihe der Aktion Leben e.V. 3 Auflage, 2011, Nr 22

– N. Schneider: Geistliches Wort zur Organspende, November 2012, www.ekd.de
– E. Wittmann, Kommentar zum geistlichen Wort, vom 21.12.12
– Arbeitskreis Christen und Bioethik, Brief vom 12.9.2011
– M. Balkenohl: Der Hirntod – Zur Problematik einer neuen Definition, Theologisches, Katholische Monatsschrift, Febr. 2007, Nr. 1–2
– U. Woelk: Die Geburt einer Ethik, Die Zeit, 13. Februar 2014, N.8
– Th. Holnienkemper: Organspende und Transplantation und ihre Rezension in der Ethik der abrahamitischen Religionen, Lit Verlag, 2005
– EKD: Huber: Organspende soll freiwillig bleiben, 29.6.2011
– Kirchenpräsident verteidigt Ethikrat-Vorschlag zur Organspende, EKD, 10 Mai 2007
– W. Huber: Organspende – „Was würde Jesus dazu sagen?“, EKD, 8.10.2009
– EKD-Prälat unterstützt Vorstoß für mehr Organspenden, EKD, 31.1.2011
– EKD-Ratsvorsitzender wirbt für Organspende, EKD 9.1.2012
– Bericht des Rates der EKD, Synode 4 bis 7 November 2012
– Organspende wird neu geregelt, 9. Februar 2012, unter www.landeskirche-hannover.de
– A. v. Wengersky: Hirntod-Organtransplantation-eine Zeitgeistfalle? Kirche Heute, 11/2011
– W. Waldstein: Lebensrettung durch Tötung?, Europäische Euthanasie-Gegner, DT 25.10.2008
– W. Waldstein: Schließt Bereitschaft, sich töten zu lassen, ein, in Die Tagespost, 11.2.2012, Nr 18
– A. Schibach: Hirntod als endgültige Definition des Todes? Eine notwendige Anfrage, www.kath.net, 15.6.2011
– Deutsche Bischofskonferenz, Pressemitteilung 25.5.2012, Bischof Zollitsch
– Deutsche Bischofskonferenz, Pressemitteilung, 20.3.2012
– Katholische Sonntagszeitung, 14/15 PRIL 2ß12, Nr. 15 , Osterbotschaft Kardinal Woelki
– Lexikon der christlichen Moral: Organübertragung II, K. Hörmann
– A. Schwibach: Hirntod als endgültige Definition des Todes?, Komma Magazin
– E: Kopp:Was sagen die Kirchen zur Organspende?, chrismon, 02.2012
– J. Friedrich, Organspende, chrismon, 05.2012
– R. de Mattei: La morte cerebrale e il mistero della vita, Radici Cristiane, Nr 38, Ottobre 2008
– Pikuach nefesch geht vor, Jüdische Zeitung, Oktober 2009
– Hirntod ist nicht tod, Medizin Wissenschaft und Ethik, 8,9,2011
– R. Breul: Hirntod – Organspende, Media Maria, 2013
– W. Waldstein: Ins Herz geschrieben, Sankt Ulrich Verlag, 2010
– M.Y. Rady et al.: Islam and End-of-Life Practices in Organ Donation for Transplantation: New Questions and Serious Sociocultural Consequences, HEC Forum (2009) 21(2): 175–205
– Berlin Spandau, 1987, Bericht der vierten Tagung der Synode der Ev. Kirche, November 1987. Kirchenamt der Ev. Kirche, Hannover
– Brief Arbeitskrei Christen und Bioethik an Bischof Huber, 12.9.2011
– Fragen und Impulse zum Thema Organspende, EKiBA August 2013
– Böckle, F.: Moraltheologische Aspekte der Transplantationschirurgie, Med.Welt, 32, 1981, S.1783

– In-Hoe Choil: Ethische Fragen im Zusammenhang mit Organtranspantation, Dissertation 29.5.1998

Kapitel 25 – Ethische Aspekte

– Grundsätze der Bundesärztekammer zur ärztlichen Sterbebegleitung, Deutsches Ärzteblatt, Jg. 108, Heft 7, 18.2.2011, S. A346
– J. Bonelli: Der Status des Hirntoten, Imago Hominis, 20.2 (2013), 79–91
– R.E. Bexten: Hirntod: lebendiger Körper – tote Person? Wer stiftet hier Verwirrung? www.professorenforum.de, IV/2014
– B. Shöne-Seifert et al.: Behandlung potenzieller Organspender im Präfinalstadium, Deutsches Ärzteblatt, 7.10.2011
– R. Breul, H.U. Steymans: Organspende – ethische Grauzone aus biblischer und medizinischer Sicht, http://web.tuomi-media.de/dno2/Dateien/NO410.pdf
– F. Dietrich et al.: Therapieziel Hirntod, Bayerisches Ärzteblatt, 3/2014
– D. Birnbacher: Organtransplantation, Herz, 5.2014
– Hahenkamp, K. et al.: Organsprotektive Intensivtherapie beim Organspender, Deutsches Ärzteblatt, 22.8.2016
– Duttge, G., Neitzke, G.: Zum Spannungsfeld zwischen Intensivtherapie und Organtransplantation, DIVI 2015,6:144–149

Kapitel 26 – Menschenkundliche Aspekte

– P. Bavastro: Anthroposophische Medizin auf der Intensivstation, Dornach, 1994
– R. Steiner: Eine okkulte Physiologie, GA 128
– R. Steiner: Geisteswissenschaft und Medizin, GA 312
– R. Steiner: Geisteswissenschaftliche Gesichtspunkte zur Therapie, GA 313
– A. Portmann: Einführung in die vergleichende Morphologie der Wirbeltiere, Basel 1983
– W. Schimkevitsch: Lehrbuch der vergleichenden Anatomie der Wirbeltiere, Stuttgart 1921
– A.S. Romer, J.S. Parson: Vergleichende Anatomie der Wirbeltiere, Hamburg 1983
– D. Starck: Vergleichende Anatomie der Wirbeltiere, Berlin 1978
– J.W. Rohen: Funktionelle Anatomie des Manschen, Stuttgart 1984
– B.C.J. Lievergoed: Entwicklungsphasen des Kindes, Stuttgart 1982
– H. Sieweke: Gesundheit und Krankheit als Verwirklichungsformen menschlichen Daseins, Dornach 1967
– R. Steiner: 16.11.1908 und 27.10.1908 in Geisteswissenschaftliche Menschenkunde, GA 107
– R. Steiner: 2.6.1006, in Kosmogonie, GA 94
– R. Steiner: Individuelle Geistwesen und ihr Wirken in der Seele des Menschen, GA 178
– R. Steiner: 24.9.10 und 18.9.16, in Kosmische und menschliche Geschichte, GA 171
– P. Bavastro (Hrsg) Organspende – der umkämpfte Tod, Stuttgart 1995

– R. Steiner: 19.11.1922, in Geistige Zusammenhänge in der Gestaltung des menschlichen Organismus, GA 218
– R. Steiner: 22.5.1910, in Die Offenbarungen des Karma, GA 120
– M. Glöckler: Medizin an der Schwelle, Dornach, 1993
– M. Glöckler: Spirituelle Ethik, Dornach, 2002
– Organspende – ein bewusstes Opfer?, in „Im Blickpunkt“, Point, Ausgabe 9, Winter 2012
– P. Bavastro: Organtransplantation, in Point, Ausgabe 5, Herbst 2011
– R. Steiner: Meditative Betrachtungen und Anleitungen zur Vertiefung der Heilkunst, GA 316
– J. Day: Hirntod und Organtransplantation, Goetheanum, 15.12.12, Nr. 50
– R. Steiner, 29.8.1924, in Anthroposophische Menschenerkenntnis und Medizin, GA 319
– R. Steiner, 15.10.1906, in Ursprungsimpulse der Geisteswissenschaft, GA 96
– R. Steiner, 10.3.1913, Fragebeantwortung, in Beiträge zur R. Steiner Gesamtausgabe, Nr. 41
– R. Steiner, 16.11.1917, in Individuelle Geistwesen und ihr Wirken in der Seele des Menschen, GA 178
– R. Steiner: Grundlegendes für eine Erweiterung der Heilkunst, GA 27
– M. Burkhardt: Organtransplantation und Individualität, Borchen, 2001
– R. Steiner, 27.10.1919, in: Innere Aspekte des sozialen Rätzels, GA 193
– R. Steiner, 28.8.1916, in: Die Rätsel des Menschen, GA 170
– R. Steiner, 2.6.1021, in Menschenwerden, Weltenseele und Weltengeist, GA 205
– A. von Wegersky: Hirntod – Organtransplantation – eine Zeitgeistfalle?, in Kirche Heute, 11/2011
– R, Steiner: Der Tod bei Mensch, Tier und Planze, 29.2.1912, in GA 61
– R. Steiner: Leben und Tod, 27.10.1910, GA 60
– Hukley-Rosenthal: Grundzüge der Physiologie, Hamburg und Leipzig, 1910
– R. Steiner: Die Philosophie der Freiheit, GA 4
– R. Steiner, 11.11.1909, in Die Beantwortung von Welt- und Lebensfragen durch Anthroposphie, GA 108
– M. Dietz (Hrg.): Rudolf Steiners Philosophie der Freiheit, Stuttgart 1994
– Th. Kracht (Hrg): Erfahrung des Denkens, Band I, Stuttgart 1996
– Th. Kracht (Hrg): Erkennen und Wirklichkeit, Band II, Stuttgart 2001
– K.M. Dietz, Rudolf Steiners Ethischer Individualismus, in M. Benedikt, E. Kiss, R. Knoll (Hrg.): Verdrängter Humanismus, Verzögerte Aufklärung, Editura Triade, 1998
– R. Steiner, Kunst- und Lebensfragen, 23.5.1915, GA 162
– R. Steiner: Die Verbindung zwischen Lebenden und Toten, 24.10.1916, GA 168
– R. Steiner: Vor dem Tore der Theosophie, 24.8.1906, GA 95
– R. Steiner: Wege der geistigen Erkenntnis, 2.2.1925; 6.2.1915, GA 161
– R. Steiner: Grundelemente der Esoterik, GA 93a, 7.10.1905
– R. Steiner: Geisteswissenschaft als Lebensgut, GA 63
– R. Steiner: Die Beantwortung von Welt- und Lebensfragen, 21.11.1908, 2.12.1908, GA 108
– R. Steiner: Der innere Aspekt des sozialen Rätzels, GA 193, 27.10.1919
– R. Steiner: Das Prinzip der spirituellen Ökonomie, 6.6.1909, GA 109/111
– R. Steiner: Anthroposophie, GA 234

– Mitteilungen der Anthroposophischen Gesellschaft in Deutschland, 11/2013, Sonderseiten zur Jahrestagung 27 bis 30 Juni 2013.
– Das Goetheanum, Nr. 4, 24 Januar 2014, Organtransplantation sowie Leserbriefe und Replik in Nr. 6, 7 Februar 2014
– Point, Herbst 2014, Schwerpunkt Organspende.
– G. Kollert: Organtransfer, Denkschrift, Heft 15, Januar 2013
– G. Kollert: Organtransfer, Die Drei, 2/2013
– Der Merkurstab, Themenschwerpunkt: Hirntod und Organtransplantation, Heft 5, September-Oktober 2014
– P. Bavastro, G. Kollert (Hg): Organtransfer, Natura Verlag, Dornach, 2014

Kapitel 27 – Die jüngsten Skandale: ein Systemproblem

– Ärzte Zeitung, 13.1.12, 2.11.12 , 23.7.2012, 27.7.12, 13.8.12, 16.8.12, 15.8.12, 27.8.12, 28.8.12, 1.10.12, 9.10.12, 16.11.12, 23.11.12, 7.1.13, 8.1.13, 14.1.13, 14.1.13, 16.1.13, 4.2.13, 18.2.13, 30.3.13, 12/13.4.13, 15.4.13,25.4.13, 18.3.13, 3.4.13, 2.5.13, 16.5.2013, 9.12.2013, 4.9.2013, 20.6.2013, 21.10.2013, 27.11.2013,16.8.2013, 13.11.2013, 31.5.2013, 16.5.2013, 21.5.2013, 2.9.2013, 25.6.2013, 29.5.2013, 17.5.2013, 7.6.2013,10.6.2013, 13.6.2013, 21.6.2013, 30.9.2013, 11.12.2013, 20.11.2013, 17.5.2013, 2.7.2013, 20.1.2014, 21/22.2.2014, 12.3.2014, 24.3.2014, 12.5.2014, 4/5.7.201422/23.8.2014, 25.8.14, 27.8.2014, 1.10.2014, 8.10.2014, 16.3.15, 27–28.11.15,
– 15.1.2014: Gutachter sehen massives Systemversagen, von H. Niemann
– Medical Tribune, 17.8.12, 13.9.2013, 10.10.2014
– Stuttgarter Zeitung, 30.3.12, 21.7.2012, 23.7.2012, 26.7.2012, 3.8.12, 4.8.12, 8.8.12, 9.8.12, 10.8.12, 28.8.12, 7.1.13, 12.1.13, 19.1.13, 8.1.13, 12.2.2014, 22.4.13, 13.11.2013, 23.8.2014, 1.10.2014,
– Die Zeit, M. Keller: Der Kassierer vom 17.9.2009; M Keller: Bestattung zahlt Empfänger vom 13.6.2002; S. Stockrahm: Patienten mussten nicht einen Cent schmieren, vom 28.7.12; H. Albrecht: Vertrauen ist gut, 10.1.13;
– 2.8.12, 16.8.12, 31.10.12, 17.1.13, 21.2.2013, 15.1.2014
– Süddeutsche.de vom 17.5.2010, 13.12.11, 23.4.12, 20.7.12, 26.7.2012, 27.7.2012, 1.8.12, 6.8.12, 7.8.12, 8.8.12, 27.8.12, 27.8.12, 27.9.12 , 30.9.12, 1.10.12, 29.10.12, 3.1.13, 5.1.12, 2.1.13, 13.1.13, 17.1.13, 7.1.13, 12.10.12, 12.1.13, 13.1.13, 23.3.2013, 9.4.13,15.4.13, 22.3.13,24.4.13, 22.7.2012, 12.4.2013, 15.5.2013, 16.5.2013, 22.5.2013, 1.7.2013, 4.9.2013,1.10.2013, 23.10.2013, 21.1.2014, 8.8.2014, 30.9.2014,
– Ch. Berndt: Manipulationen leicht gemacht, Süddeutsche.de, 13.1.2014
– Stern.de vom 20.7.12, 26.7.12, 27.7.12, 2.8.12, 6.8.12, 7.8.12, 8.8.12, 9.8.12, 9.1.13, 18.1.13, 15.4.13
– Stern, 3/2013,
– Welt Online vom 1.8.12, 7.8.12, 8.8.12, 4.9.12, 7.1.13, 28,3,2014, 15.1.2014,
– Frankfurter Allgemeine E. Feyerabend, M. Keller: Die Tricks der Transplanteure 4.8.12 – vom 1.8.12, 13.8.12, 14.8.12, 14.1.2014,
– FAZ.NET: 8.1.13, 8.1.13, 2.6.2013, 2.6.2013
– Frankfurter Rundschau, 7.8.12, 9.8.112, 27.9.12, 25.4.13,

- Deutsches Ärzteblatt, 4.5.12, 6.8.12, 3.9.12, 9.11.12, 16.11.12, 17.8.12, 7.12.12, 7.12.12, 7.1.13, 18–1.13, 12.5.06, 27.1.12, 1.2.13, 8.2.13, 8.3.13, 26.4.13, 22.11.2013, 11.10.2013, 10.5.2013,21.6.2013, 8.11.2013, 11.10.2013, 8.7.2013, 19.8.2013, 13.9.2013, 1.9.2014, 25.10.2013, 21.2.2014, 10.10.2014, 4.12.2015,
- Spiegel Online vom 3.8.12, 7.8.12, 8.10.12, 12.8.12, 16.8.12, 27.8.12, 9.8.12, 2.1.13, 13.1.13, 5.7.13, 12.1.12, 8.9.12, 7.1.13, 24.7.12, 15.7.2013, 4.9.2013, 10.6.2013, 15.5.2013, 16.5.2013, 4.9.2013, 26.5.2014, 22.8.2014, 30.9.2014,
- Der Spiegel 41/2012, 33/2012, 36/2012, 2/2013, 45/2012, 14/12, 5/13, 34/2013, 31/2014,
- Der Niedergelassene Arzt, 8/2012, 2/13,
- RP Online, Verdacht auf Organhandel im Klinikum Essen, 23.5.2007
- Bioskop, Nr. 27, September 2004: K.P. Görlitzer: Ermittlungen eingestellt, Bundesverdienstkreuz überreicht, Guter Ruf des Transplantationszentrums Essen gewahrt.
- Bioskop, Nr. 44, Dezember 2008-Nr. 56, Dezember 2011
- Taz.de: Falschaussage an Eides Statt? Vom 15.11.12; H. Haarhoff: Das schmutzige System Organspende vom 28.3.12; H. Haarhoff: Monopolist der Organe, 7.5.2012; 15.5.15;
- S. Matthies: Die Legende vom Einzelfall, 24.8.12
- Chrismon, Februar 2013,
- Das Parlament, Nr. 8, 18.2.13
- Deutscher Bundestag und Bundeszentrale für politische Bildung, 18.2.13: J. Biallas: Eindruck der Willkür
- DSO-Newsletter, 7.1.13, 15.11.12, 14.5.2013
- DSO Presseinformation 24.4.13, 12.11.2013, 15.1.2014,
- NDR 31.12.12
- shz.de vom 2.9.10,
- F. Schaap: Foltern für Geld, Die Zeit, Nr.13, 21.3.2013
- Gesundheitspolitische Informationen, Nr.2/2013
- Frankfurter Allgemeine: Wissen, 28.4.13: Nehmt die Transplanteure an die Kandare; 29.4.13: Aufruf für ein „Rudolf-Pichlmayr-Institut für Transplantationsmedizin, von R. Krehl und R.Strehl
- Deutsche Gesellschaft für Chirurgie – Mitteilungen 2/13
- Schattenblick, 23.4.13: DGCH Präsident kritisiert Systemfehler bei Transplantationen.
- 5.12.2013:Gesundheitsmonitor: Skandale in Transplantationszentren lassen Bereitschaft zur Organspende sinken.
- A. Nefzger: Die Leber ist nicht Ursache der Probleme, FAZ, 11.10.2013
- A. Nefzger: Das Reich des Doktor O., FAZ, 19.12.2013
- A. Nefzger: Wir verlieren Patienten, FAZ, 2.9.2013
- H. Niemann: Göttinger Oberarzt steht vor Gericht, Stuttgarter Zeitung, 17.8.2013
- U. Ludwig, A. Windmann: Die Welt des Dr. O., Der Spiegel, 50/2013
- Stuttgarter Zeitung 17.12.2013: Prozess um Spendeorgane
- N. Siegmund-Schulze: Die Justiz betritt Neuland, Deutsches Ärzteblatt, Jg. 110, Heft 31–32, 5.8.2013
- N. Siegmund-Schulze: Entscheidung über Leben und Tod, Deutsches Ärzteblatt, Jg 110, Heft 35–36, 2.9.2013

- D. Ballwieser, U. Ludwig, A. Widmann, S. Winter: Im Schongang, Der Spiegel, 30/2013
- Wir brauchen Organe und kein Misstrauen, Ärzteblatt Baden-Württemberg, 8.2013
- Schattenblick, 14.7.2013,
- Cardiovasc, 13(6)2013
- S. Handel: Neue Regeln für Leberverpflanzung, Süddeutsche.de, 4.12.2013
- R. Burger: Ermittlungen gegen Mediziner an der Uniklinik Münster, FAZ, 29.9.2013
- Ch. Berndt: Staatsanwaltschaft ermittelt in Münster, Süddeutsche.de, 28.9.2013
- Arzt und Wirtschaft, 10/2013
- Ärzteblatt Badenwürttemberg, 10/2013,
- Landesärztekammer Badenwürttemberg: Regelverschärfungen und Maßnahmen für mehr Kontrolle und Transparenz in der Transplantationsmedizin greifen, 30.9.2014
- Tätigkeitsbericht 2013/2014 der Überwachungskommission und der Prüfkommission, unter Transplantationsmedizin@baek.de, www.baek.de
- Breitenbach et al.: Einstellung von potenziell am Organspendeprozess beteiligten Ärzten und Pflegekräften in Bayern zu Organspende und Transplantation, DMW, 2014, 139(24), S. 1289
- Südwestpresse, 24.3.2014
- Arzt und Wirtschaft, 2/2014
- Ch. Berndt: – Schwere Panne bei Organ-Entnahme, Süddeutsche.de, 11.1.2015
  - Doch nicht verstorben, Süddeutsche, 12.1.15, Nr 8
  - Experten beklagen „Täuschung der Öffentlichkeit", Süddeutsche.de, 16.1.15
    - Ärzte-Präsident hält Vorgänge in Großhadern für gravierend, Süddeutsche.de, 16.6.2015
    - Staatsanwalt klagt ehemalige Oberärzte wegen versuchten Totschlags an, Süddeutsche.de, 24.7.2015
    - Chirurg nach Skandal um Organspenden angezeigt, Süddeutsche.de, 4.3.15
    - Mediziner beklagen massiven Vertrauensverlust in Organspende, Süddeutsche.de, 3.11.2014
- Stuttgarter Zeitung, Gab es schwere Fehler bei Organentnahme?, 13.1.15
- Süddeutsche.de: 14.1.15: Elf Hirntod-Diagnosen auf dem Prüfstand
- Hirntod: „Unzulänglichkeiten" bei der Dokumentation?, ÄrzteZeitung, 14.1.2015
- Spiegel Online vom 11.1.15: Schwerer Fehler bei Hirntod-Diagnose
  vom 12.1.15: Organentnahme wegen formaler Fehler abgebrochen.
- Faz.net vom 12.1.15: Bundesärztekammer: Die Organspenderin war Hirntod.
- STERN.DE: Wann ein Mensch für Tot erklärt werden kann – und wann nicht. 15.1.15
  Ist die Hirntod-Diagnostik sicher genug?,15.1.15
- FOCUS Online vom 18.2.15: Ärzte erklären Patienten oft fälschlich für hirntot.
- Faz.net vom 12.1.15: Schwerer Fehler bei Organ-Entnahme
- DIE WELT: Organspende abgebrochen – Hirntod stand nicht fest.

– Bundesäztekammer, 12.1.15: Statement der Prüfungs- und Überwachungskommission zur Berichterstattung der Süddeutschen Zeitung über eine vermeintlich zweifelhafte Hirntoddiagnostik in einem norddeutschen Krankenhaus
– Prüfungskommission: Hirntod war eingetreten, Deutsches Ärzteblatt, Jg. 112, Heft 4, 23.1.2015
– Ch. Berndt: Skandal um Herztransplantationen weitet sich aus, SZ.de, 15.10.15
– J. Eberhardt: Herzpatienten bevorzugt transplantiert, Stuttgarter Zeitung, 17.10.15
– M. Wallenfels: Herztransplantation: Fehler in der Dokumentation in Heidelberg, ÄrzteZeitung, 19.10.2015
– Uniklinik Heidelberg gibt Manipulationen zu, Deutsches Ärzteblatt, J. 112, Heft 43, 23.10.2015
– Ch. Berndt: Transplantationsskandal: auch Köln und Jena betroffen, Süddeutsche.de, 22.11.2015
– Bei Herz- und Lungenspenden manipuliert, Stuttgarter Zeitung, 27.11.2015
– Leben im Leerlauf, Stuttgarter Nachrichten, 27.11.2015
– Ch. Beneker: Eine Tote, keine Organe und viele Fragen, ÄrzteZeitung, 10.2.16
– Bundesärztekammer; Berichte der Prüf- und Überwachungskommissionen 2001 bis 2011, 2012 bis 2013, sowie 2013 bis 2014
– Kommissionsbericht Einzelfallprüfung Januar, Mai und Juni 2015
– Freispruch, aber kein rechtskräftiges Urteil, Deutsches Ärzteblatt, 15.5.2015
– I. Pflugmacher: Transplantationsrichtlinien: Der Gesetzgeber entzieht sich seiner Verantwortung, ÄrzteZeitung, 13.5.2015
– C. Beneker: Gekaufte Organe: moralisch untragbar oder akzeptabel? Die Debatte muss geführt werden! ÄrzteZeitung, 11.5.2015
– Auf den Spuren des Zweifels, Deutsches Ärzteblatt, 30.5.2014
– Wir brauchen professionelle Gremien, Interview mit B. Meiser, Präsident von Eurotransplant, Der Spiegel, 20/2015
– E. Esser: Misstrauen führt zu immer weniger Organspenden, Der niedergelassene Arzt, 2/2014
– Nierentransplantation: Spenderorgane sind Mangelware, Klinikum Live, 1/2013
– Chirurg soll Leber mit Initialen markiert haben, Spiegel Online, 25.12.2013
– BÄK hält Vorwürfe für unberechtigt, ÄezteZeitung, 16.7.2014
– Fragen und Antworten zu Manipulationsvorwürfen an Transplantationszentren, Ärzteblatt Baden Württemberg, 7/2013
– Organspende: verlorenes Vertrauen, Der Spiegel, 29/2013
– Essener Chirurg kommt aus der Haft, Deutsches Ärzteblatt, 29.3.2013
– Meine Leber? Am Ende handeln die damit, chrismon, 03.2013
– Allarmsituation bei Herztransplantationen, Cardio Vasc 1/2013
– E. Richter-Kuhlmann: Gefragt ist (neues) Vertrauen, Deutsches Ärzteblatt, 3.5.2013
– Wir können jetzt Vertrauen schaffen, Stuttgarter Zeitung, 3.7.2013
– C. Fuhr: Korruption: Motgomery fordert Augenmaß bei der Strafbemessung, ÄrzteZeitung, 9.4.2013
– C. Berndt: Chirurgie-Chef darf zurück ans Klinikum, Süddeutsche.de, 27.5.2014
– Niederlage für Transplantationschirurgen, ÄrzteZeitung, 28/29.11.2014
– U. Meier: Wem gehört meine Leber?, Die Christengemeinschaft, 9/2012
– Ermittlungen eingestellt, Stuttgarter Zeitung, 27.5.2015

– E. Grabar: Begnatter Chirurg, fürsorglich und manipulativ, ZEIT ONLINE, 5.5.2015
– Freispruch für Transplantationschirurgen, Stuttgarter Zeitung, 7.5.2015
– Lehren aus dem Organspendeskandal, Stuttgarter Zeitung, 6.5.2015
– A. Nefzger: Freispruch für Göttinger Transplantationschirurgen, FAZ, 6.5.2015
– J. Frisch: Organspenden: Der Weg aus dem Tief nach den Skandalen, und: Organspende selbst für Ärzte mysteriös, ÄrzteZeitung, 17.8.2015
– Spendeausweis wird noch zu selten genutzt, ÄrzteZeitung, 8.6.2015
– Man hat zu sehr vertraut, Interview mit B. Reichert, DIE ZEIT, N. 32, 2.8.2012
– M. Gajevic, T. t-Ivanyi: Zweifel an Regelungen zur Organtransplantation, FR, 9.8.2012
– Alkoholabstinenz vor Lebertransplantation, Deutsches Ärzteblatt, 4.12.2015
– H. Niemann: Organspendeskandal in Göttingen, ÄrtzeZeitung, 27.4.2015
– Staatsanwalt ermittelt am UKE, Stuttgarter Zeitung, 16.11.2016
– Ch. Beneker: UKE wehrt sich gegen Manipulationsverdacht, ÄrzteZeitung, 18. 18 November 2016
– Verdacht auf Manipulationen bei Organspenden, ZEIT ONLINE, 15.11.2016
– Organspendeskandal in Hamburger Uniklinik, STERN:de, 15.11.2016
– Mit Schummelei zur Spenderlunge?, Tagesschau.de, 14.11.2016
– Manipulationen bei drei Kliniken, Stuttgarter Zeitug, 7.12.2016
– E. Richter-Kuhlmann: Wende ist eingetreten, Deutsches Ärzteblatt, 16.12.2016
– Ch. Berndt: Manipulationen bei der Vergabe begehrter Spenderorgane, Süddeutsche.de, 6.12.2016
– Auch in Jena und Leipzig wurde manipuleirt, Spiegel Online, 7.12.2016

Kapitel 28 – Weitere Schwierigkeiten

– M. Arnold: Kein Deutsch, keine Herztransplantation? Die Welt 17.12.2013
– Ch. Berndt: In der Hand des Arztes, Süddeutsche.de, 26.6.2014
– Ch. Berndt, Ch. Johnsen: Vater, Muter, Verzweiflung, Süddeutsche.de, 14.8.2014, und Süddeutsche Zeitung, die dritte Seite, 14–15. 8.2014
– I. Scheuplein: Kranker Junge soll kein Herz bekommen, Die Welt, 14.8.2014
– Türkischer Junge soll das Krankenhaus wechseln, FAZ, 14.8.2014
– M. Peichl: Eltern gegen Uniklinikum – der Fall Eren, Ärzte Zeitung, 18.8.2014
– M. Peichl: Muhamets Eltern wollen in Revision gehen, Ärzte Zeitung, 27.10.14
– Der Fall Muhamet findet vorläufig kein Ende, Ärzte Zeitung, 15.9.2014
– Ch. Berndt: Herzkranker Junge hätte Aussicht auf Spenderorgan bekommen müssen, Süddeutsche.de, 25.2.2015
– Vorläufiger Vergleich am Landgericht Gießen, Deutsches Ärzteblatt, 19.9.2014
– Prüfbericht der BÄK beschäftigt nun die Richter, Stuttgarter Zeitung, 10.9.2014
– Transplantation: BÄK entlastet Gießener Universitätsmediziner, ÄrzteZeitung, 5–6.9.2014
– FAZ: 2.9.2014: Eltern wollen Herz-Transplantation erzwingen; 8.9.14: Eltern von herzkrankem Kind rufen Gießener Gericht an
– n-tv: Eltern wollen Herz-Operation erzwingen, 1.9.2014
– Spiegel Online, 1.9.2014: Eltern wollen Herz-OP erzwingen
– N. Siegmund-Schultze: Schwierige Konstellation, Deutsches Ärzteblatt, 1.9.2014

– Muhamet liegt im Sterben, Stuttgarter Zeitung, 11.11.2014
– Herzkranker Junge in der Türkei gestorben, Süddeutsche.de, 13.11.2014
– Muhamet stirbt in der Türkei, n-tv vom 13.11.2014
– Tugces Organe retten fünf Menschen, STERN.de, 20.3.2015
– T. Biermann: 23-Jährige totgeschlagen, weil sie Gruppenfoto störte, DIE WELT, 26.1.2014
– Neues Leben mit einem Spenderherz, ÄrzteZeitung, 18.19 August 2017

Kapitel 29 – Sprache und Kultur: eine Skizze

– J. Assmann: Tod und Jenseits im alten Ägypten, C.H. Beck, 2001
– Ägyptische Totenbuch, von G. Kolpaktchy, Barth Verlag, 1970
– H. Schipperges: Die Welt des Herzens, Frankfurt a.M., 1989
– Jacob und Wilhelm Grimm: Deutsches Wörterbuch in 10 Bänden, dtv, 1984
– Das Herz, Band 1 bis 3, Dr. Karl Thomae, Biberach n der Riss, 1965
– Gralswelt, Heft 1, 2008
– Bavastro, P., Kümmel, H.Ch. (Hrg) Das Herz des Menschen, Stuttgart, 1999
– Fuchs, Th.: Die Mechanisierung des Herzens, Frankfurt a.M. 1992-
– Fuchs, Th.: Gewogen und zu leicht befunden, Herz und Gewissen, in: Herz: Das menschliche Herz-der herzliche Mensch, Verlag die Kunst, Deutsches Hygiene Museum, Dresden, 1995
– Bastian, T.: Süddeutsche Zeitung Magazin 1996, S. 11
– Diekmann J. et al.: Takotsubo-Kardiomyopathie, Intensiv-News, Ausgabe 2/16, J. 20.
– Wiebel-FanderlO.: Herztransplantation als erzälte Erfahrung, Lit, Münster, 2003
– Schadewaldt, H.: Über Herz und Kreislauf, über Robuen verteilt, 2016

Kapitel 30 – Werbung oder Aufklärung

– B. Walker: Was man so trägt, Stuttgarter Zeitung 29.5.2013
– J. Müller-Jung: Organe en vogue, Frankfurter Allgemeine 3.6.2013
– Ärzte Zeitung, 31. Mai 2013
– A. Laufs, W. Uhlenbruck: Handbusch des Arztrechts, Verlag C.H. Beck, München
– I. Kant: Beantwortung der Frage: was ist Aufklärung?, Vandenhoeck & Ruprecht, Göttingen, 1994
– Propaganda, Wikipedia.org
– Werbung, Wikipedia.org
– G. Maio: Moralische Appelle zur Organspende sind Gift für das Vertrauen, DMW, 2013,138,2187–2188
– BZgA: Aufklärung zur Organ-und Gewebespende,2012
– BZgA: Organspende – eine persönliche und berufliche Herausforderung, 2011
– DSO: Einsatz für Organspende, September 2009
– DSO: Kongressband zum 3 Jahreskongress der DSO,'Mai 2007

- M. Motakef: ‚Hey big Spender' Organspende zwischen Biopolitik und Popkultur, Onlinejournal kultur & geschlecht, Nr.6/2010
- P. Rogge: Aufklärung oder Propaganda?, Sic et Non. Zeitschrift für Philosophie und Kultur, Nr.9/2007
- S.K. Gahl, 2006: Möglichkeiten, Chancen und Risiken medialer Medizin-Information, unter: http://www.provincia.bz.it/gesundheitswesen/bioetica/conferenze_d.htm
- BZgA: Organpaten – pflegeprofessionalität im Organspendeprozess, ohne Datum
- BZgA: Aufklärung zur Organ- und Gewebespende, 2012
- BZgA: wie ein zweites Leben, 2012
- BZgA: Antworten auf wichtige Fragen, Dezember 2000
- BZgA: Aufklärung zur Organ- und Gewebespende in Deutschland: Neue Wege in der Gesundheitskommunikation, Band 40, 2012
- ÄrzteZeitung, 4.9.13: Comedian Ralf Schmitz ist im Dienste der Gesundheit unterwegs
- H. Schönsiegel, H. Heck: Ärztliche Aufklärung, Ärzteblatt Badenwürttemberg, 04/2014
- Menschenwürde reicht über den Tod hinaus, Ärztezeitung, 4.2.2015
- Empfehlungen der Bundesärztekammer und der Zentralen Ethikkommission bei der Bundesärztekammer zum Umgang mit Vorsorgevollmacht und Patientenverfügung in der ärztlichen Praxis, Deutsches Ärzteblatt, J. 107, Heft 18, 7 Mai 2011, S. 877ff.
- Lisson, M.: Ein Mensch hat mir sein Herz geschenkt, ÄrzteZeitung, 14–15.3.2014
- Einsam Entscheidung, Der Spiegel, 11/2014
- GP: Gesundheitspolitische Information, 3/2014
- Organspende: Geben und Nehmen, Apotheken Umschau, 1.6.2015
- Lexikon Medizin, Ethik und Recht, Herder, Freiburg 1989
- Merkblatt der Landesärztekammer Baden-Württemberg: Die Aufklärungs- und Informationspflichten des Arztes, Juli 2013
- Die Ärztliche Aufklärungspflicht, Ärztekammer Berlin, Stand Juni 2015
- Ärztliche Aufklärung, Wikipedia
- Oberlandesgericht Brandenburg, 26.11.2015, Az:12U, 182/14, aus Deutsches Ärzteblatt, Heft 3 22.1.2016
- Die Zahl der Organspenden erhöhen, Nationaler Ethikrat, 24.4.2007
- Informationen zum Mammographie-Screening, Gemeinsamer Bundesausschuss, Oktober 2015
- B. Schumacher: Mammographie: Aufklärung statt Werbung, ÄrzteZeitung, 17.2.16
- Wir brauchen eine Vertrauenskultur, Gesundheit aktiv, Frühjahr 2014
- T. Wolf: Patienten werden vor OP´s alleine gelassen, Spiegel online, 16.9.2014
- Die gute Praxis Gesundheitsinformation, Z.Evid. Fortb. Qual. Gesunh. wesen (ZEFQ) 104 (2010) 66–68
- Organspende, Entscheidung für das Leben, Broschüre der Techniker Krankenkasse, an ihre Versicherten geschickt, ohne Datum
- Organspende-schenken Sie Leben, Patienteninformation der Kassenärztlichen Vereinigun Nord-Württemberg, 1/03

– R. Leicht: Patientenautonomie und ihre Paradoxien, und. Selbstbestimmung in der Medizin hat ihre Grenzen, in ÄrzteZeitung, 26.11.2014
– Veranstaltungstipps, kleiner Leitfaden für die Durchführung von Informationsveranstaltungen, DSO und BZgA, Juni 2005
– Organspende – wichtige Fragen und Antworten, Kaufmännische Krankenkasse, 3/2015
– Organe spenden?, chrismon 11.2014
– Plakatkampagne zur Organspende startet am 11. Februar, Pressemitteilung der DSO vom 10.2.2014.
– L. Stolterfoht: Tausende warten auf ein Spendeorgan; Zahl der Spenden geht weiter zurück, Stuttgarter Zeitung, 10.6.2014
– Guten Tag, Fahrgastkontrolle. Die Organspende-Ausweise, bitte, ÄrzteZeitung 6/7.6.2014
– K. Paheenthararajah et al.: Patientenaufklärung erforderlich, Deutsches Ärzteblatt, 15.11.2013
– Ärzteblatt Baden Württemberg, 6/2013: Ärzteschaft im Südwesten wirbt für Organspende und: Organspende: wie gewinnen wir das Vertrauen zurück?
– Neue Werbekamagne gestartet, Deutsches Ärzteblatt, 20.6.2014
– Es ist ein Geschenk über den Tod hinaus, Interview mit A. Rahmel, Stuttgarter Zeitung, 6.6.2014
– Werbung für Organspende scheint zu wirken, Spiegel online, 10.3.2013
– DSO newsletter: Jetzt erst recht, denn die Entscheidung zählt, 23.7.2013
Organspende – Ort des Erinnerns wächst, 14.10.2014
DSO konzentriert sich auf Kernprozesse und Qualität im Entnahmeprozess, 3.11.2014
– DSO: Hirntod, Februar 2013
– DSO: Einsatz für Organspende, September 2009
– Mehr Menschen haben einen Organspendeausweis, Schattenblick, 30.1.2014
– Kassenbief als Anlass für eine Entscheidung, ÄrzteZeitung, 18.11.2015
– I. Schlingensiepen: Arzt und Patient: im Team zur informierten Entscheidung, ÄrzteZeitung, 7.3.2016
– I. Schlingensiepen: Transplantation ist die Möglichkeit wiedergeboren zu werden. ÄrzteZeitung, 4.11.2011
– Th. Heinz: Neue Patientenrechte, Ärzteblatt Baden Württemberg, 10–20012
– S. Schiner: Zeitfresser Patientenrechtegesetz?, ÄrzteZeitung, 10.4.2013
– DSO: Antwort auf häufige Fragen, auf DSO.de
– Jeder kann Leben retten, Gesundheitspolitische Informationen des Bundes, Jan. 2013
– C. Tauber-Bachmann: Organspender werben-das ist harte Arbeit!, Medical Tribune, 29.6.2012
– Organspende in Deutschland, Ärzteblatt Baden Württemberg, 1.2012
– Angst vor Organspende ist noch groß, Stern.de, 8.12.2011
– Das Leben der anderen, ADAC Motorenwelt, 4/2012
– Fünf Fragen zum Thema Organspende, Patienten Journal reise und Gesundheit, 5/2012
– Transplantation, Leserbriefe, Deutsches Ärzteblatt, 12.10.2012
– Entscheidung über Organspende in Patientenverfügung aufnehmen, Ärzteblatt Baden Württemberg, 3–2012

- Hirntod als Voraussetzung der Organspende, Ärzteblatt Baden Württemberg, 4–2012
- W. Folz: Goldmedallie mit fremder Niere, Stuttgarter Zeitung, 3.5.2012
- Organspende soll Schule machen, Gesundheitspolitische Informationen, 2/2012
- Transplantationsrekord in Spanien, ÄrzteZeitung, 8.12.2011
- Freiburger Nierenspenderregister ausgezeichnet, Schattenblick, 18.10.2011
- Leben nach der Organspende, Deutsches Ärzteblatt, 24.2.2012
- Plakatkampagne zur Organspende, Ärzteblatt Baden Württemberg, 3–2014
- Organspende 1: Kassen informieren unzureichend über Organspende, ÄrzteZeitung online, 25.6.2014
- Organspende 2: Nicht ohne Zustimmung der Angehörigen, ÄrzteZeitung online, 25.6.2014
- Warten auf den Bus-Warten auf ein Spendeorgan, Presseinformation der Stiftung fürs Leben, 10.2.1014
- Teddy wurde nur 2 Stunden alt- und rettete anderen Menschen das Leben, Brigitte, 2.6.2015
- T. Volz: Skandalöse Wartezeiten, Stuttgarter Zeitung, 27.9,2011
- Helfen Sie Leben retten, w&g, 3.2011
- Ein Ja oder Nein zur Organspende ist Pflicht, Der Westen, 23.2.2012
- Organspende spezial, Gesundheit konkret, Barmer/GEK, 2/2013
- Wir können Leben retten, KKH Aktiv, 2/2013
- Sonderausgabe Organspende? TK Aktuell, ohne Datum
- Ich bin desillusioniert, Interview mit R. Hess, Der Spiegel 14/2014
- DSO, Qualität und Transparenz, Presseinformation 12.11.2013
- Kritik an Werbung mit Vitaminen, ÄrzteZeitung, 6.4.2016
- Irreführende Kassenwebung? ÄrzteZeitung, 8.9 April 2016
- DSO Presseinformation vom 14,4,2016: Detaillierte Zahlen, umfassende Information
- PflegeIntensiv, 4/11, DSO
- Organspende: Bedarf ist weiter groß, ÄrzteZeitung, 3.4–6–2016
- BÄK-Chef und Gröhe werben für Organspende, ÄrzteZeitung, 6.6.2016
- DSO-Newsletter, Tag der Organspende am 4 Juni 2016
- Gesundheit und Pflege, Bundesministerium für Gesundheit, 2/2016
- Weiterhin positive Einstellung zur Organspende, der Niedergelassenen Arzt, 6/2016, Befragung der BZgA 2016.
- Vorschläge für andere Organspendekampagnen, Deutsches Ärzteblatt, 21.10.2016
- M. Wortmann: Patientenverfügung: Die Organspende muss Thema werden, ÄrzteZeitung, 9.11.2016
- Neue Informationskampagne, der Niedergelassene Arzt, 11.2016, s. dazu auch die Brochure der BZgA
- P. Hünerfeld, Spendebereitschaft läuft ins Leere, Tagesschau.de,23.1.2017, gesendet um 22.45 Uhr.
- Th. Schmoll: Jemand muss sterben, damit ein anderer leben kann, WELT N24,23.1.2017
- Wieczorek Th.: Die verblödete Republik, Knaur, 2009
- Antwort auf wichtige Fragen, BZgA, April 2017
- Dahms, M.: ESC-Sieger braucht neues Herz, Stuttgarter Zeitung, 28.9.2017

Kapitel 31 – Kosten und Geldströme

- Fuchs, R.: Organspende, Emu Verlag, Lahnstein, 2012
- Fuchs, R.: Die Wertschöpfung einer ‚Organspende', KAO Tagung in Bonn vom 1.12.2007
- Görlitzer, KP.: Streitfall Hirntod-Diagnostik, taz, 31.8.2007
- E-Mail Antwort der BZgA vom 27.8.14 an den Autor
- Nachsorge in der Nierentransplantation, Pressemitteilung der Deutschen Gesellschaft für Nephrologie, 28.3.2014
- Vereinbarung zum DSO Budget für das Jahr 2015 ach § 7 des Koordinierungsvertrages gemäß § 11 TPG, für das Jahr 2013 und 2014 – bei DSO.de
- Goettle, G.: Guter Schnitt, TAZ, 26.9.2011
- Fuchs, R.: Die Wertschöpfung einer Organspende, Der Gesundheitsberater, November 2011
- Fuchs, R.: Die Wertschöpfung einer Organspende, Wirtschaftsfaktor Organtransplantation, Stand 2011
- Lattrell, B.C., Abendroth, D.: Gesundheitsökonomische Aspekte von Nirentransplantationen: Sind Ciclosporin-Generika kosteneffektiv?, Transplantationsmedizin, 2007, 19 Jahrg. S. 83
- Schwerdfeger, Ch.: So teuer ist eine Transplantation, RP Online, 8.8.2012
- Lausmann, P.: Eine Lebertransplantation kann bis zu 180000 Euro kosten, Westdeutsche Zeitung, 14.1.2013
- GKV Spitzenverband: Koordinierung (DSO), DSO Budget 2015

Kapitel 32 – Fiktion: künstliche Organe, Xenotransplantation

- Tissue Engineering, Wikipedia.org
- Boytchev, H.: Wir züchten uns ein Herz, Die Zeit, 13.8.2015
- Fuchs, A. et al: Xenotransplantation – großer Gewinn oder unkalkulierbares Risiko?, Deutsches Zentrum für herzkranke Kinder, 2013
- N. von Luterotti, Das Kunstherz könnte die Zukunft sein, faz.net, 26.2.2015
- N. Siegmund-Schulze: Gefährliche Xenotransplantation, Süddeutsche zeitung, Nr. 62, 16.3.1999
- W. Schmidt: Xenotransplantation – Ausweg oder Irrweg?, www.mahnwache.de, Juni 1998
- Symposion Xenotransplantation, Robert-Koch-Institut Berlin, 2001
- Stellungnahme des Wissenschaftlichen Beirates der Bundesärztekammer zur Xenotransplantation, Deutsches Ärzteblatt, 96, H. 29–29, 19 Juli 1999
- C. Gericke: Stellungnahme zu Xenotransplantation, Ärzte gegen Tierversuche, 27.2.1014
- E. Dahl: Xenotransplantation – Chancen, Risiken und Alternativen, Centre for human Bioethics Monash University Melbourne, Victoria, 11.9.2004
- Xenotransplantation, Wikipedia.org
- J. Müller-Jung: Das Gehirn wächst, aber wo bleibt die Intelligenz? Faz.net, 19.8.2015
- Zurück ins Leben mit einem Ventriculr Assist Device, connexi, 4–2015
- S. Werner: Transplantation: Alternative Kunstherz, Ärztezeitung, 18.8.2015

– Mann stirbt nach 75 Tagen mit neuartigem Kunstherz, Spiegel Online, 4.3.2014
– J. Müller-Jung: Herz, ein Stück Fleisch, faz.net, 1.3.2013
– P. Heinemann: So werden Tier-Organe für den Menschen verträglich. Welt.de, 18.10.15
– L. Burbaum: Dein ist mein Schweineherz, faz.net, 19.10.15
– Forscher züchten Niere aus Stammzellen, Die Welt.de, 9.10.2015
– J. Müller-Jung: Fehlerhafte Programmierung in der Retorte, faz.net, 29.10.2015
– U. Bahnsen: Im Kern überraschend, Die Zeit, Nr. 42, 15.10.2015, S. 39
– E.M. Engels: Ethische Probleme der Biowissenschaften und Medizin am Beispiel der Xenotransplantation, aus Biologie und Ethik Reclam, Stuttgart, 1999
– C. Hammer, E. Thein: Xenotransplantation: Medizinische und ethische Fragen, sowie K. Blumer: Ethische Aspekte der Xenotransplantation, in: Oduncu, F.S., Schroth, U., Vossenkuhl,W.: Transplantation, Göttingen 2003
– Grimm, H.: Xenotransplantatin, Schattauer, Stuttgart, 2003
– Dahl, E.: Xenotransplantation, Hirzel, Stuttgart, 2000
– Herz vom Schwein? Risiken der Xenotransplantation beim Menschen, Basler Appell gegen Gentechnologie, 1996
– Xenotransplantation, gemeinsame Texte 13, Kirchenamt der Evangelischen Kirche und Sekretariat der Deutschen Bischofskonferenz, 1998
– W. Stingl: Schweine haben ein Herz für Menschen-Hoffnungsträger Xenotransplantation, ÄrzteZeitung
– Xenotransplantation – keine Vermehrung endogener Retroviren des Schweines in menschlicher Zellkultur, Schattenblick, 28.1.2014
– J. Heymann: Wiederbelebte Niere arbeitet im Rattenkörper, ZEIT ONLINE, 16.4.2013
– W. Borgmann: Der Abschied vom Kunstherz, Stuttgarter Zeitung, 7.3.2016
– 1000. Patient in Deutschland bekommt Kunstherz ´Heartmate II´, Schattenblick, 28.3.2013
– Xenotransplantation: Herzspende aus München, Schattenblick, 8.4.2016
– A. Brecht-Fischer: Retten Tierorgane Menschenleben?, Stuttgarter Zeitung, 9/10.4.2016
– Gegen das tödliche Leberversagen, Der niedergelassene Arzt, 5/2016
– Ridderbusch, K.: Wie Schweine zur Organfabrik für Menschen werden, Die Welt, 28.6.16
– Transplantationen: Forschung am Schwein, ÄrzteZeitung, 29.8.2016
– Stallmach, L.: Schweine mit Menschenherzen, NZZ, 3.9.2016
– D. Neufeld: Bumm, bumm, bumm, Der Spiegel, 44/2016
– W. Stuflesser: Ein Ersatzteillager für Organe?, Tagesschau.de, 28.1.2017
– K. Zinkant: Forscher erschaffen Chimäre zwischen Mensch und Schwein, Süddeutsche.de, 28.1.2017
– J. Grolle: Die Geburt der Fabelwesen, Der Spiegel, 5/2017
– Gerste, R.: Transplantation: sind tierische Ersatzteillager ethisch vertretbar? ÄrzteZeitung, 18.9.2017

Kapitel 33 – Die Gesetzgebung alt und neu

- Stellungnahme des Deutschen Berufsverbandes für Pflegeberufe, 24.7.1995
- Protokoll der 17 Sitzung des Ausschusses für Gesundheit des Bundestages, 28.6.1995
- Protokoll der 183 Sitzung des Bundestages am 25 Juni 1997
- Höfling, W. (Hrsg.): Transplantationsgesetz, Schmidt Verlag, Berlin, 2003
- W. Höfling, S. Rixen: Verfassungsfragen der Transplantationsmedizin, Tübingen, 1996
- W. Höfling, M.A. Gießen: Die Unantastbarkeit der Menschenwürde – Annäherung an einen schwierigen Verfassungsrechtssatz, JuS, 10/1995, S. 857
- W. Höfling: Hinter dem Hirntodkonzept steckt ein reduziertes Menschenbild, Frankfurter Rundschau, 10.8.1994
- R. Leicht, Süddeutsche Zeitung, 28.2.1979
- R. Leicht: Keine Sozialpflicht für Leichen, DIE ZEIT, Nr. 19, 3.5.2007
- Der endgültige Ausfall der gesamten Hirnfunktion („Hirntod“) als sicheres Todeszeichen, Deutsches Ärzteblatt, 90, Heft 44, 5.11.1993
- A. Bergmann: Organspende, Raum&Zeit, 179/2012, 35
- Fuchs, R., Schachtschneider, K.A.: Spenden was uns nicht gehört, Hamburg, 1999
- Das neue Transplantationsgesetz,1997, AOK Verlag, Remagen, ohne Datum
- Schreiber, HL.: Wann ist der Mensch tot?, FAZ, 24.2.1997
- Deter, G.: Infobrief Hirntod, Wissenschaftliche Dienste des Bundestages, 2012
- Siegmund-Schultze, N.: Ringen um die Entscheidung, Dt. Ärzteblatt, 8.7.2011
- Ärzte und Politiker ringen um Vertrauen für Organspende, Spiegel Online, 31.10.2012
- Bundesdrucksachen 17/9030 vom 21.3.12, 17/9774 vom 23.5.12, 17/7376 vom 19.10.11, 17/9773 vom 23.5.12
- Organspende: Regierung plant Register, ÄrzteZeitung, 27.1 2016
- GP, Gesundheitspolitische Informationen Nr 3, und Nr. 17/2012
- Stuttgarter Zeitung, 25.11.2011; 22.11.2011; 3.3.12; 26.5.12;
- ÄrzteZeitung, 14.9.2011; 24.10.2011; 28.11.2011; 29 Mai 2012; 22.3.2012; 5.3.2012; 6.3.2012; 23.3.2012; 5.3.2012; 27.11.2012;
- Süddeutsche.de, 22.3.2012, 14.5.2012, 31.5.12, 1.11.12, 31.5.12,
- Bürger werden zur Organspendebereitschaft gefragt, www.bundestag.de/dokumente/textarchiv/2012/39155481
- J. Bauer: Dienst oder Bärendienst, Ärzteblatt Baden-Württemberg, 8/2012
- Deutsches Ärzteblatt:
  G. Klinkhammer: Tragfähiger Kompromiss, 9.3.2012
  W. Gieselmann:Erhebliche Bedenken, 9.3.2012
  E. Richter-Kuhlmann: Eine Geste der Nächstenliebe, 9.3.2012
  N. Siegmund-Schulze: Jetzt werden die Weichen gestellt, 28.10.2011
  Anstoß zum Nachdenken, 30.3.2012
  Was sich gesetzlich ändert, 22.6.2012
  Organspende neu geregelt, 4.6.2012
  Die Erklärungslösung wird favorisiert, 23.9.2011
- Stern.de: Kassen starten Versand von Organspende-Ausweisen, 1.11.12
  Kein Ausweg für Entscheidungsschwache, 25.5.12

Nicht mit mir, 27.7.12
Ämter dürfen Daten nur mit Einwilligung weitergeben, 27.2.2013
- faz.net: O. Tolmein: In aller Stille, 1.3.12
- DSO-Newsletter, 30.10.12 und 25.5.12
- A. Bauer: Hirntod, Organentnahme, Tod: das beschwiegene Dilemma im Transplantationsgesetz, Katholische Bildung, Februar 2013
- Fragen und Antworten zum Thema Organspende, Tagesschau.de, 25.5.12
- Spiegel online:
  H. Le Ker: Streit über die Organspende, 25.5.12; Organspender werden abgeschreckt, 6.6.12
  Das bringt das neue Transplantationsgesetz, 1.8.12
  P. Wittrock: Jeder Bürger muss über Organspende nachdenken, 24.11.2011
  Handfestes Geschäft, 16/2012
- Förderung für Transplantationsbeauftragte, Ärzteblatt Baden Württemberg, 04/2013
- F. Maysenhölder: Die Entscheidung die jeder fällen muss, ntv, 22.3.12
- S. Rehder: Viel Druck, wenig Aufklärung, Die Tagespost, 15.3.2012, Nr. 32
- Bedeutende Rolle der Transplantationsbeauftragten, Kompakt Gastroenterologie, 5/2015
- H. Tröndle: Der Hirntod, seine rechtliche Bedeutung und das neue Transplantationsgesetz, aus: Antworten auf Grundfragen, Beck, München, 1999
- C.D. Middel et als.: Novellierungsbedarf des Transplantationsgesetzes, Deutscher Ärzteverlag, 2010
- J. Briegel: Text zur öffentlichen Anhörung am 14.3.2005 Enquete Kommission Ethik und Recht der modernen Medizin
- S. Rixen: Ist die Hirntodkonzeption mit der Ethik des Grundgesetz vereinbar? Anmerkungen zum offenen Menschenbild des Grundgesetzes, in Biologie und Ethik, Reclam, Stuttgart 1999
- H.D. Schlosser: Der sprachlich befangener Bundestag, in Schlosser (Hrsg.): Mit Hippokrates zur Organgewinnung?, Lang, Frankfurt, 1998
- R. Denkhaus/P. Dabrock: Grauzone zwischen Leben und Tod. Ein Plädoyer für mehr Ehrlichkeit in der Debatte um das Hirntod-Kriterium, in Zeitschrift für Medizinische Ethik, 58, 2012, S. 135
- W. Höfling: Tod oder lebendig – terzium non datur. Eine verfassungsrechtliche Kritik der Hirntodkonzeption, in Zeitschrift für medizinische Ethik, 58, 2012, S, 16
- W. Höfling: Auf Leben und Tod, FAZ, 15.12.2011
- W. Höfling: Definiert die Rechtsordnung den Menschen?, in W. Schweidler, H.A. Neumann, E. Brysch: Menschenleben-Menschenwürde, LIT, Münster 2003
- O. Tolmein: Die Ablehnung hat Gründe, FAZ, 13.12.2011
- S. Rixen: Ein weißer Fleck auf der Karte des Rechtsstaates, Stuttgarter Zeitung, Nr. 198, 27.8.2012
- D. Nößler, A. Fricke: Ein ganzes System in der Krise?, ÄrzteZeitung, 13.8.2012
- W. Höfling: Die Unverfrorenheit ist erschütternd, FAZ.net, 31.7.2012
- A. Bergmann: Organspende: Das Geschäft mit der Nächstenliebe, Raum und Zeit, 179/2012, S. 35
- S. Rehder: Im Zweifel für das Leben, Lebensforum, 98, 2011

– N. Siegmund-Schultze: EU will Empfängern von Organen schützen und Organhandel keine Chance geben, ÄrzteZeitung, 3.5.2010
– Es droht eine Vergesellschaftung der Organspende, Pressemitteilung der Christdemokraten für das Leben
– Pressemitteilung der deutschen Bischofskonferenz, .10.201, Statements von G. Fürst, A. Losingen
– M. Bader: Organmangel und Organverteilung, Mohr Siebeck, 2010
– Brief des MdB F. Kuhn an den Autor, 20.4.2012
– Was wird gebraucht, was sagt das Gesetz?, MMW Fortschr. Med. 2013, 155,19
– Gesetzesentwurf liegt vor, Deutsches Ärzteblatt, 5.2.2016
– Bundeskabinett bringt Transplantationsregister auf den Weg, Deutsches Ärzteblatt, 1.4.2016
– Transplantationsregister nachbessern, Der Niedergelassene Arzt, 3/2016
– Transplantationsregister, ÄrzteZeitung, 8–9 Juli 2016
– Hirntod und Organspende – Die DIVI zur Gesetzeslage, Schattenblick, 1.11.2013
– Ch. Link: Ethische Fragen bleiben bei Organspende unlösbar, Stuttgarter Zeitung, 29.4.16
– Richter-Luhlmann, E.: Gesetz kommt noch dieses Jahr, Dt. Ärzteblatt, 6.5.2016
– Kern, F.: Grundgesetz Artikel 1, Universitas, Nr. 839, Mai 2016, S. 97

Kapitel 34 – Das perfekt organisierte intransparente System

– H. Haarhoff: Die Altherrensauna, in H. Harrhoff (Hrsg.): Organ-versagen, Frankfurt, 2014
– Th. Guttmann: Organisierte Verantwortungslosigkeit, in: H. Harrhoff (Hrsg.): Organ-versagen, Frankfurt, 2014
– A. Umgelter: Gebrochenes Versprechen, in: H. Harrhoff (Hrsg.): Organversagen, Frankfurt, 2014
– D. Nößler: Wer mehr transplantiert erhält heute mehr Geld, ÄrzteZeitung, 14.2.2014
– B. Nashan et al.: Impulse für die Organspende: Intensivmedizin einbinden!, ÄrzteZeitung, 10/11.4.2015
– Kurskorrektur bei der Koordinierungsstelle, Deutsches Ärzteblatt, 21.11.2014
– Die Verteilung des Mangels, Deutsches Ärzteblatt, 7.11.2014
– H. Le Ker: Das Organversagen, Spiegel Online, 4.9.2013
– B. Nashan, Transplanteure auf der Suche nach Erfolg, ÄrzteZeitung, 6–7.6.2014
– Stellungnahme der DGfN zur Neustrukturierung der Organtransplantation in Deutschland, Schattenblick, 5.2.2014
– Tranplantationserebnisse: DGU kritisiert oberflächliche Betrachtung wissenschaftlicher Studie, Schattenblick, 6.2.2014
– Neue Medizinische Direktorin bei Eurotransplant, Deutsches Ärzteblatt, 18.8.2014
– N. Siegmund-Schultze: Neue Richtlinie verabschiedet, Deutsches Ärzteblatt, 4.8.2014
– W. Willems: Wenn nur Dringlichkeit die Organvergabe bestimmt, DIE WELT, 13.2.2014

– D. Nößler: Warum wir bei der Qualität hinterher hinken, ÄrzteZeitung, 14.2.2014
– DSO Pressemitteilung: Dr. med. Axel Rahmel wird neuer Medizinischer Vostand bei der DSO, 16.12.2013
– C. Berndt: Verfassungsrechtlichhochbedenkliche Strukturen, Süddeutsche.de, 14.5.2012
– Organspende-Reform belebt Debatte um Hirntod, DIE WELT, 29.10.2012
– A. Nefzger: Das System ist das Problem, FAZ, 29.4.2015
– A. Nefzger: Dasnen Leben ist des anderen Tod, FAZ, 5.5.2015
– Deutsches Ärzteblatt, 10.4.2015 – N. Siegmund-Schultze: Kernaufgaben im Krankenhaus
A. Rahmel: Den Wunsch des Verstorbenen umsetzen
– G. Klinkhammer: Transparenz und Sicherheit, Deutsches Ärzteblatt, 30.10.2015
– R. Schulte Strathaus: Gemeinsam mehr erreichen, Deutsches Ärzteblatt, 27.11.2015
– Transplantationen, gerechtere Vergabe, Deutsches Ärzteblatt, 27.11.2015
– Maßnahmen zur Verbesserung des Organspendesystems, BZgA, ohne Datum
– Organtranspende und Transplantation in Deutschland, DSO Jahresbericht 2014
– Karlsruhe beäugt BÄK-Richtlinien kritisch, ÄrzteZeitung, 27.2.2013
– Karlsruhe stärkt Patienten, ntv, 26.2.2013
– Klinik soll Kandidaten für Herz-OP diskriminiert haben, Spiegel-Online, 26.2.2013
– Organversagen, Süddeutsche Zeitung, 13.12.2011
– Kritik an anhaltender Intransparenz und mangelhafte Aufklärung bei Organspenden, Schattenblick, 8.6.2016
– Siegmund-Schultze, N.: Transplantationsmedizin: Die Basisi für neues Vertrauen ist da – folgen jetzt die Taten? sowie Transplantationsmedizin: klare Kante, in ÄrzteZeitung, 12.10.2016
– Bundesregierung legt Abschlussbericht vor, Deutsches Ärtzeblatt, 27.1.2017

Kapitel 35 – Kritische Zusammenfassung – Tabubrüche – Rechtfertigungsdruck – Forderungen

– Th. Meyer-Steineg, K. Sudhoff: Geschichte der Medizin im Überblick, Jena, 1921
– Ch. Lichtenthaeler. Geschichte der Medizin, Köln, 1982
– Ch. Lichtenthaeler: Der Eid des Hippokrates, Köln, 1984
– Arbeitspapier zum Verhältnis von Patientenverfügung und Organspendeerklärung, Bundesärztekammer, 22.3.2013
– Wahrheit schafft Klarheit, Die Zeit, 29.3.2012
– L. Geisler: Die Lebenden und die Toten, in Universitas, Januar 2010, S. 4
– A. Bergmann: Der entseelte Patient, Berlin 2004
– F. Rest: Die Wurzel, Nr. 3/2012, S. 36
– G. Anders: Die Antiqiertheit des Menschen, Band 1 und 2, Beck Verlag, München, 1985
– G. Anders: Lieben gestern, Beck Verlag, München, 1986
– R. Beckmann: Der Hirntod: kein sicheres Todeszeichen, Lebensforum, 93, 2009

– H.B. Würmeling: Finale Grenzziehungen, www.jungefreiheit.de, 29/10, 16.6.2010
– H.J.: Hannich: Hirntod-Organspende-Organempfang:Psychologische Aspekte, in W. Jantzen (Hrsg.): Euthanasie, Krieg, Gemeinsinn, Jahrbusch systematische philosophie '94, Lit, Münster, 1994
– J. Eccles, H. Zeier: Gehirn und Geist-biologische Erkenntnisse über Vorgeschichte, Wesen und Zukunft des Menschen, Fischer, Frankfurt, 1987
– Gehirntod und Organtransplantation, Wichern Verlag, Berlin 1995
– E. Wellendorf: Was kann man einem Menschen zumuten, ohne ihn zu zerstören?, in Greinert/Wuttke: Organspende, Lamuv, Göttingen, 1993
– Merkblatt §§ für Arzt und Patient, Dr. I. Friedrich, 1.3.1014
– Gabriel, M.: Ich ist nicht Gehirn, Ullstein, 2015
– Gross, H.: Hirntod – ein umstrittenes Konzept, SWR2 Wissen, 6.6.2016, 8.30 Uhr

Kommentar zum Arbeitspapier der Bundesärztekammer

– Strätling, W.M.: Die Verschwiegene Seite – Stellungnahme Patientenverfügung und Organspende (www.patientenverfügung.de)
– Strätling, W.M.: Organspende – Analyse einer tiefen Glaubwürdigkeitskrise (www.Patientenverfügung.de)